사람 해부학의 역사

A HISTORY OF HUMAN ANATOMY

사람 해부학의 역사

A History of HUMAN ANATOMY

퍼사우드, 루카스, 터브스 지음
송창호 옮김

소리내

A HISTORY OF HUMAN ANATOMY

BY

T.V.N. PERSAUD
Marios LOUKAS
R. Shane TUBBS

Charles C Thomas · Publiser, LTD.
Springfield · Illinois · USA

Published and Distributed Throughout the World by

Charles C Thomas • Publisher, LTD.

2600 South First Street Springfield, Illinois 62794-9265

ISBN 978-0-398-08104-1 (Hard)

ISBN 978-0-398-08105-8 (Ebook)

First Edition, 1997
Second Edition, 2014

Library of Congress Catalog Card Number : 2014029507

With **THOMAS BOOKS** *careful attention is given to all details of manufacturing and design. It is the Publisher's desire to present books that are satisfactory as to their physical qualities and artistic possibilities and appropriate for their particular use.* **THOMAS BOOKS** *will be true to those laws of quality that assure a good name and good will.*

Printed in the United States of America
UBC-R-3

Library of Congress Cataloging-in Publication Data

Persaud, T. V. N., author.
A history of human anatomy / T.V.N. Persaud, Marios Loukas, R. Shane Tubbs.
1 online resource.
Includes bibliographical references and index.
ISBN 978-0-398-08105-8 (epub) - ISBN 978-0-398-08104-1 (hard.)
1. Human anatomy-History.
I. Loukas, Marios, author.
II. Tubbs, T. Shane, author.
III. Title.
QM11
612-dc23 2014029507

목 차

들어가는 글

저자의 머리말

'해부학'은 의학의 역사에서 가장 오래된 기초의학 분야로, 질병의 진단과 치료에서 가장 기본이 되는 학문이다. 사람 몸의 구조와 기능을 정확하게 알아야만 의학의 발전은 가능하다. 베살리우스가 1543년에 출판한 『사람 몸 구조에 관하여 De Humani Corporis Fabrica』는 의학의 역사에 새로운 시대를 열었다. 이를 계기로 사람 해부학은 이제 직접 관찰하고 과학적 원리를 이해하는 학문 분야가 되었다. 사람 몸의 형태에 관한 초기 인류의 호기심이 사람 몸의 구조에 대한 의문을 품게 만들었으며, 사람 해부학과 의학은 지속적으로 통합되어 불가분의 상태가 되고 있다. 사람 해부학의 연구는 현대 의학의 필수 과학 분야로 발전하고 있다. 이 『사람 해부학의 역사 A History of Human Anatomy』의 개정판은 고대부터 현대에 이르기까지 해부학의 발전과정을 보여준다.

저자들은 많은 학자들을 이 책에서 소개하고, 학자들의 연구 기간과 지역, 영향력을 비롯하여 해부학의 논쟁거리와 학문의 진보적 관점을 다루었으며, 의술의 초기 개척자들로부터 오늘날 진행되고 있는 해부학 연구의 새로운 기법까지 소개하였다. 비록 저자들이 이 책에서 해부학의 역사에 영향을 미친 모든 사람들과 지역들을 총망라할 수 없지만, 오늘날 "의학 분야의 해부학 medical anatomy"이라고 우리가 알고 있는 해부학자들과 역사적 흐름에 관한 "큰 그림 big picture"을 제시하려고 노력했다. 저자들이 사람의 몸을 연구하기 위해 최초로 사람을 해부한 초기 해부학자들에 대하여 잘 알지 못할지라도, 저자들은 해부학 분야에 기여한 것으로 알려진 학자들을 차례대로 열거하고자 한다.

저자들이 다룬 주제를 해부학의 역사에 국한시킨 것은 부적절할 수도 있다. 오늘날에도 자기공명 영상과 같은 사람에게 해를 끼치지 않는 새로운 진단 기법을 사용하여 사람 몸의 구조를 지속적으로 연구하고 있기 때문이다. 이처럼 새로운 "시각"으로, 이전에는 관찰한 적이 없는 사람 몸의 구조를 밝혀내고 있다. 코너 Corner 가 1930년에 말한 바와 같이, "**과학의 역사는 결코 마지막까지 도달하지 않는다. 발견은 끊임없이 이루어지며, 새로운 발전은 시간이나 시대적 상황의 장벽을 뛰어넘어 꾸준히 지속된다. 연구의 방향은 바뀔 수 있지만 결코 멈추지 않는다.**" 따라서 해부학의 역사에 대한 연구는 뚜렷한 종착지가 없이 과학적 학문인 해부학의 발전과 함께 계속될 것이다. 노스코트 Northcote 는 1772년에 "**해부학의 역사에 관한 연구 기간이나 방법은 아무런 조건도 없지만, 해부학의 지식은 많은 것을 발전시킬 수 있고, 이것은 진보하는 많은 과학 분야에서 부수적이지만, 일부에서 절대적으로 필요한 지식이다.**"라고 말했다.

저자들이 이 책을 저술하면서 선택한 접근 방식은 매우 다양하다. 그렇지 않았다면 이 책을 완성하지 못했을 것이다. 접근할 수 없는 문헌들뿐 아니라 인용할 수 있는 해부학 문헌들이 너무 많았기 때문에, 저자들은 이 책에 포함시킬 자료를 선택해야만 했다. 이러한 이유로 저자들은 이 책을 완전하거나 완벽하다고 주장할 수 없고, 이 책은 명백한 결함도 있다. 그래서 저자들은 이러한 주제들을 매우 신중하게 다루었고, 가능한 다른 관점들을 건드리지 않았다.

저자들이 광범위하게 자료를 인용하지 않았다면 결코 이 책을 편찬할 수 없었을 것이다. 이 새로운 판을 위해, 저자들은 캐나다 매니토바대학 닐존매클런 건강과학 도서관의 조던 배스 Mr. Jordan Bass 의료기록 보존자에게 큰 빚을 졌다. 저자들이 인용한 많은 그림들을 제공해 준 것에 대하여 특히 고맙게 생각하고, 역사적 관심사와 관련된 과학적 간행물과 위원회 보고서들에서 발췌한 내용에 대해서도 감사하게 생각한다.

이 책을 출판한 찰스 토마스 출판사 Charles C. Thomas, Publisher, Ltd. 의 발행인 마이클 토마스 Mr. Michael Payne Thomas 는 이 책의 저술이 만족스러운 경험이 되도록 저자들을 격려해 주었다. 또한 이 책을 출판할 수 있도록 도움을 준 편집 담당자들과 제작진에게 감사를 드린다.

저자의 감사 글 (첫째 판)

『해부학의 역사: 베살리우스 이후 시대History of Anatomy: The post-vesalian era』, 1997년

저자는 다음 기관들의 사서들과 직원들의 친절함과 관대함에 감사를 드린다. 매니토바 대학의 닐존매클런 건강과학 도서관, 영국 케임브리지 대학 도서관, 영국 케임브리지 의학역사 웰컴 유니트의 휘플 도서관, 영국 케임브리지 대학 해부학 도서관, 베데스다 국립 의학도서관 의학역사부, 베를린 프리 대학 대학 도서관, 그리프스왈드 에른스트-모리츠-아르인트 대학 해부학 연구소, 로스토크 대학 해부학 연구소, 베를린 훔볼트 대학 해부학 연구소, 런던 영국 도서관, 런던 웰컴 의학역사연구소, 옥스퍼드 보들리안 도서관, 런던 왕립 의과대학. 저자가 이 기관들에 소장된 희귀한 의학 문헌들을 이용할 수 없었다면, 이 책을 완성할 수 없었을 것이다. 이 책에서 수록된 많은 삽화들은 이 기관들의 자료에서 발췌한 사진 복사본들이며, 도움을 준 모든 분들께 진심으로 감사를 드린다.

특히 저자는 도움을 준 다음 분들께 감사를 드린다. 그리프스왈드 대학의 조센 팡하넬Dr. Jochen Fanghanel 교수; 베데스다 국립 의학도서관 의학사의 엘리자베스 튀니스Ms. Elizabeth Tunis 참고문헌 사서; 매니토바 대학 닐존매클런 건강과학 도서관의 마이클 테넨하우스Michael Tennenhouse 교수와 팸 그린Ms Pam Green 사서, 캐롤 쿡Ms Carol Cooke 자원개발 사서; 로스토크 대학의 슈마허Dr. G.-H. Schumacher 교수; 베를린 대학의 머커Dr. H.-J. Merker 교수; 베를린 훔볼트 대학 해부학 연구소의 에스더 마리아 델만Ms. Esther-maria Dellmann 사서; 위니펙 대학의 비미시R. E. Beamish 박사; 위니펙 대학의 카L. Carr 박사; 토론토 대학의 무어K. L. Moore 박사; 위니펙 대학의 파킨슨D. Parkinson 박사.

영국 캠브리지 대학의 헬렌 브록Helen Brock 박사는 존 헌터와 윌리엄 헌터에 관한 여러 자료를 보내주었다. 또한 이 책에 소개된 저자의 논문(Can J Cardiol, 5:12, 1989)에서 자료를 이용할 수 있도록 승인해 준, 「저널 오브 카디올로지」의 편집자 비미시R. Beamish 박사에게 빚을 졌다.

저자는 많은 사진 인쇄물을 제공해 준 로이 심슨Mr. Roy Simpson과 제리 크나브Mr. Jerry Knab에게 감사를 드리고, 숙련된 비서로 보조해 준 프랜 톰슨Mrs. Fran Thompson과 산드라 허길Miss Sandra Hugill 에게

진심으로 감사한다. 또한 저자는 최종 원고를 정리해 준 저자의 비서 바바라 클루네Mrs. Barbara Clune 에게도 고마운 마음을 전한다. 저자의 아내 기세라Gisela 는 원고의 본문을 읽고, 참고문헌을 확인하고, 개선을 위해 몇 가지 제안을 했다.

마지막으로 이 책의 발행자 찰스 토마스Charles C. Thomas 는 무한한 인내심을 보여주었고, 저자는 그의 격려를 통해 만족하며 이 책을 집필할 수 있었다. 또한 저자는 이 책이 출판될 수 있도록 도움을 준 편집 담당자들과 제작진에게 감사를 드린다.

저자의 감사 글 (둘째 판)

저자들은 이 둘째 판의 책을 출판하기 위해, 특별히 캐나다 매니토바 대학 닐존매클런 건강과학 도서관의 조던 배스Mr. Jordan Bass 의료기록보존자로부터 많은 도움을 받았다. 기세라 퍼사우드Gisela Persaud는 원고를 검토해 주었다.

저자들은 숙련된 비서로서 도움을 준 라이언 야콥스Mr. Ryan Jacobs와 나디카 토마스 도미니크Mrs. Nadica Thomas Dominique에게 감사를 드린다.

또한 저자들은 그림을 편집해준 성 조지 대학 해부과학과의 제시카 홀랜드Ms Jessica Holland 의학 삽화가에게 감사를 드린다.

많은 사람들이 전문적 학식을 공유하고 의견을 내고 비평하면서 공동의 노력으로 이 책을 집필했다. 각 장의 검토자로 이 책에 기여하고, 지도 전문가로 활동하며, 일부분을 집필하고, 긍정적 비판과 제안을 제공한 의사들과 의대생들에게 저자들은 많은 빚을 졌고 감사를 드린다.

이 책을 위해 노력한 사람들은 다음과 같다.

리앤 케이시Liann Casey
피터 콤프턴 크레이그Peter Compton Craig
엘리자베스 호건Elizabeth Hogan, MD
데이비드 홈즈David Holmes, MD
히마 카흐마르Hima Kahmar
테오파니스 콜리아스Theofannis Kollias
캐서린 오클리Katherine Oakley
코안 타이Khoan Tai
아만다 워드Amanda Ward
존 우이타노프스키John Woytanowski
안토니우 잔디안Antony Zandian, MD

역자의 머리말

최근에 의학 분야의 경계가 모호해지고, 국내·외 많은 의과대학에서 해부학을 비롯한 기초 의학과 질병의 증상 중심의 임상의학이 수직과 수평으로 통합되어 하나의 강좌로 진행되고 있다. 이러한 의학교육의 통합강의를 통해서 사람의 질병을 바라보면 해부학을 비롯한 의학의 여러 분야는 하나가 될 수밖에 없을 것이다.

'해부학이란 무엇인가?' 해부학은 의학 분야의 가장 기초 학문으로 사람 몸의 정상 구조를 배우는 학문이다. 즉, '있는 그대로를 가르치는 솔직하고 꾸밈없는 학문'이다. 우리가 잘 모르는 곳을 여행할 때 처음 검색하는 것이 그 지역의 지도인 것처럼, 의학을 전공할 때 처음 접하는 과목이 바로 해부학이다. 그래서 해부학은 의료인과 비의료인을 구분하는 잣대가 되기도 한다.

'역사란 무엇인가?' 영국의 위대한 역사학자 카[Edward Hallett Carr]는 **"역사란 과거와의 대화"**라고 말했다. 역자는 **'역사는 과거에 있었던 일을 보다 나은 미래의 발전을 위해 현재로 실어 나르는 배'**라고 생각한다. 우리는 '과거와의 대화'를 통해서 현재의 불확실성을 제거하고 미래에 대한 진취적 로드맵을 작성해야 한다. 예컨대 역사는 어떤 측면에서 반성과 교훈을 일깨우는 핵심 키워드라고 말할 수 있을 것이다. 역사의 궁극적 의미는 과거의 사실들에 대한 반성과 교훈을 통해 보다 나은 미래를 지향하는 데 있다.

역자는 2007년 미국 스텐포드 의과대학에서 교환교수로 있을 때, 우연히 팔로알토 시립 도서관에서 찰스 싱어[C. Singer]의 『A short history of anatomy and physiology from the Greeks to Harvey』(1957년)라는 책을 접하게 되었다. 처음 이 책을 읽은 역자는 흥분과 놀라움에 빠졌다. 역자가 의과대학을 졸업하고 30년 가까이 사람 해부학을 가르친 교수로서 해부학의 역사를 제대로 알지 못하고 있었다는 부끄러움과 자괴감마저 들었다.

역자는 찰스 싱어의 책을 미국에서 어렵게 구입하여 2008년에 귀국한 후, 전북의대 해부학 교수들(김형태, 한의혁, 채옥희)과 공동으로 이 책을 번역하였다. 그러나 인명과 서명, 지명을 우리말로 번역하는데 많은 어려움을 느꼈고, 공동으로 번역하는 과정에서 동일한 영어 단어를 역자별로 다르게 번역하였기에 이것을 교정하고 통일하느라 많은 노력과 시간이 필요했다. 대한해부학회 이원복 이사장(중앙의대)의 도움으로 찰스 싱어의 『A short history of anatomy and physiology from the Greeks to Harvey』를 우리말로 번역한 『해부학의 역사, 고대 그리스에서 하비 시대까지』를 2010년에 출판하였고, 이 번역서를 제주도에서 개최된 '대한해부학회 60주년 기념학술대회'에서 모든 해부학회 회원들에게 무료로 증정하였다.

2010년에 출판된 『해부학의 역사, 고대 그리스에서 하비 시대까지』는 출판사 이름과 발행인, ISBN 번호 등이 누락되었고, 더구나 비매품으로 한정 부수만 인쇄되었기에 새로운 번역서의 발행이 필요했다. 독자들이 '해부학의 역사'를 잘 이해할 수 있도록 〈도서출판 아카데미아〉의 도움으로 2019년에 『Charles Singer 해부학의 역사, 고대 그리스에서 하비 시대까지』를 새롭게 출판하였다.

그러나 이 책은 고대부터 1600년대의 하비 시대까지 해부학의 역사를 기록한 것으로 많은 아쉬움이 남았다. 그래서 하비 시대 이후의 해부학 역사에 대한 자료를 찾던 중 퍼사우드 T.V.N. Persaud가 1997년에 출판한 『A history of anatomy, The post-vesalian era』를 구입하여 번역을 시작하였다. 이번에는 역자 단독으로 약 3년에 걸쳐 퍼사우드의 해부학의 역사서를 번역하였다. 번역을 마친 다음 출판을 위해서 원저자와 출판사를 접촉하는 중에 새로운 개정판이 곧 출시된다는 소식을 접하고 새로운 개정판이 나오면 번역서를 출간하려고 기다리고 있었다.

그렇지만 퍼사우드의 『A history of anatomy, The post-vesalian era』는 1500년대 베살리우스 시대 이후부터 19세기까지 해부학의 역사를 기록한 것이었다. 그래서 역자는 고대부터 20세기까지 해부학의 역사에 관한 새로운 책이 필요하다고 생각하여 고대부터 20세기까지 해부학의 역사에 기여한 인물 약 300명을 중심으로 『인물로 보는 해부학의 역사』를 집필하여 2015년에 출판하였다.

그러나 2015년에 역자가 집필하여 출판한 『인물로 보는 해부학의 역사』는 해부학의 역사를 빛낸 인물들을 중심으로 정리한 것이었다. 당시에는 해부학의 역사와 관련된 그림과 사진을 구할 수 없었기에 해부학의 역사와 관련된 그림과 사진이 누락되어 아쉬움이 많았다. 다행스럽게 퍼사우드의 영문판 『A History of Human Anatomy』가 2014년에 미국의 찰스토마스 출판사 Charles C. Thomas·Publisher, LTD. 에서 출판되었다. 이 책에 사람 해부학의 역사를 빛낸 인물들을 비롯하여 해부학의 역사와 관련된 많은 그림과 사진들이 포함되었고, 많은 참고문헌들이 인용되었다. 또한 사람 해부학의 역사를 고대에서 현대까지 시대 별로 정리한 것이었다. 그래서 역자는 『A History of Human Anatomy』를 우리말로 번역하였다.

역자가 퍼사우드의 영문판 『A History of Human Anatomy』(2014년)를 우리말로 번역한 『사람 해부학의 역사』에 사용된 해부학 용어는 『해부학용어 여섯째 판』(아카데미아, 2014년)과 『국제해부학용어Terminologia Anatomica』(1998년), 『국제조직학용어Terminologia Histologica』(2011년), 『국제발생학용어Terminologia Embryologica』(2010년)를 참조했으며, 의학용어는 『의학용어집 다섯째 판』(2009년)을 참조했다.

사실 역자는 의과대학에서 30년 이상 사람 해부학을 가르쳤지만 여전히 사람 몸 구조에 대하여 모르는 것이 많다는 것을 자각하고 스스로 부끄럽기도 하다. 역자의 해부학 강의 경험과 다양한 참고 자료를 바탕으로 『사람 해부학의 역사』를 우리말로 번역하였지만, 역자의 부족한 식견과 무지로 인하여 적지 않은 오류와 누락된 부분이 있을 것으로 생각되어, 독자들의 너그러운 이해를 구한다.

마지막으로 『사람 해부학의 역사』의 번역을 위해 도움을 준 전북의대 해부학교실의 김형태, 한의혁, 채옥희 교수와 번역 시 본문 타이핑과 스캔을 도와준 김지현 박사와 이진아 조교에게 고마운 마음을 전한다. 특히 이 책을 출판할 수 있도록 도와준 전북대학교 출판문화원의 편집과 제작을 담당한 모든 분들께 진심으로 감사를 드린다.

2022년 3월

역자 선암(宣庵) 송창호

일러두기

1. **해부학(의학)용어 표기:** 해부학(의학)용어는 한글용어(영어용어, 한글 옛용어)로 표기함.

   예) 얼굴신경(facial nerve 안면신경) 또는 얼굴신경(facial nerve)

   *해부학 한글용어는 "해부학용어"(6판, 대한해부학회, 2015년)를, 해부학 한글 옛용어는 "해부학용어"(2판, 대한해부학회, 1981년)를 기준으로 함. 기타 의학용어는 "영한·한영 의학용어집"(5판, 대한의사협회, 2009년)을 기준으로 함

2. **인명 표기:** 한글명은 고대 희랍어의 발음을 기준으로 하고, 영어명은 사용 중인 번역된 영어를 기준으로 함.

   예) 플라톤Plato, 기원전 427~367년

3. **국가와 지명 표기:** 한글명은 고대 희랍어의 발음을 기준으로 하고, 영어명은 사용 중인 번역된 영어를 기준으로 함.

   예) 에페수스Ephesus 에베소

4. **서명 표기:** 서명은 『』로, 논문명이나 잡지명은 「」로 표기하고, 한글 번역이 어려운 경우에 원문을 그대로 표기함.

   예) 『히포크라테스 전집Hippocratic Collection』 또는 『Hippocratic Collection』

5. **영어 표기:** 원본에서 볼드체(진하게 표시)나 이탤릭체, " " 표기한 부분은 볼드체로 표기하고, 한글 표기만으로 뜻이 모호한 자구는 괄호 안에 영어를 병기함.

   예) 프네우마pneuma, 영혼soul

6. **기타:** 그림(Figures): 번역과 본문 인용 시, 예) 그림 1.

제1장

고대 유산

선사 시대

고인류학자 도날드 요한슨Donald Johanson은 에티오피아Ethiopia의 아파르 삼각지Afar triangle에서 발견한 화석Fossil 연구를 통하여, **'인류의 조상이 약 400만 년 전에 지구에 출현했다.'**고 추정하였다(Johanson & White, 1980; Lovejoy, 1981; Johanson & Edey, 1981, 1982). '루시Lucy'는 1974년에 에티오피아의 아와시 강에 위치한 하다르Hadar 마을 근처 강가에서 수 백 개의 뼛조각으로 발견되었고, 318만 년 전에 존재했던 오스트랄로피테쿠스 아파렌시스*Australopithecus afarensis* 종이었다. 가장 오래된 뼛조각들이 대부분 발견된 '루시'는 초기 호미닌Hominin으로 사람과 비슷한 특징들을 가지고 있었다. '루시'는 직립보행을 했고, 키 1.1m, 몸무게 29kg으로, 외모는 침팬지와 유사했을 것 같고, 머리뼈를 분석한 결과 침팬지 보다 작은 두뇌를 가졌다. '루시' 화석을 발견한 뒤에 고인류학자들이 추가로 화석 발굴 작업을 진행했는데, 1992년에 아와시 강 근처에서 '아르디Ardi'로 명명된 다른 호미닌의 뼛조각들을 발견했다. '아르디'는 '루시' 보다 120만 년 전인 440만 년 전에 출현한 아르디피테쿠스 라미두스*Ardipithecus ramidus* 종이었다(그림 1). 화석들의 연구를 통하여 인류의 조상인 호미닌의 출현 시기가 '루시' 보다 오래된 600만 년 전까지 거슬러 올라갔다(Leakey, 1981; Lewin, 1983; Persaud, 1984, Gibbons, 2009).

석기 시대 Stone age는 250만 년 전부터 시작되었고, 구석기 시대에 구석기인의 가장 중요한 특징은 수렵활동과 식량의 수확이다. **선사 시대**Prehistoric period의 벽화와 조각, 부조들이 세계 각지에서 많이 발견되었고, 이러한 유산에 석기 시대와 빙하기에 사람이 사냥하는 모

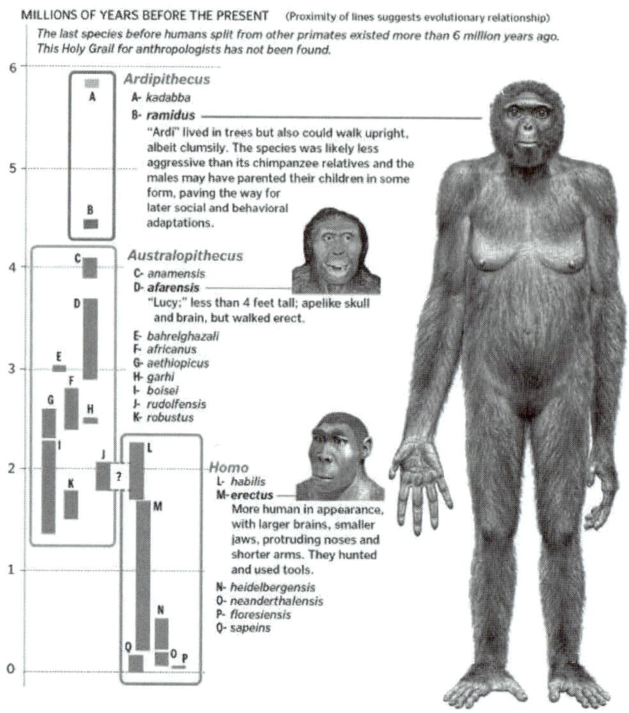

그림 1. "아르디(Ardi)"는 인류의 진화과정에 있어서 초기 단계였기에 아르디의 발견은 중요한 의미가 있다. 학자들은 아르디의 종이 직접 현대 인류로 진화했다고 주장하지 않지만, 이 종은 인류계보의 한 부류이다. (출처: Science-AAAS, National Museum of Natural History's department of anthropology. 삽화: J. H. Matternes; 도표: The Washington Post - Oct. 1, 2009.)

습, 각종 동물들과 사람의 형상들이 잘 묘사되었다(Obermaier & Kühn, 1930; Wendt, 1976; Hadingham, 1979; Leroi-Gourhan, 1982; Beltran, 1982; Sandelowsky, 1983). 선사 시대에 만들어진 동굴과 **암석화**Rock art를 통해서 석기 시대의 사냥술과 신화, 마법 의식 등, 당시의 생활모습을 알 수 있다.

프랑스의 **마즈다질**Mas d'Azil에서 발견된 **구석기 시대의 동굴벽화**에서 사냥감의 심장 부위를 정확하게 활로 표시한 그림들이 발견되었다. 구석기인은 비록 동물의 몸속 구조들을 모두 이해하지 못했을 지라도 생명유지에 꼭 필요한 심장에 관한 해부학 지식을 갖고 있었다(Loukas et al., 2007). 사냥한 동물을 먹기 위해 손질하는 과정에서 구석기인들은 동물 몸속의 구조에 관한 해부학 지식을 자연스럽게 습득했을 것이고, 사냥하는 과정에서 생긴 동물 몸의 상처를 통해 구석기인들은 사람의 몸속 구조도 이해했을 것이다(그림 2~5).

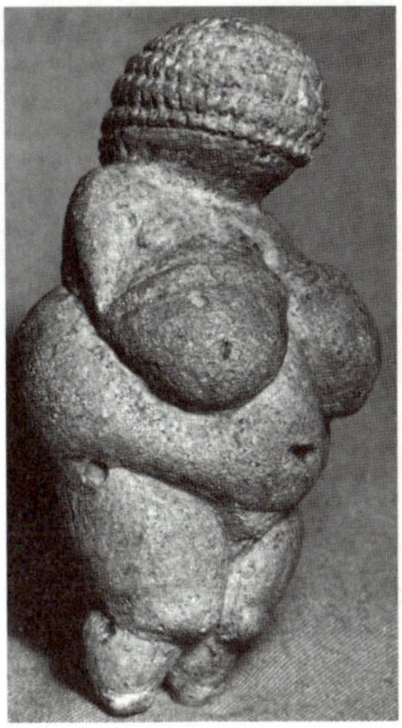

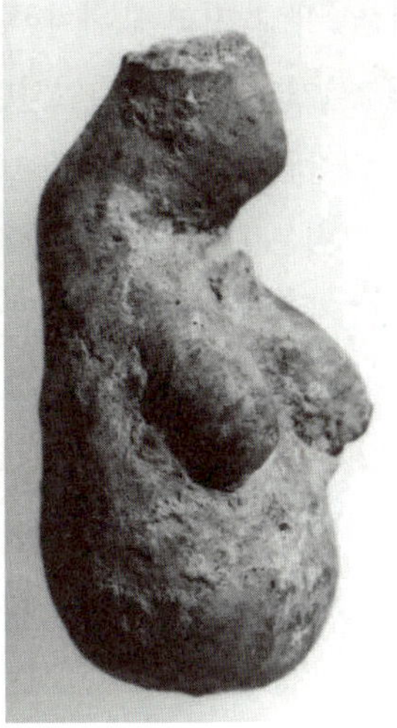

← 그림 2. 빌렌도르프(Willendorf)의 비너스. 구석기 시대의 석회암 조각상(높이 11cm)은 가장 초기의 사람 형태의 모습으로 알려져 있다(기원전 2만 5천~2만 년). 머리에 얼굴이 거의 없다. 늘어진 젖가슴과 불룩한 배는 다산의 여신을 상징한다. (출처: Natural History Museum, Vienna)

→ 그림 3. 점토로 구워 제작한 여성 조각상(기원전 4천 년, 아르파치야(Arpachiyah) 출토). (제공: Trustees of the British Museum.)

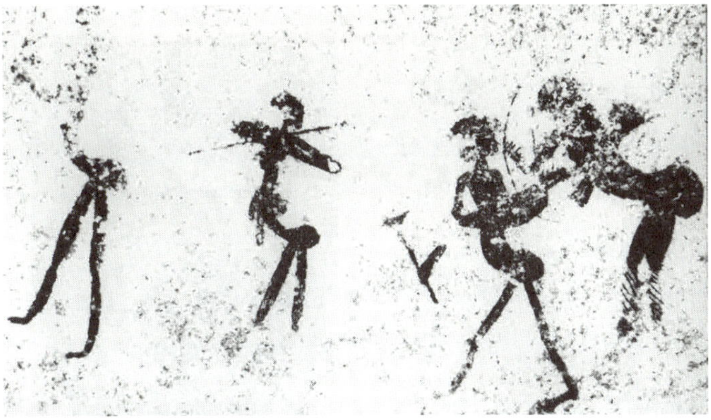

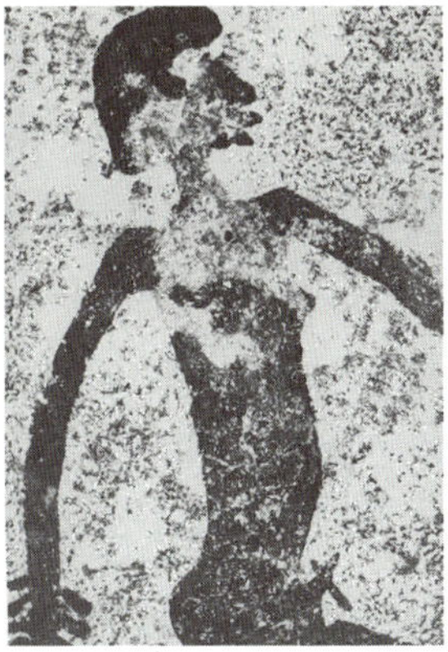

← 그림 4. 나미비아(Namibia)의 브랜드버그 매시프(Brandberg Massif)의 암석화에 도구를 들고 있는 네 사람이 묘사되어 있다.(제공: Dr. Beatrice Sandelowsky; photograph by Robert Camby.) 즐겁게 뛰노는 사람들을 매우 독특하고 단순하며 아름답게 묘사했다.

→ 그림 5. 남성의 모습을 묘사한 선사시대의 나미비아(Namibia)의 암석화.(제공: Dr. Beatrice Sandelowsky; 사진 제공: Robert Camby.) 오른손의 형태학적 오류를 제외하고 다른 부위는 사실적으로 묘사했다 (Wendt, 1976; Sandelowsky, 1983).

프랑스의 아벤티간Aventignan 지역에 위치한 **가가스**Gargas 동굴에서 발견된 선사 시대의 벽화에 사람 손을 그린 231개의 그림들이 있었다(Janssens, 1957). 이 그림들 중 114개에서 하나 또는 그 이상의 손가락들이 절단된 모습이 보이며, 오직 10개에서 온전한 5개의 손가락들이 보이고, 나머지 그림은 보존 상태가 좋지 못해 손가락 절단 여부를 판별할 수 없었다(Hooper, 1980). 그림이 제작된 시기는 약 3만 년 전으로 추정되지만, 그림에 묘사된 사람들의 조상과 손가락들이 절단된 원인이나 손 그림을 남긴 사연 등은 아직도 수수께끼로 남아 있다. 후퍼(Hooper, 1980)는 손가락이 절단된 모습은 우연한 사고로 생긴 것이 아니라, 의도적으로 손가락을 절단한 것이라고 주장했다. 한편 벽화에 나오는 일부 손가락이 없는 그림들은 실제로 손가락이 절단된 것이 아니고, **스텐실기법**stencils을 사용하여 하나 이상의 손가락을 구부린 형상의 다양한 이미지를 만들었기 때문에 손가락들이 절단된 것처럼 보인다는 주장도 제시되었다(Guthrie, 2005).

고대

고대의 위대한 문명은 효율적인 사회 공동체의 형성과 문화적 진보뿐 아니라, 기술적 발전으로 크게 번창했다. 그럼에도 불구하고 정확한 기록이 부족하고, 오늘날 사용하는 문자와 달라 판독이 어렵기 때문에, 고대의 위대한 업적들이 대부분 경시되거나 제대로 진가를 인정받지 못하고 있다(Persaud, 1984).

최근에 오늘날 시리아에 위치한 고대도시, 에블라Ebla에서 4500년 전에 제작된 일만 육천오백개의 점토판 문서들이 발견 되었다. 이탈리아의 고고학자들이 1974년부터 1976년까지 이 점토판 문서들을 땅속에서 발굴했고, 고대 점토판 문서에 종교의 근원과 인류의 기원에 대해 열띤 논쟁을 할 만한 내용들이 들어 있었다(Pettinato, 1981; Matthiae, 1981).

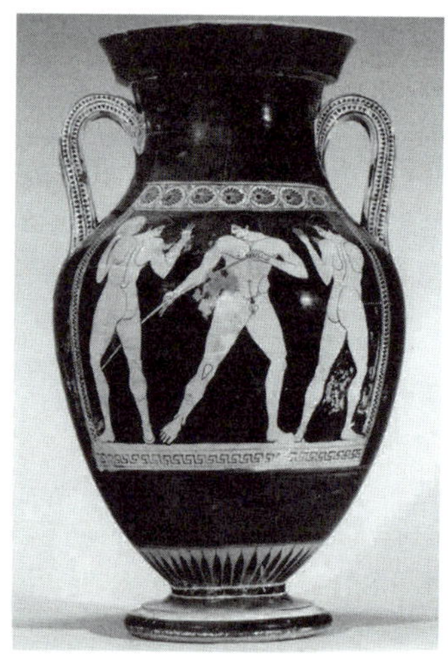

그림 6. 세 명의 운동선수. 기원전 5세기의 고대 그리스 시대의 꽃병에 있는 그림. 사람 몸의 움직임과 얼굴, 손, 다리를 매우 자세하게 묘사했다.(제공: Trustees of the British Museum.)

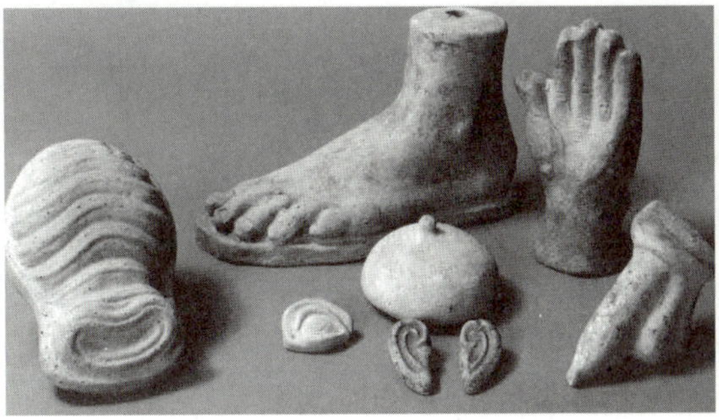
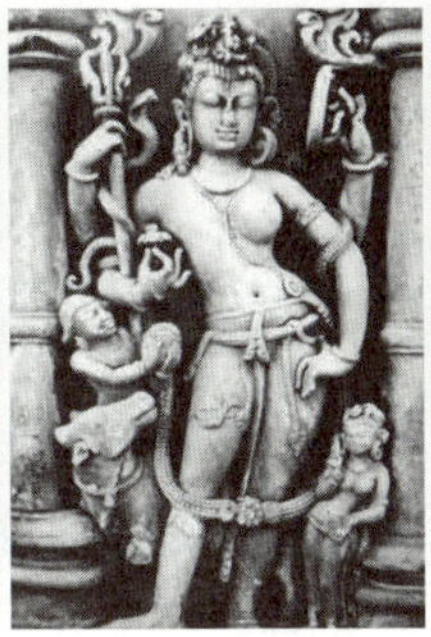
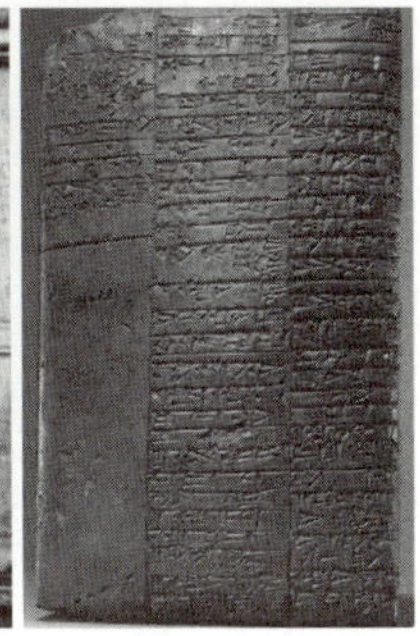

(좌측부터)

그림 7. 사람 몸 일부의 점토 모형들. 로마제국. 기원전 3세기~1세기. 자궁과 왼쪽 다리, 손, 남성의 바깥생식기, 귀, 눈, 젖가슴의 모형들이 보인다.(봉헌물, 제공: Trustees of the British Museum.)

그림 8. 인도 남부의 한 사찰에 있는 아르다 나레스워(Ardha Nareeswar)의 조각품. 10세기 무렵. 한쪽은 남성으로 반대쪽은 여성의 모습으로 조각된 이스화라(Ishwara)의 모습이다. 우주 통합의 창조자 시바(Shiva) 신과 영기나 성력의 원조 샤크티(Shakti) 신이 남성과 여성을 창조한다. 사람 형태에 관한 독특하고 이중적 개념은 기원전 몇 천 년 이전의 고대 인도-아리안 문명으로부터 유래했다.(제공: Professor R. Padmanabhan.)

그림 9. 가장 오래된 의학서적으로 고대 수메르인의 언어로 제작된 것이다. 15개의 처방전을 모아 놓은 것인데, 대부분은 무명의 식물과 약물을 포함하고 있다. 니푸르(Nippur) 출토, 기원전 2200~2100년. (제공: Pensylvania museum, object #B14221. 출처: http://www.penn.museum/college-and-adults/81-press-room/press-images/521-for-press-only-archaeologists-and-travelers-in-ottoman-lands.html.)

오늘날에도 고대의 유물들이 많이 남아있고, 특히 과학 이전의 시대에 만들어진 일부 해부학적 유물들은 분명히 많은 것을 시사한다. 여러 관점에서 이 유물들은 인류의 문화 발전과 함께 진보해왔다(그림 6~8). 한편 가장 오래된 것으로 알려진 의학서적은 기원전 2200년 무렵에 고대 수메르제국에서 제작된 것이다(그림 9).

메소포타미아

바빌론 문명은 티그리스 강과 유프라테스 강 사이의 비옥한 지역에서 번창했고, 마법과 마술, 점성술[Astrology]이 바빌론 문명의 뚜렷한 특징이었다(Meissner, 1920~25; Dawson, 1930; Dhorme, 1949; Kramer, 1961, 1963; Mallowan, 1965). 이 문명은 수 천 년 전에 시작되었고, 당시에 제작된 점토판 문서가 발견되었는데, 기형아들과 앞날의 징조를 예견할 때 사용한 번제 동물들의 내장이 새겨져 있었다(그림 10).

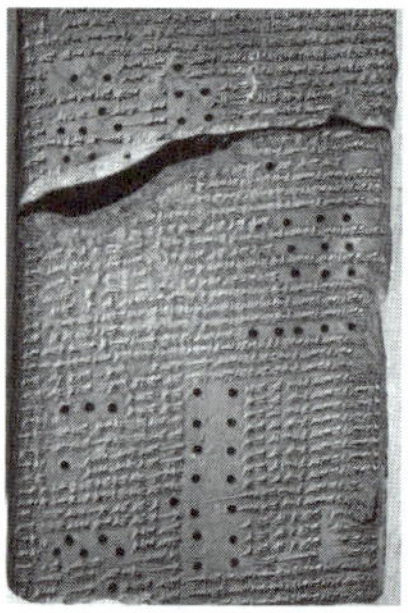

그림 10. 니네베 왕립도서관(Royal Library of Nineveh)의 점토판 문서(기원전 7세기). 쐐기문자는 점(占)을 칠 때 양의 간을 조사하여 앞날의 징조를 기록한 것이다. (제공: Trustees of the British Museum.)

메소포타미아Mesopotamia 시대에 점치는 사람들은 제자들을 가르치기 위해 동물의 장기 모형들을 제작했다. 장기 모형들로 양의 간과 허파가 자주 사용되었으며, 다른 부위에는 쐐기문자들이 섬세하게 새겨졌고(그림 11, 12), 그들은 이것을 사용하여 자연현상을 해석하고 앞날을 예견했다(Jastrow Jr., 1914; Chiera, 1938; Grayson, 1980). 동물들의 해부는 다양한 의식들에서 자주 시행되었지만 과학적 목적으로 시행되지 않았다. 메소포타미아 시대의 의술은 영적 기반에서 이루어졌고, 논쟁이나 도용을 피하기 위해 제한된 암호 문자들을 사용했다. 그러나 이 암호 문자들이 수 백 년 동안 의학 발전에 큰 장애가 되었다(Retief et al., 2008).

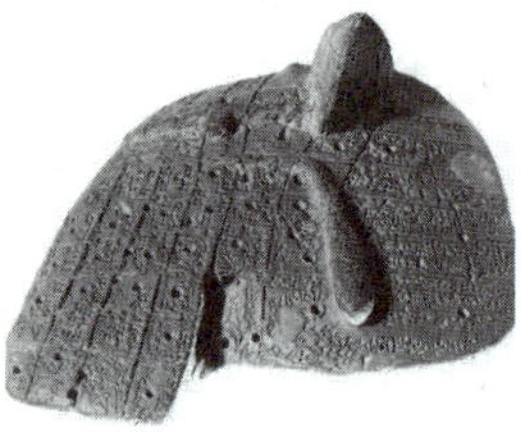

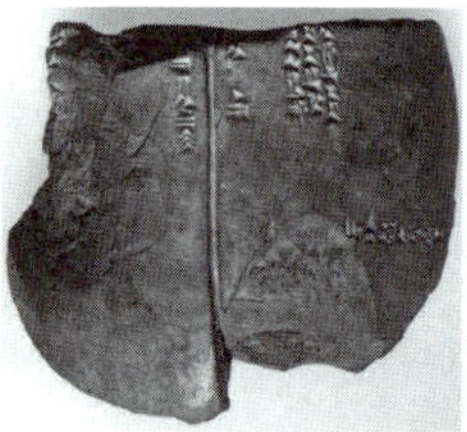

← **그림 11.** 바빌론 시대의 양의 간 점토모형(기원전 19~18세기). 이것은 점(占)을 칠 때와 사원에서 제자들을 가르치기 위하여 사용되었다. 55개의 구획으로 나누어 새겨진 쐐기문자는 앞날의 징조와 마술적 공식을 묘사하고 있다. (제공: Trustees of the British Museum.)

→ **그림 12.** 문자가 새겨진 허파의 점토모형. 바빌론의 사제들이 사원에서 제자들에게 점치는 방법을 가르치기 위하여 이것을 희생된 동물의 허파와 비교하여 사용했다. (제공: Trustees of the British Museum.)

고대 이집트

고대 **이집트**Egypt의 『에드윈 스미스 파피루스Edwin Smith Papyrus』는 기원전 3000~2500년 전에 제작된 가장 초기의 파피루스 복사본일 것이다. 이것은 외과술에 관한 기록이며, 이미 80년 전에 번역되어 출판되었다. 이 파피루스에 상처 부위의 봉합술과 소작술, 부목의 사용 등의 규정된 처방 뿐 아니라 종양과 궤양, 농양, 여러 부위의 상처와 골절에 대한 내용이 체계적으로 기록되어 있다. 오늘날까지 기록이 남아있는 것들 중에서 최초로 이랑gyri과 뇌막meninges으로 묘사된 "뇌brain" 용어가 들어 있다. 심장은 맥박이 뛰는 혈관들의 분포 계통의 중심으로 기술되어 있다(Major, 1954). 이집트 파피루스에 기록된 내용과 더불어 이집트의 미라에 대한 고고학적 연구를 통해 고대 이집트 시대에 해부학의 지적 수준이 높았다는 것을 분명히 알 수 있다. 나무와 가죽으로 만든 발가락은 가장 오래된 인공 보철물로 기원전 1069~664년에 제작되어 미라에 부착되었다(Loukas et al., 2011a).

『에드윈 스미스 파피루스』에는 48개의 세분화된 질환들과 이에 대한 진단과 치료법들이 들어 있다. 이 파피루스에 나오는 많은 부상들에 관한 내용은 대부분 전쟁으로 생긴 상처로 추정된다. 여러 사례들에서 나타난 소견으로 미루어, 고대 이집트인들이 중추신경계통의 해부학 지식을 갖고 있었음을 알 수 있다. 머리뼈와 뇌의 특정 부위에 생긴 상처는 증상들과 관련이 있었고, 상처부위의 손상 정도를 근거로 진단을 했다. 다른 사례로 코뼈와 아래턱뼈의 골절을 치료하는 방법을 통해서 얼굴 부위의 해박한 해부학 지식을 알 수 있다. 고대 이집트 시대에 해부학과 의학의 높은 지식수준과 더불어, 각 분야에서 경험이 적은 의사부터 전문의사까지 수준 높은 의료 체계를 알 수 있다.

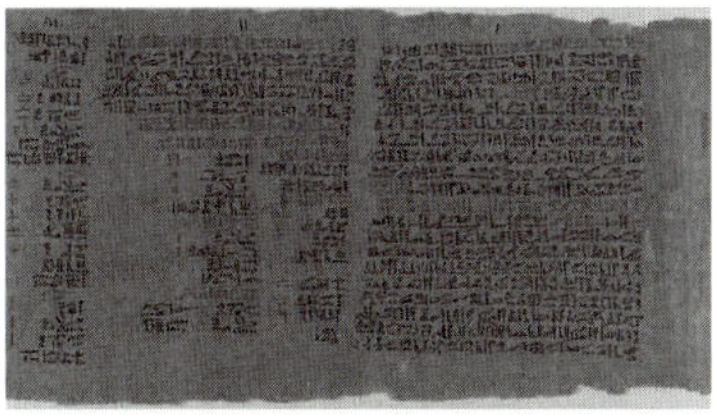

그림 13. 에버스 파피루스(Ebers papyrus, 기원전 1600년 무렵)에서 발췌했다. 마법과 약물, 처방에 관한 내용이지만 많은 해부학 참고문헌들이 들어있다. (출처: http://papyri-leipzig.dl.uni-leipzig.de/receive/UBLPPapyri_schrift_00035080).

『카훈 부인과 파피루스Kahun Gynecological papyrus』를 통해 초기에 사용된 의료 전문분야의 체계를 알 수 있다. 이 파피루스는 기원전 1825년에 제작된 것으로, 플린더즈 페트리Flinders Petrie가 1889년에 카훈Kahun의 파이윰Fayum에서 발견했다. 이 문서는 여성 건강에 관한 지침서로, 수태와 피임, 불임, 분만 후유증, 신생아의 평가 등의 광범위한 주제들을 다루고 있다(Loukas et al., 2011b).

『에버스 파피루스Ebers papyrus』는 조지 에버스George Ebers가 이집트의 테베Thebes에서 구입한 것으로, 기원전 1600년 무렵이나 그 이전에 제작되었다(그림 13). 제작자는 확실히 알 수 없지만, 유명한 사제이며 의사인 임호텝Imhotep으로 추정하고 있다(Leake, 1952). 이 문서는 1875년에 서론과 해설, 메모들과 함께 복사판으로 출판되었다. 비록 에버스 파피루스의 대부분은 마법주문과 의술, 질병치료를 위한 처방들이지만, 많은 해부학 용어들과 더불어 사람 몸의 각 부위에 관한 참고문헌들이 들어 있기에, 이 문서가 가장 오래된 해부학 문헌으로 평가를 받았다(Macalister, 1898; Ebbell, 1937). 그렇지만 지금까지 발견된 8개의 모든 파피루스들 중에서, 특히 에버스와 에드윈 스미스 파피루스에는 사람 몸에 관한 내용이 들어 있고(Ranke,

1933; Grapow, 1935), 다양한 내과와 외과 질환들의 치료법이 들어 있음을 상기해야한다.

다양한 질병들을 기술한 내용에 많은 해부학 용어들이 들어 있다(De Lint, 1932). 심장과 맥박이 서로 연관되었음을 최초로 기술한 문헌이 에버스 파피루스이다. 또한 심혈관계통 Cardiovascular system에 대해 자세하게 설명하고 있다. 그렇지만 당시에 의사들은 혈관을 통해 혈액보다 장기-특이적 요소들이 이동한다고 믿었다(Loukas et al., 2011a). 이것은 정확하지 않지만 이러한 일부 주석들은 역사적 관심사이다. 다음은 에버스 파피루스에서 발췌한 몇 가지 내용을 마칼리스터(Macalister, 1898)가 번역한 것이다.

첫째, 심장에서 시작된 혈관들이 몸의 각 부위에 분포하고 있다. 의사와 치료사, 사제–악령 내쫓는 주술사, 이들이 이마 또는 두피(목과 뒤통수), 손, 명치부위, 팔, 다리 부위를 손가락으로 짚었을 때 모든 부위에서 맥박을 느낀다. 혈관이 몸의 각 부위에 분포하기 때문에 심장과 연결된 혈관들을 추적한다. 그래서 심장을 몸의 각 부위에 분포하는 혈관들이 시작되는 장기로 기술한다.

둘째, 콧구멍nostril 속으로 연결된 4개의 혈관들이 있는데, 2개는 액체(점액)를, 다른 2개는 혈액을 운반한다. 관자놀이temple의 옆쪽에 4개의 혈관들이 있는데, 혈액이 이 혈관을 통해서 눈eye까지 운반된다면, 혈액은 눈으로 들어가고 이것 때문에 눈에 다양한 질병들이 생긴다. 만약에 혈관을 통해 액체(점액)이 이동한다면, 액체가 도달하는 곳은 눈의 동공pupil이다. 그래서 액체가 눈으로 들어가면 사람은 잠sleep, 수면에 빠져든다고 생각했다.

셋째, 공기가 콧구멍 속으로 들어가면, 공기는 심장까지 도달하고, 혈관들을 통해서 창자까지 도달하며, 마지막에 공기는 사람 몸속의 모든 부위로 퍼진다.

넷째, 사람이 흥분해서 심장이 자극을 받으면, 혈액이 창자와 간까지 빠르게 이동한다. 오른쪽과 왼쪽의 팔에는 각각 3개씩 모두 6개의 혈관들이 있는데, 이 혈관들이 손가락까지 연결되어 있다.

다섯째, 2개의 혈관이 고환testes에 위치하고, 정액semen을 운반한다. 양쪽 콩팥kidney에 각각 하나씩 2개의 혈관들이 위치한다. 간liver에 4개의 혈관들이 있고, 이 혈관들 속으로 액체와 공기가 이동한다. 이것들(공기와 액체)이 혈액 속으로 들어가면, 여러 종류의 질병들이 생긴다. 항문anus까지 도달하는 4개의 혈관들이 있고, 이 혈관들은 액체와 공기를 운반한다. 왼쪽과 오른쪽에 각각 1개씩, 다리leg로부터 올라오는 2개의 혈관들이 항문 위쪽으로 열린다. 이러한 혈관들을 통해 대변feces의 수분이 제거된다.

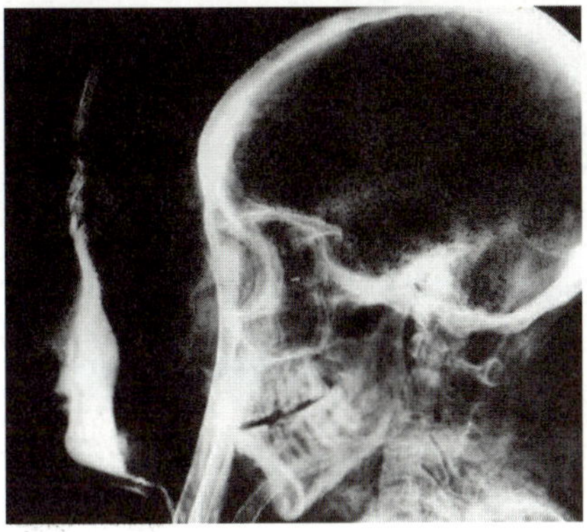

그림 14. 고대 이집트의 제 22대 왕조 시대에 살았던 타페로(Ta-pero) 왕비의 싸여있지 않은 미라의 방사선 사진. 얼굴과 석관 사이의 완벽한 일치를 보여준다. (출처: James E. Harris and Kent R. Weeks, X-Raying the Pharaohs. Copyright ⓡ1973, Charles Scribner's Sons. Charles Scribner's Sons의 제공으로 복사)

고대 이집트 후기(이집트의 17~20대 왕조)에 미라 제작과 시신의 방부처리Embalming 과정에서 사람 몸의 구조를 보다 정확하게 알게 되었고, 당시에 몸 구조의 지식수준은 최고의 경지에 이르렀다(그림 14). 고대 이집트 사람들은 전통적으로 육체의 부활Resurrection과 영혼의 불멸을 굳게 믿었다.

사람이 죽은 후 세 개의 영적 요소들 중에서 오직 하나만 육체를 떠나고, 나머지 두 개의 영적 요소들, '*Ka*' (육체적 형상과 특성)와 '*Ba*' (영혼)는 육체에 남아 있다고 믿었다. 사람이 죽은 후에 '*Ba*'는 컴컴한 밤에 지하세계를 통해 태양까지 갔다가 아침이 되면 육체가 머무는 곳으로 되돌아온다고 믿었다. 그래서 사람이 살아 있을 때의 모습 그대로 육체를 보존하게 되었고, 사후 세계에 필요할 것으로 생각되는 모든 생활도구들을 부장품으로 시신과 함께 매장했다. 그래서 장례 준비물과 부장품들이 점차 많아지며 발달했고, 장례의식도 정교해졌다(Harris & Weeks, 1973; Andrews & Hamilton-Patison, 1978; Cockburn & Cockburn, 1980; Leca, 1981).

미라Mummification의 제작 과정의 대부분은, 고대 그리스의 역사학자, 헤로도토스Herodotus가 기원전 15세기에 이집트를 방문하여 기록한 내용을 기본으로 하고 있다(Engelbach & Derry, 1942; Harris & Weeks, 1973; Persaud, 1984).

사후 세계가 존재한다고 믿었던 나일계곡의 원주민들이 초기 왕조시대 이전인 기원전 약 4천 년 무렵부터 미라를 제작하기 시작했다고 알려져 있다. 헤로도토스와 400년 후에 다른 그리스의 역사학자 시큘러스 디오도로스Siculus Diodorus가 기술한 것처럼 미라 제작기법은 새 왕조시대(이집트 17~20대 왕조)에 이르러 거의 완벽한 수준까지 발전했다. 알버트 이스칸더Albert Zaki Iskander의 연구로 널리 알려진 매우 정교한 특수 방부처리 기법도 있었다(Harris & Weeks, 1973).

사람이 죽으면 시신을 미라 제작실이나 정화실로 옮겼다. 시신의 옷을 모두 벗기고, 커다란 나무판 위에 올려놓았다. 갈고리를 사용하여 콧구멍을 통해서 뇌brain를 모두 제거했다. 간혹 머리뼈두개골에 구멍을 내어 뇌를 제거하기도 했다.

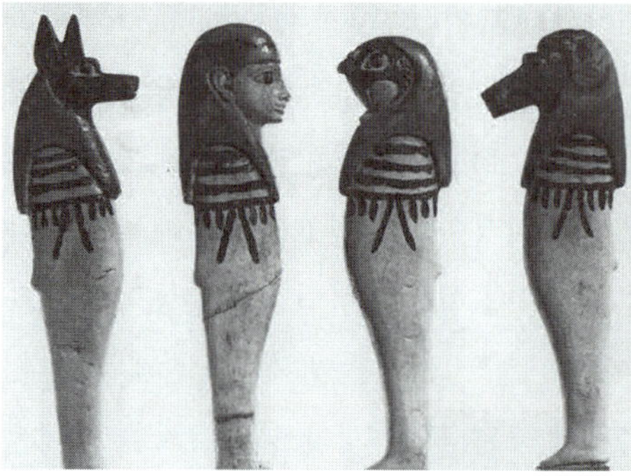

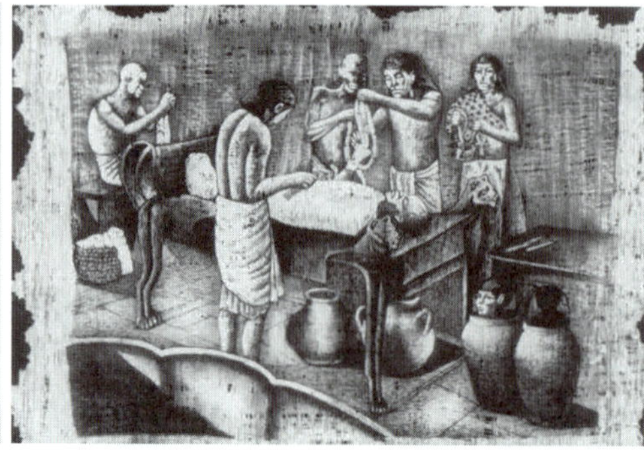

← 그림 15. 고대 이집트의 카노푸스 단지(canopic jar). 제 21대 왕조시대(기원전 1000년 무렵). 나무로 제작된 작은 용기는 신을 표시한다. 호루스(Horus) 신의 네 아들은 미라를 제작할 때 몸에서 제거된 장기와 내장을 지키는 일을 담당했다. 왼쪽부터 순서대로, 두아무테프(Duamutef, 개의 머리)는 위(stomach)를 지키고, 임세티(Imsety, 사람의 머리)는 간(liver)을 지키고, 케브세누에프(Qebhsenuef, 매의 머리)는 창자(intestines)를 지키고, 메이피(Mapy, 원숭이의 머리)는 허파(lung)를 지킨다. 영혼이 위치하는 심장(heart)은 몸속에 남겨 두었다. (제공: Trustees of the British Museum.)

→ 그림 16. 고대 이집트의 방부 처리자가 미라 제작을 위해 시신을 처리하고 있는 장면이다. 시신의 몸속에서 꺼낸 장기들을 보관하는 데 사용된 4개의 카노푸스 단지(canopic jar)가 보인다(Persaud, 1984).

콩팥[kidney]을 제외한 뱃속의 모든 장기들은 왼쪽 옆구리를 절개하여 제거했다. 내부 장기들을 모두 제거한 다음, 가슴안[흉강]과 배안[복강]을 야자주와 향신료로 깨끗이 씻어냈다. 꺼낸 장기들은 각각 분리하여 나트론[natron, 천연탄산소다] 속에 40일 동안 담가 두었다.

장기에 향수를 뿌리고 뜨거운 송진을 바른 다음 잘 포장하여 4개의 카노푸스 단지[canopic jar]에 담아 보관했다(그림 15, 16). 각 단지의 뚜껑에 자연신[deity]의 머리를 조각했다. 고대 이집트의 제 18대 왕조 이후에 4명의 자연신들이 있었다.

이집트의 제 21대 왕조 시대에는 몸속에서 꺼낸 장기들을 방부처리하고 포장한 다음 다시 몸속에 넣어두었는데, 신들 중 한 명의 모습대로 제작한 밀랍인형을 함께 넣었다(그림 17). 제 26대 왕조 시대에는 포장된 장기들을 시신의 다리 사이에 두었다.

장기를 꺼낸 몸속은 형체를 유지하고, 물기가 잘 마르도록 일시적으로 스터핑[stuffing, 채워 넣는 소]으로 채웠다. 약 70일 동안의 방부처리 기간 중 거의 절반 동안이 시신에서 수분을 제거하는 과정이라고 헤로도토스는 기술했다. 시신의 몸속에 일시적으로 채웠던 스터핑을 꺼낸 다음, 물과 야자오일로 몸속을 씻어 낸 후 잘 말렸다. 머리뼈 안[cranial cavity, 두개강]은 송진이나 송진으로 흠뻑 적신 아마포[linen]로 채웠고, 배안은 톱밥과 몰약[myrrh], 드물게 양파로 채웠다. 절개한 배 부위를 봉합한 후, 삼나무 오일[cedar oil]과 커민[cumin], 밀랍[wax], 나트론[natron], 고무[gum], 우유[milk], 와인[wine]

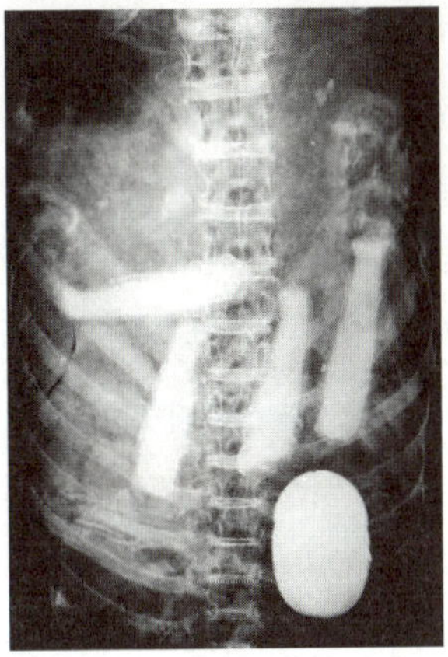

그림 17. 고대 이집트의 제 21대 왕조시대의 노지메트 여왕(Queen Nodjmet)의 앞면 가슴 방사선 사진. 호루스(Horus)의 네 아들을 상징하는 작은 왁스 조각품들과 커다란 풍뎅이 모양의 심장이 보인다. (출처: James E. Harris and Kent R. Weeks, X-Raying the Pharaohs. Copyright ®1973. Charles Scribner's Sons. Charles Scribner's Sons의 제공으로 복사)

으로 제작한 혼합물을 시신에 바르고, 향신료를 뿌렸다.

생전의 모습과 비슷하게 보이도록 볼 안쪽에 리넨을 집어넣어 볼록하게 만들고, 코nose를 마개로 막았다. 아마포로 눈확orbit, 안와을 채웠고, 눈eye은 감고 있는 모습이었다. 시신의 온몸을 녹인 송진으로 두껍게 발라서 피부를 팽팽하게 만들고 피부에서 습기의 손실을 방지했다. 눈썹eyebrows을 그렸고, 종종 보석으로 온몸을 치장했다.

시신의 몸을 붕대로 감고, 미라와 접촉했던 모든 물건들을 6개나 7개의 항아리에 담아서, 고인의 묘지 가까운 곳에 묻었다.

고대 이집트인들이 사후에 영혼불멸에 대한 믿음으로 시신을 보존하려고 노력했기 때문에, 그들이 사용했던 방부처리 방법에 대해서 알려진 것이 별로 없다는 사실은 매우 놀라운 일이다. 또한 내부 장기들에 관한 자료도 남아 있지 않고, 이 수준 높은 문화가 남긴 많은 고고학 유물들 중에서 해부학 지식에 관한 자료는 거의 찾을 수가 없다(Persaud, 1984).

사실 고대 그리스 역사학자 시큘러스 디오도로스Siculus Diodorus는 미라를 방부 처리하는 사람에 대해 다음과 같이 기록으로 남겼다.

> 절개자들은 에티오피아 돌Ethiopian stone을 갖고, 정해진 규정대로 피부를 절개한다. 그들은 시신의 머리를 향해 저주를 퍼붓고, 돌을 던지며 곧바로 달려 나간다. 폭력이나 부상, 몸의 상처로 괴로워하는 사람들을 생각하면서, 그들은 증오 받을 만하다고 생각했다. 반면에 방부 처리자는 사제와 어울리고, 신성한 사람처럼 아무런 방해도 받지 않고 사원에 들어가며, 스스로 존경과 명예를 받을 가치가 있다고 생각했다(Harris & Weeks, 1973).

방부 처리자의 역할이 의사의 역할과 다른 점이 중요하다. 방부 처리자는 환자 치료에 관심이 없었고 사후에 시신을 처리하는 일만 담당했다(그림 18). 고대 이집트 시대에 영적 생명과 물질적 생명을 믿는 사람들에게는 사후에 육체를 보존하는 것이 사후 부활Resurrection을 믿는 실질적 의식이었다. 방부 처리자나 사원의 사제가 관심을 갖는 것 이상으로 다른 암시나 중

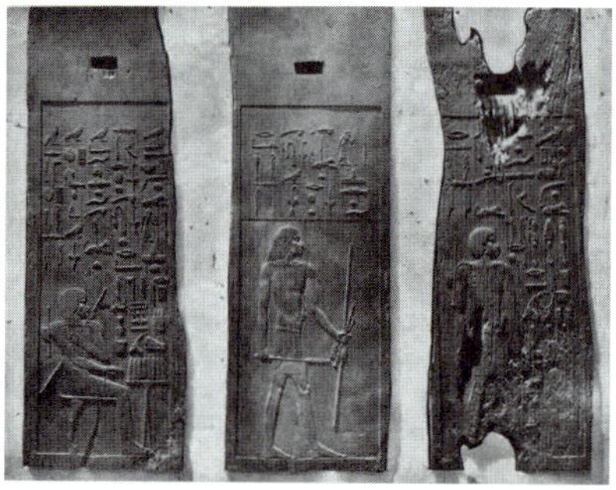

그림 18. 고대 이집트시대, 기원전 2600년 무렵, 최초의 의사로 알려진 헤시-라(Hesy-Ra). 세 개의 표시판에 wr, ibkh, swn 이라고 쓰여 있다. "족장", "치아", "의사"를 나타내는 가장 간결한 방법이다. 두 팔을 몸통에 대고 앉아있고 손은 자유롭다. 오른쪽 어깨에 글씨를 쓰는 도구가 보인다. 짧은 곱슬머리 가발을 쓰고 있다(Mariette et al., 1872).

요성은 없었던 것 같다. 이러한 목적이 철학적 생명본질임에도 불구하고, 방부 처리자는 사람 몸 구조의 발견과 지식 분야에 있어서 가장 앞선 사람이었다. 고대 이집트의 방부 처리자가 얼굴을 손상시키지 않고 나비뼈sphenoidal bone ÐÐÐ를 뚫고 머리덮개뼈cranial vault까지 접근하는 방법을 최초로 사용했는데, 이 방법은 20세기에 뇌하수체의 종양을 제거하기 위해 사용되고 있다(Loukas et al., 2011a).

고대 이집트인들이 시행했던 미라 제작은 삶이 사후에도 지속된다는 종교적 신념과 관련이 있었다. 삶이 사후에도 지속된다는 사고는 5만 년 전 네안데르탈인 시대Neanderthal period부터 시작되었을 지도 모른다. 선사 시대에 살해되었을 것으로 생각되는 잘 보존된 목맨 시신이 덴마크 유틀란트 반도의 톨런드Tollund에 위치한 토탄 늪지에서 발견되었고, 현재 덴마크의 실케보르 박물관Silkeborg Museum에 보관되어 있다.

고대 중국

고대 중국의학은 도道를 밝히는 음陰과 양陽의 복잡한 균형에 근거한 철학을 바탕으로 독특한 과정을 거치면서 점차 발전했다. 불교의 전래와 함께 인도의학이 중국으로 전파되었고, 후에 로마제국의 멸망과 함께 콘스탄티노플로부터 네스토리안Nestorian 학자들이 탈출하여 지중해 연안 출신의 학자들과 접촉이 이루어졌다.

중국에서 유교의 가르침에 따라 사람의 몸을 신성하게 생각했고, 이런 믿음이 사람해부를 못하도록 막았고, 의사들은 왕청임Wang Qing ren, 王清任, 1728~1831년이 사람해부를 실시한 18세기까지 해부학의 지식을 모형이나 그림을 이용하여 가르쳤다(Shoja et al., 2010). 고대 중국의 의학자들은 질병 치료와 관련된 사람 몸에 관한 내용을 문헌으로 남겼다. 고대 중국에서 기원전 4000년부터 3명의 전설적인 황제들이 질병을 치료했다(Hübotter, 1929; Huard & Wong, 1968; Unschuld, 1985).

『역경易經 Yi Jing 또는 Canon of Changes』은 가장 위대한 중국의 전통 의학서이며 중국에서 가장 오래된 문헌으로 전설의 황제 복희Fu Xi가 집대성한 것이다. 우주와 자연을 지배하는 우주의 순환 원리가 2개의 음Yin과 양Yang으로 나뉘어 있다는 개념이다. 그는 음과 양 사이의 균형이 사람의 건강과 우주의 조화를 이루는 근간으로 생각했다. 또한 두 요소를 비교하여, 속이 빈 장기들과 내장은 양(빛, 습기, 활동적)이고, 속이 채워진 장기는 음(어둠, 건조, 수동적)으로 구분했다. 즉 외부의 기운으로 생긴 질병은 양이고, 내부의 기운으로 생긴 질병은 음이다.

전설의 황제 신농Shen Nong, 神農은 **'농학과 본초학의 아버지'**로 추앙받고 있다. 그는 경작용 쟁기를 발견했을 뿐 아니라 약물을 집대성한 『본초강목 本草綱目 Ben Cao 또는 Bon-cho-kang-mok』을 제작한 업적을 인정받고 있다. 신농이 제작한 3권의 『본초강목』에는 365개의 약물들의 목록과 약물의 치료 효능들이 수록되어 있다.

기원전 2600년 무렵에 살았던 전설의 인물 황제Hwang di, 黃帝는 **'중국의학의 아버지'**로 추앙받으며, 그의 가르침을 집대성한 『황제내경 黃帝內經 Nei Jing 또는 Canon of Medicine』은 사람 몸의 질병들과 기능들을 기술한 가장 위대한 중국의 전통 의학서이다. 『황제내경』에서 황제는 다음과 같이 기술했다. **"심장이 사람 몸의 모든 혈액을 조절한다. 심장은 맥박과 일치한다. 맥박은 결코 멈추지 않고 끊임없이 순환하는 혈액의 흐름을 조절한다."** 그는 혈액과 맥박, 심장 사이의 관계를 분명히 알고 있었다. 이러한 혈액 순환은 하비William Harvey, 1578~1657년가 1628년에 주장한 것이다. 『황제내경』에 기술된 다른 해부·생리학적 사고는 다음과 같다.

> 심장heart은 모든 장기들을 지배하는 왕이다. 허파lung 폐는 심장의 지시를 수행하는 총책임자이다. 간liver은 질서를 유지하는 사령관이다. 쓸개주머니gall bladder 담낭는 모든 과정을 조정하는 법무장관이고, 지라spleen 비장는 5가지의 맛을 통제하는 관리인이다. 삼초three burning spaces는 가슴과 배, 골반에 위치하는데, 이것은 몸의 찌꺼기를 배출하는 기능을 담당한다.

가장 초기의 중국 의학서들은 의학적 내용보다 서술적 역사 내용을 더 많이 기술한 고대 중국의 산문서이지만, 기원전 540년 무렵에 제작되어 중국의 『좌전左傳 Zuo Zhuan』에 수록된 문헌들이다. 의사 웬지Wenzi는 기원전 300년 무렵에 자궁의 태아발생에 대한 주목할 만한 학설을 주장했다. 그는 여성의 질환에 매우 해박했다고 알려져 있다(Said, 1965).

임신 1개월에 액체는 젤리모양으로 변하고, 2개월에 정맥과 혈액이 형성되고, 3개월에 사람의 형태를 갖추고, 4개월에 태아의 모습이 보이고, 5개월에 태아의 근육이 단단해지고, 6개월에 태아의 뼈가 단단해지고, 7개월에 태아의 형태가 완성되며 영혼이 들어가고, 8개월에 태아의 움직임이 시작되며, 9개월과 10개월의 초기에 태아의 움직임이 더욱 활발해지고, 아이가 태어난다.

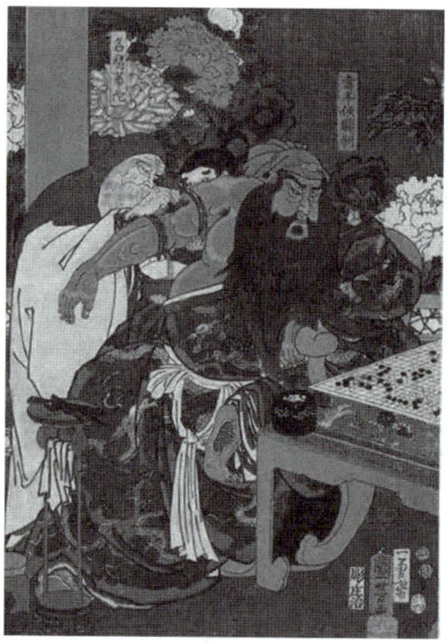

그림 19. 일본의 우타가와 구니요시(Utagawa Kuniyoshi, 1798~1861년)가 관우(Guan Yu)의 모습을 그린 목판화. 의사 화타(Hua Tuo)가 관우를 진료하는 모습이다. 독화살로 생긴 상처부위의 뼈를 긁어내고 있다. 마취제를 사용하지 않았기 때문에 관우는 통증을 견디기 위해 다른 곳을 바라보며 바둑을 두고 있는 모습이다. (출처: Library of Congress http://www.loc.gov/exhibits/ukiyo-e/images.html.)

위대한 외과의사 화타Hua Tuo, 華佗, 145~208년는 마비산痲沸散이라는 마취제를 사용했고, 사람의 장기들을 묘사한 해부그림을 제작했다(그림 19). 그가 환자에게 실시한 획기적인 외과적 치료와 시술법은 탁월했다. 화타는 해박한 해부학 지식으로 당시의 의사들을 놀라게 했는데, 그의 해박한 해부학 지식은 환자의 진료를 근거로 진단과 충고, 환자의 치료결과를 예견하는 의학적 지식을 종합한 것이었다. 중국의 의사들은 맥박으로 병을 진단하는 뛰어난 능력을 지녔던 화타를 아직도 존경하고 있다. 하나의 사례로 최근까지도 실시되지 않은 여자의 맥박을 감지하는 진맥診脈으로, 자궁에 하나 이상의 태아가 남아 있는 쌍둥이 임신을 구분했다. 화타는 침구술Acupuncture을 사용하여 사산아를 자궁에서 배출시킬 정도의 새로운 의학 분야를 개척했었다(Tubbs et al., 2011a).

도교Daoism, 道教와 침구술은 해부학적 사고에 영향을 미쳤다. **도가**Daoists[1]는 사람 몸을 세 부위로 구분했는데, 영혼을 담당하는 위쪽 부위, 이와 연결된 가운데 부위, 콩팥kidney 신장이 위치하고 생식 능력과 관련된 아래쪽 부위로 각각 구분했다. 침구사가 사용한 인체 그림에 침을 시술할 위치가 표시되어 있었다.

명나라 시대에 유투안Yu Tuan, 1438~1517년이 1515년에 『정통진료기록Orthodox Medical Record』을 저술했다. 이 문헌에 30개 이상의 의학 논문들과 51개의 주제들로 분류된 의술에 관한 내용이 기록되어 있다. 해부학과 생리학에 관한 주제들도 들어 있다. 중국의학의 역사에서 오래전부터

---

1 도교(Daoism, 道敎)를 믿는 사람

사람 몸을 신성하게 생각했기 때문에 사람해부는 금지했고, 심지어 간단한 외과 시술도 허용하지 않았으며, 결국 외과 시술은 점차 퇴보했다.

고대 중국의 의사들은 피부와 근육, 인대, 뼈들로 구성된 사람 몸의 구조를 알고 있었다. 또한 사람의 눈과 귀, 코, 입, 항문, 요도, 질에 있는 9개의 구멍들도 알고 있었다. 그들은 내부 장기들에 대해서 다음과 같이 생각했다. **"사람 몸을 오장육부**五臟六腑 five Zsang and six Fu**로 나누었다. 오장**five Zsang**은 매우 중요한 단단한 장기로 간**liver 간장**과 심장**heart, **지라**spleen 비장, **허파**lung 폐장, **콩팥**kidney 신장**이고, 육부**six Fu**는 배설과 관련된 속공간이 비어 있는 위**stomach 위장**와 큰창자**large intestine 대장, **작은창자**small intestine 소장, **방광**urinary bladder, **쓸개주머니**gall bladder 담낭, **삼초**three burning spaces**이다."**

드물지만 출처를 알 수 없는 고대 중국의 인체 해부도가 매우 흥미롭다. 사람 몸의 각 부위별 구조와 기능에 관한 묘사가 약 74 × 24cm 크기의 나무 판에 조각되어 있다. 이것은 대략 16세기 또는 그 이전에 제작된 것으로 추정된다. 사이드(Said, 1965)는 영국 외과의사 록하트Dr. Lockhart가 다음과 같이 기술했다고 보고했다. **"중국의 인체 해부도는 해부가 덜된 내부 장기들을 관찰한 다음 기억에 의존하여 그린 것처럼 보이고, 장기들을 제외한 다른 부분은 진하게 채색했으며, 장기의 실제 모습이 아니라 마음으로 상상한 장기들을 그림으로 묘사했다."**

사람해부는 유럽에서 중세 시대부터 허용되었지만, 중국은 유교사상 때문에 사람해부가 여전히 금지되었다(Shoja et al., 2010). 서양에서는 사람해부가 진행되면서 점차 해부학이 발전했지만, 중국에서는 사람 해부학에 관한 지식이 부족하여 사람 몸의 구조를 정확하게 이해하기 어려웠다.

고대 인도

인도의 고대 문명도 중국과 마찬가지로 매우 오래전부터 발전한 것으로 알려져 있다. **모헨조다로**Mohenjo-Daro와 **하라파**Harappa 유적지의 고고학적 유물발굴을 통해서, 북서쪽의 아리안 정복자들이 들어오기 이전인 기원전 1500년 무렵부터 히말라야와 빈디아 산맥 사이에 있는 인더스 계곡에 원주민들이 살았던 것으로 알려져 있다. 많은 유적과 유물로 미루어, 당시에 사회생활이 발전하고 공중위생 시설도 사용했을 것으로 추정된다. 특히, 거주지 터가 질서 있게 배치되어 있었고, 우물과 하수시설, 공중 목욕시설도 발견되었다.

고대 인도-아리안 문명에서 문화의 발달과 함께, 질병의 치료는 종교 의식과 관련이 깊었다(Sondern, 1936). 비슈누Vishnu의 화신이며 수호신Dhanvantary이 질병과 치료를 관장한다고 믿었다. 세 종류의 "도샤스Doshas" 또는 체액humors; 바람, 담즙, 점액이 모든 장기에 들어 있고, 이 체액들이 서로 균형을 이룰 때 사람이 건강하다고 믿었다. 아리안들은 영혼에 대한 믿음에도 불구하고, 예리한 관찰과 약초사용, 발전된 외과 시술을 바탕으로 합리적인 치료법을 발전시켰다(Persaud, 1984; Majno, 1975).

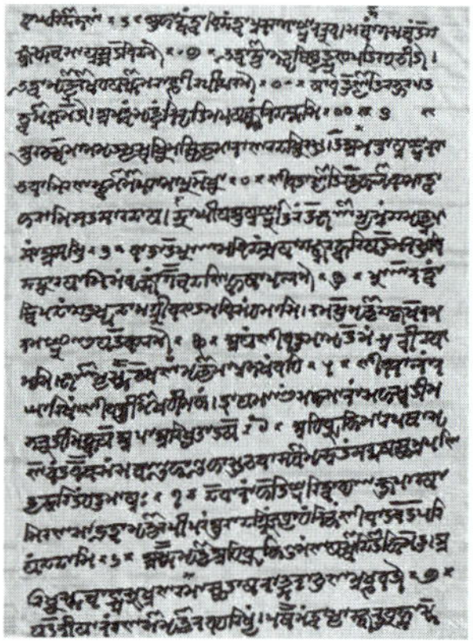

그림 20. 자작나무 껍질로 제작된 『파이팔라다 아타르바 베다(Paippalada Atharva–Veda)』에서 가져온 그림. 고대 인도문명의 4개의 "지식의 책"들 중 하나로, 철학과 종교, 마술, 의학적 주제를 다루고 있다 (출처: Universitats bibliothek Tubingen).

고대 인도문명은 **베다 시대**Vedic, 기원전 1500~500년와 **브라만 시대**Brahmanic, 기원전 500년~서기 1000년, **무굴 시대**Mughal, 서기 1000년~18세기로 구분된다. 베다Vedas[2] 또는 지적문헌은 베다 시대에 저술되었다. 이 문헌들은 종교와 철학을 구현한 우주의 신 또는 조물주에 관한 것으로 그리스도교 시대 이전에 약 4000년 동안 사용되었다. 이 문헌들 중에서 오직 『리그베다Rig-Veda』, 『사마베다Sama-Veda』, 『아타르바베다Atharva-Veda』, 『야주르베다Yajur-Veda』 4권만 오늘날까지 남아 있다. 다양한 질병들과 치료법, 외과술 등이 이 문헌들 중 2권에 기록되어 있다.

『리그베다Rig-Veda』는 의학 문헌이었고, 『아타르바베다Atharva-Veda』(그림 20)는 외과 시술이 들어 있는 문헌이었다. 이 시기에 실용 의술과 함께 발전한 전통 치료법Ayurvedic medicine이 두드러지게 발전했다. 대부분의 의술은 아시아의 여러 지역으로 널리 퍼졌고, 11세기에 페르시아와 아랍의 학자들이 번역한 문헌들을 통해서 유럽까지 전파되었다. 바그바타 신지(Bhagvat Sinh Jee, 1978)와 싱할과 구루(Singhal & Guru, 1973)는 그들이 번역한 12권의 문헌들에서, 고대 인도의 의학적 수준이 매우 놀랍고 경탄스럽다고 기술했다.

다양한 질병들의 치료에 사용된 많은 외과 시술들은 약초요법과 별도로 인도의학의 뛰어난 치료법이었다(Majno, 1975; Haeger, 1989; Rutkow, 1993). 『마누법전The law of Manu』은 기원전 3000년 무렵에 제정되었고, 기원전 200년과 서기 200년 사이에 집대성되었다. 이 법전이 고

---

2 바라문교의 종교 문헌의 총칭

대 인도의 사회적 구성과 일상생활의 근간을 이루었다. 예를 들면, 간통한 자는 코nose 를 베었기 때문에 그 시기에 코성형술rhinoplastic procedure이 발전한 것은 놀라운 일이 아니다. 많이 사용된 다른 외과 시술들은, 찢어진 귓불earlobe과 언청이cleft lip를 복원하고, 왕개미가 상처의 가장자리를 물게 한 다음 개미의 머리를 자르는 창자의 봉합, 방광의 결석 제거, 탈장 재건, 제왕절개, 백내장 시술 등이 있었다(Lyons & Petrucelli, 1978). 다양한 종류의 겸자, 외과용 칼, 주사기, 봉합사 등을 비롯하여 약 101종류의 외과 도구들이 사용되었다. 그들은 복수ascites와 물수종hydrocele을 치료하기 위해 액체 흡입술과 이물질을 제거하기 위해 자석 사용법을 최초로 사용하였다.

힌두의학의 유명한 의사들로 수수루타Susruta와 차라카Charaka, 바그바타Vagbhata가 있었다. 이 의사들이 살았던 시기에 대하여 여러 논쟁들이 있지만, 수수루타는 외과 의사로 기원전 6세기 무렵에 살았고, 카시Kasi 또는 바나라스Banaras에서 제자들을 가르쳤다. 그는 서양에서 유명한 교육 장소였던 탁사실라Taksasila 또는 탁실라Taxila에서 제자들을 가르쳤던 아트레아Atreya와 같은 시대에 살았던 사람이었다(Persaud, 1984).

아트레아는 의학 저서 『개론 또는 상히타Samhita』(네 개의 베다 중의 하나)를 저술했다. 이 문헌에 뼈대골격와 질병 분류에 관한 내용이 수록되어 있다. 수수루타도 이와 유사한 『상히타Samhita』를 저술했는데, 외과용 도구와 외과적 시술에 관한 수술법을 더욱 강조했다. 이 문헌을 통해서 고대 힌두인Hindu [3]의 해부학적 사고를 엿볼 수 있다.

수수루타가 뼈대를 기술하면서 아트레아를 언급했기 때문에, 이들 두 사람이 같은 시기에 살았을 것으로 추정된다. 그들의 업적은 기원전 6세기 무렵에 편찬되었다. 차라카Charaka는 2세기 중반 카니스카Kanishka 왕이 통치하던 시기에 활동했다. 바그바타Vagbhata는 수수루타와 차라카에 대해서 기술했고, 그들의 업적도 자신의 문헌에 인용했다. 바그바타는 7세기의 초반 서기 625년 무렵에 활동했고, 의학의 8개 분야들에 대하여 기술한 『상그라하Samgraha 또는 요약』이 그의 업적이다(Persaud, 1984).

수수루타가 사람 몸을 자세히 관찰했을 뿐 아니라, 시신을 해부하여 얻은 해부학 지식을 갖고 있었다는 믿을 만한 증거가 있다(Hoernle, 1907; Keswani, 1973). 수수루타 이전에 사람에 관한 해부학 지식은 대부분 환자를 진료하면서 터득하거나 동물을 해부하여 얻은 것들이었고, 드물게 묘지에 있던 시신을 관찰하여 얻은 지식들이었다(Loukas et al., 2010a). 수수루

3 아리아인종에 속하는 인도인으로 힌두교를 신봉한다.

타는 환자를 치료하는 외과 시술에 관한 교육 방법들을 제시했고, 외과 시술을 위해서 사람의 몸 구조에 관한 지식의 필요성을 강조했으며, 시신을 해부하는 방법도 제안했다. 그는 사람해부의 중요성에 대해서 "**외과 시술법을 배우려는 외과의사는 적절한 도구를 갖고 시신을 해부하여 몸의 구조를 관찰해야한다.**"고 주장하고, 다음과 같이 시신을 해부하도록 권고했다(Singhal & Guru, 1973).

> 사람해부를 위한 시신은 몸이 모두 보존되어 있고, 독극물로 사망하지 않고, 죽기 전에 만성질환으로 고생하지 않고, 100살 미만인 사람을 골라서, 창자 속의 대변을 모두 제거한다. 시신을 덤불이나 풀, 나무껍질, "쿠사Kusa", 아마포 등으로 감싼 다음 상자에 넣고, 천천히 흐르는 강물 속에 담그고, 밝지 않은 곳에서 시신을 부패시킨다(그림 21). 시신을 7일 동안 적당히 부패시킨 후에 상자에서 꺼내어, 시신의 표면을 붓으로 문질러 조심스럽게 부패 부위를 제거하면서 해부를 시작한다. 붓은 식물의 향기로운 뿌리나 털, 대나무, 거친 잔디 등으로 제작한다. 앞에서 기술한 방법으로 피부와 각 장기의 속과 바깥 부위를 눈으로 관찰한다.

수수루타는 화장할 때를 제외하고 시신을 손으로 만지는 것을 금지한 종교법이 있음에도 불구하고 사람을 해부하여 훌륭한 해부학 업적을 남겼다. 힌두교의 계율은 2살 이상의 사람이 죽으면 사망한 상태 그대로 화장해야 한다고 규정하고 있기 때문에, 수수루타는 종교의 계율을 어기지 않기 위해서 2살 미만의 아이들의 시신을 사용했다. 그는 붓-모양의 빗자루를 사용하여 시신을 직접 손으로 만지지 않고 물에 불려 부패시킨 시신에서 피부와 근육을 차례로 제거했다. 수수루타의 『상히타Samhita』에 철학적이고 합리적인 개념이 많이 들어 있었다. 비록 사람의 뼈가 360개로 구성되었다고 『베다Veda』에 기록되어 있지만, 그는 외과적 경험을 통해서 사람의 몸이 300개의 뼈들로 구성되었다고 주장했다. 그는 팔과 다리에 120개의 뼈, 골반과 옆구리, 등, 가슴부위에 117개의 뼈, 목 위쪽 부위에 63개의 뼈들이 있다고 기술했다. 수수루타는 뼈의 종류와 뼈대의 중요성, 관절의 수와 종류, 몸의 각 부분의 근육과 인대에 대해 기술했다. 그는 여자의 젖가슴과 생식기에 관한 설명에서 20개의 근육들을 새롭게 추가했다(Persaud, 1984).

또한 수수루타는 『상히타Samhita』에서 얼굴의 구조와 혈액공급과 같은 국소 해부학 지식을 암시하는 외과적 기법을 기술했다. 그는 눈에 생기는 백내장cataract의 진행 과정을 비롯하여 눈eye의 구조를 매우 자세히 묘사했고, 5개의 만다라Madalas 또는 해부학 부위를 기술했다(Loukas et al., 2010a).

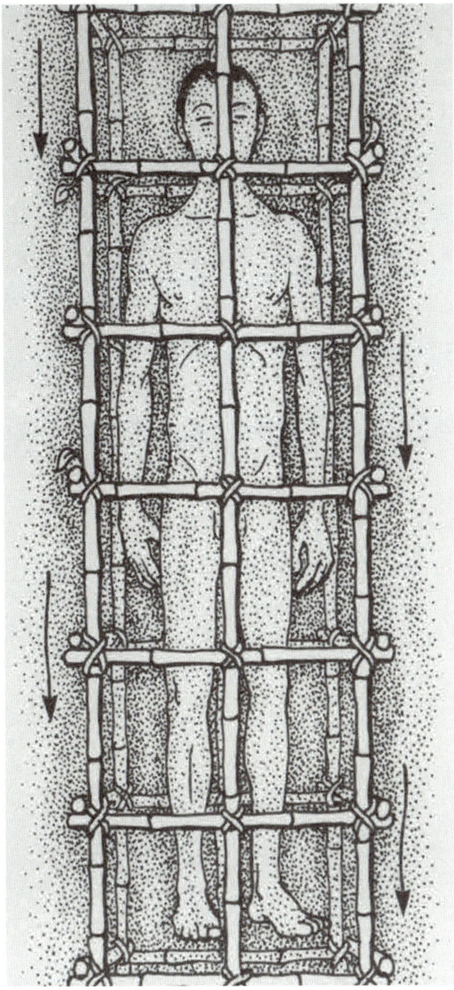

그림 21. 수수루타(Susruta)가 설명한 대로 해부를 위한 시신을 보관한 모습(Singhal and Guru, 1973). 마니토바 대학(University of Manitoba)의 의학 일러스트레이터 글렌 레이드(Glen Reid)가 그린 그림이다.

수수루타의 저서에서 사람 뼈의 수[4]가 정상인 보다 많은 것은 2살 이하의 아이 시신을 해부해서 관찰했기 때문일 것이다. 예를 들면 뼈대와 일부 묘사에서 오류가 있었음에도 불구하고, 배꼽에서 기원하여 온몸에 분포하는 700개의 정맥과 근육, 관절, 인대, 혈관, 신경 등을 설명한 수수루타의 사람 해부학에 관한 지식은 그가 살았던 시기에 가장 뛰어난 것이었다(Loukas et al., 2010a; Persaud, 1984).

의학 지식의 발전 과정에서 초기 인도의 문명과 고대 그리스 문명 사이에 교류가 있었다는 것을 추측할 수 있다(Jee, 1978; Hoernle, 1907; Major, 1954; Stierlin, 1978). 사실 사람 뼈^bone^와 같이 사람 몸 구조에 관한 고대 인도인의 사고는 탈무드^Talmud^에 나오는 고대 그리스의 의학적 개념과 유사하지만, 쉽게 이해할 수 있는 것은 아니다. 페르시아와 고대 그리스 학자들의 교류는 기원전 6세기 초반부터 기원전 4세기까지 이루어졌다. 케스와니(Keswani, 1973)에 의하면, 수수루타의 문헌이 8세기에 페르시아어와 아랍어로 번역되어 칼리프^caliph^가 통치하던 지역의 의학교에서 학생들의 외과용 교과서 (키타브-이-수스루드^Kitab-i-Susrud^)로 사용되었다.

수수루타가 고대 그리스인들부터 의학적 지식을 받아 들였다는 근거는 없지만, 기원전 400년 무렵에 페르시아 왕의 신하였던 스카이랙스^Skylax^와 크테시아스^Ktesias^가 인도를 방문했다

4 정상 성인의 뼈는 206개로 구성되어 있다.

고 알려져 있다. 고대 그리스와 고대 인도의 두 문명은 각각 독립적으로 발전했다고 주장하는 학자들과 다르게, 메이저(Major, 1954)는 두 문명 사이에 지적 교류가 분명히 있었다고 믿었다. 메이저는 다음과 같이 기술했다(Major, 1954).

> 기원전 4세기에 알렉산더 대왕Alexander the Great이 동방을 정복한 후에 인도와 교역이 이루어졌고, 인도의 의학적 지식이 고대 그리스의 유산이 되었다. 고대 그리스의 의사들은 힌두교의 문명과 의학적 지식을 알게 되었다. 알렉산더 대왕은 인도의 의사들을 받아들였다. 후에 그리스와 로마 시대에 플리니우스Pliny와 갈레노스Galen가 인도의 문명으로부터 많은 의학적 지식을 받아들였다는 것은 분명하다. 이슬람 시대에도 아랍 의학의 발전을 위해 인도 의학이 강력한 촉진제 역할을 했다. 바그다드의 위대한 칼리프 하룬 알 라치드Harun al Raschid는 773년에 두 명의 힌두교 의사 마나카Manaka와 살레와Saleah를 초빙하여 바그다드의 새로운 의학교에서 학생들을 가르치게 했다.

고대에 동방과 서방의 학자들 사이에 의학 지식의 공유와 교류에 대한 여러 논쟁들이 있지만, 아직 정확하게 알지 못한다.

제2장

히포크라테스 이전

고대 그리스에서 사람해부는 법으로 금지되었기에, 이것은 사람 해부학의 지식을 탐구하려던 학자들에게 큰 장애가 되었다. 이 시기에 동물을 해부하여 얻은 지식과 전쟁으로 죽은 사람을 부검Autopsy하여 얻은 지식을 비롯하여 사람 몸의 상처를 치료하는 과정에서 얻은 지식 등을 통해서 많은 의학적 이론들과 해부학 문헌들이 만들어졌다(Marketos & Skiadas, 1999).

아스클레피오스

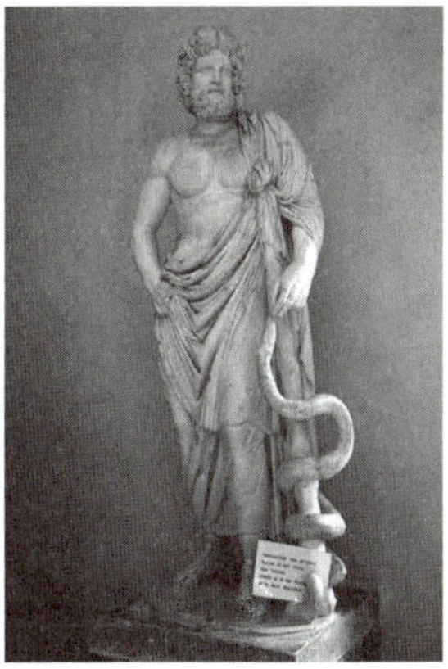

그림 22. 아스클레피오스(Asclepius)의 조각상. 그리스의 에피다우로스 극장의 박물관(Museum of Epidaurus Theatre)에 전시되어 있다.

아스클레피오스Asclepius는 아폴론Apollo과 코로니스Coronis의 아들이었다(그림 22). 그리스 신화에 의하면 그의 어머니는 출산 중에 죽었으며 아폴론은 아스클레피오스를 케이론Chiron에게 맡겨 양육시켰고, 케이론은 아폴론에게 배운 의술을 아스클레피오스에게 가르쳤다. 아스클레피오스의 다섯 딸들은 모두 건강과 치료의 여신으로 숭배되었다. 히기에이아Hygieia는 건강과 청결, 위생을 구현하는 여신이다. 이아소Iaso는 치유의 여신으로 특히 치료법과 관련이 있다. 아케소Aceso는 상처와 질병 치료의 여신이다. 아글라이아Aglaea는 미모와 생기, 영광, 장엄, 장식의 여신이다. 파나케이아Panacea는 모든 질병을 낫게 하는 만병통치약의 여신이다. 고대 그리스에서 모든 질병의 치료에 능한 **'의술의 신'**으로 숭배된 아스클레피오스는 외과용 도구나 메스를 들고 있는 모습으로 흔히 묘사되었다.

아스클레피오스와 그의 딸들은 치료에 능한 의술의 신들로 묘사되었다. 히포크라테스 선서의 원본에서 가장 앞부분은 "**나는 의술의 신 아폴론과 아스클레피오스, 히기에이아, 파나케이아, 모든 남신과 여신을 증인으로 삼아 나의 능력과 판단에 따라 이 선서와 계약을 이행할 것을 맹세합니다.**"로 시작된다.

아스클레피오스는 외과 의사였고 위대한 치료자였다고 고대 문헌에 기록되어 있다. 그가 상처 부위를 봉합하고 치료한 것으로 보아 그는 심혈관 계통에 대한 해부학 지식을 갖고 있었던 것 같다. 당시에 고대 그리스 의사들은 상처 부위를 붕대로 감은 후에 혈액의 흐름을 확인하라고 가르쳤다고 윌리엄 호머William Homer, 호메로스는 기술했다(Loukas et al., 2007a). 의사들은 전통적 방법으로 부상당하거나 병든 환자들을 치료했다. 그러나 의사는 치료가 불가한 환자들을 아스클레피오스의 신전으로 보냈다.

아스클레피오스의 신전들이 기원전 300년부터 고대 그리스의 각 지역에 생겼고, 이 중 가장 유명한 곳이 펠로폰네소스 반도의 북동쪽에 위치한 **에피다우로스**Epidauros이었고, 또 다른 장소는 코스 섬으로 히포크라테스가 활동한 지역이었다. 환자는 신성한 장소로 알려진 **아바톤**abaton [5]이라는 곳에 눕혀졌고, 치료받거나 꿈속에 나타나 조언해주는 신이 나타나기를 기다렸다. 신은 아스클레피오스를 상징하는 신성한 동물인 뱀의 형태로 자주 나타났다[6]. 환자 70명의 진료기록이 새겨진 커다란 대리석 기둥이 에피다우로스에서 발견되었다. 뱀이 환자의 발가락을 치유하는 기록이 이곳에 새겨져 있다. 환자는 하인들에 의해 들것에 실려 신전으로 들어온 다음 공개된 장소에 눕혀졌다. 환자는 그 곳에서 잠이 들었고, 뱀이 나타나 혀로 상처 부위를 치료했다. 그는 잠에서 깨어난 후 젊은 남자가 그의 상처에 연고를 바르는 장면의 꿈을 기억했다(Majno, 1975).

크로톤의 알크메온

크로톤의 알크메온Alcmaeon of Croton (그림 23)은 기원전 500년 무렵에 피타고라스Pythagoras와 같은 시

5 그리스어로 '걷지 않는 곳'이라는 뜻

6 아스클레피오스의 뱀 또는 그리스어로 "Drakon", 이 뱀은 독이 없으며 나무를 기어오르는 'Elaphe longissima longissima' 종의 큰 뱀이었다.

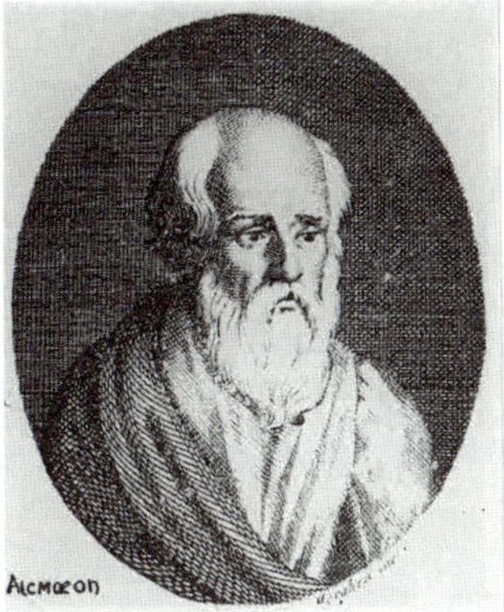

그림 23. 크로톤(Croton)의 알크메온(Alcmaeon). 기원전 500년 무렵

기에 살았던 인물로, 크로톤Magna Graecia의 유명한 의학교에서 의학을 배웠다(Debernardi et al., 2010). 알크메온은 사람 몸의 구조와 기능을 이해하기 위해서 최초로 사람을 해부한 철학자이며 의사로(Persaud, 1984), 동물의 몸 구조를 이해할 목적으로 동물들을 해부했다(Codellas, 1932; Erhard, 1941a; Sigerist, 1952; Arcieri, 1970; Lloyd, 1975; Debernardi et al., 2010). 그러나 그가 해부에 사용한 방법은 잘 알려져 있지 않다. 그의 일부 남아 있는 문헌을 통해서, 그의 의학적 개념과 자연철학의 개념을 알 수 있다. 이러한 개념들은 그가 피타고라스로부터 배운 수학적 토대 위에 만들어진 것이다. 그는 건강을 몸의 균형으로 이해했으며 이 균형의 부조화로 질병이 생긴다고 주장했다(Codellas, 1932; Erhard, 1941a; Sigerist, 1952; Arcieri, 1970; Lloyd, 1975; Moose, 1998).

알크메온은 귓속에 있는 귀인두관pharyngotympanic tube (Dolby and Alker, 1997)을 최초로 언급했고, 후에 귀인두관은 유스타키오Eustachius가 16세기에 재발견하여 '유스타키오관'으로 명명했다. 알크메온은 발생 중인 병아리chick 배아를 연구하여 병아리의 머리 부분이 다른 부분보다 먼저 형성된다고 언급했으며, '뇌brain가 지능을 담당하는 장소'라고 최초로 주장했다(Debernardi et al., 2010).

알크메온은 감각지각sense perception의 본질을 이해할 목적으로 생리학 분야의 연구를 수행했다. 사람이 지각을 이해하는 감각을 가진 유일한 창조물이고, 다른 동물들은 이러한 능력이 부족하고 생각했다. 그는 감각이 관이나 'poroi'(그리스어, πόροι)을 통해 뇌와 연결된다고 믿었다(Retief et al., 2008). 몸에서 뇌를 제거하거나 뇌의 위치가 바뀌면, 감각이 뇌에 도달하는 통로가 막혀 감각이 상실된다고 믿었다(Magner, 1979; Debernardi et al., 2010).

알크메온은 안구eyeball를 최초로 언급했고, 눈eye이 뇌와 연결되는 도관(poroi, 시각신경 optic nerve)을 기술했다(Retief et al., 2008). 그는 시각vision을 감지하기 위해서 안구 속의 액체vitreous humor, 유리체와 외부의 빛이 꼭 필요하다고 주장했다. 그는 물체를 보기 위해서 눈으로 들어오는 빛의 중요성을 잘 알고 있었다(Codellas, 1932; Sigerist, 1952; Arcieri, 1970; Debernardi et al., 2010). 그는 귀ear의 구조도 기술했으며, 귓속에 빈 공간이 있고, 이 빈 공간 속으로 공기가 들어와 울려 퍼지면서 소리가 만들어진다고 주장했다. 그는 콧구멍으로 들어오는 공기처럼 뇌가 어떤 냄새를 인식한다고 기술했다. 또한 그는 혀[tongue]가 촉각과 따뜻함, 차가움을 인식하여, 사람이 혀로 맛을 느낀다고 믿었다(Debernardi et al., 2010).

알크메온은 동맥과 정맥의 차이를 기술했다. 그는 뇌에서 혈액의 흐름이 일시적으로 중단되면 사람은 잠이 들고, 이러한 현상이 영구적으로 지속되면 사람이 죽는다고 생각했다 (Loukas et al., 2007a).

엠페도클레스

아그리젠토[Agrigento] 7의 엠페도클레스[Empedocles]는 크로톤[Croton]의 알크메온[Alcmaeon] 과 같은 시기인 기원전 493~433년에 활동했다. 그는 사람 몸의 기능을 묘사한 철학자이며 웅변가였다. 엠페도클레스가 초자연적 힘을 소유했던 것을 포함하여 그에 대한 많은 전설들이 남아 있다. 그는 질병을 치료하고, 죽음에서 부활하며 태양과 강을 지배하는 능력을 가져야한다고 주장했다 (Persaud, 1984; Van der Ben, 1975; Guthrie, 2012). 그는 환자 치료의 경험과 개념을 시로 묘사했다(Chitwood, 2004). 그의 2편의 시, "「자연에 관하여[On nature]」"와 "「정화의식[Purification]」"에 들어있는 150여개의 구절들이 남아있다. 2편의 시는 우주의 본질과 영혼의 윤회에 관한 철학적 내용이다(Van der Ben, 1975; Guthrie, 2012).

엠페도클레스는 감각기관과 호흡작용, 영양, 성장에 관한 생리학 연구를 수행하였다 (Siegel, 1959; Booth, 1960; O'Brien, 1970). 그는 사람의 눈에서 나와 물체를 비추는 빛을 묘사하는 시각 이론을 주장했다. 이 이론은 문제가 있었지만, 후대의 아리스토텔레스와 같은 철학자가 새로운 시각 이론들을 정립하는 근거로 사용했다(Johansen, 1997).

엠페도클레스는 "**만물이 흙, 공기, 불, 물로 이루어져 있다.**"고 주장했고(Longrigs, 1976; Loukas et al., 2007a), 체액 병리학과 관련된 4체액설을 고안했다. 체액 병리학은 2000년대까지 의학과 과학적 사고에 커다란 영향을 미쳤다.

엠페도클레스는 사람 몸의 고유열[innate heat]이 생명의 힘이고, 고유열은 심장이 제공한다고

---

7 시칠리아 섬의 남부 해안 도시, 또한 아크라가스(Acragas)라고도 한다.

믿었다. 이러한 가설은 심장이 혈관계통의 일부로써 가장 중요한 역할을 한다는 것을 의미하는 것이었다. 심장은 혈관계통의 중심이고, 사람 몸에서 영혼soul과 생명life 보다 신성한 생명력인 프네우마pneuma의 주요 장기이고, 공기는 사람의 생명-영혼과 같은 우주의 물질이다. 그는 **"사람의 영혼처럼 공기는 사람을 살게 하고, 프네우마와 공기는 온 세상에 존재한다."**라고 요약했다(West, 2011).

엠페도클레스는 발생학 분야(Wilford, 1968)와 생리학 분야(O'Brien, 1970)에 관한 몇 가지 이론을 제시했다. 비록 이상하지만 **"목이 없는 얼굴과 어깨가 없는 팔"**과 **"양쪽에 가슴과 얼굴을 갖고 있는 기형, 사람 얼굴의 황소"**와 같은 선천적 기형을 묘사했다(Persaud, 1984). 그는 배아embryo의 형성에 어머니와 아버지가 모두 관여한다는 것을 알고 있었지만, 자궁uterus 속의 따뜻한 온도에 따라 배아의 성별이 결정된다고 주장했다. 또한 그는 모든 생물들은 빨간색의 혈액이 들어 있지 않은 관들과 피부의 구멍들을 통해서 공기를 흡입하고 배출한다고 믿었다(Erhard, 1941b; Cappelletti, 1975).

아폴로니아의 디오게네스

아폴로니아Apollonia의 디오게네스Diogenes, 기원전 440~430년 무렵는 혈관계통을 기술한 최초의 의사였다. 그는 엠페도클레스의 영향을 받았고, 프네우마가 혈관 속에서 혈액을 따라 이동한다고 주장했다. 비록 그가 동맥과 정맥을 구분하지 못했을지라도, 그는 모든 혈관들을 '정맥phlebs'[8]이라고 기술했고, 몸속에 2개의 큰 혈관들이 존재하는 데, 이 혈관들은 다리와 배의 양쪽에서 위쪽으로 주행하여 머리까지 올라가 몇 개의 가지들로 나뉜다고 주장했다. 그는 '동맥'이라고 불리는 혈액이 들어 있지 않고 비어 있는 혈관과 심장의 왼심실 처럼 비어 있는 공간에는 오직 공기만 들어 있고, 이처럼 공기로 채워진 부위들이 몸속에 존재한다고 생각했다. 또한 그는 몸속에서 빈 공간으로 공기가 들어 있는 부위를 뇌brain의 일부라고 믿었다(Loukas et al., 2007a; Harris, 1973; Crivellato et al., 2006).

---

8 그리스어로 정맥(vein)을 의미한다.

제3장

히포크라테스의 사고

히포크라테스Hippocrates, 기원전 460~377년는 에게해의 코스 섬에서 태어났다(그림 24). 그는 질병이 미신이나 마법과 관련이 없고, 일종의 과학적 개념으로 환자를 치료했으며, 당시에 가장 위대한 의사로 '의학의 아버지'로 불리고 있다. 그는 "과식으로 생긴 질병은 단식으로 치료하고, 나태함으로 생긴 질병은 노동으로 치료하며, ...휴식으로 긴장을 풀어야한다"고 조언했다(Olsen, 2009). 『히포크라테스 전집Hippocratic Corpus』은 철학과 의학, 과학 분야와 관련이 있으며(그림 25), 그가 많은 문헌을 집필한 것으로 알려져 있으나, 일부는 코스학파의 의사들이 저술했을 가능성이 높다. 기원전 300~200년 사이에 알렉산드리아에 살았던 유명한 학자들이 이 문헌들을 편집하고 저술했다(Adams, 1939; Hones, 1945; Wake, 1952; Stroppiana, 1963; Lloyd, 1975; FInger, 2004; Persaud, 1984).

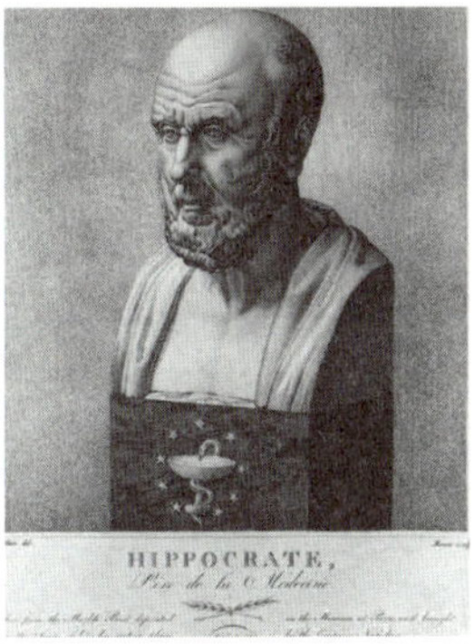

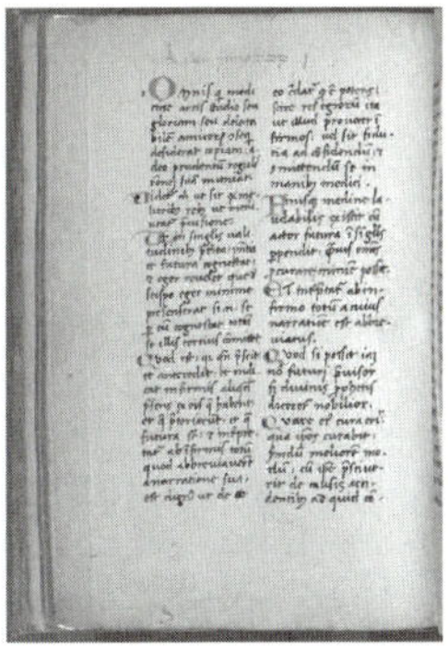

← 그림 24. 히포크라테스(Hippocrates), 기원전 460~377년 무렵. (제공: Wellcome Institute Library, London.

→ 그림 25. 『히포크라테스 전집(Corpus Hippocratisum)』의 「예후」. 환자의 돌봄과 질병의 증상, 임상적 내용을 특징적으로 기술한 히포크라테스의 진료 활동이 「예후」에 반영되어 있다. 중세시대의 라틴어 번역본이다. (제공: Bethesda, MD : U.S. National Library of Medicine, National Institutes of Health & Human Services http://www.nlm.nih.gov/exhibition/odyssey of knowledge/greekmedicine.html.)

『히포크라테스 전집』은 알크메온의 4개의 요소 이론을 바탕으로, 각기 다른 특성을 지닌 검은담즙(흑담즙)과 노란담즙(황담즙), 점액, 혈액의 4개의 "체액humors"을 기술했다(Bujalkova et al., 2001). 히포크라테스는 이러한 체액들이 몸속에서 서로 균형을 이루고 있고, 이러한 균형이 깨지면 질병이 생긴다고 주장했다. 또한 그는 질병의 증상과 체액의 특성을 연관지어, 각 체액의 특성과 질병의 증상을 비교하여 어떤 체액이 균형을 잃었는지 확인할 수 있다고 믿었다. 일단 질병의 원인을 알게 되면, 체액의 불균형을 원래대로 자연스럽게 되돌릴 수 있도록 과다한 체액을 감소시켜 병을 치료했다. 히포크라테스는 구토나 설사를 유도해서 체액의 불균형을 바로잡고, 환자 혈액의 양을 측정하거나 특정 약물(대부분 독극물)을 투여하여 균형을 되찾을 수 있다고 설명했다(Barlow & Durand, 2011).

『히포크라테스 전집』 중에서 히포크라테스가 직접 저술한 문헌은 오직 5개로 생각된다. 뼈를 묘사한 일부 내용을 제외하고 사람 몸의 구조에 대한 설명은 대부분 만족스럽지 않고, 별로 의미가 없으며, 매우 부정확하다. 히포크라테스가 의학의 기본 지식으로 해부학 지식이 필요하다고 주장했을지라도, 그는 사람을 해부하지 않았고, 환자의 상처를 통해서 해부학에 관한 지식을 충분히 터득할 수 있다고 믿었다. 히포크라테스가 사람을 해부했다는 증거는 찾을 수 없으며, 아마 그는 시신의 겉모습을 관찰하거나 환자의 상처를 통해서 얻은 지식을 바탕으로 사람 몸의 구조를 묘사했을 것이다(Finger, 2004).

히포크라테스는 머리뼈의 구조를 잘 알고 있었고, 머리뼈의 관절과 봉합suture에 관한 지식도 갖고 있었다. 그렇지만 사람의 내부 장기들과 근육들에 관한 해부학 지식은 매우 부정확했다. 한편 그는 『인간의 본성에 관하여on the Nature of Man』에서 사람의 혈관을 설명하였고, 사혈Bloodletting을 시행하는 부위도 소개했다(Chadwick and Mann, 1950; Brain, 2009).

> ... 사람 몸에 4쌍의 큰 혈관들이 존재하며 다음과 같이 주행한다. 첫 번째 한 쌍의 혈관들이 머리 뒤쪽에서 시작되어 목 부위를 지나고 척주의 바깥쪽으로 주행한 다음, 다리 쪽으로 내려가고, 종아리와 발목의 가쪽을 지나서 발에 도달한다. 그래서 등과 허리에 통증이 있는 환자를 치료하기 위한 사혈venesection은 다리오금popliteal fossae이나 발목의 가쪽 부위에서 시행한다.
>
> 두 번째 한 쌍의 혈관들은 귀 근처의 머리에서 시작되어 목 부위를 통과하는 목정맥jugular vein이다. 이 혈관들은 양쪽에서 척수와 가깝게 피부 밑으로 깊게 위치한다. 이 혈관들이 허리 근육의 부근을 지나고 고환과 넓적다리로 내려간다. 이 혈관들은 다리오금을 가로질러 종아리의 안쪽을 따라서 발목과 발의 안쪽 부위에 위치한다. 그래서 허리와 고환에 통증이 있는 환자를 치료하기 위한 사혈은 다리오금이나 발목의 안쪽 부위에서 시행한다.
>
> 세 번째 한 쌍의 혈관들은 머리의 관자놀이(측두부)에서 시작되어 목과 어깨를 지나간다. 후에 이

혈관들은 허파에서 서로 만난다. 오른쪽 혈관은 왼쪽으로 가로 질러가고, 왼쪽 혈관은 오른쪽으로 가로 지른다. 허파에서 나온 오른쪽 혈관은 젖가슴 아래를 지난 다음 지라와 콩팥으로 들어간다. 왼쪽 혈관은 허파를 떠나 오른쪽으로 진행하고, 젖가슴 아래를 지난 다음 지라와 콩팥으로 들어간다. 두 혈관들은 모두 항문에서 끝난다.

네 번째 한 쌍의 혈관들은 머리와 눈의 앞쪽에서 시작되어 목 부위를 지나고 빗장뼈 아래쪽에 위치한다. 이 혈관들이 위팔로 내려가 팔꿈치까지 도달하고, 아래팔로 주행한 다음 손목을 지나고 손가락까지 도달한다. 이 혈관들은 손가락에서 엄지두덩ball of thumb과 아래팔로 주행한 다음 팔꿈치까지 되돌아가고 위팔을 따라서 겨드랑까지 도달한다. 이 혈관들은 피부의 얕은 층을 따라 내려가고, 하나는 지라에 도달하고 다른 하나는 간으로 들어간다. 이 혈관들은 배를 지나고 음부pudendal area에서 끝난다.

그는 뇌brain를 몸을 차갑게 식히는 점액을 분비하는 장기로 생각했다. 또한 그는 심장heart을 근육으로 구성된 피라미드 형태의 장기로 묘사했고, 심장에 위치한 2개의 심방귀를 공기가 들어 있는 저장고로, 벽으로 분리된 2개의 심실을 생명의 샘처럼 생각했다(Diller, 1938; Kapferer 1951; Macdonald, 2003). 히포크라테스의 문헌을 통해서 우리는 다음 내용들을 추정할 수 있다. 히포크라테스는 허파와 콩팥, 방광, 창자를 알고 있었으며, 특정한 질병을 갖고 있는 환자에서 이러한 장기들이 서로 밀접한 관련이 있다고 생각했을 것이다.

나이 35세 이상의 환자에서 열이 없이 가래를 많이 뱉거나, 통증이 없이 침전물이 많은 소변을 배출하거나, 혈변으로 고통을 받는다면, 이런 증상들은 다음 중 하나가 원인일 것이다. 젊을 때 육체노동을 하다가 육체노동을 멈추면, 이전과 다르게 몸이 아주 부드럽고 약하게 변한다. 그래서 노동할 때의 몸과 현재의 몸 사이에 뚜렷한 차이가 생길 것이다. 이 사람에게 병이 생기면 얼마 동안은 병의 증상들이 나타나지 않지만, 몸이 점차 쇠약해진다. 유동물질은 가장 넓은 통로를 제공하는 혈관을 통해서 이동한다. 만약 그것이 몸속에 있는 것과 같은 형태로 변하여 아래쪽 창자를 향해 이동하면, 창자에 오래 머물지 않고 아래쪽으로 내려간다. 만약 그것이 가슴으로 흘러가면 가슴의 통로는 위쪽을 향하고 있기 때문에 가슴에 오랫동안 머물다가 그곳에서 썩어 고름이 된다. 그러나 유동물질이 방광으로 배출되면 방광부위의 온기 때문에 따뜻해지고 하얗게 변하여 소변으로 바뀌게 된다. 가벼운 성분은 소변의 거품을 형성하고, 무거운 성분은 바닥으로 가라앉아 고름을 형성한다. 아이들은 몸이 따뜻하고, 특히 방광 부위의 온기로 때문에 결석이 잘 생긴다. 성인 남자는 몸이 차갑기 때문에 결석이 잘 생기지 않는다. 사람의 몸은 태어난 날 가장 따뜻하고, 죽는 날 가장 차갑다는 것을 알아야한다(Chadwick and Mann, 1950).

히포크라테스가 척주spine와 척수spinal cord의 구조를 비롯하여 이와 관련된 질병들을 최초로 기술했다. 그는 척주굽이curvature of spine를 묘사했으며 척수의 중요성(척수를 정자 생성의 장소라고 믿음)을 알았고, 의사들이 척수를 연구해야 한다고 주장했다(Marketos & Skiadas, 1999). 히포크라테스는 앞신경anterior nerve과 뒤신경posterior nerve에 의해서 연결된 척추vertebrae로 척주가 이루어져 있고, 이곳을 점액이 이동하는 통로로 묘사했다. 여기서 언급한 신경들은 인대ligament였지만, 당시에 신경과 인대를 구분하지 못했기 때문에 인대를 '신경'이라고 불렀다. 척추의 크기는 다양했고, 돌기들이 뒤쪽으로 돌출되어 있었다. 히포크라테스는 엉치뼈sacrum 천추와 꼬리뼈coccyx 미추를 척주의 일부라고 생각하지 않았고, 척주를 3개의 부위로 구분했다. 첫째 부위는 빗장뼈clavicle 쇄골의 위쪽에서 7개의 척추(목뼈cervical vertebrae 경추)이고, 둘째 부위는 갈비뼈rib 늑골와 관절로 연결된 12개의 척추(등뼈thoracic vertebrae 흉추)였으며, 마지막 부위는 5개의 척추(허리뼈lumbar vertebrae 요추)였다. 그는 척추에 부착된 허리근육psoas muscle을 묘사했고, 척수 주위에 치밀한 정맥얼기가 존재하며, 이것을 허파까지 주행하는 정맥에서 나오는 가지로 묘사했다(Marketos & Skiadas, 1999).

폴리보스

히포크라테스의 많은 추종자들 중에서 그의 사위 폴리보스Polybus of Cos, 기원전 4 세기는 사람 몸의 구조에 관한 연구와 동물을 해부하여 관찰한 연구(Gray, 1999)를 수행했고, 아마도 『히포크라테스 전집Hippocratic Corpus』 중에서 몇 개는 그가 저술했을 것이다. 그는 『소아의 본성에 관하여On the Nature of Child』와 『인간의 본성에 관하여On the Nature of Man』의 문헌을 집필했고, 세상과 즐거움으로부터 스스로 벗어난 속세의 은둔자로 알려져 있다(Grensemann, 1968, Jouanna, 1969, Shoja et al., 2008).

폴리보스의 해부학적 묘사는 조잡하고 잘못된 것이 많았다. 그가 몸의 주요 혈관들을 설명할 때 4쌍의 혈관들을 다음과 같이 언급했다. 첫째, 머리에서 시작하여 엉덩이와 다리, 발목까지 주행한다. 둘째, 목정맥은 허리와 넓적다리, 다리, 발목의 안쪽까지 주행한다. 셋째, 머리의 관자놀이에서 시작하여 어깨와 허파까지 주행하고, 여기에서 서로 교차한 다음, 지라와 왼콩팥, 간, 오른콩팥으로 주행한 후, 곧창자rectum 직장까지 도달한다. 넷째, 목의 앞쪽에서 시작하여 위팔과 몸통의 위쪽, 생식기관들까지 주행한다. 혈관들의 주행에 대한 이러한 설명은 히포크라테스가 주장한 철학적 사고를 근거로 추측한 것이었다(Shoja et al., 2008; Persaud, 1984).

히포크라테스의 유산

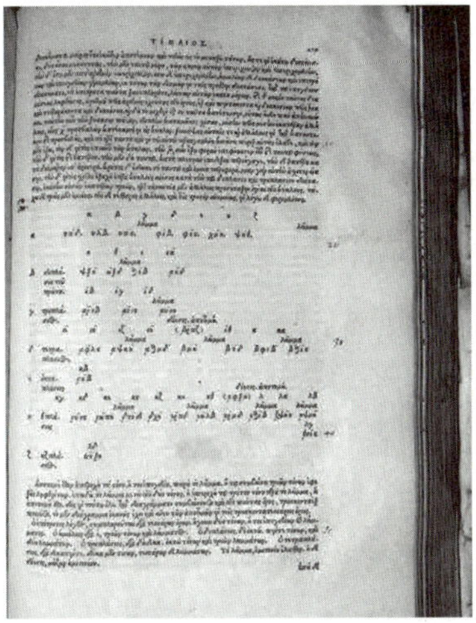

그림 26. 요하네스 오포리누스(Johannes Oporinus)와 시몬 그리네오스(Simon Grynaeus)가 편집한 『플라톤 전집(Platonic corpus)』의 두 번째 그리스어 번역본이다. 본문은 1513년의 알두스(Aldine) 판(『Platonis Omnia Opera CumCom mentariis Procli in Timaeum & Politica, thesauro veteris Philosophiae maximo』)에 기초한 것이다. 조앤스 발데럼(Joannes Valderum)이 1534년 3월에 바젤에서 인쇄했다. 플라톤의 업적과 더불어, 『티마이오스(Timaeus)』와 『리퍼블릭(Repu blic)』에 관한 프로클러스(Proclus)의 논평이 수록되어 있다. 이 책에 라틴어와 그리스어, 프랑스어로 된 원고들이 들어 있다. 키케로(Cicero)와 칼키디우스(Calcidius), 프로클러스를 비롯하여 많은 다른 문헌들을 인용하였고, 인용한 본문에 대하여 다른 해석도 덧붙였고, 인쇄 오류도 지적하며 수정했다. 세상의 몸과 영혼에 관한 구성을 묘사한 『티마이오스(Timaeus)』에서 발췌했다. (제공: Library of http://www.library.illinois.edu/rbx/exhibitions/Plato.)

플라톤Plato, 기원전 429~347년의 『티마이오스Timaeus』는 대부분 긴 대화의 형태로 서술한 것으로, 이 책에 나오는 **우주의 대우주와 비교하여 사람 몸을 소우주로 표현**한 사고는, 히포크라테스Hippocrates와 폴리보스Polybus가 주장한 해부학적 개념을 더 구체적으로 묘사한 것이었다(그림 26). 사람 몸의 구조와 질병의 원인에 대한 히포크라테스의 철학적 개념은 후대의 철학자들과 자연 과학자들의 사고에 커다란 영향을 미쳤으며 새로운 방향도 제시했다(Wright, 1925; King, 1954; Miller, 1962; Cornford, 1971; Broadie, 2011). 또한 플라톤의 『티마이오스』에 나오는 내용이 근대의 척추동물의 뇌 진화 모델인 뇌의 **3단계 발생**Triune Brain의 기초를 제공했을 것이라는 근거도 있다(Smith, 2010).

이러한 고대 그리스 학자들의 영향을 받으며 아리스토텔레스Aristotle가 출현한 것이다. 아리스토텔레스는 체계적 탐구 방법과 배아와 해부한 동물들에 대한 세심한 관찰을 통해서 동물 비교 해부학의 기초를 다졌고, 생물학적 과학과 정치, 철학 분야에 위대한 지식의 보고寶庫를 제공했다(Persaud, 1984).

제4장

아리스토텔레스

철학자와 과학자

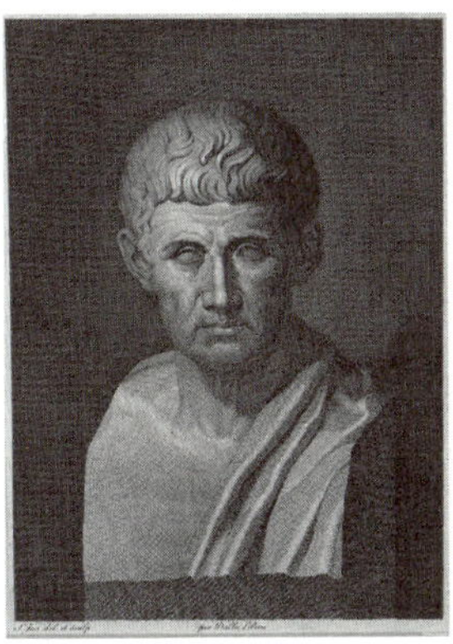

그림 27. 아리스토텔레스(Aristotle, 기원전 384~322년). (출처: Wellcome Institute Library, London)

아리스토텔레스[Aristotle, 기원전 384~322년] (그림 27)는 의사는 아니었지만 당시에 가장 위대한 자연 철학자로, 의학 분야에 기여한 그의 업적은 히포크라테스와 어깨를 견줄 정도로 뛰어났다(Jaeger, 1948; Ross, 1952; Gross, 1999 Persaud, 1984). 아리스토텔레스는 기원전 384년에 스태기라[Stagira]에서 마케도니아의 필립[Philip] 왕을 치료했던 의사의 아들로 태어났다. 아리스토텔레스는 플라톤[Plato]의 제자였으며 스승이 죽은 후 여러 지역을 돌아다녔고, 고향으로 돌아온 다음 필립 왕의 아들인 알렉산더[Alexander]의 스승이 되었다(Cooper, 2006).

아리스토텔레스는 기원전 355년에 아테네에서 아테네 학당[Lyceum, 리시움]을 설립했다. 이 학당은 철학적 탐구와 자연현상을 연구하는 중심지가 되었다. 그는 여러 동물들을 해부하여 체계적이고 다양한 연구를 진행했다. 또한 배아나이 40일 정도의 사람 배아도 연구한 것으로 알려져 있다(Crivelatto & Ribatti, 2006a, 2006b). 아리스토텔레스는 그의 연구를 통해서 진화의 근본 개념을 제시하였다. 그래서 찰스 다윈[Charles Darwin]은 아리스토텔레스를 세상에서 가장 위대한 자연과학자로 생각했다(Lloyd, 1968; Grene, 1972). 찰스 다윈은 다음과 같이 말했다. "린네[Linnaeus]와 쿠비에[Cuvier]는 나의 위대한 스승이었지만, 아리스토텔레스와 비교하면 그들은 단순히 학생에 불과했다."(Tipton, 2006).

해부학 문헌

아리스토텔레스의 사람 몸에 관한 지식은 히포크라테스와 마찬가지로, 사람 겉모습을 관찰하고 동물을 해부하여 관찰한 지식을 바탕으로 추리적 사고에 기반을 두었다(Aristotle, 1749, 1831; Cole, 1975). 아리스토텔레스가 남긴 남성 비뇨계통의 해부도는 비록 많은 부분이 훼손되었지만, 아마 최초의 사람 해부학에 관한 삽화일 것이다.

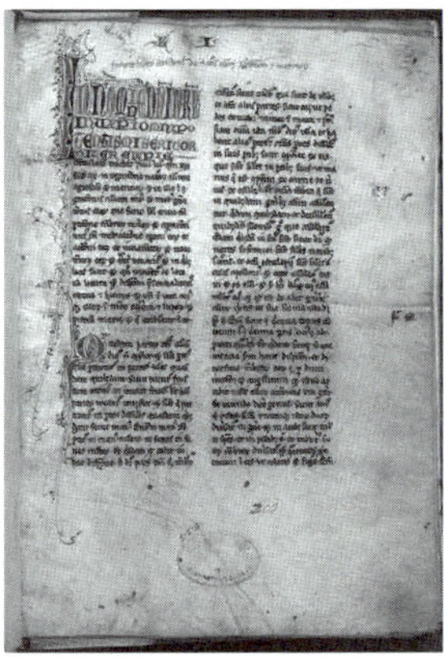

그림 28. 아리스토텔레스(Aristotle)의 가장 중요한 자연주의 문헌은 『동물지(Historia Animalium/Research on animals)』이다. 이 그림은 라틴어 번역본이다. (제공: Bethesda, MD : U.S. National Library of Medicine, National Institutes of Health & Human Services http://www.nlm.nih.gov/exhibition/odyssey of knowledge/diffusion.html.)

그의 4권의 『동물 부분론De Partibus Animalium』과 3권의 『동물지Animalium Historia』는 해부학의 연구에 관한 매우 뛰어난 문헌들이다(그림 28). 아리스토텔레스는 척주vertebral column의 앞쪽에 위치한 2개의 주요 혈관들을 정확하게 기술했고, 대동맥Aorta의 구조를 최초로 묘사했다. 그는 대동맥과 대정맥의 두께와 단단한 정도를 비교했으며, 이 혈관들이 폴리보스Polybus와 다른 학자들이 주장한 것처럼 뇌와 머리에서 시작되는 것이 아니라, 다른 혈관들과 마찬가지로 심장에서 시작한다고 주장했다(Persaud, 1984).

아리스토텔레스는 심혈관계통에 대해 비교적 폭넓고 정확하게 알고 있었다. 그는 심장박동이 심장의 팽창과 수축 때문에 유발된다고 생각했다(Smith et al., 2012). 그는 심장이 가슴의 중앙에서 왼쪽허파에 인접하여, 기관의 분기점 근처에 위치한다고 설명했다. 또한 심장은 뾰족한 꼭대기apex, 심첨 부분이 있고, 이 부분이 심장에서 가장 단단하고 앞쪽으로 향하고 있다고 묘사했다. **"심장에 뼈가 들어있는 동물은 없다. 모든 동물의 심장에서 뼈를 관찰할 수 없었다. ... 그러나 예상한대로 근육들chordae tendineae, 힘줄끈로 채워져 있다. 몸의 움직임에 따라서 심장이 활동하고, 심장의 수축과 이완이 동반된다."**(Aristotle, 2004). 동물의 심장에 3개의 공간이 있는데, 양쪽 허파로 이어지는 구멍들이 존재하는 오른쪽 공간과 가운데 공간, 왼쪽 공간들이다(Van Praagh & Van Praagh, 1983). 아리스토텔레스는 **'지능을 담당하는 장소가 뇌brain가 아니라 심장heart이다.'**고 주장하였다(Shoja et al., 2008; Toledo-Pereyra, 2011).

이 공간들 중에서 따뜻한 혈액이 가장 많이 들어 있는 장소가 심장의 오른쪽 공간이기 때문에, 오른쪽 팔다리가 왼쪽 팔다리보다 더 따뜻하다. 심장의 왼쪽 공간은 가장 적은 양의 혈액이 들어 있기 때문에 가장 차갑고, 가운데 공간은 혈액의 양과 열이 중간 정도이지만 양쪽 공간들보다 혈액이 더 순수하다(Ogle, 1882).

그는 심장에 있는 3개의 공간들 중에서 가장 큰 오른쪽 공간으로부터 큰 혈관들(위대정맥superior vena cavae ; 아래대정맥inferior vena cavae)이 시작되고, 가운데 공간으로부터 대동맥aorta이 시작된다고 설명했다. 허파로 연결되는 큰 정맥pulmonary trunk, 허파동맥은 2개의 가지로 나뉘고, 그 중 하나는 척추를 향해 뒤쪽으로 주행한다. 이 가지(홀정맥azygos vein)에서 분지되는 여러 정맥들이 갈비뼈와 척추를 따라 주행한다. 다른 가지는 허파를 향해 계속 이어지며 다시 분지된다(허파동맥pulmonary trunk). 이 2개의 가지들은 각각 허파로 주행하면서 다양한 굵기의 작은 정맥들로 나뉘어 허파의 여러 구역으로 주행한다. 위쪽에 위치한 큰 혈관은 2개의 가지들, 즉 가쪽으로 뻗은 혈관(빗장밑정맥subclavian veins)과 빗장뼈의 위쪽으로 뻗은 혈관(속목정맥internal jugular veins)이 합쳐져 형성된다(팔머리정맥brachiocephalic trunk). 이 혈관은 팔과 다리까지 분포한다. 대동맥은 심장에서 멀어질수록 점차 크기가 작아지면서 작은 가지들을 많이 분지하고, 여러 부위에서 큰 정맥에서 나온 가지들과 나란히 주행한다. 그는 이 혈관들 사이에 주행하는 "하얀 혈액lymphatics, 림프액"이 들어있는 "섬유fiber"를 묘사했다(Shoja et al., 2008; Loukas et al., 2011c).

아리스토텔레스는 엠페도클레스와 같은 관점에서 프네우마pneuma를 설명했고, 그것이 심장heart에서 시작된다고 믿었다. 그는 심장의 내부는 매우 뜨거워 입으로 들어온 어떤 음식물도 끓일 수 있다고 주장했다. 그는 심장 속에서 음식물이 끓어서 형성된 액체가 혈액으로 바뀌는 과정을 "프네우마화Pneumatization"라고 불렀으며, 심장의 벽을 확장시키는 과정에서 생성된 압력이 심장의 박동을 유발시키고, 심장에서 만들어진 액체가 넘치면서 혈관 속으로 들어가면 심장이 다시 수축한다고 믿었다(Smith et al., 2012). 또한 아리스토텔레스는 질병이나 경련, 불안할 때 생기는 심장의 두근거림palpitations은 뜨거운 물질이 심장 속으로 밀려들어와 차가운 물질과 혼합될 때 생긴다고 주장했다(Shoja et al., 2008).

기관trachea은 식도esophagus의 앞쪽에 위치하며 연골로 이루어져 있다고 묘사했다. 목정맥jugular vein의 주행에 대하여 다음과 같이 설명했다. 이 혈관(목정맥jugular vein)들이 기관의 양쪽에서 기관과 나란히 주행하고, 귀ear 부근까지 주행한 다음 4개의 가지로 나뉜다. 이 작은 가지들이 뇌를 둘러싸며 몇 개의 더 작은 가지들로 나뉘어 머리에 분포한다. 또한 목정맥jugular vein에서 나온 다른 가지들은 팔을 향해 주행하다가 뒤쪽으로 돌아 등 부위에 분포한다(바깥목정맥external jugular vein) (Shoja et al., 2008).

후두덮개epiglottis는 음식물을 섭취하는 동안 아래쪽으로 쳐지고, 숨을 쉬는 동안 위쪽으로 올라간다. 그래서 후두덮개는 음식물을 삼킬 때 음식물이 허파로 들어가지 못하도록 막는 역할을 한다(Crivellato & Ribatti 2006a; 2006b). 아리스토텔레스는 해부한 동물들의 허파와 비교하여, 사람의 허파는 부드럽지 않고 옆으로 나뉘지 않았기 때문에 이상한 장기라고 묘사했다. 그는 사람의 허파를 거품 같은 혈액이 풍부하고, 작은 구멍들이 많이 있는 큰 장기로 묘사했다. 그는 "몸의 열기heat of the body"가 허파로 들어온 바깥 공기에 의해 차갑게 식지만, "무혈의 종류bloodless kinds"인 "고유영기innate spirit"에 의해 식지 않는다고 생각했다. 그는 기관갈림bifurcation of trachea을 언급했지만, 이것을 큰정맥과 대동맥이 합쳐진 것으로 묘사했다. 아리스토텔레스는 "가로막diaphragm 횡격막 아래쪽에 있는 모든 내장에 혈관들이 존재한다. 혈관들로 이루어진 자유롭게 움직이는 띠 모양의 구조(혈관을 싸고 있는 물질)가 내장을 몸통 벽과 연결시키는 역할을 한다. 배ship 밖으로 내려진 닻줄들의 모습과 비슷하게 혈관들이 가지를 내어 수축성이 있는 장기들을 통과한 다음 몸통 벽까지 연결된다."고 설명했다(Ogle, 1882).

아리스토텔레스는 위장관에 대해 다음과 같이 언급했다. 그는 식도esophagus를 매우 정확하게 설명했다. 식도는 입mouth에서 시작되어 가로막diaphragm을 통과한 다음 팽창되는 위stomach에서 끝난다. 또한 사람의 위는 개의 것과 비슷하고, 사람의 배abdomen는 아랫부분이 넓기 때문에 돼지와 비슷하다. 창자간막mesentery은 지방이 많은 넓은 막 구조로 창자를 덮고 있으며(omentum, 그물막 또는 망), 혈액도 공급한다. 그는 빈창자jejunum, 공장와 막창자cecum, 맹장, 구불창자굽이sigmoid flexure, 곧창자rectum, 직장도 알고 있었으나, 십이지장duodenum은 구별하지 못했다. 아리스토텔레스는 위장관의 내용물은 쉽게 변한다고 설명했다(Margolis et al, 1976).

그는 지라spleen와 간liver, 콩팥kidney, 방광urinary bladder을 정확하게 알고 있었으며, 사람의 지라는 좁고 긴 형태이고, 사람의 간은 황소의 간처럼 둥글고, 콩팥과 허파, 간에 생기는 결석과 종양, 농양도 설명했다. 그는 간문맥과 이것과 관련된 정맥들을 잘 묘사했지만, 대동맥과의 연관성은 알지 못했다. 아리스토텔레스는 황소의 콩팥과 비교하여 사람의 콩팥은 척주에 가깝게 위치하며, 오른쪽 콩팥이 왼쪽 콩팥보다 더 높이 위치한다고 설명했다. 그는 콩팥에서 방광까지 연결된 2개의 통로(ureter, 요관)를 알았고, 대동맥으로 연결되는 2개의 혈관들도 알았다. 그는 음식물의 소화를 돕는 간과 지라의 기능과 다르게, 콩팥은 방광으로 흘러가는 배설물을 분류하는데 관여한다고 믿었다. 아리스토텔레스는 콩팥의 중심부에서 "다양한 크기의 공간"을 확인하고, 콩팥을 다른 장기들보다 더 많은 지방으로 둘러싸인 단단한 장기로, 많은 수의 작은 콩팥들로 구성되었다고 묘사했다. 그렇지만 그는 콩팥을 사람이 생존하는 데 필요 없는 장기로 생각했다(Marandola et al., 1994).

아리스토텔레스는 가로막diaphragm, 횡격막의 중앙 부분은 얇은 힘줄tendinous로, 주변 부분은 근육muscular으로 이루어져 있다고 설명했다. 그는 "**일종의 격벽 또는 울타리**"같은 역할을 하는 가로막에 의해서, 욕망과 큰 열정이 위치한 숭고한 부위(가슴안thoracic cavity)와 비교적 덜 숭고한(배안abdominal cavity) 부위가 구분된다고 생각했다(Ogle, 1882; Aristotle, 2004).

아리스토텔레스는 뇌brain를 매우 흥미롭게 설명했다. 뇌는 2개의 부분이 2개의 막으로 둘러싸여 있고, 바깥막이 가장 강하며, 사람의 뇌가 동물들 중에서 가장 크다고 생각했다. 아리스토텔레스는 "**남성의 뇌가 여성의 뇌보다 크다.**"고 주장했다. 그 이유는 "**남성이 여성보다, 사람이 동물보다, 심장과 허파의 부위가 더 뜨겁고, 혈액이 풍부하기 때문이다.**" 그는 남성의 머리뼈에 있는 봉합suture의 수가 여성의 것보다 많다고 주장했다. 그 이유를 다음과 같이 설명했다. "**남성은 자유로운 감정을 표현하기 위해 큰 뇌가 필요하고, 그래서 뇌의 크기에 비례하여 봉합의 수가 여성 보다 많다고 설명하였다.**" 그는 정맥들로 채워진 막으로 둘러싸인 뇌의 중심에 작은 공간이 있고, 뇌를 손으로 만졌을 때 뇌가 차갑게 느껴지기 때문에 ("사람 몸의 모든 부분에서 뇌만큼 차가운 곳은 없다."), 뇌 속을 혈액이 없는 장소로 생각했다. 또한 그는 뇌가 심장의 박동을 조절하는 심박조절기pacemaker라고 주장했다. 아리스토텔레스는 소뇌cerebellum는 뇌의 아래쪽 끝부분에 위치하고, 눈eye에서 뇌까지 연결된 3개의 통로들이 있지만, 이것은 단순한 관찰에 의한 것이고, "**뇌가 감각기관들과 연관된 것이 아니다.**"라고 주장하였다(Clarke, 1963; Clarke & Stannard, 1963; Koelbing, 1968; Sorabji, 1970; Gross, 1999).

동물 비교 해부학

아리스토텔레스가 해부학 지식에 기여한 위대한 업적은 동물들을 해부하여 관찰한 결과를 근거로 해부학적 사고를 추론한 것이었다. 그는 『동물 부분론De Partibus Animalium』에서 "**사람 몸의**

내부 구조를 잘 알지 못하기 때문에, 사람의 몸 구조를 설명하기 위해서는 사람과 비슷한 동물들을 해부하여 비교해야 한다."고 주장했다(Cresswell, 1862).

가장 주목할 만한 것은 발생에 관한 문헌으로, 그가 스스로 걸작이라고 말한『동물 발생론 De Generatione Animalium』이다(Piatt, 1912; Preuss, 1970; Aristotle, 1982; 2004). 아리스토텔레스는 발생 시기별로 나타는 배아의 특성을 관찰하기 위해서, 어미닭이 품고 있던 알을 날짜 별로 꺼내어 병아리chick가 형성되는 모습을 자세히 관찰했다. 그는 정자sperm가 배아를 형성하도록 난자egg는 필요한 물질을 공급해주고, 정자는 배아를 만든다고 주장했다. 그는 계란의 노른자yolk, 난황는 부화 중인 병아리의 성장을 위해 영양분을 제공하고, 정자는 프네우마pneuma의 필수 성분인 "생명열vital heat"을 제공한다고 설명했다(Morsink, 1982; WolPert 2004; Smith et al., 2012).

아리스토텔레스는 동물을 해부하여 관찰한 결과를 근거로, 여러 동물들을 계통학적으로 분류하여 동물 비교 해부학의 기초를 마련했다. 그는 동물을 관찰하여 얻은 지식을 근거로 사람의 몸 구조도 추정했다(Lonie, 1964; Grene, 1972). 그는 마케도니아 왕의 아들인 알렉산더 대왕Alexander the Great의 스승이었고, 알렉산더 대왕이 건설한 나일강 유역의 알렉산드리아에서 그의 위대한 해부학의 업적(Edelstein, 1935; 1967)이 이루어졌다(Persaud, 1984).

제5장

알렉산드리아

문화와 지적 도시

알렉산드리아Alexandria는 나일강변에 위치한 기념비적 도시로, 아시아와 유럽, 아프리카를 연결하는 무역의 교차지역이며 전략적으로도 중요한 지역이었다. 이 도시는 고대의 위대한 문화와 학문의 요충지로 발전했다(Burn, 1982; Vrettos, 2011). 유명한 학자들이 프톨레마이오스Ptolemies의 후원을 받으며 문학과 과학의 주제를 탐구하기 위해서 이 도시로 몰려왔다. 그래서 고대 그리스의 몰락과 더불어 위대한 학자들이 알렉산드리아에서 많이 출현했다. 이 도시의 도서관에는 70만 권 이상의 책들이 소장되어 있었고, 그 때까지 세상의 모든 학문을 총망라한 것들이었다. 지식의 보물창고인 **'박물관 뮤즈하우스**House of Muses of Museum'를 비롯하여 이 도서관 때문에 많은 유대인과 이집트인, 그리스인 등의 학자들이 이곳으로 모여들었다(Parsons, 1952; Canfora, 1989). 알렉산드리아는 약 60만 명이 살았던 해안가의 국제도시로, 이곳에서 예술과 철학, 의학이 발전했다. 파슨즈(Parsons, 1952)에 따르면, 경험주의는 과학적 조사, 사실적 관찰, 임상적 기록, 유사성에 바탕을 두었기 때문에, 이 경험주의가 사상의 주류학파로 대두되면서 아리스토텔레스의 독단주의를 대신하기 시작하였다.

해부학의 연구

사람해부는 사람 몸의 구조를 관찰하기 위해 시행되었다. 이러한 목적으로 명성을 얻은 최초의 해부학자들은 알렉산드리아의 헤로필로스Herophilus (Dobson, 1925; Potter, 1976; Potter,1976)와 코스Cos 섬의 이라시스트라토스Erasistratus (Dobson, 1927; Lloyd, 1975)였다. 사람해부가 인도와 동아시아 지역에서 최초로 시행되었다는 보고(Singhal & Guru, 1973; Hoernle, 1907; Qatagya, 1982; Uddin, 1982)도 있지만, 이 두 의사들이 해부학의 연구를 위해, 후원자인 프톨레마이오스 소터Ptolemy Soter와 프톨레마이오스 필라델푸스Ptolemy Philadelphus가 제공한 사람들을 해부하여 해부학 구조들을 많이 발견했다.

헤로필로스는 사람을 직접 해부하여 사람 몸의 구조에 관한 지식을 터득한 최초의 해부학자로 알려져 있다. 그의 광범위한 해부학 지식은 무려 600구 이상의 시신뿐 아니라 사형수들을 해부하여 얻은 것이었다. 켈수스Celsus에 따르면, 이 범죄자들은 **"살아 있는 상태로 해부되어 꼼꼼히 관찰되었고, 심지어 숨을 쉬고 있는 상태에서도 해부가 진행되었다."**(Scarborough, 1976). 살아 있는 사람을 해부했던 헤로필로스와 이라시스트라토스는 이 **생체해부**Vivisection 때문에 후대에 큰 비난을 받았다. 역사학자 테르툴리아누스Tertullian에 의하면, 무려 600명의 범죄자들이 살아 있는 상태에서 해부되었고, 헤로필로스는 임산부의 자궁에서 살아 있는 태아도 꺼내어 해부하였다.

후에 테르툴리아누스는 **"헤로필로스는 자연 연구를 위해서 많은 사람을 해부했고, 지식을 얻기 위해서 사람을 증오한 의사이거나 백정이었다."**고 말하였다. 이 말에 대해 켈수스는 **"살아 있는 사람의 몸을 해부한 것은 말할 필요도 없이 잔인하다."**고 덧붙였다(Ferngren, 1982). 당시에 이 유명한 의사들과 해부학자들의 명성이 널리 퍼져서, 많은 학생들이 알렉산드리아의 의학교로 모여들었다. 헤로필로스와 이라시스트라토스의 업적이 켈수스와 갈레노스Galen, 오리바시우스Oribasius를 비롯하여 많은 다른 학자들의 문헌들에 남아있다(Persaud, 1984).

헤로필로스

헤로필로스Heorphilus는 기원전 300년 무렵에 태어났고, **"해부학의 아버지"**로 불린다. 그러나 그의 생애에 관한 것은 잘 알려져 있지 않고, 그가 저술한『해부학에 관하여on Anatomy』를 비롯하여 다른 문헌들도 현재 남아 있는 것은 없다. 그는 많은 사람들을 해부했고, 다른 저자들의 문헌에 남아 있는 것처럼 사람의 몸 구조를 많이 발견하였다(Dobson, 1925; Potter, 1976).

프톨레마이오스가 사람해부를 허용했기 때문에, 헤로필로스는 공개적으로 사람을 해부하였다. 그는 이라시스트라토스와 함께 뼈의 관절을 연결하여 2개의 사람 뼈대 표본을 제작했고, 이 뼈대 표본이 널리 알려져서 그에게 의학을 배우려는 추종자들이 여러 지역에서 알렉산드리아로 모여들었다. 켈수스Celsus와 아우구스티누스St. Augustine가 주장한 바와 같이, 그가 정말로 **생체해부**를 진행했는지 여부는 확실치 않고 근거도 없다. **헤로필로스는 지능을 담당하는 장소를 아리스토텔레스가 주장한 심장heart이 아니라 뇌brain라고 주장하였다.** 그는 영혼soul이 위치하는 장소라고 여겼던 뇌의 거미막arachnoid membrane을 자세히 묘사했다. 오늘날까지도 속뒤통수융기internal occipital protuberance 부근의 정맥굴합류confluence of the dural venous sinuses는 자주 '헤로필로스굴Torcular Heropili'이라고 불리며, 덜 알려진 것이지만 넷째뇌실fourth ventricle의 아래바닥에 있는 고랑을 '필첨Calamus Scriptorius'이라고 그가 명명했다.

헤로필로스는 암죽림프관lacteals을 묘사했지만, 그 기능은 알지 못했다. 그는 신경nerve이 뇌에서 시작되어 감각기관까지 도달한다고 생각했고, 의지에 따라 움직일 수 있는 맘대로근육과 신경을 구별했으며, 신경손상으로 생기는 근육의 마비도 알고 있었다. 또한 헤로필로스는 눈eye의 덮개 부분을 묘사했고, 작은창자의 첫 부분인 십이지장duodenum을 명명했으며, 심장의 박동이 동맥에서 맥박을 유발시킨다고 설명했다. 그는 허파동맥과 창자간막의 혈관들을 알았고, 자궁uterus을 비교적 자세하게 묘사했다. 또한 헤로필로스는 부고환epididymis도 발견했다. 헤로필로스가 사람의 간liver을 묘사한 내용이 갈레노스Galen의 문헌에 남아있다. 그는 힘줄tendon과 인대ligament를 설명하기 위해 뉴런neuron이라는 용어를 사용했다. 헤로필로스는 의사가 되기 위해 남자로 위장해야만 했던 아그노디체Agnodice를 비롯하여 일부 여성들을 제자로 받아들였다는 보고도 있다(Dobson, 1925; Souques, 1934; Potter, 1976; Imai, 2011).

이라시스트라토스

이라시스트라토스Erasistratus (그림 29)는 기원전 250년 무렵에 태어났고, 헤로필로스보다 나이는 어렸지만 같은 시기에 살았다. 헤로필로스는 히포크라테스 학파의 전통을 이어받아 환자의 개별 증상보다 질병을 통합하여 전체를 치료해야한다고 강조하였다. 그렇지만 **이라시스트라토스는 질병이 생긴 국소 해부학적 원인에 따라 환자의 질병을 치료해야 한다고 주장했다.** 이라

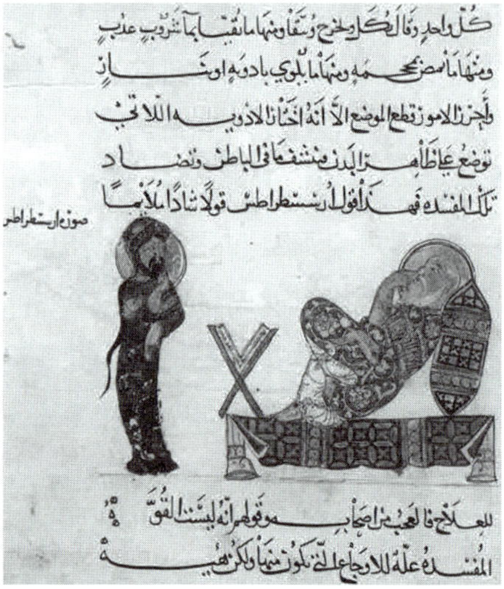

그림 29. 고대 그리스의 의사 이라시스트라토스(Erasistratus)가 소파에 비스듬히 누워 조수와 대화를 나누는 모습이다. 이 그림은 디오스코리데스(Dioscorides)의 『약전(De Materia Medica)』의 아랍어 번역판에서 발췌했다. 이라크 그림: 서기 1224년, 바그다드 학교, 압달라 이븐 알 파들(Abdallah ibn al Fadl)이 저술했다. (제공: Freer-Gallery of Art, Smithsonian Institution, Washington, D.C.)

시스트라토스는 건강한 사람의 몸 구조와 기능에 대한 지식이 환자 치료에 필요하다는 사고를 수용하지 않았다. 헤로필로스의 **독단론**Dogmatism[9]에 대한 주장과 반대로, 이라시스트라토스는 **방법론**Methodism[10]을 주장하였다. 이라시스트라토스는 해부학의 연구에 관한 뛰어난 업적에도 불구하고, 자신을 생리학자로 생각했고, 몸의 기능과 질병이 서로 연관된 연구들을 진행하였다(Keele, 1961; von Staden, 1992).

이라시스트라토스의 프네우마 이론pneumatic theory은 혈류와 2종류의 프네우마를 근거로 확립되었고, 프네우마는 정맥과 동맥, 신경의 미세한 통로를 통해 이동한다고 생각했다(Wilson, 1959). 정맥vein에 혈액blood이 들어 있고, 동맥artery에 **생명영기**vital spirit가 들어 있으며, 이 생명영기는 허파를 거쳐 심장까지 들어온 공기가 변해서 만들어진다고 생각했다. 이 생명영기가 동맥을 통해 뇌실ventricle of brain에 도달하면, 뇌실에서 **동물영기**animal spirit로 바뀌고, 이 동물영기는 미세한 통로가 존재한다고 생각했던 신경nerve을 통해서 온몸으로 퍼진다고 주장하였다.

이라시스트라토스는 소화되지 않고 남은 음식물이 혈액으로 축적되어 생기는 다혈증plethora이 모든 질병의 원인이라고 생각했고, 다혈증이 생명영기의 순환을 방해하기 때문에 질병이 생긴다고 주장하였다. 혈액의 국소적 축적이 질병의 원인이라는 그의 사고 때문에, 그는 심장과 정맥, 동맥에 더욱 관심을 갖게 되었다. 그는 심장을 혈액을 내보내는 펌프처럼 생각했고, 동맥과 정맥 사이에 아주 미세한 연결 통로가 있을 것이라고 생각했다. 그는 심방귀auricles of heart와 심장의 반달판막semilunar valve과 삼첨판막tricuspid valve의 역할을 잘 묘사했다. 유감

9 충분한 근거나 명증(明證) 없이 주장하는 설

10 진리에 도달하기 위한 과학 연구에서의 합리적인 방법에 관한 이론

스럽게도, 생명영기가 이동하는 프네우마 이론 때문에 그는 혈액순환circulation of blood을 발견하지 못했다. 또한 그는 대동맥과 허파동맥, 허파정맥, 간동맥, 간정맥, 콩팥동맥, 위대정맥, 아래대정맥, 홀정맥 등을 포함하여 많은 큰 혈관들을 잘 묘사했다(Dobson, 1927; Wilson, 1959; Lloyd, 1975, Loukas, 2011a). 이라시스트라토스는 기관trachea의 기능도 알고 있었다.

이라시트라토스는 대뇌cerebrum와 소뇌cerebellum를 구별했고, 뇌 표면의 주름이 다른 동물들보다 사람에서 가장 많고, 주름의 굴곡이 사람에서 심한 이유는 사람의 지능이 동물보다 뛰어나기 때문이라고 생각하였다. 그는 동물영기animal spirit가 뇌로부터 작은 통로를 통해 이동하는 신경nerve을 관찰했고, 뇌의 신경에서 기원한 동물영기가 팽창하여 근육의 수축이 유발된다고 주장했다(Dobson, 1927; Wilson, 1959; Lloyd, 1975; Rose, 2009).

알렉산드리아의 쇠퇴

알렉산드리아Alexandria는 로마제국과 아랍인들의 침공으로 점차 쇠퇴해졌다. 그러나 일부 학자들은 알렉산드리아의 몰락이 내부의 정치적 논쟁과 다툼, 경쟁 때문에 더 빠른 시기에 시작되었다고 주장하였다(Dobson, 1927; Wilson, 1959; Lloyd 1975).

역사적으로 오래된 이 시기에도 기본적인 해부학의 연구가 환자 치료에 있어서 꼭 필요한 것인지에 대한 의문이 있었다. 헤로필로스의 추종자들은 이라시스트라토스의 추종자들과 자주 충돌했다. 당시에 고대 그리스 학자들은 후기 프톨레마이오스 왕조, 특히 제 9대 프톨레마이오스 왕(기원전 146~117년)으로부터 심한 박해를 받았다. 점차 의학자들의 연구는 중단되었고 의학은 퇴보하기 시작하였다. 그리스도교 시대 이전에 200년 동안 사람해부는 시행되지 않았지만, 일부 해부학의 연구는 동물들을 해부하여 진행되었다(Persaud, 1984).

제6장

로마제국의 태동

해부학의 암흑기

카이사르Caesar가 이집트를 정복했고, 알렉산드리아 학자들은 박해를 받았으며, 알렉산드리아는 로마제국의 일부가 되었다. 알렉산드리아의 박물관과 도서관은 약탈당하고 파괴되었다. 고대 그리스 학자들은 박해를 피해 로마제국의 여러 지역으로 뿔뿔이 흩어졌다. 킬리어스(Cilliers, 2006)에 의하면, 의학과 해부학 분야의 학문은 고대 그리스 학자들의 영향을 받아 여전히 발전했지만 서서히 로마제국의 문화로 변모되었다. 고대 이집트는 아우구스투스 통치 기간에 로마제국으로 통합되었다. 중앙정부는 로마제국이었지만, 고대 그리스와 로마제국의 문화가 혼합된 복잡한 공동체로, 종교와 문명, 정치권력이 점차 융합되었다. 로마인들은 매우 실용적이었고, 행정과 농업, 의술, 전쟁과 같은 분야에서 매우 뛰어났다. 로마제국은 정복을 통해서 제국을 확대하려는 현실적이고 실용적인 목적을 더 중요하게 생각했기 때문에, 고대 그리스 학자들이 진행했던 과학 연구와 철학 탐구를 경시했다. 의술은 여전히 고대 그리스 의사들이 담당하였다. 기원전 60년에 이르러서야 비티누스의 아스클레피아데스Asclepiades of Bithynus, 기원전 120~30년가 로마에 **"의술의 아스클레피아 학파**Asclepiadic sect in physic"라고 불리는 의학교를 설립했다. 사람해부가 금지되었기 때문에 해부학의 발전은 점차 퇴보했고, 중세 후기까지 이러한 분위기는 지속되었다(Kevorkian, 1959; Cilliers, 2006).

아스클레피아데스는 해부학을 의사의 필수지식으로 생각하지 않았다(Green, 1955; Cilliers, 2006). 비록 사람해부가 그리스도교 시대의 2세기 초반까지 산발적으로 진행되었을지도 모른다는 증거가 있음에도 불구하고, 베스파시안Vespasian, 서기 9~79년과 하드리아누스Hadrian, 서기

76~138년, 세이베루스Seeverus, 서기 208~235년 들이 로마에 의학교를 설립하여 그 수가 증가했지만 사람해부는 진행되지 않았다(그림. 30). 이 기간은 과학 탐구의 시대가 아니라 지식을 통합하고 저서를 많이 편찬한 시기였다. 당시의 대표적인 저술가들로 루크레티우스Lucretius와 플리니우스Caius Pliny Secundus, 켈수스Cornelius Celsus, 키케로Marcus Tullius Cicero 등이 있었다.

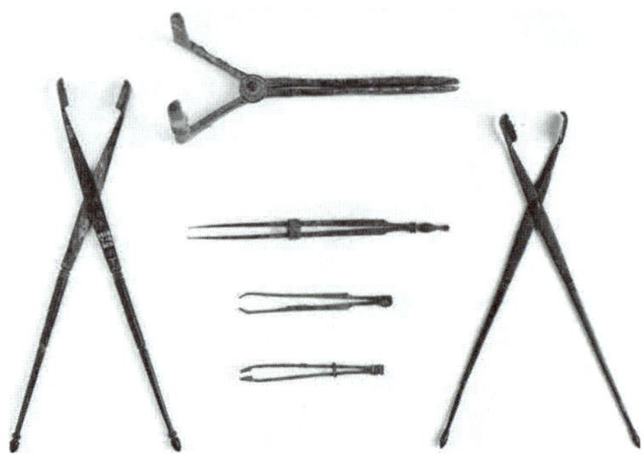

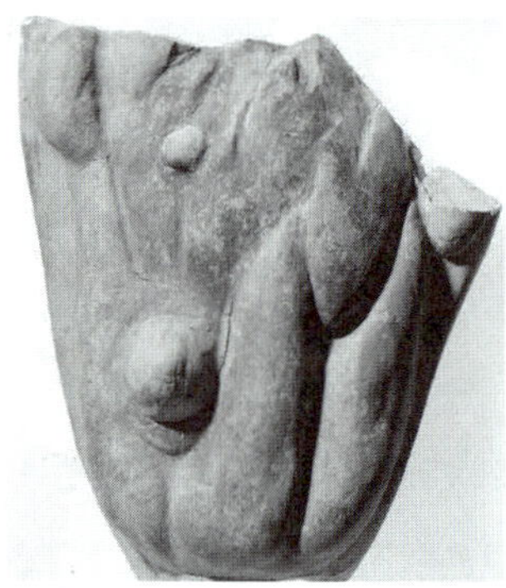

← 그림 30. 초기 로마제국의 외과용 도구들. (제공: Trustees of the British Museum.)

→ 그림 31. 몸속 장기와 종양이 보이는 내장의 점토모형 봉헌물(그림 7. 참조) (로마제국. 기원전 3세기~1세기). 고대 그리스와 로마제국 시대에 치유를 담당하는 신들의 사원에서 몸의 모형물을 봉헌물로 바치는 것이 관례였다. (봉헌물. 제공: Trustees of the British Museum.)

키케로

마커스 키케로Marcus Tullius Cicero, 기원전 106~43년는 종교가 시민과 통치자에게 정치적으로 매우 중요하다는 사실을 잘 알고 있었음에도 불구하고, 미신과 종교에 대한 의존을 사회 내부의 적절한 제도 구축의 장애물로 생각했다(그림 31). 그는 『점占에 관하여On Divination』에서 전쟁부터 통치에 이르기까지 모든 사항들에 있어서 종교의 의존을 강력하게 반대했다. 그는 『신들의 본성에 대하여De Natura Deorum』에서 우주의 본질과 기원을 설명했고, 사람 몸의 구조와 기능에 관한 목적론의 개념도 제시하였다(Orth, 1925; Agnfoglio, 1961). 키케로와 마찬가지로 루크레티우스Lucretius, 기원전 96~55년도 데모크리토스Democritus, 기원전 460~370년가 주장한 원자론의 철학적 개념에 근거해서 종교와 미신의 관습을 반대하였다. 그의 위대한 시문학 저서 『만물의 본성에 대하여De Rerum Natura』는 살아있는 모든 생물들과 그 본성을 설명하는 내용이었다. 사람과 동물, 식물의 기원에 관한 그의 이론은 여러 관점에서 다윈의 '**자연선택설**Natural Selection'과 유사했다. 반면에 루크레티우스의 철학은 에피쿠로스Epicurus, 기원전 341~270년와 데모크리티토스의 주장을 받아들였기 때문에 대부분 추리에 의한 것이었다.

플리니우스

카이우스 플리니우스Caius Pliny Secundus, 23~79년는 로마제국의 가장 유명한 자연주의자이며 위대한 백과사전의 편집자였다(Corney, 1914; Gudger, 1923; Janick, 2007). 그는 방대한 37권의 『박물지Historia Naturalis』에서 의술과 과학에 관한 모든 지식을 총망라해 기록하려고 노력하였다(그림 32~34). 플리니우스는 책의 머리글에서 100여 명의 저자들이 쓴 200여 권의 책들 중에서 2만 건 이상의 내용들을 선택했다고 기술했다. 고대 그리스와 로마 학자들이 저술한 문헌들을 많이 인용했을 뿐 아니라, 그의 심오한 사유 철학과 심지어 다른 학자들이 제시한 기괴한 일화들까지 기록했다. 플리니우스의 자연계에 대한 설명은 과학적으로 가치가 부족함에도 불구하고, 17세기까지 영향을 미쳤다(Persaud, 1984). 이 문헌에 대하여 구더(Gudger, 1923)는 다음과 같이 언급했다. "**살아있는 자연사를 이해하는데 이렇게 크게 공헌한 문헌은 없다. ..... 그리고 1469년에 초판이 출판된 후에도, 자연사 분야를 배우는 학생들은 이 책을 읽고 연구하고 인용했으며, 여전히 위대한 권위를 갖고 있다.**" 우주의 창조, 사람과 동물의 기원과 묘사, 유니콘(외뿔 들소)과 같은 이상한 신화적 동물에 관한 내용이 플리니우스의 『박물지』에 들어 있었다. 플리니우스가 저술한 대부분의 내용과 마찬가지로, 해부학 분야의 단편들도 매우 추상적이고 오류가 많았다. 가장 놀라운 것은 "**이상한 사람들**"과 "**괴물 같은 출생**"의 이상한 종족에 대한 묘사였다. 그는 남성과 여성의 합성어인 '**안드로기니**Androgyni'를 설명했고, 발이 뒤쪽으로 향한 '**애버몬**Abermon', 한쪽 눈만 있는 '**아리마스피**Arimaspi'를 언급했다. 플리니우스는 자연사 학자로 역사와 자연사의 사건들에 대하여 매우 심혈을 기울여 기록했다. 그는 로마제국의 가장 영광스런 시기에 큰 영향력을 미쳤던 학자였지만, 고대 그리스 학자들처럼 사람 몸 구조의 과학적 연구에 대한 열정은 부족했다. 플리니우스와 같은 시대에 살았던, 로마의 귀족 켈수스Cornelius Celsus는 해부학 내용이 많은 들어 있는 방대한 의학서적을 저술했기에 플리니우스 보다 더 영향력 있는 해부학 학자였다(Persaud, 1984).

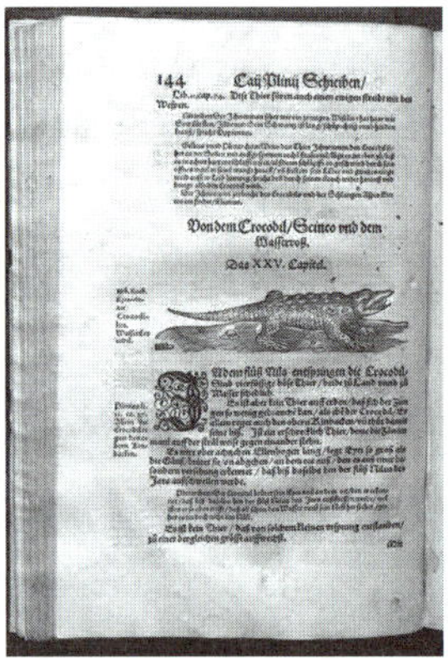
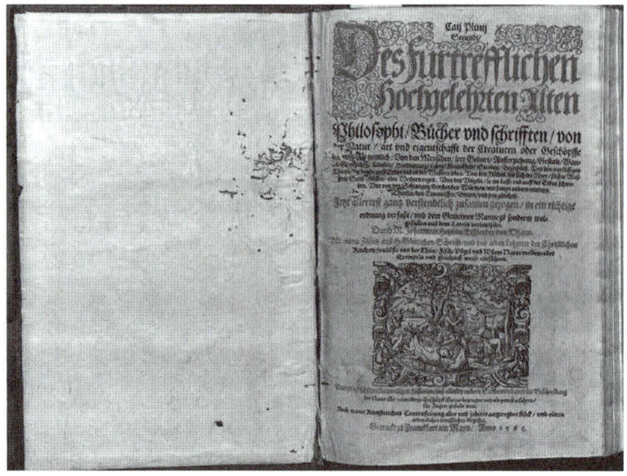

그림 32. 33. 플리니우스(Pliny, 23~79년)의 가장 최초의 인쇄물은 1469년에 출판되었고, 영어를 비롯하여 다양한 언어들로 1536년까지 42회 이상 출판되었다. 1476년에서 1685년 사이에 출판된 21개의 판본이 케네스 스펜서 연구 도서관(Kenneth Spencer Research Library)에 소장되어 있다. 제 7~10권과 제 11권의 일부가 독일어 판에 들어있다. 폰 다운(J. Heyden Eifflender von Dhaun)이 번역했고, 조스트 암만(Jost Amman)과 버질 솔리스(Virgil Solis)가 목판화를 그렸다. 플리니우스, 엘더(Pliny, the Elder). 카지 플리니우스 2세(Caji Plinii Secundi)... 책과 자연의 조각들, 신의 창조물을 창조한다....『박물지(Historia Naturalis)』 독일, 프랑크푸르트 암 메인: 페이라벤드와 후터, 1565년. 전화 번호: 서머필드 E1059. 스펜서 연구 도서관(Sperncer Research Library) 소속의 샐리 헤인즈 희귀본 목록편집자(Sally Haines Rare Books Cataloger)가 전시하고 목록을 만들었다. 슬릿 티브스(Slithy Toves): 캔자스 대학(University of Kansas)의 고전적 허브학 서적들을 그림으로 묘사했다. (출처: http://blogs.lib.ku.edu/spencer/crispy-critters/).

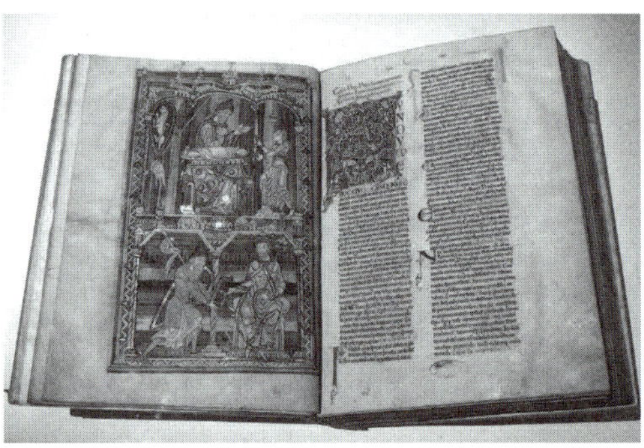

그림 34. 프랑스의 르망(Le Mans), 성 빈센트의 압바예(Abbaye of Saint-Vincent)의 12세기 중반 필사본에 실린 플리니우스(Pliny, 23~79년)의 『박물지(Historia Naturalis)』. (공유: 저작권 등에 상관없이 누구나 이용할 수 있음)

켈수스

코넬리우스 켈수스Cornelius Celsus, 기원전 30년~서기 45년는 의사는 아니지만 외과 시술을 강조한 실용 의학 지식을 박식하고 체계적으로 정리한 『의학에 대하여De Re Medicina』를 저술했다(그림 35). 그는 완

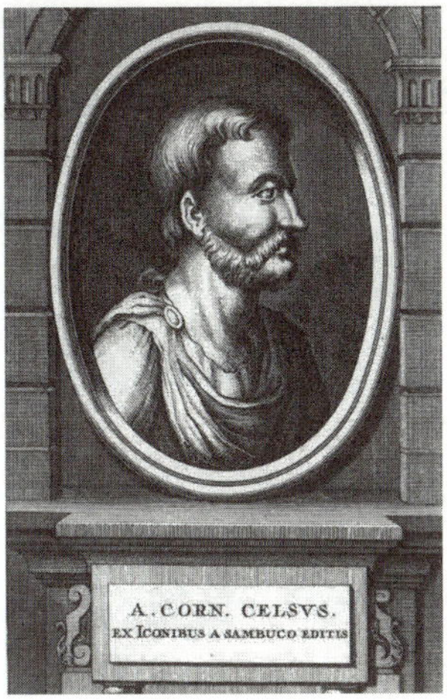

그림 35. 켈수스(Aulus Cornelius Celsus, 기원전 30~45년). (출처: Wellcome Institute Library, London)

벽한 라틴어를 사용하여 다양한 주제의 율법과 철학, 의학에 관한 책을 저술한 위대한 학자였다. 그의 문헌들은 대부분 소실되었고, 의술에 관한 책은 14세기까지 발견되지 않았다(Wellmann, 1913; 1924; Temkin, 1935; Köckerling et al., 2013). 『의학에 대하여』는 8권으로 구성되었는데, 마지막 2권은 주로 외과 시술에 관한 내용을 다루었으며 해부학에 관한 내용도 많이 들어 있었다.

그러나 이 문헌은 독창성이 부족했고, 고대 그리스 의사들이 저술한 내용이었다. 그럼에도 불구하고, 이 문헌의 영향력이 컸기 때문에 교황 니콜라스 5세[Nicholas V]가 1478년에 다시 출판하도록 지시했었다(Orth, 1925; Kockerling et al., 2013). 켈수스가 저술한 문헌은 독창성이 부족함에도 불구하고, 이 문헌 때문에 켈수스는 고대 의학의 저술가들 중에서 가장 훌륭한 사람으로 추앙을 받았다(Castiglioni, 1940; Lipsett, 1961; Köckerling et al., 2013). 켈수스는 제 7권과 제 8권에서 식도와 기관을 구별했고, 식도가 위에서 끝나는 것을 알았다. 그는 가로막[횡격막], 간, 지라[비장], 콩팥[신장]을 훌륭하게 묘사했다. 십이지장에 대한 헤로필로스[Herophilus]의 설명이 있었음에도 불구하고, 켈수스는 위가 유문에 의해 빈창자[공장]와 직접 연결된다고 생각했기 때문에 십이지장을 잘 몰랐다. 켈수스는 각 장기들과 관련된 외과 시술을 설명할 만큼 방광과 자궁, 질의 구조도 잘 알고 있었다. 그럼에도 불구하고 켈수스의 뛰어난 점은 머리뼈[두개골]에 대한 설명이었다. 그는 머리뼈의 봉합과 많은 구멍들에 관한 머리뼈의 특징을 잘 설명하였다. 또한 척추뼈와 갈비뼈[늑골], 어깨뼈[견갑골], 위팔뼈[상완골], 노뼈[요골], 자뼈[척골], 정강뼈[경골], 종아리뼈[비골], 가운데손뼈[중수골], 가운데발뼈[중족골]의 세부 특징들도 매우 자세히 묘사했다. 그는 속귀[inner ear]의 반고리관[semicircular canals]과 벌집뼈[ethmoid bone, 사골]의 구멍들도 알고 있었다(Orth, 1925; Agrifoglio, 1961; Kockerling et al., 2013).

켈수스는 해부학의 중요성을 인식했고, 심지어 사람해부도 필요하다고 주장했다. 그는 상처와 갑상샘종[goiter], 탈장, 백내장을 치료하기 위한 외과 시술법을 설명하면서 해부학 지식이 중요하다고 주장했다. 켈수스의 문헌에서 당시에 사람해부가 실시되었다는 내용은 찾을 수 없었다. 아마 그는 고대 그리스의 학자들이 남긴 해부학 지식을 인용했을 것이다(Persaud, 1984). 켈수스는 헤로필로스나 이라시스트라토스와 다르게 유죄 판결을 받은 범죄자를 사용한 생체해부를 강력하게 반대했다(Scarborough, 1976). 그는 다음과 같이 기술하였다. "나는 살아있는 사람의 몸을 해부하는 것은 쓸모없고 너무 잔인하다고 생각한다. 살아 있는 사람보다 죽은 사람을 해부하는 것이 사람 몸의 구조를 비롯하여 장기의 위치와 배열을 더 잘 관찰할 수 있다."(Castiglioni, 1941).

제7장

갈레노스

의학자이며 유명한 해부학자

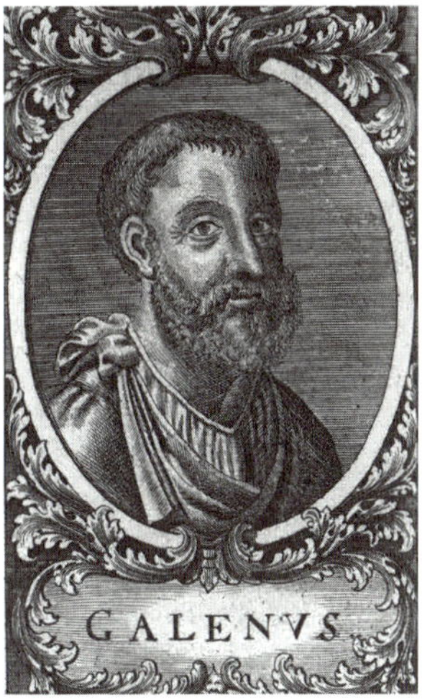

그림 36. 클라우디우스 갈레노스(Claudius Galen, 131~201년). (출처: Wellcome Institute Library, London)

클라우디우스 갈레노스Claudius Galenus, Galen, 131~201년는 고대에서 가장 유명한 해부학자이며 위대한 의사였다(그림 36). 그는 고대 그리스의 유명한 수학자, 건축가, 천문학자의 아들로 소아시아 연안의 페르가몬Pergamon에서 태어났다. 그가 태어난 서기 131년은 로마황제 트라야누스Trajan의 사회복지 정책과 더불어 건축물이 많이 세워지고 제국의 영토가 확장되어 로마제국이 가장 번창하던 시기였다.

갈레노스는 젊은 시절에 스토아학파Stoics와 학술학풍Academicians, 소요학파Peripatetics, 쾌락주의Epicureans의 영향을 받으며 철학을 공부했지만, 의사가 되기를 희망하는 아버지의 조언에 따라 인생 후반기에 의학을 공부했다. 갈레노스는 20세의 젊은 나이부터 여러 지역을 돌아다니며 철학과 의학 분야의 훌륭한 스승들로부터 학문을 연마했다. 그는 그리스와 팔레스타인, 페니키아, 크레타 섬을 방문했고, 마지막으로 알렉산드리아에 정착하여 30세가 될 때까지 머물렀다. 그는 사티루스Satyrus에게 해부학을 배웠고, 퀸투스Quintus와 서머나의 펠롭스Pelops of Smyrna의 제자가 되었으며, 후에 알렉산드리아 학교의 헤라클리아누스Heraclianus 밑에서 공부했다(Green, 1951).

갈레노스의 관심사와 저술 분야는 의학의 주제를 뛰어 넘어 철학과 종교, 수학, 문법 등이었다. 그의 방대한 저술 목록에 『자신의 책에 관하여On His Own Books』라는 안내서도 있었다(Ilberg, 1889; 1892; 1896; 1897; 1902; 1930; Walsh, 1934a, b; Peterson, 1977). 갈레노스는 천년 동안 의학 지식의 보고가 된 130여 권의 의학 서적들을 저술했다. 이 중 단지 80권만 남아 있다. 그럼에도 불구하고, 쿤Kühn이 갈레노스의 책을 모아서 20권의 전집으로 완성하기까지 12년이 소요되었다(Kühn, 1821~1833).

갈레노스는 28세에 고향인 페르가몬으로 돌아와 4년 동안 외과 의사로서 검투사들을 치료했다. 갈레노스는 검투사들의 상처를 치료하면서 얻은 경험을 바탕으로 이 시기에 해부학에 관한 연구를 진행했었다. 당시에 로마제국에서 사람해부는 금지되어 있었다. 갈레노스는 스승으로부터 배우고, 많은 서적들을 탐독했을 뿐 아니라, 다양한 종류의 동물들을 해부하고 관찰하여 해부학적 지식을 쌓았다. 갈레노스는 유인원과 원숭이, 개, 돼지, 심지어 곰까지 해부했다. 그는 사람의 장기들이 돼지의 장기들과 별로 차이가 없다고 생각했다. 갈레노스는 이러한 해부학 지식들을 그의 방대한 저서에 자세히 기술했고(Withington, 1922), 개인적으로 동물을 해부하여 얻은 지식과 앞선 학자들이 기술한 내용을 비교한 후 서로 차이가 있는 구조물에 대하여 수년에 걸쳐 많은 논쟁을 벌였다.

갈레노스는 의사가 환자를 치료하기 위해서 해부학 지식이 필요하다는 것을 잘 알고 있었다. 그는 제자들에게 알렉산드리아에서 자신이 공부했던 사람의 뼈대 표본을 보고 배우도록 권고했다. 사람의 뼈들을 체계적으로 자세하게 묘사한 그의 문헌에 이러한 내용이 들어 있다(Singer, 1952). 특히 알렉산드리아에서 활동했던 초기 해부학자들의 업적이 갈레노스의 문헌에 잘 기술되어 있다.

갈레노스가 저술한 해부학에 관한 문헌들에 많은 오류와 단점이 있었음에도 불구하고, 이 문헌들은 16세기 베살리우스Vesalius 시대까지 큰 영향을 미쳤다(Persaud, 1984). 프랑스 해부학자 자코부스 실비우스Jacobus Sylvius, 1478~1555년는 갈레노스의 오류를 인정하지 않았고, 오히려 베살리우스에게 **"갈레노스의 가르침은 틀릴 수가 없기 때문에 사람의 몸 구조는 세월이 지나면서 변한 것이다."**라고 가르쳤다. 또한 1559년에 런던 왕립 의과대학은 존 게인스John Geynes가 주장했던 **"갈레노스의 저술 중에 22개의 부정확한 구절이 있다"**는 내용을 취소하라고 존 게인스에게 지시했다. 클라크(Clark, 1964)에 의하면, **"대학은 존 게인스의 주장에 대하여 이중적 시각을 갖고 있었다. 내부로는 이단으로 생각했으며, 외부로는 의학의 기반을 굳건히 유지하려는 조**

치였다."고 생각했다. 후에 게인스는 대학으로부터 조사를 받았고, 1560년 11월에 런던 왕립 의과대학에 입학했다.

갈레노스의 영향은 수십 년 동안 지속되었고, 대학의 시험 공고문에도 실렸다. 1595년에 파도바 대학의 의학부 졸업생이었던 에드워드 조던Edward Jordan은 의사협회의 회원이 되기 전에 갈레노스가 저술한 5권의 책을 공부해야만 했다. 후드Hood는 갈레노스의 책이 너무 비싸기 때문에 구입하여 공부할 수 없었고, 이러한 연유로 환자의 진료를 금지 당하기까지 했다고 토로했다. 1596년에 토마스 롤린스Thomas Rawlins도 의사협회의 회원이 되지 못했고, "**특별히 갈레노스의 저서를 더 열심히 공부하라는 권고를 받았다.**"(Clark, 1964).

갈레노스는 주로 동물을 해부하여 해부학에 관한 지식을 쌓았으나, 그의 저서 『뼈에 관하여On Bones』에서, 무너진 묘지에서 사람 뼈들을 가져와 연구를 진행했다고 기술했다. 그는 홍수로 묘지에서 씻겨 내려와 강둑에 쌓인 사람의 뼈들을 관찰했다. 그는 돌처럼 딱딱하게 굳은 근육 속에 관절이 온전하게 보존된 뼈들을 관찰할 수 있었고, 그 뼈들은 "**마치 의사가 제자들을 위해 준비한 것처럼 잘 보존되어 있었다.**" 또 다른 사례로, 그는 새가 살점을 쫓아먹은 강도의 시체에서 드러난 뼈들을 관찰했고, 이틀 후에 이 시신을 "**해부시연에 참석한 대중들을 위해**" 사용했다(Duckworth, 1962). 갈레노스 시대에 사람을 해부할 수 있는 기회가 생긴 이유는, 아마도 사람과 동물의 구조, 특히 사람과 원숭이가 근본적으로 같은 구조라고 생각했기 때문이었을 것이다(May, 1968). 당시에 사람해부에 대한 열정이 부족했던 것은 이교도의 관습에 대한 적대감이 널리 퍼져 있었기 때문일 것이다.

갈레노스는 사람 몸의 구조가 부위 별로 복잡하고 섬세함에 감탄했다. 갈레노스는 아리스토텔레스의 철학적 사고를 받아들여, 자연이 사람 몸의 각 부분의 형태와 구조를 제공하고 각 구조물이 기능을 수행하는데 있어서 불필요한 것은 하나도 없다고 생각했다. 그는 이렇게 완벽하고 정교한 구조는 오직 신의 섭리 때문일 것이라고 믿었다. 그리스도교와 유대교, 이슬람교를 믿는 사람들은 사람 몸의 구조에 대한 갈레노스의 설명을 받아들였고, 갈레노스의 저서들은 여러 국가의 언어들로 번역되어 1400년 이상 인기가 있었다. 사람 해부학의 지식에 대한 갈레노스의 기여는 수적으로 많지 않을지라도, 그가 저술한 방대한 저서들이 중세시대의 의학자들에게 미친 영향력이 막대했기 때문에, 그는 고대 의학계에서 가장 위대한 학자로 우뚝 서 있다(Temkin, 1973). 이 시기에 갈레노스가 해부학과 의학 발전에 기여한 노력에도 불구하고, 의학과 해부학은 모두 쇠퇴하였다.

갈레노스는 161년에 로마를 처음 방문했다. 이 해는 로마 황제 마커스 아우렐리우스Marcus Aurelius, 121~180년가 통치를 시작한 해였고, 후원자 보에투스Flavius Boethus 집정관의 제안으로, 갈레노스는 해부학 저서 『해부 방법에 관하여on Anatomical Procedure』(Duckworth, 1962; Galen, 1956)와 『사람 몸 부분의 유용성에 관하여On the Usefulness of the Parts of the Body』(May, 1968; Pagel, 1970; Galen, 2003)를 집필하기 시작했다. 그는 163년에 페르가몬으로 돌아왔지만, 후에 개인 주치의 자격으로 아킬리아Aquileia에 주둔했던 황제 아우렐리우스의 원정대에 합류했다. 그러나 흑사병이 창궐하여 로마군대는 로마로 돌아왔고, 갈레노스는 아우렐리우스 아들 코모두스Commodus를 돌보도록 위임받았다. 갈레노스는 20년 이상(169~192년) 로마에서 환자를 치료하면서 많은 저서들을 집필했다. 그는 고향으로 돌아가 8년 동안 지내다가 70세에 죽었다.

해부학 문헌

프렌더가스트(Prendergast, 1928; 1930)와 싱어(Singer, 1956), 사르톤(Sarton, 1954), 메이(May, 1968)들이 갈레노스의 생애와 해부학 업적, 저서들을 자세히 고찰했다. 사르톤은 갈레노스의 저서들을 영어로 번역하여 소개했다. 이 영어판 저서는 갈레노스의 해부학 연구에 관한 『해부절차에 관하여De Anatomicis Administrationibus』를 비롯하여 총 16권으로 구성되어 있었다. 처음 9권은 1956년에 싱어Singer가 그리스어로 남아있던 저서를 영어로 번역했고, 나머지 7권은 시몬(Max Simon, 1906)과 덕워스(Duckworth, 1962)가 아랍어로 된 저서를 영어로 번역했다. 메이Margaret May가 갈레노스의 가장 훌륭한 저서 『사람 몸 부분의 유용성에 관하여』 그리스어 원본을 영어로 번역하여 2권卷으로 출판했다. 이것은 해부학과 생리학분야를 망라한 총 17권卷 분량으로, 신에 의해서 창조된 사람 몸의 복잡성과 아름다움을 찬양한 것이었다(May, 1968; Galen, 2003).

사르톤은 갈레노스의 『해부절차에 관하여』와 『해부 방법에 관하여』가 중세 시대까지 대중에게 알려지지 않았다고 주장했다(Salton,1954). 그러나 요한 구엔저Johann Guenther of Andernach가 9권의 라틴어 원본을 그리스어로 번역하여, 베살리우스의 대작이 출판되기 전인 1531년에 파리에서 출판했다. 시몬Max Simon이 1906년에 나머지 7권의 아랍어 원본을 영어로 번역했다. 템킨Owsei Temkin이 독일어로 된 본문의 일부를 영어로 번역했으며, 덕워스Duckworth가 더 완벽하게 번역을 마쳤다.

갈레노스의 다른 해부학 저서로 『정맥과 동맥의 해부에 관하여De Venarum Arteriarumque Dissectione』, 『신경의 해부에 관하여De Nervorum Dissectione』, 『동맥이 혈액으로 채워지는 과정에 관한 고찰Secundum Naturam in Arteriis Sanguis Continator』, 『근육 해부에 관하여De Musculorum Dissectione ad Tirones』 등이 있었다. 그의 생리학에 관한 저서에 해부학 내용이 많이 들어 있었고, 이 저서는 자주 그가 관찰한 해부학 내용으로 시작되었다. 그는 『근육 운동에 관하여De Musculorum Motu』에서 사람이 마음대로 움직일 수 있는 근육과 움직일 수 없는 근육들을 소개했다. 그는 『호흡의 유용성에 관하여De Usu Respirationis』에서 인공적으로 호흡을 유지시키는 풀무 사용법과 가슴막pleura, 늑막에 관한 실험을 소개했다.

해부학의 연구

갈레노스는 머리뼈두개골를 구성하는 뼈들의 종류와 봉합에 대해서 기술했다(Singer, 1952; May, 1968). 관자뼈temporal bone를 비늘부분과 붓부분, 꼭지부분, 바위부분으로 구분했다. 또한 마루뼈parietal bone의 사각형 모양을 알고 있었다. 갈레노스는 척추에서 가장 중요하게 생각했던 엉치뼈와 꼬리뼈를 포함하여 척주vertebral column의 중요한 특징들을 잘 묘사했다. 척주를 구성하는 24개의 척추들을 알고 있었고, 척추를 목뼈와 등뼈, 허리뼈로 분류했다. 갈레노스는 갈비뼈와 복장뼈, 빗장뼈, 팔다리의 뼈들뿐 아니라 뼈들이 서로 연결되는 관절까지도 매우 정확히 묘사했다.

갈레노스의 근육에 대한 설명은 동물들을 해부하여 관찰한 것이었지만, 이전에 어떤 해부학자가 기술했던 것보다 훨씬 정확하고 진보적이었다(May, 1968). 갈레노스는 근육을 힘줄tendon이 끝나는 섬유다발로 정의했다. 그가 기술한 근육들은 턱목뿔근mylohyoid muscle, 갑상목뿔근thyrohyoid muscle, 눈의 6개의 외재 근육들, 눈꺼풀의 2개의 근육들, 입술의 4개의 근육들, 각 콧방울ala nasi의 근육, 이마근frontalis muscle, 아래턱을 움직이는 넷 쌍의 근육들, 관자근temporalis muscle, 깨물근masseter muscle, 저작근, 두힘살근digastric muscle, 가쪽날개근lateral pterygoid muscle들이었다. 갈레노스는 비슷한 방법으로 혀와 목, 팔다리, 몸통 등의 근육들을 체계적으로 설명했다.

그는 영혼을 담당하는 장소라고 생각했던 뇌를 기술하면서 뇌신경들을 일곱 쌍으로 구분했다. 그가 운동신경이라고 인식한 30쌍의 척추신경들과 대조적으로, 뇌에서 기원한 뇌신경들을 감각신경으로 분류했다. 갈레노스는 뇌신경들을 다음과 같이 구분했다. 그는 후각신경olfactory nerve과 도르레신경trochlear nerve을 알지 못했다. 그는 시각신경optic nerve을 첫째 뇌신경으로, 눈돌림신경oculomotor nerve과 갓돌림신경abducens nerve을 둘째 뇌신경으로, 삼차신경trigeminal nerve을 셋째 뇌신경으로, 얼굴신경facial nerve과 안뜰달팽이신경vestibulocochlear nerve을 각각 넷째와 다섯째 뇌신경으로, 혀인두신경glossopharyngeal nerve과 미주신경vagus nerve, 척수더부신경spinal accessory nerve을 여섯째 뇌신경으로, 혀밑신경hypoglossal nerve을 일곱째 뇌신경으로 분류했다. 그는 목의 양쪽에 있는 교감신경계통과 미주신경vagus nerve의 되돌이후두신경recurrent laryngeal branches도 알고 있었다. 그는 혀의 움직임과 언어를 관장하는 신경들에 대해 연구한 내용을 기술했다(Persaud, 1984).

갈레노스는 동물의 뇌를 해부하여 관찰한 다음 매우 자세히 기술했고, 그가 관찰한 많은 구조물들의 이름은 오늘날에도 사용되고 있다. 예를 들면, 뇌들보corpus callosum, 네둔덕체corpora quadrigemina, 뇌활fornix, 솔방울샘pineal body, 투명사이막septum pellucidum, 뇌실cerebral ventricles, 뇌실의 통로, 맥락막choroid plexus, 대뇌반구cerebral hemispheres, 셋째뇌실third ventricle과 넷째뇌실fourth ventricle 등이다. 또한 그는 뇌에 생긴 다양한 질병들을 나열하였고, 통증에 대한 해부학적 설명을 명확하게 기술했다. 예를 들어, 맥박성 두통이 뇌의 염증 때문에 나타난다고 생각했다. **"혈관이 충혈되면 혈관들이 지지하는 근육들의 움직임을 방해하여 결과적으로 신경통증과 맥박이 나타난다."**(May, 1968). 갈레노스는 신경과 동맥, 정맥들에 대한 설명에서, 이것들은 '**온몸에 널리 퍼져 있는 구조물들**'로, 모든 신경들은 뇌에서, 동맥들은 심장에서, 정맥들은 간에서 각각 기원한다고 주장했다(Persaud, 1984).

갈레노스는 혈액순환계통이 서로 연결되지 않은 2개로 분리된 구획으로 나뉘어져 있다고 묘사했는데, 첫 번째 부분은 심장의 오른쪽 부분이고, 두 번째 부분은 심장의 왼쪽 부분이다. 그는 심장의 오른쪽 부분은 간에서 유래한 것으로 믿었는데, 그 결과로 혈액은 머리와 팔, 다리까지 퍼져 있는 대정맥을 통과하여 빠져나간다. 갈레노스가 '동맥성 정맥aterial vein'으로 생각한 허파동맥은 혈액을 허파에 운반하고, 허파동맥은 심장의 왼쪽으로 흘러들어 '**생명영기**vital spirits'로 채워진 혈액을 몸에 공급한다. 두 구획 사이에 존재하는 소량의 소통은 심장의 심실사이막에 존재하는 "**미세구멍**"을 통해 이루어진다. 갈레노스는 혈관이 목적지까지 잘 도달하는 구조이기 때문에, 그 본질을 "**정직할 뿐 아니라 성숙하고 지혜로운**" 것으로 생각했다(May, 1968). 갈레노스는 힘줄과 신경을 구분하지 못했고, 혈관에 대한 부적절하고 왜곡된 인식으로 허파순환pulmonary circulation을 발견하지 못했다.

갈레노스의 생식기관에 대한 설명과 태아 발육에 대한 사고도 매우 이채롭다. 갈레노스는 아리스토텔레스의 개념과 다르게, 난소ovary와 고환testes은 상동기관으로 두 장기는 모두 정자sperm를 생성한다고 생각했다. 그는 여성 고환female testicles이 정액을 배출한 뒤, 남성 정액에 영양을 공급하기 위해 자궁으로 이동한 후 융모막chorion이 발달한다고 믿었다. 갈레노스는 동물에서 관찰한 자궁에 관한 해부학적 지식을 바탕으로, 사람의 자궁을 두 개의 뿔이 달린 구조로 잘못 설명했지만, 자궁목과 질, 난소, 동반되는 동맥과 정맥들을 정확히 묘사했다. 그가 최초로 여성의 난소걸이인대suspensory ligaments of ovary와 자궁원인대round ligaments of the uterus를 설명했으며, 이것을 남성의 고환올림근cremaster muscle과 유사한 상동기관으로 묘사했다. 특히 방광과 연결된 복막의 구조에 대한 묘사는 정확하고 주목할 만했다. 갈레노스의 해부학 문헌에 들어 있는 많은 오류에도 불구하고, 해부한 동물들을 관찰하여 세밀하게 묘사한 해부학 구조에 관한 설명은 아직도 진가를 인정 받을만하다(May, 1968).

동물 비교 해부학

갈레노스는 바바리 원숭이Macaca inuus[11]를 포함한 여러 종의 동물들을 해부했다. 갈레노스는 해부가 이교도의 관습으로 인식되었기 때문에, 환자를 치료하는 시간을 피해서 해부학의 연구를 진행했다. 갈레노스가 살았던 시대에 사람 해부학에 관한 지식은 동물을 해부하여 관찰한 지식만으로도 충분하다고 믿었기 때문에, 사람해부가 필요하지 않다고 생각했다. 갈레노스의 주요 해부학 업적에 해부한 동물의 구조물들에 관한 설명이 자세히 들어 있는데, 그는 이러한 동물의 해부학적 구조가 사람의 것과 동일하다고 생각했다(May, 1968).

갈레노스는 뇌신경cranial nerves의 구조를 설명하면서 다음과 같이 기술했다.

> "많은 외과 의사들이 뇌신경의 뿌리에 대해 다음과 같이 생각한다. 마리누스Marinus는 헤로필로스Herophilus가 묘사한 것과 동일하게 뇌신경의 뿌리만을 나열했지만, 마리누스는 뇌신경이 7쌍이라고 주장한 반면에, 헤로필로스는 뇌신경이 7쌍 이상이라고 설명했다. 그러나 헤로필로스의 업적을 외과 의사들이 잘 알지 못한다. 이러한 내용을 모르는 의사들은 속담처럼, 책 속을 항해하는 선원과

11 북아프리카 산의 꼬리 없는 원숭이

같다. 외과 의사들은 해부학에 관한 문헌을 읽지만, 문헌에 들어 있는 해부학적 구조를 동물을 해부하여 직접 눈으로 관찰하지 않는다."

갈레노스가 뇌brain를 설명할 때 다음과 같이 권고했다. **"뇌의 구조를 관찰하기 위해 동물을 해부할 때 원숭이apes, 유인원가 가장 유용하며, 원숭이들 중에서 얼굴 생김새가 둥근 원숭이의 뇌가 사람과 가장 비슷하다."**(Duckworth, 1962).

갈레노스는 남성 생식기관을 연구하기 위해서 다음과 같이 구체적인 해부 지침을 제시했다.

해부한 동물이 사람과 닮았다는 것을 확인하기 위해서 원숭이를 해부해야만 한다. 그러나 원숭이의 장기들이 너무 작아서 관찰하기 어려운 경우에, 이 장기들을 정확하게 설명하기 위해 음낭scrotum을 갖고 있는 비교적 몸집이 큰 염소나 양, 소, 말, 당나귀 등의 수컷 동물들을 해부하여 관찰해야만 한다(Duckworth, 1962).

갈레노스는 후두larynx 연구를 위해서 돼지의 해부를 권고했다.

모든 동물의 후두에 있는 신경과 근육들은 모두 동일한 기능을 갖고 있지만, 살아 있는 동물들을 해부할 때 유발되는 혐오감은 동물마다 다르다. 이미 알고 있듯이, 나는 원숭이를 사용하지 않고, 돼지나 염소를 살아 있는 상태에서 해부하여 설명한다. 그러나 심도 있는 연구와 후두를 자세히 관찰하기 위해 원숭이의 해부가 반드시 필요하다. 원숭이의 후두 구조는 사람의 것과 매우 흡사하고, 소리를 내는 다른 동물들의 후두 구조와 비슷하다. 우선 죽은 사람과 원숭이를 해부하여 관찰한 다음, 발성 구조인 후두가 있는 다른 동물들도 해부해야한다. 소리를 내지 못하는 동물들은 후두도 없다. 해부학에 조예가 깊지 않은 사람은 동물들의 후두 구조가 암컷과 수컷 사이에 매우 큰 차이가 있을 것으로 생각한다. 이것은 우리가 매우 주목할 만한 사항이다. 왜냐하면 모든 동물들에서 후두의 크기와 모양은 동일하지 않고, 동물에 있는 근육들의 수와 관련이 있다. 그러나 후두에서 각 부분의 움직임과 그것들이 수행하는 기능은 목소리를 내는 모든 동물들에서 동일하다. 이것은 창조주가 동물들의 몸에서 호흡과 관련된 호흡기관들을 창조한 것처럼, 목소리를 내는 성대기관을 창조했기 때문이다. 이러한 장기들과 동물들의 몸 구조는 오직 크기와 모양이 다른 것이다(Duckworth, 1962).

갈레노스는 동물을 해부하여 얻은 해부학 업적과 관찰한 구조물들에 대한 설명으로 아리스토텔레스의 전통을 계승했고, 가장 초기에 동물 비교 해부학을 연구한 학자였다(Persaud, 1984).

프네우마의 생리학 이론

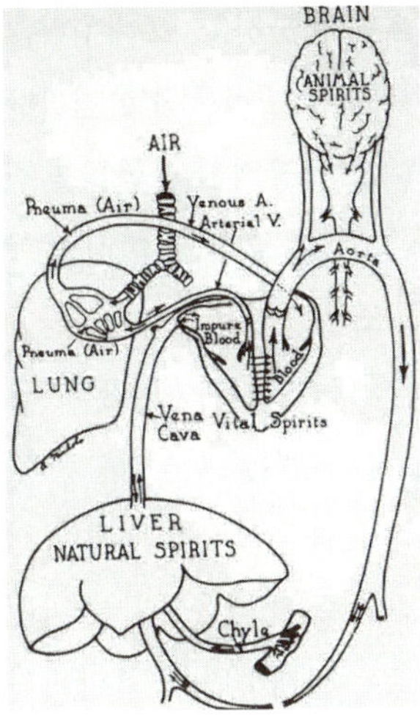

그림 37. 심혈관과 호흡계통의 갈레노스의 사고. 화살표는 프네우마(pneuma)의 이동 경로. (제공: Major 1954)

갈레노스는 간단한 실험을 통해서 동맥 속에 공기가 들어 있다는 이전의 사고와 다르게 동맥 속에도 혈액이 들어 있다는 것을 증명했다. 그러나 그는 **프네우마 이론**(그림 37)에 대한 집착으로 혈액순환을 미처 생각하지 못했다(Singer, 1957; Siegel, 1968). 그는 본질적으로 간(자연영기)과 심장(생명영기), 뇌(동물영기)를 지배하는 세 종류의 특별한 **프네우마**pneuma 또는 **영기**spirit가 존재한다고 생각했다. 갈레노스는 생명의 힘인 프네우마가 호흡을 통해서 몸속으로 들어온다고 생각했다. 프네우마는 기관지를 거쳐 허파로 들어가고, 허파에서 "정맥성동맥vein-like artery, 허파정맥 pulmonary vein"을 통해서 심장의 왼심실로 들어간다. 그는 왼심실에 혈액이 존재한다는 것을 증명했지만, 혈액은 창자에서 들어온 유미chyle로부터 간에서 형성되고, 간에서 "**자연영기**natural spirit"가 만들어진다고 믿었다. 이 활성화된 혈액이 정맥계통으로 흘러 들어가고, 동맥성정맥artery-like vein, 허파동맥 pulmonary artery을 통해서 허파까지 도달한 다음, 허파에서 혈액 속의 불순물이 제거된다. 그는 심장의 오른심실에 있는 정맥혈액이 일반 정맥계통으로 흘러가지만, 그 중 일부는 심실사이막의 작은 구멍을 통해서 심장의 왼심실로 스며들며 여과된다고 생각했다. 왼심실의 혈액은 허파에서 들어온 프네우마와 혼합되어 "**생명영기**vital spirit"로 승화된 다음 동맥을 통해서 이동한다. 생명영기가 동맥을 통해서 뇌에 도달하면 "**동물영기**animal spirit"로 바뀐다. 갈레노스는 이 동물영기가 신경 속의 미세한 관들을 통해서 온몸으로 퍼진다고 믿었다.

간에서 만들어진 **자연영기**는 영양과 성장, 생식 등의 기능을 조절하고, 심장에서 만들어진 **생명영기**는 동맥계통으로 열과 생명을 전달하여 필수적인 생명기능을 조절하며, 뇌에서 만들어진 **동물영기**는 뇌 자체를 조절한다고 생각했다. 히포크라테스 시대에 고안된 이 프네우마 이론은 몸의 모든 기능을 설명하는 근거로 활용되었고, 3개의 지배적인 힘이나 영기들에 관한 것이었다. 갈레노스가 주장한 **프네우마의 생리학 개념**은 과학적 근거가 전혀 없는 철학적 표현으로, 하비가 혈액순환을 발표한 17세기까지 지속되었다(Persaud, 1984).

실험 연구

갈레노스는 사람 몸의 기능을 매우 추상적인 개념으로 설명했음에도 불구하고, 프네우마의 이론에 근거하여(Singer, 1957; Siegel, 1968; May, 1968), 많은 해부학적 및 생리학적 실험들을 진행하였다. 그는 중요한 장기들의 기능을 밝히기 위해서 실용적이고 임상적인 실험들을 진행했다. 그는 호흡을 이해하기 위해서 허파를 연구했고, 소화를 연구하기 위해서 여러 종류의 음식물을 돼지에게 먹인 다음 위를 절개하여 관찰했고, 동맥을 노출시키고 두 곳을 묶은 다음 그 사이의 동맥을 가로로 절개하여 공기가 아닌 혈액이 들어 있다는 것을 증명했다. 갈레노스는 척수의 부위별 손상에 따라 나타나는 증상들을 정확하게 묘사했다. 그는 척수를 부위별로 완전히 절단하면, 척수에서 유래한 신경들이 지배하는 모든 근육들이 마비되거나 감각이 소실됨을 알았다. 그는 척수를 절반만 가로 절단하면, 손상 받은 쪽의 근육들만 마비된다는 것도 관찰했다. 또한 척수의 길이 방향을 따라서 척수를 세로로 절개하면, 근육마비가 생기지 않는다는 사실도 발견했다.

갈레노스는 호흡운동에 다른 근육들도 관여하기 때문에 가로막diaphragm, 횡격막이 호흡을 유지하는 유일한 구조는 아니라고 밝혔다. 갈레노스가 가로막신경의 기원과 주행에 대해서 자세히 기술했을 뿐 아니라, 후두의 발성을 이해하는데 도움이 된 되돌이후두신경recurrent laryngeal nerve을 발견한 것이 가장 인상적이다.

과학적 업적

돌이켜 보면, 갈레노스의 업적은 과거에 누렸던 것보다 더 큰 인정을 받을 만하다(Persaud, 1984). 덕워스Duckworth는 갈레노스의 『해부 방법에 관하여on Anatomical Procedure』를 번역한 머리글에서, 이 책의 목적은 "**학자들과 과학자들에게 갈레노스의 위대한 업적에 대한 관심을 집중시키고, 수세기 동안 논쟁이 되었던 철학과 과학의 대립을 개선하려고 저술한 것이다.**"고 기술했다. 또한 갈레노스가 해부학에 관한 문제를 해결하기 위해서 사용했던 실험적 접근방식은 오늘날 해부학자들에게 사람 해부학뿐 아니라 동물 비교 해부학에도 관심을 갖게 하는 계기가 되었다. 갈레노스의 업적은 지난 400년 동안 활동했던 다른 학자들의 업적보다 더 크게 인정받을 만하다. 르네상스 시대에 갈레노스의 명성이 추락한 것은 피할 수 없는 것이었다. 최근에 많은 저자들이 주로 갈레노스의 오류만 기억하지만, 일부 학자들은 갈레노스의 업적이 만들어진 시대를 상기하면서 갈레노스가 연구한 업적에 관심을 갖고 있다(Duckworth, 1962).

바그다드의 후나인 이븐 이샤크Hunain Ibn Ishaq, 809~873년는 의학자이며 언어학자로 갈레노스의 저서를 번역했다. 그는 주석서에 갈레노스를 찬양하는 글을 남겼다. 이샤크는 갈레노스의 15번째 저서의 번역을 마치면서 다음과 같이 기술했다.

> 이 훌륭하고 뛰어난 업적은 경이로운 결과를 통해서 놀라운 사실을 보여주었고, 초창기에 외과 의사들의 스승이며 모든 학자들의 선구자로서, 갈레노스가 의학에 기여한 공로는 히포크라테스 이후에 출현한 학자들의 업적과 비교할 수 없을 정도로 위대하다. – 나는 갈레노스를 찬양한다. 전능하신 하느님께서 그에게 자비를 베푸소서! (Duckworth, 1962).

갈레노스는 자주 '**의학의 아버지**'인 히포크라테스에 버금가는 '**의사들의 왕자**'로 불린다. 그는 고대의 의학자들 중에서 마지막으로 위대한 학자였고, 그리스도교 시대가 시작된 후 200년이 지난 다음, 그의 죽음은 고대 그리스 과학의 점진적 쇠퇴로 이어졌다. 갈레노스는 대부분 사라졌을 고대의 의학 유산을 후손들에게 물려줬다.

제8장

초기 중세시대

로마제국과 비잔틴제국

고대 그리스 과학과 문명의 쇠퇴와 더불어 로마제국이 몰락한 후, 새로운 시대도 혁신적인 분위기는 아니었다. 중세 시대에 해당하는 이 시기는 역사가들 사이에 여전히 논쟁의 대상이 되고 있다. **중세시대**Middle ages는 476년에 로마제국이 끝날 때 시작되어, 1453년에 비잔틴제국이 멸망한 15세기에 끝났다.

그리스도교의 가르침과 스토아학파가 지배하던 철학에 순응했기 때문에, 갈레노스의 업적은 1300년 이상 지속되었다. 사람 몸의 구조에 대한 모든 것을 갈레노스의 해부학 업적에서 찾을 수 있다고 믿었고, 그의 저서들은 부정할 수 없는 절대적 지위를 차지했다. 갈레노스의 업적은 그가 죽은 후에도 오랫동안 인기가 있었다. 의학과 사람 해부학에 대한 연구는 점차 쇠퇴하였고, 1543년에 이르러 베살리우스의 『사람 몸 구조에 관하여De Corporis Humani Fabrica, 파브리카』가 출판되면서 활기를 되찾았다. 이 시기는 코페르니쿠스Copernicus의 기념비적 저서 『천구의 회전에 관하여De Revolutionibus Orbium Coelestium』가 출판된 해였다. 이 두 저서들은 각각 사람 몸의 구조와 우주의 구조에 관한 사고에 혁명을 일으켰다. 근대의학은 베살리우스 시대부터 시작된 것이다. 그래서 의학 저술가들이 중세 시대를 갈레노스가 죽은 201년부터 베살리우스의 저서가 출판된 1543년까지로 정한 것은 그리 놀라운 일이 아니다.

그리스도교는 400년까지 로마제국 전역에 전파되었고, 교회의 권력과 영향력은 절대적이라고 할 만큼 강력해져 학문의 탐구와 연구에 대한 관심은 점차 사라졌다. 교회의 관심은 오로지 영혼의 구원과 신학적 교리에 관한 연구가 최우선이었다.

로마제국은 284년부터 305년까지 통치한 황제 디오클레티아누스Diocletian와 312년부터 337년까지 통치한 콘스탄티누스 1세Constantine I의 노력에도 불구하고, 후계자 선정을 둘러싼 정쟁과 과도한 세금, 인플레이션과 더불어, 378년부터 시작된 북유럽과 중앙유럽의 게르만족의 빈번한 침략으로 점차 몰락의 길을 걸었다.

로마제국이 476년에 멸망한 후 게르만족 정복자들이 새로운 왕국을 세웠지만, 결국 그들은 왕국을 통치하기 어려웠다. 그러나 콘스탄티노플에 수도를 둔 비잔틴제국은 번성했다. 로마의 황제 콘스탄티누스는 330년에 로마제국의 수도를 로마에서 콘스탄티노플로 옮겼다. 당시에 콘스탄티노플은 유럽 전역에서 가장 웅장하고 풍요로운 도시였다. 시민들은 교양이 있었고, 교육도 받았으며, 창조적이었다. 이 진보된 문화 속에서 로마제국의 도덕적 가치와 통치 방식뿐 아니라 고대 그리스 문화는 거의 천 년 동안 지속되었다(Persaud, 1984).

이슬람과 아랍 의학의 태동

서유럽은 1000년 무렵까지 암흑기에 빠져들었다. 왜냐하면 귀족들이 정치와 군대를 담당하면서 중앙정부와 민주주의가 약화되었고, 상업과 무역이 전반적으로 침체되었기 때문이다(Campbell, 1926). 이 기간 동안 서구 문명은 특히 의학과 과학 분야에서 고대 그리스 학자들의 위대한 업적을 잘 보존했던 아랍인들에게 엄청난 빚을 지고 있다(Moir, 1831; Brown, 1921; Campbell, 1926; Ashoor, 1984a; 1984b; Hayek, 1984).

모하메드Mohammed는 570년에 메카Mecca에서 태어났으며, 40세 때 동굴 속에서 명상을 하면서 받은 계시를 바탕으로 **이슬람교**를 창설했다(Leiser, 1983). 이 종교의 가르침은 23년 동안(610~632년) 천사 가브리엘이 그에게 알려준 **코란**Qu-ran에 들어 있다(Loukas et al., 2010b). 또한 모하메드는 그의 발언, 판결, 충고, 행동, 습관 등을 말로 퍼뜨렸으며, 이를 **하디스**Hadiths 또는 **하데스**Hadeeths라고 말한다(Leiser, 1983; Loukas et al., 2010b). 코란과 하데스에 민간 의학에 영향을 미칠 수 있는 의술에 관한 내용이 들어 있었지만, 의사의 교육 수련은 중요하게 생각하지 않았다(Leiser, 1983; Shanks 1984: Loukas et al., 2010b). 모하메드에 의하면, 의술의 대표적 사례는 세 가지 치유 방법인 꿀을 먹이는 것과 부항법, 소작법이다(Leiser, 1983; Shanks, 1984). **하디스**와 코란에 들어 있는 사람 해부학과 자궁 속 태아의 발생에 관한 내용은 주목할 만하다(Persaud, 1984). 다음과 같은 순서로 설명했다(Moore 1982; Albar 1983; Moore, 1982; Saadat, 2009).

1. 뉴트파Nutfa 또는 드롭 스테이지 drop stage – "사람은 발생 방울의 혼합물로부터 창조되었다." "누이파Nuyfa로부터, 신은 사람을 창조했고, 즉시 사람을 계획한 대로 만들었다."
2. 알라카Alaca, 초기 착상한 배아를 지칭 – "정자sperm를 거머리 같은 덩어리leech-like clot로 변화시켰다."
3. 머그다Mudghda, 몸분절기 somite stage – "거머리 같은 덩어리는 껌 같은 물질chewed-like substance로 변했고", "이것의 일부는 분화되지만, 다른 부분은 분화되지 않았다."
4. "껌 같은 물질은 뼈처럼 변했다." 그리고 "이 뼈를 근육들이 옷을 입듯이 덮었다. 신은 그것을 다른 창조물로 발생시켰다." 이것들이 뼈대계통과 근육계통의 형성과 관련이 있고, 배아는 더 확실해지고 인식 가능한 특징들이 나타나는 새로운 단계로 변했다.

마지막으로, 태아에서 남아와 여아로 분화(외부의 성별 특성)되는 내용이 하디스Hadith에 들어있다, **"정자방울sperm-drop이 42일 밤이 될 때, 알라Allah는 천사를 정자방울에게 보내는데, 알라는 그것을 형상화하여 귀와 눈, 피부, 살, 뼈로 만든다. 그가 말하니, 주여!, 남자 아이입니까? 여자 아이입니까? 너의 주님은 무엇을 원하는지 결정하시고, 천사는 그것을 기록한다."** 또한 코란과 하디스는 심혈관계통 즉, 심장의 중요성, 혈액과 혈액의 순환, 그것이 생명의 유지에 얼마나 중요한지를 말했다(Loukas et al., 2010b).

1. "우리는 사람을 창조했다– 우리는 그의 영혼이 그에게 속삭이는 것을 안다. 우리는 그의 목 정맥jugular vein 보다 더 가까이 있다."
2. "우리는 분명히 그의 오른손을 잡고 알–와틴Al-Watin을 잘라낸다." 알–와틴은 대동맥aorta과 비슷한 것이다.
3. "조심하라! 몸에 살점 조각이 있고, 그것이 건강하게 유지되면 온몸이 건강하고, 그것이 병들면 온몸이 병들어 버린다. 조심하라. 그것이 바로 심장heart이다."

이슬람교로 통합되어 코란Qu-ran의 가르침을 받은 아랍인들은 이 새로운 종교를 전파하려고 노력했다(Shanks, 1984). 아랍인들은 비잔틴 아시아, 페르시아, 이집트, 북아프리카, 스페인을 정복하여 로마제국보다 더 광활한 제국을 건설했다. 아랍 학자들은 제국 내에 산재했던 고대 그리스의 위대한 도서관들에서 위대한 의사들과 철학자들의 업적을 발견하였고, 이것을 아랍어로 번역하였으며, 특히 의학과 물리과학 분야에 대한 연구를 시작하였다. 아랍의 의사-번역가들은 주로 시리아 지역의 **네스토리우스 그리스도교인**Nestorian Christians 후손이었지만 페르시아 사람도 있었다. 이 시기에 가장 유명한 두 사람의 번역가들은 갈레노스의 저서를 번역한 레쉬 아이나Sergius Resh-Ayna와 이븐 이스하크Hunayn Ibn-Is'Haq, 808~873년이다. 과학 용어들을 새로 만들어 어려운 사상을 아랍어로 표현했다(Shanks, 1984). 이 의사 번역가들은 매우 열정적이고 활동적으로 번역을 진행했다. 그 결과 고대 그리스 학자들, 즉 히포크라테스Hippocrates, 아르키게네스Archigenes, 디오스코리아데스Dioscorides, 에페소의 루푸스Rufus of Ephesus, 갈레노스Galen, 오리바시우스Oribasius, 필라그리오스Philagrios, 에기나의 폴Paul of Aegina 등의 중요한 많은 저서들이 아랍 제국의 여러 도서관에 소장되었으며, 특히 수도 바그다드Baghdad의 "**과학의 집**House of Science"에 보관되었다(Gordon, 1959; Von Grunebaum, 1963; Klein-Franke, 1982; Leiser, 1983; Ashoor, 1983; 1984a; 1984b; Shanks, 1984; Savage-Smith, 1995). 아랍어로 번역된 고대 그리스 해부학 용어들이 13세기에 라틴어로 번역되지 않았다면, 고대 그리스의 해부학 용어는 서양 문명에서 영원히 사라졌을 것이다(Moosavi, 2009).

아랍 학자들의 지적 노력은 고대 그리스인들의 서적을 번역하고 받아들인 것에만 국한된 것이 아니라, 그들은 독자적으로 수학과 천문학, 화학, 물리학, 식물학, 약물학 분야의 발전에 크게 기여했다. 이 학자들은 질병 치료에 유용한 많은 약초들과 화학약품들을 사용했다. 이 시기에 약물학과 약물 제조법을 가르친 최초의 학교들이 존재한 흔적을 발견할 수 있다(Moir, 1831).

아랍 의학 Arabian medicine의 황금기는 800년부터 1100년 사이로 12세기 중반까지 지속되었고, 아랍어는 의학자들 사이에서 가장 널리 사용된 의사소통의 언어였다. 모든 주요 저서들은 이미 번역되어 이슬람제국이 자랑하는 도서관에 널리 보급되었다. 코르도바Cordoba에 있던 도서관만 해도 60만 권이 넘는 책들과 44권의 도서목록들을 소장하고 있었다. 번역된 많은 저서들은 시리아와 페르시아, 인도의 영향을 받은 문헌들과 더불어 히포크라테스와 갈레노스의 저서들을 번역한 해설서들이었다. 또한 이 시기에 많은 유명한 아랍 의사들이 사람 해부학을 포함하여 의학 분야에 독창적인 사고를 제공하고 크게 기여한 때였다(Leiser,1983; Persaud, 1984).

엉터리 치료와 돌팔이 의사들의 진료를 금지하기 위해서, 의학지식을 검증하는 시험이 실시되었고, 이때 필수 시험과목들 중 하나는 해부학이었다(Leiser, 1983). 아랍 의사들은 열정적으로 연구를 수행했고, 환자의 질병을 세심하게 관찰했다(Browne, 1921; Leiser, 1983). 그들의 종교도 사람해부를 금지한 다른 종교들처럼 사람해부를 금지했지만, 만일 그들의 종교가 사람해부를 금지하지 않았다면, 그들은 사람 해부학의 발전에 더 크게 기여했을 것이다(Leiser, 1983).

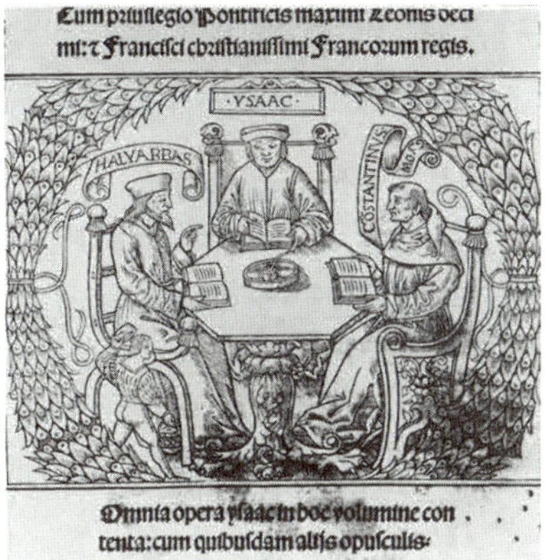

그림 38. 1515년에 출판된 『오페라 이삭(Opera Ysaac)』의 표지에 나오는 중세 초기 해부학의 창시자 세 사람. 왼쪽에 할리 아바스(Haly Abbas), 가운데 이삭(Ysaac), 오른쪽에 콘스탄티누스 아프리카누스(Constantinus Africanus)가 있다.(Corner 1927. 제공: Carnegie Institution of Washington)

후에 아랍어로 된 문헌들이 라틴어로 번역되어 유럽 전역에 소개되었고, 의학적 사고에 커다란 영향을 미친 위대한 아랍 의사들이 많이 배출되었다(Campbell, 1926). 이들 중 가장 유명한 사람은 라제스 Rhazes, 알라지와 할리 아바스 Haly Abbas, 아비켄나 Avicenna, 후나인 이븐 이샤크 Hunain ibn Ishaq, 타바리 Tabari, 이븐 나피스 Ibn Nafis 등이다(그림 38).

라제스 Rhazes, 알라지 860~932년는 페르시아의 내과 의사, 연금술사, 수학자, 철학자, 천문학자로 200권 이상의 저서들을 저술했으며, 200권들 중에서 현재 2권이 남아있고, 의학에 크게 기여한 책은 24권 분량의 의학 백과사전인 『키타브 알 하위 Kitab Al Hawi 또는 Liber Continens』와 『키타브 알 만수리 Kitab Al Mansuri』이다(Tubbs et al., 2007). 크레모나의 제라드 Gerard of Cremona가 이 책들을 라틴어로 번역했고, 이 번역서들이 유럽에 널리 퍼졌다. 라제스 알라지는 의학에 있어서 많은 분야들 특히, 신경해부학 분야에 큰 영향을 미쳤다. 그는 신경계통의 병변과 임상증상의 연관성을 최초로 설명했고, 되돌이후두신경 recurrent laryngeal nerve이 감각신경과 운동신경의 기능을 수행한다는 것도 최초로 기술했다(Tubbs et al., 2007). 또한 라제스는 『키타브 알 하위』에 들어 있는 척추갈림증 spina bifida, 이분척추증을 최초로 기술했다(Modanlou, 2008). 라제스는 자신의 눈 eye 수술이 필요할 때, 눈의 해부학에 정통하지 못한 의사들을 모두 거부했기 때문에 노년에 장님이 되어 죽었다(Tybbs et al., 2007).

할리 아바스 Haly Abbas, 949~982년는 그의 저서 『키타브 알-말리키 Kitab al-Maliki, 로얄 북 The Royal Book』에서 아리스토텔레스와 갈레노스의 지식에 의문을 제기한 최초의 학자였다(Aciduman et al., 2010). 비록 『키타브 알-말리키』가 후에 아비켄나가 저술한 『의학 규범 Canon of Medicine』으로 대체되었지만, 이 책에 해부학에 관한 내용이 많이 들어 있었다. 아바스는 『키타브 알-말리키』에서 구멍이 있는 심장에 위치한 2개의 심실과 판막을 묘사했고, 이것의 기능들을 잘 설명했으며, 2개의 심실이 동시에 수축하지만 왼쪽이 더 강력하게 온몸으로 혈액을 내보낸다고 주장했다(Aciduman et al., 2010).

이슬람 시대 이전에도 사람 몸의 각 부분들의 형태와 기능이 중요하다고 알고 있었지만, 이것에 대한 설명은 사실적이거나 과학적이기 보다 시적 표현이 많았다(Hyrtl, 1879; Browne, 1921; Campbell, 1926). 용기와 정열은 심장heart에 있고, 분노는 간liver에서 나오고, 공포와 웃음은 각각 허파lung와 지라spleen 비장에서 생긴다고 묘사했다(Campbell, 1926).

아비켄나Avicenna는 유명한 『의학 규범Canon of Medicine』을 1020년에 저술했는데, 이 책에 아리스토텔레스와 히포크라테스, 갈레노스의 저서들에서 인용한 해부학 내용들 많이 들어 있었다. 『의학 규범』에서 장기들과 그 기능을 계통에 따라 분류했는데, 이러한 분류는 오늘날 임상중심 해부학의 근거로 사용되고 있다(Gruner, 1930; Shoja et al., 2011). 그 시기에 의학을 공부하던 학생들이 이 책을 가장 많이 사용하였고, 크레모나의 제라드Gerard of Cremona가 이 책을 라틴어로 번역한 후, 이 번역본이 유럽에서 널리 사용되었다(Erolin, 2012). 『의학 규범』은 5부로 나뉘어져 있었고, 아비켄나는 장기들에 관한 해부학에서 다음과 같이 기술했다. 대동맥에 3개의 판막들이 있는데, 이 판막들은 심장이 수축하여 혈액을 심장 밖으로 내보낼 때 열리고, 심장이 이완될 때 혈액이 심장 안으로 들어오지 못하도록 닫힌다. 또한 신경에 의해 근육이 움직이고, 6개의 근육들이 안구를 움직인다. 그는 시각신경optic nerves과 소뇌cerebellum, 꼬리핵caudate nucleus의 구조를 묘사했다. 『의학 규범』에 들어 있는 여러 장기들에 관한 설명은 그가 살았던 시대에 매우 새로운 것이었지만, 아비켄나가 사람해부를 실시했는지 여부는 잘 알려져 있지 않다(Shoja et al., 2007).

알-하젠Al-Hazen 또는 이븐-알-하이탐Ibn-al-Haytham, 965~1040년은 아랍의 수학자이며 의약학자로, 『키타브 알-메나지르Kitab al-Menazir』에서 가장 최초로 눈eye의 구조와 기능을 서술적으로 기술했다. 그는 안구를 광학적 체계로 이해했고, 이것을 바탕으로 관습적이며 목적론적 전통에서 벗어난 새로운 시각vision 이론을 제시했다(Russel, 1982).

후나인 이븐 이샤크Hunain ibn Ishaq, 803~873년는 아들 이샤크Ishaq와 조카인 알-아삼Hubaysh al-As'am의 도움으로 갈레노스의 129권의 저서들과 방대한 고대 그리스의 의학과 과학 서적들을 시리아어와 아랍어로 번역했다. 또한 후나인은 의학 지식에 관한 문헌과 눈병을 기술한 책을 포함하여 몇 가지 의학 서적들을 집대성했다(Bergstrasser, 1925; Meyerhof, 1926; 1928).

알리 이븐 라벤 앳-타바리Ali ibn Rabben at-Tabari는 9세기의 내과의사로, 고대 페르시아의 메르브 왕Merv's king이 죽은 후에 타바리스탄Tabaristan에서 사마라Samarrah, 오늘날 이라크로 왔다. 타바리는 『지혜의 낙원Firdous al-Hikmat, Paradise of Wisdom』에서 발생학뿐 아니라 뇌와 신경, 심장, 간 등의 해부학적 구조를 기술했다(Shoja et al., 2011).

이븐 나피스Ibn Nafis 또는 나피스Nafis, 1210~1288년는 시리아의 다마스쿠스Damascus 근처의 마을에서 태어났다. 그는 다마스쿠스에서 학업을 마친 후, 이집트의 카이로Cairo로 가서 안과 전문의사가 되었고, 『완성된 책al-Muhaddab, The Perfected Book』을 저술했다. 『완성된 책』은 2개 부분으로 구성되었고, 첫째 부분은 안과학의 해부학과 생리학, 병리학에 관한 내용이고, 둘째 부분은 안과 분야의 다양한 질병들에 관한 내용이었다. 이븐 나피스가 『키타브 알-무지즈Kitab al-Mujiz』에 기술한 허파순환pulmonary circulation 또는 소순환lesser circulation의 발견은 많은 관심을 받고 있다. 갈레노스의 영기론과 대조적으로, 이븐 나피스는 심장의 심실사이막에 구멍이 없고, 혈액이 심장에서 허파로 이동하고, 이 혈액은 허파정맥을 통해서 허파로부터 심장의 왼쪽으로 이동한다고 주장했다(Klein-Franke, 1982; Ghalioungui, 1982; Persaud, 1989; Loukas et al., 2008b). 이븐 나피스가 최초로 허파순환을 정확하게 기술했다. 또한 그는 400년이 지난 후에 마르첼로 말피기Marcello Malpighi, 1628~1694년가 발견할 때까지 알지 못했던 허파의 모세혈관capillary에 대한 개념도 언급했다(West, 2011).

중세 시대의 아랍권 문화에서 사람해부가 시행되었는지에 대한 논쟁은 계속되고 있다. 코란과 하디스에서 사람해부를 금지한다는 특별한 조항은 없었지만, 이슬람교는 사람해부를 포함하여 해부를 천시하는 관습이 지역사회의 일반적 정서였다(Savage-Smith, 1995). 또한 아라비아 반도에 위치한 국가들은 기후가 뜨겁고 건조했기 때문에 사람해부를 위한 시신을 장기간 보존할 수 없었다. 구체적 증거는 없지만, 최근에 이븐 나피스Ibn Nafis를 포함하여 초기 아랍 의사들이 사람을 해부했다는 보고들도 있다(Nasr, 1968; 1976: Qatagya, 1982; Ahmed, 1982; Uddin, 1982; Savage-Smith, 1995).

이러한 관점에서, 우리는 이슬람 시대에 제작된 것으로 추정되는 중세 시대의 저서에 들어 있는 해부학 삽화들을 살펴볼 필요가 있다(O'Neill, 1969; 1977; 1982). 바이에른 수도원의 2개의 필사본에 들어 있는 5개의 해부학 삽화들을 수드호프Sudhoff가 1907년에 보고했고, 이 원본 『다섯 개 연속그림Fünfbilderserie』에 9개 세트의 그림들이 들어있는 1개의 논문이 포함되어 있기에 추적이 가능할 것으로 생각된다. 갈레노스의 해부학에 나오는 순서대로 배열했을 뿐 아니라 보존상태도 완벽하며, 이 그림들은 현재 영국의 케임브리지에 있는 곤빌과 카이우스 대학[Gonville and Caius College]의 도서관에 보관되어 있다(http://www.iranicaonline.org/articles/ebn-elyas).

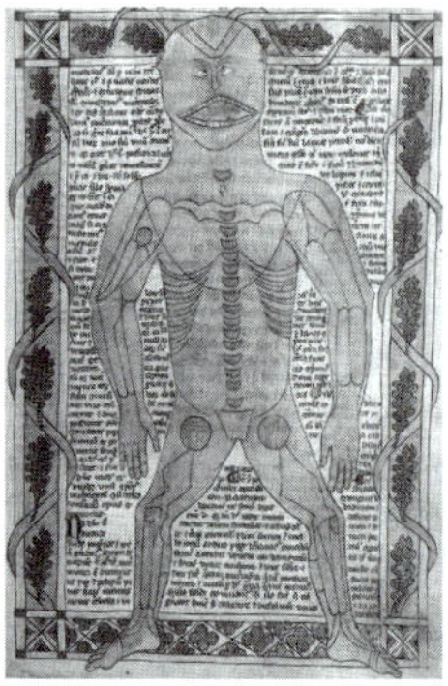
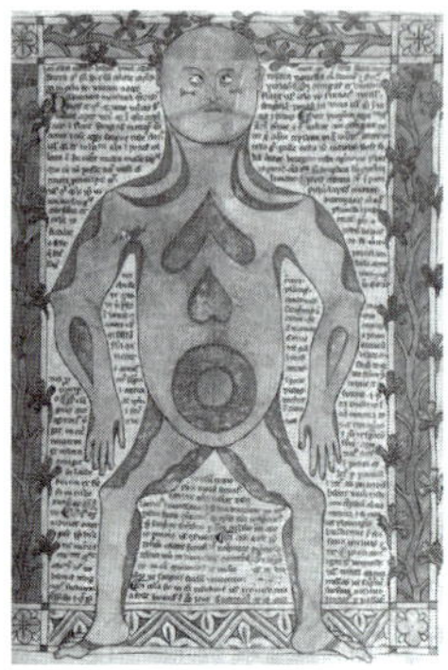
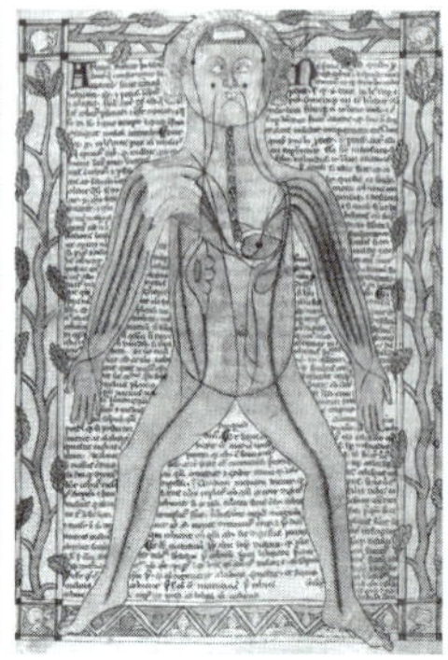
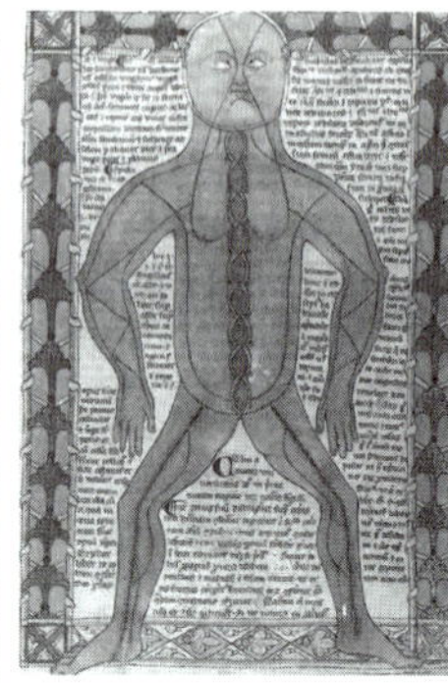

(좌측부터)

그림 39. 13세기 영어 원고에서 가져온 것으로 대충 그린 뼈대 모습. (출처: Ms. Ashmole 399, folio 20; Bodleian Library, Oxford.)

그림 40. 13세기 영어 원고에서 가져온 것으로 상상으로 묘사한 근육계통의 모습. 근육의 기이한 배열은 다양한 몸의 움직임을 특정 근육과 연관시키기 위한 시도일 것이다. (출처: Ms. Ashmole 399, folio 22; Bodleian Library, Oxford.).

그림 41. 13세기 영어 원고에서 가져 온 것으로 동맥계통의 모습. 심장의 검은 점을 동맥의 시작점으로 생각했다. 머리에 있는 두개의 동맥 연결(anastomosis, 문합)은 세동정맥그물(rete mirabile, 괴망)을 묘사했을 것이다. 이러한 중세의 해부학 그림은 웅크리거나 "개구리 모습"의 자세가 특징이다. (출처: Ms. Ashmole 399, folio 19; Bodleian Library, Oxford.).

그림 42. 13세기 영어 원고에서 가져 온 것으로 추정에 의한 신경계통의 모습. (출처: Ms. Ashmole 399, folio 21; Bodleian Library, Oxford.).

오닐(O'Neill, 1982)이 지적한 바와 같이, 영국의 옥스퍼드에 있는 보들리안 도서관에 소장된 유명한 **아슈몰리아 해부그림**[Ashmolean anatomical drawings] (그림 39~42)은 칼집 모양의 허파 속에 들어 있는 심장을 제외하고 케임브리지에 보관된 그림과 동일하다. 그렇지만 이 그림들은 정확하지 않고 매우 혼란스러운 모습이다. 케임브리지의 그림들에서 아랍의 풍조가 보이지만, 수드호프(Sudhoff, 1908; 1916; 1930)가 연구하여 보고한 논문은 확실하지 않다. 오닐(O'Neill, 1982)에 의하면, 곤빌과 카이우스 대학에 소장된 자료는 **"알려진 원고들 중에서 가장 완벽하게 그려지고 원래대로 보존된 라틴어 사본"**이다. 오닐(O'Neill, 1982)은 **"삽화가 들어있는 아랍어 해부학 소책자가 스페인에서 영국 베네딕트 수도원으로 옮겨졌다."**고 말했고, 이것이 유럽 학자들에게 전해졌다. 화려하고 흥미로운 이 해부학 삽화들이 오늘날 알려진 것들 중에서 가장 초기의 것이다. 갈레노스의 개념으로 생각해보면, 이렇게 조잡한 삽화들은 사람의 내부 장기들의 실제의 모습을 그린 것은 아니다(그림 43, 44, Persaud, 1984).

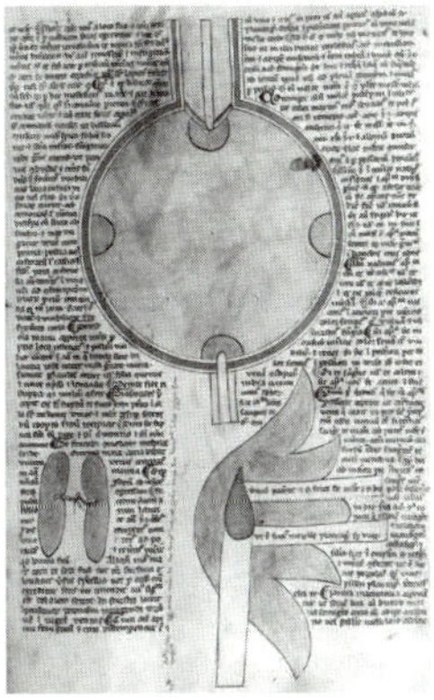

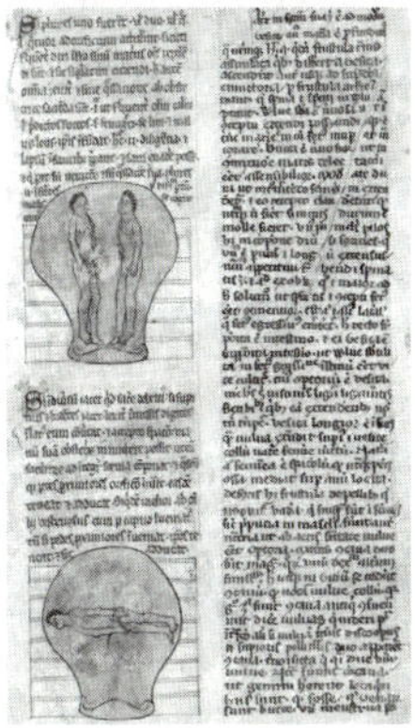

← 그림 43. 13세기 원고에서 가져 온 그림으로 원형의 위(stomach)와 한 쌍의 콩팥(kidney), 5개 엽으로 나뉜 간(liver)이 보인다. 이 삽화는 다른 문헌에서 복사한 것이고, 실재 장기들과 관련성이 없거나 비교할 것이 못 된다. (출처: Ashmole 399, folio 23; Bodleian Library, Oxford.).

→ 그림 44. 13세기 영어 원고에서 가져 온 것으로, 자궁 속에 들어 있는 태아의 위치를 나타낸 그림. 위쪽 그림은 남자와 여자의 쌍둥이고, 아래쪽 그림은 탯줄이 연결된 태아가 가로로 위치하고 있다. (출처: Ashmole 399, folio 15; Bodleian Library, Oxford.).

유럽의 대학들

유럽 사회는 사회적 가치관의 변화와 무역의 증대, 도시의 팽창, 강력한 국가의 수립 등을 거치면서 점진적으로 변화되었다. 로마제국의 몰락과 함께 교황의 권위는 쇠퇴하고, 종교는 더욱 통합되었다. 콜럼버스Christopher Columbus가 1492년에 **"아메리카의 발견"**과 요하네스 구텐베르크Johannes Gutenberg가 1454년에 가동 활자를 이용한 **"인쇄술의 발명"**은 당시에 매우 중요한 성과였다. 이 시기에 사람들은 모든 학문 분야에서 새로운 관심을 갖게 되었고, 새로운 사고와 발견들을 찾으려고 노력했다. 또한 사람 해부학에 대한 관심을 불러일으키는 위대한 대학들과 의학교들이 출현한 시기였다(Gordon, 1959). 이 시기 이전에 사람 해부학은 이교도의 과학으로 취급되어 천대를 받았다. 이러한 분위기는 시대적 정서를 반영한 것이었다(Persaud, 1984). 그 이유는 종교와 초자연주의, 신비주의, 점성술에 대한 선입관이 바탕에 깔려 있었기 때문이다. 사람의 몸 구조와 기능뿐 아니라 사람의 운명도 행성의 움직임처럼 마법적 영향을 받고 있다고 생각했다. 사람 몸의 각 부분이 천체들 중 하나에 의해 지배된다고 생각했기 때문에, 사람의 질병을 행성의 움직임으로 설명할 수 있다고 생각했다. 그래서 **'십이궁도'**는 매우 널리 퍼졌고, 이 시기에 제작된 많은 해부학 그림과 점성술 표시그림(그림 45, 46)에 십이궁도가 장식되어 출현했다(Major, 1954; Lassek, 1958).

사람 해부학에 관한 새로운 관심은 대학의 출현과 밀접하게 연관되었지만, 사람해부는 여전히 교회와 국가로부터 법적 허가를 받아야 했다. 이탈리아에서만 15개의 대학들이 1200년부터 1350년 사이에 새로 설립되었다. 살레르노 대학University of Salerno이 최초로 교육의 중심지가 되었지만, **사람해부**Dissection는 볼로냐 대학에서 가장 먼저 시작되었다. 당시에 사람해부는 해부학을 가르치기 위한 것이 아니라, 독살로 의심되는 사망자의 사인을 규명하기 위해 진행되었기 때문이다(Lassek, 1958).

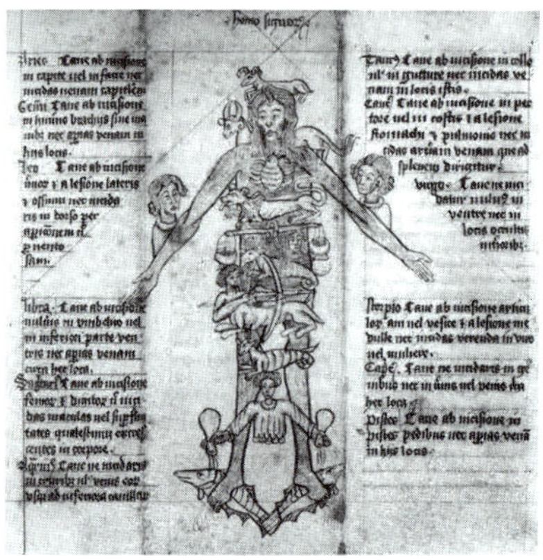

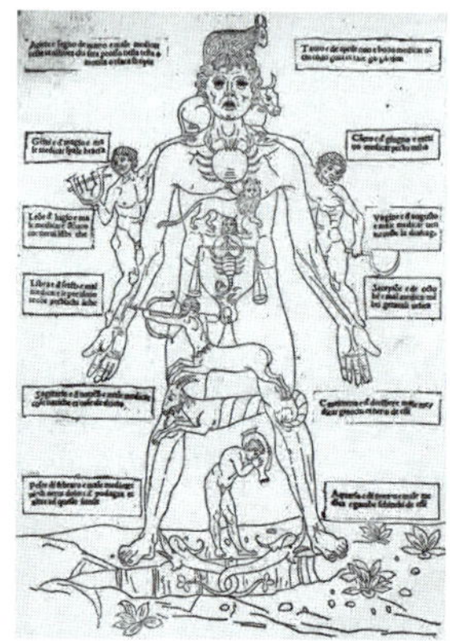

← 그림 45. 점성술사. 중세 시대와 르네상스 시대에 유럽의 많은 대학들은 점성술을 가르쳤고, 많은 의사들은 점성술사였다. 그들은 사람 몸의 각 부위를 행성들이 지배한다고 믿었다. 그래서 목성은 허파와 간, 다리를, 화성은 왼쪽 귀와 생식기를, 태양은 심장의 오른쪽을, 금성은 목과 배를, 수성은 팔과 손, 어깨, 엉덩이를, 달은 몸의 왼쪽 절반과 위를 지배한다고 생각했다. (출처: Wellcome Ms. 40. Calndarium 1463. Wellcome Institute Library, London.)

→ 그림 46. "십이궁도(zodiac man)"는 케담(Ketham)의 『의료파일(Fasciculus Medicinae)』(1522년)에서 발췌했다. 점성술의 상징물이 사람 몸의 여러 부위에 묘사되어 있다. (출처: Instituti Ortopedici Rizzoli, Bologna). 사람 몸을 소우주 또는 작은 먼더스(mundus)로 우주 또는 대우주와 비교하여 해석했다. 십이궁도의 12궤(별자리)는 다음과 같이 표현했다. 양자리, 숫양; 황소자리, 황소; 쌍둥이자리, 쌍둥이; 게자리, 게; 사자자리, 사자; 처녀자리, 처녀; 천칭자리, 균형을 유지하는 사람; 전갈자리, 전갈; 궁수자리, 궁수; 염소자리, 염소; 물병자리, 물을 주는 사람; 물고기자리, 물고기.

볼로냐 대학 University of Bologna은 법학을 가르치기 위해 설립되었고, 의학부는 1156년에 개설되었다. 1320년까지 적어도 15,000명의 학생들이 볼로냐 대학에서 수학했다고 알려져 있다. 볼로냐 대학에서 최초로 사람 해부학을 가르친 해부학자는 타데오 알데로티Taddeo Alderotti였는데, 그가 해부학 수업 중에 사람해부를 실시했다는 기록이 그의 제자 바르톨로메오 다바리그나나Bartolomeo da Varignana와 앙리 드 몽드빌Henri de Mondeville, 루치의 몬디노Mondino de Liuzzi 등이 남긴 저서에 남아있다. 타데오와 같은 시기에 살았던 살리케토Saliceto의 외과의사 윌리엄william이 1302년에 사망한 귀족 아졸리노Azzolino의 사인을 밝히기 위해서 타데오의 제자 바르톨로메오(Simili,

1951; Siraisi, 1981)의 지휘 아래 아졸리노의 시신을 부검했다. 로마제국의 황제이며 예루살렘의 왕 프레데릭 2세Frederick II, 1194~1250년가 사람해부를 승인했다.

중세 시대의 말기에 유럽에서 80여 개의 대학들이 설립되었지만, 이탈리아의 대학들처럼 활기차게 사람 해부학을 연구한 대학은 없었다. 볼로냐 대학이 사람 해부학을 연구한 대학들 중에서 가장 유명했다. **살레르노 대학**University of Salerno은 유럽에서 가장 먼저 설립되었다고 알려진 대학이다(Harrington, 1920). 몬테 카지노Monte Casino의 **베네딕트 수도원**Benedictine Monastery의 수사들이 살레르노 의학교의 교육과정에 영향을 미쳤다. 성 베네딕트St. Benedict는 6세기에 베네딕트 수도원을 설립했다. 롬바르드족Lombards이 6세기 말에 이 수도원을 파괴했기 때문에 수도사들은 로마로 도망쳤다. 그들은 720년에 이 수도원 재건하기 위해 돌아왔지만, 사라센족Saracens이 884년에 수도원을 다시 파괴했다. 그들은 70년 후에 다시 수도원을 재건했고, 수도원이 1886년에 해체될 때까지 계속 존재했다. 수도사들이 수도원에 있을 때 그 곳은 병원과 의학교의 역할을 했다(Packard, 1920).

이곳은 콘스탄티누스 아프리카누스constantinus Africanus가 카르타고에서 주술사로 고발당한 후, 도망친 수도원이었다. 아프리카누스는 아프리카에서 태어났고, 그 후 39년간 이집트와 중국을 여행하며 많은 지식을 쌓았다. 그가 주술사로 고발된 것은 이 여행에서 돌아왔을 무렵이었다. 수도원으로 들어가기 전에 기스카드Robert Guiscard의 비서로 임명되었으나 곧 사임하고 수도원으로 갔다. 여기서 그는 히포크라테스와 갈레노스, 할리 아바스, 아비켄나 등의 저서들을 번역하고 이에 대한 주석서를 저술했다(Packard, 1920).

할리 아바스의 저서에 『알 말레키Al Maleki 로얄 북, The Royal Book』라는 제목이 붙었다. 그는 전통 의학의 전반적 체계를 요약하려고 노력했다. 이 책에 대한 아프리카누스의 변역서 『판테그니Pantegni』 또는 『전체 의술The Whole Art』에 갈레노스의 가르침을 바탕으로 사람 몸에 관한 체계적인 설명이 들어있다. 아프리카누스 저서들의 전집이 1539년에 바젤에서 출판되었다. 이러한 아프리카누스의 저서들을 통해 아랍 의학이 유럽으로 계승되었다(Packard, 1920).

로버트 기스카드Robert Guiscard가 1075년에 살레르노를 점령했고, 살레르노는 1194년까지 헨리 6세Henry VI 통치 아래에서 번창했지만, 나중에 이 도시는 폐허가 되었다. 몬테 카지노의 베네딕트 수도원의 수사들이 수도원을 설립하기 위해 이 도시에 왔을 때, 그들은 사람들이 치료받기 위해 머무는 장소로 이 도시가 중요하다는 것을 알게 되었다(Packard, 1920).

학문의 활동은 11세기에 **살레르노 의학교**에서 시작되었다. 초기 저자들로는 가리오폰투스Gariopontus와 페트로셀루스Petrocellus, 페트로니우스Petronius 등이 있었다. 트로툴라Trotula는 살레르노 의학교가 배출한 가장 유명한 저술가로 여성이었는데, 산과학과 위생학, 다른 의학적 주제들에 관한 저서를 저술했다. 그녀의 가장 유명한 저서는 『여성 감정에 대하여De Mulierum Passionibus』(트로툴라 메이저Trotula Major)와 『트로툴라 마이너Tulrota Minor』였다. 또 다른 살레르노 의학교 출신의 유명한 저술가는 젊은 코폰Cophon the Younger으로 12세기에 해부학의 표준 교과서의 역할을 했던 『돼지 해부학De Anatomia Porci』과 의술에 관한 『치유의 예술Ars Medendi』을 저술했다(Packard, 1920).

프레더릭 2세Frederick II는 의사들에게 부여한 칭호인 '**마기스터**Magister'의 자격을 받기 위해 모든 의학생들이 시험을 통과해야 한다는 법령을 1224년에 공포했다. 이 시험에 응시할 학생들은 나이가 21살 이상이고 7년 이상 의학을 공부해야만 했다. 이 시험에 지원한 학생들은 히포크라테스와 갈레노스, 아비켄나, 아리스토텔레스의 업적에 관한 시험을 치렀다. 또한 프레더릭 2세는 살레르노 대학이나 나폴리 대학University of Naples에서 1년 동안 해부학을 공부하고 시험에 합격해야만 외과의사의 자격을 부여한다는 법령을 공포했다. 이탈리아와 프랑스, 독일, 영국의 다른 지역들이 수준 높은 교육을 실시한 중심지로 발전하는 데 있어서 살레르노 대학이 큰 영향을 미쳤다(Packard, 1920).

몽펠리에 대학 University of Montpellier은 1000년에 이미 약물조제 의사와 의학부 교수들이 있었고, 유럽에서 가장 오래된 대학이었다. 스페인에서 이주한 유태인 의사들이 이 대학을 설립했으며, 살레르노 대학처럼 고대 그리스 의학을 유럽 전역에 전파시키는 중심지 역할을 했다. 주교가 교수들을 임명했고, 1230년에 석사학위를 수여받은 교수가 출제한 시험에 합격해야 의사로서 환자 진료가 가능했다. 여기서 공부한 빌라 노바의 아놀드Arnold, of Villa Nova1235~1311년는 심장에 관한 아비켄나의 저서를 번역했고, 다른 의학 서적들도 저술했다. 그는 독자적 사상가로 명성이 높았으며 여러 언어들을 잘 구사했고, 아르라곤Arragon과 여러 교황들, 시칠리아 왕들의 주치의로 상당한 영향력을 가진 인물이었다(Packard, 1920년).

사람해부가 몽펠리에 대학에서 1314년 이후에 실시되었고, 일반인에게도 참가비를 받고 공개되었다. 앙주의 군주Duke of Anjou는 1376년에 처형된 범죄인의 시체를 매년 사람해부에 이용한다고 공포했다. 유명한 외과의사 가이 드 숄리아크Guy de Chauliac, 1300~1370년는 몽펠리에 대학에서 공부했고, 해부학의 연구를 장려한 또 다른 외과의사 앙리 드 몽드빌Henri de Mondeville, 1260~1320년도 이 대학의 교수였다(Mac Kinney, 1962).

중세 시대에 프랑스는 오직 몽펠리에 대학에서만 의학을 가르쳤고, 이후에 파리 대학에서도 의학을 가르쳤으며, 파리 대학은 신학과 철학으로 유명했다(Cooper, 1930). **파리 대학**은 12세기 후반에 설립되었고, 유럽의 여러 지역에서 학생들이 몰려왔다. 의학의 가르침은 살레눔Salernum의 길레스 드 코벨Gilles de Corbeil이 필립 왕의 담당의사로 임명된 1210년부터 시작되었을 것이다.

옥스퍼드 대학 University of Oxford에서 의학교육은 1167년부터 시작되었고, **케임브리지 대학**University of Cambridge은 1217년에 시작되었으며, 이 대학들은 스스로 파리 대학을 모방했기 때문에, 의학교육 과정은 서로 동일했으며, 초기에 외과 시술에 관한 교육은 시행되지 않았다.

제9장

루치의 몬디노

해부학의 재건자

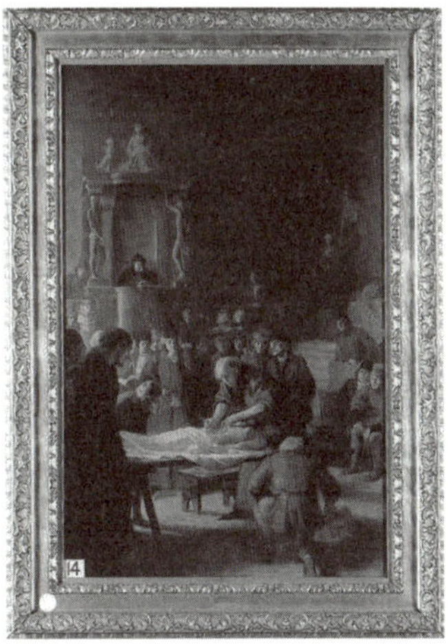

그림 47. 이탈리아 해부학자 몬디노(Mundino)가 1318년에 볼로냐의 해부극장에서 최초로 해부시연하는 모습. 어니스트 보드(Ernest Board, 1877~1934년)의 유화. (출처: Wellcome Institute Library, London.)

사람 해부학은 의학의 여러 분야들 중에서 매우 어려운 기초의학이지만, 그리스도교가 사람 몸의 신성함을 표방하며 사람해부를 금지한 서기 200년부터 사람해부는 점차 감소했다. 갈레노스의 업적 이후로, 중세 시대의 초기와 절정기에 해부학의 발전은 암흑기였다. 이러한 분위기는 그리스도교가 처형당한 범죄인을 대상으로 사람해부를 승인한 중세 시대의 후기까지 지속되었고, 1100년이 지난 후에 몬디노 드 루치Mondino de Luzzi가 처음 공개적으로 사람을 해부할 수 있었다(Mondino, 1493, 그림 47). 몬디노가 "**해부학의 재건자**"로 추앙받는 이유는 그가 수세기 만에 처음으로 사람해부를 진행했기 때문이 아니라, 그의 독특한 교육 방법과 사람해부에 관한 저서 때문이다. 그의 저서는 최초의 근대적 해부학 교과서로 각광을 받았고, 의학 교육에서 처음으로 해부학을 체계화시켰으며 해부학을 학문 분야로 인정받도록 이끌었다(Castiglioni, 1941; Criveellato and Ribatti, 2006c).

몬디노의 교수직

몬디노가 의학 교육에 사람해부를 도입한 것은 그가 살았던 시기에 새로운 교육 방법이었다. 프랑스의 유명한 외과의사 가이 드 숄리아크Guy de Chauliac, 1300~1370년는 몬디노가 사람해부를 실시하는 조수들에게 과거의 전통적인 방식이 아니라 새로운 방법으로 사람해부를 지시했다고 기술했다(Beasley, 1982). 몬디노는 최초로 근대적 해부학 교과서 『아나토미아De Omnibus Humani Corporatis Intertoribus Membris Anathomia』(Anathomia)를 저술하면서 사람을 해부하는 순서와 방법을 소개했다(그림 48, 49). 몬디노는 사람해부 방법에 있어서 선구자였지만, 그가 해부하여 발견한 구조물들은 이전에 갈레노스가 발견한 구조물들을 반박한 것이 아니라 확인하는 것이였다(Beasley, 1982).

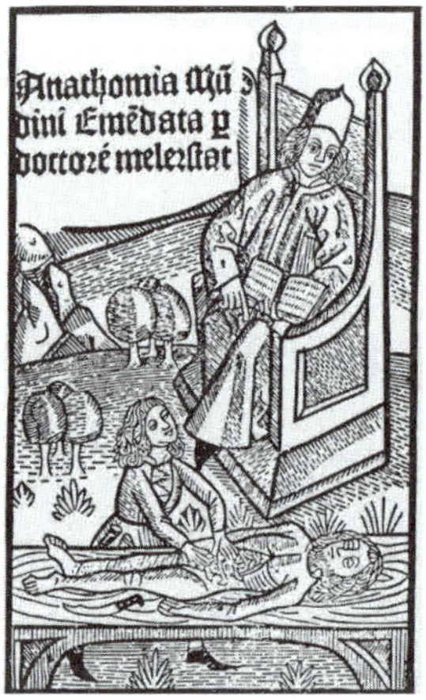

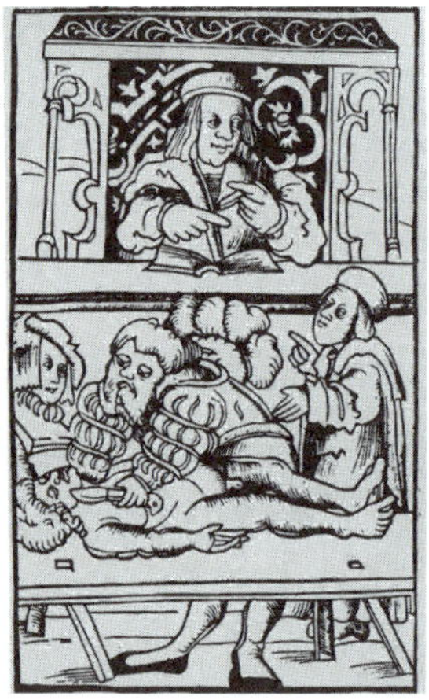

← 그림 48. 라이프치히(Leipzig)에서 1493년에 출판된 『아나토미아(Anathomia)』의 표지. 의자에 앉아있는 긴 예복과 모자를 쓴 남자는 의심할 여지없이 교수다. 그는 펼쳐진 책을 왼손에 들고 읽으며, 오른손으로 머리에 아무것도 안 쓴 젊은 조수로 하여금 시신을 해부하도록 지시하고 있다. 시신에서 창자가 보인다.

→ 그림 49. 16세기 초에 로스토크(Rostock)에서 해부시연하는 모습. 이 목판화는 1514년에 로스토크(Rostock)에서 니콜라우스 투리우스 마샬크(Nicolaus Thurius Marschalk)가 출판한 『몬디노 아나토미아(Anatomia Mundini)』에 들어 있다. (출처: Universitäts-bibliothek Rostock; from Wischhusen and Schumacher, 1970). 로스토크에서 최초의 사람해부와 해부시연은 1513년에 시행되었다. 유럽의 다른 도시들에서 사람해부와 시연이 시작된 시기는 다음과 같다. 볼로냐(Bologna 1302년), 몽펠리에(Montpellier 1315년), 파도바(Padova 1341년), 프라하(Prague 1348년), 베네치아(Venezia 1368년), 피렌체(Firenze, 1388년), 비엔나(Vienna 1404년), 파리(Paris 1478년), 쾰른(Cologne 1479년), 튀빙겐(Tubingen 1482년), 라이프치히(Leipzig 1500년), 에든버러(Edinburgh 1505년), 스트라스부르크(Strassburg 1517년), 바젤(Basel 1531년), 마르부르크(Marburg 1535년), 옥스퍼드(Oxford 1549년), 살라망카(Salamanca c.1550년), 로잔(Lausanne c.1550년), 취리히(Zurich c.1550년), 암스테르담(Amsterdam 1555년), 케임브리지(Cambridge 1557년), 런던(London 1564년), 베른(Bern 1571년). (Wischhusen & Schumacher, 1970)

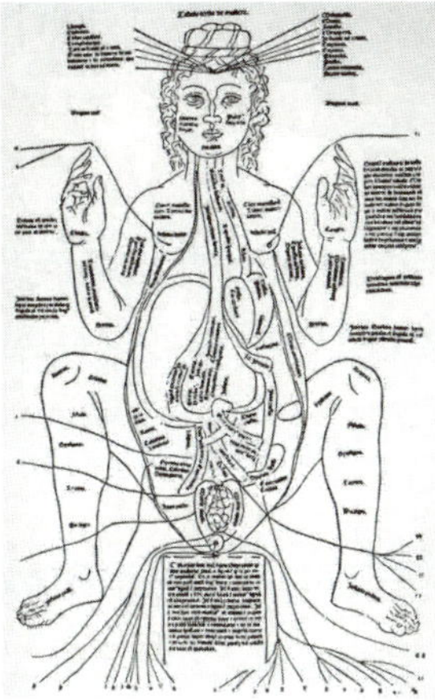

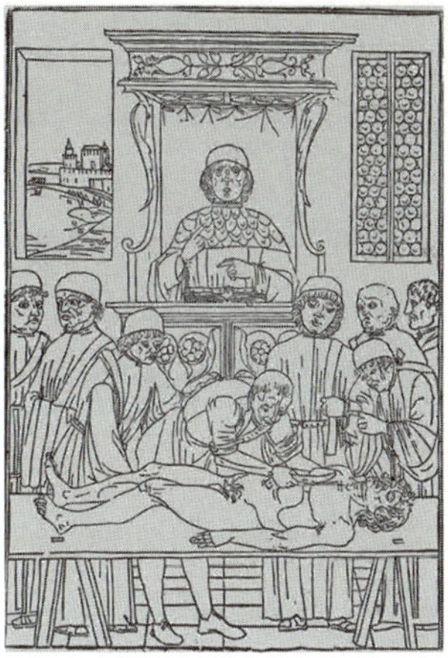

◆ **그림 50.** 케담(Ketham)의 『의료파일(Fasciculus Medicinae)』에 나오는 정상인의 모습. 베니스, 요한 그레고리오(Johann et Gregorio) 1492년. (Major, 1954)

◆ **그림 51.** 몬디노의 『아나토미아(Anathomia)』의 케담(Ketham) 판본(베니스, 1500년)에서 가져온 사람해부 장면. 몬디노는 높은 의자에 앉아 책을 읽으며 해부를 지시하고 있다. 조수가 칼로 시신을 절개하고 있다. (출처: Instituti Ortopedici Rizzoli, Bologna).

몬디노는 『아나토미아』에 사람해부 방법을 직접 기술함으로써 많은 존경을 받았음에도 불구하고, 교수로 재직하는 동안 해부 보조자가 사람해부를 수행하도록 했다. 조수가 사람해부를 직접 실시하고, 몬디노는 높은 의자에 앉아 조수에게 지시하는 모습이 케담Ketham의 『의료파일Fasciculus Medicinae』(그림 50)에 들어있다(Ketham, 1941, 그림 51).

몬디노가 조수에게 지시하여 사람해부를 진행한 것은 주목받을 만한데, 그의 조수 중 한 명인 페르시케토Persiceto의 길리아니Alessandra Giliani가 뛰어난 사람해부의 기술을 소유했기 때문이었다. 길리아니는 매우 꼼꼼했고 인체 구조물의 왁스모형도 정교하게 제작하였다. 그래서 몬디노의 명성은 더욱 높아졌고, 그의 교수법은 발전했다.

기록에 의하면, 페르시케토의 길리아니는 몬디노에게 가장 필요한 조수였다. 그녀는 매우 작은 정맥들과 동맥들, 심지어 혈관의 작은 가지들까지도 손상시키거나 자르지 않고 능숙한 솜씨로 해부하여 찾아냈다. 또한 그녀는 이 혈관 속으로 **색깔이 들어 있는 왁스 용액을 주입**Color injections한 다음, 혈관을 손상시키지 않으면서 혈관 속으로 주입된 액체가 단단하게 굳도록 제작했다. 몬디노는 이렇게 준비된 시신들을 해부시연에 사용했다. 다시 말하면 그녀는 색소가 들어 있는 액체를 혈관 속으로 주입하여 하나의 혈관을 작은 가지들까지 완벽하게 같은 색으로 표시했고, 혈관들이 매우 자연스럽게 여러 색으로 구분되었다. 몬디노는 이렇게 제작된 시신들을 사용하여 훌륭하게 설명하고 가르쳤기 때문에, 그는 더욱 유명해졌고 큰 명성을 얻었다(Walsh, 1911).

몬디노의 『아나토미아Anathomia』는 라이프치히Leipzig에서 1493년에 출판되었다. 이 책의 표지에 있는 그림에서, 몬디노가 시신에서 떨어진 높은 의자에 앉아 왼손으로 펼쳐진 책을 잡고, 페르시케토 길리아니로 추정되는 조수로 하여금 시신을 해부하도록 지시하는 모습이 보인다.

몬디노가 저술한 최초의 근대적인 해부학 교과서는 그가 사람을 해부하여 설명함으로써 유명해졌으며, **해부학의 교육**Anatomical teaching은 왁스로 제작된 시신표본의 모형과 같은 새로운 방법을 사용하여 더욱 발전했다.

몬디노가 해부학 교육에서 유일하게 성공한 해부학자가 된 배경은 다음과 같다. 몬디노는 영향력 있는 피렌체 집안Florentine family의 자손이었기에 기회를 잡을 수 있었고, 그가 변화를 추구하는데 있어서 정치적으로 큰 도움을 받았기에 성공할 수 있었다. 몬디노의 아버지 네리노Nerino와 할아버지 알비지오Albizzio는 모두 약사였고, 삼촌 루지오Luzio는 볼로냐 대학의 의학 교수였다(Castiglioni, 1941). 그래서 몬디노는 유년기에 볼로냐 대학의 의학부에서 의학을 공부할 수 있는 특권을 누렸다. 몬디노는 대학을 졸업한 후, 그곳에서 의학 및 외과 분야의 강사로 재직하면서 이 분야의 전문가가 되었다. 그는 전문분야를 뛰어 넘어, 상당한 정치적 영향력을 행사했다. 그는 시정부에서 높은 지위의 외교관을 역임했으며, 나폴리Naples 로버트 왕King Robert의 아들로부터 볼로냐 대사로 임명을 받았다. 지역사회 내의 영향력 있는 집안의 협조와 대사로서 활동한 경력, 의학에 대한 전문적 지식들이 합쳐졌기에, 몬디노는 해부학을 의학 교육에 도입하는 성과를 거둘 수 있었다(Castiglioni, 1941).

몬디노의 『아나토미아』

의학 교육에 해부학을 도입하려는 몬디노의 노력은 사람을 직접 해부하여 얻은 자료를 근거로 『아나토미아De Omnibus Humani Corporatis Intertoribus Membris Anathomia』(Anathomia)를 출판함으로써 가시적인 성과를 거두었다. 『아나토미아』는 1316년에 처음 출판되었지만, 1478년까지 이탈리아의 파도바에서 출판되지 않았다(Castiglioni, 1941). 이 책은 250년 이상 가장 널리 사용된 해부학 교과서였으며 40번 이상 출판되면서 발전했다(Castiglioni, 1941; Criveellato Ribatti 2006c: Wischhusen Schum acher, 1970). 비록 『아나토미아』에 들어 있는 많은 의학적 내용이 히포크라테스와 아리스토텔레스, 갈레노스의 주석서에 들어 있던 것일지라도, 몬디노가 사람해부를 시도한 방식은 갈레노스의 업적을 부정한 것이 아니라 오히려 뒷받침하려는 것이었다. 몬디노는 동료 교수들과 학생들에게 일정한 순서대로 사람을 해부하도록 가르쳤기 때문에, 그의 『아나토미아』는 매우 의미 있는 책이었다(Wilson, 1989).

사람해부와 해부시연이 **로스토크**Rostock에서 1513년에 처음으로 개최되었다. 유럽의 각 도시들에서 사람해부와 해부시연이 시작된 시기는 다음과 같다. **볼로냐**Bologna (1302년), **몽펠리에**Montpellier (1315년), **파도바**Padova (1341년), **프라하**Prague (1348년), **베네치아**Venezia (1368년), **피렌체**Firenze (1388년), **비엔나**Vienna (1404년), **파리**Paris (1478년), **쾰른**Cologne (1479년), **튀빙겐**Tubingen (1482년), **라이프치히**Leipzig (1500년), **에든버러**Edinburgh (1505년), **스트라스부르크**Strassburg (1517년), **바젤**Basel (1531년), **마르부르크**Marburg (1535년), **옥스퍼드**Oxford (1549년), **살라망카**Salamanca (c.1550년), **로잔**Lausanne (c.1550년), **취리히**Zurich (c.1550년), **암스테르담**Amsterdam (1555년), **케임브리지**Cambridge (1557년), **런던**London (1564년), **베른**Bern (1571년) (Wischhusen & Schumacher, 1970).

『아나토미아』에 들어 있는 내용은 사람이 다른 동물보다 우월하다는 개념에서 출발했다. 그 이유로 사람은 지성과 추론능력을 갖고 있고, 도구를 제작하여 사용하며, 두 발로 걷기 때문이라고 설명했고(Siraisi, 1990), 그래서 몬디노는 사람 몸을 연구할 가치가 있다고 주장했다. 몬디노는 사람 몸을 생리적 활동에 따라 세 부분으로 구분했다. 1) '**동물요소**animal members'가 들어 있는 상위 공간인 머리뼈skull와 2) '**생명요소**spiritual members'가 들어 있는 가운데 공간인 가슴thorax, 3) '**자연요소**natural members'가 들어 있는 하위 공간인 배abdomen, 복부이다(Singer, 1957). 몬디노는 사람 몸의 각 부분들을 하위로부터 상위까지 순서대로 '자연요소'와 '생명요소', '동물요소'로 구분했고, 이러한 순서를 바탕으로 사람 몸을 차례대로 해부했다.

몬디노는 '**자연요소**' 들어 있는 배안복강의 장기들부터 해부를 시작했다. 배에서부터 가슴pectoral muscles, 가슴근육까지 세로로 절개하고, 배꼽부위에서 가로로 절개하여 배안의 장기들을 관찰했다. 그의 책에 따르면, 그는 위stomach를 가장 먼저 해부했고, 위를 "**감각을 담당하는 부위**"인 안쪽 선과 소화에 관여하는 바깥쪽 선으로 이루어진 둥근 공 모양으로 설명했다. 그 다음에 지라spleen를 관찰하기 위해 '거짓갈비뼈false ribs'를 제거했다. 지라는 검은담즙black bile, 흑담즙을 생성하고, 이 검은담즙이 위와 지라 사이에 위치한 가상의 도관을 통해 위stomach로 이동한다고 설명했다(Singer, 1957). 몬디노는 간liver을 5개의 엽들로 나뉜 형태로 묘사했고, 노란담즙yellow bile, 황담즙을 생성하는 쓸개주머니gallbladder, 담낭와 막창자꼬리appendix, 충수돌기가 붙어 있지 않는 막창자cecum를 묘사했다(Singer, 1957). 몬디노는 이자pancreas를 기술하지 않았지만, 이자관pancreatic duct을 아주 자세히 설명했다. 마지막으로 몬디노는 방광urinary bladder을 관찰한 소견과 월경과 임신 중에 커진 자궁uterus의 모습을 묘사했다(Castiglioni, 1941).

다음으로 몬디노는 '**생명요소**'가 들어 있는 가슴부위를 해부했다. 심장heart을 자세히 묘사했지만 부정확했다. 심장을 오른심실과 중간심실, 왼심실 등, 3개의 심실들이 존재하는 모습으로 묘사했다. 오른심실에는 간에서 기원한 혈액이 들어오는 큰 구멍을 묘사했다. 몬디노는 해부학적으로 부정확하지만 위대정맥superior vena cava을 정확하고 자세하게 묘사했다. 오른쪽 삼첨판막에 있는 세 개의 판막들도 묘사했다. 몬디노는 심장을 해부한 다음 허파lung를 해부했다. 몬디노는 허파동맥pulmonary artery과 허파정맥pulmonary vein의 주행경로를 관찰했고, 폐렴을 포함한 허파의 병리학적 소견들과 가슴막pleura을 기술했다(Castiglioni, 1941). 몬디노는 가슴부위의 해부를 마치면서 후두larynx에 관한 일반 설명을 덧붙였다(Singer, 1957).

마지막으로 몬디노는 사람 몸에서 가장 상위 공간으로 '**동물요소**'가 위치하는 머리뼈skull를 해부하여 설명했다. 몬디노는 뇌를 다음과 같이 세 개의 구역으로 나누었다. 1) 감각senses을 담당하는 앞 구역, 2) 상상력imagination을 담당하는 중간 구역, 3) 기억memory을 담당하는 뒤 구역. 몬디노는 맥락얼기choroid plexus가 뇌의 구역들 사이의 통로를 열고 닫음으로써 정신적 처리과정을 조절한다고 믿었다. 또한 몬디노는 뇌신경cranial nerves을 설명했지만, 갈레노스의 『사람 몸 부분의 유용성Uses of the Parts of the Body of Man』에서 인용한 것이었다(Singer, 1957).

몬디노의 사람해부 방법에 있어서 주목할 만한 사항은, 당시에 시신을 오랫동안 보존할 수 없었기 때문에, 해부할 부위를 순서대로 정해서 진행한 것이다. 일반적으로 사람해부를 4일 동안 실시하였고, 필요한 경우에는 밤에도 진행하였다.

몬디노는 팔다리를 해부할 시간이 거의 없었기 때문에, 팔다리의 근육과 동맥, 정맥, 신경 등을 관찰하기 위해 시신을 햇볕에 건조시킬 것을 제안했다(Kornell, 1989).

『아나토미아』는 해부학 교과서였기에, 외과술에 관한 내용은 거의 들어 있지 않았다. 그러나 가장 주목할 점은 절개된 창자의 가장자리를 왕개미가 입으로 물게 하여 상처를 봉합한 방법이다. 오늘날의 수술용 스테이플러stapler로 상처를 꿰매듯이 창자를 문합한 후에 개미의 머리를 제거했다(Beasley, 1982). 또한 몬디노는 탈장과 눈의 백내장 수술에 관한 외과 치료방법도 소개했다(Singer, 1957).

비록 몬디노가 사람을 해부하여 발견한 구조들은 이미 수세기 전에 갈레노스가 기술한 해부학 구조들처럼 부정확했지만, 몬디노가 사람해부의 방법과 순서에 대해 자세히 기술함으로써 그가 묘사한 사람 해부학의 구조에 대한 부정확성을 상쇄시켰다.

몬디노의 유산

몬디노는 1306년에 볼로냐 대학의 해부학 교수가 되었고, 죽을 때까지 20년 동안 그곳에서 재직했다. 그는 공개적으로 사람해부가 금지된 후 1100년이 지난 다음 1315년에, 처음으로 공공장소에서 시신을 해부할 수 있도록 가톨릭교회로부터 허가를 받았다. 몬디노가 사람 몸을 체계적으로 연구하기 위해 새로운 해부기법을 사용하여 합리적인 방법을 도입했기 때문에, 그를 '**해부학 재건자**'라고 부른다. 또한 그가 저술한 『아나토미아Anathomia』는 오직 해부학만을 다룬 최초의 근대적 해부학 교과서였다. 이 책은 수세기 동안 의학생들에게 인기가 있었다(Persaud, 1984).

제10장

레오나르도 다빈치

르네상스 예술과 사람 해부학

르네상스Renaissance 시대의 초기에 많은 유명한 예술가들은 사람 몸의 아름다움을 정확하고 사실적으로 묘사하기 위해서 사람을 해부했고 사람 몸에 대한 연구를 시도했다(von Toply, 1903; Richer, 1903; Janson, 1977; Parker, 1983). 이 시기에 사람 해부학에 관한 연구는 예술과 과학의 융합으로 새로운 전환점을 맞이했다.

사람 몸을 해부하여 뼈대골격를 연구했을 뿐 아니라, 사람 몸의 구조에 기하학과 역학의 법칙을 적용했고, 이것을 매우 강조했다. 레오나르도 다빈치Leonardo da Vinci는 해부학을 연구한 예술가들 중에서 가장 뛰어난 인물로, 사람의 형태와 기능을 서로 연관 지어 이해하려는 연구를 시도했다. 그는 예술가와 과학자, 발명가로서 독창적이고 창조적인 발명품과 더불어, 풍부한 창작활동과 새로운 학문에 대한 탐구정신으로 훌륭한 업적을 남겼다. 또한 그는 식물학과 수학, 지질학, 천문학, 철학에도 관심을 가졌고, 모든 학문 분야에서 업적을 남긴 특출한 인물이었다(Persaud, 1984).

레오나르도와 같은 시기에 살았던 예술가들로, 뒤러Albrecht Dürer, 1974~1528년와 폴라이우올로Antonio Pollaiuolo, 1432~1498년, 베로치오Verocchio, 1435~1488년, 시뇨렐라Luca Signorelli, 1442~1524년, 미켈란젤로Michelangelo, 1475~1564년, 티치아노Titian, 1477~1576년, 라파엘Raphael, 1483~1520년 등이 있었다. 이들은 모두 예술가의 관점에서 사람의 모습을 정확하게 묘사하기 위해 예술적 능력과 예리한 관찰력으로 사람 몸을 탐구했다.

레오나르도: 르네상스 시대의 인물

레오나르도는 "수학자가 아닌 사람은 나를 이해하지 못할 것이다. 사람에 대한 연구가 수학적 논증으로 인정을 받지 못하면 진정한 과학이라고 말할 수 없다. 수학을 과소평가하는 사람은 스스로 혼란에 빠진다."고 주장했다(Chamberlain, 1914). 레오나르도가 남긴 몇 개의 예술작품들을 정밀하게 분석한 결과, 수학적 비율에 따른 수치와 요소들이 그림에 들어 있다. 그의 가장 유명한 모나리자는 황금 분할 비율로 구성되어 있다. 이러한 황금 분할 비율은 관람자가 그림을 매혹적으로 느낄 수 있도록 구성된 복잡한 기하학적 기법이다(Stakhov, 1989).

레오나르도의 다재다능한 능력과 여러 주제들을 동시에 연구했던 통찰력은 원래 별개의 학문이라고 여겼던 학문들을 서로 연결시킨 원동력이 되었다. 프랭크 네터Frank Netter는 다빈치가 모든 지식을 통합하기 위해 정열적으로 연구를 추구했다고 말했다(Netter, 1956; Calkins et al., 1999). 이러한 노력 덕분에 다빈치는 여러 학문분야에 관한 많은 지식과 높은 식견을 갖게 되었다. 켐프(Kemp, 2006)는 사람의 몸 구조를 자연의 강과 개울의 물리적 법칙에 연관시킨 다빈치의 사례를 매우 독특하게 설명했다. 베이컨Roger Bacon은 다빈치의 비교학적 사고방식은 어떤 분야의 지식이 모든 학문에 기여하는 "**만물과학**universal science"의 비전이라고 말했다(Kemp, 2006).

해부학의 연구

레오나르도가 예술가로서 인기가 있고 명성이 널리 알려진 것은 그의 예술작품에서 비롯되었을 것이다. 그는 사람의 몸을 사실적으로 묘사하기 위해 사람을 해부하여 관찰하였다. 이렇게 시작된 사람해부에 대한 레오나르도의 열정이 그를 해부학 연구에 빠져들게 만들었다(Belt, 1955; Keele, 1978; 1983).

레오나르도가 남긴 위대하고 매혹적이며 정확한 해부 그림들을 통해서, 우리는 그의 뛰어난 관찰력과 통찰력을 엿볼 수 있다(Clark, 1935a; 1935b; 1968; Herrlinger, 1953; Sunders & O'Malley, 1982). 그의 해부 그림들은 전통적인 관습을 벗어나 더 자연스럽고 사실적으로 표현하려고 노력했던 조토Giotto [12]의 전통에서 유래하였다. 레오나르도는 서술적 해부학에 만족

---

12 Giotto di Bondone 이탈리아의 피렌체파 화가·조각가·건축가

하지 않고, 여러 구조물들의 기능도 설명하려고 노력했다. 레오나르도가 죽기 2년 전에, 아라곤Aragon의 루이스 추기경Cardinal Luis과 그의 비서는 레오나르도를 방문한 후, 다음과 같은 글을 남겼다.

> 이 신사는 해부학에 대해 자세히 기술하고 있는데, 사지와 근육, 신경, 정맥, 인대, 창자, 남성과 여성의 몸에서 연구해야 할 모든 것들을 그림으로 보여 주었다. 그때까지 어느 누구도 시도하지 않은 방법이었다. 우리는 이 모든 것을 눈으로 직접 보았고, 그는 모든 연령대의 남성과 여성의 시신을 30구 이상 해부했다고 말했다(Mc Curdy, 1932).

레오나르도의 그림에 대한 루이스 추기경의 기록은 레오나르도가 해부학 분야에 가져온 혁신을 잘 보여 주었다. 오늘날 **'보쉥**Beauchene**'**이라고 알려진 관절이탈(탈구) 기법은 분리된 머리뼈와 이 분리된 뼈들 사이의 관절을 스케치한 레오나르도의 해부도를 보쉥Beauchene [13]이 바이마르 시트Weimar Sheet에서 보고난 후 영감을 받은 것으로 추정되고 있다(Spiner, 2011). 다빈치의 그림은 사람의 구조를 그대로 모방하던 당시의 일반 개념을 벗어나서, 그가 해부하여 관찰한 실제 구조를 바탕으로 제작한 것이다. 예를 들어, 레오나르도와 같은 예술가는 뇌를 가로로 절개한 단면을 관찰하여 그림으로 그릴 경우에, 뇌실ventricle의 가로 절단면 구조를 실수로 놓칠 것 같지 않다. 레오나르도가 해부학 지식을 연마하던 시기에 뇌의 그림을 그렸다면, 직접 관찰한 뇌의 모습을 그린 것인지, 아니면 기억하고 있던 뇌의 모습을 그린 것인지, 혹은 당시의 해부학 책에 들어 있던 뇌의 그림을 보고 그린 것인지 확실하게 판단할 수 없을 것이다. 레오나르도는 뇌의 그림을 그리고 나서 몇 년이 지난 후에 다시 뇌실을 연구했고, 뇌실의 구조를 실물대로 그림으로 그려 큰 업적을 남겼다(Tascioglu Tascioglu, 2005). 레오나르도가 남긴 그림을 통해서 그가 절단면의 해부학 구조에 많은 관심을 갖고 연구했음을 알 수 있다(O'Rahilly, 1993; Saunders & O'Malley, 1982). 19세기까지 구조물의 절단면에 대한 묘사와 설명은 널리 유행하지 않았다.

레오나르도는 당시에 사용되던 해부학 책들을 알고 있었다. 레오나르도가 시신을 해부할 때 해부용 지침서로 몬디노의 『아나토미아Anathomia』를 이용했다는 보고도 있고, 심지어 그가 발가락의 폄근extensors에 대한 참고문헌으로 몬디노의 저서를 인용하기도 했다.

---

13 Edmé François Chauvot de Beauchêne (1780~1830년), 프랑스 의사, 외과의사, 해부학자

이탈리아의 볼로냐 대학과 파도바 대학에서 의학부 교수로 재직했던 알렉산드로 베네데티Alessandro Benedeti, 1450~1512년는 1497년에 5권으로 구성된 해부학 지침서 『아나토미케Anatomice, 해부학』를 출판했다. 이 책은 사람의 몸 구조와 사람해부를 다루었지만 독창성이 부족했다. 또한 이 시기에 인기가 있었던 책은 몽펠리에의 외과의사 가이 드 숄리아크Guy de Chauliac, 1300~1370년가 저술한 것이었다. 그의 『시루지아 마그나Cyrurgia Magna』는 1363년에 저술되었으며, 1478년에 프랑스어로 번역되어 파리에서 출판되었다. 아랍어로 저술된 갈레노스와 아비켄나의 저서들도 라틴어로 번역되어 이용할 수 있었다. 또한 레오나르도가 해부학과 동물학 분야에 관한 앨버터스 매그너스Albertus Magnus, 1193/1206~1280년의 『동물에 대하여De Animalibus』를 참고했다는 것을 레오나르도의 메모를 통해서 알 수 있다(Persaud, 1984). 다빈치는 정식 교육을 받지 못했기 때문에 라틴어를 잘 몰랐고, 스스로 자신을 **"글자를 모르는 사람"**이라고 생각했다는 점을 주목해야 한다. 당시에 대부분의 과학 문헌들이 라틴어로 기술되었기에 라틴어를 잘 모르는 다빈치는 자신이 발견한 것들의 중요성을 잘 알지 못했을 수도 있다(Lydiat Bucher, 2011).

사람의 몸 구조에 대한 레오나르도의 연구방법은 분명히 해부학자의 연구기법이었다(McMurrich, 1930; Keele, 1978; 1983). 그는 항상 해부학 구조를 기능과 관련지어 이해하려고 노력했다. 또한 레오나르도는 정상 구조가 아닌 가슴근육pectoral musculature, pectus excavatum과 퇴화된 구조인 빗장올림근levator claviculae muscle을 발견하였고, 이것들을 자신의 노트에 그림으로 남겼다(Ashrafian, 2013; Mosconi & Kamath, 2003; Capo Spinner, 2007). 그는 피렌체의 산타 마리아 누오바Santa Maria Nuova 병원에서 시신을 해부하였고, 나중에 로마의 산토 스피루Santo Spiritu 병원에서도 시신을 해부했다. 아마 그는 밤중에 은밀하게 시신을 해부했고, 날카로운 칼과 끌, 톱을 사용했다. 그가 이러한 시신해부를 통해서 새로운 영감을 얻었다고 킬Keele은 다음과 같이 말했다.

> 하나의 형태를 그린 그림에서 모든 구조물들을 자세하게 관찰할 수 있다고 가정해도, 사람의 모든 능력을 동원해도 몇 개 이상의 정맥들은 찾을 수가 없다. 이처럼 그림에서 모든 구조물을 찾아 볼 수 없다면, 해부 그림들을 보는 것보다 해부시연에 참여하는 것이 좋다고 권고하는 사람의 말이 맞다. 그렇지만 나는 사람의 해부학 구조를 정확하게 알기 위해서 10구 이상의 시신을 해부했다. 모세혈관에서 생기는 미세한 출혈 이외에 어떤 혈관들에서도 혈액이 누출되지 않도록 조심하며 조직(살점)들을 제거했고, 혈관을 싸고 있던 작은 조직들까지 모두 제거했다. 그리고 나는 1구의 시신을

> 오랫동안 해부할 수 없었기 때문에, 내가 원하는 지식을 완벽하게 습득하기 위해서 여러 구의 시신들을 천천히 해부할 필요가 있었고, 구조의 차이를 발견하기 위해서 두 번씩 반복해서 해부했다. 그러나 대부분 사람들은 이러한 주제에 흥미를 느끼고 있음에도 불구하고, 시신에 대한 혐오감 때문에 시신해부를 그만둘 것이다. 또한 이러한 혐오감 때문이 아니더라도, 여러 갈래로 찢겨지고 해부된 시신과 함께 밤을 지새운다는 것에 대한 두려움과 보기만 해도 끔찍한 시신의 모습에 사람들은 시신해부를 그만둘 지도 모른다. 그래도 사람들이 시신해부를 멈추지 않고 진행할 경우에, 어떤 사람은 해부학 구조를 묘사하기 위해 꼭 필요한 그림을 그리는 솜씨가 부족할 수도 있다. 어떤 사람이 그림을 그리는 재능은 갖고 있다 할지라도 원근법에 관한 화법을 모를 수도 있다. 이런 모든 것들을 겸비했을지라도, 사람들이 기하학적 표현 방법이나 근육의 힘과 강도를 추정하는 방법을 모를 수 있다. 또한 사람들은 시신해부를 진행할 때 인내심이 필요하다는 것을 깨달게 될 것이다. 이러한 모든 것들이 나와 관련이 있거나 없든지 간에, 내가 작성한 120권의 책들은 '예' 또는 '아니오'로 평가를 받을 것이다. 이런 과정에서 나의 어려움은 탐욕이나 태만이 아니라 단지 시간이 부족해서 힘이 들었다. 안녕(Keele, 1951 ; 1952)

이러한 내용은 15세기 후반부터 16세기 초반까지 진행되었던 사람해부에 관한 당시의 상황을 매우 자세하게 보여주고 있다. **"시신을 보존하기 위한 방부제가 없었기 때문에 해부한 구조물을 그림으로 그리는 과정에서 시신은 부패하기 시작했다."**(Perloff, 2013). 해부하는 사람이 시신을 관리하는 능력에 따라서 해부학 지식을 얻을 수 있는 수준이 달랐고, 레오나르도는 **"완벽한 지식을 습득하기 위해서"** 여러 구의 시신들을 한 장소에서 지속적으로 해부했다. 사람을 해부하고 그것을 기록하는 **"예술"**은 강한 열정과 예리한 눈, 많은 인내심을 필요로 했을 것이다. 해부 과정에서 얻은 해부학 지식에 대한 경이감이 다빈치에게 큰 힘이 되었다(Perloff, 2013). 레오나르도는 **"만약 당신이 경험을 통해서 얻은 것이 사실이고, 그것이 어떤 권위 있는 학자가 설명한 것과 다르다는 것을 알았다면, 당신은 권위주의를 버리고 발견한 것을 근거로 추론해야 한다."**라고 말했다(Tarshis, 1969; Calkins et al., 1999).

레오나르도가 노트에 남긴 메모를 통해서, 비록 그가 완성하지 못했지만 해부학에 관한 책을 저술하려고 계획했다는 것을 알 수 있다. 그가 남긴 많은 해부 그림들과 방대한 메모들은 아마도 그가 계획했던 책에 포함시킬 자료들이었을 것이다. 그가 해부학의 연구를 시작할 때, 그는 사전에 책에 저술할 내용을 계획했었다. 그는 『책의 목차에 대하여[Of the Order of the Book]』라는 제목과 함께 다음과 같은 글을 노트에 남겼다.

> 이 책은 사람의 수태부터 시작하여 자궁의 특성, 태아가 자궁에서 어떻게 자라고 있는지, 태아가 자궁에서 어떤 단계를 거치며 성장하는지, 태아의 태동과 섭식의 방법, 태아의 성장, 단계별 성장 사이에 어떤 변화가 있는지, 무엇이 정상 분만 시기보다 먼저 태아를 모체의 배속에서 밖으로 나오도록 유도하는 지를 기술한다. 그리고 출생 후 다른 아이들보다 성장이 빨랐던 아이들에 대해 기술하고, 생후 1년 된 아이의 신체를 계측한다. 다음은 성인 남녀의 신체 형태계측과 그들의 외형과 피부색, 얼굴의 형태들을 기술한다. 후에 혈관과 신경, 근육, 뼈들이 어떻게 구성되어 있는지를 기술한다(Saunders& O'Malley, 1982).

레오나르도는 이런 내용들을 출판하려고 계획했던 책에 모두 포함시키려고 노력했기 때문에, 그는 많은 시간이 필요했고, 오히려 이것이 관심을 갖고 있었던 다양한 주제들을 연구하는데 방해가 되었을 것이다. 그는 이미 1508년에 여러 권의 노트와 원고, 그림들에 대해서 고민했었다. 레오나르도는 다음과 같은 글을 남겼다.

> 나는 마르텔리Piero Di Braccio Martelli의 집이 위치한 피렌체에서 1508년 3월 22일부터 일을 시작했다. 이것은 정리되지 않은 많은 시트(종이)에서 수집한 것으로, 나중에 각 시트의 내용에 따라 순서대로 정리하려고 생각하며, 이곳에 글을 남긴다. 나는 이 일을 마무리할 때까지 같은 일을 여러 번 반복해야 한다고 생각한다. 그러므로 독자들은 나를 책망하지 마시오. 연구할 주제들은 많고, 그것들을 모두 기억할 수도 없다...... 이것은 내가 이전에 이미 기술한 적이 있었기 때문에 다시 기술할 필요가 없다(Saunders and O'Malley, 1982).

그는 그 일을 봄까지 모두 마무리할 계획이었지만, 2년이 지난 후에도 그 일을 여전히 진행하고 있었다. 예술가인 레오나르도는 초기에 근육과 뼈대계통을 이해하려고 노력했다. 그의 정확한 비율의 뼈들과 팔다리의 움직임을 묘사한 많은 그림들을 통해서, 그의 수학과 기계학에 관한 수준 높은 지식을 알 수 있다. 그는 근육들을 층별로 배열하였고, 근육들의 형태와 근육이 뼈에 부착된 부위를 매우 정확하게 묘사했다. 특히 근육과 뼈에 관한 그림은 레오나르도의 사려 깊은 통찰력을 잘 보여준다. 즉 그는 길항작용을 하는 근육들을 별도로 분류했고, 손에서 엎침pronation과 뒤침supination의 운동이 일어날 때 아래팔뼈의 움직임과 두발로 걸어다닐 때 다리뼈와 발뼈의 움직임을 마치 지렛대 역할을 하는 모습으로 묘사했다(그림 52, 53, Persaud, 1984).

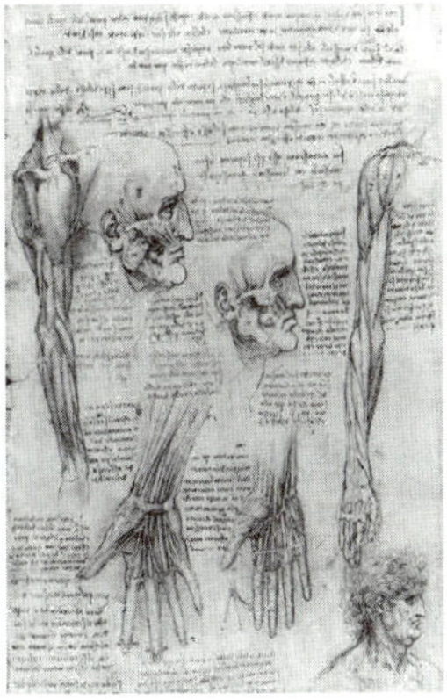

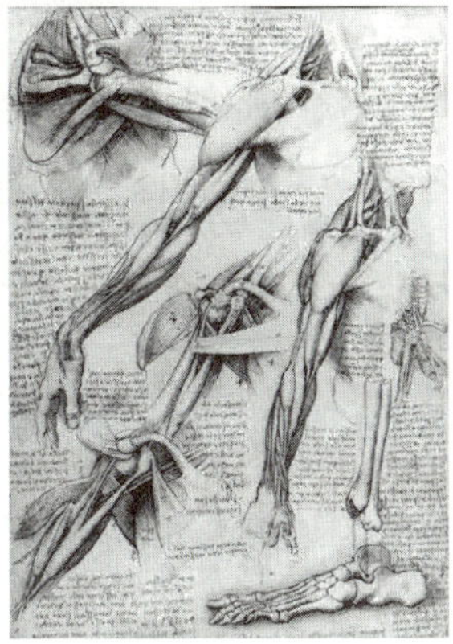

← **그림 52.** 빗장뼈(빗장밑근육), 얕은 얼굴근육과 · 깊은 얼굴근육, 팔과 아래팔의 근육, 자신경과 정중신경, 자동맥(얕은손바닥동맥활)이 보이는 연속 그림. (제공: Her Majesty Queen Elizabeth II).

→ **그림 53.** 레오나르도가 그린 어깨부위와 팔, 아래팔의 근육들. 그림의 오른쪽 아래에서 발목부위와 발의 뼈들이 보인다. (제공: Her Majesty Queen Elizabeth II)

연구의 발견

레오나르도는 사람과 동물들의 연구에 스스로 고안한 방법을 사용하여 새로운 사실들을 많이 발견했다. 레오나르도가 동물을 해부하여 얻은 해부학적 개념을 사람 해부학에 적용시킨 사례도 있다(Clarke & Dewhurst, 1972). 예를 들면, 그는 열을 가해 액체로 용해시킨 **왁스**[wax 밀랍]를 소의 뇌실[ventricles of brain]에 주입하고 굳힌 다음, 왁스로 제작한 **뇌실 모형**을 사용하여 뇌실의 구조를 정확하게 설명했다. 그는 몸속의 공간들에 대한 크기와 형태를 밝히기 위해 최초로 왁스기법을 사용했다(McMurrich, 1930; Keele, 1979). 이 왁스기법은 조각하는 장인들이 사용하던 방법으로, 이것이 다빈치가 여러 분야에 걸쳐 어떻게 연구를 수행했는지를 알 수 있는 좋은 사례이다(Gross, 1997).

레오나르도는 개구리의 척주[spinal column]를 제거한 후 척추반사가 소실됨을 실험으로 증명했다. 그는 발성의 기전을 밝히기 위한 실험도 진행했고, 호흡 시 갈비사이근육들의 기능과 음식물을 삼키는 연하작용도 설명했다. 그는 골반[pelvis]의 정확한 기울기와 심장의 오른심실에 위치한 꼭지근육[papillary muscles]과 힘줄끈[chordae tendineae], 조절띠[moderator band]를 그림으로 잘 묘사했다.

레오나르도의 심장과 혈관, 혈액의 움직임에 관한 그림과 글들은 방대했고, 이러한 연구를 통해서 그가 혈액순환을 발견하지 못한 것이 오히려 이상할 정도이다. 다빈치가 제작한 800여 점의 해부학 그림들 중에서 심혈관계통과 관련된 그림들이 많았다. 레오나르도는 심장의 수축기[systole]와 이완기[diastole]에 심장판막의 움직임에 많은 관심을 갖었다(Persaud, 1984).

특히 심장주기cardiac cycle와 심장의 비동시성 수축asynchronous contraction과 이완dilation에 대한 레오나르도의 개념은 매우 독창적이었다. 또한 그는 심장이 근육으로 이루어져 있으며, 심장판막이 닫히는 기전이 혈액 흐름에 중요한 역할을 한다는 것을 최초로 추론했다(Keele, 1951; 1952). 그는 심방atrium뿐 아니라 심장동맥coronary artery이 시작되는 부위와 이 혈관의 분포도 잘 알고 있었다(그림 54).

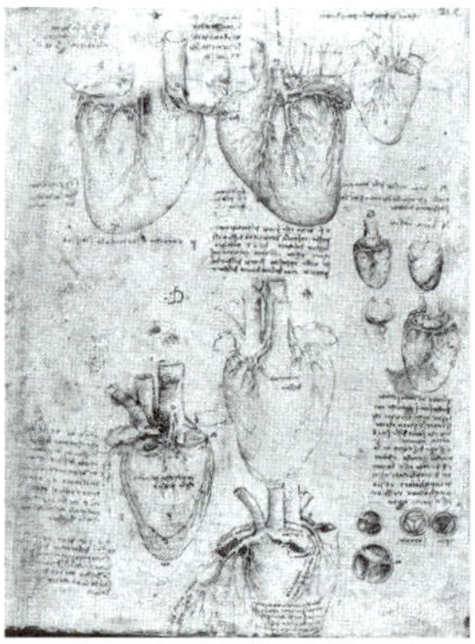

그림 54. 다양한 방향에서 관찰한 심장동맥의 주행 모습. 오른쪽 아래 구석에서 허파동맥판막과 삼첨판막이 보인다. 레오나르도는 황소의 심장을 해부하여 관찰했다. (제공: Her Majesty Queen Elizabeth II)

또한 레오나르도는 사망한 노인을 해부하여 동맥경화arteriosclerosis의 병변을 잘 이해하였다(Keele, 1973). 그는 젊은 사람의 혈관과 노인의 혈관을 비교하여 묘사한 훌륭한 그림도 남겼으며, 이러한 연구를 통해서 노인에서 잘 생기는 혈관 질환도 알고 있었다(Belt, 1955). 지라와 간 사이에 위치한 혈관들(지라정맥splenic vein, 간문맥porta hepatis)이 노인의 시신에서 팽대된 것을 관찰했다. 이 혈관의 바깥막은 두꺼웠고, 이것이 창자간막정맥mesenteric veins을 통해서 간으로 들어오는 혈액의 통로를 좁게 만들어 혈액의 흐름을 방해한다. 이 창자간막정맥은 혈액을 간과 심장까지 이동시키는 통로이며, 2개의 큰 혈관을 거쳐 온몸까지 혈액을 이동시키는 역할을 한다. 그리고 혈관의 바깥막이 두꺼워진 부분을 제외한 나머지 부분의 정맥은 점차 길이가 길어지고 뱀처럼 구불구불해진다. 이 정맥을 통해서 간까지 이동하던 혈액량이 점차 줄어들고, 마침내 간의 검붉은 색이 사라지며 내부도 건조해지고 단단해져 굳은 뇌brain, crusca congelata처럼 변한다(Keele, 1952). 레오나르도가 제시한 동맥경화의 병리학적 소견에서 일어나는 맴돌이 흐름eddy currents의 개념은 유체역학에 관한 그의 식견으로 구체화되었을 것이다(Keele, 1973).

레오나르도는 위장관gastrointestinal tract 그림에서 최초로 막창자꼬리appendix, 충수돌기를 묘사했다(그림 55). 그러나 그는 가로막diaphragm, 횡격막과 배벽의 근육이 내장의 움직임을 조절한다고 생각했다. 위장관의 벽에서 창자의 연동작용peristalsis에 대한 이해가 부족했다는 점이, 오줌이 콩팥kidney과 요관ureter으로부터 방광bladder까지 흘러가는 과정을 설명한 부분에서 잘 드러났다. 그는 요관을 중력에 의해 액체가 흘러가는 단순한 관으로 생각했고, 심지어 콩팥으로부터 방광까지 오줌이 이동하는 과정을 몸의 위치를 다양하게 변화시키면서 연속된 그림으로 묘사했다.

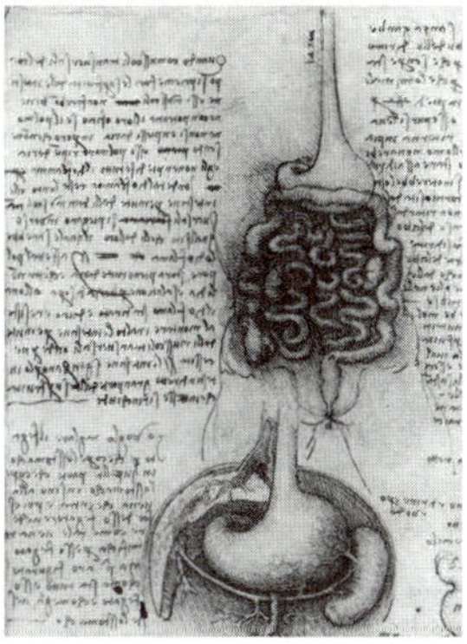

그림 55. 막창자꼬리(충수돌기 vermiform appendix)가 묘사된 위장관(gastrointestinal tract) 그림. 위쪽의 그림에서 식도와 위, 창자가 보이고, 아래쪽의 그림에서 쪼그라든 간, 커진 지라, 위와 관련된 두드러진 지라정맥이 보인다. 막창자꼬리가 위쪽의 그림에서 보이고, 오른쪽 아래 그림에서 확대된 모습이 보인다. (제공: Her Majesty Queen Elizabeth II)

그는 발생의 초기 과정을 이해하기 위해서 부화중인 계란과 하등 포유동물들의 배아를 연구했다. 태반placenta과 태아막fetal membrane을 그림으로 묘사했다. 이전 연구자들과 다르게 레오나르도는 하나의 공간으로 이루어진 자궁uterus의 형태를 그림으로 그렸는데, 이 그림에 자궁의 혈관뿐 아니라 2개의 난소ovary와 자궁관uterine tube이 묘사되어 있다. 그의 그림에서 절반으로 나뉜 자궁 속에 완전히 성장한 태아가 웅크리고 있는 모습이 보이며, 태반에 부착된 탯줄umbilical cord도 보인다(그림 56, Persaud, 1984).

또한 레오나르도는 분리된 머리뼈들이 잘 드러난 머리뼈skull 두개골의 해부학적 구조를 정확하게 그렸다. 레오나르도는 "「머리뼈 절단면A Skull Sectioned」"이라는 제목으로 머리뼈의 시상 절단면과 관상 절단면의 일부를 그림으로 묘사했다. 레오나르도가 도구를 사용하여 이와 같이 머리뼈를 절단한 것은 머리뼈를 설명하기 위한 것이다. 또한 치아의 정확한 형태와 함께 머리뼈에 대한 새롭고 자세한 모습이 레오나르도의 그림에 들어 있다(Gerits & Vering, 2013).

레오나르도는 갑상샘thyroid gland 갑상선을 해부하였고, 최초로 이 샘을 장기로 묘사했다. 레오나르도는 갑상샘에 대하여 "**이 분비샘은 근육이 없는 공간으로 이루어져 있고, 목뿔뼈**hyoid bone 설골**로부터 떨어져 있는 기관**trachea**에 붙어 있다.**"라고 설명했고, 후에 이것을 여러 저자들이 인용하였다(Lydiatt & Bucher, 2011).

해부학의 걸작

레오나르도는 타의 추종을 불허할 정도로 예술적으로 아름답고 과학적으로 정확한 750여 개의 해부 그림들을 남겼다. 이 그림들은 사람의 근육과 골격, 혈관, 신경, 비뇨계통의 구조를

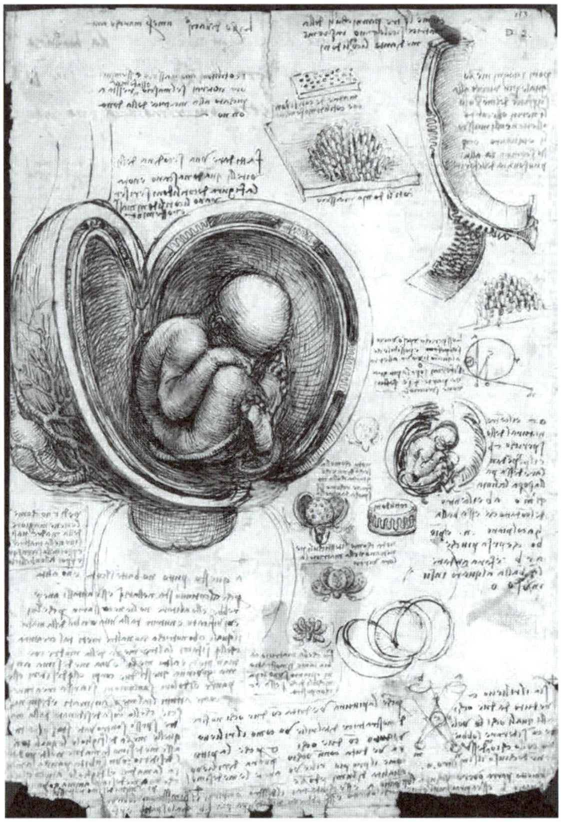

그림 56. 두 쪽으로 절개된 자궁 속에 정상적으로 위치한 태아의 모습이 보인다. 그렇지만 태반은 암소의 것이다. 오른쪽 아래 그림에서 여러 층의 태아막(fetal membrane)이 보인다. 작은 그림에서 자궁의 벽과 융모막(chorion)을 제거한 후 투명한 양막(amnion)으로 덮여 있는 태아의 모습이 보인다. (제공: Her Majesty Queen Elizabeth II)

그린 것이었다. 그는 여러 관점에서 관찰한 사람 몸의 구조를 그림으로 남겼다. 레오나르도는 자주 각 구조물의 기능과 관련된 내용과 궁금한 질문을 그림으로 표현하고 설명했지만, 스스로 만족스럽게 생각하지 않았다(그림 57, 58, Persaud 1984). 보로위츠(Borowitz 1986)가 레오나르도를 예술가나 해부학자 이상의 존재로 생각했지만, "**철학자-해부학자**"로 기술한 것은 형태와 기능에 관한 그의 통찰력 때문이었다(Borowitz, 1986; Smith, 2006). 레오나르도가 발견하고 기록한 것들의 대부분은 몇 백 년 동안 세상에 알려지지 않은 채 방치되었다가 비교적 최근에야 발견되었다. 그가 이룩한 업적들 중에서 많은 것들은 몇 백 년을 뛰어 넘는 수준 높은 것들이었다.

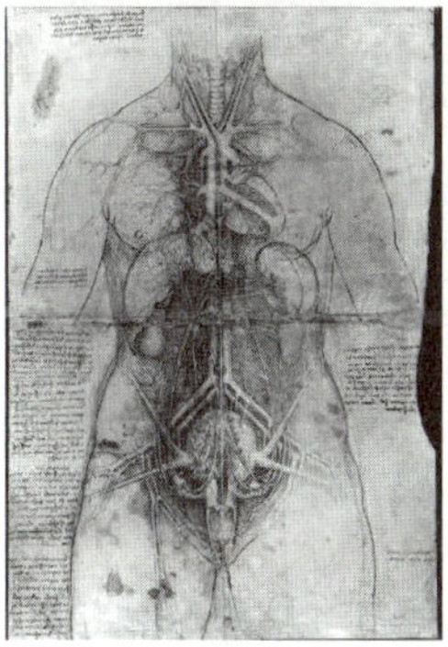

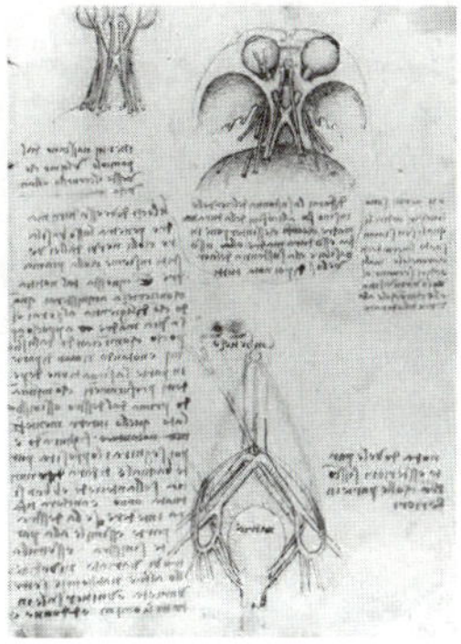

← 그림 57. 레오나르도의 초기 업적으로 정교하고 인상적인 그림이다. 이것은 부정확한 것이 많고, 해부학적 묘사는 동물을 해부하여 관찰한 것을 보고 그린 것으로 추정된다. 이 여성의 해부 그림은 기능적으로 갈레노스의 사고를 지지하기 위한 것이다. (제공: Her Majesty Queen Elizabeth II)

→ 그림 58. 위쪽의 그림에서 시각신경 교차와 몇 개의 뇌신경이 보인다. 아래쪽의 그림에서 자궁에 혈액을 공급하는 쌍으로 이루어진 혈관들이 자궁 양쪽에 연결된 모습이 보인다. (제공: Her Majesty Queen Elizabeth II)

레오나르도는 1519년 5월 2일에 세상을 떠났다. 그는 모든 원고와 그림들을 사랑하는 제자이자 친구인 멜지Francesco Di Melzi에게 유산으로 물려줬다. 멜지는 그의 위대한 스승을 존경했기에 거의 반세기 동안 그것들을 안전하게 보관했다. 멜지가 1570년에 죽은 후, 이 원고들은 그의 조카인 오라지오Orazio에게 넘어갔다. 결국에 이 원고들은 레오니Pompeo Leoni와 하워드Thomas Howard, 아룬델 백작Earl of Arundel 등의 많은 사람들을 거치면서 사방으로 흩어졌다. 레오나르도의 해부 그림들에 대한 몇 개의 복사판이 출판되었지만, 오늘날 대부분의 원본은 **영국 윈저궁**Windsor Castle**의 왕립 도서관**에 소장되어 있다(Clarke, 1968; Keele, 1979; Saunders & O'Malley, 1982).

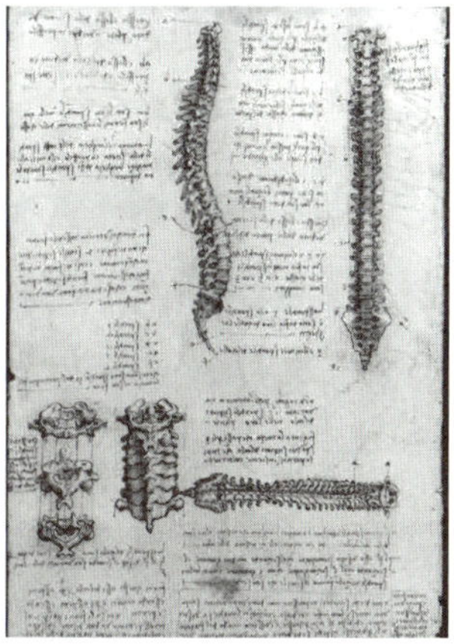

그림 59. 관절로 연결된 척주(spinal column)를 가쪽과 앞쪽, 뒤쪽에서 바라본 레오나르도의 그림으로, 척주굽이(spinal curvature)가 보인다. (제공: Her Majesty Queen Elizabeth II)

레오나르도의 업적에서 드러난 일부의 오류에도 불구하고, 그는 중요한 해부학 구조물들을 많이 발견했다. 그는 일부 해부학 구조를 최초로 발견했을 뿐 아니라, 척주spinal column의 정확한 굽이curvature (그림 59)와 자궁 속에 위치한 태아의 실제 모습도 잘 알고 있었다. 레오나르도의 업적은 논쟁할 필요가 없을 정도로 훌륭했다. 레오나르도는 같은 시대에 살았던 사람들과 다르게 예술가의 한계를 뛰어 넘어 해부학에 대한 과학적 탐구에 몰입할 정도로 심오하게 사람 몸의 구조를 연구했다. 그의 끈기 있는 인내력과 과학적인 정직함에 힘입어, 해부학이 근대로 한 단계 도약했다. 레오나르도가 간단한 도구와 연구 방법을 사용하여 이룩한 사람해부와 해부학에 관한 업적이 수백 년이 지난 후에야 자기공명영상MRI과 같은 현대적 영상촬영 기법으로 새롭게 밝혀지고 있다.

제11장

유럽의 르네상스와 사람 해부학

중세 시대의 유럽에서 **르네상스**Renaissance 시대를 맞이하면서 사람의 자긍심을 고취시키는 비판적 사고와 자유분방한 학풍이 등장했고, 사람이 우주만물의 중심이라는 인본주의 사상이 주목을 받기 시작했다. 또한 이 시기에 고대 그리스 시대의 옛 문헌들이 재조명되어 번역 및 출판되면서 사람과 자연을 대하는 사고방식에도 큰 변화가 생겼으며, 자연과 경험만이 진정한 지식의 근원이라고 믿게 되었다(Nutton, 1988, 1993a). 많은 학자들은 자연을 직접 관찰하고, 관찰한 결과를 검증하기 위해서 점차 실험 연구를 시작했다. 그 결과 자연으로부터 얻은 경험과 지식들이 사람의 지적 발달을 촉진시켰다(Debus, 1978; Cameron, 1991; Hale, 1993).

고전을 연구하는 학자들과 과학사를 전공하는 학자들도 르네상스 시대의 시작과 끝을 정확히 규정하지 못한다. 그러나 르네상스 시대가 15세기 무렵부터 18세기까지 점진적으로 진행된 것은 분명하다. 프랜시스 베이컨Francis Bacon, 1561~1626년은 1605년에 저술한 『학문의 진보The Proficience and Advancement of Learning』에서 르네상스 시대의 마지막 시기와 근대과학 시대의 출발시기를 규정했고, 새로운 과학의 시대가 시작될 것이라고 예고했다(Hodges, 1985). 과학혁명과 르네상스의 관련성은 과학적 업적과 새로운 발견 및 발전의 관점에서 매우 의미가 크다(Butterfield, 1965). 디버스Debus는 **르네상스**Renaissance의 시기를 중요한 과학적 발전과 기술적 변화가 진행되었던 15세기 중반부터 17세기 중반까지라고 주장했다(Debus, 1978).

르네상스 초기에 새로운 인문주의 사조思潮가 고전과학과 의학의 분야에서 싹텄고, 르네상스 후기에 데카르트Descartes, 1596~1650년와 갈릴레오Galileo, 1564~1642년, 보렐리Borelli, 1608~1679년, 보일Boyle, 1627~1691년, 뉴턴Newton, 1642~1727년들이 주도한 기계론이 주류를 이룬 시기였다.

필드와 제임스(Field and James, 1993)는 "**'르네상스**Renaissance**'와 '과학혁명**scientific Revolution**'이라는 단어는 매우 유동적인 용어로, 특정한 시대와 지역에서 이루어진 업적들을 통합하여 반영하지**

않고 구분하기 때문에 매우 신중히 사용해야 한다."라고 주장했다. 또한 이런 관점에서 비록 그 기간에 시작된 과학의 발전이 완전히 마무리 되지 않았을지라도, 과학혁명은 18세기 중반에 끝났다고 주장했다(Cohen, 1994).

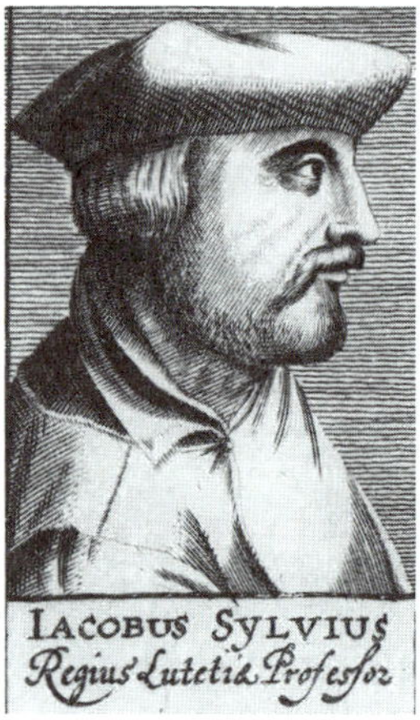

그림 60. 실비우스(Jacobus Sylvius, 1478~1555년). (출처: Wellcome Institute Library, London.). 실비우스는 프랑스에서 학생들에게 해부실습을 통해 해부학을 가르친 최초의 해부학 교수였다. 베살리우스는 실비우스로부터 갈레노스의 가르침뿐 아니라 해부기법도 배웠다.

유럽에서 정신적 자유분방함과 기술의 발전으로 고전의 부활뿐 아니라 가동 활자를 이용한 인쇄술의 발명과 항해술에 의한 신대륙 발견이 가능했다. 요하네스 구텐베르크Johannes Gutenberg의 금속인쇄술 발명으로 많은 서적들이 짧은 기간 내에 저렴하게 제작되어 대량으로 보급되었으며, 그 결과 정확한 지식과 새로운 개념들이 유럽 전역과 세상의 반대편까지 멀리 퍼져 나갔다. 나침반을 이용한 항해술의 발달로 멀리 떨어진 지역까지 장기간 여행이 가능했으며, 유럽 이외의 다른 지역으로부터 경제적 부와 새로운 개념이 유럽으로 들어왔다. 한편 화약을 사용한 전쟁은 막대한 피해를 초래했다. 르네상스 시대에 사람 중심의 문화 사조는 모든 사고에 영향을 미치는 운동과 변화로 빠르게 이어졌다(Persaud, 1997).

르네상스 시대에 과학과 의학 분야에 크게 공헌한 위대한 학자들로 니콜라스 코페르니쿠스Nicholas Copernicus, 1473~1543년와 베살리우스Andreas Vesalius, 1514~1564년, 파라켈수스Paracelsus, 본명: Phillippus Aureolus Theophrastus Bombast von Hohenheim, 1493~1541년 등이 있었고, 아르키메데스Archimedes, 기원전 287~212년와 갈레노스Galen, 갈렌 Claudios Galenos, 131~201년, 프톨레마이오스Ptolemy, 클라우디우스 프톨레마이오스 Claudius Ptolemaeos, 127~145년의 업적들이 이 시기에 재조명되었다(Debus, 1978). 르네상스 시대에 사람의 몸 구조를 연구한(French, 1993) 가장 위대한 해부학자는 자코부스 실비우스Jacobus Sylvius, 1478~1555년였으며, 그는 해부학 교수들 중에서 영향력이 가장 큰 학자였다(그림 60).

자코부스 실비우스

자코부스 실비우스Jacobus Sylvius, 1478~1555년는 처음에 철학을 공부했으나, 히포크라테스와 갈레노스가 저술한 그리스어 번역본들을 접한 다음부터 해부학에 관심을 가졌다. 그는 중년 무렵부터 의학을 공부하기 시작하여, 51세인 1529년에 몽펠리에 대학University of Montpellier에서 박사학위를 취득했다. 실비우스는 박사학위를 취득하고 파리로 돌아왔지만, 그에게 학사학위가 없었기 때문에 대학의 교수들은 그가 학생을 가르치는 것을 반대했고, 후에 그는 학사학위를 취득했다.

실비우스는 해부학 지식이 풍부했던 외과의사이며 의과대학의 학장이었던, 타골Jean Tagault과 함께 사람 몸을 직접 해부하면서 해부학을 연구했다. 그는 매우 부지런했으며 사람을 감동시키는 달변가로 갈레노스의 열렬한 추종자였고, 프랑스에서 사람 몸을 직접 해부하여 해부학을 가르친 최초의 해부학 교수였다. 그는 해부과정에서 사람 구조물의 변이를 직접 관찰하고도 갈레노스가 기술했던 해부학적 오류를 비판하기보다 오히려 갈레노스 시대 이후로 많은 세월이 지났기 때문에 사람 몸의 구조가 변했다고 가르쳤다(Persaud, 1984).

오늘날 우리는 사람 근육의 해부학 용어들을 도입했던 실비우스에게 많은 빚을 지고 있다. 그는 해부학의 연구를 위해서 **색깔 있는 용액을 주입**Color injections하는 방법을 사용하여 나비뼈sphenoid bone 접형골의 나비굴sphenoid sinus과 뇌brain의 뇌실ventricles을 관찰하고 묘사했다.

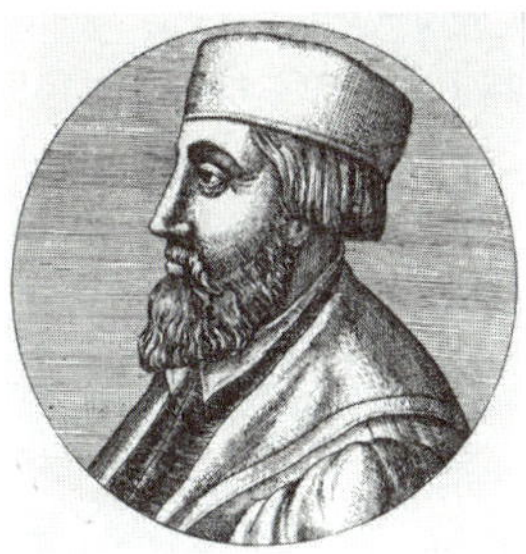

그림 61. 마사(Niccolo Massa, 1485~1569년). (출처: Wellcome Institute Library, London.) 마사는 사람 해부학의 필요성을 잘 알고 있었고, 1536년에 출판된 해부학 문헌을 저술했다.

실비우스는 1555년에 『히포크라테스와 갈레노스 생리학에 관한 해부학 입문In Hippocrates et Galeni Physiologiae Partem Anatomican Isagoge』을 출판했지만, 이것은 그가 이미 1542년에 완성한 것이었다. 이 문헌의 대부분은 갈레노스의 저술을 인용하여 사람 해부학을 계통학적으로 기술한 것이었지만, 실비우스가 사람을 직접 해부하여 얻은 새로운 해부학 지식도 일부 포함되었다. 실비우스가 이 문헌의 첫 페이지에 1559년으로 표기하고, 마지막 페이지에 1536년이라고 기록했지만, 이 문헌은 니콜라스 마사Niccolò Massa (그림 61)가 저술한 『해부학 입문Liber introductorius anatomiae』에 큰 영향을 미쳤다(Persaud, 1984).

당시에 많은 학자들은 실비우스의 금전욕과 적개심이 많고 오만한 성격 때문에 그를 미워했으며, 오늘날 그의 묘비에 다음과 같은 글이 새겨져 있다. "돈을 받지 않으면 결코 일을 하지 않았던 실비우스가 여기에 잠들다. 죽은 후에도 다른 사람이 돈을 내지 않고 그의 비문을 자유롭게 읽는 것조차도 그는 마음 아파한다." 우리는 자코부스 실비우스Jacobus Sylvius, 1478~1555년를 다른 유명한 해부학자 프란시스코 실비우스Francíscus Sylvius, 1614~1672년와 가끔 혼동하기도 한다. 자코부스 실비우스는 1,300여개의 해부학 구조물에 명칭을 부여했고(Haeger, 1989), 프란시스코 실비우스는 뇌의 셋째와 넷째뇌실사이에 존재하는 통로를 최초로 발견했다(Anon, 1962).

베살리우스Andreas Vesalius, 1514~1564년는 역사상 가장 위대한 해부학자이고, "갈레노스 시대부터 하비Harvey 시대까지 의학 분야에서 가장 위대한 인물"이었다(Garrison, 1929). 베살리우스도 실비우스의 제자로 실비우스로부터 사람을 해부하는 방법과 갈레노스가 남긴 전통적인 해부학을 배웠다. 베살리우스의 문헌이 출간 된 후에 실비우스는 베살리우스를 질투하고 미워했으며, 결국에 결별했지만, 베살리우스는 책의 머리글에 실비우스에 대한 존경심을 표현했다. 베살리우스는 "학식이 매우 풍부한 나의 스승 실비우스" 그리고 "만족스럽게 존경을 받지 못한 자코부스 실비우스"라고 머리글에 기술했다(Persaud, 1984). 베살리우스는 1546년에 출판한 『차이나 루트China Root』의 머리글에서 다음과 같이 기술함으로써 실비우스가 그의 업적에 미친 영향력이 미비했음을 표현했다.

> "실비우스가 나의 책에 대해서 어떻게 비평했는지 나는 잘 모른다. .... (중략), 나는 스승의 도움을 받지 않고 책을 저술했지만, 그는 내가 해부학을 그에게 배웠다고 생각할 것이다. 아직도 그는 갈레노스의 주장이 모두 옳다고 믿고 있다. 내가 일생 동안 존경한 실비우스는 나에게 『몸 부분의 유용성에 관하여On the Use of Parts』라는 갈레노스의 책을 늘 읽으면서 가르쳤다. 그는 가끔 죽은 개dog를 학교에 가져온 것 말고는 아무것도 갖고 오지 않았다. 그는 판막valve을 본적이 없다고 말했지만, 어느 날 그는 우리에게 대동맥aorta과 허파동맥pulmonary artery의 시작부위에 있는 판막들을 보여준 적이 있었다. 실비우스는 그의 35번째 강의 시간에 척추vertebrae와 관련된 내용과 다른 부분들을 가르치지 않고 건너뛰었다. 그는 갈레노스가 남긴 내용과 그의 의견이 일치하는 『근육 운동에 관하여On the Movement of Muscles』를 제외하고, 다른 해부학 내용은 아무것도 읽지 않았다. 내가 스승의 도움 없이 연구하고 책을 저술한 것은 놀라운 일이 아니다(O'Malley, 1964)."

뉴톤(Nutton, 1993b)은 16세기에 사람 해부학의 연구는 "책에서 배운 것보다 관찰을 통해 많은 업적들을 이루었고, 볼로냐Bologna와 파도바Padova 대학에서 처음 시작된 해부학의 해부기법과 사고, 발견들이 북유럽으로 전파되어 큰 성과를 거두었다."고 말했다. 해부학의 연구에 관한 규정이 1405년에 볼로냐의 의과대학과 예술대학의 학칙에 들어 있었다. 이러한 규정에 따라서 사람해부를 진행하는 경우에도 항상 학장의 사전 승인을 받아야했고, 승인 후에도 자격이 있는 사람들만 초청을 받고 참관했다. 남성의 시신을 해부할 때 참관자의 수는 20명으로 제한했고, 여성의 시신해부는 매우 드물어서 30명까지 참관할 수 있었다. 3학년 학생들은 1년에 1회 이상 해부시연에 꼭 참석해야만 했고, 학생들은 졸업하기 전에 반드시 1구의 여성과 2구의 남성 해부시연에 참석해야만 했다(Bullough, 1958).

르네상스 시대에 많은 학생들이 유럽의 여러 "국가"로부터 파도바 대학으로 유학을 왔으며, 이 학생들은 독일인과 헝가리인, 폴란드인, 보헤미아인, 네덜란드인, 영국인 등으로 다양했다. 16세기 후반에 6,060명의 독일 학생들이 파도바 대학을 졸업했으며, 영국 의학을 빛낸 존 카이우스John Caius, 1510~1573년와 윌리엄 하비William Harvey, 1578~1657년도 이 시기에 파도바 대학으로 유학을 왔었다. 그들은 파도바 대학에서 공부하는 동안 많은 사람들과 친분을 쌓았고, 이러한 개인적 교류를 통해서 후에 해부학과 의학 분야에 많은 업적을 남길 수 있었다.

케임브리지 출신 카이우스는 파도바 대학에서 베살리우스와 함께 생활했으며, 이탈리아와 독일, 프랑스를 돌아다닌 다음, 베살리우스의 추천서를 갖고 영국으로 귀국했다. 카이우스가 영국 왕립 의과대학에서 학장으로 재임할 때, 파도바 대학과 유사하게 영국에서도 해부학의 연구를 위해 사형수의 시신을 해부할 수 있도록 허가해 달라는 청원서를 영국의회에 여러 번 제출했다. 그는 1565년에 영국의회로부터 사람해부에 관한 허가를 받을 수 있었다(Hale, 1993). 또한 하비는 가설을 세우고 이를 실험적으로 증명하는 새로운 과학적 검증방법을 확립했으며, 혈액이 사람 몸을 순환하고 심장이 펌프 역할을 한다는 혁신적 이론을 증명했고, 그의 혈액순환 이론은 의학의 중요한 기본적 개념으로 발전했다.

베살리우스: 새로운 해부학의 개척자

안드레아스 베살리우스Andreas Vesalius, 1514~1564년는 1514년 12월 31일에 벨기에의 브뤼셀Brussel에서 태어났으며, 1528년부터 1533년까지 루뱅Louvain의 페다고기움 카스트리Pedagogium Castri와 콜레지움 트릴링구Collegium Trilingue에서 공부했다. 그는 전통적 인문학 교육방식에 따라 그리스어와 라틴어, 히브리어를 배웠고, 당시에 모든 학문적 연구를 위해 고대 언어과목들을 필수로 공부해야만 했다.

베살리우스는 젊은 시절에 해부학과 중세 시대의 문헌들에 대해서 매우 흥미를 느꼈고, 그 시기에 이미 생쥐와 두더지, 쥐, 개, 고양이 등을 해부하여 해부방법과 지식을 터득했다. 그는 교수형 당한 시신을 몰래 가져와 해부한 다음 뼈를 이용하여 최초의 **뼈대표본**을 제작했고, 나중에 이 뼈대표본을 동료 기스베르투스 카르보Gisbertus Carbo에게 주었다.

베살리우스는 1533년에 파리의 의학교에 입학했고, 이 의학교는 당시에 유명했지만 매우 보수적이었다. 그는 파리의 의학교에서 3년 동안 해부학의 연구에 관한 주요 기법들을 배웠으며, 그곳에서 학문적 연구와 성격형성에 많은 영향을 받았다. 당시의 베살리우스 생활상이 그의 문헌과 다른 학자들의 문헌에 남아 있다(Ball, 1910).

그 무렵 베살리우스는 파리 대학에서 그리스어 원본을 라틴어로 번역한 갈레노스와 히포크라테스의 문헌들을 직접 읽어볼 수 있었다. 또한 그는 중세 시대와 이슬람 시대의 학자들이 번역한 문헌들과 주석서들을 사용하여 몇 년 동안 의학을 공부했다. 손더스와 오말리(Saunders and O'Malley, 1982)는 다음과 같이 말했다.

> "쓸모없는 것들이 많이 없어지고 정리가 잘된 히포크라테스와 갈레노스의 문헌을 처음 대한 당시의 의사들은 고대의 위대한 정신과 진수를 알게 되었고, 새로운 황금 시기가 도래했다고 믿었으며, 의학이 철학보다 발전하지 않아서, 의학의 업적과 지적 수준이 갈레노스 시대보다 오히려 낮아졌고, 현재가 옛날보다 뒤쳐졌다고 생각했다."

이 무렵 유명한 교수들이 파리 대학에서 의학을 가르쳤기 때문에, 많은 학생들이 유럽의 각 지역에서 파리 대학으로 유학을 왔다. 그러나 해부학 강의는 여전히 문제가 많았으며, 갈레노스의 전통적 범주를 벗어나지 못했다. 의대교수들은 원활한 해부실습을 위해서 해부할 시신의 수를 늘려달라는 청원을 의회에 여러 번 요청했음에도 불구하고, 1526년까지 해부를 위한 시신은 항상 부족했다(von Staden, 1992).

베살리우스의 『사람 몸 구조에 관하여De Humani Corporis Fabrica』가 출판된 1543년 이후부터 근대 해부학의 역사가 시작되었으며, 의학의 역사도 새로운 전환점을 맞이하게 되었다(그림 62). 베살리우스의 이 문헌은 사람을 직접 해부하여 관찰한 구조물들을 정확하게 기술하려는 분석적 사고방식에서 나온 결실이었다. 그의 업적은 1200년 동안 비판 없이 받아들였던 갈레노스의 전통적 가르침과 일치하지 않았다. 그럼에도 불구하고 과학은 진실해야 한다고 생각했기에, 그는 직접 관찰했던 것들을 있는 그대로 설명하려고 노력했다.

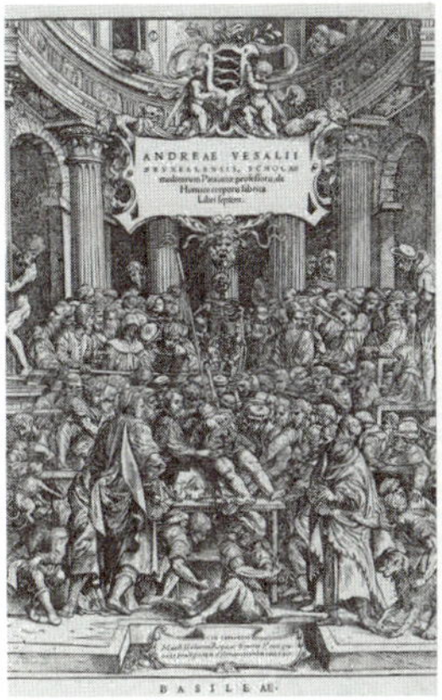

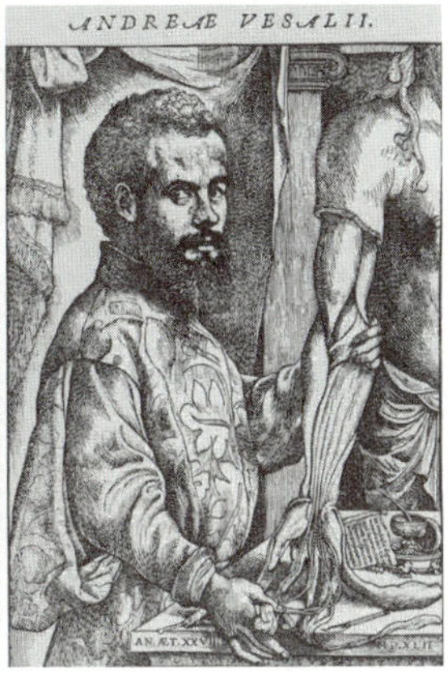

⬅ **그림 62.** 베살리우스(Vesalius)의 『사람 몸 구조에 관하여(De Humani Corporis Fabrica)』(1543년) 표지. (제공: Dr. F. D. Bertalanffy.) 베살리우스가 직접 시연하는 공개해부 장면이다. 목판화에 새겨진 이 그림은 그의 『에피톰(Epitome)』에도 나온다. 맨 앞쪽에 묘사된 사람들의 신분이 학문적 논쟁의 주제가 되었다(Speransky et al., 1983). 표지 그림은 2년 후에 출판된 둘째 판에서 일부 수정되어 재 인쇄되었다. 베살리우스의 모습은 더욱 두드러졌고, 왼쪽 기둥을 잡고 있는 알몸인 사람은 옷을 입었고, 염소가 오른쪽 앞줄에 있는 개의 옆쪽에 추가되었다.

➡ **그림 63.** 베살리우스(Andreas Vesalius, 1514~1564년)의 유일한 진품 초상화 (출처: 『사람 몸 구조에 관하여(De Humani Corporis Fabrica)』에서 인용함.)는 칼카르(Jan Calcar)가 28세의 베살리우스의 모습을 직접 그린 것이다. (제공: Neil John MacLean Health Sciences Library, University of Manitoba.)

베살리우스는 연구를 위해서 과학적 문제들뿐 아니라 매우 민감한 도덕적이고 철학적인 어려움도 극복해야만 했다. 중세 시대에 사람을 치료하는 의사들은 많은 사람들로부터 존경을 받았지만, 시신을 취급하는 해부학자는 오히려 천대를 받았다. 르네상스 시대에 고전 인문주의의 부활에도 불구하고 부패한 시신을 해부하는 사람은 환영을 받지 못했다. 당시에 정신적 가치가 물질보다 높게 평가받던 시대였다.

베살리우스의 업적은 매우 독창적이었고, "**철학적 권위에 대항하여 논쟁하느라 항상 바빴지만, 잘못된 학문적 전통을 부정하고 경시했다.**" 해부학은 과학과 철학의 학문적 위기에서 살아남기 위해, 순수한 경험과학으로 발전하려는 시대적 변화에 직면했다(Cassirer, 1943).

베살리우스의 문헌은 크기가 2절판[14]으로, 총 659쪽 분량이고, 겉표지에 화가 칼카르Jan Stephan van Calcar가 직접 그린 베살리우스의 초상화가 들어 있었다(그림 63). 문헌 속에 22개의 전면 목판화를 포함하여 크고 작은 277개의 그림들이 들어 있었다. 문헌의 목차는 갈레노스의

---

14 16 × 11인치 또는 40.64 × 27.94cm

해부학 업적과 마찬가지로 7개의 장으로 나뉘었고, 6쪽 분량의 머리글에 찰스 5세 황제를 칭송하는 내용과 1542년 8월 1일이라고 쓰여 있었다. 또한 베살리우스가 베네치아에서 출판업자 요하네스 오포리누스Johannes Oporinus에게 8월 24일에 보낸 편지의 내용도 들어 있었다. 이 문헌은 로마글자로 인쇄되었으나, 본문에서 잘못 인쇄된 부분과 쪽수 표시가 잘못된 곳도 여러 군데에서 발견되었다(Cushing, 1943; Rollins, 1943; Vesalius, 1543).

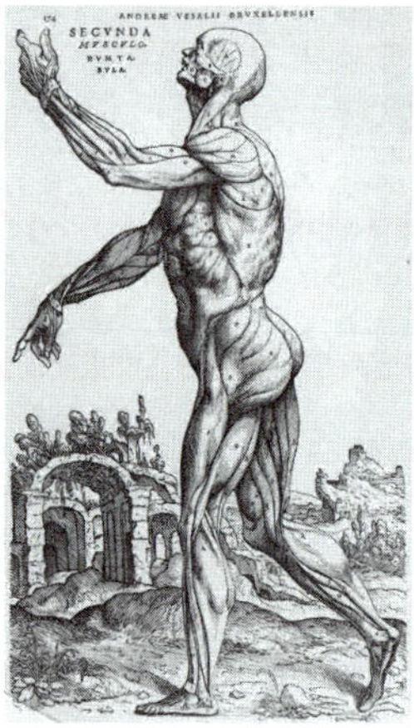

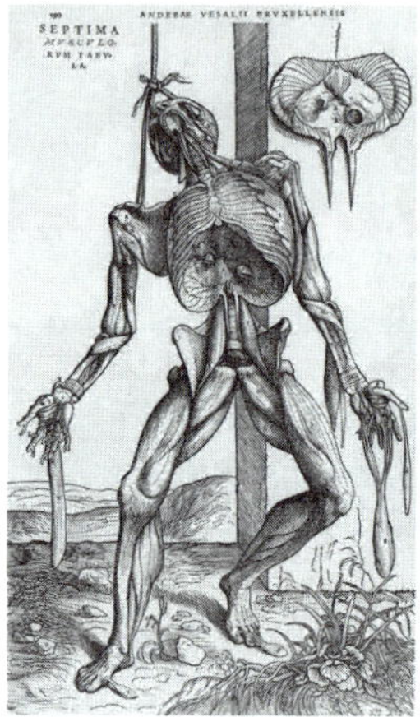

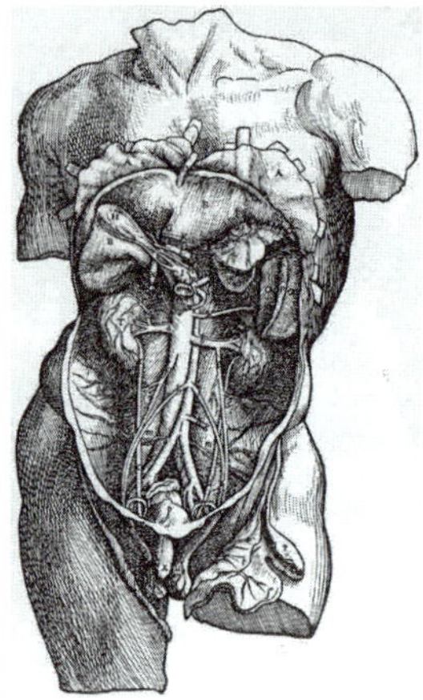

(좌측부터)
그림 64. 옆쪽에서 바라본 사람 몸의 얕은 근육. (제공: Neil John MacLean Health Sciences Library, University of Manitoba.)

그림 65. 가로막(diaphragm, 횡격막)과 함께 앞쪽에서 바라본 근육. 시신이 해부를 위해 위쪽에 매달려 있다. 많은 근육들을 쉽게 알아볼 수 있고, 아래대정맥과 식도, 대동맥이 통과하는 구멍들이 가로막에 정확하게 묘사되어 있다. (제공: Neil John MacLean Health Sciences Library, University of Manitoba.)

그림 66. 배안 해부 그림. 뒤배벽의 구조들이 보이도록 창자는 제거되어 있다. 콩팥의 위치와 혈관 및 신경의 분포, 해부된 왼쪽 음낭이 보인다. (제공: Neil John MacLean Health Sciences Library, University of Manitoba.)

이 문헌에 들어 있는 많은 그림들(그림 64~66) 중에서 그림 1, 2, 6, 5, 4, 3을 순서대로 배열하고 각 그림의 배경들을 나란히 연결하면 한 장의 파노라마전경, 全景임을 알 수 있다. 그림의 배경과 동일한 지역이 이탈리아의 파도바에서 몇 마일 떨어진 에우가네안 언덕Euganean Hills으로 밝혀졌다.

이 문헌의 제 1권은 뼈대계통에 관한 내용이 40개의 장으로, 제 2권은 근육muscles과 인대ligaments에 관한 내용이 62개의 장으로 나뉘어 있다. 또한 제 3권과 제 4권은 혈관계통circulatory system에 관한 내용이 15개의 장으로 나뉘어 있으며, 뇌신경cerebral nerve과 말초신경peripheral nerve에 관한 내용은 17개의 장에 걸쳐 구성되어 있다. 제 5권과 제 6권은 배와 가슴의 장기들에 관한 내용이며, 제 7권은 뇌brain와 특수감각기관organs of special sense에 관한 내용이 19개의 장으로 나뉘어 있고, 마지막 장은 생체해부와 동물실험에 관한 내용들이 기술되어 있다. 실험을 위해 준비된 돼지가 판자 위에 끈으로 묶여 있는 모습의 그림이 들어 있다.

되돌이후두신경recurrent laryngeal nerve에 관한 갈레노스의 실험을 재현하기 위해, 베살리우스가 판자에 묶은 동물을 어떻게 실험했는지를 간단히 기술했다.

> 돼지가 머리를 움직이지 못하지만 숨을 잘 쉬고 소리를 크게 지른다. 그러나 나는 참관인을 위해서 돼지를 이렇게 묶기 전에 항상 연습을 한다. .... 특히 절단하면서 보여주기 때문에 해부하는 동안 길게 설명할 필요가 없다. 나는 곧바로 목 부위를 세로로 길게 절개한 다음, 피부와 근육을 옆으로 제치고 속에 들어 있는 기관trachea, arteria aspera을 노출시킨다. 이때 기관이 잘 보이도록 주위 정맥들을 손상시키지 않고 한쪽으로 미끄러지지 않도록 조심한다. 양 손으로 기관을 붙잡고 집게손가락을 이용해서 기관 주위의 근육들을 분리시킨다. 기관의 양쪽 옆에 있는 목동맥carotid artery, soporales artery을 확인하고, 이 목동맥과 가까이 위치한 여섯 번째 뇌신경을 찾는다. 그리고 기관 옆에 가까이 위치한 되돌이후두신경recurrent laryngeal nerve을 확인한다. 처음에 되돌이후두신경을 한쪽만 묶거나 절단하고, 후에 반대쪽을 묶거나 절단한다. 이렇게 양쪽의 신경들을 모두 묶거나 절단하면 돼지는 소리를 내지 못하고 목소리는 완전히 소실된다. 그렇지만, 내가 신경을 묶은 매듭을 풀면 돼지는 다시 소리를 지른다.

베살리우스가 사람 몸을 해부하여 새롭게 발견한 것들을 『사람 몸 구조에 관하여De Humani Corporis Fabrica』에 기술했기 때문에, 이 책은 당시에 가장 현대적이며 혁신적이었다. 이 책이 출판되고 몇 년이 지나면서 유명한 해부학자들이 이 책이나 그림들을 표절했다. 표절한 해부학자들은 토마스 제미너스Thomas Geminus, 1510~1562년, 후안 발베르데 드 하무스코Juan Valverde de Hamusco, 1525~1587년, 볼처 코이터Volcher Coiter, 1534~1576년 등이었다. 베살리우스는 사람 몸에 대해 매우 정확한 개념을 갖고 있었다. 그는 갈레노스의 오류를 대담하게 바로잡았고, 갈레노스의 전통과 권위주의를 과감하게 부정했다. 그렇지만 베살리우스의 사람에 관한 생리학 사고방식은 갈레노스의 전통적 범주를 벗어나지 못했다(Roth, 1892; 1895; Lambert, 1936a, b; Cushing, 1943; Persaud, 1984).

잔 칼카르Jan Calcar가 베살리우스의 문헌에 나오는 훌륭한 그림들을 모두 직접 그린 것 같지 않다(Feyfer, 1933). 칼카르를 포함하여 티치아노Titian와 그의 학교의 제자들, 베살리우스, 심지어 레오나르도 다빈치Leonardo da Vinci까지 많은 화가들이 이 그림들을 그렸을 것이다. 쿠싱(Cushing,

1943)은 베살리우스의 문헌에 들어 있는 그림들 중에서 모두는 아니지만 대부분을 칼카르가 그렸을 것으로 추정되는 증거를 제시했다. 그는 겉표지에 있는 그림에서, 맨 앞줄에 머리글자 'S. C.'가 쓰여 있는 스케치북을 손에 들고 모자를 쓰지 않고 서 있는 젊은 남자를 지목했다.

베살리우스에 대해 많은 연구를 수행했던 손더스와 오말리(Saunders and O'Malley, 1982)가 서로 논의한 것에 의하면, 베살리우스의 『파브리카Fabrica』와 『에피톰Epitome』에 들어 있는 그림들을 제작하는 데 티치아노의 제자들도 참여했고, 칼카르와 다른 화가들이 베살리우스의 감독 하에 그림들을 그렸으며, 베살리우스 자신도 직접 밑그림을 그렸을 것으로 추정했다.

베살리우스는 이 위대한 책을 출판한 다음, 다른 학자들로부터 혹평을 받았고, 29세의 젊은 나이에 파도바 대학을 그만 두어야 했다. 또한 그는 당시의 다른 학자들로부터 아직 출판되지 않은 귀중한 자료들도 모두 없애라는 거센 비난과 혹평에 시달렸다. 그는 1543년 12월에 일어났던 사건을 그의 『차이나 루트China Root』의 머리글에 다음과 같이 당시 상황을 기록했다. **"나는 많은 분량의 원고들을 모두 없앴으며, 알만조르 왕King Almansor에게 헌정했던 알라지Rhazes의 10권 문헌을 번역한 원고들도 모두 없앴다."**

> 나는 이탈리아를 떠난 날 법원으로 갔다. 황실의사로서 황제와 귀족들을 치료했다. 황제와 귀족들은 나의 옛 문헌들을 포함하여 최근에 출판된 문헌들까지 혹평했다. 그래서 나는 모든 문헌들을 불태웠고, 앞으로 이러한 저술활동을 그만두려고 생각했다. 나는 조급한 행동을 많이 반성했으며, 동료들의 충고를 받아들이지 않은 것을 몹시 후회했다(Cushing, 1943).

베살리우스는 필립 2세Philip II와 찰스 5세Charles V 황제를 모시는 황실 주치의medicos familiaribus ordinaribus가 되어 군대 원정에 따라 다녔다. 베살리우스는 이유는 잘 모르지만 1564년 예루살렘으로 성지순례를 갔다가 자키토스Zakynthos라는 작은 그리스의 섬에 조난되었고, 그 곳에서 1564년 10월 15일에 죽었다(Wharton, 1902; Cullen, 1918a, b; Lambert, 1936a, b). 그의 죽음에 많은 의문이 있지만, 아무도 확실히 알지 못한다. 그러나 그는 지나칠 정도로 집착하여 이룩한 과학적 업적으로, **"근대 과학의 선구자"**의 반열에 올라섰다. 그의 위대한 『사람 몸 구조에 관하여De Humani Corporis Fabrica』는 **"서양 문명의 가장 위대한 유산"**으로 널리 명성을 떨쳤으며, **"모든 학자들이 깜짝 놀랄 정도의 세밀한 관찰을 통해, 근대 과학의 새로운 전환기를 마련한 것이었다."**(Saunder & O'Malley, 1982).

제12장

파도바에서 베살리우스의 계승자

파도바에서 베살리우스의 계승자로 레알도 콜롬보Matteo Realdo Colombo와 가브리엘 팔로피오Gabriele Fallopius 또는 Falloppio가 있었다. 베살리우스는 1540년부터 1544년까지 자주 파도바를 떠나 다른 지역들을 다녀왔고, 이 기간엔 주로 콜롬보가 파도바 대학에서 해부시연을 진행했다. 베살리우스가 1544년 파도바 대학을 그만두자 콜롬보가 그 지위를 이어받았다. 콜롬보는 베살리우스의 제자였고, 팔로피오는 베살리우스의 수제자로 자처할 정도로 베살리우스의 가르침과 업적에 크게 감명을 받았지만, 2명의 베살리우스의 계승자들은 베살리우스와 다른 점이 많았다.

레알도 콜롬보

레알도 콜롬보Realdo Colombo는 1516년 크레모나Cremona 근처의 작은 마을에서 태어났으며, 14살부터 약종상에서 견습생으로 일했고, 그 시기에 많은 동물들을 해부했다. 콜롬보가 크레모나를 떠나 밀라노를 거쳐 1535년에 베네치아로 갔고, 그 곳에서 플라톤Joann Antonio Plato으로부터 외과시술을 배웠으며, 플라톤이 콜롬보에게 파도바 대학에 입학하여 의학을 공부하라고 권고했다.

콜롬보는 베살리우스의 모든 강의와 해부시연에 참석한 베살리우스의 제자였으며, 베살리우스가 『사람 몸 구조에 관하여De Humani Corporis Fabrica』에서 목뿔뼈hyoid bone, 설골를 설명하면서 콜롬보를 언급한 것으로 미루어, 콜롬보는 당시에 베살리우스의 조수로 추정된다. 또한 염소를 붙들고 있는 콜롬보의 모습이 베살리우스의 유명한 책 표지 그림의 오른쪽에 있는데, 그는 동물 비교학 연구를 위해 동물을 해부했던 것 같다. 그가 의학 학위를 받았는지는 확실하지 않지만, 베살리우스가 파도바 대학에 없었던 기간에 콜롬보가 해부시연을 담당했었다.

사연은 잘 모르지만 콜롬보는 파도바 대학을 떠나 1544년부터 1549년까지 피사[Pisa] 대학에 머물렀고, 그 시기에 로마의 사피엔차[Sapienza] 대학으로부터 교수로 초빙을 받았다. 그는 이 대학에서 유명한 조각가이자 화가인 미켈란젤로[Michelangelo Buonarrtoti, 1475~1564년]와 친분을 쌓았다. 콜롬보는 예수회 창설자인 이냐시오 로욜라[Ignatius Loyola]가 1556년에 사망하자 그를 부검했고, 부검한 내용을 1559년에 출판된 『실재 해부학[De re Anatomica]』에 남겼다.

콜롬보가 베살리우스를 질투했을 것으로 생각되지만(Koch, 1972), 그는 널리 사용되고 가치 있는 해부학 문헌들을 많이 저술했으며, 새로운 사람 몸의 구조물을 발견한 훌륭한 해부학자였다(Persaud, 1997). 콜롬보의 『실재 해부학』(그림 67, 68)은 베살리우스의 『사람 몸 구조에 관하여』와 비교할 때 그 내용이 전혀 다른 책으로, 본문이 매우 간결하고 분명하며, 대부분의 사례들도 매우 정확하였다.

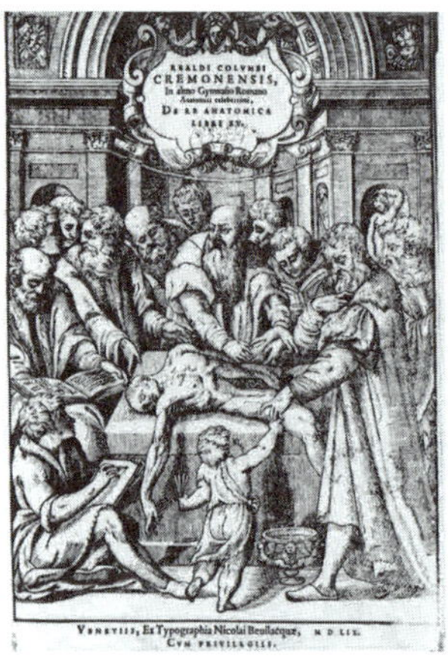

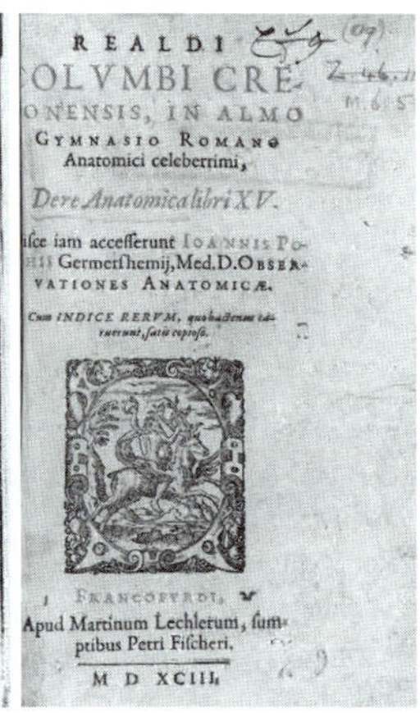

← 그림 67. 1559년에 베니스에서 출판된 콜롬보(Realdo Colombo)의 『실재 해부학(De re Anatomica)』의 권두 삽화에 있는 해부장면. 콜롬보는 테이블 뒤에 서있고, 오른손에 메스를 잡고 해부학 책을 읽고 있는 사람을 바라보고 있다. 테이블 위에 있는 시신의 배벽은 일부가 절개되어 열려있고, 내장의 일부가 보인다. 바닥에 앉은 화가는 해부하는 모습을 바라보며 스케치하고 있다. (제공: Bethesda, MD: U.S. National Library of Medicine, National Institutes of Health & Human Services.)

→ 그림 68. 콜롬보(Realdo Colombo)의 『실재 해부학(De re Anatomica)』의 표지. 이 책에 그림은 들어 있지 않지만, 허파순환(pulmonary circulation)을 비롯하여 새롭게 발견한 구조물들에 대한 설명이 들어 있다.

콜롬보의 문헌은 베살리우스의 『사람 몸 구조에 관하여』와 다르게 그림이 들어 있지 않았지만, 당시에 다른 해부학자들이 저술했던 문헌들 보다 더 훌륭했다. 예를 들면, 헬키아 크룩[Helkiah Crooke, 1576~1648년]과 토마스 윈스턴[Thomas Winston, 1575~1655년]도 콜롬보의 문헌을 인용했다. 크룩은 옳다고 믿었던 다른 해부학자들의 논문들을 인용하여 훌륭한 그림들과 이해하기 쉬운 내용의 해부학 교과서를 저술했으며, 그의 교과서는 6번이나 재 출판될 정도로 인기가 있었다. 러셀(Russell, 1987)에 의하면, 크룩이 "**금세기에 들어 영국인이 편찬했던 문헌들 중에서 베살리우스 방식대로 가장 이해하기 쉬운 해부학 교과서**"를 저술했다고 말했다. 윈스턴은 해부학 교과서를 1659년에 처음 출판했고, 1664년에 다시 출판했다. 영국 의사 바니스터John Banister, 1533~1610년가 1581년에 이발사-외과의사Barber-Surgeons에게 해부시연하는 장면(그림 69)이 콜롬보의 문헌에 들어 있다. 또한 콜롬보의 허파순환pulmonary circulation 폐순환, 소순환에 관한 내용이 바니스터가 1578년에 출판한 『사람 박물지, … The Historie of Man, sucked from the sappe of the most approued Anathomistes』(그림 70)에 수록되어 있다. 마지막으로 하비Harvey가 1628년에 출판한 『동물의 심장과 혈액의 운동에 관한 해부학적 고찰Exercitatio Anatomica De Motu Cordis Et Sanguinis In Animalibus』의 12쪽과 41쪽에 혈액이 심장의 오른심실로부터 허파를 지나 심장의 왼쪽으로 흘러 들어간다는 콜롬보의 가설이 소개되어 있다. 콜롬보가 1559년에 출판한 『실재 해부학』에 환자의 임상적 관찰과 동물실험, 사람해부를 근거로 허파순환에 대한 내용이 분명하게 기술되어 있다.

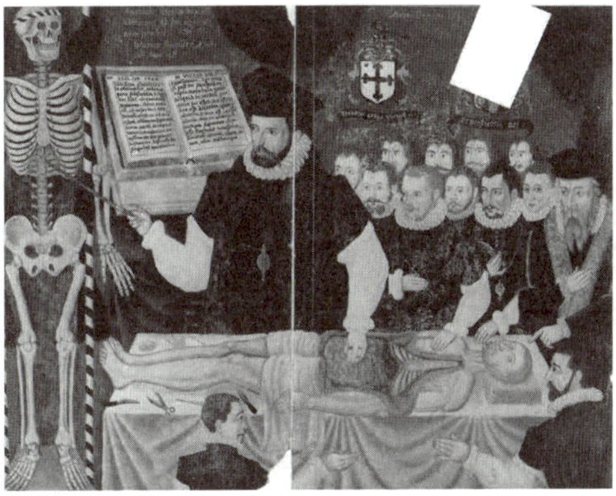

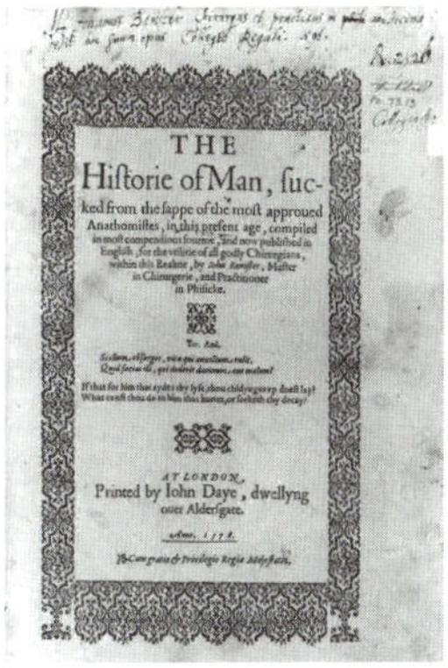

← 그림 69. 바니스터(John Banister, 1533~1610년)가 1581년에 런던의 이발사-외과의사 홀에서 동료들에게 배안 장기와 뼈대를 설명하는 모습. (제공: Glasgow University Library, Department of Special Collections.) 바니스터가 강의에 사용한 책은 콜롬보의 저서(파리판, 1572년)이다. 이 교과서는 『과학 해부학 …(Anatomia scientiae dux et aditumque ad dei agnitionem praebet)』으로, 사람 몸의 구조에 대한 지식이 신의 섭리를 이해하는 데 도움이 된다고 내용이 들어 있다. 바니스터는 영국의 노팅엄에서 유명한 의사였지만, 감독관들 앞에서 그의 시험 성적이 좋지 않았기 때문에 런던에서만 진료할 수 있는 제한된 의사면허를 받았다.

→ 그림 70. 바니스터(John Banister)가 1578년에 런던에서 출판한 『사람 박물지(The Historie of Man, sucked from the sappe of the most approued Anathomistes)』의 표지. 바니스터의 책은 "유럽의 저자들이 출판한 가장 최근의 해부학 문헌들"을 편집한 것이었고, 그 시기에 "영국 저자가 출판한 가장 중요한 해부학 문헌"으로 생각되고 있다(Russell, 1987). 이 책에 콜롬보의 허파순환에 관한 내용이 들어 있다. "콜롬보(Collumbus)는 동맥성 정맥(arteriall Veyne)을 통해 혈액이 허파로 이동하고, 그곳에서 묽어지며, 혈액은 공기(ayre)와 함께 정맥성 동맥(veniall arterie)을 통해 심장의 왼쪽 심실로 이동한다. 이것은 이전에 아무도 알지 못한 것이다." (출처: King's College Library, Cambridge.)

콜롬보의 문헌에 머리뼈를 비롯하여 사람 뼈들에 관한 내용이 자세하고 정확하게 기록되어 있다. 콜롬보는 속귀inner ear 내이와 고막tympanic membrane, 귓속뼈ear ossicles 이소골, 2개의 귀의 창fenestrae of ear, 안뜰vestibule 전정과 달팽이cochlea 와우들의 구조와 위치를 최초로 자세히 기술했다. 갈레노스의 문헌과 다르게 콜롬보는 눈의 수정체lens가 안구eyeball의 중심이 아닌 홍채iris의 바로 뒤에 위치한다고 묘사했다.

콜롬보는 베살리우스의 책에서 잘못 기록된 근육들을 바르게 수정했으며, 인두larynx뿐 아니라 심장의 심방atrium과 심실ventricle의 구조도 정확하게 기술했다. 비록 콜롬보가 해부한 시신의 수와 조사했던 머리뼈의 수(60만 개)를 지나치게 과장했을지라도, 그는 베살리우스를 계승한 가장 뛰어난 해부학자로서 기억될 것이다. 콜롬보의 뒤를 이어 위대한 해부학 업적을 남긴 해부학자가 팔로피오Gabriele Falloppio 또는 Fallopius이다.

가브리엘 팔로피오

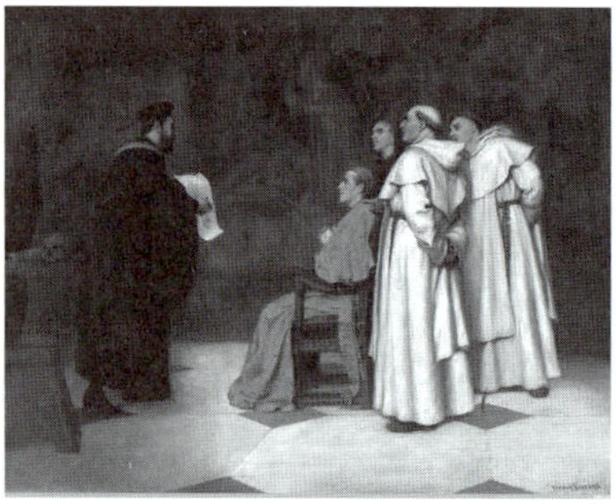

그림 71. 팔로피오(Gabriele Falloppio 또는 Fallopius)가 발견한 것을 페레라(Ferrera)의 듀크 추기경에게 설명하고 있는 모습. (Francis James Barraud의 유화, 출처: Wellcome Library, London).

가브리엘 팔로피오Gabriele Falloppio 또는 Fallopius, 1523~1562년는 파도바 대학에서 콜롬보의 뒤를 계승했다. 코흐(Koch, 1972)에 의하면, 팔로피오는 베살리우스의 해부시연에 한 번도 참석하지 않았다. 그들이 직접 만났는지 알 수 없지만, 팔로피오는 문헌에서 베살리우스를 대단히 존경하고 찬양한다고 표현했다. 베살리우스는 콜롬보를 제자로 생각했다고 그의 문헌에 기술했지만, 콜롬보는 감사하다는 표현을 하지 않았다. 그러나 팔로피오는 베살리우스의 제자라고 공개적으로 말했으며, 팔로피오도 그의 스승처럼 가르침과 저술, 해부학적 발견 등에서 매우 뛰어났다.

팔로피오는 1523년 모데나Modena에서 태어나 성직자가 되기 위해 공부를 시작하여 1542년에 수사신부가 되었지만, 3년 후에 의학을 공부하기 위해 모데나를 떠나 페레라Ferrera로 갔다(그림 71). 그가 1544년 12월 13일과 14일에 모데나에서 교수형 당한 죄인의 시신을 해부했다는 기록이 남아있다. 팔로피오는 베살리우스의 위대한 문헌에 깊은 감명을 받았으며, 그의 나이 26세 무렵에 콜롬보가 로마로 떠나자 공석이 된 피사 대학University of Pisa의 교수로 초빙을 받았다. 팔로피오의 많은 해부학 발견들은 관찰한 구조물들의 기능을 이해하려는 그의 합리적 사고에서 비롯된 결과였다.

팔로피오는 해부학과 외과학, 식물학을 담당하는 교수로 초빙되어 파도바 대학에서 피사 대학으로 자리를 옮겼지만, 그의 대부분 해부학 업적들은 파도바 대학에 머무를 때 이루어진 것들이었다. 팔로피오가 베네치아에서 1561년에 『관찰 해부학Observationes Anatomicae』을 출판했으며, 이 문헌에는 그림이 들어 있지 않았다(그림 72). 이 문헌에서 다음과 같은 구조물들, 즉 팔로피오의 이름이 붙은 자궁과 연결된 자궁관uterine tube, 팔로피안관 Fallopian tube과 난소ovary, 처녀막hymen, 음핵clitoris, 자궁원인대round ligament of uterus, 얼굴신경facial nerve이 지나는 관에 그의 이름이 붙은 팔로피안관canal of Fallopius, 속귀의 달팽이cochlear와 미로labyrinth, 코곁굴paranasal sinuses 부비동, 고실끈신경chorda tympani nerve에 관한 내용들이 들어 있었다. 속귀에 관한 구조는 당시까지 정확하게 알려져 있지 않았다. 팔로피오는 붓꼭지구멍stylomastoid foramen과 붓꼭지관stylomastoid canal, 벌집뼈ethmoid bone와 벌집뼈벌집ethmoid air cells, 제 4, 5, 7, 9 뇌신경cranial nerve에 대해 기술했다. 팔로피오는 근육들과 관련된 베살리우스의 오류를 바로잡았고, 질vagina과 태반placenta이란 용어도 최초로 사용했다. 귓속뼈들 중 하나인 등자뼈stapes를 바르톨로메오 유스타키오Bartolomeo Eustachio와 지오바니 인그라시아Giovanni Filippo Ingrassia뿐 아니라 팔로피오도 발견했다고 주장했다. 팔로피오 이후에 이름이 붙은 자궁관은 오래전에 헤로필로스Herophilus, 기원전 300년 무렵와 갈레노스Galen, 서기 131~201년, 에페소의 루프스Rufus of Ephesus, 서기 100년 무렵가 언급했었다. 그렇지만 팔로피오는 이 자궁관의 기능을 최초로 정확하게 설명했으며, 자궁관

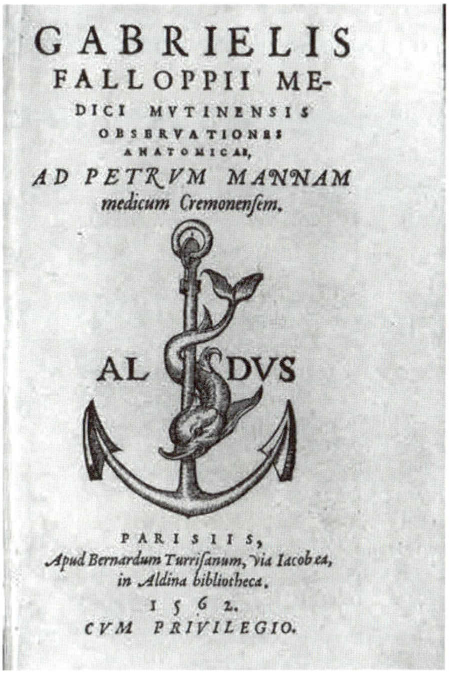
GABRIELIS
FALLOPPII ME-
DICI MVTINENSIS
OBSERVATIONES
ANATOMICAE,
AD PETRVM MANNAM
medicum Cremonenſem.

AL DVS

PARISIIS,
Apud Bernardum Turriſanum, via Iacobea,
in Aldina bibliotheca.
1562.
CVM PRIVILEGIO.

그림 72. 팔로피오(Gabriele Fallopius)가 1562년에 파리에서 출판한 『관찰 해부학(Observationes Anatomicae)』의 표지. 이 책은 베니스에서 초판이 출판된 후 1년이 지난 다음 파리에서도 출판되었다.

을 "자궁의 나팔 trumpets of the uterus"로 묘사했다. 팔로피오는 1562년 10월 9일, 39세의 젊은 나이로 죽었지만, 그는 우리에게 새로운 해부학 지식을 유산으로 남겨 주었다.

히에로니무스 파브리시우스

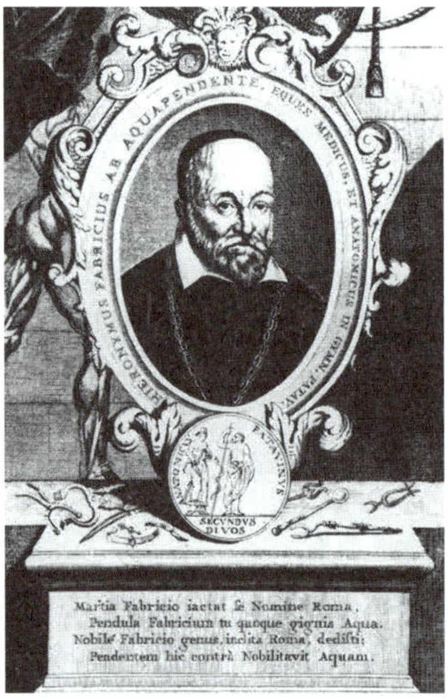
HIERONYMUS FABRICIUS AB AQUAPENDENTE, EQUES MEDICUS, ET ANATOMICUS IN GYMN. PATAV.
SECVNDVS DIVOS
Martia Fabricio iactat se Nomine Roma.
Pendula Fabricium tu quoque gignis Aqua.
Nobile Fabricio genus, inclita Roma, dedisti;
Pendentem hic contrà Nobilitavit Aquam.

그림 73. 파브리시우스(Fabricius ab Aqua pendente, 1537~1619년). (출처: 『Opera omnia anatomica et physiologica』, Patavii, 1625.) (출처: Wegner, R.N.: 『Das Anatomen bildnis, Seine Entwicklung im Zusammenhang mit der anatomischen Abbildung』, Basel, Benno Schwalbe and Co., Verlag, 1939. 제공: Institut fur Anatomie, Ernst-Moritz-Arndt-Universitat, Greifswald, Germany.)

히에로니무스 파브리시우스Hieronymus, ab Aquapendente, Fabricius, 1537~1619년는 파도바 대학에서 윌리엄 하비William Harvey를 가르쳤으며, 팔로피오의 뒤를 계승했다. 파브리시우스는 1603년에 출판된 『정맥의 판막에 관하여De Venarum Ostiolis』에 들어 있는 정맥판막valves of veins을 발견했고, 이 판막은 후에 하비가 혈액 순환을 실험으로 증명할 때 매우 중요한 역할을 했다(Persaud, 1997). 파브리시우스(그림 73)는 오르비에또Orvieto의 근처에 있는 아퀴아펜덴떼Aquapendente에서 1537년에 태어났고, 어린 시절에 철학을 공부했지만 후에 의학으로 진로를 바꾸었다. 파브리시우스는 파도바 대학에서 팔로피오의 제자였고, 1562년에 해부학 교수가 되었으며, 1562년부터 1613년까지 약 50년 동안 해부학 교수로 재직했다.

파브리시우스는 다른 해부학자들과 마찬가지로 사람 몸의 구조를 정확하게 밝히기 위해서 끊임없이 사람을 해부했고, 동물과 태아를 이용한 연구도 많이 진행했다. 파브리시우스의 과학적 연구 분야는 주로 동물 비교 해부학과 발생학, 기능 해부학이었으며, 그의 『모든 동물의 구조Totius Animalis Fabrkiae Theatrum』는 동물 비교 해부학에 관한 저서였지만 출판되지 못했다. 그의 『전집Opera Omnia』은 알비누스Bernard Albinus가 1738년에 레이덴에서 다시 출판할 정도로 매우 훌륭한 업적이었다.

파브리시우스가 저술한 『조류의 알 발생에 관하여On the Development of Eggs of Birds』는 불후의 명작으로 발생학 역사에서 중요한 이정표가 되었으며, 현미경이 없었던 시기에 제작된 훌륭한 그림들을 통해서 그가 얼마나 세심하게 관찰했는지 알 수 있다. 1604년에 출판된 그의 두 번째 발생학 논문 『태아의 형성에 관하여On the Formed Fetus』에 사람태아human fetus와 태아막fetal membrane, 태반placenta들을 묘사한 그림들이 들어 있다(Adelmann, 1942).

윌리엄 하비는 파브리시우스의 업적을 접한 다음 발생학 연구를 시작했다고 1662년에 출판된 『출생론De Generatione』의 머리글에 기술했다. 파브리시우스는 눈의 구조를 매우 세밀하게 묘사한 눈eye과 시각vision에 관한 저서를 저술했으며, 수정체의 구조와 위치를 알고 있었지만, 물체의 상이 수정체에 맺힌다는 갈레노스주의자들의 잘못된 생각을 그대로 믿었다(Persaud, 1997).

파브리시우가 정맥에서 막이 접힌 구조를 판막valve이라고 이름 붙인 것이 그를 가장 유명하게 만든 업적이었다. 진 페넬Jean Fernel과 자코부스 실비우스Jacobus Sylvius, 안드레아스 베살리우스Andreas Vesalius, 기암바티스타 카나노Giambattista Canano, 1515~1578년, 애마투스Amatus, 루지테노스Lusitenus, 1511~1568년 등의 많은 해부학자들이 정맥에서 판막을 관찰했지만, 파브리시우스가 온몸에 분포한 정맥들에 판막이 존재하며, 특히 팔과 다리의 모든 정맥들 속에 판막이 존재한다고 최초로 기술했다.

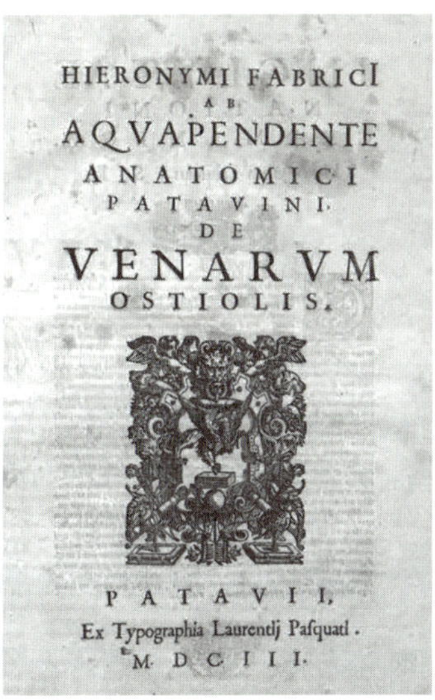
HIERONYMI FABRICI
AB
AQVAPENDENTE
ANATOMICI
PATAVINI.
DE
VENARVM
OSTIOLIS.
PATAVII,
Ex Typographia Laurentij Pasquati.
M D C I I I.

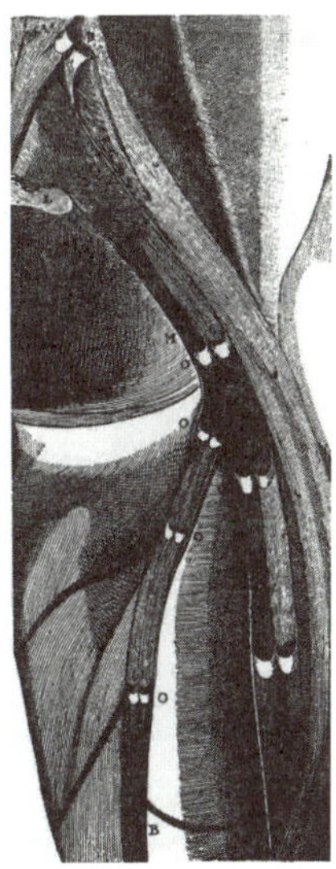

← 그림 74. 『정맥의 판막에 관하여(De Vena rum Ostiolis)』(Patavii: Ex Typographia L. Pasquati, 1603)의 표지. (출처: https://library.missouri.edu/exhibits/anatomy/pre17t h.html).

→ 그림 75. 파브리시우스의 엉덩정맥과 넙다리정맥, 두렁정맥에 있는 정맥판막들. 파브리시우스의 『정맥의 판막에 관하여(De Venarum Ostiolis)』(Padua, 1603년)에서 이 그림을 발췌했다. (제공: Institut fur Anatomie, Ernst-Moritz-Arndt-Universitat, Greifswald, Germany.)

파브리시우스의 『정맥의 판막에 관하여De Venarum Ostiolis, On the Valves of the Veins』는 2절판 크기로 23쪽 분량이며, 심장과 정맥계통에 관한 8개의 그림들이 들어 있는 작은 책자이고, 최초로 정맥의 판막에 관한 그림이 들어 있다(그림 74, 75). 이 문헌에서 파브리시우스는 '정맥판막'을 1574년에 이미 관찰하여 "Ostiolee"로 표현했고, 그것이 정맥 속에서 일정한 간격으로 위치하며, 판막의 입구는 심장을 향해 열려 있는 구멍이라고 기술했다. 후에 이것은 혈액순환을 설명하는 데 없어서는 안 될 중요한 증거자료가 되었다. 그러나 파브리시우스는 정맥판막의 기능을 정확히 이해하지 못했다. 그는 심장에서 나온 혈액이 조직으로 많이 들어가면, 조직 속에 혈액이 축적되어 정맥을 과도하게 팽창시켜 부종[swelling]을 유발하고, 심하면 조직손상을 일으키기 때문에, 판막은 혈액의 과도한 흐름을 방지하기 위해서 만들어진 구조라고 믿었다. 그래서 그는 판막이 혈관에서 혈액의 흐름을 느리게 하거나, 팔과 다리에서 혈액의 양이 많아지면 생명필수 장기들로 공급되는 혈액의 양이 부족할 것으로 생각했다(그림 76).

파브리시우스는 1619년에 86세로 죽었고, 오랫동안 연구를 진행하여 해부학 분야의 중요한 발견들을 많이 이루었으며, 새로운 개념들도 제시했다(그림 77). 그는 생전에 많은 존경을 받았으며, 명예로운 훈장도 많이 받았다. 파브리시우스는 갈릴레오[Galileo]의 주치의였고, 윌리엄 하비가 잠시 동안 그의 집에서 함께 살았다고 알려져 있다.

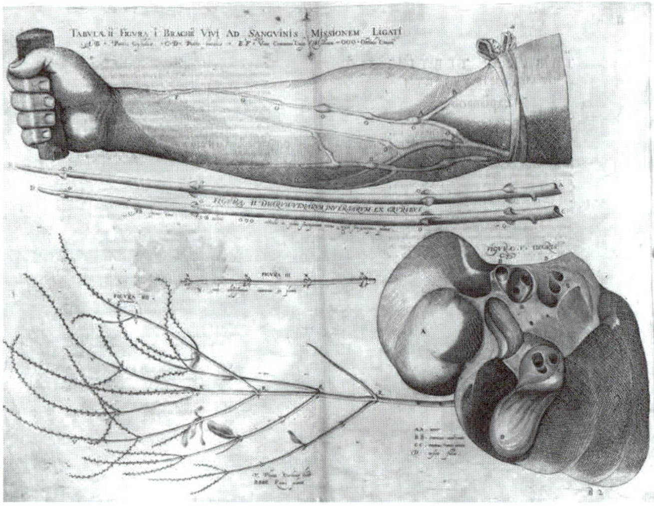

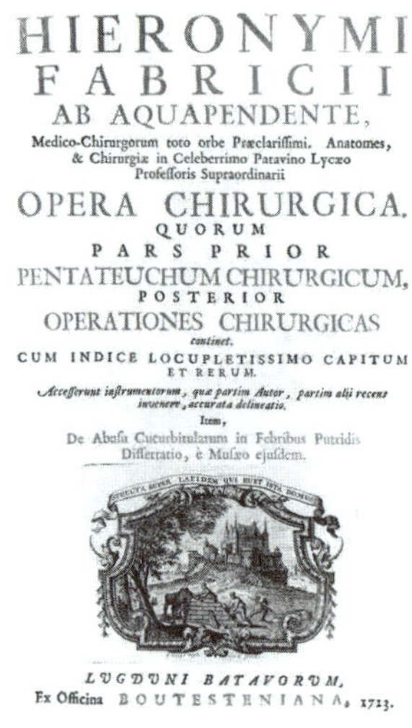
HIERONYMI
FABRICII
AB AQUAPENDENTE,
Medico-Chirurgorum toto orbe Præclarissimi. Anatomes, & Chirurgiæ in Celeberrimo Patavino Lycæo Professoris Supraordinarii
OPERA CHIRURGICA.
QUORUM
PARS PRIOR
PENTATEUCHUM CHIRURGICUM,
POSTERIOR
OPERATIONES CHIRURGICAS
continet.
CUM INDICE LOCUPLETISSIMO CAPITUM ET RERUM.
Accesserunt instrumentorum, quæ partim Autor, partim alii recens invenere, accurata delineatio.
Item,
De Abusu Cucurbitularum in Febribus Putridis Dissertatio, è Musæo ejusdem.
LUGDUNI BATAVORUM,
Ex Officina BOUTESTENIANA, 1723.

◆ 그림 76. 『정맥의 판막에 관하여(De Venarum Ostiolis)』의 도판 II는 결찰법을 사용하여 사람의 아래팔에서 정맥의 구조와 존재를 보여준다. 또한 판막의 구조를 보여주기 위하여 팔의 정맥을 해부하여 세로로 절개한 것이다. (출처: 브리시우스(Fabricius ab Aquapendente). 『De Venarum Ostiolis』(정맥의 판막에 관하여) Patavii : Ex Typographia L. Pasquati, 1603., https://library.missouri.edu/exhibits/anatomy/pre17th.html).

➡ 그림 77. 파브리시우스(Hieronymus Fabricius of Aquapendente, 1537~1619년)의 외과학 문헌 『외과 오페라 ...(Opera Chirurgica....)』(1723년)의 표지. (제공: Neil John Maclean Health Sciences Library, University of Manitoba.) 파브리시우스는 파도바(Padova) 대학에서 해부학과 외과학을 담당한 교수로 재직했고, 유명한 해부극장을 1594년에 건립하는 데 기여했다.

줄리오(줄리어스) 카세리우스

줄리오(줄리어스) 카세리우스Guilio (Julius) Casserius, 1561~1616년는 파도바 대학에서 파브리시우스를 계승했으며, 1561년에 이탈리아의 피아센차Piacenza에서 태어났고, 파도바 대학에서 파브리시우스의 지도를 받으며 의학을 공부했다. 카세리우스가 파브리시우스의 조수였을 때 많은 해부기법들을 공부했고, 파브리시우스와 카세리우스는 하비의 스승이었다. 파브리시우스가 카세리우스의 개인적 해부학 강의를 질투하여 강의를 못하도록 방해할 정도로 카세리우스의 강의는 유명했다. 카세리우스는 해부학의 연구와 사람해부에 오랫동안 열정적으로 매달렸고, 매우 정확하고 자세하게 설명하는 훌륭한 해부학자였다. 그는 최초로 눈썹eye lids에 있는 샘gland, 선을 묘사했는데, 60년이 지난 후에 독일의 헤름슈타트Helmstadt에서 의학과 역사학, 시문학을 담당했 던 하인리히 마이봄Heinrich Meibom교수가 재차 이 샘을 자세히 설명했다.

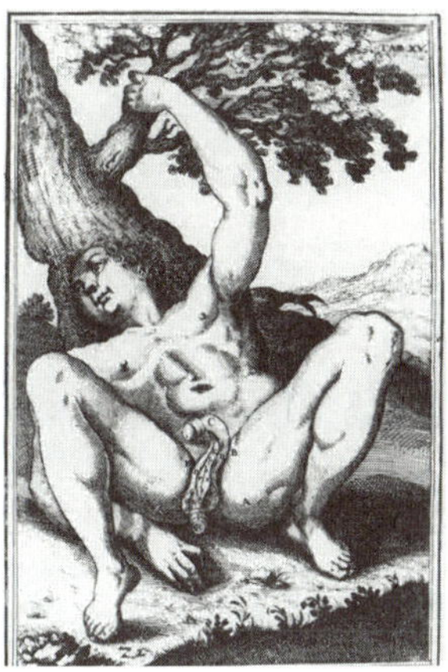

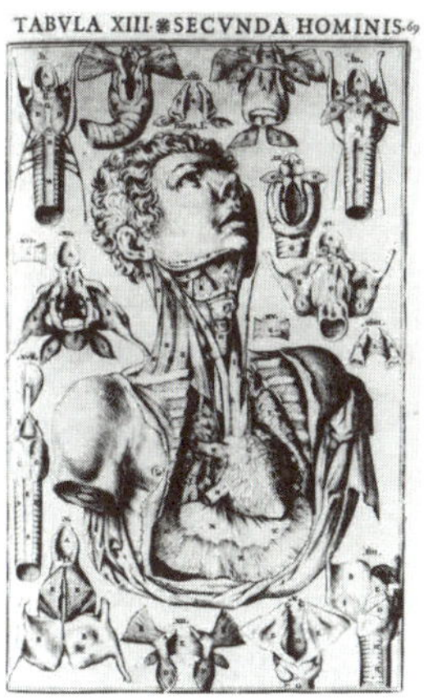

← 그림 78. 카세리우스(Giulio Casserius, 1561~1616년)의 음경과 샅부위 해부도. (출처: 『해부학 도판(Tabulae anatomicae)』의 후기판에서 가져왔다. 프랑크푸르트, 1632년; 제공: Neil John Maclean Health Sciences Library, University of Manitoba.)

→ 그림 79. 목과 가슴부위에서 심장과 허파, 목근육, 다른 구조들을 보여주는 카세리우스의 해부도. 이 그림은 카세리우스(Giulio Casserius, 1561~1616년)의 『발성기관과 청각기관의 해부학 역사(De vocis audi tusque organis historia anatomica)』(1601년)에 들어 있다. (제공: Bethesda, MD: U.S. National Library of Medicine, National Institutes of Health & Human Services.)

카세리우스는 귀ear와 후두larynx를 조사하였고, 망치뼈의 인대ligaments of malleus와 근육피부신경musculocutaneous nerve 등을 연구했다. 그의 『해부학 도판Tabulae Anatomicae』과 『태아의 형성에 관한 도판De Formato Foetus Tabulae』은 17세기에 널리 사용되었던 동판기법을 활용했기 때문에 매우 정교하고 세밀했으며, 이 문헌들은 과학적 및 역사적 측면에서 가치가 매우 높았다. 그의 『발성기관 및 청각기관De Vocis Auditusque Organis』은 베네치아에서 1601년에 출판되었으며, 귀와 후두에 관한 많은 그림들(그림 78, 79)이 동판화로 제작되었다. 영국의 외과의사 브라운John Browne, 1642~1702년이 카세리우스의 『해부학 도판』(그림 80, 81)에 들어 있는 제목뿐 아니라 모든 그림들을 그대로 표절하여 『근육의 완전한 논고Compleat treatise of the muscles』라는 책 이름으로 1681년에 출판했다. 또한 윌리엄 몰린스William Mollins, 1617~1691년가 브라운의 책에 들어 있는 내용을 일부 축소하여 『근육학MYÐKOTOMIA』 또는 『사람 근육을 해부하여 살아 움직이는 것처럼, 사람의 모든 근육들을 해부학적으로 설명. 근육의 기능과 각 부분을 하나의 도판처럼 축소하여 분석』(1648년)이라는 책 이름으로 다시 표절했다. 브라운이 표절한 책이 영국에서 몇 번 재 출판되었고, 이 책은 라틴어와 독일어로도 번역되어 출판되었다(Russell, 1959a; 1959b). 『근육학』의 일부 내용을 소개하면 다음과 같다. 카세리우스는 1616년에 죽었고, 아드리안 반 데르 스피겔리우스Adriaan van der Spiegel 또는 Spieghelius, 1578~1625년가 파도바 대학에서 그 뒤를 계승했다. 스피겔리우스가 1627년에 출판한 『태아 형성에 관하여De Formato Foetu』에, 임신 자궁과 태반, 태아의 모습이 보이는 커다란 그림들이 들어 있는 카세리우스의 거의 모든 자료를 수록했다. 최근 과학의 발전으로, 우리는 출생 전에 자궁속의 태아를 발생 단계별로 알 수 있고, 태아의 실제 모습을 영상으로 쉽게 볼 수도 있다. 오래전에 제작되었던 카세리우스의 그림은 오늘날 태아의 실제 모습과 많은 차이가 있다. 그렇지만 카세리우스의 그림은 몇 세기를 뛰어 넘는 걸작이었고, 오늘날의 태아-자궁에 대한 사고에도 큰 영향을 미쳤다(Heilemann, 2011).

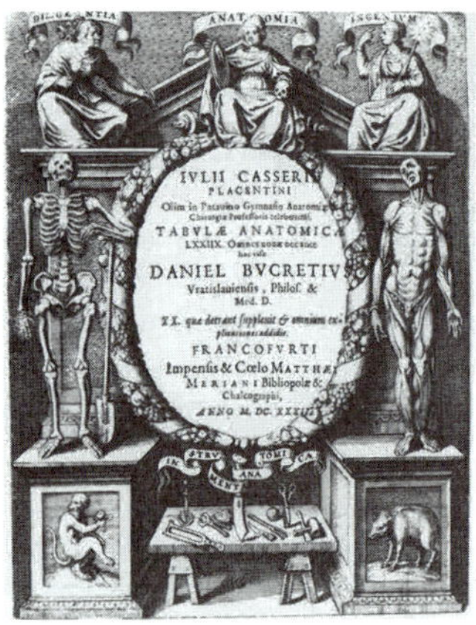

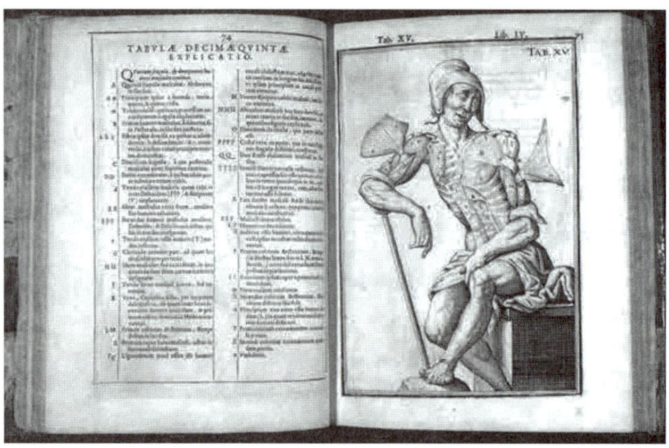

◀ 그림 80. 카세리우스(Guilio Casserius, 1561~1616년)의 『해부학 도판(Tabulae anatomicae)』의 표지. 카세리우스가 죽은 후 다니엘 부크레티우스(Daniel Bucretius)가 1627년에 베네치아에서 『해부학 도판』을 출판했다. 위 그림은 프랑크푸르트에서 1632년에 출판된 책에 들어 있었다. (제공: Neil John Maclean Health Sciences Library, University of Manitoba.)

▶ 그림 81. 『해부학 도판(Tabulae anatomicae)』 LXXIIXX: omnes nouae nec ante hac visae. Frankfurt : Impensis & Coelo Matthaei Meriani, 1632. (출처: http://doc.med.yale.edu/historical/about/founders/donors.html)

제13장

파도바에서 레이덴까지

해부학의 연구와 교육에 대한 부활의 불꽃이 파도바 대학에서 점차 꺼져갈 무렵, 네덜란드가 해부학의 새로운 중심지로 등장하고 있었다. 유명한 의과대학이 있었던 **레이덴 대학**University of Leiden 또는 Leyden은 해부학의 연구뿐 아니라 훌륭한 의사들을 많이 배출한 요람으로 변모하고 있었다. 과거의 파도바 대학처럼 유럽의 여러 국가들에서 의사 지망생들이 레이덴 대학으로 모여들기 시작했다.

외국인의 의사면허

17세기 초반에 외국에서 의사면허를 취득하고 케임브리지로 돌아와 의사협회를 결성한 의사들은 **"대부분 파도바 대학과 레이덴 대학 출신으로 그 수는 서로 비슷했으나, 유럽의 다른 지역에 있던 대학으로 유학을 간 케임브리지 출신은 별로 없었다."**고 롭스미스(Robb-Smith, 1974)가 말했다. 그 무렵 옥스퍼드의 상황도 비슷했고, 싱클레어(Sinclair, 1974)는 **"그 무렵에 옥스퍼드 대학에서 예술을 전공했던 많은 학생들이 경제적인 어려움 때문에 의사가 되기 위해 해외로 유학을 갔다."**고 말했다. 많은 의사 지망생들은 당시에 유행했던 갈레노스주의Galenism 영향에서 벗어나, **"네덜란드와 이탈리아, 프랑스에서 튼튼하게 뿌리를 내린 최신 의학"**을 공부하길 원했다. 17세기 후반까지 많은 학생들이 **"실비우스**Sylvius**와 루카스**Lucas Schact **같은 유명한 스승들이 가르치고 유럽에서 가장 앞서가는 대학으로 변모한"** 레이덴 대학으로 모여들었다(Robb-Smith, 1974).

일부 학생들은 수준 높은 의학교육을 실시했던 파도바 대학과 레이덴 대학, 유럽의 다른 대학들로 유학을 갔으며, 다른 학생들은 **"영국에서 병원을 개설하기 위한 의사면허를 취득하려**

고 경제적이며 쉬운 방법으로 왕립 의과대학Royal College of Physicians을 선택했다."(Robb-Smith, 1974). 후에 영국의 유명한 의사들과 외과 의들이 전문의사가 되기 위해 대부분 이러한 방식으로 의사면허를 취득했다. 그 무렵에 대부분의 의사 지망생들이 외국의 의과대학에서 의사수련을 받기 위해서 오랫동안 외국에 체류하지 않았다는 것을 문헌을 통해 알 수 있다. 의사 수련기간은 매우 짧았고, 개인 사정이나 경제적 형편에 따라 차이가 있었다.

"무지한 사람"과 "일부 주술과 마술을 이용한" 사람들의 환자진료를 금지시키기 위해서 옥스퍼드와 케임브리지 대학을 졸업했거나 교회에서 의사면허를 부여받은 사람들이 1511년에 **의료법령**Medical Act을 제정했다. 사실 두 대학들 중에서 한 곳을 졸업하지 못하면 환자진료를 할 수 없었다. 1518년에 설립된 의과대학College of Physicians이 진료에 적합한 신입생을 선발하고 조사하는 권한을 갖고 있었다.

레이덴 대학

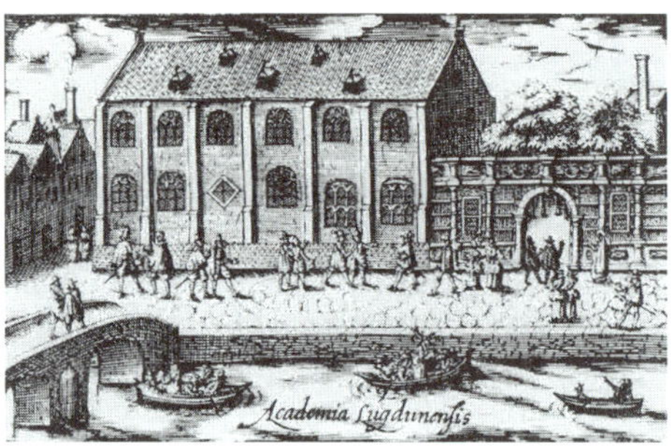

그림 82. 17세기 무렵 레이덴 대학의 전경. (출처: Meurs, J.: Athenae Batavae, Leyden, Elsivir, 1625; Major 1954.)

오랑예 소공국 황태자Prince of Orange인 나소Nassau의 윌리엄 1세William I, 1533~1584년가 1575년에 레이덴 대학University of Leiden을 설립했다. 설립초기에 이 대학이 유럽에서 가장 유명하고 영향력 있는 대학이 되리라고 아무도 예상하지 못했다(그림 82). 네덜란드의 왕은 스페인 침략자에 대항하여 장기간 피비린내 나는 종교전쟁에서 승리한 후, 네덜란드를 위해서 공헌하고 희생한 레이덴 시민들을 위로하고 시민들의 용기와 성원에 보답하려고 생각했다. 이러한 보답은 두 가지 중 하나를 선택하는 것으로, 하나는 앞으로 몇 년 동안 부과될 세금을 전액 탕감해주는 것이었고, 다른 하나는 도시에 대학을 설립해주는 것이었다. 레이덴의 시민들은 대학을 선택했고(Lindeboom, 1974), 후에 레이덴 대학이 위대한 인재들을 많이 배출하는 지성의 산실이 되었다. 이 대학 출신들 중에서 대표적인 인물들로, 인문주의자 데

시데리우스 에라스무스Desiderius Erasmus, 1466~1536년[15]와 법학자이고 신학자 휴고 그로티우스Hugo Grotius, 1583~1645년, 유명한 의사 헤르만 부르하버Hermann Boerhaave, 보어하브, 1668~1738년, 의약학자 크리스티아안 호이겐스Christiaan Huygens, 1629~1693년, 안톤 반 레벤후크Antoni van Leeuwenhoek, 1632~1723년, 알렉산더 먼로 1세Alexander Monro, Primus, 1697~1767년 등이 있었다.

영국 출신의 존 제임스John James, Jacobus Jaimes가 1578년에 레이덴 대학의 의학부에 입학한 최초의 영국인이었고, 1581년에 졸업했다. 후에 많은 영국인 학생들이 이 대학을 졸업했다. 여러 국가들에서 많은 학생들이 이 대학으로 유학을 갔으며, 학생들 중 절반 정도는 외국인으로 이 중 대부분이 영국인이었다. 1709년부터 1738년까지 1,919명의 학생들이 레이덴 대학의 의학부를 졸업했고, 이들 중 353명이 잉글랜드 출신이고, 244명이 스코틀랜드 출신이며, 122명이 아일랜드 출신으로, 영국령 아메리카에서 유학 온 학생들도 있었다(Beuker, 1992).

헤르만 부르하버

헤르만 부르하버Hermann Boerhaave, 보어하브, 1668~1738년(그림 83)는 레이덴 대학의 명성을 드높인 인물로 **"당시에 가장 성공한 의사이며 의학부의 교수"**였고, 의학교육을 발전시킨 위대한 선구자였다(Ackerknecht, 1982). 그는 1701년에 환자용 침상 수가 겨우 12개인 소규모 병원에서 의사로 근무하면서 오늘날에도 세계적으로 시행되고 있는 **임상병상교육**clinical bedside teaching을 최초로 도입했다. 부르하버는 환자가 회복될 때까지 모든 과정을 정확하게 기록했고, 환자가 사망한 경우에 임상증상과 병리학적 소견과의 관련성을 밝히려고 부검을 실시했다.

부르하버는 뛰어난 재능을 겸비한 의사일 뿐 아니라 화학자, 식물학자, 해부학자로 탁월한 업적을 많이 남겼다(Burton, 1743, Lindeboom, 1968). 그는 같은 고향출신 얀 스와메르담Jan Swammerdam이 1669년에 출판한 『자연의 성서Bybel der Natuure; Bible of Nature』를 라틴어로 번역하여 『자연의 성서Biblia of Naturae』로 출판했다. 이 문헌에 과학적으로 중요한 업적이며 오늘날까지 사용되는 근육의 기능을 측정하는 방법이 자세히 기술되어 있었다. 부르하버의 책들, 특히 『의료 관례Institutiones medicae』와 『잠언Aphorisms』(그림 84)은 당시에 유럽에서 매우 유명했다. 그는 겉표지가

15 Desiderius Erasmus Roterodamus, '맹인들의 국가에서 애꾸가 왕이다'라는 명언을 남긴 인문학자

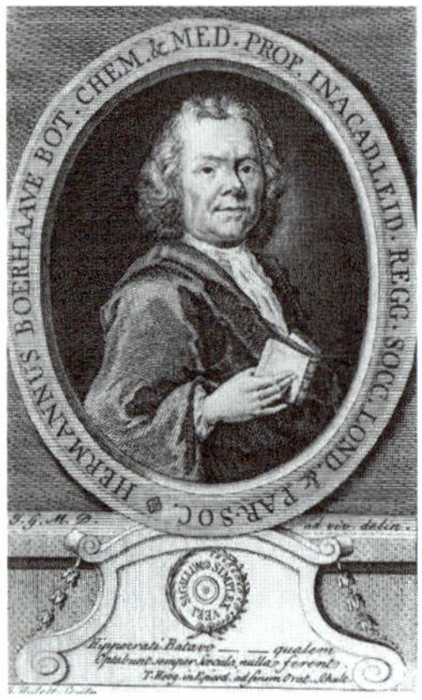

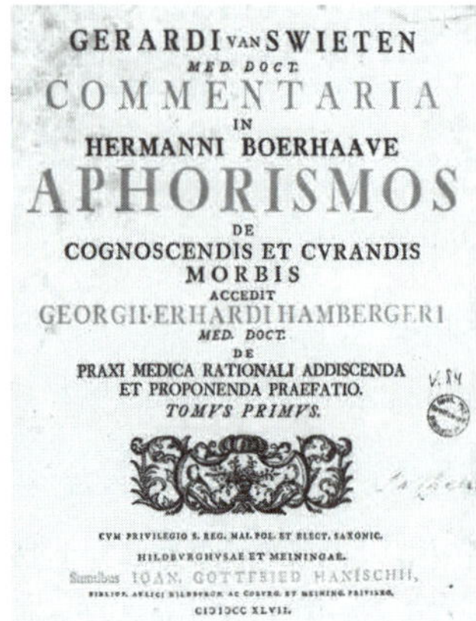

GERARDI VAN SWIETEN
MED. DOCT.
COMMENTARIA
IN
HERMANNI BOERHAAVE
APHORISMOS
DE
COGNOSCENDIS ET CVRANDIS
MORBIS
ACCEDIT
GEORGII ERHARDI HAMBERGERI
MED. DOCT.
DE
PRAXI MEDICA RATIONALI ADDISCENDA
ET PROPONENDA PRAEFATIO.
TOMVS PRIMVS.

CVM PRIVILEGIO S. REG. MAI. POL. ET ELECT. SAXONIC.
HILDBVRGHVSAE ET MEININGAE.
Sumtibus IOAN. GOTTFRIED HANISCHII,
CIƆIƆCC XLVII.

◆ **그림 83.** 부루하버(Hermann Boerhaave, 1668~1738년). 18세기의 위대한 의사. 그는 레이덴 대학에서 의학과 식물학을 담당한 교수였고, 레이덴 대학에서 해부학 교육의 발전에 크게 기여했다. (출처: 「An Account of the Life and Writing of Herman Boerhaave」, 1743., 제공: Neil John Maclean Health Sciences Library, University of Manitoba.)

◆ **그림 84.** 부르하버의 『잠언(Aphorisms)』(『Aphorismi de cognoscendis et curandis morbis』). 이 그림은 스비텐(Gerard van Swieten, 1700~1772년)의 주석이 들어 있는 부르하버의 책의 표지이다. 이 판은 1747년에 독일에서 출판되었다. (제공: Institut fur Anatomie, Ernst-Moritz-Arndt-Universitat, Greifswald, Germany.) 부루하버는 『의료 관례(Institutiones medicae)』를 출판하고 1년이 지난 다음 1709년에 『잠언(Aphorisms)』(『Aphorismi de cognoscendis et curandis morbis』)을 출판했다. 히포크라테스의 저술 방식에 따라, 『잠언(Aphorisms)』은 "다양한 질병들의 진단과 치료에 관한 사항들을 집대성"한 것이었다. 이 책은 인기가 있었고, "많은 개정판들이 출판되어 저자의 명성이 널리 알려졌다." (Lindeboom, 1959).

화려하게 장식된 책을 갖고 다녔는데, 그 책속에 의술의 비밀이 들어 있다고 말하곤 했었다. 그가 죽은 후에 동료 의사들이 그 책을 펼쳐보니 글씨가 전혀 없는 빈 페이지가 대부분이었고, 오직 한 페이지에 "머리는 차갑게, 다리는 따뜻하게, 창자는 대변이 잘 통하게 하라."고 적혀있었다.

부르하버는 매우 정열적인 임상의사로 "해부학의 중요성을 매우 강조했다."(Lindeboom, 1959). 그는 사망한 환자들을 개인적으로 부검했고, 해부시연 과정에서 해부학자 안톤 누크Anton Nuck, 1650~1692년와 라우W. Rau, 1668~1719년, 알비누스Albinus, 1697~1770년의 도움을 받았다. 부르하버가 1722년에 말피기Malpighi의 도움을 받아 샘gland, 선에 관한 『루이쉬에게 보낸 편지, 샘에 관한 말피기의 견해Epistola ad Ruyschium, pro Sententia Malpighiana de Glandalis』를 발표했다. 말피기는 "분비기능을 갖고 있는 샘gland이 사람 몸에 널리 퍼져 있고, 샘은 구조적으로 뭉친 구조라고 가르쳤다. 루이쉬Ruysch는 사람 표본에서 샘을 관찰할 수 없기 때문에, 샘은 형태가 있는 구조물이 아니라 단순히 혈관이 분화한 것이라고 부르하버에게 편지를 보냈고, 후에 이러한 내용을 부르하버가 샘에 대한 개념과 함께 책으로 출판했다."(Lindeboom, 1959). 당시에 루이쉬는 84세였지만 왕성하게 해부학의 연구를 진행했다.

부르하버는 질병을 생명의 현상이며 자업자득의 결과로 생각했으며, 질병을 이해하려는 이러한 사고방식 때문에 유럽에서 가장 유명한 의사가 되었고, 근대 의학의 발전에 크게 기여했다. **"부르하버의 업적을 뒤돌아보면, 의학적 사고방식과 환자를 위한 치료에 과학적 지식을 모두 동원한 것이 그 시대의 누구보다 뛰어났다. 그는 영국인의 건강증진은 물론 영국의 의학발전에도 크게 기여했으며, 제자들의 도움으로 영국의 에든버러 의과대학의 설립자가 되었고, 영어를 사용하는 모든 국가들의 의학교육에 크게 공헌했다."**(Singer and Underwood, 1962; Bower, 1817~1831). 부르하버는 유럽의 여러 국가들에서 의학이 새롭게 부활하는 데 기여했다. 예를 들면, 폰 할러von Haller 같은 그의 제자가 독일의 의학교육을 개혁하는데 발판을 마련했다.

안톤 누크

안톤 누크Anton Nuck, 1650~1692년는 네덜란드의 해부학자이며, 최초로 작은 복강주머니peritoneal pouch, 칼집돌기 processus vaginalis를 기술했다. 이것이 대음순labum majus; labia majora까지 연결되며, 만일 이 관이 막히지 않으면 흔적기관으로 남아 점차 커져 물혹cyst이 되고, 간접고샅탈장indirect inguinal hernia, 간접서혜탈장이나 음낭물혹hydrocele, 음낭수종이 생길 수 있다. 임상에서 이것을 흔히 "누크관Nuck's canal", "누크물혹Nuck's cyst", "누크음낭물혹Nuck's hydrocele"이라고 부른다. 누크는 하더위크Harderwyjk 대학과 레이덴 대학에서 의학을 공부했고, 1677년에 당뇨병에 관한 연구로 레이덴 대학에서 의학박사 학위를 취득했다. 누크는 1683년에 덴하그Den Haag에 위치한 콜레지움 아나토미쿰 치루기쿰Collegium Anatomicum Chirurgicum에서 해부학을 가르쳤고, 1687년에 의학과 해부학을 담당하는 교수가 되어 레이덴 대학으로 돌아왔다.

누크는 실용 해부학 교수로서 존경을 받았고, 많은 학생들이 그를 좋아했다. 또한 그는 분비샘과 림프관, 눈, 치아와 관련된 중요한 발견들을 보고했다. 누크는 침샘salivary gland, 타액선에 표지물질을 주입하는 **침샘조영술**sialography을 개발했고, 눈에서 안방수aqueous humor의 기능을 연구했으며, 치아의 형태에 따라 치아발치에 적합하도록 고안한 특별한 치아겸자dental forceps를 발명했다(그림 85, 86).

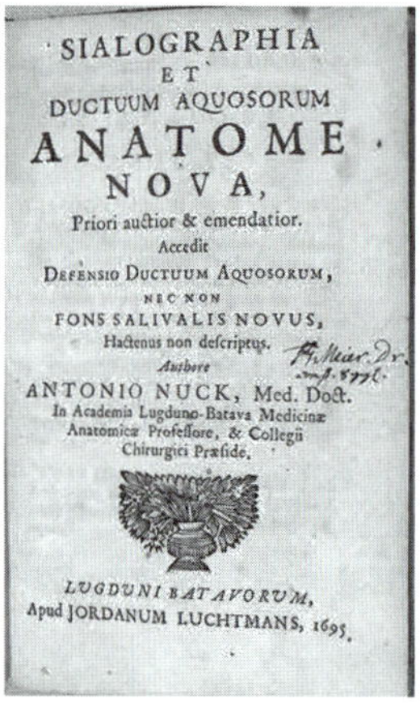

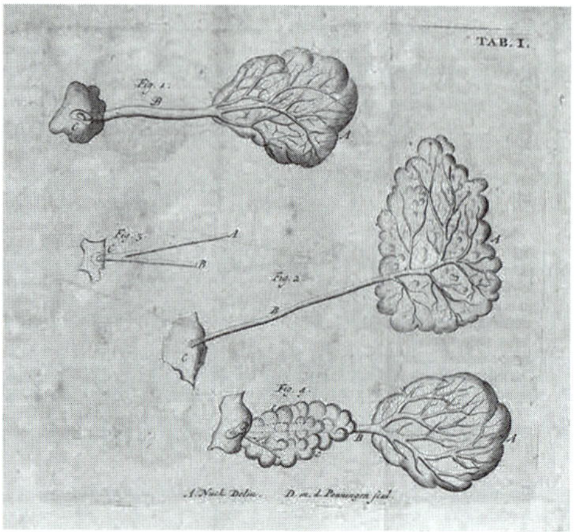

그림 85~6. 최근에 릴리 도서관(The Lilly Library)에서 제공받은 안톤 누크(Anton Nuck, 1650~1692년)의 교과서. 누크는 루이쉬(Frederik Ruysch, 1638~1731년)가 사용한 방식과 유사한 기법을 사용했다. 누크는 침샘(salivary gland)에 색깔 있는 표지물질을 주입하여 침샘관뿐 아니라 침샘에 분포하는 혈관들도 관찰했다. 그는 이 방법을 '침샘조영술'(sialographia; sialography)이라고 명명했다. (출처: Anton Nuck. 『Sialographia et Ductuum Aquosorum Anatome Nova...』 Leiden: Apud Jordanum Luchtmans, 1695. http://www.indiana.edu/~liblilly/anatomia/viscera/nuck.html.)

피터 파우

피터 파우Pieter/Petrus Pauw, 1564~1617년는 부르하버Boerhaave, 보어하브, 1668~1738년가 태어나기 오래전인 1597년 레이덴에 해부극장을 건립했다. 이것이 네덜란드에 세워진 최초의 해부극장이었고, 후에 이탈리아와 독일에서도 많은 해부극장들(그림 87)이 건립되었다(Richter, 1937). 파우는 암스테르담에서 태어났고, 레이덴과 파리 대학에서 공부했으며, 로스토크Rostock 대학에서 의학박사 학위를 받았다. 파우가 파도바 대학에서 공부할 때 줄리오(줄리어스) 카세리우스Guilio (Julius) Casserius, 1561~1616년와 파브리시우스Fabricius ab Aquapendente, 1537~1619년의 영향을 받았다. 파우는 레이덴에서 해부학 저서 『사람 뼈의 기본 해부학Primitae anatomicae de humani corporis ossium』을 1615년에 출판했고(그림 88), 1616년에 베살리우스의 『에피톰Epitome』을 개정하는 책임을 맡았다. 스위스의 해부학자 폰 할러Albercht von Haller, 1708~1777년는 파우를 매우 존경했고, 그를 "**확실한 기념비적 업적을 남기고 우울증과 예리한 재능을 갖고 있던 사람**Hominus melancholicus, valuit acri ingenio et memoria valida"으로 찬양했다. 스톡Andreas Stog이 1617년에 제작하여 레이덴의 "**해부극장**Theatrum anatomicum"에 소장된 동판에 "**파우를 위대한 해부학자로 영원히 기억하고 숭배한다.**"라는 문구가 새겨져 있다(Schumacher &

Wischhusen, 1970). 파우는 레이덴 대학에서 최초로 해부학을 가르친 교수였지만, 독일 출신의 위대한 해부학자 알비누스Albinus가 이 대학을 유럽에서 유명한 해부학 교육과 연구의 중심지로 만들었다(Persaud, 1997).

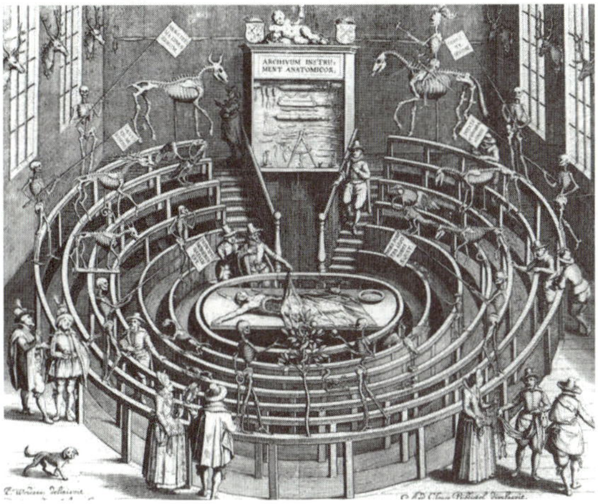
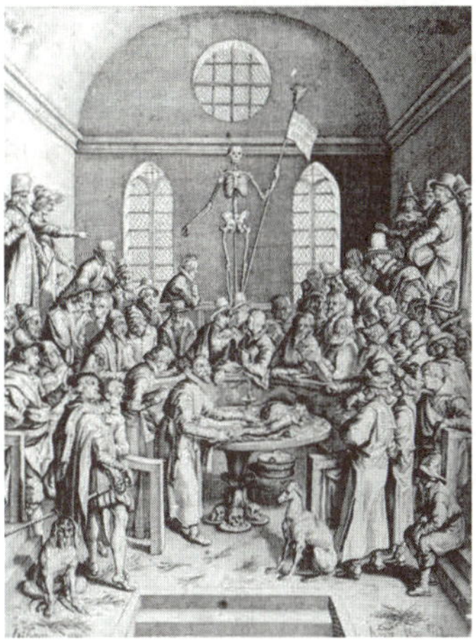

← 그림 87. 레이덴 대학의 해부극장. 파우(Pieter Pauw)가 1597년에 파도바(Padova)에 건립했다. 스완버그(Swanen burg)가 그린 이 그림(1610년)은 해부극장의 내부 모습이다. 시신 한 구가 중앙에 놓여 있고, 부검하는 두 사람 중 한 명이 현재 진행 중인 시신해부를 보여주기 위해 덮개를 들어 올리고 있다. 배안 장기들이 보인다. 수술 기구들이 뒤쪽에서 보인다. 실내에 옷을 잘 입은 남자와 여자들이 특이한 뼈대 수집품들과 말을 탄 표본들을 바라보고 있다. (제공: Leiden University.) 케네디와 코클리(Kennedy and Coakley, 1992)에 의하면, 이 그림은 "대단히 교훈적이고 도덕적으로, 『죽음의 상징(memento mori)』 또는 '죽음의 기억'을 표현했고, 벽장 위에 앉아있는 푸토(putto)가 머리뼈에 기대어 모래시계를 들고 있다. 각각의 사람 뼈대들은 삶의 무상함을 일깨워주는 좌우명이 쓰여 있는 깃발을 들고 있다. 한 여자가 피부가 벗겨진 남자의 모습을 바라보고 있다. 또 한 명은 허영심의 상징인 거울을 들고 있다."

→ 그림 88. 파우(Pieter Pauw, 1564~1617년)의 『사람 뼈의 기본 해부학(Primitae anatomicae de humani corporis ossium)』(1615년)의 표지. 레이덴 대학의 해부극장에서 해부하는 모습. 많은 남자들이 테이블 주위에 모여 시신의 해부 과정을 보고 있다. 완벽한 뼈대 모습이 뒤쪽에 보이고, 두 마리의 개가 테이블 앞쪽의 바닥에 앉아있다. 시신에서 풍기는 강한 악취를 약화시키기 위해 바닥에 향기 나는 약초들이 흩어져 있다. 파우가 사람 몸의 구조를 가르치고 설명하는 모습이다. (제공: Bethesda, MD: U.S. National Library of Medicine, National Institutes of Health & Human Services.)

베른하르트 지크프리트 알비누스

알비누스Bernhard Siegfried Albinus, 1697~1770년는 레이덴 대학의 명성과 부르하버의 권유로 프랑크푸르트 대학에서 레이덴 대학으로 옮겨왔다(그림 89). 같은 시기에 프로이센Prussia에서 해부학 교육을 위해 그를 초빙했지만 그는 별로 매력을 느끼지 못했다. 알비누스는 24살에 해부학과 외과학을 담당하는 주임교수로 임명되었다(Punt, 1983).

부르하버와 알비누스는 교수로서 매우 탁월했고, 그들의 명성은 대단했으며, 특히 부르하버의 임상의학 교육에 대한 평판 때문에 유럽의 여러 지역들에서 많은 의사 지망생들이 레이덴 대학으로 몰려왔다. 케임브리지 의사협회의 자료에 의하면, 18세기 유럽의 의사들 중 25~50%가 레이덴 대학 출신이었다(Rob-Smith, 1974; Rock, 1969).

부르하버와 알비누스는 1725년에 베살리우스의 업적을 엮은 『해부학 전집Opera omnia anatomica』과 2권의 『수술 치료Chirurgica cura』를 출판했으며, 이 문헌에 사용된 해부학 용어들이 가장 근대적인 것들이었다. 알비누스는 1736년에 하비의 문헌을, 1737년에 파브리시우스의 문헌을, 1744년에 유스타키오의 문헌을 각각 개정하여 출판했다(그림 90).

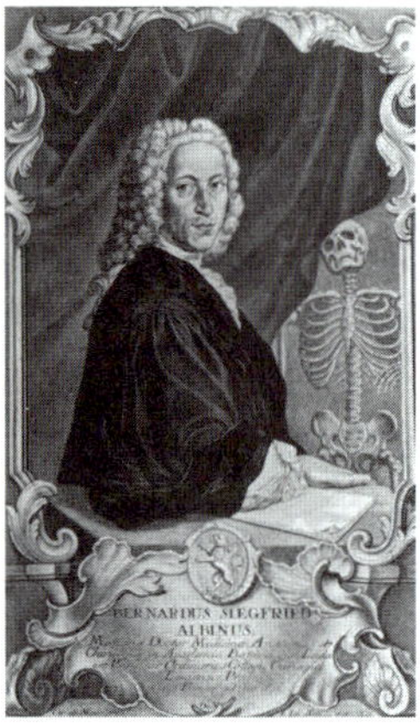

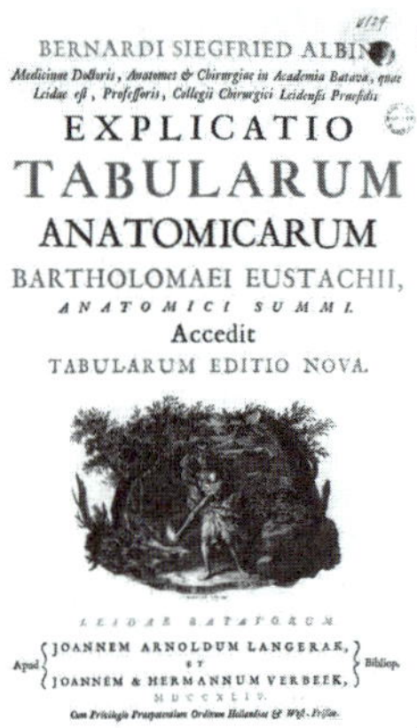
BERNARDI SIEGFRIED ALBINI

EXPLICATIO
TABULARUM
ANATOMICARUM
BARTHOLOMAEI EUSTACHII,
ANATOMICI SUMMI.
Accedit
TABULARUM EDITIO NOVA.

LEIDAE BATAVORUM
Apud JOANNEM ARNOLDUM LANGERAK, ET JOANNEM & HERMANNUM VERBEEK, Bibliop.
MDCCXLIV.

← **그림 89.** 베른하르트 지크프리트 알비누스(Bernhard Siegfried Albinus, 1697~1770년). 캐럴 이사크 드 무어(Carel Isaack de Moor)의 유화를 요한 제이콥 하이드(Johann Jacob Haid)가 조각한 그림. (출처: Wegner, R.N.: 『Das Anatomenbidnis. Seine Entwicklung im Zusammenhang mit der anatomischen Abbildung.』 Basel, Benno Schwalbe and Co., Verlag, 1939. 제공: Institut für Anatomie, Ernst-Moritz-Arndt-Universität, Greifswald, Germany.)

→ **그림 90.** 유스타키오(Eustachius)의 해부 그림을 1774년에 알비누스(Bernhard Siegfried Albinus, 1697~1770년)가 개정한 책. (제공: Institut fur Anatomie, Ernst-Moritz-Arndt-Universitat, Greifswald, Germany.)

알비누스는 사람의 근육과 뼈대에 관한 문헌 『사람 근육과 뼈대의 도판Tabulae sceleti et musculorum corporis』을 1747년에 직접 집필하여 출판했다. 이 문헌은 사람 몸의 구조를 설명하는 데 필요한 새로운 기준을 제시한 것으로, 내용은 매우 수준이 높았고, 삽입된 28 그림들은 크고 정교하며 아름다웠다. 알비누스는 이 그림들을 제작하는 과정에 화가 얀 반델러Jan Wandelaar의 그림들을 참고했다. 그는 원근법을 사용하여 사람 몸의 구조를 그렸고, 중요한 부위는 그림의 앞쪽에 배치했으며, 장식적이고 예술적 배경보다 형태학적으로 정확하게 묘사하려고 노력했다. 라틴어로 저술된 이 문헌은 인기가 있어서 나중에 영어뿐 아니라 다른 언어들로 번역되고 개정되었다(Persaud, 1997).

알비누스가 몇 개의 근육들을 최초로 발견했고, 사람 근육들을 체계적으로 처음 분류했다. 그가 명명한 근육들의 이름이 현재도 해부학 용어에 남아있다, 알비누스는 현미경을 이용한 연구와 생리학 분야에도 많은 업적을 남겼다(Punt, 1983).

프레더릭 루이쉬

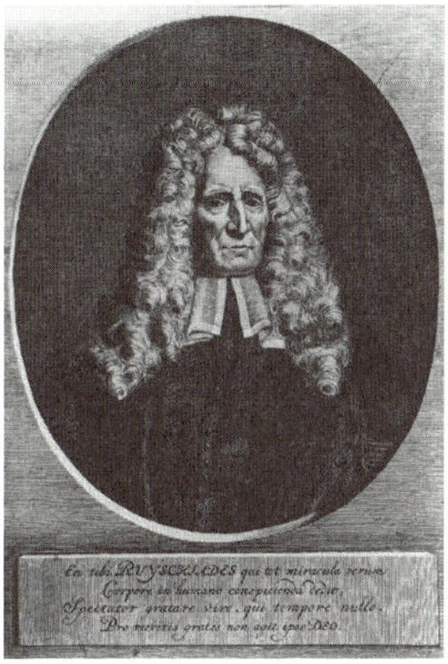

그림 91. 루이쉬(Frederik Ruysch, 1638~1731년). 얀 반델러(Jan Wand elaar)의 그림. (출처: Wegner, R.N.: 『Das Anatomenbidnis. Seine Entwicklung im Zusammenhang mit der anatomischen Abbildung.』 Basel, Benno Schwalbe and Co., Verlag, 1939. 제공: Institut für Anatomie, Ernst Moritz Arndt Universität, Greifswald, Germany.)

프레더릭 루이쉬Frederik Ruysch, 1638~1731년는 네덜란드의 유명한 해부학자로, 알비누스를 비롯하여 많은 해부학자들이 루이쉬가 개발한 염료의 **주입기법**Injection techniques을 사용하여 해부학의 연구에 크게 기여했다. 루이쉬는 암스테르담에서 태어났고, 1665년에 암스테르담 대학의 해부학 교수로 임명되었다(그림 91). 그는 해부학의 연구를 위해서 혈관과 림프관에 염료를 주입하는 독특한 기법을 개발했고, 이 방법을 사용하여 사람 몸의 모든 부위와 장기들에 분포하는 혈관들을 맨눈으로 볼 수 있는 가장 작은 혈관들까지 정확하게 밝혀냈다. 이러한 성과는 해부학의 연구에 있어서 가장 위대한 업적들 중 하나로, 상상할 수 없었던 수준까지 관찰할 수 있어서 해부학 연구의 한계를 극복하는 계기를 만들었다.

루이쉬가 남긴 해부학의 연구업적을 모두 평가하는 것은 매우 어렵지만, 그는 **혈관 주입기법**을 사용하여 사람 몸의 거의 모든 부위에서 혈관과 림프관의 분포를 관찰했다. 사례들을 살펴보면, 림프관의 판막valves, 가장 작은 혈관을 비롯한 허파의 혈관, 뼈끝epiphyses의 융합과 성장뿐 아니라 뼈와 피부의 혈관, 지라spleen, 자궁uterus을 비롯한 생식기관의 구조, 치아teeth의 혈관, 뇌막meninges과 뇌brain의 혈관분포 등이다(Persaud, 1997).

루이쉬는 특별한 방부처리법Embalming과 주입기법을 개발하여 사용했고, 다양하고 독특한 사람 **해부표본**Anatomical specimens과 많은 생물표본들을 제작하여 보관했다(그림 92, 93). 유럽의 여러 지역들에서 많은 사람들이 이 표본들을 보기위해 루이쉬의 박물관을 방문했고, 그의 박물관은 "깨어있으며 일어나자마자 말을 할 것 같은 시신들이 모여 있는 공동묘지"로 널리 알려졌다. 러시아의 황제 표트르 대제Peter the Great of Russia, 1672~1725년가 루이쉬 박물관을 3만 플로린 은화를 주고 구입했다. 황제가 박물관을 방문했을 때 "루이쉬가 장기간에 걸쳐 제작하여 보관하고 있던, 마치 살아있는 얼굴표정을 하고 있는 어린 소년의 표본을 보고, 황제는 잠시 동안 숨을 쉬지 못할 정도로 깜짝 놀랐다. 황제의 위엄과 모스코바 사람들의 강인함을 지닌 그는, 마치 살아 있는 것 같은 소년의 표본에 입을 맞추었다"(Lonsdale, 1870). 그 무렵 루이쉬 박물관은 유럽에서 가장 크고, 감동적인 곳이었다. 1664년 이전까지 해부학 박물관에는 아일랜드 출신의 물리학자이며 화학자 로버트 보일Robert Boyle, 1627~1691년의 단순 알코올용액 보존법을 사용하여 제작된 죽은 모습의 해부표본들만 대부분 전시되었다. 문헌으로 남아 있는 당시에 유명했던 의학박물관은 덴마크의 의사이며 학자 올라우스 봄Olaus Worm과 알버터스 세바Albertus Seba, 다른 학자들이 소유한 것들이었다. (해부표본을 제작하기 위해 사용한 초기의 방법과 초기의 의학박물관들에 대한 설명은 폴(Paul, 1937)의 문헌과 에드워드와 에드워드(Edward & Edwards, 1959)의 문헌을 참조했다.)

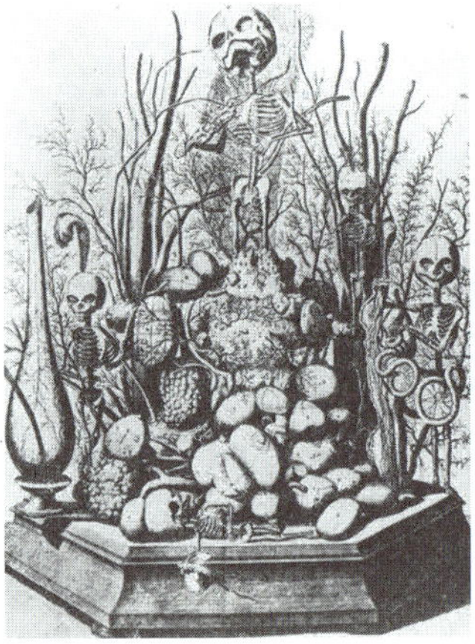

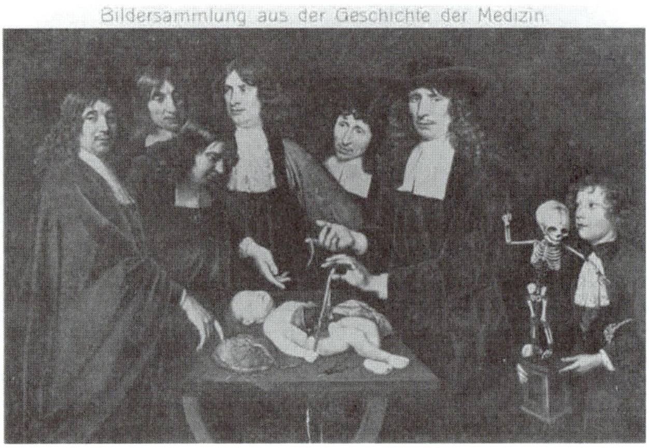

← 그림 92. 루이쉬(Frederik Ruysch, 1638~1731년)의 『해부학 보물(Thesaurus Anatomicus)』(Part I, 1701년)에서 발췌한 그림으로, 해부표본들을 예술적으로 전시한 모습. (출처: Edwards, J.J. and Edwards, M.J.: Medical Museum Technology, Oxford University Press, 1959; 제공: Oxford University Press.)

→ 그림 93. 암스테르담 대학에서 해부학과 식물학을 담당한 교수인 루이쉬(Frederik Ruysch, 1638~1731년)가 조산아의 탯줄과 태반을 설명하는 모습. (출처: National Library of Medicine, Bethesda, MD. Nuland, 1992; 참조: the iconological and anatomical aspects of this work).

해부모형

그 무렵 사람 해부학의 연구에 사용할 시신들이 부족했기 때문에 해부학자들은 새로운 대안이 필요했다. 예를 들면, 나무나 왁스로 제작한 해부모형들이었다. 초기에 해부모형들은 매우 조잡했지만 세월이 지나면서 점차 예술적 가치와 더불어 과학적으로도 실물과 비슷하게 발전했다. 볼로냐와 피렌체의 의학교들은 왁스(밀랍)로 만든 해부모형을 사용하여 학생들을 가르쳤다. 18세기 초반까지 대부분 의학박물관에 왁스로 제작된 피부가 벗겨진 실물크기의 남자 표본 모형ecorche이 전시되었다. 이러한 해부모형은 예술적으로 매우 뛰어났고, 이런 예술 작품을 제작한 유명한 선구자들은 이탈리아의 해부학자와 조각가들이었다(Pucetti, 1997; Riva et al., 2010). 해부모형을 제작한 이탈리아 출신의 해부학자는 가에타노 줌보Gaetano Giulio Zumbo, 1656~1701년와 에르콜 엘리Ercole Lelli, 1702~1766년, 안나 마졸리니Anna Morandi Mazzolini, 1716~1774년, 페리체 폰타나Felice Fontana, 1730~1803년, 클레멘테 수시니Clemente Susini, 1754~1814년 등이다. 이런 창의적 유산은 오늘날까지 남아 있다. 이 역사적 왁스조각품들은 볼로냐 대학의 〈해부학 연구소Instituto di Anatomia〉(Rosito et al., 2004; Messbarger, 2010)와 피렌체의 〈라스폴라 박물관Museo la Specola〉(Lanza et al., 1979; Bani, 1986; Bonuzzi & Ruggeri, 1988; Riva et al., 2010), 다른 연구소들(Hilloowala & Goldstein, 1982; Hilloowala, 1984)에 소장품으로 남아 있다.

가에타노 줄리오 줌보

가에타노 줌보Gaetano Giulio Zumbo, 1656~1701년는 시실리 출신의 예술가이며 왁스조각의 달인이었고, 그는 섬뜩한 모습의 멋진 왁스모형들을 연속물로 제작했다. 줌보의 왁스조각품들은 흑사병으로 죽은 사람의 일그러진 얼굴(그림 94), 튀어나온 눈과 창자, 살점이 썩은 매독 환자, 고통스런 죽음, 구더기가 우글거리며 썩어가는 시체의 모습이었다. 줌보의 병리학적 조각품인 **'죽음의 상징**memento mori'은 사람의 죽음을 가혹하게 상기시키고, 죽음을 피할 수 없는 숙명으로 표현한 것이었다.

줌보는 빈곤한 귀족 출신이었고, 어린 시절에 성직자의 교육을 받았다. 그는 예술적 소질이 있다는 것을 알고, 예술가의 길을 걷기로 결심하고, 그림과 왁스모형을 제작하는 방법

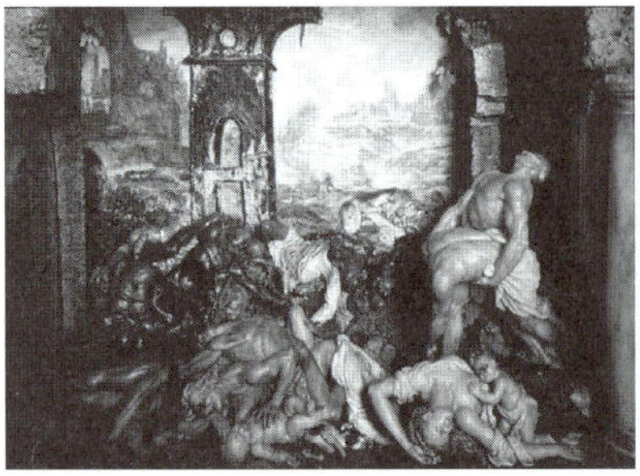

그림 94. 줌보(Gaetano Giulio Zumbo, 1656~1701년)가 제작한 흑사병으로 죽은 사람들을 묘사한 왁스모형들로, 피렌체의 라 스펙올라(La Specola)에 소장되어 있다.

을 배웠다. 그는 제작한 예술 작품을 볼로냐에서 1691년에 최초로 전시했다. 이것을 계기로 그는 메디치가[Medici]의 코시모 3세 대공[Grand Duke Cosimo III]과 계약을 맺었고, 훌륭하고 무시무시한 작품들을 많이 제작했다. 5년이 지난 후에 그는 대공의 곁을 떠났다.

줌보는 1695년에 제노바로 가서 그의 예술적 소질에 감동을 받은 프랑스의 외과의사 데스누에스[Guillaume Desnoues]를 만났다. 두 사람은 공동으로 교육용 해부모형을 제작하기 시작했다. 데스누에스는 사람해부를 진행했고, 줌보는 밝은 색깔의 왁스를 사용하여 해부된 표본과 똑같은 모습의 왁스모형을 만들었다. 이러한 노력의 결과로 그들은 다양한 색깔의 왁스모형을 제작하는 기법과 해부학에 있어서 중요한 기술적 혁신을 이루었다. 나중에 줌보와 데스누에스는 불화로 헤어졌다. 줌보는 1700년에 파리에 머물렀고, 그곳에서 그는 왕실로부터 색깔이 들어 있는 왁스로 해부모형을 제작할 수 있는 권한을 부여받았다. 줌보는 1701년에 죽었고, 파리에서 두 번째로 규모가 큰 교회인 성 설피스[Saint Sulpice]의 묘지에 묻혔다(Puccetti, 1997; Puccetti et al., 1995; Orlandini & Paternostro, 2010).

안나 모란디 마졸리니

재능이 많은 여성 조각가 안나 마졸리니[Anna Morandi Mazzolini, 1716~1774년] (그림 95)는 사람 몸 구조를 멋진 왁스모형으로 제작했다. 이러한 모형들은 현재 볼로냐 대학의 해부학교실과 팔라초 포지 박물관[Museo di Palazzo Poggi]에 소장되어 있다. 왁스모형들은 놀라울 정도로 실제 모습과 닮았고 실물 크기로 정교하게 제작되었다. 당시에 해부용 시신[Cadavers for dissection]이 부족했기 때문에 사람 몸의 다양한 부위를 모형으로 제작하여 해부학 교육에 활용했었다. 안나 마졸리니는 예술가로 그녀의 인생을 시작했다. 그녀는 사람 해부학에 관한 정규 교육을 받지 못했지만 그녀의 해부모형들은 수 세기 동안 고위직 관리와 학자, 관광객들에게 매우 인기가 있었다.

안나 마졸리니는 볼로냐 대학의 해부학 교수인 지오바니 마졸리니[Giovanni Mazzolini]와 결혼했다. 그녀는 사람을 해부한 표본을 보면서 왁스로 해부모형을 제작할 때 남편의 도움을 받았다. 그녀는 남편이 죽은 후 두 명의 자녀를 양육하기 위해 대학의 해부학 교육과 박물관의 해부모형 제작을 계속 담당해 달라는 대학의 요청을 받아들였다. 마졸리니는 직접 시신해부를 진행하면서 많은 해부학 지식을 쌓았다.

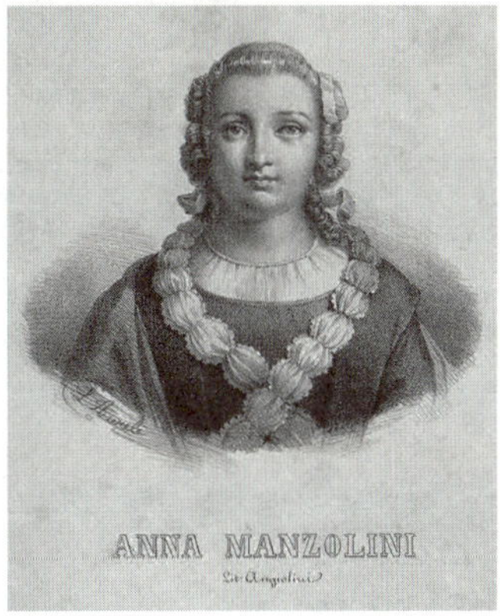

그림 95. 안나 모란디 마졸리니(Anna Morandi Mazzolini, 1716~1774년)의 초상화. (출처: Wellcome Library, UK).

여성 조각가로서 독창적인 기술을 갖고 있었던 마졸리니는 사람 몸의 여러 부위에 대한 왁스모형들을 실제 모습과 유사하게 제작했다. 마졸리니가 제작한 왁스 조각품들은 해부학적으로 정교하고 세밀하여 그녀는 인정과 보상을 받았다. 볼로냐 대학은 그녀에게 교수직을 제공했고, 그녀는 많은 대학들로부터 강의를 맡아달라는 요청도 받았다. 마졸리니는 러시아의 캐서린 대제Catherine the Great of Russia와 폴란드 왕King of Poland으로부터 상금을 받았다. 오스트리아의 조셉 2세Joseph II 황제는 1769년에 그녀의 작품들을 관람한 후 큰 감동을 받았다. 그래서 황제는 비엔나로 귀국한 다음, 시민들의 교육을 위해 해부학 박물관을 건립했다. 당시에 마졸리니는 재주가 많고 뛰어난 여성이었다(Rosito et al., 2004; Messbarger, 2010).

툴프 박사의 해부 강의

암스테르담에서 공개적으로 사람해부가 처음 실시된 시기는 16세기 중반 무렵이었다. 당시에 외과 의사들은 〈나막신과 스케이트제조협회Guild of Clog and Skatemakers〉와 결별하고 독자적이고 새로운 길드 〈외과의사협회〉를 창립했다. 네덜란드의 영주인 스페인의 필립 2세 왕King Phillip II이 1555년에 사람해부를 승인한 후, 사람해부는 〈암스테르담 외과의사협회Amsterdam Company of Surgeons〉의 주관으로 정기적으로 실시되었다.

렘브란트와 암스테르담 외과의사

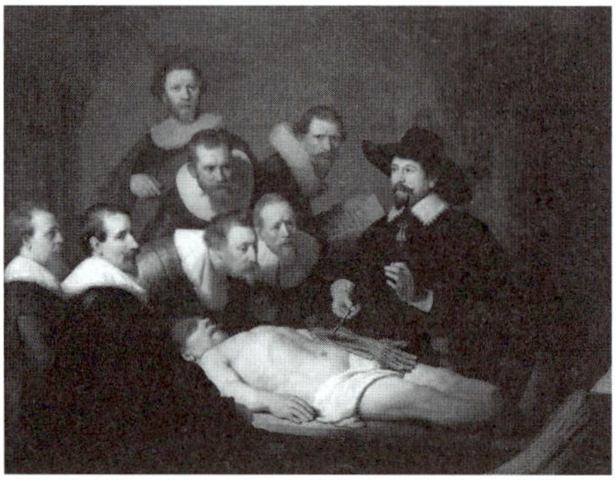

그림 96. 렘브란트(Rembrandt van Rijn)가 네덜란드의 의사이며 해부학자인 툴프(Doctor Nicolaas Tulp, 1593~1674년) 박사와 동료들의 사람해부 장면을 묘사한 그림 (1632년). (제공: Stichting Johan Maurits van Nassau, Mauritshuis, Netherlands.)

네덜란드의 유명한 화가인 렘브란트Rembrandt van Rijn는 네덜란드의 의사이며 해부학자 니콜라스 툴프Doctor Nicolaas Tulp, 1593~1674년 박사와 그 동료들의 사람해부 장면을 그림으로 잘 표현했다(그림 96). 렘브란트가 26살이었던 1628년에 이 해부장면 그림을 그리기 시작하여 1632년에 완성했다. 이 작품은 툴프 박사가 7명의 암스테르담 외과의사협회 회원들에게 사람해부를 시연하는 장면을 그린 것이다(Heckscher, 1958; Schupbach, 1982; Scherer, 1990). 당시에 자신의 모습을 그림으로 영원히 남기길 원하는 많은 외과 의사들이 얼굴 모습이 그려진 초상화를 주문하는 것이 유행이었다. 뉴란드(Nuland, 1992)에 의하면,

> 1603년에 피테르스존Aert Pietersz, 1617년에 미카엘Michiel과 미에르펠트Pieter van Miereveld, 1619년에 토마스 드 카이저Thomas de Keyser, 1625년에 엘리아즈Nicolaes Eliasz 등이 본인의 초상화를 제작했다. 그러나 이들의 작품은 대부분 시신 주위에 유별나게 눈에 띄는 구경꾼들과 무표정하게 바라보는 외과 의사들의 모습을 그린 것들이었다(Nuland, 1992).

렘브란트와 암스테르담 외과의사

렘브란트의 "**툴프 박사의 해부장면**"에 나오는 베살리우스의 계승자 니콜라스 툴프Doctor Nicolaas Tulp, 1593~1674년 (그림 97)와 그의 동료들의 모습이 베살리우스의 『파브리카Fabrica』의 표지에 있는 반 칼카르Stephen van Calcar의 그림과 매우 비슷했다. 또한 이 그림은 툴프가 신중하게 바라보는 외과 의사들에게 왼쪽 아래팔과 손의 굽힘근육flexor muscles 및 힘줄tendons을 설명하는 장면이다.

툴프는 부지런한 개업 의사였다. 그는 암스테르담에서 큰 영향력을 갖고 있었던 인물이었고, 암스테르담의 시장을 4번이나 역임했다. 시의회와 심사위원회가 그를 <외과의사협회Guild of Surgeons>의 해부 시연자Demonstrator in Anatomy; Praelector anatomiae로 1628년에 임명했다. 그는 교수형으로 처형된 범죄자의 시신을 이용하여 겨울에 해부를 진행했다. 이 시신해부에 유명한 시민, 시의회 의원, 외과 의사들이 참관하여 해부과정을 보고 배웠다. 해부시연에 참가하려는 사람들은 참가비를 지불해야했다.

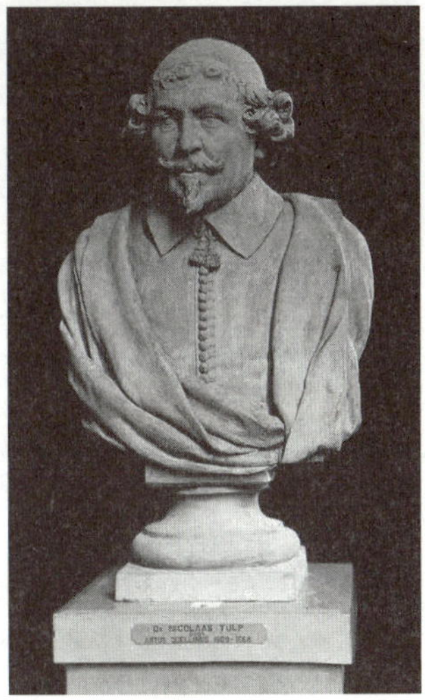

그림 97. 니콜라스 툴프(Nicolaas Tulp, 1593~1674년). 아르투스 퀄리누스(Artus Quellinus)가 제작한 점토 흉상. (출처: Wellcome Library, UK)

툴프는 돌막창자 판막ileocecal valve과 그 기능을 최초로 기술했다. 또한 그는 1639년에 사람 림프관lymph vessels, lacteals을 자세히 기술했는데, 1622년에 이탈리아 의사이며 해부학자 카스파로 아셀리Casparo (Gaspare) Aselli, 1581~1626년가 개dog에서 림프관을 관찰하여 보고했었다. 툴프는 1641년에 출판한 『3권의 의학적 관찰Observationeum medicarum libri tres』에 직접 실시했던 부검소견을 바탕으로 200개의 질병들을 자세히 소개했다. 또한 그는 1636년에 출판한 『암스테르담 약전Pharmacopoe Amstelodamensis』에 네덜란드에서 표준화된 약제실습법을 최초로 소개했다.

제14장

윌리엄 하비 시대

17세기 초반까지 실험과 연구를 통해 발견한 다양한 과학적 업적들이 책으로 출판되었다. 파도바 대학에서 의학을 공부한 산토리오Santorio, 또는 Sanctorius, 1561~1636년가 1614년에 출판한 『메디치나 스태티카De Medicina Statica』에 다양한 조건에서 피부를 통한 체액의 손실과 호흡에 관한 연구 결과들이 들어 있다. 산토리오가 30년 이상 실험하여 기록한 이 유명한 연구는 근대 **대사학 연구**metabolic research의 시초였다. 또한 산토리오는 질병 연구에 사용한 **온도계**thermometer와 관련된 논문을 1612년에 발표했으며, 갈릴레오가 발명한 온도계의 원리를 이용하여 새로운 온도계를 제작했다. 그는 고리에 가는 실을 매달고 실오라기의 길이를 측정하는 방법으로 **맥박의 속도**를 측정했다.

과학적 의학의 새로운 시대

윌리엄 하비William Harvey, 1578~1657년는 혈액순환의 개념을 증명하고, 실험 의학이라는 새로운 분야를 개척하여 위대한 업적을 남겼다. 이것이 의학과 과학 분야에서 가장 뛰어난 업적 중 하나이다(Snellen, 1984). 하비가 1628년에 『동물의 심장과 혈액의 운동에 관한 해부학적 고찰Exercitatio Anatomica De Motu Cordis et Sanguinis in Animalibus, De Motu Cordis』을 출판했고, 이 책에 동물의 혈액순환과 심장운동에 관한 업적이 들어 있으며, 이것이 의학의 역사에 새로운 이정표를 세운 업적이다(그림 98). 이 위대한 발견이 의학의 발전에 커다란 영향을 미쳤다.

하비는 당시에 유행했던 갈레노스의 혈액생리 개념과 다르게 혈액순환이라는 새로운 사실을 알고 있었지만(Hall, 1960), 몇 년 동안 신중하게 동물 해부와 임상적 관찰, 실험들을 통해 혈액순환에 대한 확실한 믿음을 갖은 후에 논문으로 보고했다. 이러한 연구 기법은 가설을 세우고, 실험을 통해 가설을 증명하는 새로운 시도로 의학연구의 시발점이 되었다.

하비 이후로 전통적 지식이나 개념을 부정하여 혹독한 비난을 받았던 새로운 발견이나 개념들에 대한 논의가 시작되었다. 오늘날 의학 분야의 문제들을 해결하기 위해서 자주 사용하는 실험적 연구기법도 하비가 혈액순환을 증명하기 위해 최초로 사용한 방법이다. 하비도 베살리우스처럼 임상의사이며 뛰어난 해부학자였다. 베살리우스와 하비는 르네상스 시대부터 17세기까지 의학이 관찰과학에서 실험과학으로 옮겨가는 시기에 독보적인 존재였다.

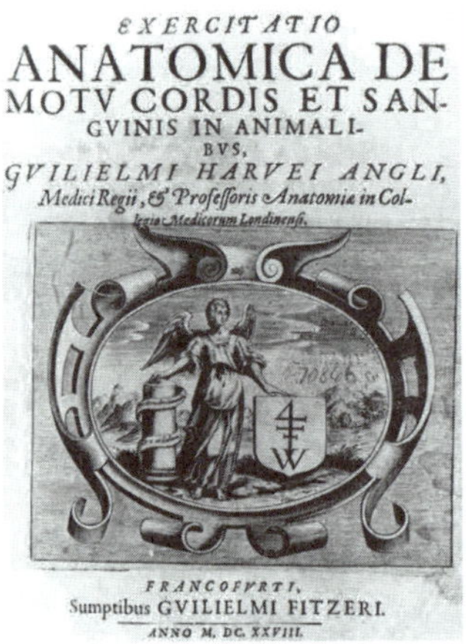

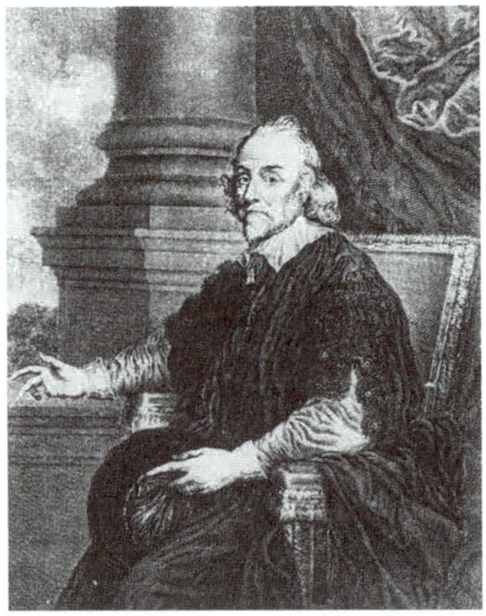

← 그림 98. 하비(William Harvey, 1578~1657년)의 『동물의 심장과 혈액의 운동에 관한 해부학적 고찰(Exercitatio Anatomica De Motu Cordis et Sanguinis in Animalibus)』 표지. 이 문헌에 하비의 심장과 혈액의 운동에 관한 해부학적 논증이 들어 있다. 프랑크푸르트, 1628년. (제공: Bethesda, MD: U.S. National Library of Medicine, National Institutes of Health, Health & Human Services.)

→ 그림 99. 윌리엄 하비(William Harvey, 1578~1657년). (제공: Department of Anatomy, University of Manitoba.)

윌리엄 하비

윌리엄 하비William Harvey, 1578~1657년(그림 99)는 의학의 역사에서 가장 뛰어난 인물들 중 한 명이다. 그에 관한 책이 여러 국가들에서 출판되고 있으며, 그의 과학적 업적에 대한 평가가 새롭게 재조명되고 있다(French, 1994; Andrews, 1981). 여기서 소개하는 하비의 생애와 업적들은 그에 관한 많은 연구 논문들에서 발췌한 것이고(Moor, 1918; Wyatt, 1924; Bayon, 1938a, b; 1939a, b; Chauvois, 1957; Keynes, 1966; Bylebyl, 1979; McKenna, 1987a, b), 일부는 저자가 직접 확인할 수 있었던 하비의 원본과 복사본에서 인용한 것이다(Willis, 1847; Harvey, 1628 (1953, 1957); O'Malley et al., 1961).

젊은 시절과 케임브리지

하비는 1578년 4월 1일, 잉글랜드의 남부 작은 마을인 포크스톤Folkestone에서 태어났으며, 7명의 아들과 2명의 딸들 중에서 맏이였고, 아버지 토마스 하비Thomas Harvey는 마을의 유지로 그 지역의 시장을 지내기도 했다. 토마스 하비의 첫째 부인은 1576년에 출산 도중에 죽었으며, 몇 년 후에 둘째 부인 존 호크Joan Halke 또는 Hawke와 재혼했다. 첫째 부인이 낳은 딸이 1명 있었고, 윌리엄 하비는 둘째 부인이 낳은 첫째 아들이었다. 하비가 10살 되던 해에 캔터베리Canterbury에 위치한 킹스 스쿨King's School에 입학하여 5년 동안 그 곳에서 공부했고, 1593년 5월에 **곤빌과 카이우스 대학**Gonville and Caius College에 입학하여 라틴어와 그리스어를 비롯하여 인문학과 자연과학을 배웠다. 이 대학은 역사가 오래되고 명성이 자자했으며, 1348년에 곤빌 홀Gonville Hall로 건립되었으나, 후에 존 카이우스John Caius(라틴어 이름, Keys, Kayer, Kays)의 공헌과 기부를 인정하여 대학 이름이 1558년에 곤빌과 카이우스 대학으로 변경되었다.

존 카이우스와 토마스 리나크레

존 카이우스John Caius, 1510~1573년는 1510년 10월에 노리치Norwich에서 태어났고, 케임브리지 대학에서 공부했으며, 1529년에 이탈리아의 파도바 대학에 입학하여 의학을 공부했다(그림 100). 카이우스는 갈레노스의 가르침과 그의 스승 몬타누스Montanus의 가르침에 따른 2권의 의학서적을 출판했다(Nutton, 1985). 그는 1544년에 잉글랜드로 귀국하여 왕의 주치의가 되었다. 그는 1573년에 사망한 후 유품들과 함께 대학에 있는 교회의 북쪽 벽에 안치되었다(Rolleston, 1932; Langdon-Brown, 1946). 토마스 리나크레Thomas Linacre, 1460~1524년 (그림 101)는 영국인으로 카이우스 보다 먼저 1485년에 이탈리아에서 의학을 공부했던 학자였다. 리나크레는 헨리 8세 왕의 주치의였고, 옥스퍼드와 케임브리지 대학에 의학부를 개설했으며, 1518년에 학장을 역임했던 의과대학을 건립하는 데 크게 기여했다.

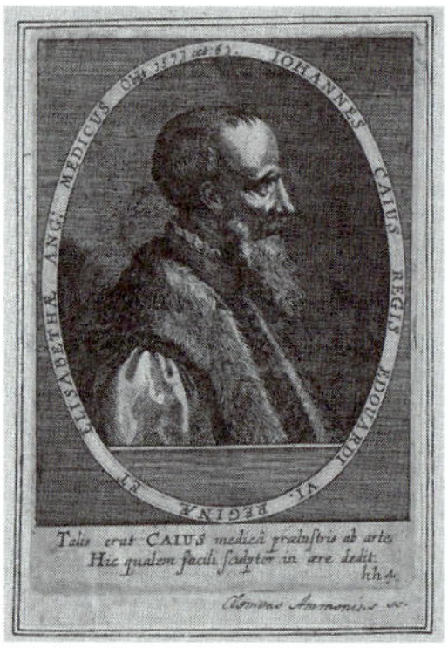

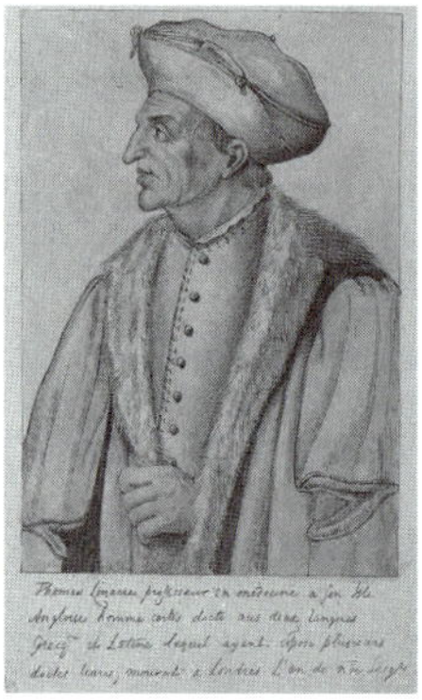

◆ 그림 100. 존 카이우스(John Caius, 1510~1573년). (출처: C. Ammon, Junior가 1650년에 그린 선조화(線彫畫). 제공: Wellcome Institute Library, London.)

➜ 그림 101. 토마스 리나크레(Thomas Linacre, 1460~1524년). 씻어내기 기법의 잉크 그림. (제공: Wellcome Institute Library, London.)

당시에 카이우스와 리나크레는 훌륭한 의사들이었고(Moore, 1918), 파도바 대학에서 의학을 공부한 윌리엄 하비에게 큰 영향을 주었다. 카이우스의 노력으로 케임브리지에 있는 **곤빌 대학**Gonville College은 교수형으로 죽은 2명의 시체를 제공받아 사람해부를 진행했다. 왕으로부터 시체를 제공받는 특권을 받았지만, 케임브리지의 다른 지역이나 대학들에서 사람해부를 실시했던 기록은 현재 남아있지 않다(Macalister, 1891; Rollestone, 1932; Pratt, 1981).

파도바에서 윌리엄 하비

윌리엄 하비는 1597년에 대학을 졸업한 뒤에도 이탈리아에 계속 남아 공부를 했다. 그는 1598년에 파도바 대학으로 옮겨가 4년 동안 의학을 공부했다(Wyatt, 1924; Keynes, 1966). 하비가 파도바 대학의 높은 위상과 교수들의 명성 때문에 파도바로 옮긴 것 같다(Randall, 1940; Underwood, 1963). 그 곳에서 프로테스탄트 국가 출신의 학생들은 환영을 받았고 박해를 덜 받았으며, 북부 이탈리아의 다른 대학들 보다 안전하고 생활하기 수월했다. 당시에 파도바는 종교적 영향을 덜 받아 자유와 종교적 관용의 풍조가 유행하던 도시였다.

파도바 대학의 위대한 명성(Randall, 1940; Underwood, 1963)과 자유로움, 훌륭한 교수진, 학구적 분위기 때문에 유럽의 여러 국가들에서 많은 학생들이 이 대학으로 몰려왔다

(Premuda, 1974; 1986; Rossetti, 1983). 그 무렵에 파도바는 상업과 무역이 활발하여 부유했던 베네치아 공화국 시대에 문화의 중심지였다(그림 102).

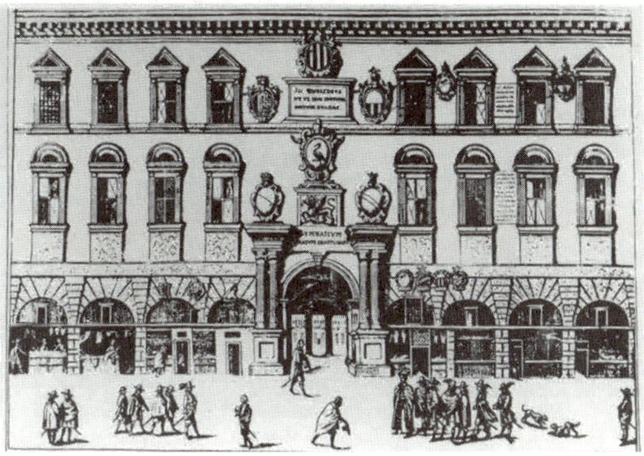

그림 102. 파도바 대학(University of Padova)의 전경. 17세기 초기에 제작된 석판 인쇄 그림으로 건물 앞쪽에 학생들이 보인다. 정문 위에 쓰인 내용은 다음과 같다: 모든 학문을 위한 대학(Gymnasium omnium disciplinarum). (제공: Department of Anatomy, University of Manitoba.)

파도바 대학의 자료에 의하면, 하비가 파도바에서 공부했을 당시에 "**국가**" 별로 모임이 있을 정도로 유럽의 여러 국가들로부터 대규모의 유학생들이 파도바 대학으로 유학을 왔다. 학생들이 도시 전체 인구의 1/3을 차지할 정도로 그 수가 많았다. 또한 파도바는 1222년부터 볼로냐에서 많은 학생들과 교수들이 옮겨와 학문과 교육의 중심지가 되었다. 이곳이 중세 시대의 최초 "**스튜디움**studium, 대학 공부의 요람"이었고, 후에 스튜디움은 중세 시대에 전통 교육의 중심지로 유럽 각국에 세워졌다. 교수들과 학생들이 **보**Bo, 또는 Ox라고 불리는 기숙사에서 함께 생활했기 때문에, 이 명칭은 전통적으로 그 시대의 대학과 관련이 있었다.

전통적으로 "**권위 있는**" 대학은 이사회 소속의 교수들이 모든 사항을 결정하는 권한을 갖고 있었다. 그러나 일반 스튜디움은 학생들이 스스로 모든 사항들을 결정했다. 이러한 방식은 당시에 유럽의 여러 국가들에서 흔히 시행되던 관행이었다. 파도바 대학의 스튜디움은 법과대학universitas juristarum, law과 신학부와 의학부, 철학부로 이루어진 예술대학universitas artistarum으로 구성되었다. 법과대학은 예술대학 보다 많은 학생들이 재학했으며 재정도 풍부했다. 의과대학College of Doctors of Medicine은 1250년에 개설되었다(Rossetti, 1983). 학생들은 출신 국가에 따라서 스튜디움의 양쪽 대학에 등록이 가능했다. 2명의 학장을 포함하여 대학의 집행부인 대표 심의기구가 있었다. 대학의 집행부는 학생들과 실행위원으로 구성되었고, 이들이 모여 대학의 이사회를 구성했다(Rossetti, 1983).

하비가 파도바 대학으로 옮긴 직후인 1600년에, 그는 영국출신 학생들의 "**국가**" 대표의 자격으로 대학 이사회의 회원이 되었다. 하비가 파도바 대학에서 공부하고 생활했던 발자취, 즉 영국 학생들의 대표로 선출된 대학의 자료와 기숙사의 안마당에 세워진 두 개의 석재 기념비stemmata가 현재도 남아있다. 이 기념비는 모서리가 곡선으로 다듬어진 위쪽과 아래쪽에 각각 2개의 머릿돌로 이루어진 커다란 방패모양으로, 한 가운데에 불이 켜진 양초를 왼손에 들고 그 주위에 2마리의 뱀들이 양쪽 면에 새겨져 있다. "**윌리엄 하비**William Harvey, **영국사람**the Englishman"의 기념비는 오랜 기간 발굴조사를 거쳐 1893년에 발견되었다.

의사 윌리엄 하비

하비는 1602년 4월 25일에 파도바 대학에서 의사면허를 취득했고, 1603년 3월 24일까지 파도바에서 살았으며 영국에 잠시 다녀간 적도 있었다. 그는 1604년에 런던으로 돌아와 정착한 후 위대한 교육자로서 여생을 런던에서 보냈다. 하비는 영국 의사면허를 취득하기 위해서 케임브리지 대학에 입학 지원서를 제출했다. 이것은 그가 의과대학College of Physicians에 입학하기 위해서 작성했던 지원서를 기초로 작성되었다. 하비는 1604년 10월 5일에 의과대학 입학허가를 받았고, 1607년 5월 16일에 대학의 전임연구원으로 선임되었다. 런던의 성 바톨로메오St. Bartholomew 병원의 이사회가 1609년 10월 14일에 하비를 의사로 임명했다. 하비는 1604년 11월 24일에 런던에서 의사의 딸인 엘리자베스 브라우니Elizabeth Browne와 결혼했으나 슬하에 자식은 없었다.

럼리 강의와 해부학자

런던에서 의과대학이 1518년에 설립되었고, 헨리 8세 왕King Henry VIII이 런던은 물론 영국 전역에서 환자를 진료할 수 있는 의사면허를 내주는 권한을 유일하게 의과대학에만 부여했다. 영국 의사 토마스 리나크레Thomas Linacre가 이 대학의 초대 학장이었고, 그의 집에서 대학의 집행부 모임을 가졌으며, 그가 1524년에 죽은 다음 그의 유언에 따라서 그의 집은 대학에 기증되었다. 대학에 기부한 럼리Lord Lumley의 기부금으로 1582년부터 해부학과 외과학 분야에서 럼리 강의Lumleian lecturer를 담당하는 교수를 선발하는 제도가 시작되었다. 럼리 교수로 대학의 전임연구원들 중에서 한 명이 선발되었다. 하비는 명예로운 럼리 교수의 지위를 1615년부터 1656년까지 계속 유지했다(Moore, 1918).

영국에서 16세기부터 17세기까지 해부학 교수는 존경을 받는 명예로운 지위였다. 당시에 해부용 시신Cadavers for dissection은 매우 드물었고, 시신의 부패 때문에 일정한 순서에 따라 몇 일만에 해부를 마쳐야만 했다. 시신해부의 순서는 배와 가슴 부위를 가장 먼저 진행했고, 머리에 이어서, 팔과 다리부위가 맨 마지막이었다. 잉글랜드의 의회법령Act of Parliament에 의해서 1540년에 〈이발사-외과의사와 외과의사협회Corporation of Barber-Surgeons and the Surgeons〉로 통합되었으며, 이 단일 협회가 매년 "흉악범"으로 처형당한 4구의 시신을 제공받는 권한을 갖게 되었다. 이 협회의 선생들이 "외과 의사들에게 더욱 훌륭한 지식과 교육, 식견, 학습, 경험을 제공하기 위해" 직접 죄인들을 사형시키는 방법을 결정했다. 엘리자베스 1세 여왕이 1565년에 런던과 인근 16마일 이내에서 사형을 당한 4구의 시신을 매년 해부할 수 있는 권한을 의과대학의 학장에게 부여했다.

하비의 첫 강의는 1616년 4월에 내장viscera에 관한 해부학 강의였다. 첫 강의에 사용했던 친필 강의록이 현재 영국박물관에 보관되어 있다(Sloane 230). 이 강의록은 양쪽 면으로 기록된 100쪽 분량의 풀스캡foolscap, 대판양지; 17×13인치이다. 강의록은 주요 요점들을 정리한 간결한 내용이고, 약어들과 수정한 부분, 주석을 삽입한 부분이 있으며, 라틴어와 흔히 사용하는 영어로 기록되었다. 한스 슬론Sir Hans Sloane이 이 강의록을 보관하고 있다가 1754년에 국가에 기증했다(Whitteridge, 1964).

하비의 강의록은 럼리 강의Lumleian lectures를 위해 준비한 것이었고, "하비가 사용했던 실험 기구와 인용 문헌들, 관찰한 것을 간략하게 정리하여 종합적으로 판단한 내용들이 기록되어 있고, 하비는 이 강의록을 준비하는 데 많은 시간과 정성을 들였다."(O'Malley et al., 1961). 오늘날 학자들은 하비가 1616년 4월 이전부터 강의록을 정리하기 시작했고, 수 년 동안 일부를 수정했다고 믿고 있다. 이 강의록은 역사적 사료로 가치가 있으며, 하비의 생애와 전문적 생활, 흥미, 특성에 관한 사항들을 기록한 것이다.

파우어D'Arcy Power는 "하비가 작성했던 해부학 강의록에서, 첫째 장은 사람의 피부와 배, 배안 장기들에 관한 설명이고, 둘째 장은 가슴과 가슴안 장기들에 관한 것이고, 셋째 장은 뇌와 뇌신경이 포함된 머리에 관한 내용이다."고 말했다. 강의록의 98쪽 9째 줄에 심장에 대한 설명이 유일하게 들어 있다. 강의록의 목차에 주제별 제목들이 있고, 제목 아래에 여러 소제목들이 나열되어 있다. 서론에 하비가 직접 그린 그림이 있고, 각 장마다 대충 스케치한 손[hand]의 모습이 보이며 각각 다른 형태의 8개의 손가락들이 그려져 있다. 첫 번째 그림은 강연자의 코를 응용한 것처럼 엄지손가락이 펴져있고 다른 손가락들은 굽혀져 있다. 다음 장에 나오는 그림은 넷째 손가락은 펴져있고, 다음 그림은 단순히 "주먹" 또는 하나의 손가락이 절단된 모습이다. 배에 관한 묘사에서 하비는 호흡 곤란을 설명하면서, "**어린 소녀들은 끈으로 몸통을 묶는다. 그래서 나는 이 끈을 잘라낸다.**"고 말하며, 몸을 꽉 묶는 잘못된 행위에 대해 자세히 설명했다(Power, 1897).

하비가 해부학 강의에 사용한 강의록을 통해서, 그는 매우 꼼꼼한 관찰자였고, 고대부터 당시까지 출판된 많은 학자들의 문헌들을 참고했음을 알 수 있다(Moore, 1918; Whitteridge, 1964). 하비는 강의록에서 아리스토텔레스의 문헌을 50회 이상 인용했으며, 하비는 사람의 몸 구조를 이해하는 데 아리스토텔레스의 『동물지[History of Animals]』에 나오는 동물의 내장연구가 많은 도움이 되었다고 강의록 첫 페이지에 기술했다. 하비는 아비켄나[Avicenna, 980~1037년]와 애버로우스[Averrhoes, 1126~1198년]의 문헌들뿐 아니라 히포크라테스[Hippocrates]와 갈레노스[Galen]의 문헌들도 인용했다.

하비는 베살리우스가 저술한 "**새로운**" 해부학에 관한 개혁적인 문헌을 읽었고, 그가 자주 인용했던 카스파 바우힌[Caspar Bauhin, 1560~1624년](그림 103)과 니콜라스 마사[Nicolas Massa], 레알도 콜롬보[Realdo Colombo]의 해부학 문헌들도 자주 읽었다. 예를 들면, 하비는 콩팥[kidney]의 위치뿐 아니라 잘록창자[colon, 결장]와 돌창자[ileum, 회장]의 길이에 대해 마사가 저술한 『해부학 입문[Liber Introductorius Anatomiae]』에 나오는 내용을 인용했다. 그는 콜롬보의 문헌을 통해서 지라정맥[splenic vein]의 길이와 배대동맥[abdominal aorta]의 박동을 알았고, 팔로피오[Fallopius]의 문헌을 통해서 창자벽[intestinal wall]의 구조와 쓸개돌[gallstone, 담석]을 알았다. 심지어 하비는 자기의 기념비적 업적인 혈액순환을 자주 부정했던 장 리올랑[Jean Riolan]의 문헌도 인용했다.

무어(Moore, 1918)는 하비의 해부학 강의록에 대해서 "**그가 매일 진행했던 연구들, 환자들의 진료, 직접 실시한 부검, 다른 의사들이 주목한 것에 대한 경청, 병원과 외부에서 관찰한 사람들의 특성, 해부하여 관찰한 사람 몸의 구조에 관한 대학의 강의 내용들이 모두 들어 있다.**"고 호평했다. 당시에 하비는 "**해부학과 관련된 문헌들을 많이 참조했을 뿐 아니라**" 해부용 시신들도 충분히 제공 받았다(O'Malley et al., 1961).

하비의 교육방식은 교수로서 "**모든 형식이나 겉치레를 탈피**"하는 것이었고, 그의 강의 목적은 학생들에게 주제를 잘 이해시키는 것이었다. 이에 대한 믿을 만한 증거는 심장에 관한 그의 결론이다. 하비는 혈액순환의 개념을 1628년에 공개적으로 발표하고 출판하기 전부터 혈액순환을 분명히 알고 있었다.

하비는 사람 근육에 관한 저서 『근육에 관하여De musculis』도 발표했으며, 친필로 작성한 이 저서는 영국박물관에 소장되어 있다(Sloane 486). 이 저서는 하비가 위대한 혈액순환의 발견에 관한 원고를 출판하기 1년 전인 1627년에 작성한 것으로, 사람해부를 기반으로 임상 질환뿐 아니라 근육의 구조와 기능(작용)을 121쪽에 걸쳐 수록한 것이다. "모두 68쪽에 총 450개의 근육들의 구조에 대한 설명이다. 또한 하비는 『근육의 특성De passionibus musculorum』에서 신경 및 근육들과 관련된 질병의 증상들을 자세히 기술했다." 즉 "떨림tremor이 동반된 근력의 부분 소실과 한쪽 팔다리의 완전 마비paralysis와의 차이점을 자세하게 관찰한 내용이 들어 있다."(Moore, 1918).

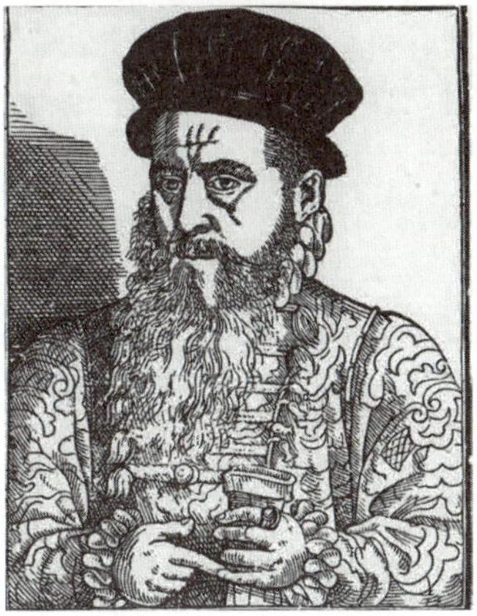

그림 103. 바우힌(Caspar Bauhin, 1560~1624년)의 29세 때 모습. 토비아스 스티머(Tobias Stimmer)가 그린 목판화. (출처: Wegner, R.N.: 『Das Anatomenbildnis. Seine Entwicklung im Zusammenhang mit der anatomischen Abbildung』. Basel, Benno Schwalbe and Co., Verlag, 1939. 제공: Institut für Anatomie, Ernst-Moritz-Arndt-Universität, Greifswald, Germany.)

하비는 직접 시행했던 사람해부에 관한 일반 규정과 지침을 관례대로 저서의 가장 첫 부분에 소개했다. 하비의 해부시연에 참관한 사람들은 주로 내과 의사와 외과 의사들이었다. 아마 지침서의 항목들은 여러 자료들에서 발췌했을 것이다. 다음은 화이트리지(Whitteridge, 1964)가 학문적으로 유용하게 번역한 내용을 발췌한 것이다.

해부를 위한 일반 지침

1. 한 부위에서 가능한 많은 구조물들을 관찰한다. 예를 들면, 복부의 모든 부위 또는 다른 부위 전체에서, 흥미 있는 구조물들을 관찰하고, 부위별 위치와 연결 부위를 따라 구획을 결정한다.
2. 해부하려는 몸의 특정 부위의 특징과 처음 발견한 구조물들을 지적한다.
3. 관찰할 수 없는 구조물들은 해부자의 믿음에 따라 말로 대신한다.

4. 이론적 지식과 함께 실질적 해부기술을 연마하여, 가능한 모든 구조물들을 절개한다.
5. 해부자의 의견을 존중하여 해부자가 직접 관찰한 구조물과 동료들이 관찰한 구조물에 대해서 재검토한다. 또한 세밀하고 공정하게 기록한 소크라테스의 규정에 따라서 다른 동물들을 분류한다. 해부학 분야와 관련성은 적지만 주목해야 할 점들은 다음과 같다. 첫째로 의사에게 유용한 질병의 원인과 관련된 것, 둘째로 철학자에게 유용한 자연의 진실과 관련된 것, 셋째로 문제를 해결하고 오류를 밝히려는 목적의 관찰, 넷째로 몸 부위의 등급과 이것과 관련된 분류, 몸 부위별 쓰임새와 작용을 밝히는 것들이 있다. "왜 이 구조물이 있고, 어떤 목적을 위해 필요하며, 쓰임새는 무엇인가?"라는 사람 몸의 부위별 지식은 해부학의 마지막 맺음말을 위해 필요하다. 철학자를 위한 해부학 용도는 "사람의 움직임에 필요한 몸의 부위는 무엇이고, 가장 중요한 부위는 무엇인가?"를 배우는 것이다. 의사를 위한 해부학 용도는 "사람 몸의 기본적 구조는 무엇이며, 의사들이 환자를 어떻게 진찰하고, 질병을 진행시키는 것이 무엇인가?"를 밝히는 것이다.
6. 모든 학자들을 잘했다고 칭찬하거나 못했다고 비난하지 않는다.(해부할 기회가 많지 않아 오류를 범했던 학자들로부터 우리가 도움을 받은 것처럼)
7. 보이지 않는 구조물들에 대해 논쟁하거나 반박하지 않는다. 논쟁은 3일 이상 계속될 것이다.
8. 보이는 구조물을 지적하지 않은 경우에 결코 그냥 넘어가지 않는다.
9. 시신에서 직접 보지 않고 책에서 읽은 내용은 아무것도 말하지 않는다.
10. 지나친 연구는 오히려 해부하는 데 적합하지 않고 시간을 부족하게 한다.
11. 시간별로 다음 세 단계의 순서대로 해부를 진행한다. 첫째로 아래쪽 배, 둘째로 위장, 셋째로 신선한 뇌.

혈액순환: 사실 설정

하비는 『동물의 심장과 혈액의 운동에 관한 해부학적 고찰De Motu Cordis』에 위대한 혈액순환의 업적을 발표하기 오래 전부터, 의학발전에 크게 기여한 혈액순환과 심장운동에 관한 개념을 공개했다.

물이 위에서 아래로 뚝뚝 떨어지는 것처럼 혈액이 허파를 통과한 다음 심장을 거쳐 대동맥으로 흘러가는 구조는 명백하다.

혈액이 동맥에서 정맥으로 흘러가는 혈액의 이동은 끈으로 묶은 결찰실험으로 보여준다.

심장의 박동에 의해 혈액은 일정하게 순환한다. 그렇지만 혈액이 영양분을 공급하기 위한 것인지, 또는 혈액이 팔다리를 따뜻하게 해주고 차갑게 식은 다음, 심장으로 되돌아와 따뜻해진다는 심장의 전달개념같이 팔다리를 위해서 혈액이 필요한 것인지 궁금하다.

하비가 1616년에 작성한 강의록에서 알 수 있듯이, 하비는 혈액순환을 1616년 이전에 이미 알고 있었고, 당시에 강의에 참가했던 의사들에게 혈액순환을 설명했을 것이다. 화이트리지(Whitteridge, 1990)는 이 "**훌륭한 혈액순환의 개념**"을 "**10년 이상 지난 후**"에 책으로 저술했고, 1616년의 연대표기를 삭제했을 지도 모른다고 말했다. 그 이유는 확실하지 않지만, 하비는 혈액순환에 관한 내용을 책으로 출판하기 위해 12년을 기다렸다. 아마 그의 혈액순환에 관한 이론이 당시에 유행했던 갈레노스의 가르침과 다르고 새로운 것이었기 때문에, 그는 이것을 증명하고 확인하기 위해서 더 많은 연구가 필요했을 것이다(Hall, 1960). 또한 당시에 학자들과 교회가 확고하게 믿었던 학설을 의심하거나 부정하는 사람을 이단자로 취급했다(Huntley, 1951; French, 1994). 아마 하비는 혈액순환에 관한 이론을 공개하는 것이 위험하다고 생각하고, 공개적으로 발표하기 위해 적당한 시기를 신중하게 기다렸을 것이다. 하비는 『동물의 심장과 혈액의 운동에 관한 해부학적 고찰』(그림 104)에서 혈액순환에 대해 다음과 같이 명확하고 간결하게 기술했다.

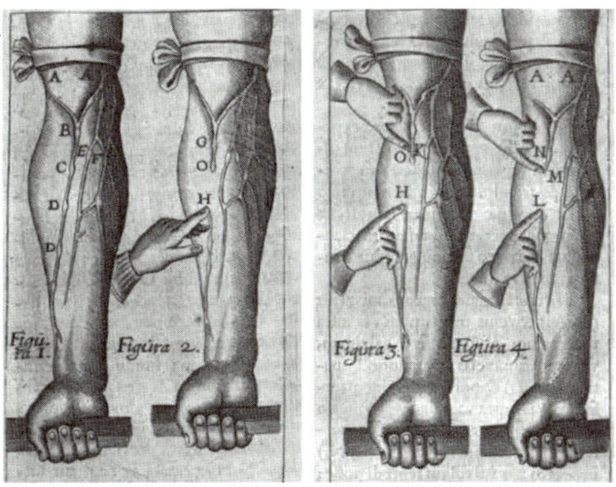

그림 104. 『동물의 심장과 혈액의 운동에 관한 해부학적 고찰(Exercitatio Anatomica De Motu Cordis et Sanguinis in Animalibus)』에 나오는 해부학 그림은 하비의 스승이며 친구인 파브리시우스가 『정맥의 판막에 관하여(De Venarum Ostiolis)』에서 사용한 도해를 각색한 것이다. 그림 1은 아래팔에서 확장된 정맥과 판막의 위치를 나타낸 것이다. 그림 2는 정맥을 손가락 끝으로 누르면 몸쪽의 정맥 끝이 젖꼭지 모양으로 변하고 손가락을 아래팔에서 뗄 때까지 정맥 속에 혈액이 채워지지 않는다. 그림 3과 4는 혈액이 "반대" 방향으로 이동할 수 없다는 것을 보여준다.

이제 혈액순환에 관한 개념을 제시할 시기가 왔고, 혈액순환에 관한 나의 생각을 공개한다. 눈으로 직접 확인한 실험과 합리적 이론을 통해서 내가 확신한 것은, 혈액이 심실의 박동에 의해 허파와 심장을 통과하며, 온몸으로 보내지고, 사람 몸의 정맥과 작은 구멍들로 천천히 들어가, 이곳을 통과하여 작은 정맥으로부터 큰 정맥으로, 몸의 주변 부위에서 중심 부위로 되돌아간다. 혈액은 마지막으로 대정맥을 거쳐, 심장의 심방으로 들어가기 때문에 그 양이 많으며, 밀물과 썰물처럼, 동맥을 흐르고 다시 정맥으로 돌아온다. 그 결과 많은 양의 혈액은 사람이 섭취한 영양분으로 만들어질 수 없으며, 혈액은 영양분을 공급하는 역할을 한다. 동물에서 혈액의 순환운동에 의해 혈액이 일정한 방향으로 끊임없이 이동하는 것이며, 심장의 박동이 심장의 기능과 움직임을 가능케 한다. 마지막으로 심장의 운동과 박동이 혈액순환의 유일한 원동력이다(Keynes, 1928).

하비의 발견을 곰곰이 생각해보면, 그는 많은 학자들의 업적을 받아들였고, 동시에 아직 풀리지 않은 문제점을 새롭게 바라보는 시각을 갖고 있었다(Snellen, 1984). 혈액순환의 발견과 관련된 많은 논쟁(Wyatt, 1924; Bayon, 1938a, b; 1939a, b; Hall, 1960; French, 1994)에도 불구하고, 혈액순환을 증명하고 발견한 것은 분명히 하비의 업적이다(Persaud, 1997).

하비와 동료 의사들

윌리엄 하비는 의과대학에서 해부학과 외과학 과목을 강의했고, 3명의 대학 동료들과 함께 런던과 인근 지역의 개업 의사들을 감독하는 감찰관 임무도 수행했다. 하비는 잉글랜드에서 개업을 원하는 의사들을 심사하는 8명의 심사관들 중 한 명이었다. 또한 그는 1628년과 1629년에 잠시 대학의 재무를 담당했다. 하비가 의과대학에서 많은 행정 업무도 수행했지만, 우리는 그가 담당했던 해부학 교수의 지위가 특별히 중요하다는 것을 알고 있다(Keynes, 1966).

중세 시대에 의사들은 도제제도나 스승과 제자의 긴밀한 유대관계, 경쟁 집단들이 발전하여 구성한 길드(guilds, 조합)를 통해서 환자를 치료하는 방법을 터득했다. 한편 **내과의사**는 내과 질병들을 치료했고, **이발사-외과의사**barber-surgeons는 팔다리의 절단과 같은 피를 흘리는 시술과 외상이나 상처 등의 치료를 담당했다. **약종상**apothecaries은 내과의사가 처방한 약물(주사액, 관장제 등)만을 단순히 취급했기 때문에 제대로 대접을 받지 못했다. 내과의사는 개업하기 전에 오랫동안 수련을 받았기 때문에 스스로 우월감과 자부심이 대단했고, 그들은 "**천하게 손으**

로 일하는" 이발사-외과의사를 차별하고 경시했다. 그럼에도 불구하고 내과의사와 이발사-외과의사들은 모두 수련 기간에 사람의 몸에 관한 해부학 지식이 필요하다고 생각했다. 당시에 해부학 교육은 대부분 강의로만 이루어졌고, 시신을 사용한 해부시연은 매우 드물었다. 가끔씩 교수형 당한 죄인의 시신을 이용한 해부시연이 실시되었다. 사람해부는 시신의 부패 때문에 3~4일 정도의 짧은 기간에 빠르게 진행되었다. 당시에 시신을 장기간 보존하는 방부 처리법이 개발되지 않았다.

의회법령Act of Parliament에 의해서 1540년에 헨리 8세 왕이 이발사협회와 외과의사협회를 하나의 조직으로 통합시켰다. 왕이 새로 통합된 조합에 **칙허장**Royal Charter을 수여하면서 매년 4명의 사형당한 죄수의 시신을 해부할 수 있는 권한을 외과 의사들에게 부여했다. 외과 의사들은 외과술을 발전시키기 위해 수준 높은 의학지식과 교육, 식견, 학습, 경험이 중요했고, 이것을 달성하기 위해서 시신이 필요했다. 그래서 길드의 외과 의사들이 자주 "**죄수에게 사형을 집행하는 유죄판결을 내렸다.**" 엘리자베스 1세 여왕은 1565년에 런던과 인근 16마일 이내에서 사형당한 4구의 시신을 매년 사용할 수 있는 권한을 의과대학의 학장에게 부여했다.

과학적 연구

하비는 내과 의사로 유명했고 존경도 받았다. 그는 1618년 2월 3일에 제임스 1세James I 왕의 주치의가 되었고, 1630년에 찰스 1세Charles I 왕의 주치의로 임명되었다. 하비는 자주 왕의 사냥과 원정에 함께 다녔다. 하비는 왕실의 귀족들을 사귀었고, 왕은 하비의 동물 비교 해부학과 발생학 연구에 관심을 가졌다. 하비는 혈액순환과 심장운동에 관한 업적 이외에도 2권의 저서를 더 출판했는데, 하나는 곤충에 관한 내용이고, 다른 하나는 동물의 발생에 관한 것이었다(Andrews, 1981; Meyer, 1936, 1939; Needham, 1959).

왕당파인 하비는 영국내란Civil War, 1639~1649년 때에 군대를 동원한 왕의 원정에 참가했다. 이 시기에 스코틀랜드의 종교 폭동과 내란, 전국의 심각한 분규로 시국이 매우 불안했다. 그가 1642년에 약 3개월 정도 **화이트홀 궁**Whitehall Palace, 1530~1698년을 비운 시기에 의회파의 군인들이 그의 집무실을 약탈하는 사건이 발생하여 하비는 막대한 손실을 입었다. 깊은 절망에 빠진 하비는 다음과 같은 말로 속마음을 드러냈다.

> 너그러운 마음으로 용서하자. 돌이킬 수 없는 손실을 생각하면 나 스스로 고통을 받는다. 나는 여기서 한숨을 쉬면서 분노를 누그러뜨린다. 이것이 내가 슬픈 이유다. 왕을 수행하던 내란 막바지에, 의회의 승인뿐 아니라 지시로 더욱 큰 폭동이 발생했다. 어떤 욕심 많은 사람들이 내 집안의 모든 가구들을 훔쳐갔을 뿐 아니라, 나의 경쟁자인 적들이 내가 수년 동안 고생하여 얻은 연구 결과물을 나의 박물관에서 훔쳐갔다. 특히 곤충의 발생에 관한 나의 관찰 자료들이 사라졌을 때 나는 위험을 무릅쓰고 공화국의 담당자에게 항의했다.

안타깝게도 곤충에 관한 자료는 영원히 사라졌지만, 다른 논문(『동물 출생론De Generatione Animalium』)을 위한 원고는 남았고, 하비는 제자이면서 친구인 조지 앤트Sir George Ent에게 출판 원고를 위탁했다(Meyer, 1936).

옥스퍼드에서 하비

영국에서 1642년에 에지힐 전투Battle at Edgehill가 끝난 후 왕의 군대는 1642년 10월 29일 옥스퍼드로 돌아왔다. 하비는 의사로서 그의 과학적 업적이 옥스퍼드에서 잘 알려져 있었고(Frank Jr., 1980), 그는 몇 달 만에 옥스퍼드 대학에서 의약학 박사학위를 받았다. 그는 1645년에 머튼 대학Merton College의 학장으로 선출되어 1년 동안 재임했지만, 1646년에 옥스퍼드가 함락된 후에 사임했다. 오브리(Aubery 1898)가 기록한 일화에 의하면, 오브리가 트리니티 대학Trinity College [16]의 연구원 조지 배서스트George Bathurst를 방문한 1642년에 옥스퍼드에서 하비를 만난 적이 있었다고 말했다. 배서스트는 "**출생의 과정과 방법을 연구하기 위해 매일 열어볼 수 있는 병아리 부화기**"를 갖고 있었다. 하비는 옥스퍼드에서 동물 비교 해부학의 연구뿐 아니라 몇 명의 훌륭한 과학자들(찰스 스카버러Charles Scarborough, 1615~1694년, 하이모어Highmore, 1613~1685년, 윌리스Willis, 1621~1675년)과 함께 공동으로 연구를 진행했는데, 나중에 이들과 함께 1660년에 **〈런던 왕립학술원**Royal Society of London〉을 창립하였다(Hall, 1974).

16 케임브리지 대학교 최대의 단과대학

마지막 해

하비는 68세에 머튼 대학의 학장을 그만두었고, 말년에 통풍[gout]으로 고생을 했다. 당시에 그의 친구이자 후원자였던 왕은 감옥에 있었다. 하비는 자신의 박물관이 파괴되어 소장품의 1/4을 약탈당했고, 수년 동안 노력하여 만든 과학적 관찰 자료들도 사라지는 등 개인적으로 엄청난 손해를 입었다. 그의 3명의 형제들은 이미 사망했고, 렘튼[Roehampton]에 살았던 동생 엘리압[Eliab]의 집에 잠시 머물다가, 1657년 6월 3일에 세상을 떠났다. 그의 시신은 납으로 제작된 관과 함께 에식스[Essex]의 햄스테드 교구교회[Hampstead Parish Church]에 있는 가족 묘지에 안장되었다.

하비는 의사이며 해부학자, 생리학자로, 그의 연구는 해부학을 기반으로 이루어졌으며, 이에 대한 증거는 『동물의 심장과 혈액의 운동에 관한 해부학적 고찰[Exercitatio Anatomica De Motu Cordis....]』에서 잘 드러난다. 하비는 의학의 모든 분야를 선도했지만 자신은 많은 어려움을 겪으면서 생애를 마쳤다(Persaud, 1997).

안드레아스 체살피노

체살피노와 혈액순환

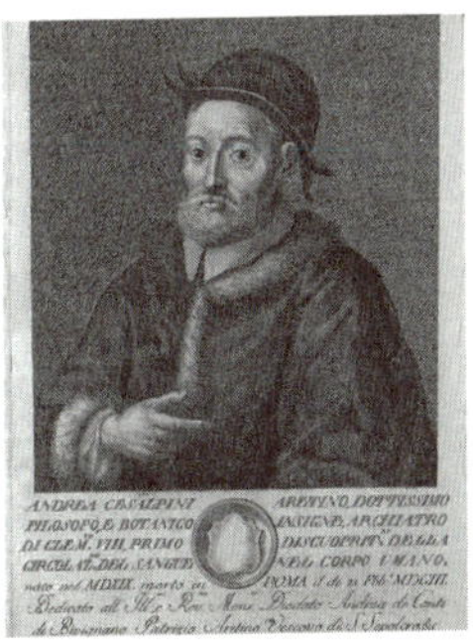

그림 105. 이탈리아 출신의 의사이며 철학자, 식물학자 체살피노(Andrea Cesalpino, 1519~1603년)의 초상화. (출처: Giuseppe Zocchi가 1765년에 제작한 선판화)

안드레아스 체살피노[Andreas Cesalpino, 1519~1603년](그림 105)는 당시의 이탈리아의 위대한 해부학자들과 다르게 그의 과학적 업적, 특히 혈액순환에 관한 업적이 인정받지 못하고 자주 경시되었다(Persaud, 1989). 고대 그리스의 철학자 테오프라스토스[Theophrastus, 기원전 372~287년]의 문헌을 근거로 체살피노가 이룩한 식물분야에 관한 업적은 매우 훌륭했다.

체살피노가 하비보다 앞선 시기에 혈액순환을 발견했다고 주장하는 이탈리아 학자들은 체살피노가 1559년에 "순환[circulatio]"이라는 용어를 처음 사용했을 뿐 아니라, 심장과 허파를 경유하는 혈액의 움직임에 관한 그의 고찰을 증거로 제시한다(Bayon,

1938a; Keynes, 1966; Clark et al., 1978). 체살피노는 다음과 같이 기술했다.

> 심장의 구멍들은 자연스럽게 형성되고, 혈액이 대정맥을 경유해서 오른심실로 들어가고, 심장에서 혈액이 나와 허파로 이동한다. 혈액이 허파에서 심장의 왼심실로 들어가는 다른 입구가 있고, 이 혈액은 대동맥의 구멍으로 나간다. 대정맥에서 심장으로 들어오며 허파에서 대동맥으로 이동하는 혈액의 움직임을 일정하게 유지하기 위해서, 혈관의 입구에 어떤 막들이 위치하여 혈액이 돌아오는 것을 막고 있다.

체살피노는 일반 혈액순환을 설명했고, 사실과 많이 벗어난 것은 아니었다. 그가 죽은 후에 출판된 저서에서 갈레노스의 이론인 정맥에서 혈액의 **"밀물**[flux]**과 썰물**[reflex]**"**의 개념을 그대로 믿었다. 체살피노는 정맥을 묶으면 묶인 부위의 아래쪽 부분이 팽창한다는 것을 최초로 기술했지만, 정맥판막[venous valves]의 존재와 기능을 그가 알고 있었는지 확실치 않다. 어쨌든 그는 허파에서 얇은 막들을 통과하는 가스교환을 주장했다. 체살피노는 심장에서 허파로 가는 혈액이, 갈레노스의 가르침과 동일하게 허파에서 혈액과 공기는 섞이지 않고, 매우 작은 공기 통로들과 인접한 작은 가지들로 나뉜다고 믿었다(Persaud, 1997).

체살피노의 생애와 다른 업적

안드레아스 체살피노[Andreas Cesalpino, 1519~1603년]는 1519년 토스카나[Tuscany]의 아레초[Arezzo]에서 태어났으며, 피사 대학[University of Pisa]에서 의학을 공부했고, 1545년부터 1549년까지 레알도 콜롬보[Realdo Colombo]에게 가르침을 받았다. 체살피노는 1551년에 의사면허를 받았으며, 4년 후에 의학과 식물학을 담당하는 교수가 되어 40년 이상 재직했다. 체살피노는 1592년에 로마에서 의학부 교수로 재직했고, 후에 클레멘트 8세[Clement VIII] 교황[Pope]의 주치의가 되었다.

해부학자이며 의사인 체살피노는 자연주의자, 식물학자, 철학자였으며, 모든 학문분야에서 과학적이고 학문적으로 뛰어난 업적을 많이 남겼다. 그는 의학과 종교에 관한 논문뿐 아니라 귀신학[demonology]과 의학, 금속, 식물의 분류에 관한 저서들도 남겼다.

체살피노는 피사에 있는 식물원의 관리자였으며, 식물에 관심이 많아 식물 계통을 과학적으로 체계화하였고, 이것이 100년 이상 널리 사용되었다. 그는 식물을 자연 친화성과 과

실, 생산물 등에 따라 분류했으며, 1583년에 『식물에 대하여De Plantis』를 출판했다.

체살피노는 철학자로서 신을 우주 또는 대우주와 동일시했고, 사람은 단지 신과 닮은 형상이나 소우주로 생각했다. 이러한 개념 때문에 그는 교회의 권위 앞에서 자신을 방어해야만 했다. 체살피노는 1603년에 죽었고, **"그는 의학과 자연과학 분야를 근대적으로 발전시킨 학자였으며, 아리스토텔레스 같은 고대 학자들에게 존경심을 표시했던 매우 학식이 풍부한 사람"**이었다(Magner, 1992).

림프관과 모세혈관

림프관lymphatics과 모세혈관capillary은 순환계통과 관련된 구조물들이다. 하비 시대에 모세혈관이 밝혀지지 않았지만, 하비는 창자로부터 영양분을 흡수하고 수송하는 림프관들이 있다고 믿었다. 유스타키오Eustachius는 16세기에 말horse에서 척주vertebral column의 왼쪽에 위치하며 속목정맥internal jugular vein과 연결된 하얀 액체가 들어 있는 도관을 관찰했다. 이것으로 미루어, 유스타키오가 가슴관thoracic duct, 흉관을 발견한 것으로 생각된다. 닐슨(Nielsen, 1942)이 림프관의 발견과 관련하여 제기되었던 의문점들에 대한 참고문헌을 제공했다.

카스파로 아셀리

팔로피오Fallopius와 베네치아의 해부학자 니콜라스 마사Niccolo Massa, 1499~1569년가 림프관을 기술했으나, 그들은 림프관의 주요 기능을 알지 못했다. 카스파로 아셀리Casparo (Gaspare) Aselli, 1581~1626년(Persaud, 1997)는 이탈리아 파비아Pavia 대학의 해부학 교수로, 1622년 7월에 음식을 먹고 죽은 개dog의 창자에서 창자간막mesentery을 가로지르는 하얀 작은 관들을 관찰했다. 그는 이 관들 속(내강)에서 많은 판막valves을 발견했으나, 이 관들이 이자pancreas와 간liver까지 연결되어 있다고 잘못 기술했다(그림 106).

아셀리가 발견한 유미lacteals에 관한 업적은 그가 사망한 1년 후에 『유미와 흰색정맥에 대하여De Lactibus Sive Lacteis veins』로 출판되었다. 이것이 색채 그림이 들어 있는 인쇄된 최초의 의학 서적으로, 사람이 직접 손으로 각 장에 나오는 그림들을 색칠한 것이었다. 아셀리는 사형 집행 직전에 음식물을 먹고 죽은 시신을 부검하여 이 유미를 확인했다. 아셀리의 문헌에 나오는 혈액순환에 관한 그의 사고는 매우 의미심장하다. 그는 혈액이 허파동맥을 통해서 허파로 이동하고, 허파에서 공기와 섞인 다음, 허파정맥을 통해서 심장의 왼심실로 돌아온다고 믿었다. 또한 갈레노스와 다른 학자들이 주장했던 심장사이막septum의 구멍이 존재할 이유가 없다고 자세히 설명했다(Persaud, 1997).

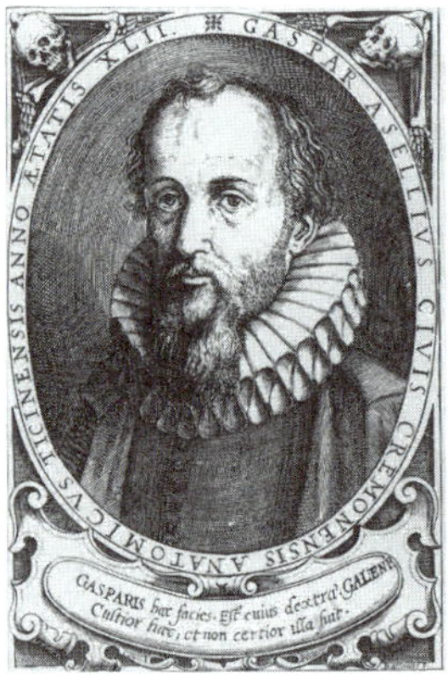

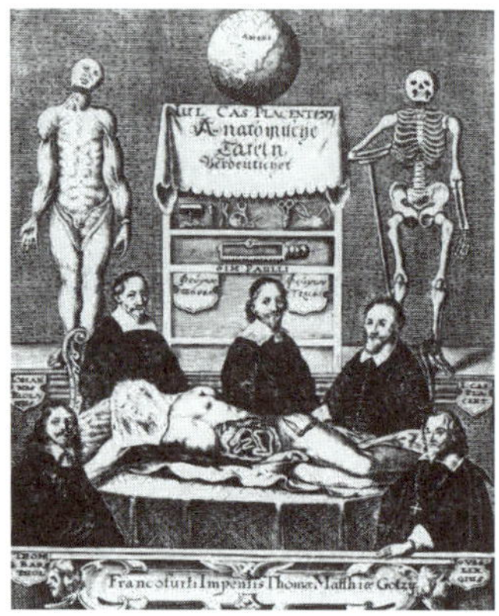

◆ **그림 106.** 아셀리(Gasparo Aselli, 1581～1626년). **바사노**(Cesare Bassano)**가 1627년 제작한 판화.** (출처: Weg ner, R.N.: 『DasAnato menbildnis. Seine Entwicklung im Zusammenhang mit der anatomischen Abbildung』. Basel, Benno Schwalbe and Co., Verlag, 1939. 제공: Institut für Anatomie, Ernst-Moritz-Arndt-Universität, G reifswald, Germany.)

◆ **그림 107.** **카세리우스**(Giulio Casserius, 1561～1616년)**의 해부학 책의 표지에 나오는 동판화. 1656년에 프랑크푸르트에서 출판된 독일어판. 해부학자들인 파울러**(Simon Pauli, 1603～1680년)**와 리올랑**(Jean Riolan, 1577～1657년), **카세리우스**(Guilio Casserius, 1561～1616년), **바르톨린**(Thomas Bartholin, 1616～1680년), **베슬링**(Johann Vesling, 1598～1649년)**이 해부용 테이블 주변에 서있는 모습이다. 시신의 배는 절개되어 내장이 보인다. 하나의 조립된 뼈대와 하나의 근육 모형이 뒤쪽에 보인다. 지구본과 전시된 외과용 도구들도 보인다.** (제공: Institut fur Anatomie, Ernst-Moritz-Arndt-Universität, Greifswald, Germany.)

림프관에 관한 다른 관찰들

시몬 파울러

많은 학자들이 림프관에 대해서 설명했다(Wyatt, 1924; Nielsen, 1942). 시몬 파울러Simon Pauli, 1603~1680년는 1629년에 공개적으로 이 림프관들을 설명했다(그림 107). 파울러는 덴마크의 의사로 독일의 로스토크에서 태어났다. 그는 비텐베르크Wittenberg 대학에서 의학을 공부했고, 이후에 로스토크와 레이덴, 파리, 코펜하겐 등에서 의학을 연구했다. 파울러는 코펜하겐 대학에서 해부학과 외과학, 식물학을 담당하는 교수로 재직했다. 또한 그는 덴마크의 프레더릭 3세와 크리스티안 5세를 치료했던 궁중의사였다. 그는 프레더릭 3세의 지원을 받아 1645년에 최초로 코펜하겐에 해부극장Domus Anatomica을 건립했고, 그곳에서 공개적으로 해부시연을 실시했다.

파울러는 의학과 식물학 분야에 많은 업적을 남겼다. 그는 이발사-외과의사와 약사들에게 필요한 기초의학 지식이 부족함을 걱정했고, 이것을 향상시키려고 노력했다. 그는 1639년에 약초에 관한 『쿼드리프 식물학, 간략한 의학 질문Quadripartitum Botanicum, de Simplicium Medicamentorum Facultatibus』, 1648년에 덴마크의 식물에 관한 『덴마크 식물Flora Danica』, 1661년에 담배와 커피, 차, 초콜렛의 해로운 효능에 관한 『새로운 유럽에서 아메리카의 오래된 담배와 아시아의 차의 남용에 관한 논평서Commentarius De Abusu Tabaci Americanorum Veteri, Et Herbae Thee Asiaticorum in Europe Novo』를 출판했다.

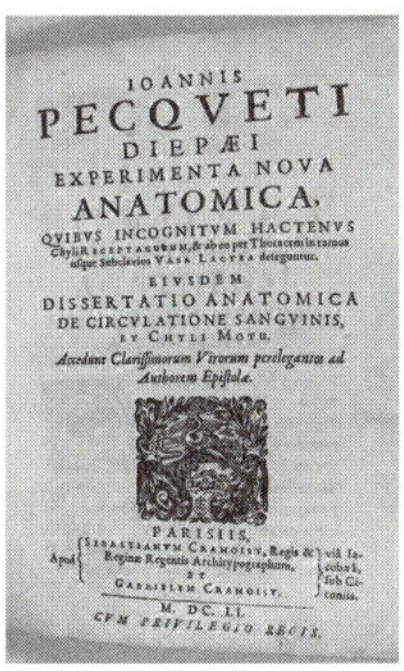

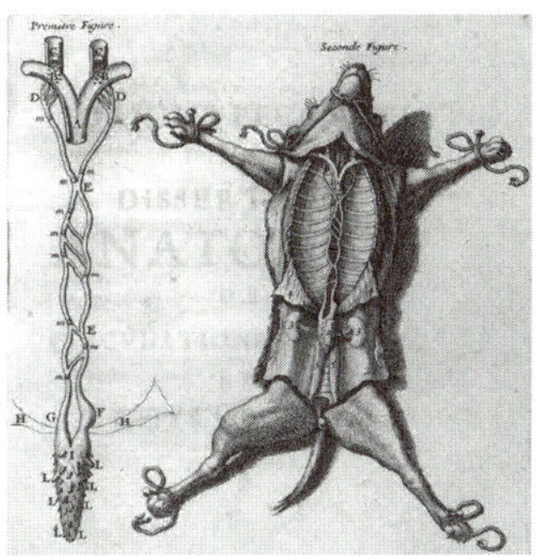

← 그림 108. 페켓(Jean Pecquet, 1622~1674년)은 1651년에 가슴관(thoracic duct)을 발견했고, 이것은 유미(chyle)가 창자의 혈관을 통해 간까지 이동한다는 전통적 갈레노스의 사고가 틀렸음을 입증하는 것이었다. 그는 이러한 결과를 『새로운 실험 해부학(Experimenta Nova Anatomica)』으로 출판했다. 이 그림은 최근에 릴리 도서관(The Lilly Library)에서 제공 받은 것이다. (출처: http://www.indiana.edu/~liblilly/anatomia/viscera..html.)

→ 그림 109. 가슴관(thoracic duct)을 묘사한 해부된 개의 그림. 이 그림은 『새로운 실험 해부학(Experi menta Nova Anatomica)』에서 발췌했다. (출처: http://www.indiana.edu/~liblilly/anatomia/viscera..html.)

진 페켓

진 페켓Jean Pecquet, 1622~1674년는 프랑스의 해부학자로, 1651년에 파리에서 『새로운 실험 해부학Experimenta Nova Anatomica』을 출판했고, 이 책에 몇 년 전에 개dog에서 관찰한 림프관을 묘사했다(그림 108, 109). 그는 1647년에 최초로 가슴관thoracic duct, 흉관을 발견했다. 페켓는 유미lacteals와 림프관의 일반 저장소와 가슴관 속의 내용물이 목정맥jugular vein과 빗장밑정맥subclavian vein이 만나는 정맥 계통으로 흘러들어가는 과정을 기술했다. 토마스 바르톨린Thomas Bartholin, 1616~1680년(그림 110)은 덴마크의 의사이며 코펜하겐 대학에서 해부학 교수로, 1653년에 출판한 『가슴 유미의 해부학적 의문, 해부학의 역사Dubia anatomica de lacteis thoracis in homine brutisque nuperrime observatis, historia anatomica』(그림 111)에서 사람의 가슴관을 보다 자세히 기술했다. 그러나 림프관에서 이동하는 유미를 인식하지 못했기 때문에 림프관이 끝나는 부분을 정확히 알지 못했다.

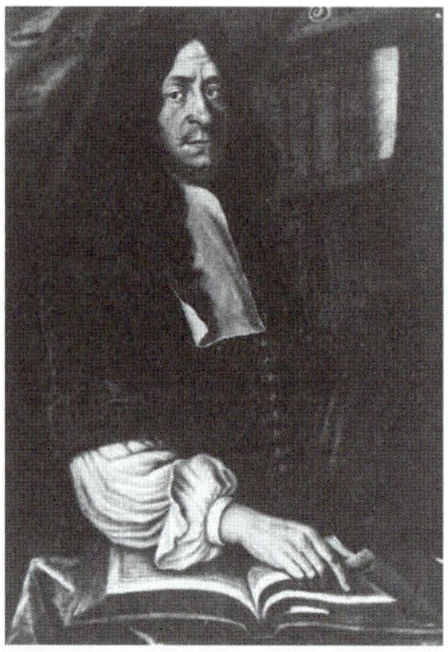

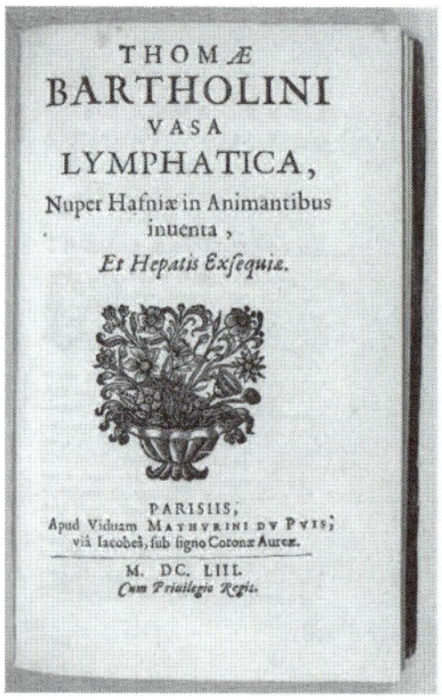

← 그림 110. 바르톨린(Thomas Bartholin, 1616~1680년). 하인리히 디터스(Heinrich Dittmers)의 그림. 프레더릭스보르 궁전(Frederiksborg Palace) 원본. (출처: Wegner, R.N.: 『Das Anatomenbildnis. Seine Entwicklung im Zusammenhang mit der anatomischen Abbildung』. Basel, Benno Schwalbe and Co., Verlag, 1939. 제공: Institut für Anatomie, Ernst-Moritz-Arndt-Universität, Greifswald, Germany.)

→ 그림 111. 바르톨린(Thomas Bartholin, 1616~1680년)이 1653년에 출판한 『림프혈관...(Vasa Lymphatica, Nuper Hafniae in Animantibus Inventa, et Hepatis Exsequiae)』(Paris: Apud Vicuam Mathurini du Puis). (출처: http://www.indiana.edu/~liblilly/anatomia/viscera..html.)

올로프 루드베크Olof Rudbeck, 1630~1702년는 스웨덴의 해부학자로, 1651년에 간과 창자의 림프관들이 가슴관까지 연결됨을 관찰했다. 그는 1653년에 출판한 『간의 분비관과 장막 분비샘을 보여주는 새로운 실험 해부학Nova exercitatio anatomica, exhibens ductus hepaticos aquosos, et vasa glandularum serosa』에 관찰한 내용을 발표했다(Nielsen, 1942). 루드베크는 스웨덴의 웁살라Uppsala 출신이며, 웁살라 대학과 레이덴 대학에서 공부했다. 또한 케임브리지에서 1652년에 의학박사 학위를 받은 영국인 조지 졸리프George Jolyffe (Joyliffe), 1621~1658년가 최초로 림프관을 발견했다고 주장했다.

프랜시스 글리슨Francis Glisson, 1597~1677년은 1654년에 런던에서 출판한 『간 해부학Anatomia Hepatis』(그림 112, 113)에서 졸리프의 학위논문뿐 아니라 졸리프가 글리슨에게 말했던 관찰내용도 기술했다(Cunningham, 1993). 닐슨(Nielsen, 1942)과 다른 학자들이 림프관의 발견과 관련된 여러 주장들을 고찰했으며, 그 결과 림프계통을 최초로 발견한 학자는 바르톨린과 루드베크로, 이 두 사람에게 동등하게 발견의 공로를 인정해야 한다고 제안했다(Persaud, 1997).

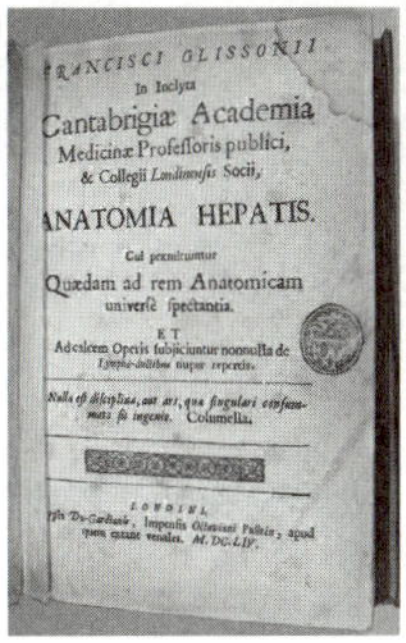

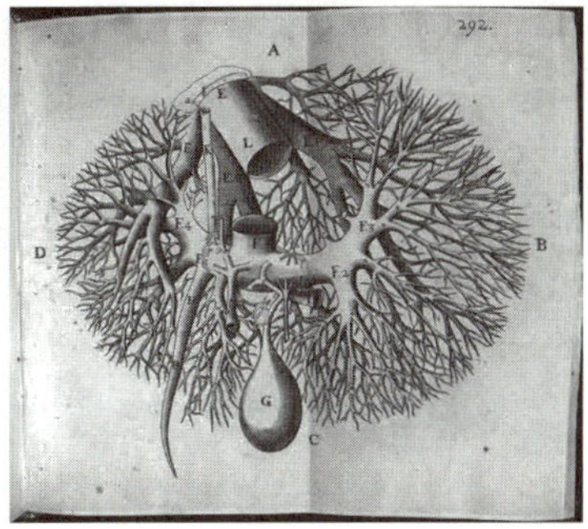

← 그림 112. 『간 해부학(Anatomia Hepatis)』은 영국에서 인쇄된 최초의 책이었고, 독창적인 연구에 근거하여 하나의 장기를 해부학적 및 생리학적 설명과 함께 자세히 기술했다. (출처: http://www.indiana.edu/~liblilly/anatomia/viscera..html.)

→ 그림 113. 글리슨(Francis Glisson, 1597~1677년)은 주형기법과 색깔 있는 용액을 주입Color injections하는 연구기법을 사용하여 이전에 시행했던 것 보다 자세하게 간을 현미경으로 관찰했다. 그는 혈액이 간문맥을 통해 아래대정맥으로 이동하는 것을 묘사했고, 림프액이 간으로 흘러가지 않고 다른 곳, 최근에 밝혀진 피막 공통부(capsula communis)로 이동하는 것을 발견했다. 이 섬유성 피막을 글리슨이 최초로 정확하게 묘사했고, 오늘날 이것을 "글리슨 피막(Glisson's capsule)"이라고 부른다. (출처: http://www.indiana.edu/~liblilly/anatomia/viscera..html.)

모세혈관

동맥과 정맥이 연결되는 과정은 여전히 알지 못했다. 하비는 동맥과 정맥의 혈관들의 구조와 크기가 다르기 때문에 동맥과 정맥은 서로 직접 연결될 수 없다고 믿었다. 그는 어떤 혈관으로부터 다른 혈관까지 작은 구멍들porositates 또는 "**숨겨진 구불구불한 통로**"를 통해서 동맥에서 정맥으로 연결되어 혈액이 이동한다고 생각했다. 그는 1649년에 다음과 같이 말했다. "**나는 동맥과 정맥사이에 직접 연결anastomosis된 어떠한 통로도 발견할 수 없다.... 그래서 나는 간정맥과 간동맥이 연결되어 있지 않다고 생각한다.....**"

레오나르도 다빈치Leonardo Da Vinci, 1452~1519년는 그의 해부학 노트에서 혈관의 가느다란 끝 부위를 설명하면서 "chapillari"라는 용어를 처음 사용했다. 레오나르도 다빈치는 색소가 들어있는 염료를 혈관에 주입하는 방법을 사용하여 다양한 장기들에서 동맥과 정맥 사이의 연결을 연구했다. 또한 도메니코 마르체티Domenico Marchetti, 1626~1688년와 로버트 보일Robert Boyle, 1627~1691년, 얀 스와메르담Jan Swammerdam, 1637~1680년, 르니에 드 그라프Regnier de Graaf, 1641~1673년, 스테판 블랑카트Stephan Blankaart, 1650~1702년, 크리스잔 랭Christian Johann Lange, 1655~1701년, 프레데릭 루이쉬Friedrik Ruysch, 1638~1731년들도 혈관에 액체를 주입하는 기법을 사용하여 동맥과 정맥 사이의 연결을 연구했다. 마르첼로 말피기Marcello Malpighi, 1628~1689년가 허파에서 동맥과 정맥사이를 연결하는 모세혈관capillary을 최초로 발견했다.

마르첼로 말피기 모세혈관의 발견

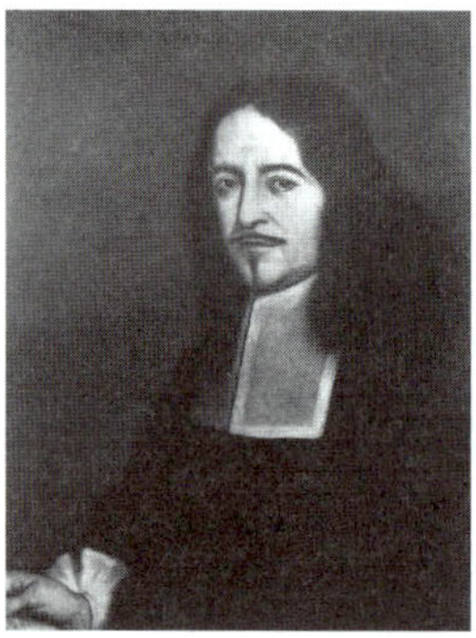

그림 114. 말피기(Marcello Malpighi, 1628~1694년) (제공: Department of Anatomy, University of Manitoba.)

마르첼로 말피기Marcello Malpighi, 1628~1689년 (그림 114)는 가장 간단한 방법으로 경이로운 모세혈관을 발견했다. 하비가 죽은 뒤 3년이 지난 1660년에 말피기가 모세혈관을 발견했고, 그는 피사 대학의 수학 교수이며 친구이고 스승이었던 지오바니 보렐리Giovanni Borelli, 1608~1679년에게 2통의 편지를 보냈다. 말피기는 확대경을 사용하여 개의 허파에서 허파꽈리alveoli, 폐포의 미세 구조를 관찰한 것을 첫 번째 편지에 기록하여 보냈다. 두 번째 편지에 살아있는 개구리 허파에서 혈액이 그물 같은 모세혈관을 통과하는 것을 자세히 기술했다. ㅍ 말피기는 1661년에 볼로냐에서 『허파의 관찰 해부학De pulmonibus, Observationes anatomica』에 이러한 관찰내용을 발표했다(그림 115, 116). 그렇지만 말피기는 자신이 발견한 모세혈관의 중요성을 알지 못했다.

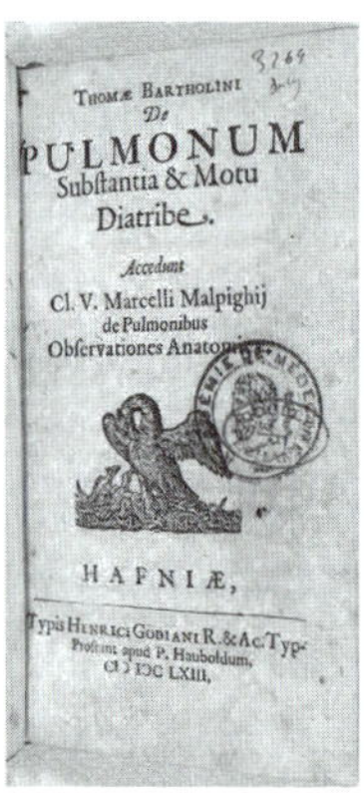

THOMÆ BARTHOLINI
De
PULMONUM
Substantia & Motu
Diatribe.
Accedunt
Cl. V. Marcelli Malpighij
de Pulmonibus
Observationes Anatom...
HAFNIÆ,
Typis Henrici Godiani R. & Ac. Typ.

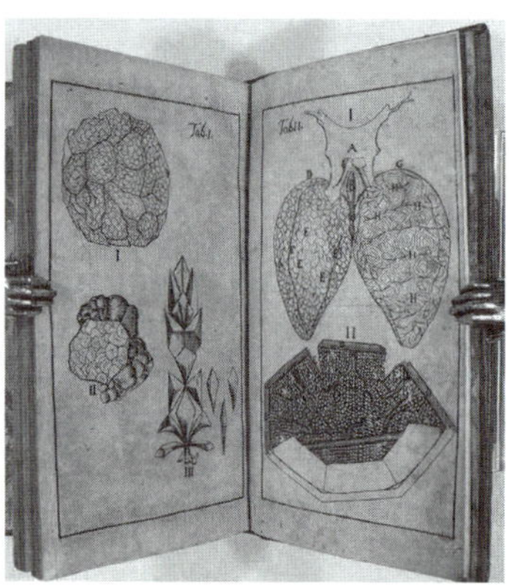

← **그림 115.** 『허파의 관찰 해부학(De pulmonibus)』는 말피기의 최초의 출판물이고, 루이지 벨로니(Luigi Belloni)에 의하면 그의 주요 업적이다. 그는 스승이었던 보렐리(Giovanni Borelli, 1608~1679년)에게 2통의 편지를 보냈고, 1661년에 처음 출판되었다. 릴리 도서관(Lilly Library)에서 소장하고 있는 1663년 판이 둘째 판으로 매우 희귀본이다. (출처: http://www.indiana.edu/~liblilly/anatomia/viscera..html.)

→ **그림 116.** Table I과 II는 말피기(Marcello Malpighi)가 1659년에 현미경으로 관찰했던 허파를 묘사한 그림들이다. 말피기는 허파가 기관-기관지의 가지들과 연결된 많은 모세혈관 그물로 둘러싸인 막성 허파꽈리들로 구성됨을 발견했다. (출처: http://www.indiana.edu/~liblilly/anatomia/viscera..html.)

과학적 연구와 업적

말피기는 고슴도치의 창자그물막omentum에 분포한 혈관에서 혈액세포를 관찰하고, 그 내용을 1665년에 출판한 짧은 분량의 『창자그물막에 대하여…De Omento…』에 기술했다. 얀 스와메르담Jan Swammerdam, 1637~1680년이 1658년에 이미 혈액세포를 관찰했으며, 네덜란드 출신의 안토니오 반 레벤후크Antoni van Leeuvenhoek, 1632~1723년와 이탈리아 생물학자 라자로 스팔란자니Lazaro Spallanzani, 1729~1799년도 많은 연구 논문을 발표하여 모세혈관에 대한 인식과 이해를 도왔다. 호흡 기전에 의한 산소와 이산화탄소의 교환과 이동 등, 호흡생리학에 관한 새로운 발견들 때문에 갈레노스 가르침의 핵심이었던 **생명영기**vital spirits의 믿음은 점차 사라지고 새로운 개념이 생겨났다.

하비의 혈액순환과 비슷하게 모세혈관의 발견도 당시에 많은 학자들이 쉽게 받아들이지 않았다. 게오르그 스탈Georg Ernst Stahl, 1660~1734년은 독일의 화학자이며 의사로, 1708년에 출판한 『진정한 의료 이론Theoria Medica Vera』에서 모세혈관의 존재를 부정했다. 영국의 유명한 외과의사이며 해부학자 존 헌터John Hunter, 1728~1793년 마저도 1794년에 런던에서 출판한 『총상과 염증, 혈액에 관한 논고A Treatise on the Blood…』의 14쪽에서 "**초기 관찰자들은 자신들이 관찰했던 것보다 더욱 과장해서 생각했다.**"고 기록했다.

말피기는 현미경을 사용하여 과학적 관찰을 시도한 최초의 학자로, 1628년에 태어났다. 그가 태어난 해는 윌리엄 하비의 불후의 걸작 『동물의 심장과 혈액의 운동에 관한 해부학적 고찰Exercitatio Anatomica De Motu Cordis Et Sanguinis In Animalibus』이 출판된 해이기도하다. 그는 볼로냐 대학에서 처음에 철학을 공부했으나 나중에 의학으로 전공을 바꾸었다. 말피기가 현미경을 사용하여 많은 미세 구조물들을 관찰했기 때문에 마땅히 "조직학의 아버지"로 불릴만하다. 그는 1659년에 출판한 『내장의 구조와 운동 해부학De Viscerum Structura Exercitatio Anatomica』에서 콩팥토리glomeruli, 사구체를 발견했다고 기술했으며, 같은 해 말피기소체Malpighian corpuscles라고 이름을 붙였고, 지라spleen의 구조도 정확하게 설명했다.

로버트 후크Robert Hooke, 1635~1702년는 재능이 뛰어나고 창의력이 풍부한 영국 과학자로, "세포cell"란 명칭을 제안했고, 그 구조를 발견한 학자이다. 그는 코르크의 단면에서 "**일정하지 않은 벌집 모양의 모든 세포의**cellular 또는 **구멍의**porous" 작은 구조들을 관찰하여 1665년에 『미세 묘사Micrographia』에 발표했다. 한편 말피기도 세포에 대하여 1670년에 발표한 『식물 해부학Anatomy of Plants』에 기술했지만, 후크보다 정확하지 못했다.

말피기의 병아리의 발생에 관한 연구는 매우 훌륭했고, 윌리엄 하비의 병아리 발생에 관한 연구를 더욱 발전시킨 것으로, 병아리 발생의 초기 단계에 관한 연구 결과를 1672년 런던의 왕립학술원에 보고했다. 말피기는 1673년에 발표한 『알에서 병아리 형성에 관한 보고De formatione pulli in ovo』에서 대동맥활aortic arches과 신경고랑neural groove, 대뇌소포cerebral vesicles를 기술했는데, 19세기까지 이 업적을 능가할 만한 새로운 발견은 없었다. 영국의 왕립학술원은 말피기의 과학적 업적을 인정하여 그를 정회원으로 임명했다(Persaud, 1997).

말피기의 마지막 해

말피기는 1658년에 피사 대학에서 이론 의학교수로 재직했으며, 메시나Messina에 머물다 볼로냐 대학으로 돌아와 해부학 교수로서 생애를 마쳤다. 그가 발견한 것들과 이론들을 갈레노스의 신봉자였던 동료들이 강하게 부정했을 뿐 아니라, 심지어 그의 스승이며 후원자였던 보렐리Borelli도 그를 적대시 했다. 그의 집을 급습한 2명의 복면강도들이 1684년에 집에 불을 질러, 그는 준비 중이던 원고들과 현미경을 모두 잃어버렸다. 말피기는 1691년에 이노센트 12세Innocent XII 교황의 초청으로 볼로냐에서 로마로 이주했고, 3년 후에 그 곳에서 죽었다.

허파순환

새로운 발견이 학자들로부터 인정을 받기 위해서, 일반적으로 발견이 처음 발표된 이후로 많은 시간이 필요했다. 특히 혁신적인 발견은 처음 공개되었을 때 쉽게 인정받지 못했다. 독창적인 발견들은 많은 학자들의 기억에서 사라진 후 오랜 기간이 지난 다음, 비로소 다른 학자들에 의해 새롭게 재조명되는 경우가 많았다. 윌리엄 하비가 불후의 명작 『동물의 심장과 혈액의 운동에 관한 해부학적 고찰Exercitatio Anatomica De Motu Cordis Et Sanguinis In Animalibus』을 발표한 1628년보다 수 백 년 전에 공개되었던 허파를 통한 혈액순환도 이와 유사한 경우이다(Persaud, 1989).

아리스토텔레스부터 갈레노스까지 믿음

아리스토텔레스Aristotle, 기원전 383~322년는 심장heart이 사람 몸의 중심에 위치할 뿐 아니라 스스로 움직이는 따뜻한 장기로, 몸의 다른 부위들과 연결되어 있기 때문에, **심장이 영혼을 담당하는 장소**이며 몸에서 가장 중요한 장기로 생각했다. 그는 심장을 3개의 공간으로 구분했고, 이 중 가운데 공간이 가장 순수하며 적은 양의 혈액으로 채워져 있고, 공기로 채워진 대동맥과 동맥으로 연결되어 있다고 믿었다. 그는 심장을 왼심실과 오른심실, 중간심실로 나누었고, 세 개의 심실들이 서로 연결되어 있으며, 이들 중 가장 큰 오른심실은 허파와 연결되어 있다고 설명했다. 또한 그는 심장은 혈액을 생성하고, 허파는 혈액과 공기를 받아들이는 장기로 생각했다. 혈관계통에 대한 아리스토텔레스의 제한적인 설명에도 불구하고, 이 개념은 17세기에 하비가 혈액순환을 발표할 때까지 갈레노스의 생리학 개념의 기본적인 근거가 되었다(French, 1979).

고대 그리스의 위대한 의사 헤로필로스Herophilus, 기원전 355~280년는 동맥의 맥박을 감지했으며, 혈관 벽의 두께 차이를 기준으로 혈관을 정맥과 동맥으로 구분했다. 그는 허파정맥pulmonary vein을 허파로부터 심장의 왼쪽부위로 들어오는 공기의 통로로 생각했으나, 갈레노스Galen는 동맥에 혈액이 들어 있고 공기는 없다고 주장했다. 헤로필로스는 혈관 속에서 혈액과 공기가 함께 이동할 것이라고 생각했지만, 공기가 어떻게 허파로부터 동맥계통으로 들어가는 과정은 분명히 알지 못했다. 알렉산드리아 시대에 헤로필로스와 같은 시대에 살았던 이라시스트라토스Erasistratus, 기원전 300~250년가 처음 제시했던 이론을 근거로, 갈레노스는 생명-관련 원리 또는 "**프네우마**pneuma, 영혼"는 기관trachea을 통해 사람 몸속으로 들어온다고 믿었다. 이 프네우마는 허파로부터 허파정맥을 통해 심장의 왼심실로 이동하고, 그곳에서 혈액과 섞이며, 한 차원 높은 "**프네우마**pneuma-**생명영기**vital spirit"로 변한다고 생각했다. 이 "**생명영기**"는 동맥의 혈액을 통해서 사람 몸의 다른 장기들로 퍼져 나간 다음, 이 "**생명영기**"와 혈액이 함께 연소되면서 생성된 "**해로운 수증기**injurious vapour" 또는 "**잔류 노폐물**"이 허파정맥을 통해 허파로 되돌아가 몸 밖으로 배출된다고 생각했다(Fleming, 1955; Furley & Wilkie, 1984; Wilson, 1959).

갈레노스Galen, 131~201년는 심장판막vavular flaps; membranarum epiphyses을 기술했지만, 그 기능을 알지 못했다. 심장의 왼심실(영혼을 담당하는 곳)에서 "**프네우마**"와 혈액이 서로 혼합되는 것을 설명하기 위해서, 그는 심장의 심실사이막interventricular septum에 눈에 보이지 않는 작은 구멍들이 틀림없이 있을 것이라고 주장했다. 그렇지만 혈액이 지속적으로 간에서 생성되어 몸의 각 부위에서 소모되며 오른심실로 전달되는데, 이러한 혈액이 어떻게 프네우마를 공유하는가? 그는 심실사이막의 양쪽 면들 중에서 오른심실 쪽에서 보았던 구멍들이 왼심실 쪽으로 연결되어야 하고, **"만일 이 심실사이막의 구멍들이 기능을 하지 않으면, 쓸모없는 구멍들이 존재하는 것이다. 그렇지만 자연에 쓸모없는 것은 하나도 없으며, 사람 몸에서 기능을 하지 않는 구조물은 하나도 없다."**고 생각했다(French, 1979).

미카엘 세르베투스의 "그리스도교의 회복"

미카엘 세르베투스Michael Servetus, 1511~1553년는 12세기 후반에 스페인의 신학자이며 인문주의자, 의사였으며, 그는 최초로 소순환lesser circulation, 허파순환에 관한 내용을 그의 문헌에 기술했다(그림 117). 세르베투스의 『그리스도교의 회복Christianismi Restitutio』(그림 118)은 1553년에 출판되었는데, 이 문헌은 생리학에 관한 연구가 아니라 그리스도교의 혁신을 위한 신학적 업적이었다. 그는 신성한 영혼에 관한 연구에서 **"영기**spiritus**"**와 **"영혼**anima**"**이 들어오는 통로를 설명하면서 허파에서 혈액의 이동을 기술했다. 그는 사람의 영혼이 혈액에 존재한다고 믿었고, 영혼을 이해하기 위해 혈액의 기원과 움직임을 연구해야한다고 주장했다(Fulton, 1953).

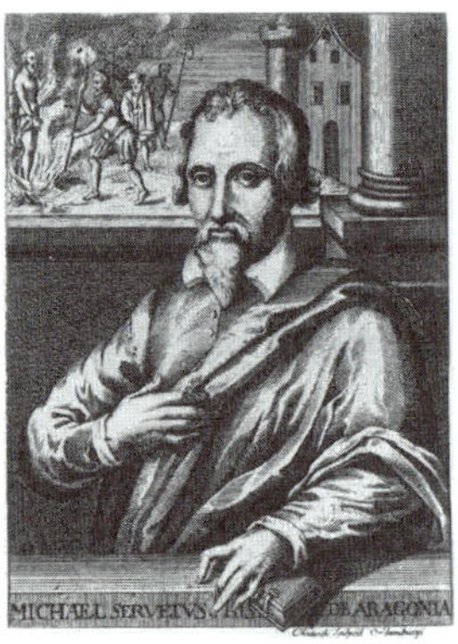

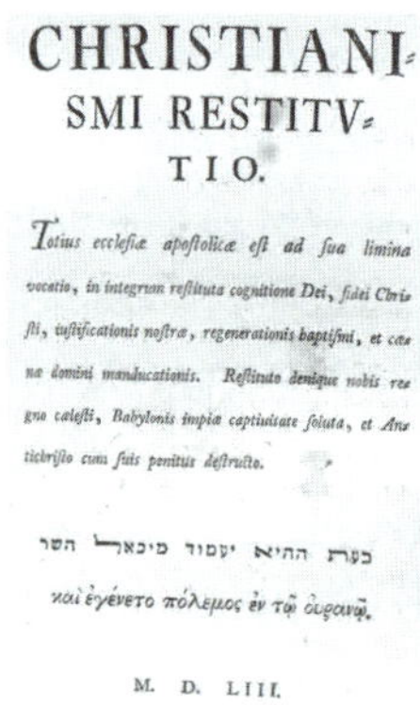

CHRISTIANISMI RESTITVTIO.

Totius ecclesiæ apostolicæ est ad sua limina vocatio, in integrum restituta cognitione Dei, fidei Christi, iustificationis nostræ, regenerationis baptismi, et cœnæ domini manducationis. Restituto denique nobis regno cælesti, Babylonis impiæ captiuitate soluta, et Antichristo cum suis penitus destructo.

καὶ ἐγένετο πόλεμος ἐν τῷ οὐρανῷ.

M. D. LIII.

← **그림 117.** 세르베투스(Michael Servetus, 1511~1553년) (제공: School of Anatomy Library, University of Cambridge, England.)

→ **그림 118.** 세르베투스의 『그리스도교의 회복(Christianismi restitutio)』의 표지. (제공: Bibliotheque Nationale, Paris.)

세르베투스는 다음과 같이 주장했다.

"생명영기vital spirit는 심장의 왼심실에서 기원하고, 허파는 생명영기가 만들어지도록 도와준다. 생명영기는 심장의 오른심실에서 왼심실로 전달되는 정제된 묽은 혈액과 허파에서 들어온 공기가 혼합되어 만들어진다. 그렇지만 일반적으로 믿고 있던 것처럼 이러한 전달이 심장의 가운데 벽을 통과하지 않고, 묽은 혈액의 매우 정교한 혼합은 허파를 통과하면서 일어난다. 허파가 이것을 촉진하여 묽은 혈액이 붉고-노랗게 변하며, 이것이 허파동맥에서 허파정맥으로 흘러간다.

이것은 허파정맥에서 흡입된 공기와 섞이며, 내쉬는 호흡을 통해서 불순한 수증기는 깨끗해진다. 마지막으로 생명영기를 만들기 위해 혈액과 공기의 적절한 혼합물은 심장의 이완으로 심장의 왼심실로 빠져 들어간다."(O'Malley, 1953).

심실사이막의 보이지 않는 통로

세르베투스는 심실사이막에 있는 구멍의 존재를 부정했고, 그 대안으로 허파를 경유한 통로를 제시했다. 그러나 심실사이막으로 혈액이 통과하지 않는다는 세르베투스의 주장은 오랫동안 믿어왔던 갈레노스의 정설에 정면으로 도전하는 결과를 초래했다.

베살리우스Andreas Vesalius, 1514~1565년는 『사람 몸 구조에 관하여De Humani Corporis Fabrica』의 초판을 1543년에 출판했으며, 이 문헌에서 다음과 같이 기술했다.

> 내가 이미 말했던 것처럼 두꺼운 물질로 이루어진 ... 심실사이막의 양쪽 면에 오목한 구멍들이 많이 있었고, 이 구멍들 때문에 심실과 접한 사이막의 면들은 울퉁불퉁했다. 내가 눈으로 직접 확인한 결과, 심장의 오른심실에서 왼심실까지 통과하는 심실사이막의 구멍은 하나도 보이지 않았지만, 우리는 만물의 창조주가 만든 창조물에서 보이지 않는 통로를 통해서 혈액이 오른심실에서 왼심실로 이동한다고 알고 있다.

베살리우스는 1555년에 출판된 『사람 몸 구조에 관하여』의 둘째 판에서 심실사이막 구멍에 대하여 더욱 의문을 품었던 것 같다. 그는 다음과 같이 주장했다.

> 이 구멍들을 눈으로 볼 때 눈에 잘 보인다고 하더라도, 오른심실에서 심실사이막을 통과해서 왼심실까지 열려있는 구멍은 하나도 없다. 혈액이 오른심실에서 왼심실까지 이동한다고 믿었던 해부학 교수들이 이 구멍의 존재를 말했을지라도, 나는 심실사이막을 통과하는 은밀하게 숨겨진 통로를 하나도 발견하지 못했다. 나는 심실사이막을 통과하는 구멍이 없다고 확신하며, 이러한 관점에서 심장의 기능에 대한 많은 의문을 갖게 되었다(Furley & Wilkie, 1984).

베살리우스는 심실사이막의 구멍에 대해서 많은 의구심을 갖고 있었지만, 이 구멍의 존재를 완전히 부인하지도 않았다. 많은 해부학자들 중에서 후안 발베르데 드 하무스코Juan Valverde de Hamusco, 1525~1587년와 레알도 콜롬보Realdo Colombo, 1516~1559년는 그들의 저서에서 심실사이막 구멍의 존재를 확실하게 부인했다. 스페인 출신의 해부학자 발베르데는 콜롬보의 제자이며, 파도바 대학에서 베살리우스의 계승자였다. 콜롬보의 제자들과 시신을 해부했던 당시의 사람들에게 콜롬보의 영향력은 대단했고, 혈액이 통과하지 못하는 심실사이막 구멍의 개념을 최초로 확실하게 주장했던 사람은 콜롬보라고 생각한다(Coppola, 1957).

콜롬보가 1559년에 저술한 『실재 해부학De Re Anatomica』에서, 그는 오른심실에서 왼심실까지 연결되는 심실사이막 구멍의 존재를 단호하게 부정하면서 다음과 같이 주장했다. "**혈액이 허파동맥을 따라 허파로 이동하고 허파에서 묽어지며, 이 혈액이 공기와 함께 허파정맥을 따라 심장의 왼심실로 이동한다. 지금까지 어느 누구도 이러한 과정을 말하지 않았고, 문헌에도 기록되어 있지 않았으며, 우리 모두는 이것을 확인해야한다.**" 콜롬보는 1556년에 스페인어로 저술한 『사람 몸 해부학Anatomica Del Corpo Humanno』을 출판했고, 3년 후에 콜롬보의 제자였던 이탈리아 출신의 발베르데는 "**내가 저술한 모든 문헌에 있는 가치 있는 내용은 베살리우스가 아니라 대학에서 나를 가르쳤던 콜롬보 교수의 도움이였다.**"고 콜롬보에게 감사의 글을 남겼다. 심실사이막에 관한 그의 생각은 너무나 분명했다. "**우리가 심장에 대해서 알고 있는 것처럼 왼심실은 단단하고 두꺼우며 튼튼한 물질로 이루어진 벽으로 나뉘어져 있고...., 심실사이의 벽면은 구성 물질에 의해서 형성된 작은 실개천 모양의 틈새나 고랑들로 매우 불규칙하며, 심장의 오른심실 보다 왼심실의 심실사이의 벽면이 더욱 불규칙하다. 지금까지 아무도 이런 내용을 보고하지 않았지만, 혈액은 한쪽 심실에서 반대쪽 심실로 통과하지 않는다.**"(Coppola, 1957). 발베르데와 콜롬보는 당시에 세르베투스가 저술한 『그리스도교의 회복Christianismi Restitutio』에 대해서 알지 못했던 것으로 추정된다.

이교도의 순교

세르베투스는 이교도로 취급받아 1553년 10월 27일에 저술한 모든 출판물들과 함께 화형을 당했다. 가톨릭Catholics과 칼뱅파Calvinists 신자들은 삼위일체의 교리 측면에서, 그 시대의 신학적 개념과 전통에 의심을 품었던 세르베투스의 마지막 업적에 대해 크게 분노했다. 세르베투스의 문헌들 중에서 오직 3권의 복사본만 남았고, 이것이 진보적 주장으로 순교자가 되었던 인문주의자이며 의사였던 그의 유산이 되었다(Fulton, 1953; O'Malley, 1953; Bainton, 1953; Hall, 1960). 로케La Roche에 의하면, **"화형시킨다는 판결문이 스페인에 전해지자, 어떤 사람들은 그를 아주 고집불통이며 괘씸하게 생각했고, 일부는 흠모하는 깊은 한숨을 내쉬며, 스페인의 전통방식대로 자비Misericorde, 자비Misericorde라고 탄식했다."** (영국 도서관의 『그리스도교의 회복Christianismi Restitutio』의 복사본에서 인용).

영국 도서관에 소장된 『그리스도교의 회복Christianismi Restitutio』의 복사본은 1790년에 뉘른베르크Nuremberg에서 다시 출판된 것으로 머리글에 **"무자비한 칼뱅주의자들이 1권을 제외하고 모든 문헌들을 세르베투스와 함께 불태웠다. 이 복사본은 재판관들 중 한 사람이었던 콜라돈D. Colladon이 은밀하게 숨겨 보관한 것이다."**라고 자필로 적혀 있었다. **"미드Dr. Mead가 이 문헌을 입수하여 개정판으로 출판하려고 시도했으나 개정판이 거의 완성되기 직전에 켄트John Kent에게 발각되었고, ... 런던의 주교인 깁슨Dr. Gibson의 지시에 따라서 몇 장을 제외하고 이 문헌마저도 1723년 5월 27일에 불태워 없앴다."**

우선권 주장

윌리엄 하비는 세르베투스와 콜롬보가 주장했던 허파순환pulmonary circulation에 대한 내용을 몰랐었고, 심지어 영국 외과 의사 바니스트John Banister, 1533~1610년가 1578년에 출판했던 해부학 개론 『사람 박물지....The Historie of Man....』에서 콜롬보의 허파순환에 대한 설명도 하비는 알지 못했다. 바니스트는 다음과 같이 기술했다. **"콜롬보는 혈관 속의 혈액들이 매우 널리 퍼진다고 말한다. 혈액이 동맥성 정맥arteriall veyne을 따라서 허파로 이동하고, 그곳에서 묽어지며, 공기와 함께 정맥성 동맥veniall arterie을 따라서 심장의 왼심실로 이동한다. 그가 주장하기 전에 이러한 사실을 누구도 몰랐거나 아니면 부질없는 것으로 생각한 것이다."**(Banister, 1578).

세르베투스가 주장한 심장과 허파사이의 혈액흐름에 관한 내용이, 골동품수집가이며 학자였던 윌리엄 워튼William Wotton이 1694년에 출판한 『고대와 현대 학습에 대한 고찰Reflections on Ancient and Modern Learning』에 기록되어 있었다(Wotton, 1694). 보톤은 혈액순환에 대해서 211쪽과 212쪽에서 다음 같이 기술했다.

첫 단계는 모든 혈액이 허파동맥과 허파정맥에 의해 허파를 통과한다는 것이다. 처음에 나는 이와 다르게 생각했지만 이것을 처음 발견한 사람이 140년 전 제네바에서 그리스도의 신성神性을 부인하여 아리우스주의자들에게 화형을 당한 스페인 의사 세르베투스였다..... 세르베투스의 『그리스도교의 회복Christianismi Restitutio』에서 혈액이 허파를 경유하여 심장의 오른쪽에서 왼쪽으로 이동하며, 당시에 대부분 사람들이 믿고 있었던 것과 다르게, 혈액이 심장을 두개의 심실로 나누는 벽(심실사이막)을 통과하지 않는다.

보톤이 저술한 문헌을 통해 허파순환을 최초로 주장한 학자에 대한 논쟁이 많았다는 것을 짐작할 수 있다.

크레모나Cremona 출신의 콜롬보Realdus Columbus는 '『해부학Anatomy』'을 1559년에 베네치아에서 2절판으로, 1572년에 파리에서 8절판으로, 후에 다른 도시들에서 출판했다. 콜롬보는 이 문헌에서 세르베투스가 전에 주장한 바와 같이 허파를 통한 혈액순환에 대해 기술했다. 콜롬보는 세르베투스 이전에 아무도 이러한 개념을 주장한 사람이 없었고, 이에 대한 기록도 없었다고 말했다. 콜롬보가 세르베투스의 주장을 도용하지 않았지만, 만일 콜롬보가 세르베투스의 이름을 말하지 않았다면 그가 이 개념을 도용했다고 생각할 수도 있다. 한편 혁신적인 이 개념이 다른 학자들에게 오히려 피해를 줄 수 있었기 때문에 자신이 새로 발견한 것을 공개하지 않은 학자들도 많이 있었다.

콜롬보Realdo Colombo는 훌륭한 해부학자로, 그가 죽은 후에 출판된 문헌에서 허파동맥의 판막과 심장판막, 대동맥의 판막의 구조를 세밀하고 정확하게 묘사했으며, 이는 그가 살아 있는 동물들을 관찰한 결과였다. 세르베투스와 콜롬보는 허파의 혈액순환의 이론을 설명하면서 심장과 허파사이에 위치한 허파혈관들의 기능을 잘 이해했고, 이는 당시의 다른 학자들보다 앞선 것으로, 베살리우스나 그 시대의 다른 학자들이 인식하지 못한 개념이었다.

이븐 알-나피스와 허파순환

이븐 알-나피스Ibn Al-Nafis, 1210~1288년(그림 119)가 13세기에 소순환lesser circulation, 허파순환에 대해 기술한 내용이 최근에 밝혀졌다. 이집트의 학자 무하이Muhyi-ad-Din at-Tatawi는 박사학위 논문을 준비하는 과정에서 베를린의 프로이센 주립 도서관Prussian State Library에서 소순환에 관한 내용이 기록된 이븐

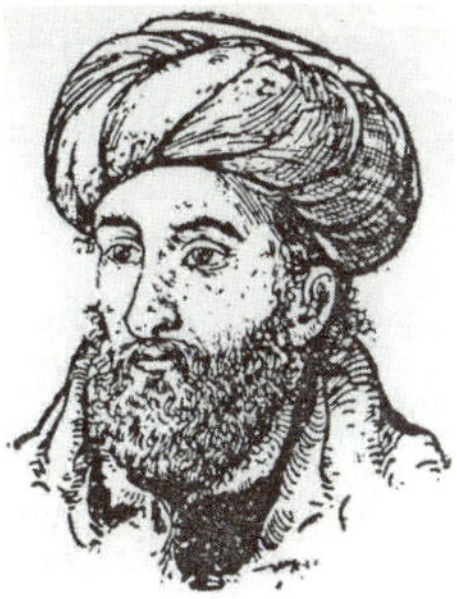

그림 119. 이븐 알-나피스 (Ibn Al-Nafis, 1210~1288년). (출처: 「Hamdard Medical Digest, the Organ of the Institute of Health and Tibbi Research」 10: 15, 1966).

알-나피스의 문헌을 발견했다. 그는 박사학위의 원고를 1924년에 프라이부르크 대학Freiburg University의 의학부 교수에게 제출했다(El-Tatawi, 1924; Myerhof, 1935; Bittar, 1955; Persaud, 1989).

이븐 나피스는 1210년에 시리아의 다마스쿠스Damascus에서 태어났고, 이집트에서 공부했으며, 그곳에서 개업의사로 지내다가 1288년에 죽었다. 그는 이븐시나Ibn Sina로 불린 아비켄나Avicenna, 980~1037년의 해부학 주석서를 포함하여 13세기 후반에 많은 의학저서들을 저술했다. 그 보다 약 300년 후에 세르베투스가 주장했던 허파순환과 거의 동일한 내용이 그의 문헌에 들어 있다(Myerhof, 1935).

"생명영기vital spirit를 만드는 역할이 심장의 기능 중 하나이고, 영기spirit는 공기의 구성 물질들과 정제된 혈액이 혼합되어 형성되기 때문에, 영기가 만들어지기 위해 심장 속에 정제된 혈액과 공기가 함께 존재해야 한다. 영기가 만들어지는 곳, 다시 말하면, 심장의 왼쪽 공간에서 영기가 만들어진다. 또한 공기와 섞인 혼합물이 만들어지기 위해 혈액이 정제되는 또 다른 장소가 필요하며, 사람과 동물에서 허파와 마찬가지로 심장은 없어서는 안 될 중요한 장기이다..... 이곳이 심장의 오른쪽 공간이다."

> 혈액은 이 공간에서 정제된 후에 심장의 왼쪽 공간으로 이동하며, 그 곳에서 생명영기가 만들어진다. 그러나 두 공간 사이에 통로가 없다. 이 부위의 심장벽은 매우 단단하며, 눈에 보이는 통로가 없다. 일부 학자들이 생각했던 것처럼, 갈레노스가 강력 히 주장했던 혈액이 통과할만한 구조는 아무것도 보이지 않는다. 심장의 구멍들은 막혀있고, 그 구조는 매우 두껍다. 그러므로 혈액이 정제된 후에, 혈액의 양을 증가시키고 공기와 섞이기 위해서 허파동맥arterious vein, 동맥성 정맥을 경유하여 허파로 이동해야 한다. 그리고 혈액이 심장의 왼쪽 공간으로 이동하기 위해서 허파정맥venous artery, 정맥성 동맥에 도달할 것이다.

이븐 알-나피스는 심장의 심실사이막에 있는 눈에 보이지 않는 구멍들에 대해서 분명하게 반박했다. 그는 해부학의 연구를 근거로 심실사이막에 구멍이 존재하지 않고, 혈액이 오른심실로부터 반드시 허파를 경유한 다음 왼심실에 도달한다고 정확하게 설명했다. 그러나 온몸을 순환하는 혈액순환의 생리학적 개념은 인식하지 못했고, 소순환(허파순환)의 발견자인 이븐 알-나피스는 **동물영기**animal spirit가 대동맥aorta을 경유하여 몸의 모든 장기들에 도달하고, 조직tissues은 썰물과 밀물방식으로 정맥들로부터 영양분을 공급받는다는 잘못된 개념을 확실하게 믿었다.

베루노Beluno의 알파고Andrea Alpago, 1450~1521년는 중동 지역에 살았고, 많은 아랍 학자들의 업적을 수집하여 개정하고 번역했다. 그는 1547년에 베네치아에서 출판된 아비켄나의 『의학규범』 제5권에 수록되었던 이븐 나피스의 비평서를 라틴어로 번역했다(Bittar, 1955; Coppola, 1957). 비록 이 문헌에 허파순환에 관한 내용은 없었지만, 알파고는 허파순환에 대해 알고 있었을 것이다.

알파고와 다른 학자들의 업적을 통해서, 세르베투스와 콜롬보, 발베르데가 이븐 나피스의 허파순환(소순환)을 알고 있었다고 추정할 만한 근거가 있다(Schacht, 1957). 이븐 나피스와 세르베투스의 문헌에서 놀라울 정도로 유사한 내용이 많이 발견된다. 한편 발베르데뿐 아니라 세르베투스와 콜롬보 역시 이븐 나피스처럼 각자의 연구에서 허파순환을 독자적으로 발견했을 가능성도 배제할 수 없다(Izquierdo, 1937; Temkin, 1940; Coppola, 1957).

몸순환의 완성

리차드 로어

리차드 로어Richard Lower, 1631~1691년는 수혈blood transfusion의 개척자로, 1669년에 혈액이 허파에서 산소와 결합한다는 사실을 알았다. 오늘날 우리가 알고 있는 혈액순환의 주요 기능과 연관지어, 그는 혈액이 허파에서 산소와 결합한다는 것을 합리적으로 설명하기 위해서 하비의 혈액순환 이론을 인용했다(Wyatt, 1924; Fishman & Richards, 1982). 로어는 콘월Cornwall 주의 보드민Bodmin 근처의 트레머Tremeer에서 태어났다. 그는 1649년에 옥스퍼드의 그리스도 교회 대학Christ Church College에 입학했고, 그곳에서 의학을 공부하고 수련을 받았다. 로어는 토마스 윌리스Thomas Willis, 1621~1675년의 조수로, 뇌와 뇌의 혈액순환에 관한 연구를 수행하여 명성을 얻었다(Tubbs et al., 2008). 윌리스는 로어의 독창적 해부기법을 인정했다. 로어는 1666년에 그가 임상 수련을 받았던 옥스퍼드에 머물렀다. 그는 왕립협회의 회원과 의과대학College of Physicians의 연구원이 되었다. 로어는 당시에 가장 뛰어난 내과 의사로 해부학과 생리학 발전에 크게 공헌했다. 그는 임상 문제를 해결하고 그의 가설을 증명하기 위하여 동물 연구를 진행했으며, 이때 매우 혁신적 실험기법과 수술방법을 사용했다. 그는 1665년에 옥스퍼드에서 개를 사용하여 **"한 동물의 동맥으로부터 다른 동물의 정맥으로" 수혈**을 시도하여 최초로 성공했고, 1667년에 사람에서 같은 방법으로 수혈을 시도하여 성공했다.

로어의 초기 업적은 주로 토마스 윌리스Thomas Willis와 공동으로 연구한 것이었다. 윌리스는 『대뇌 해부학Cerebri Anatome』의 머리글에 다음과 같이 기술했다 **"나는 보조자의 역할을 한 로어와 공동연구를 실시했고, 그는 항상 공부하는 의사이며 재주가 뛰어난 해부학자였다. 그의 훌륭한 지성과 손재주 덕분에 나는 비밀스럽게 감추어져 있던 몸의 구조와 기능에 관한 연구를 성공적으로 진행할 수 있었다....".** 로어의 『심장의 확장...Tractatus de Corde...』은 1669년에 런던에서 출판되었다(그림 120). 그는 이 문헌에서 하비의 혈액순환뿐 아니라 그가 관찰한 내용과 더불어 심장의 구조와 움직임도 설명했다. 로어는 순환하는 혈액의 양과 속도를 추정했다. 또한 그는 심장막pericardium의 구조와 기능, 심장 근육들의 독특한 배열, 동맥과 정맥혈액의 색깔 차이 등을 설명했다. 로어는 동맥혈액은 허파에서 혈액이 공기와 혼합되어 빨갛고, 정맥혈액은 혈액이 몸속으로 이동하면서 공기가 빠져나가 검푸르다고 생각했다. 또한 로어는 해부학과 임상 연구를 통해서 얻은 생리학적 업적뿐 아니라, 수혈에 관한 업적(그림 121)도 많이 남겼다(Boyle, 1665~1666). 로어의 저서는 많은 개정판과 함께 널리 사용되었다.

특히 로어는 신경학뿐 아니라 심혈관과 호흡 생리학분야에서 독창적이고 과학적 업적을 많이 남겼다. 로어는 1669년에 출판된 『심장의 확장...Tractatus de Corde...』(Lower, 1932)에서 **"하비는 더 이상 말을 덧붙일 필요가 없을 정도로 심장의 구조와 혈액의 움직임을 잘 설명했다..... 그러나 하비는 혈액순환에서 꼭 필요하지만 설명하지 않은 것이 있다."**고 주장했다. 또한 로어는 미주신경vagus nerve을 묶으면, 심장의 수축작용이 멈춘다는 사실을 관찰했고, 심장박동heart beat이 소뇌cerebellum와 관련이 있다고 설명했다. 니콜라오스 스테노Nicolaus Steno가 출판한 그림들을 살펴보면, 로어는 심장수축의 방식과 나선형 근육섬유의 배열을 이해하기 위해서 심장근육을 직접 해부했다. 심장의 수축은 **"모직 옷을 손으로 쥐어짜 물을 제거하는 방식으로 혈액을 심장 밖으로 내보내는 것"**이라고 결론지었다.

로어는 가톨릭교회에 대해 매우 비판적이었기 때문에 제임스 2세James II 왕의 즉위로, 그의 경력과 임상진료는 어려움에 빠졌다. 그는 더 많은 시간을 콘월Cornwall 주에서 보냈고, 그곳에서 60세에 죽었다. 그는 런던의 성 바르톨로메오 병원뿐 아니라 프랑스와 아일랜드의 신교도 피난자들의 도움을 받았다.

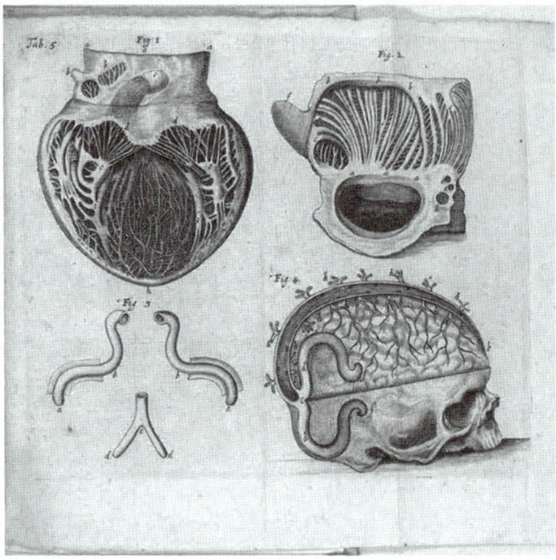

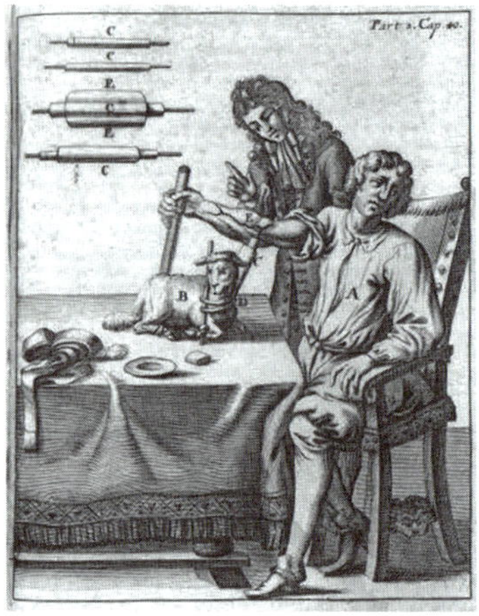

← 그림 120. 차드 로어(Richard Lower, 1631~1691년)의 『심장의 확장...(Tractatus de Corde. Item de Motu & Colore Sanguinis et Chyli in Eum Transitu)』(출처: London: Typis J. Redmayne, Impensis Jacobi Allestry, 1669. http://www.indiana.edu/~liblilly/anatomia/viscera..html.)

→ 그림 121. 로어(Richard Lower, 1631~1691년)는 1666년에 두 마리의 개를 사용하여 동물 사이의 수혈 사례를 최초로 설명했다. 1년이 지난 후에 로어는 최초로 양의 혈액을 사람에게 수혈하는 데 성공했다. 그는 당대 최고의 외과 의사였고, 혈액 순환과 호흡에 관한 선구적 발견에 크게 공헌했다. 로어는 부상이나 심한 출혈 후에 수혈이 필요하다는 것을 알고 있었지만, 사람에게서 수혈 후에 심한 부작용이나 치명적 반응을 일으키는 경우가 많았고, 10년 후에 의회는 수혈을 금지시켰다. (출처: http://trailblazing.royalsociety.org/photos/1666SA1.jpg)

제15장

내과의사와 외과의사, 해부학자들

전통 이론과 새로운 믿음의 융합

과학의 발전과 변화는 일반적으로 인정받은 이론과 많은 경험에서 시작된다. 르네상스 시대에 베살리우스의 사람 해부학의 발견도 이러한 방식으로 이루어졌으며, 새로운 개념이 등장하고 난 후, 이것이 오래된 개념들 중에서 사실로 밝혀진 것과 서로 융합된 사례들이 많았다(McGirr & Stoddart, 1991). 특히 베살리우스의 불후 명작이 발표된 다음, 200년 동안 출판되었던 많은 의학 논문과 사진부도, 저서들이 융합된 좋은 사례들이다. 이처럼 옛것과 새로운 것이 서로 융합된 사례는 계속 발전해 왔다(Conrad et al., 1995; Jolin, 2013).

윌리엄 하비가 1618년에 런던 의과대학에서 해부학에 관한 **럼리 강의**Lumleian lecture 시간에 혈액순환을 간단히 설명했지만, 이 개념을 저서로 발표할 때까지 많은 증거들을 수집하고 실험으로 증명하기 위해서 많은 인내심을 가지고 10년을 더 기다렸다.

그 시대의 전통주의와 갈레노스주의Galenism 학자들은 이 혁신적이고 새로운 개념을 결코 받아들이지 않았다. 옥스퍼드 대학의 게인즈John Geynes는 1559년 교수 임용 직전에 교수가 되기 위해서 갈레노스를 비판했던 자신의 주장을 철회해야만 했다. 또한 케임브리지의 플루드Thomas Fludd가 개업 의사면허를 취득하기 위한 실기시험에서 성적이 형편없이 낮았지만, 그는 개업 의사면허를 받는 조건으로 의학 지식을 향상시키기 위해 갈레노스의 책에 들어 있는 몇 개의 장들을 정독해야만 했다.

하비는 몸속에서 순환하는 혈액의 개념을 주장하면서 갈레노스주의Galenism 해부학을 대담하게 거부했지만(Brain, 1986), 그는 책의 제 8장에 "**현재 죽음이 눈앞에 다가오고 있지만,**

나의 희망은 맑은 눈을 가진 마음과 진실을 좋아하는 사람과 함께하는 것이다."라고 기술했다(Franklin, 1961). 혈액의 허파순환에 관한 발견도 이와 비슷하게 생각할 수 있으며(Persuad, 1989), 몸순환과 허파순환의 발견은 "갈레노스주의자들이 품었던 의문에 대한 대답"이라고 생각할 수 있다(French, 1975).

당시에 학생들에게 가르쳤던 해부학 내용은 그 때 사용했던 교과서와 사진 부도를 보면 쉽게 알 수 있다(Jolin, 2013). 교수와 학생들이 사용했던 강의록과 강의노트를 통해서 당시의 해부학 수준을 비교적 정확하게 추정할 수 있다.

애버딘Aberdeen에 위치한 매리셜 대학Marischall College의 학생이었던 존 모이어John Moir가 1619~1620년에 남긴 해부학 강의노트는 매우 의미가 있다. 해부학 강의 내용이 들어 있는 작은 강의노트(Aberdeen University Library, Ms. 150)는 라틴어로 기록된 것으로, 프렌취(French, 1975)가 1975년에 간략한 설명과 함께 영어로 번역했다. 프렌취는 이 강의노트가 사람 몸의 구조를 비교적 단순하게 설명한 "해부학의 간략한 설명"이라고 말했다.

많은 개혁가들은 대부분 철학적 사고로 세상만물을 바라보는 시각을 갖고 있었다. 모이어의 강의노트를 통해 당시의 일반적인 의학교육 과정을 엿볼 수 있다. 또한 이 강의노트를 통해서 "외국에서 교육을 받은 내과 의사들이거나 국내에서 수련 받은 외과 의사들이거나 상관없이, 당시에 모든 의사들과 전통 의학교육을 담당한 대학들 사이에서 의술 수준의 격차가 매우 컸다."는 것을 알 수 있다. 이 해부학 강의노트에 수록된 많은 내용이 16세기 후반부터 17세기 초반까지 해부학자들에게 큰 영향을 미쳤던 보우힌Caspar Bauhin과 로랑스André du Laurens가 저술한 문헌에도 들어 있다. 또한 모이어의 강의노트에 들어 있는 내용은 의학생들이 배웠던 해부학 수업의 내용과 많은 부분이 일치했다(French, 1975). 동시에 사람의 몸 구조에 대한 새로운 과학적 사고가 오랫동안 지속되었던 전통적 개념을 변화시켰다.

프랜시스 글리슨

프랜시스 글리슨Francis Glisson은 17세기의 위대한 의사였고, 많은 발견을 통해 의학과 해부학 분야에 크게 기여했다. 그는 간liver과 구루병rickets에 관한 문헌을 저술하여 그 시대에 의학 분야의 최고가 되었을 뿐 아니라, 매우 독창적이며 세밀하고 명쾌한 해부학 지식이 포함된 『간 해부학

Anatomia hepatis』을 1654년에 출판하여 뛰어난 해부학자로 자리매김했다(그림 112). 간liver을 싸고 있는 '글리슨막Glisson capsule'의 명칭이 그의 이름에서 유래했고, 그는 이자관pancreatic duct과 쓸개관bile duct이 열리는 부위에 위치한 둥근모양의 근육을 기술했다. 이것을 1887년에 이탈리아 해부학자 오디Ruggero Oddi가 '오디조임근sphincter of Oddi'이라고 명명했다.

글리슨은 처음에 케임브리지에서 전통 교육을 받았고, 후에 하비에게 의학을 배웠으며, 39살 때 케임브리지 대학에서 의약학의 **흠정교수**Regius Professor로 임명되었다. 그는 왕립 의과대학에서 하비의 **럼리 강의**Lumleian lecturer의 지위를 계승했고, 왕립협회를 창설했으며, 1667년에 협회장이 되었다. 그는 사람의 몸이 외부자극에 대해 특정한 방식으로 반응한다는 생리학적 근거를 바탕으로, "**자극감수성**Irritability"이라는 새로운 학설을 제안했다. 그는 사람 몸의 기능에 대한 통일된 개념을 공식화하기 위해, "불편함을 겪는 사람 몸의 모든 장기들은 스스로 어려움을 극복하려고 한다."고 주장했다.

토마스 윌리스: 신경계통의 발견

16세기 이전까지 중추신경계통의 구조와 기능에 대한 지식은 오류가 많았으며, 말초신경과 척수spinal cord, 뇌brain의 바깥 구조에 대한 설명은 대부분 조잡했다. 윌리스Thomas Willis, 1625~1675년는 뛰어난 의사로, 임상 경험을 바탕으로 신경계통 분야의 발전에 크게 기여했다. 그는 뇌와 척수, 말초신경계통, 자율신경계통의 해부학 구조를 최초로 매우 합리적이고 정확하게 묘사했다(Feindel, 1964; Hughes, 1992).

윌리스는 더부신경accessory nerve, 부신경과 삼차신경trigeminal nerve의 눈가지ophthalmic branch에 대한 설명뿐 아니라, 오늘날 '윌리스 고리circle of Willis'로 불리는 뇌 바닥에 있는 뇌동맥 고리를 형성하는 동맥들을 정확하게 설명했다(Symonds, 1955; Feindel, 1978). 윌리스는 통찰력 있는 훌륭한 의사로서 오늘날의 의사들이 환자의 병력을 기록하듯이 환자의 증상들을 꼼꼼하게 기록했다(Isler, 1968). 윌리스는 별개의 질병으로 근육이 약화되는 신경근육 이상neuromuscular disorder인 중증 근육무력증myasthenia gravis을 최초로 발견했다. 그는 1672년에 이 업적을 출판했으나 라틴어로 저술되었기에 1903년까지 널리 알려지지 않았다. 그는 환자의 임상증상과 사후에 부검으로 관찰한 뇌 병변을 서로 연관시킨 연구를 최초로 진행하여, 신경병리학neuropathology 분야의 개척자가 되었다.

휴스(Hughes, 1992)는 윌리스의 전기에서 "**윌리스가 해부학 구조와 생리학 현상을 계통학적으로 통합하여 연구했다.**"고 강조했다. 윌리스는 신경계통과 관련된 새로운 구조물들을 많이 발견했고, 몇 개의 질병들을 최초로 기술했다. 그는 여러 종류의 동물들을 해부하여 사람의 구조와 비교한 동물 비교 해부학의 개척자였다.

윌리스는 매우 꼼꼼하며 비평적이고 탐구적이었기에 환자들의 증상을 세밀하게 관찰하였고, 이것을 바탕으로 과학적인 연구를 진행하여 많은 업적을 남겼다(Isler, 1968). 휴스(Hughes, 1992)는 윌리스를 "**17세기의 대표적인 의과학자**"라고 말했다. 휴스는 윌리스의 전기에 "**그는 관찰을 통해 해부학의 업적과 새로운 생리학적 개념을 확립했으며, 임상의학 분야의 탁월한 업적으로 최초의 의과학자로 자리매김했다.**"고 기술하였다. 윌리스가 위대한 의사이며 의과학자였지만, 하비William Harvey는 윌리스를 능가할 정도로 탁월하고, 어느 시대 어떤 의사와도 비교할 수 없을 정도로 훌륭했다.

베살리우스는 직접 실시한 사람해부를 근거로 불후의 명작 『사람 몸 구조에 관하여De Humani Corporis Fabrica』를 1543년에 출판했고, 이 책으로 말미암아 근대 해부학의 새로운 시대가 시작되었다. 하비는 베살리우스의 책이 출판된 후 약 80년이 지난, 1628년에 베살리우스의 업적과 견줄만한 『동물의 심장과 혈액의 운동에 관한 해부학적 고찰Exercitatio Anatomica De Motu Cordis et Sanguinis』을 출판했고, 이 저서는 의과학 분야의 혁신을 이끌었다. 윌리스가 옥스퍼드에서 의학을 공부할 무렵, 의학은 경험적 관습에서 벗어나 새로운 구조물들의 발견과 더불어, 합리적 사고와 빠른 전파 등을 통해 해마다 빠르게 발전했다.

윌리스는 1621년 1월 27일에 영국의 윌트셔Wiltshire주의 그레이트 베드윈Great Bedwyn에서 태어났고, 어머니가 상속받았던 50~70에어커의 농장이 위치한 옥스퍼드 인근의 노스 힌크세이North Hinksey로 이사하여 그 곳에서 성장했다. 윌리스의 어머니는 1631년에 죽었고, 아버지는 그 지역의 농부였던 친구의 미망인과 재혼했다. 그는 어머니가 사망하자 노스 힌크세이에서 옥스퍼드에 위치한 학교로 유학을 갔다. 그가 다니던 길 양쪽에 있던 건물들이 지금도 남아 있으며, 그가 다니던 학교는 오늘날 담배 가게로 남아있다. 윌리스는 16살이 되던 1638년 3월 3일에 학교 기숙사가 있는 옥스퍼드 대학에 입학했다.

옥스퍼드에서 의학 공부

윌리스는 1642년 6월부터 옥스퍼드 대학에서 의학공부를 시작했으며, 왕당파가 옥스퍼드를 함락한 직후인 1646년 12월에 의학사를 수여받고 졸업했다. 옥스퍼드가 함락된 후 대학의 공식 교육을 비롯한 도시의 모든 기능은 마비되었다. 윌리스는 옥스퍼드 대학의 기숙사와 근처의 시장에서 임상실습을 시작했지만, 공식적인 의학교육을 통한 임상실습은 경험할 수 없었다.

그는 의학교육을 받았던 14년의 기간 중에서 3년 동안은 해부학 교육과 갈레노스식 강의에 참여했다. 당시에 의학생들은 의학사를 수여받기 위해 해부실습을 포함한 갈레노스식 강의와 2번의 공개 토론회에 참석해야만 했고, 의사면허doctor of medicine degree를 받기 위해서 4년을 더 공부해야만 했다. 윌리스는 윌리엄 페티William Petty, 1623~1687년의 영향을 많이 받았다. 페티는 클레이턴Sir Thomas Clayton, 1612~1693년의 보좌로, 의학부의 **흠정교수**Regius Professor이며 **톰린 강사**Tomlin's Reader로 해부학 강의를 담당했다. 클레이턴은 그의 아버지와 다르게 매우 형편없는 의사이며 해부학자로, "**그는 소심하고 여성 같은 성격의 소유자였기에 토막이 나고 피가 묻은 시신을 바라보지도 못했다.**" 클레이턴이 가장 잘한 일은 재능 있는 페티를 교수로 임명한 것이었다. 윌리스가 해부학의 연구를 시작하게 된 동기는 의학과 해부학 분야의 해박한 지식을 갖고 있었으며 온화한 성품의 소유자인 페티 교수 때문이었다.

하비와 클레이턴, 보일Robert Boyle은 같은 시기에 옥스퍼드 대학에 있었고, 당시에 윌리스는 학생이었다. 그 때 하비는 매우 유명했으며, 찰스 1세 왕의 개인 주치의와 머튼 대학Merton College의 학장을 맡고 있었다. 의학실험과 질병연구를 위해 부검이 반드시 필요하다는 하비의 사고가 윌리스에게 많은 영향을 미쳤을 것 같다. 클레이턴Thomas Clayton, 1575~1647년은 의학부의 흠정교수이며 해부학의 톰린강사로, 펨브룩 대학Pembroke College의 학장이었다. 그는 진료와 교육을 담당하는 훌륭한 의사와 교수들은 매주 2회 이상 갈레노스와 히포크라테스의 문헌을 정독해야 한다고 주장했다. 로버트 보일Robert Boyle, 1627~1691년은 1664년에 옥스퍼드 대학으로 옮겨와 개인 실험실을 개설했으며, 4년 동안 많은 실험들을 진행하면서 위대한 발견을 위한 토대를 마련했고, 17세기의 위대한 과학자가 되었다. 윌리스는 이 유명한 학자들로부터 많은 영향을 받았을 것이다.

자연 철학의 교수

토마스 윌리스Thomas Willis, 1625~1675년는 1657년에 결혼했고, 의학실습과 더불어 해부학 연구를 진행했고, 특히 해부학과 생리학, 신경계통의 질환들과 관련된 연구들을 많이 수행했다. 당시에 유행했던 돌팔이 의사들과 다르게, 윌리스는 정규 의학교육을 받은 의사들이 처방했던 치료약물을 사용했고, 이러한 약물에 대한 연구도 수행했기 때문에 질병의 치료와 과학적 연구를 위한 발판을 마련했다. 윌리스는 당시에 약제사가 하던 치료약물 조제를 직접 수행했고, 이 약물에 대한 치료 효능도 연구했다. 이러한 노력으로 많은 환자들이 그에게 진료를 받으려고 몰려들었고, 그는 옥스퍼드 지역에서 가장 부유한 의사가 되었다.

윌리스의 명성이 널리 알려졌으며, 왕당파에 대한 충성심도 높아서, 1668년에 옥스퍼드 대학에서 자연철학의 **세들이안 교수**Sedleian Professor로 임명되었다. 당시에 길버트 쉘던Gilbert Sheldon은 윌리스가 세들이안 교수가 되도록 도움을 주었다. 세들이안 교수로 임명된 교수는 아리스토텔레스의 문헌들 중에서 하나를 선정하여 매주 2회씩 오전 8시에 강의를 해야만 했다. 의학생들이 이 강의에 참석하지 않으면 벌금이 부과되었고, 교수가 이 강의를 준비하지 못하면 더 많은 벌금을 지불해야 했다. 윌리스는 학기 동안에 매주 수요일과 토요일 오전 8시에 강의를 진행했고, 아리스토텔레스의 전통 학풍과 다른 연구결과를 토대로 강의를 진행했으며, 심지어 새로운 베이컨의 철학도 강의했다. 그의 학생이었던 존 로케John Locke가 2학기 동안 기록한 강의노트를 통해 윌리스의 강의 내용을 알 수 있다. 윌리스는 강의 자료를 바탕으로 새로운 교과서를 제작했고, 이 교과서 때문에 윌리스의 명성과 업적이 잉글랜드뿐 아니라 전 유럽으로 퍼졌다. 그는 직접 해부하여 관찰한 신경계통의 해부학적 구조와 생리학적 기능에 관한 견해를 강의를 통해 가르쳤다.

과학적 발견과 출판

윌리스는 질병과 관련된 병리학적 이론뿐 아니라 환자의 증상과 새로운 과학적 발견을 책으로 저술했다(Rather, 1974). 그는 신경계통에 관한 새로운 발견들을 그의 『대뇌 해부학Cerebri Anatome』(1664년) (그림 122), 『대뇌 병리학Pathologiae Cerebri』(1667년), 『동물의 영혼De Anima

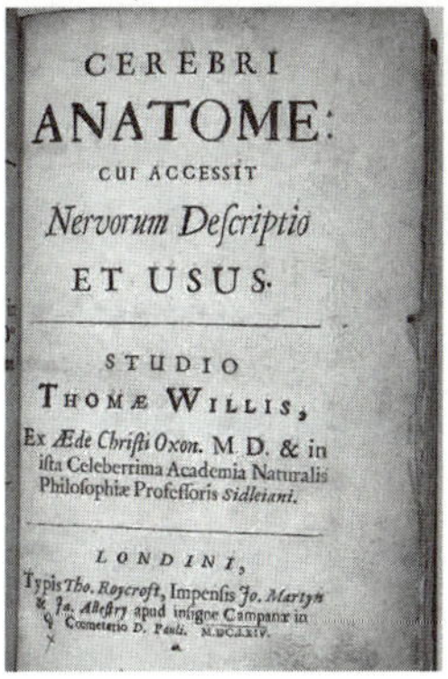
CEREBRI
ANATOME:
CUI ACCESSIT
Nervorum Descriptio
ET USUS.
STUDIO
THOMÆ WILLIS,
Ex Æde Christi Oxon. M. D. & in
ista Celeberrima Academia Naturalis
Philosophiæ Professoris Sidleiani.
LONDINI,
Typis Tho. Roycroft, Impensis Jo. Martyn
& Ja. Allestry apud insigne Campanæ in
Cœmeterio D. Pauli. MDCLXIV.

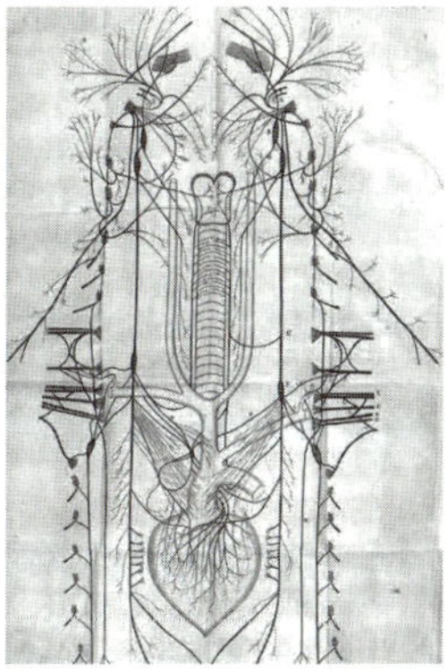

← **그림 122.** **윌리스**(Thomas Willis, 1625~1675년)**의 『대뇌 해부학**(Cerebri Anatome: Cui Accessit Nervorum Descriptio et Usus)**』 표지.** (출처: London: Typis T. Roycroft, Impensis J. Martyn & J. Allestry, 1664. http://www.indiana.edu/~liblilly/anatomia/head.html.)

→ **그림 123.** **윌리스**(Thomas Willis, 1625~1675년)**의 『대뇌 해부학**(Cerebri Anatome: Cui Accessit Nervorum Descriptio et Usus)**』에 있는 심장의 신경 분포.** (출처: London: Typis T. Roycroft, Impensis J. Martyn & J. Allestry, 1664. http://www.indiana.edu/~liblilly/anatomia/head.html.)

Brutorum』(1672년)에 기술하였다. 이러한 책을 통해서, 윌리스는 새로운 신경해부학 구조의 발견뿐 아니라 신경계통을 잘 이해할 수 있도록 정확하게 설명했다(그림 123). 또한 그는 신경계통을 여러 부위로 분류했고, 신경계통과 관련된 영역에서 사용되는 많은 용어들을 새로 제정했다.

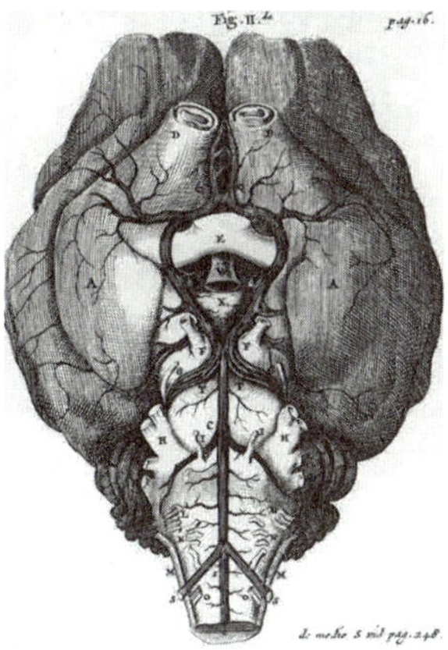

그림 124. **양의 뇌바닥**(base of brain)**. 동맥들과 고리를 형성하는 연결이 보인다. 벤**(Christopher Wren, 1632~1723년)**이 그린 그림으로, 벤은 런던의 대화재 후 새로운 바오로 대성당을 포함하여 영국에 있는 많은 아름다운 교회와 건물들의 설계를 책임지는 건축가였다.** (출처: Willis ,Thomas: 『Cerebri Anatome』, 1664; 제공: School of Anatomy Library, University of Cambridge.)

윌리스의 『대뇌 해부학』(그림 124)은 1664년에 런던에서 처음 출판된 후 몇 차례 개정되었고, 윌리스의 후원자 캔터베리의 대주교 길버트 쉘던Gilbert Sheldon에게 헌정되었으며, 이 책의 본문에 들어 있던 훌륭한 그림들은 크리스토퍼 렌Christopher Wren과 리차드 로어Richard Lower가 그렸다. 그는 이 책의 머리말에 렌과 로어, 밀링턴Milington에게 도움을 받았다는 감사의 글을 남겼다. 이 문헌은 매우 독창적이었고, 18세기 초반까지 신경계통의 교과서로 널리 사용되었다. 뇌의 혈액 공급뿐 아니라 뇌와 척수, 말초신경계통과 자율신경계통에 관한 윌리스의 설명은 이전의 어느 누구보다 뛰어났다. 이 문헌에 들어 있던 렌의 사람 뇌바닥에 관한 그림과 로어의 자율신경계통에 관한 그림은 불후의 명작으로 오늘날까지 남아있다.

윌리스는 『대뇌 병리학』에서 다양한 질병들에 관한 많은 증례들을 기술했고, 이 증례들 중에 처음 보고된 것도 있으며, 이전에 사용하지 않은 방식으로 기록했고, 뇌전증epilepsy, 간질과 천식asthma 환자의 증례도 기술했다.

윌리스는 생전에 『동물의 영혼』을 중요한 업적으로 생각했으며, 이 책에 동물 비교 해부학 분야의 새로운 구조물들이 많이 수록되어 있고, 질병과 증상의 관련성에 대한 설명이 정확하게 기록되어 있다(Rather, 1974). 이 책의 첫 장은 "**자연, 부분, 힘, 영혼의 영향**"에 대한 고찰로, "**영혼이 관여하는 질병의 전개와 질병의 일차적 부위, 즉 뇌와 신경의 저장소**"에 관한 것이다. 이 책은 의학 분야에서 불후의 명작 중 하나로 남아 있다.

오늘날 대부분 의학생들은 뇌의 바닥에 위치한 동맥과 가지들이 서로 연결anastomoses 문합되어 윌리스 고리circle of Willis를 형성한다는 것을 잘 알고 있다. 팔로피오Gabrielle Fallopio, 1523~1562년가 최초로 대뇌의 동맥들을 묘사했지만, 그는 이 뇌 혈관들의 역할을 잘 알지 못했다. 파도바 대학에서 하비의 스승이었던 줄리오(줄리어스) 카세리우스Guilio (Julius) Casserius, 1561~1616년와 베슬링Johann Vesling, 1598~1649년도 대뇌의 동맥들을 그림으로 그렸지만, 2개의 앞대뇌동맥들 사이에 위치한 연결[17]은 빠져 있었다. 웨퍼Johann Jacob Wepfer, 1620~1695년는 1658년에 뇌졸중으로 사망한 환자를 부검하여, 뇌 바닥에 있는 대뇌동맥 고리를 구성하는 대뇌동맥과 그 가지들의 연결을 최초로 묘사했다. 윌리스는 웨퍼가 설명하지 않았던 대뇌동맥 고리에 대해서 렌Christopher Wren이 그린 그림을 활용하여 더욱 자세하고 정확하게 묘사했다(Feindel, 1978; Symonds, 1955; Hughes, 1992).

갈레노스Galen, 131~201년는 뇌를 설명하면서, 뇌가 영혼을 담당하는 부위이며, 뇌에 7쌍의 뇌신경들이 존재한다고 기술했으나, 30쌍의 척수신경들을 운동신경으로 분류했고, 뇌신경들을 뇌에서 기원하기 때문에 감각신경으로 분류했다. 갈레노스는 후각신경olfactory nerve과 도르래신경trochlear nerve, 활차신경의 존재를 알지 못했기 때문에 시각신경optic nerve을 첫째 뇌신경으로, 눈돌림신경oculomotor nerve, 동안신경과 갓돌림신경abducent nerve, 외전신경을 둘째 뇌신경으로 분류했다. 갈레노스는 삼차신경trigeminal nerve을 구성하는 두 개의 가지들을 각각 셋째와 넷째 뇌신경으로 분류했고, 얼굴신경facial nerve, 안면신경과 속귀신경auditory nerve, 청신경을 함께 다섯째 뇌신경으로 분류했으며, 혀인두신경glossopharyngeal nerve, 설인신경과 미주신경vagus nerve, 척수더부신경spinal accessory nerve, 부신경을 여섯째 뇌신경으로, 혀밑신경hypoglossal nerve, 설하신경을 일곱째 뇌신경으로 분류했다. 또한 갈레노스는 교감신경계통과 목 부위의 양쪽에 위치한 미주신경의 가지인 되돌이후두신경recurrent laryngeal nerve, 반회후두신경도 알고 있었다. 후에 윌리스는 후각신경과 시각신경, 눈돌림신경, 도르래신경에 대해 자세하게 설명했으며, 갓돌림신경뿐 아니라 삼차신경의 가지인 눈신경ophthalmic division도 구분했고, 속귀신

17 앞교통동맥, anterior communicating artery

경과 얼굴신경을 두 개의 가지로 분류했다. 윌리스는 척수더부신경을 최초로 자세히 기술했으며, 척수더부신경이 "**매우 불규칙한**" 기원과 많은 가지들로 이루어져 있기 때문에 매우 흥미롭게 생각했다.

자율신경계통에 대한 최초의 근대적 설명이 윌리스의 『대뇌 해부학』에 들어 있다. 리차드 로어Richard Lower가 묘사한 신경계통의 그림은 자율신경계통을 이해하는 데 크게 기여했다. 윌리스는 미주신경의 가지들과 교감신경줄기의 가지들이 심장과 허파, 배안의 장기들까지 분포하는 것을 해부하여 관찰했다. 그는 대동맥활arch of aorta까지 도달하는 미주신경의 가지뿐 아니라 미주신경과 교감신경줄기의 가지들이 혈관에도 분포하는 것을 관찰했다.

윌리스는 뇌에서 척수까지 신경의 자극이 전달되는 경로인 척수의 앞뿌리와 뒤뿌리, 척수의 목팽대cervical enlargement와 허리엉치팽대lumbosacral enlargement, 척수의 구조를 관찰하고 잘 묘사했다. 윌리스는 태아를 해부하여 염료를 주입하는 방법으로 이전의 학자들 보다 척수의 혈액공급을 더 정확하게 설명했고, 로어가 그린 그림에서 척추동맥vertebral artery에서 기원한 두 개의 척수 앞가지들이 합쳐져 앞척수동맥anterior spinal artery이 형성됨을 묘사했다. 그는 신경뿌리와 동반된 가지들, 뒤척수동맥, 척수정맥들도 정확하게 기술했다.

마지막 해

윌리스와 가족들은 1667년에 옥스퍼드에서 웨스트민스터로 이사했으며, 이 때 켄터베리의 대주교 길버트 쉘던Gilbert Sheldon이 경제적으로 도움을 주었다. 윌리스는 가난한 사람들에게 무료진료도 시행했지만, 그의 명성 때문에 그에게 진료를 받은 환자들이 많아져 엄청난 부를 쌓았으며, 집에서 멀지 않은 버킹엄셔Buckinghamshire에 많은 부동산과 대저택을 구입했다.

윌리스가 웨스트민스터로 이사했을 무렵에 아들과 딸이 죽었고, 이어서 1670년 10월에 부인이 사망하여 개인적으로 커다란 슬픔을 겪었다. 그는 2년 후에 콜리어Elizabeth Collier, 또는 Dame Elizabeth Calley와 재혼했으며, 3년 후 그의 나이 54세에 호흡기 질환으로 심하게 아팠다.

윌리스는 자주 객혈을 했고, 꾸준히 약물을 복용했다. 친구들은 그가 회복되기를 기원했지만, 그는 생애의 마지막 시기에 도달했음을 스스로 인식하고 가족들과 재정적 문제를 논의한 다음, 임종 시에 받는 성찬식의 성체를 받았으며, 교회의 안수를 받았다. 그는 마지막 숨을 거두면서 영혼을 위한 축복을 받았다(John Fell, 1675).

윌리스는 1675년 11월 11일에 사망하여 웨스트민스터 대수도원의 북쪽 트랜셉트에 묻혔다. 그가 죽을 무렵 잉글랜드뿐 아니라 전 유럽에서 그의 명성은 대단했고, 그는 엄청난 부자였다. 그의 업적은 의학과 과학 분야에 크게 기여했으며, 특히 신경계통의 구조와 기능, 병리 분야의 과학적 연구를 위한 토대를 제공했다(Frank Jr., 1976; Hughes, 1992).

제임스 드레이크

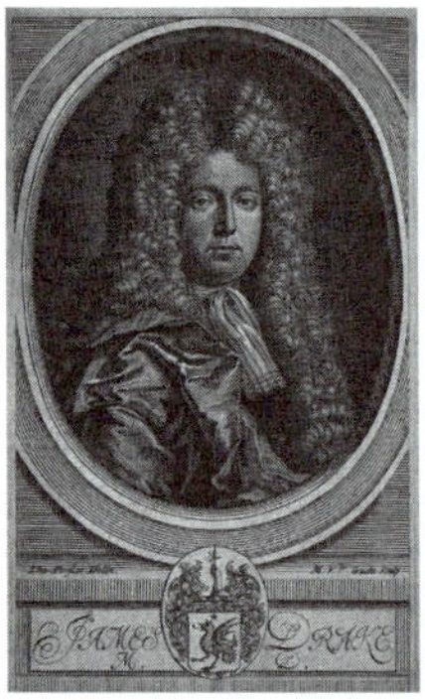

그림 125. 제임스 드레이크(James Drake, 1667~1707년)의 초상화. (출처: Line engraving by M. van der Gucht, 1717, after T. Foster. 제공: Wellcome Institute Library, London.)

드레이크James Drake, 1667~1707년는 영국 의사이며 정치 작가로, 유명한 의학 문헌『새로운 인류학Anthropologia Nova』과『새로운 계통해부학A New System of Anatomy』의 저자였다(그림 125). 이 2권의 책은 1707년에 출판되었다. 드레이크는 이 책의 머리글에서 외과 의사이며 해부학자 윌리엄 쿠퍼William Cowper로부터 본문과 그림을 저술하는 데 도움을 받았다고 기술했다. 많은 그림들은 블랜차드Stephan Blanchard, 1650~1720년가 제작한 것이었다. 브랜차드의『새로운 방부기법을 사용하여 사람 몸을 해부하는 새로운 해부학A New Anatomy with Concise Directions for (the) Dissection of the Human Body with a New Method of Embalming』은 1688년에 출판되었다. 드레이크가 죽은 후에 의사였던 아내가 2개의 문헌을 1717년과 1727년에 출판했다. 윌리엄 체셀든William Cheselden이 1717년에『사람 몸 해부학The Anatomy of the Humane Body』을 출판했는데, 이 책은 매우 유명했다(Tubbs et al., 2012).

드레이크는 케임브리지에서 태어났고, 1684년에 케임브리지의 카이우스 대학에 입학했다. 그는 우수한 학생이었고, 1690년에 의학사를, 1694년에 의학박사를 취득했다. 그는 런던에서 환자를 진료했고, 정치와 관련된 팸플릿을 쓰는 일에 종사했다. 드레이크는 1701년에 왕립협회의 회원과 의과대학의 연구원으로 임명되었다. 영국의 보수당인 토리당을 지지했던 드레이크는 1702년에 정부에 비판적이며 선동에 가까운『마지막 의회의 역사The History of the Last Parliament』를 작은 책자로 발표했다. 그의 주장이 미래의 앤 여왕Queen Anne을 모욕하는 것으로 받아들여졌다. 이런 이유로 그는 상원에 소환되었고, 기소되고,

재판을 받고, 무죄를 선고받았다. 몇 년이 지난 후 드레이크는 장로교 교인들이 별로 좋아하지 않았던 『앵글로-스코틀랜드의 역사Historia Anglo-Scotica』를 출판했다. 드레이크는 그의 지지자들과 함께 논란을 유발시키고 명예를 훼손하는 작은 책자를 계속해서 출판했다. 그는 명예훼손으로 유죄판결을 받았지만 나중에 기술적 오류로 무죄판결을 받았다. 드레이크는 "당원들 중에서 일부가 악용한 것" 때문에 고통을 받고 절망했다. 이것이 "그를 열병에 빠뜨렸고, 결국 그는 1707년 3월에 웨스트민스터에서 죽었다."라고 기록되어 있다.

윌리엄 체셀든

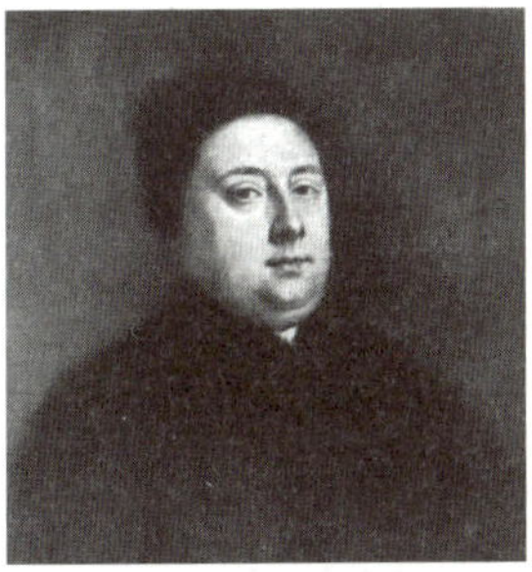

그림 126. 체셀든(William Cheselden, 1688~1752년)의 초상화. 조나단 리처드슨(Jonathan Richardson, 1665~1745년)의 그림. (출처: Wegner, R.N.: 『Das Anatomenbildnis. Seine Entwicklung im Zusammenhang mit der anatomischen Abbildung』. Basel, Benno Schwalbe and Co., Verlag, 1939. 제공: Institut für Anatomie, Ernst-Moritz-Arndt-Universität, Greifswald, Germany.)

체셀든William Cheselden(그림 126)은 뛰어난 외과 의사이며 결석수술자로 1688년 10월 19일에 레스터셔Leicestershire의 부유한 집안에서 태어났다. 그는 15세에 유명한 해부학자 윌리엄 쿠퍼William Cowper의 제자가 되었으며, 한 동안 레스터셔에서 이발사-외과의사들 밑에서 견습생으로 일했다. 체셀든은 외과 의사가 되기 위해 성토마스병원St. Thomas Hospital에서 견습생으로 수련을 받았으며, <이발사-외과의사협회>에서 실시한 의사시험에 통과하여 1710년에 외과 의사로 진료를 시작했다. 그는 23세에 의사 지망생들을 위해 사람을 해부하는 해부학 학교를 집에 개설했고, 매년 4번씩 35번의 강좌를 개설하여 매우 유명해졌다. 나중에 체셀든은 런던의 성토마스병원으로 자리를 옮겨 계속 해부학을 가르쳤다.

사설 해부학 학교

체셀든은 잉글랜드에서 사설 해부학 학교를 개설한 개척자로, 윌리엄 헌터William Hunter와 존 헌터John Hunter 같은 학자들이 그의 진취적인 정신을 계승·발전시켰다. 그가 해부학 강좌에 수강자를 모집하기 위해 1721년 3월에 광고했던 일부 내용은 다음과 같다.

> 수강자들은 해부학 교육을 통하여 조류와 동물, 어류 등에서 각기 다른 생활방식으로 발달된 여러 구조물들을 동물 비교학적으로 배우고, 사람 몸의 모든 기능을 배우게 될 것이다. 모든 교육과정은 실험으로 이루어지며, 이를 위한 새로운 도구들이 완벽하게 구비되어 있다. 트레인 코트Crane Coat의 플리트 거리Fleet Street에 위치한 체셀든의 집에서 체셀든과 외과의사 에프알에스F.R.S., 혹스비Francis Hawksbee가 도구를 사용하여 교육과정을 진행할 것이다. 이 교육과정은 3월 28일 오후 6시에 시작하며, 이 광고는 남자들을 위한 것으로 비교육적이거나 흥미롭지 않은 내용은 없을 것이다.

체셀든의 제자들 중에 필라델피아 출신의 캐드월라더Thomas Cadwallader, 1708~1799년가 있었으며, 그는 의학 공부를 마친 후에 1730년에 고향으로 돌아가 1745년부터 1751년까지 아메리카에서 최초로 해부학 교육과정을 개설했다(Lassek, 1958). 캐드월라더는 **"사람해부에 매우 능숙했다. 그래서 .... 많은 학생들과 의사들은 시신을 이용한 사람 해부의 공개강좌를 개설하라고 그에게 요구했다."**(Marks & Beattty, 1973)고 말했다.

외과 의사와 해부학 스승

윌리엄 체셀든은 유능한 외과의사이며 훌륭한 해부학자로 명성을 얻었다. 그가 24세이던 1712년에 왕립협회의 회원으로 선출되었다. 그는 외과의사로 성토마스병원에서 처음 시도한 것은 리차드 미드Richard Mead의 영향력을 제거하는 것이었다. 당시에 미드는 〈이발사-외과의사협회〉에서 해부학 분야의 대표자이며, 병원에서도 신망이 높은 외과 의사였다. 체셀든은 1718년에 병원의 보조 외과의사로 승진했고, 1년 후에 수석 외과의사가 되었다. 당시에 체셀든은 미드와 갈등이 심했기 때문에 이발사와 외과의사를 분리시키려는 운동을 강력하게 지지했다. 그는 새롭게 분리된 〈외과의사협회〉의 초대 수석 관리자로 임명된 다음, 1746년에 협회의 회장으로 선출되었다.

결석시술자

체셀든은 **"방광결석을 제거하는 외과 수술"** 분야에 탁월했던 외과의사로, 방광결석을 제거하기 위해 초기에 두덩위쪽을 절개하는 시술법supra-pubic approach을 사용했지만, 기술적 어려움과 환자의 안전을 위해 자크Frere Jacques의 시술법을 근거로 한 배의 가쪽을 절개하는 새로운 시술법을 도입했다. 체셀든은 1723년에 36쪽 분량의 작은 책 『결석 수술에 관한 논고Treatise on the High Operation for Stones』를 출판했으며, 놀랍게도 그는 이 책을 미드에게 헌정했다. 체셀든은 능숙한 결석시술자였고, 성토마스병원에서 거의 완벽하게 213명 환자들의 결석을 제거하는 수술을 시행했다.

체셀든은 풍부한 외과수술 경험에 비해서 상대적으로 적은 수의 책을 출판했으며, 그는 다음과 같은 말을 했다.

> 나는 믿을 만한 근거가 없는 내용을 책으로 출판할 계획이 없었기 때문에, 환자시술에서 내가 얼마나 성공을 거두었는지 깊게 생각하지 않는다. 성토마스병원에서 공식적으로 213명의 결석환자를 시술했고, 처음 50명의 환자들 중에서 3명이 사망했고, 다음 50명의 환자들 중에서 3명이 사망했으며, 세 번째 50명의 환자들 중에서 8명이 사망했고, 마지막으로 63명의 환자들 중에서 6명이 사망했다. 이 환자들 중 일부는 치료기간 중에 천연두를 앓고 있다가 사망했지만, 천연두 때문에 사망한 환자들 보다 그 수는 많지 않았다고 생각한다. 수술과 치료과정에서 사망한 환자들 중에서 천연두의 감염으로 사망한 환자들을 미처 확인하지 못했다.

체셀든은 매우 사려 깊은 사람이었으며, 그의 평판에 대해 다음과 같이 말했다.

> 만약 내가 비싼 대가를 치르고 이 분야에서 유명한 의사가 된다면, 수술 전에 극심한 불안감과 고통에 시달리던 환자들이 수술 후에 모든 고통으로부터 해방되도록 나는 최선을 다할 것이다. 또한 내가 다른 의사들 보다 성공한다면, 의학지식이 더 많이 필요하다고 말하지 않고, 기쁜 마음으로 화를 내거나 불평하지 않고, 수술 중에 손을 벌벌 떨지 않을 것이다.

체셀든은 영국의 유명한 외과의사로, 방광결석 환자의 배를 절개하여 결석을 제거하는데 몇 분이면 충분할 정도로 재능이 뛰어나고 솜씨가 훌륭했다. 그는 1727년에 캐롤라인 여왕

Queen Caroline의 외과주치의로 임명되었으며, 뉴턴Sir Isaac Newton[18]과 슬론Sir Hans Sloane[19]도 그의 환자였다. 그는 1729년에 파리의 <외과 왕립학술원Royal Academy of Surgery>에서 최초의 외국인 회원으로 선출되었다. 그는 1737년에 성조지병원St. George's Hospital을 그만두고, 첼시병원Chelsea Hospital의 외과의사로 임명되었으며, 1749년과 1750년 여름에 젊은 존 헌터John Hunter가 그의 지도를 받으며 함께 일했었다.

사람 몸의 해부학

체셀든은 1713년에 『사람 몸 해부학The Anatomy of the Humane Body』을 출판했다(그림 127). 이 책에 훌륭한 23개의 동판화들이 들어 있고(그림 128~131), 이 책은 그의 『강의록Syllabus』의 두 번째 개정판을 재편성한 것으로, 순수하게 사람구조를 묘사한 것은 아니었지만, 해부학의 기능성과 실용성을 강조한 것이었다. 이 책은 매우 인기가 있었으며, 초판이 출판된 후로 100년 동안 여러 번 재 출판되었다. 이 책의 아메리카 초판은 1795년에 보스턴에서 발간되었고, 독일어로 번역된 독일어 판은 1790년에 괴팅겐Göttingen에서 출판되었다.

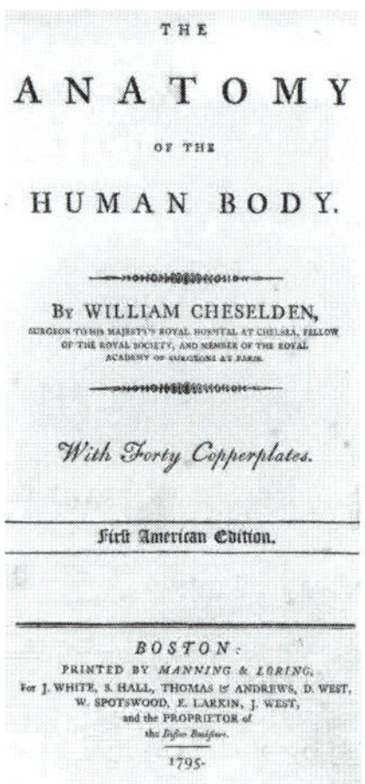

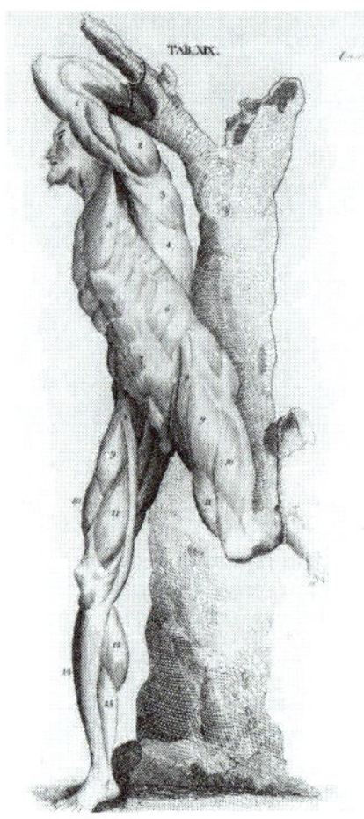

(좌측부터)

← 그림 127. 체셀든(William Cheselden, 1688~1752년)의 『사람 몸 해부학(The Anatomy of the Human Body)』(보스톤, 1795년)의 아메리카 초판 표지. (제공: Neil John Maclean Health Sciences Library, University of Manitoba.)

→ 그림 128. 체셀든(William Cheselden, 1688~1752년)의 동판 해부도. (제공: Neil John Maclean Health Sciences Library, University of Manitoba.)

---

18 만유인력 이론 주장, 1727년 사망

19 자메이카에서 카카오를 영국에 들여와 진통제약으로 판매했고, 초코우유를 만들어 감기약으로 판매했다.

체셀든은 1728년에 『뼈 묘사Osteographia』와 『뼈 해부학The Anatomy of the Bones』을 출판했지만 별로 인기가 없었고, 나중에 몇 번의 『뼈 묘사』 개정판들을 출판했지만, 구독자들이 너무 적었기 때문에 체셀든은 금전적으로 많은 손해를 보았다. 그는 1740년에 『해부학Anatomy』의 초판을 출판하면서 300권의 『뼈 묘사』도 제작했지만 오직 97권만 팔렸다고 불만을 표시했다.

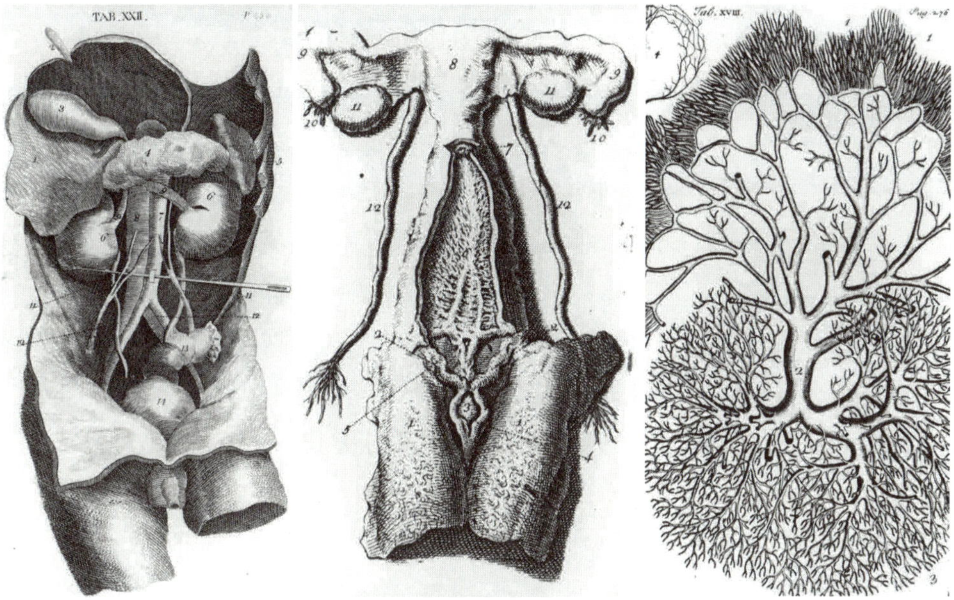

(좌측부터)

그림 129. 체셀든(William Cheselden, 1688~1752년)의 배와 골반의 해부도. 체셀든의 『사람 몸 해부학(The Anatomy of the Human Body)』(아메리카 초판, 보스톤, 1795년)에 있는 동판 해부도에서 주요 장기들이 보인다. 간(1), 쓸개(3), 이자(4), 지라(5), 콩팥(6), 배대동맥(7), 아래대정맥(8), 요관(11), 엉덩혈관들(12), 곧창자(13), 방광(14)이 보인다. (제공: Neil John Maclean Health Sciences Library, University of Manitoba.)

그림 130. 여자 생식계통의 해부도. 자궁(8), 해부된 질(6), 자궁관(9), 난소(11)가 보인다. 체셀든(William Cheselden, 1688~1752년)의 『사람 몸 해부학(The Anatomy of the Human Body)』(보스톤, 1795년)에 들어 있다. (제공: Neil John Maclean Health Sciences Library, University of Manitoba.)

그림 131. 문맥계통. 액체왁스를 혈관 안으로 주입한 다음 경화시켜 얻은 정맥의 모습. 해부용 표본을 제작하고 혈관의 분포를 밝히는 데 사용된 기법의 세부사항은 참고문헌 'Edwards and Edwards, 1959.'를 참조하시오. 창자간막(1), 간문맥(2), 간의 정맥가지들(3), 창자간막정맥(4)이 보인다. 체셀든(William Cheselden, 1688~1752년)의 『사람 몸 해부학(The Anatomy of the Human Body)』(런던, 1730년, W. Bowyer, 4판)에 들어 있다. (제공: Neil John Maclean Health Sciences Library, University of Manitoba.)

퍼시벌 포트

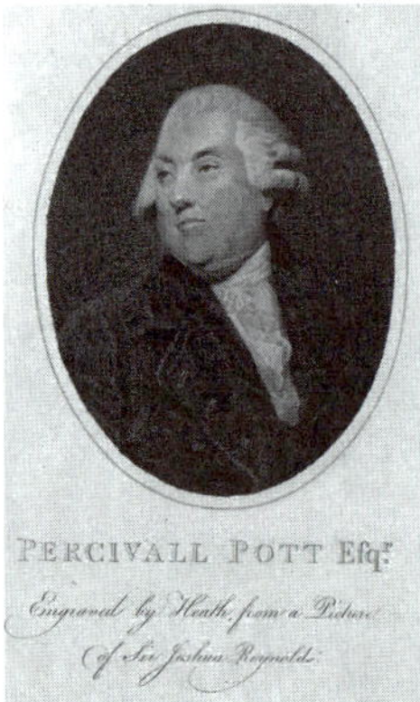

그림 132. 포트(Percivall Pott, 1714~1788년)의 초상화. (출처: Stipple engraving By J. Heath, 1790, after Sir J. Reynolds, 1790. By: Joshua Reynolds after: James Heath. 제공: Wellcome Institute Library, London.)

17세기 초기에 사람해부에 대한 관심이 점차 높아짐으로써 외과술이 발전하는 계기가 되었다. 영국에서 사람해부의 전통을 유지하고 해부학적 관찰을 위해 사람해부를 실하여 외과술을 발전시킨 위대한 2명의 외과 의사가 퍼시벌 포트Percivall Pott, 1714~1788년 (그림 132)와 존 헌터John Hunter, 1728~1793년였다. 포트는 환자를 진료한 외과 의사였지만, 존 헌터는 자연과학자이면서 부지런한 해부시술자, 유능한 외과 의사였다. 이들은 그 시대의 다른 외과 의사들과 마찬가지로 환자에게 합리적이고 안전한 외과술을 시행하기 위해서 해부학 지식이 반드시 필요하다는 것을 잘 알고 있었다.

포트는 영국 외과학의 역사에서 매우 중요한 학자로, 그의 저서와 수술법은 외과학 분야에 크게 기여했다. 포트는 당시에 대부분 외과 의사들처럼 외과의사이면서 해부학자였고, 그가 실시한 많은 외과적 치료와 수술이 성공할 수 있었던 것은 해부학에 관한 연구와 풍부한 경험에서 비롯되었을 것이다.

외과 의사-해부학자

노우스Edward Nourse, 1701~1761년는 런던의 유명한 외과의사로 성바르톨로메오병원St. Bartholomew's Hospital에서 외과의사로 재직했으며, 런던의 올더스게이트Aldersgate에 사설 의학교를 개설하고 해부학과 외과학을 가르쳤다.

포트는 16세 때에 노우스의 견습생으로 일하면서, 노우스가 강의에 사용할 사람표본을 준비하기 위해 시신을 해부하는 것이 그의 주된 임무였으며, 병실과 수술실에서 노우스의 진료를 도와주었다. 포트는 이 견습생 시절에 실시했던 사람해부를 통해서 이 분야의 전문가가 되었으며, 해부학과 사람해부를 좋아하게 되었다.

포트는 1736년에 의사면허 시험을 통과하여 〈이발사-외과의사협회〉로부터 "진료를 할

수 있는 자격"인 의사면허를 받았으며, 1745년에 성바르톨로메오병원의 보조 외과의사로 임명되었다. 그는 4년 후에 수석 외과의사로 승진했고, 1787년 병원에서 퇴직할 때까지 그 지위를 유지하다가, 퇴직 후 2년이 지난 1789년 12월 22일에 죽었다. 포트는 올더스게이트 Aldersgate St.의 사설 의학교에서 실시했던 해부학에 관한 연구를 성바르톨로메오병원으로 자리를 옮겨서도 계속했다. 1734년 10월 17일에 발행된 「런던 이브닝 포스트London Evening Post」에 다음과 같은 광고가 들어 있었다. "**내 집에서 더 이상 강좌를 진행할 수 없기 때문에, 나는 성바르톨로메오병원에서 해부학과 외과 수술법, 붕대법에 관한 교육과정을 11월 11일**(월요일)**부터 병원의 보조 외과 의사이며 결석제거 시술자인 노우스 박사와 함께 시작할 것이다.**" 몇 년 후에 포트의 이름이 광고 문구에 들어갔다.

외과학 문헌

포트는 해부하여 관찰한 것을 근거로 새롭게 개발한 혁신적인 외과 수술법과 직접 수술한 성과를 기록한 외과학 저서를 출판했다. '포트골절Pott's fracture'로 알려진 발목관절의 탈구dislocation와 골절fracture은 오늘날에도 잘 알려져 있고, 그가 저술한 탈장hernia에 관한 책에서 숨이 막힐 정도로 통증이 심한 탈장환자의 증상을 완화시키기 위해 응급으로 외과적 수술이 필요하다고 강조했다. 한편 유명한 외과의사이며, 해부학의 연구와 발견으로 존경을 받았던 윌리엄 헌터 William Hunter, 1718~1783년와 존 헌터John Hunter 형제가 탈장의 외과적 수술법을 먼저 기술했다는 논쟁도 있었다. 포트는 1758년에 『눈물 샛길Fistula Lachrymalis』을, 1760년에 『머리 상처Head Injuries』를, 1768년에 『골절과 탈구Fractures and Dislocation』를 저술했다. 그는 해부학의 연구를 통해서, 골절된 뼈를 잘 맞추려면 사전에 근육을 이완시켜야 한다는 것을 알았고, 골절은 가능한 빠르게 복원시켜야 한다고 주장했으며, 오늘날의 "포트병Pott's disease"으로 알려진 증상들도 정확하게 기술했다.

로렌츠 하이스터

로렌츠 하이스터Lorenz Heister, 1683~1758년는 독일의 알트도르프Altdorf와 헤름슈테트Helmstedt 대학에서 해부학과 외과학을 담당한 교수로 재직했으며, 외과학 분야의 위대한 개척자들 중 한 명이었다. 그의 책은 18세기에 외과 의사들에게 매우 인기가 있었고, 그 중 가장 유명한 것은 계통학적으로 분류한 『외과학Chirurgie』으로, 7번의 독일어 개정판과 10번의 영어 번역판들이 출판되었다. 하이스터는 외과시술의 솜씨가 좋았고 개혁적이었으며, "**외과 의사는 병을 치료하며 병의 원인을 연구하고 환자의 증상을 이해하기 위해 임상 의학뿐 아니라 해부학 지식도 완벽하게 숙지하거나 적어도 잘 알고 있어야 한다.**"는 믿음을 갖고 있었다(Haeger, 1989).

앙브로즈 파레

이발사-외과의사

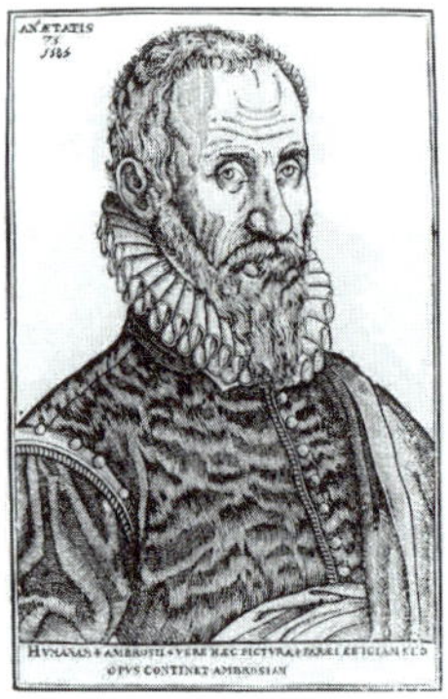

그림 133. "근대 외과학의 아버지"로 불리는 파레(Ambroise Paré, 1510~1590년)의 초상화. (출처: 『Les oeuvres d'Ambroise Paré』, Lyon, Rigaud & Obert, 1633.)

프랑스에서도 영국과 비슷하게 14세기부터 의학교들이 많이 증가했고, 내과 의사를 양성하는 의과대학은 이발사-외과의사를 천대하거나 차별했다(Riesman, 1935; Dobson & Walker, 1980). 해거(Haeger, 1989)는 17세기의 프랑스 외과의사에 대해 다음과 같이 기술했다.

당시에 외과의사의 수준은 매우 형편없었고, 유럽의 다른 국가들과 다르게 개업 의사들은 대부분 하층 계급이었다. 1634년에 파리의 이발사-외과의사의 수는 40명 정도였으나 해마다 증가하여 18세기 중반에 300명이 넘었다. 일부 능력이 있는 산과의사와 파레Ambroise Paré(그림 133) 같은 선각자를 제외하고, 대부분의 외과의사의 수준은 형편이 없었고, 직업을 마치 이발사-장인의 취미처럼 생각했다.

사실 의과대학에서 수련을 받은 외과의사는 몇 명에 불과했고, 이들도 1645년에 〈이발사협회〉의 회원으로 통합되었다. 영국의 〈외과의사협회〉는 이미 1540년에 〈이발사협회〉와 통합되어 〈이발사-외과의사협회〉를 결성했다(Dobson & Walker, 1980).

앙브로즈 파레Ambroise Paré, 1510~1590년는 르네상스 시대에 가장 위대한 외과의사로(Shah, 1992),

1561년에 해부학에 관한 『사람 몸의 보편성Ana Universelle du Corps Humain』을 출판했다. 이 책은 베살리우스의 저서를 바탕으로 "**외과 의사들에게 베살리우스의 유명한 업적을 알리는 큰 의미를 갖고 있었다.**"(Haeger, 1989). 군대 외과의사 출신인 파레는 이발사-외과의사가 수련을 받을 때 외과 시술을 위해 해부학이 중요하다고 강조했다. 상처 부위의 출혈을 막기 위해 상처 부위를 소작하거나 뜨거운 기름을 사용하던 방법 대신에, 그는 계란 흰자와 장미기름, 테레빈유로 조제하여 진정시키는 드레싱을 사용하여 상처를 치료했다. 그는 외과 시술 후 출혈을 막기 위해 결찰법(혈관을 묶는 방법)을 최초로 시도했고, 사지가 절단된 부상병들을 위해 의족과 의수를 고안하여 사용했다.

기이함과 경이로움에 관하여

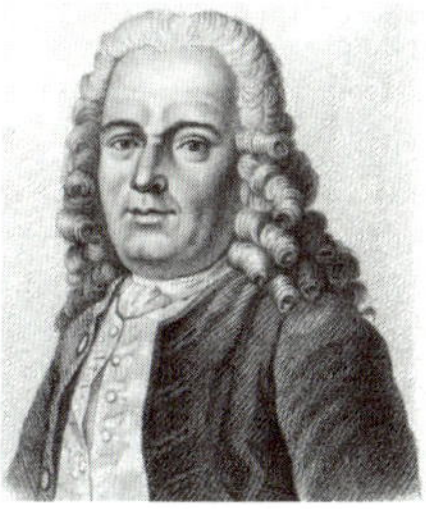

그림 134. 쁘띠(Jean-Louis Petit, 1674~1760년)의 초상화. (제공: Bethesda, MD: U.S. National Library of Medicine, National Institutes of Health, Health & Human Services.)

앙브로즈 파레Ambroise Paré, 1510~1590년는 『괴물과 기괴함에 관하여On Monsters and Marvels』를 저술했다. 이 책은 본질적으로 기이한 백과사전으로, 괴물과 같은 인간과 동물의 탄생, 기괴한 짐승들, 자연현상에 관한 그림들이 들어 있었다. 그가 정상이 아닌 이상한 사례들(신의 영광, 신의 분노, 너무 많은 씨앗, 너무 적은 씨앗, 잡 종자, 좁은 자궁, 자궁을 강타하다, 악마들, 악령들, 어머니의 상상력 등)을 많이 기술했을지라도, 이러한 사례들은 그가 살았던 시대의 사회상을 반영한 것이었다.

장-루이스 쁘띠

장-루이스 쁘띠Jean-Louis Petit, 1674~1760년는 당시에 프랑스에서 가장 뛰어난 외과 의사였다(그림 134). 그는 어린 시절부터 위대한 외과의사이며 해부학자였던 알렉시스 루어Alexis Lure, 1658~1726년 밑에서 의술을 배웠다. 후에 그는 외과의사 수련을 받았고, 개인적으로 해부학 및 외과학의 강의와 시연을 진행했으며, 여러 지역들로부터 많은 학생들이 그의 강의와 시연에 참가했다. 쁘띠는 허리엉치 부위lumbosacral region에 위치한 근육의 틈새인 허리삼각lumbar triangle; trigonum Petiti, 쁘띠삼각의 부위와 경계를 잘 기술했다.

피에르-요셉 데솔트

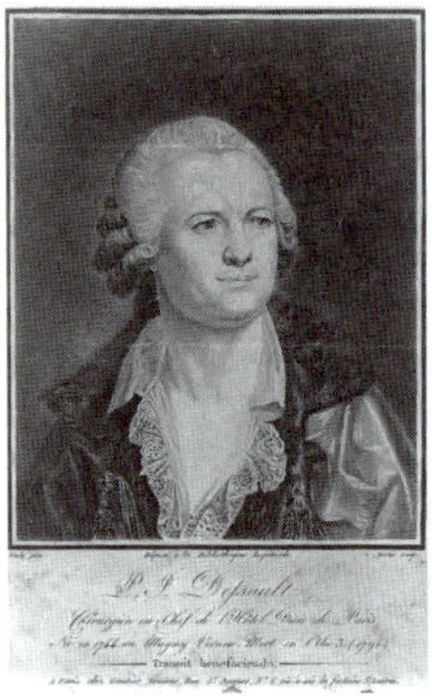

그림 135. 데솔트(Pierre-Joseph Desault, 1744~1795년)의 초상화. (출처: Coloured mezzotint by Gautier after F. P. J. Kymli. 제공: Wellcome Institute Library, London.)

피에르-요셉 데솔트Pierre-Joseph Desault, 1744~1795년(그림 135)는 프랑스의 파리 대학에서 교수로 재직했고, 장-루이스 쁘띠Petit를 계승하여 사설 해부학 강좌를 개설했던 뛰어난 외과 의사였다. 그의 해부학 강좌에 학생뿐 아니라 수련을 받던 외과 의사들도 많이 참여했다. 데솔트는 외과의사이며 뛰어난 해부학자로 해부학을 실용적인 주제로 인식했으며, 해부 실습실에서 사람 몸의 구조와 기능을 연계하여 가르쳤다(Haeger, 1989). 데솔트는 프랑스 프란체-콩트의 마그니-베르누아Magny-Vernois에서 빈곤한 집안의 아들로 태어났다. 그는 어린 시절에 성직자가 되기 위해 예수회로부터 교육을 받았지만, 의술에 흥미를 갖고 지역의 이발사-외과의사의 견습생이 되었다.

데솔트는 1776년에 사람 해부학과 외과술에 대한 약간의 지식을 가지고 파리로 이주했다. 그는 20살도 안된 나이에 대학의 학위도 없이 해부학교를 개설하였고, 그 곳에서 해부학과 외과술에 대한 새로운 기법을 도입하고 가르쳤다. 데솔트는 1782년에 〈외과 학술원Academy of Surgeons〉에 입학했고, 파리의 데라 차라이트 병원De la Charite Hospital의 외과 전문의사로 임명되었다.

데솔트는 당시에 파리에서 가장 뛰어난 외과 의사였다. 그는 시립병원Hôtel-Dieu에서 외과 의사로 재직했고, 그곳에 임상 외과학교를 설립했다. 뛰어난 그의 임상진료 때문에 많은 학생들이 프랑스와 다른 국가들로부터 이 학교로 모여들었다. 데솔트의 강의와 외과진료에 600명 정도의 학생들과 동료들이 참여했다. 그는 재능 있는 선생이며 숙련된 외과 의사였고, 학생들에게 수준 높은 전문적인지식을 가르쳤다.

데솔트는 1791년에 외과학 잡지 「외과 저널Journal de chirurgerie」을 창간하고 편집했는데, 이 저널에 외과진료의 흥미로운 사례들이 많이 게재되었다.

데솔트는 특별한 이유도 없이 1793년에 혁명정부에 의해 체포되어 투옥되었다가, 환자들과 학생들의 항의로 3일 만에 풀려났다. 데솔트는 2년 후에 의심했던 독살이 아닌 폐렴으로 죽었다. 데솔트는 외과 시술에 관한 3권의 책 『데솔트의 외과 업적Oeuvres chirurgicales de Desault』(1798~1799년)의 저자였고, 사비에르 비샤Xavier Bichat, 1771~1802년는 데솔트의 골절과 탈구에 관한 『외과 질환 치료Traite des maladies chirurgicales』를 영어로 번역하여 1799년에 출판했다(Walsh, 1908).

사비에르 비샤

사비에르 비샤Xavier Bichat, 1771~1802년(그림 136)는 위대한 해부학자로 '조직병리학histopathology의 창시자'이며, 데솔트의 지위를 계승했고, 어느 해 겨울에 600명의 시신을 해부하기도 했다(Haeger, 1989).

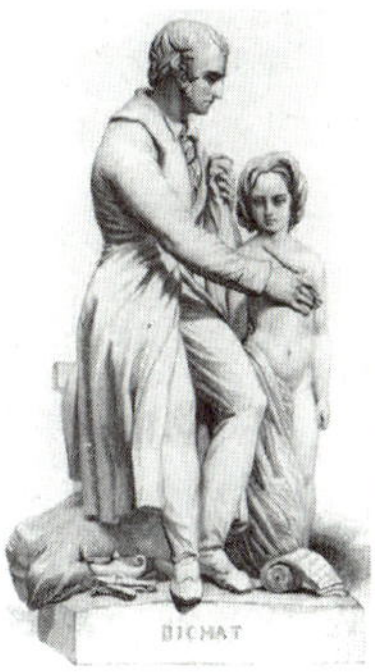

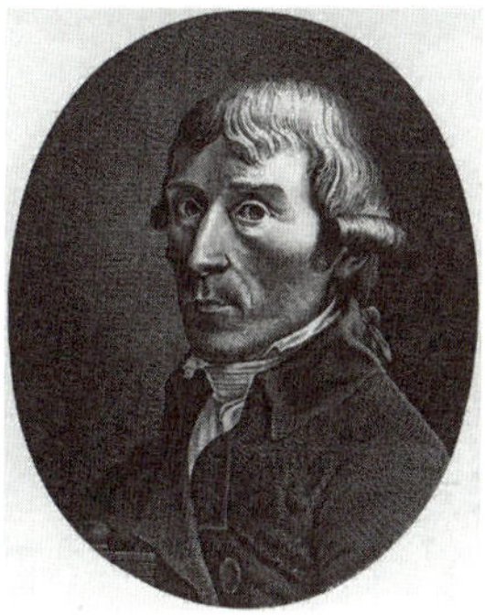

← 그림 136. 비샤(Marie Francois Xavier Bichat, 1771~1802년)가 어린이를 진찰하고 있는 모습. (출처: Bichat's 『Recherches Physiologiques sur La Vie Et La Mort』. 제공: Neil John Maclean Health Sciences Library, University of Manitoba.)

→ 그림 137. 스카르파(Antonio Scarpa, 1752~1832년)의 초상화. 가에타노 카타네오(Gaetano Cattaneo)의 그림에서 파우스티노 안데를로니(Faustino Anderloni)가 그린 것. 스카르파의 『주요 안구 질환에 대한 관찰 및 실험 에세이(Saggio di osservazioni e d'esperenze sulle principali malattie degli occhi)』(파비아, 1801년)의 표지. (출처: Wegner, R.N.: 『해부학 초상화. 해부학 그림과 관련된 발전(Das Anatomenbildnis. Seine Entwicklung im Zusammenhang mit der anatomischen Abbildung)』. Basel, Benno Schwalbe and Co., Verlag, 1939. 제공: Institut für Anatomie, Ernst-Moritz-Arndt-Universität, Greifswald, Germany.)

안토니오 스카르파

안토니오 스카르파Antonio Scarpa, 1752~1832년는 당시에 유명한 외과 의사이며 해부학자로 그가 발견한 몇 개의 해부학 구조물에 그의 이름이 남아있다. 그는 파비아Pavia 대학에서 해부학 교수로 재직했으며(그림 137), 신경계통과 눈의 구조, 탈장들에 관한 책을 저술했다. 그는 굽은다리

clubfoot, 내반족와 탈장 환자를 수술로 치료하여 이 분야의 개척자가 되었다. 당시의 문헌에 의하면, 스카르파는 성격이 매우 까다롭고 복잡한 사람이었음을 알 수 있다. 짐머만Zimmerman과 바이스Veith는 1967년에 다음과 같이 말했다(Zimmerman & Veith, 1967). 스카르파는 재능이 뛰어나고 성격이 신중하며 에너지가 충만한 사람이었고, 큰 야망과 정확한 연구를 추구하려는 열정을 갖고 있었으며, 문화와 예술 분야의 다양한 취미를 갖고 있었다. 불행하게도 그는 성격 때문에 많은 증오와 반대에 직면했다. (Haeger, 1989의 참고문헌에서 인용)

존 힐튼

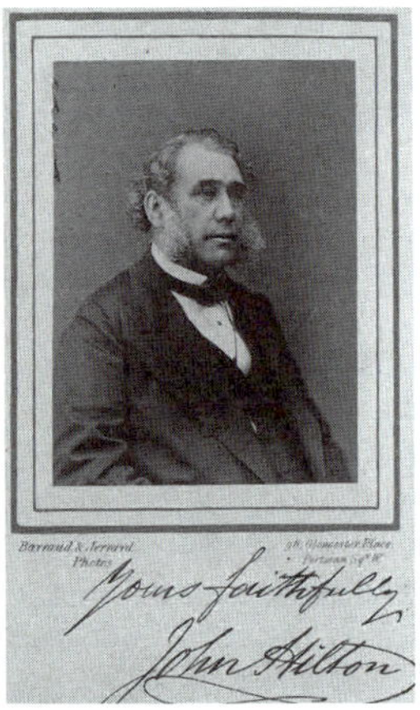

그림 138. 존 힐튼(John Hilton, 1805~1878년). (출처: Photograph by Barraud & Jerrard, 1873. 제공: Wellcome Institute Library, London.)

마취법과 진통제, 방사선학, 심전도, 세균학, 항생제 등이 임상 진료에 사용되기 이전에, 의사들은 환자를 진단할 때 의사들의 오감에 의존했다. 몇 가지 미숙한 수술법을 제외하고 변함없이 이전의 경험을 바탕으로 시행하는 치료법은 매우 간단했다.

당시에 영국에서 가장 위대한 해부학자는 에섹스 주의 캐슬 헤딩햄Castle Hedingham에서 태어난 존 힐튼John Hilton, 1805~1878년이었다(그림 138). 그는 일찍부터 해부학을 열심히 공부했고, 후에 존경받는 해부학 교수가 되었으며, 외과의사로서 가장 높은 지위를 누렸다. 그가 영국의 왕립 외과대학Royal College of Surgeons에서 진행한 **"휴식과 통증**rest and pain"에 관한 강의록이 남아 있고, 그의 이름이 붙은 해부학 구조의 용어들이 아직도 사용되고 있다(Senker and Ellis, 2007; Brand, 2009).

해부학의 존

존 힐튼John Hilton, 1805~1878년은 1824년부터 런던의 가이병원Guy's Hospital에서 일했고, 4년 후에 해부 시연자로 임명되었다. **'해부학의 존**Anatomical John'이라는 별명이 붙은 그는 16년 동안 **'매일 아침**

한두 시간씩' 진행했던 시신해부를 통해 해부학에 대한 지식을 많이 습득했다. 물라주moulageur, 석고 본뜨기와 조각의 전문가 요셉 타운Joseph Towne은 힐튼이 해부하여 준비한 **해부표본**Anatomical specimens을 이용하여 왁스모형들을 제작했다. 이 독특한 모형들은 **가이병원 의과대학 박물관**Guy's Hospital medical school museum에 잘 보관되어 있다.

외과 의사-해부학자

존 힐튼John Hilton, 1805~1878년은 1844년에 가이병원의 보조 외과의사로 임명되었고, 1년 후에 해부학 강사가 되었다. 그는 훌륭한 선생이었고, 학생들로부터 존경을 받았다. 힐튼은 해부학의 연구 특히, 위후두신경superior laryngeal nerve의 기원과 분포에 관한 연구를 인정받아 1839년에 <영국 왕립협회>의 회원으로 임명되었다. 그는 왕립 외과대학에서 해부학과 외과학을 가르치는 교수(1859~1862년)가 되었고, 빅토리아 여왕을 담당하는 특별 외과의사로 임명(1871년)되었으며, 존경받는 전문직 임명과 함께 그의 명성은 높아졌다. 그는 왕립 외과대학에서 위원회의 종신회원(1854년)과 심사위원, 부총장(1865~1866년), 총장(1867년)을 역임했다(Senker & Ellis, 2007).

휴식과 통증

존 힐튼은 왕립 외과대학에서 3년 동안(1860~1862년) "**부상 환자의 치료와 외과질병의 치료, 통증의 진단적 평가에 있어서 물리적이고 생리적 휴식의 영향**"에 관한 강연을 18차례 진행했다. 그의 강의는 매우 인기가 있었고, 많은 강의 요청으로 1863년에 급히 책을 출판했다. 그의 『휴식과 통증에 관하여On Rest and Pain』는 몇 년 동안 다섯 번 출판되었다. 가장 최근의 판은 1950년에 『휴식과 통증Rest and Pain』이라는 제목으로 출판되었고, 이 책에 힐튼의 사고와 관련하여 오늘날의 개념이 편집자의 주석과 함께 들어 있었다(Hilton, 1950). 힐튼은 '**힐튼 강의 제 14회**'에서 어린이들의 엉덩관절hip joint, 고관절의 질병에 대한 치료법으로 휴식의 중요성을 강조했다. 그는 해부학 신봉자로 해박한 해부학 지식을 갖고 있었고, 통증과 이에 동반되는 불편함에 관한 근본적 원리들에 대해 고찰했다.

엉덩관절의 근육들이 그룹으로 기능을 수행하고, 각 근육마다 다른 신경들이 지배하며, 각 신경들에서 각각 한 개의 신경 가지가 나와 고관절에 분포한다. 이러한 엉덩관절의 해부학은 매우 중요하다.... 엉덩관절에 분포하는 앞종아리신경anterior crural nerve의 한 신경가지를 살펴보자. 주머니인대capsular ligament와 원근인대ligamentum teres까지 분포하는 폐쇄신경obturator nerve의 가지. 엉치신경얼기sacral nerve plexus에서 기원해서 쌍동근gemelli과 넙다리네갈래근quadratus femoris, 속폐쇄근obturator internus에 분포하는 신경으로 엉덩관절의 뒤쪽 부분에 위치하는 신경가지. 엉덩관절의 염증성 질환이나 만성 질환 때문에 유발되는 엉덩관절에서 멀리 떨어진 통증과 "교감신경성 통증sympathetic pain"은 항상 질병이 있는 다리 부위에만 국한되는 것이 아니기 때문에 해부학 구조를 잘 알아야한다. 어떤 엉덩관절 질환에서 가장 초기의 증상 중 하나는 질병이 생긴 부위에서 멀리 떨어진 부위, 즉 무릎이나 무릎관절의 안쪽에서 통증이 유발된다는 것을 우리는 알고 있다. 원근인대ligamentum teres까지 신경가지를 보내는 폐쇄신경obturator nerve은 무릎관절의 내부와 그 안쪽 면까지 신경가지가 분포하며, 때로는 더 아래쪽까지 분포한다(Hilton, 1950).

숙련되고 신중한 외과 의사

존 힐튼은 환자를 수술할 때 해부학 지식과 경험이 중요하다고 강조했던 숙련되고 신중한 외과 의사였다. 그는 급성 골수염acute osteomyelitis 환자가 사망 한 후에 시신을 부검하여 관찰한 소견과 환자의 증상들을 최초로 기술한 의사였다. 힐튼은 폐쇄탈장obturator hernia환자의 복부를 절개하여 치료했고, 최초로 허리의 인공항문 형성술lumbar colostomy을 시행하였다. 힐튼은 농양을 배출시키기 위해 병소부위를 절개할 때 주위의 신경과 주요 혈관들이 손상 받지 않도록 조심해야한다고 말했다. 힐튼은 외과용 칼로 피부와 피하 조직을 절개한 후 휘어진 겸자forceps를 사용해 깊은근막deep fascia을 관통시킨 다음 겸자를 벌려서 고름을 배출시켰다. 오늘날 의대생들은 힐튼의 이름에서 유래한 **"하얀선"**과 **"법칙"**을 알고 있다. **'힐튼의 하얀선**Hilton's white line'은 항문관anal canal에서 림프액이 배출되는 이행경계transitional landmark이고, **'힐튼의 법칙**Hilton's law'은 관절에 분포하는 신경은 일반적으로 관절을 움직이는 근육뿐 아니라 관절을 덮고 있는 피부에도 분포한다는 것이다 (Shenker & Ellis, 2007).

제16장

윌리엄 헌터와 업적

헌터의 형제

존 헌터John Hunter와 윌리엄 헌터William Hunter 형제는 18세기에 영국에서 가장 유명한 의사들이었다. 윌리엄이 동생 존을 런던으로 오라고 요청했을 때 윌리엄은 이미 유명한 외과의사이며 산과의사, 해부학자였다(Bynum & Porter, 1985). 존은 초기에 윌리엄으로부터 사람해부와 외과학 수련을 받았다(Peachey, 1924). 존은 윌리엄의 **그레이트 윈드밀 학교**William's Great Windmill School의 유능한 해부시술자이며 선생이었다(Moore, 2005a, b).

오펜하이머(Oppenheimer, 1946)에 의하면, 형제들은 처음에 우애가 돈독했지만, 나중에 심각한 경쟁자로 바뀌었다. 형제들이 서로 태반 혈관의 분포를 최초로 발견했다고 주장하면서 그들의 불화는 매우 심해졌다. 존은 외과의사이면서 동물 비교 해부학자로 유명했지만(Persaud, 1996), 그의 탁월한 업적은 윌리엄으로부터 전수받은 수련과 도움, 격려가 없었다면 불가능한 일이었다.

존은 외과 시술에 과학적인 합리성을 도입했고, 윌리엄은 그레이트 윈드밀 스트리트에 있던 사설 의학교에서 강의를 했고, 뛰어난 "**남자-조산사**man-midwife"이며 산과 의사로(Wilson, 1995), "**영국의 전반적인 의학발전에 큰 영향**"을 미쳤다(Oppenheimer, 1946). 윌리엄은 존을 비롯하여 많은 제자들의 업적과 함께 의학 분야에 많은 업적을 남겼다.

윌리엄 헌터의 생애

의학 연구와 해부학

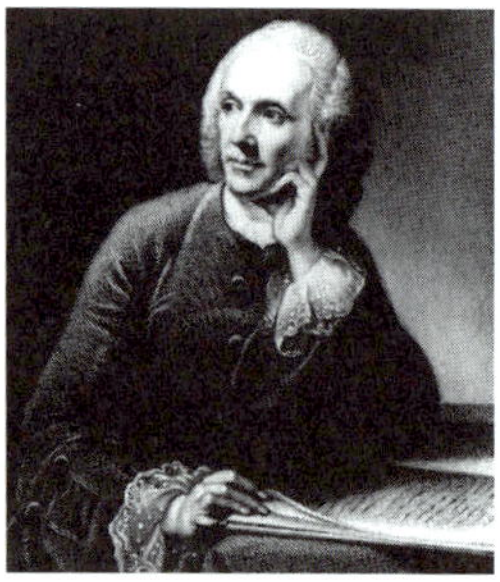

그림 139. 윌리엄 헌터(William Hunter, 1718~1783년). 런던에서 최초의 위대한 해부학 선생, 외과-해부학자, 산과의사, 그레이트 윈드밀에 있던 유명한 해부학교의 설립자. (제공: Bethesda, MD: U.S. National Library of Medicine, National Institutes of Health, Health & Human Services.)

윌리엄 헌터[William Hunter, 1718~1783년]는 동생 존과 함께 이스트 킬브라이드[East Kilbride]의 롱 칼더우드[Long Calderwood]에서 1718년 5월 23일에 태어났다(그림 139). 그는 1731년에 글래스고 대학[Glasgow University]에 입학했으며, 1736년에 스코틀랜드 의사 윌리엄 컬렌[William Cullen, 1710~1790년] 밑에서 견습생으로 일했다. 컬렌은 글래스고 대학과 에든버러 의과대학에서 근무했다. 그는 훌륭한 선생이었고 많은 학생들이 그의 가르침을 받으려고 모여들었다. 컬렌은 영국에서 가장 뛰어난 강사였으며, 그의 의술에 관한 책은 당시에 인기가 있었고 다른 언어들로 번역되었다.

윌리엄 헌터는 1739년에 알렉산더 먼로 1세[Alexander Monro Primus]가 진행했던 해부학 강의에 참여했다. 먼로는 런던에서 윌리엄 체셀든[William Cheselden, 1688~1752년]으로부터 해부학을 배웠고 에든버러로 돌아온 다음 유명했던 해부학교를 설립했다. 얼마 후에 윌리엄은 런던의 성조지병원[St. George's Hospital]에서 윌리엄 스멜리[William Smellie]와 함께 일했다. 윌리엄은 해부학자이며 외과의사 제임스 더글라스[James Douglas]의 조수로 1741년 8월부터 1742년 4월까지 함께 일했다. 윌리엄은 성조지병원에서 제임스 윌키[James Wilkie]의 제자였고, 런던에서 **"잉글랜드에서 해부학 선생들 중 선각자"**인 프랭크 니콜스[Frank Nicholls, 1699~1778년]의 **"해부시술 제자"**였다(Robb-Smith, 1971). 또한 그는 파리에서 안토니 페레인[Antoine Ferrein]의 강의에도 참가했다(Brock, 1994).

조산술

외과의사 시몬 시몬스[Simon Foart Simmons]는 1783년 8월에 〈런던 의사협회〉 회의장에서 윌리엄의 생애를 설명하면서 그의 죽음에 대해 다음과 같이 말했다(Brock, 1983). 헌터의 후원자 제임스 더글라스James Douglas는 조산술midwifery, 산과학 분야에서 큰 명성을 얻었고, 헌터도 그와 같은 시술법을 사용했으며, 이러한 시술 덕분에 헌터는 미들섹스Middlesex 지역에서 최초로 남자-외과의사-조산사가 되었다. 그는 영국의 라잉-인병원British Lying-In Hospital으로 자리를 옮겨, 그의 해부학 재능을 아꼈던 외과의사로부터 추천을 받았으며, 그는 전문 분야의 진료와 발전을 위해 노력했다.

윌리엄 헌터는 산과학 분야의 시술법을 크게 발전시켰다. 예를 들면,

> 헌터는 임산부가 스스로 자연 분만하는 것과 태반placenta의 처리도 장려했다. 이러한 그의 노력은 조산술의 새로운 전환점이 되었고, 분만 시 사용하던 기구들도 없애는 계기가 되었다. 또한 그는 산모들이 모유를 수유하고, 습포제를 도포하는 것을 허용했다.... 그는 이러한 방법으로 새로운 분만 시술법을 확립했지만, 명성이 높아질수록 질병의 본질이나 부위에 관한 실마리를 해부학 지식으로부터 찾았고, 이와 관련된 모든 질병 사례들을 수집하기 위해 열심히 노력했다.(Brock, 1983)

윌리엄 헌터는 1747년 8월에 <런던 외과의사협회>에 가입했으며, 1년 후에 그는 미들섹스병원의 산부인과 의사가 되었다.

존 헌터는 윌리엄이 해부 교육과정을 시작하기 2주 전인 1748년 9월에 윌리엄이 있는 곳으로 왔다. 같은 해 윌리엄은 미들섹스병원의 산부인과 의사로 임명되었으며, 1년 후에 영국의 라잉-인병원의 산부인과 의사가 되었다. 존 헌터는 1750년 10월 2일에 글래스고Glasgow 대학에서 의약학 박사학위를 수여받았고, 1751년에 글래스고 대학의 내과의사와 외과의사의 교수진에 합류하면서 <런던 외과의사협회>의 회원 자격을 포기했다.

윌리엄은 조지 3세 왕George III, King의 왕비 샬롯Queen Charlotte의 특별 주치의로 임명되어 그녀의 건강을 돌보았다. 윌리엄의 조카딸인 아그네스 베일리Agnes Baillie가 오빠인 매튜 베일리Matthew Baillie에게 보낸 편지 내용을 통해서, 윌리엄이 **"영국에서 왕비를 진료했던 최초의 남자의사"**였다는 것을 알 수 있다. 샬롯 왕비는 첫 출산 시 여자 조산사의 도움을 받았고, 1762년 임신 중에 심한 "감기와 열"로 고생할 때 왕비의 주치의는 "사혈Bloodletting"을 권고했지만, 남자 의사인 헌터에게 치료를 요청했다. 헌터가 왕비를 처음으로 진찰하고, 왕비에게 5온스[20]의 혈액을 처방하여 곧 회복되었으며, 왕비의 임신은 정상적으로 잘 유지되었고, 왕비는 후에 아들인 콘월 공작Duke of Cornwall을 낳았다(Paget, 1897).

---

20 142㎖, 1 온스=28.4㎖

윌리엄 스멜리

윌리엄 헌터는 래너크Lanark의 윌리엄 스멜리William Smellie, 1697~1763년와 함께 일하면서 그의 산파술이 크게 향상되었다. 스멜리는 "윌리엄보다 2년 먼저 런던으로 옮겨와 약종상과 산부인과 의사로 활동하며 성공한 사람이었다."

스멜리는 1733년에 글래스고에 있는 내과와 외과대학College of Physicians and Surgeons에 입학했고, 1745년에 글래스고 대학에서 의학박사 학위를 취득했다. 그는 파리와 런던에서 공부한 후, 런던에서 산과진료소와 조산사를 위한 학교를 설립했다. 스멜리는 경험이 풍부하고 많은 저술활동과 강의를 했지만, 성격이 대범하지 않고 솜씨가 능숙하지 못하며 태도가 좋지 않은 사람으로 알려져 있었다. 그러나 스멜리는 부자가 되면서 더욱 관대한 사람으로 변모했다.

스멜리는 영국에서 조산사(산과의사)로 유명했다. 그는 다음과 같이 권고했다.

> 조산사가 되려는 사람은 먼저 해부학을 공부해야하고, 외과술과 의약학에 관한 지식을 배워야한다. 이러한 지식은 항상 필요하지 않지만 많은 환자들의 산과 진료와 관련이 있기 때문이다. 최선을 다해서 배울 수 있는 기회를 찾아야 한다. 그리고 혼자 분만을 받기 전에 반드시 전문가의 지도아래 수련을 받아야 한다. (『조산술의 이론과 진료에 관한 논고A Treatise on the Theory and Practice of Midwifery』, 1752년)

스멜리는 자신이 개발한 산과용 겸자obstetrical forceps로 유명해졌고, 태아의 역위breech presentation 분만을 위해 이 겸자를 고안했다. 또한 그는 산과학 책들과 더불어, "조산술 진료에 관한 간추림과 설명이 들어 있는 해부학 도표가 삽입된" 해부학 책을 출판했다. 윌리엄 헌터는 스멜리를 스승으로 두었기에 그의 미래는 매우 밝았고, 특히 헌터의 뛰어난 산파술 때문에 그 이후로 임산부들이 남자 산파에 대한 믿음을 갖게 되었다(Paget, 1897; Smellie, 1968).

윌리엄의 해부학교와 박물관

윌리엄 헌터는 1746년부터 그가 설립한 의학교에서 학생들을 가르치기 시작했고, 나중에 이 학교는 '그레이트 윈드밀 스트리트 학교Great Windmill Street School'가 되어 그 명성이 자자했다(Thomson, 1942). 윌리엄은 해부학 강좌를 10월 13일부터 개설한다고, 1748년 1월 9일부터

12일까지 「런던 이브닝 포스트London Evening Post」에 게재된 학생모집 광고에 공고했다. 이 강좌에 참가한 학생들은 파리에서 진행되었던 것처럼 사람해부를 직접 실시했다. 윌리엄의 동생 존 헌터는 짧은 시간에 속성으로 해부학을 배우기 위해 이 학교에 입학했고, 존은 성격이 매우 꼼꼼하고 학생들을 잘 가르쳤을 뿐 아니라 학생 강의를 위한 **해부표본**Anatomical specimens을 준비한 해부시술자였다. 첫 해부학 강의는 **수도회 정원**Convent Garden에서 시작되었고, 후에 다른 곳으로 옮겨가며 시행되다가 1767년부터 **그레이트 윈드밀 스트리트**에 있는 윌리엄의 집에서 계속되었다.

윌리엄은 해부학 강의와 사람해부를 실시할 공간과 거주할 곳을 마련하기 위해 집을 새로 지었다(그림 140, 141). **"그의 집에는 해부학 강의와 해부시연을 위한 계단식 관람석이 있는 멋진 원형극장과 크고 작은 많은 방들, 박물관처럼 매우 우아하고 화려한 하나의 큰 거실이 있었다."**(Brock, 1983). 윌리엄은 1767년에 그레이트 윈드밀 스트리트 학교에서 첫 강의를 시작했으며, 1년 후부터 그 집에 살기 시작했다.

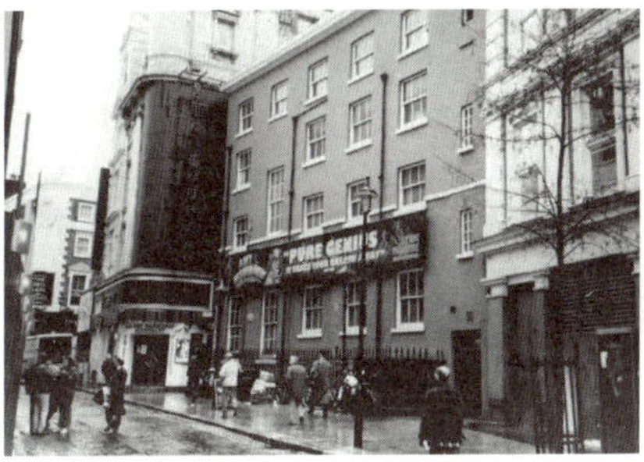

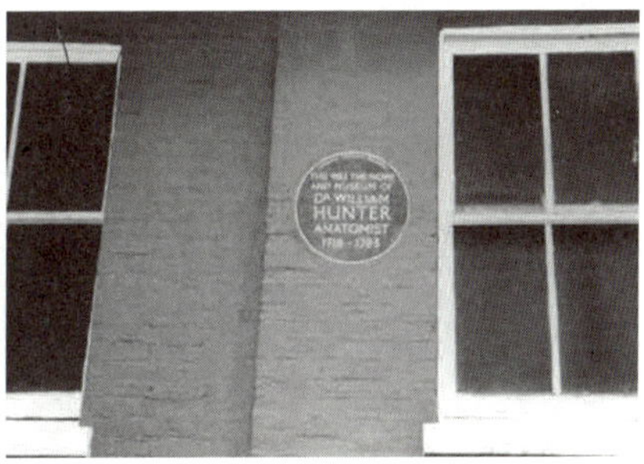

← **그림140.** 런던의 그레이트 윈드밀에 위치한 윌리엄 헌터(William Hunter, 1718~1783년)의 해부학교. 오른쪽 연어색 벽돌 건물이 해부실습실, 박물관, 헌터의 집터였다. 현재는 만찬 연회장이다.

→ **그림 141.** 윌리엄 헌터(William Hunter, 1718~1783년)를 기념하는 현판. 런던의 그레이트 윈드밀에 위치한 윌리엄 헌터의 집과 해부학교, 박물관이 있던 건물의 정문 벽에 부착되어 있다.

윌리엄 휴슨

존 헌터John Hunter가 1760년에 외과의사로 군대에 입대했을 때, 그가 했던 일을 윌리엄 휴슨William Hewson, 1739~1774년이 맡아 진행했다. 휴슨은 뉴캐슬 진료소Newcastle Infirmary와 에든버러 대학에서 교육을 받았고, 윌리엄 헌터의 조수로 일했다. 그는 헌터와 헤어진 후 1772년부터 독자적으로 해부학교를 개설하여 운영했다. 휴슨은 벤자민 프랭클린Benjamin Franklin과 친구였던 메리 스티븐슨Mary Stevenson과 결혼했다. 그는 런던에 있는 장모(아내의 어머니)의 집에 해부학교를 개설했다.

벤자민 프랭클린Benjamin Franklin은 1764년부터 1775년까지 16년 동안 해부학교가 있는 집에서 살았다. 오늘날 이 건물은 **벤자민 프랭클린 하우스 박물관**Benjamin Franklin House museum으로 복원되어 관광 명소가 되었다. 이 건물을 복원할 때, 현장 노동자들이 지하실에 묻혀 있던 1,200개 이상의 뼈들과 4명의 성인과 6명의 어린이들의 뼈대(골격) 표본을 발견했다. 이 뼈들은 200년 이상 경과한 것이고, 해부학 수업에 사용된 흔적도 남아 있었다(Kennedy, 2003). 아마 이 뼈들은 공개 처형되거나 묘지 도굴꾼이 묘지에서 훔쳐온 시신에서 나온 것일 것이다. 당시에 시신의 도굴은 매우 흔한 일이었다.

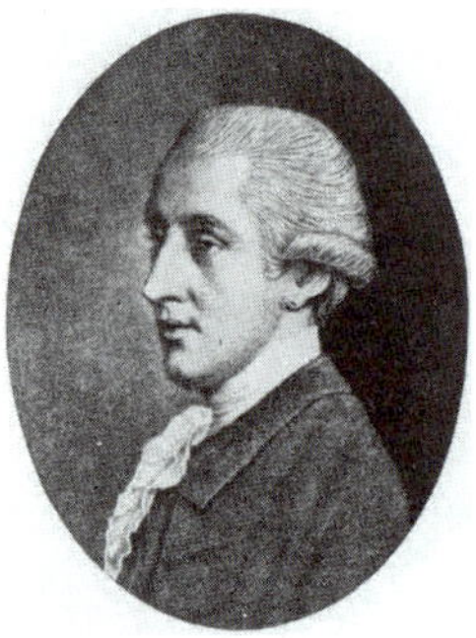

그림 142. 휴슨(William Hewson, 1739~1774년). (제공: Department of Anatomy, University of Manitoba.)

휴슨은 훌륭한 선생이며 연구하는 학자였다(그림 142). 그는 1769년에 코플리 메달Copley Medal [21]을 수상했고, 1770년에 왕립협회의 회원으로 선출되었다. 휴슨은 혈액 응고에 관여하는 단백질인 피브린fibrin을 발견했고, 동물의 림프관을 연구 했으며, 세포막과 적혈구의 구조를 발견했다.

휴슨이 개인적으로 해부학교를 세우면서 윌리엄 헌터와 휴슨 사이에 불화가 생겼으나, 휴슨의 해부학교는 번창했다. 그는 시신을 해부하는 과정에서 감염질환이 발병하여 패혈증으로 1774년 35세의 젊은 나이로 죽었다. 휴슨은 같은 해에 림프계통에 관한 책을 출판했다(그림 143, 144). 크룩생크William Cumberland Cruikshank, 1745~1800년와 존 쉘던John Sheldon, 1752~1808년, 윌리엄 헌터의 조카인 매튜 베일리Matthew Baillie, 1761~1823년가 그레이트 윈드밀 스트리트 학교에서 윌리엄 휴슨의 뒤를 이어 강의와 사람해부를 진행했다.

---

21 코플리 메달은 과학 업적에 대해 수여되는 가장 오래된 상이다. 왕립학회에서 회원 고드프리 코플리(Sir Godfrey Copley, 2nd Baronet)가 기부한 기금을 토대로 1731년 창립되어 매년 수여되고 있다. 물리학, 생물학 분야의 연구자에게 수여되며, 수상자는 자동적으로 협회의 회원으로 선출된다.

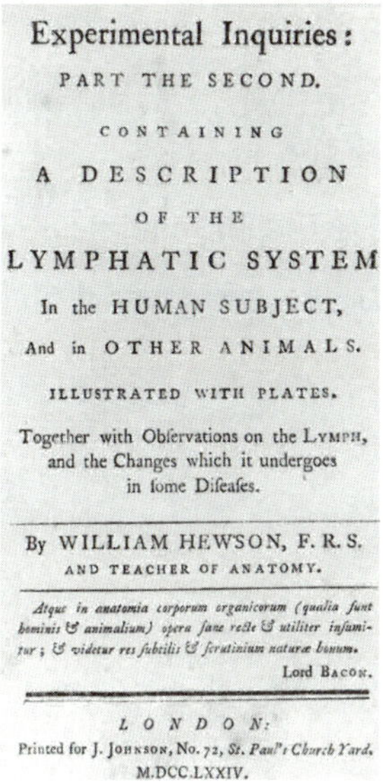

Experimental Inquiries:

PART THE SECOND.

CONTAINING

A DESCRIPTION

OF THE

LYMPHATIC SYSTEM

In the HUMAN SUBJECT,

And in OTHER ANIMALS.

ILLUSTRATED WITH PLATES.

Together with Obfervations on the LYMPH, and the Changes which it undergoes in fome Difeafes.

By WILLIAM HEWSON, F. R. S. AND TEACHER OF ANATOMY.

Atque in anatomia corporum organicorum (qualia funt hominis & animalium) opera fane recte & utiliter infumitur; & videtur res fubtilis & fcrutinium naturæ bonum.
Lord BACON.

LONDON:
Printed for J. JOHNSON, No. 72, *St. Paul's Church Yard.*
M.DCC.LXXIV.

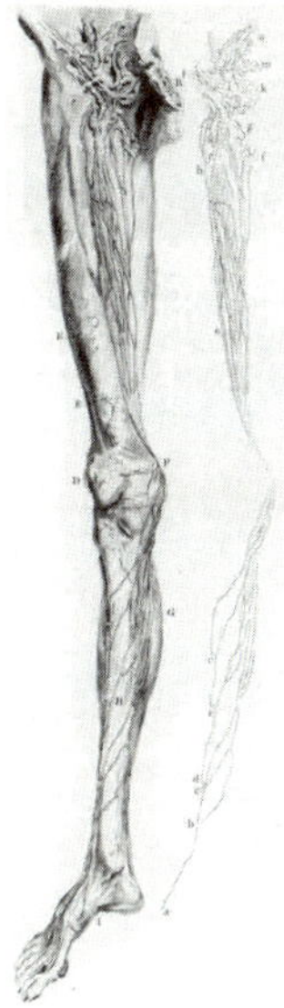

← 그림 143. 휴슨(William Hewson, 1739 ~1774년)의 림프계통에 관한 책 표지. 이 "에세이"는 벤자민 프랭클린(Benjamin Franklin)에게 헌정되었다. 혈액의 특성에 관한 내용이 들어 있다. 휴슨은 존 헌터와 윌리엄 헌터의 제자였다. (제공: Neil John Maclean Health Sciences Library, University of Manitoba.)

→ 그림 144. 휴슨(William Hewson, 1739~1774년)의 림프계통에 관한 책에 나오는 다리 림프관 그림. (출처: Hewson, W.:『Experime ntal Inquiries.... A description of the Lymphatic System in the Human Subject and in Other Animals』, J. Johnson, London, 1774. 제공: Neil John Maclean Health Sciences Library, University of Manitoba.). 휴슨은 머리글에서 "이 책의 주제인 혈관들은 해부학자들에게만 알려졌을 뿐 사람해부 과정에서 쉽게 찾을 수 없으며, 완전히 밝혀지지 않았다."고 말했다.

존 쉘던

존 쉘던John Sheldon, 1752~1808년은 런던의 해부학교에 있던 외과의사 헨리 왓슨Henry Watson, 1702~1793년의 견습생이었다. 쉘던은 시신을 장기간 보존하기 위해 시신에 방부제를 주입하는 방부 처리 기법을 배웠다. 그는 집에 거주하는 학생이었으며, 존 헌터와 함께 외과 수련을 받았고, 윌리엄 헌터의 강의에 참석했다. 쉘던은 웨스트민스터Westminster병원과 록Lock병원에서 1년간 임상 수련을 받은 뒤, 외과의사 면허를 취득하고 록병원에 근무했다. 그는 환자들 중에서 사망한 1명의 시신을 방부 처리한 다음 집에 보관했다. 쉘던은 1776년에 윌리엄 헌터에 의해 그레이트 윈드밀 스트리트 학교의 강사로 임명되었다.

높은 명성과 교수 경험이 풍부했던 쉘던은 해부학 학교를 설립하여 직접 해부학과 생리학, 외과술을 가르쳤다(Dukes,1960). 그는 혈관의 관류와 시연을 위해 특수 캐뉼러cannula [22]를 사용하여 림프관을 연구했다. 그의 림프관에 관한 연구결과는 1784년에 논문으로 출판되었

22 체내로 약물을 주입하거나 체액을 뽑아내기 위해 꽂는 관

다(Sheldon, 1784). 그는 아직 출판되지 않은 두 번째 책을 준비하고 있었다.

셸던은 연구 업적을 인정받아 1784년에 왕립협회의 회원으로 선출되었다. 그는 2년 후에 웨스트민스터병원의 외과의사로 임명되었다. 또한 셸던은 영국의 **왕립 학술원**Royal Academy의 해부학 교수로 학술원에서 매년 강의를 했다. 그가 죽을 때까지 집에 보관했던 미라가 된 여자 시신에 대한 소문이 자자했다. 그의 아내는 이 미라를 **왕립 외과대학**에 기증했다. 이 미라는 전쟁 중에 폭격을 받아 소실되었다(Capener, 1952).

매튜 베일리

매튜 베일리Matthew Baillie, 1761~1823년는 그레이트 윈드밀 스트리트 학교에서 삼촌 윌리엄 헌터를 도우며, 몇 년 동안 해부학을 배운 다음, 옥스퍼드 대학에서 의학을 공부했다. 윌리엄이 1783년에 사망했을 때, 그는 학교와 집, 스코틀랜드에 있는 부동산을 조카인 매튜에게 유산으로 물려주었고, 후에 집과 학교는 매튜가 계속 소유했으나 부동산은 윌리엄의 동생 존에게 넘겨주었다. 매튜 베일리는 1799년에 임상진료를 위한 자금을 마련하기 위해 동업자 제임스 윌슨James Wilson, 1765~1821년에게 이 학교를 팔았다. 매튜 베일리는 매우 존경 받는 의사로 1795년에 『병리 해부학Morbid Anatomy』을 출판하여 크게 성공했고, 이 책이 영어로 저술된 최초의 병리 해부학pathological anatomy 문헌이었다.

윌리엄 헌터가 의학교를 개설했을 무렵에, 영국에는 대학을 제외한 몇 개의 공인된 의학교들이 있었다. 의사 지망생들은 견습생 신분으로 사설 의학교에서 실시하는 강의에 참석하여 의학을 공부했다(Singer and Holloway, 1960). 당시에 의사들은 질병의 원인과 발병과정을 정확히 알지 못했지만, 그들이 할 수 있는 최선의 진료를 했으며, 질병의 치료는 매우 제한적이었다. 외과학과 관련된 실용해부학에 관한 강좌가 시신을 해부하는 방법을 이용하여 제한적으로 몇 번 실시되었지만, 이는 턱없이 부족한 실정이었다(Rolleston, 1939). 당시에 레이덴 대학과 에든버러 대학마저도 해부학 강의에 사용할 수 있는 시신의 수가 극히 적었다.

18세기로 접어들 무렵, <이발사-외과의사협회>는 해부학을 가르치는 개인 강사들이 시신을 해부하지 못하도록 금지하는 새로운 규정을 제정했다. 에든버러 대학에서 먼로 2세Alexander Monro, secundus 교수와 함께 해부학을 연구했던 존 벨John Bell은 **"만일 흉악 살인범으로 처형된**

시신들이 없었다면, 먼로의 해부학 수업에서 1년 동안 3구의 시신해부도 불가능했을 것이다." 라고 말했다. 당시에 가장 유명했던 외과의사 윌리엄 체셀든William Cheselden, 1688~1752년은 집에서 사람을 해부했다고 1714년에 조사를 받았고, <이발사-외과의사협회>가 마련한 법정에서 사람해부에 대한 사죄와 선처를 호소해야만 했다.

외과 의사들이 1745년에 의회의 법제정으로 <이발사-외과의사협회>와 결별했을 무렵에, 윌리엄 헌터는 의학교를 개설하기 위한 준비로 매우 바쁜 나날을 보냈다. 헌터의 의학교는 영국의 해부학 교육에 혁신적인 변화를 일으켰다. 의학교의 강의 방식은 매우 독특했으며, 헌터는 정기적으로 사람해부와 해부시연을 실시했고, 박물관을 건립하여 학생들이 사용할 수 있도록 많은 사람표본들을 전시했다.

윌리엄과 동생 존, 많은 보조자들이 사람표본의 제작에 참여했고, 윌리엄은 팔려고 내놓은 표본들을 최대한 많이 구입하여 표본의 수를 늘렸으며, 화석Fossil뿐 아니라 병변이 있는 사람표본과 동물 비교 해부학 표본들도 수집했다. 윌리엄은 가치 있는 동전들과 희귀한 책들을 수집하는 특별한 취미도 갖고 있었다. 헌터와 같은 시기에 살았던 학자는 "윌리엄이 중세시대 이후로 현재까지 가장 훌륭한 보물인 그리스어 책들과 라틴어 책들을 어느 누구보다도 많이 소유했다."고 말했다. 헌터의 박물관은 매우 독특하여 유럽 전체에서 "경쟁자가 없을 정도"였다(Brock, 1983). 많은 고위 성직자와 학자, 학생, 런던 여행자들은 이 박물관의 견학을 원했고 방문했다.

윌리엄 헌터는 사람의 해부표본들을 많이 제작했고, 그의 박물관은 유럽에서 의학교육을 위해 건립된 박물관들 중에서 가장 유명했다(Cooke, 1984). 후에 그는 "학생들의 학업 증진과 공적 활용을 위해" 수집한 책과 논문, 그림, 다양한 표본들을 글래스고 대학Glasgow University에 기증했다. 그는 박물관의 소장품을 대학으로 이전하기 전에 조카가 계속 해부학을 가르칠 수 있도록 20년 동안 런던의 해부학교에 보존해야한다는 조건을 요구했고, 이 소장품들이 1807년과 1809년 사이에 글래스고 대학으로 옮겨졌다. 브록(Brock, 1994)은 윌리엄 헌터의 해부표본과 병리표본들에 대한 목록과 설명서를 만들었고, 문헌들과 그림들에 대한 "목록표"를 제작하여 정리했다.

당시에 몇 개의 해부 박물관들이 영국에 있었지만, 그 어느 것도 헌터의 박물관과 비교할 수 없었다. 후대에 해부학자들이 개인적으로 또는 의학교에 박물관을 설립할 때 헌터의 박물관이 본보기가 되었다(그림 145, 146). 몇 명의 자연과학자들과 외과 의사들이 개인적으로 해부표본들을 수집하여 박물관을 개설했고, 일반인도 박물관에 많은 관심을 가졌다(Edwards & Edwards, 1959; Cope, 1966).

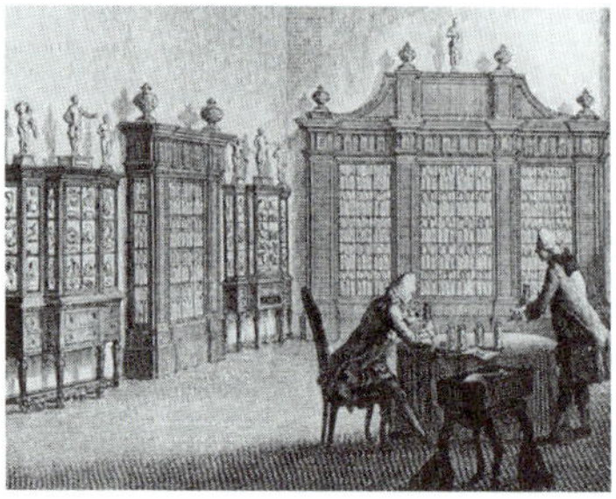

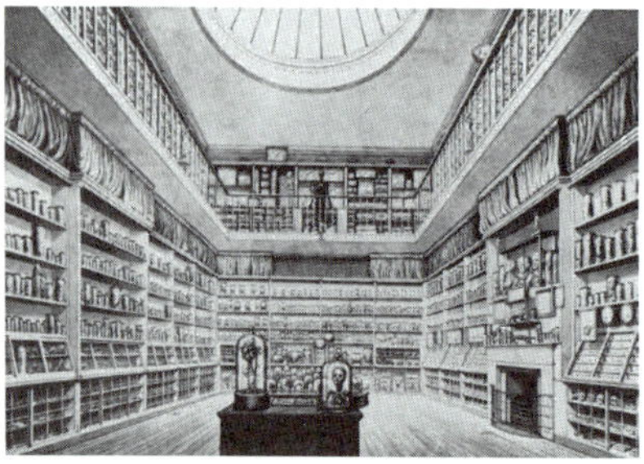

◆ 그림 145. 18세기의 해부박물관의 모습. 알비누스(F.B. Albinus)의 『의사 청원(De natura hominis libellus)』(1775년)에서 발췌했다. (출처: Edwards, J.J. & Edwards, M.J.: Medical Museum Technology, Oxford University Press, 1959; 옥스퍼드 대학교 출판부의 승인을 받음)

➔ 그림 146. 헤비시드(John Heaviside)의 19세기 초기 박물관 모습. 잉글랜드의 왕립 외과대학에 소장된 그림이다. (출처: Edwards, J.J. & Edwards, M.J.: Medical Museum Technology, Oxford University Press, 1959; 옥스퍼드 대학교 출판부의 승인을 받음)

윈드밀 스트리트 학교는 런던에서 최초의 의학교였으며, 아메리카의 영국령뿐 아니라 영국 전역에서 학생들이 모여들었다. 의학교의 성공은 헌터 형제의 명성에 기인한 것이었지만(Peachey, 1924), 박물관도 큰 역할을 했다(Thomson, 1942). 브록(Brock, 1983)은 헌터의 박물관에 대해 "**수집품의 다양성과 내용면에서**" 독특했고, "**현실적 관심과 직접 관련이 있으며, 합리적인 방식으로 분류되어 체계화**" 되었다고 말했다. 윌리엄의 강의와 해부실습에 참가한 학생들은 박물관에 소장된 해부표본과 병리표본들을 매우 유용하게 활용했다.

존 번John Burn이 1809년 7월 15일에 벤자민 러쉬Benjamin Rush에게 보낸 편지의 내용으로 미루어, 당시에 헌터의 박물관 소장품에 대한 매력 때문에 글래스고 대학의 의학생들의 수가 2배로 증가했음을 알 수 있다(Brock, 1983). 소장품 목록에는 해부관련 자료들과 더불어 화석과 미네랄, 조개껍질, 동전, 그림 등의 다른 수집품들도 많았고, 윌리엄의 도서관에 약 만 권의 책들도 있었다. 이 책들은 의학 서적뿐 아니라 모든 학문 분야의 서적들로, 오래되었거나 그 시대에 출판된 것을 포함해서 유명한 학자들이 저술한 것들이었다. 윌리엄은 이렇게 방대하고 매력적인 박물관을 만들기 위해 오랫동안 많은 돈을 지불해야만 했다.

윌리엄의 막대한 재정 수입원은 확실하지 않지만, 해부학 강의와 환자 진료에서 벌어들인 것 이외에 다른 돈이 있었을 것으로 추정하고 있다. 그의 은행 계좌 기록에서 "**영국정부의**

채권을 취급한 많은 자료와 동인도회사East India Company의 채권을 채권 시장에서 거래했던 기록"을 볼 수 있었다(Brock, 1983).

사설 해부 학교

윈드밀 스트리트 학교는 19세기 중반 무렵까지 성공적으로 운영되었고, 뛰어난 외과의사-해부학자들인 찰스 벨Charles Bell, 1774~1842년과 허버트 메이요Herbert Mayo, 1796~1852년, 카이사르 호킨스Caesar Henry Hawkins, 1794~1884년 등이 이 학교에서 학생들을 가르쳤다. 형제인 존 헌터와 더불어 그의 처남인 존 쇼John Shaw와 이 학교 출신의 제자들이 1821년부터 1826년까지 찰스 벨Charles Bell을 도왔다(Thomson, 1943). 존 쇼는 1827년에 죽었으며, 그의 『해부학 지침서Manual of Anatomy』는 1821년에 출판되었고, 이 책은 영어 개정판으로 3번 더 출판되었으며, 독일어로도 번역되었다(Cope, 1966).

1828년에 런던에서 해부학교가 11개 있었고, 이 중 7개는 사설기관이며, 4개는 병원 부설기관이었다. 이들 중 윈드밀 스트리트 학교가 가장 영향력이 컸고, 60년 이상의 역사를 갖고 있었다. 이곳에서 공부했던 학생들이 대학에서 해부학 교실Department of Anatomy을 개설하는 데 크게 기여했고, 전 세계로 퍼져 나가 해부학을 가르쳤다.

데스몬드(Desmond, 1989)에 의하면, 사설 해부학교의 수는 "1820년대와 1830년대에 증가했지만, 1840년대에는 감소했다." 해부학교의 증가는 폭발적인 인구의 증가뿐 아니라, 의사가 되기 위해 의학을 배우려는 학생들이 많았기 때문이었다. 해부학 조사관들이 1832년까지 승인한 사설 해부학교들이 17개 있었고, 이 학교들은 학생들의 병원 수련뿐 아니라 모든 교육과정에서 서로 경쟁했다(Power, 1857).

블렌하임 스트리트Blenheim Street 또는 그레이트 말버러 스트리트Great Marlborough Street 해부학교는 런던에서 초기에 설립된 사설 해부학교였다. 1761년에 런던에서 태어난 조슈아 브룩스Joshua Brookes가 이 학교를 설립했다. 브룩스는 런던의 윌리엄 헌터William Hunter와 몇몇 유명한 해부학자들이 진행했던 해부학 및 외과학 강의에 참가했다. 또한 그는 파리에서 프랑스의 저명한 해부학자이며 외과의사 앙투안 포탈Antoine Portal, 1742~1832년의 해부학과 외과술의 시연회에 참가했다. 포탈은 프랑스 대학College de France에서 64년 동안 재직한 교수였고, 루이 16세Louis XVI의 개인 주치의였으며, 해부학과 수술의 역사에 관한 7권의 책(1770~1773년)을 저술했다.

런던으로 돌아온 브룩스는 해부학을 가르치기 시작했고, 1년 내내 강의와 사람해부를 진행했다. 그는 파리에서 표본에 질소용액을 주입하여 몇 주 동안 시신을 보존하는 방법을 개발했다. 또한 그는 대동맥과 심방귀auricle 심이에 **색깔 있는 용액을 주입**Color injections했는데, 이 용액으로 혈관들과 다른 구조들의 모습이 보기 좋게 구분되었다. 그는 이러한 업적으로 1819년에 왕립협회의 회원으로 선출되었으나, 왕립 외과대학으로부터 어떠한 인정도 받지 못했다. 그러나 브룩스는 런던에서 가장 훌륭한 해부학 선생이었다. 그는 하루 종일 해부 실습실에서 해부학 수업을 위한 표본들을 준비했다. 브룩스는 40년 동안, 5,000명 이상의 학생들을 가르친 것으로 추정된다. 브룩스는 해부학 학교에서 필요한 것 외에도, 6,000개 이상의 표본과 모형, 주조물들을 포함하여 30년 이상 많은 수의 사람과 동물의 표본들을 수집했다. 머리와 팔다리, 장기를 포함하여 항아리에 잘 보존된 건강하고 병든 상태의 사람 표본들이 3,000개 이상이었다(Kell, 2004~2013). 그의 박물관은 자신이 살던 집의 2층에 있었고, 존 헌터에 이어 두 번째로 큰 규모였다. 이 박물관은 해부학교에서 학생들을 가르치고 유치하는데 중요한 역할을 했다.

브룩스는 건강이 나빠져 1826년에 은퇴했지만, 다른 이유가 있었을지도 모른다. 왕립 외과대학의 새로운 규정에 의하면, 의사면허를 취득하려는 지원자들은 대학이나 런던병원, 외과의사로부터 증명서를 발급받아야 한다는 규정이 신설되었는데, 브룩스는 이 증명서를 제공할 자격을 갖추지 못했다. 다른 소득원이 없던 브룩스는 학생 부족으로 불행하게도 빈곤해졌다. 그는 박물관을 팔 수 없었기 때문에, 수집한 표본들을 1828년과 1830년에 경매를 통해서 매매하여 처분했다. 브룩스는 1833년에 죽었고, 런던의 성제임스교회St. James Church에 묻혔다(Kell, 2004~2013).

독립적인 의학교들은 입학생이 감소하여 재정적 압박을 받고 종말을 맞게 되었다. 또한 사설 의학교에서 실시했던 여름 학기 수업을 인정하지 않는다는 부칙이 왕립 외과대학에서 통과되었다. 당시에 병원 부설 의학교는 시신의 보존이 어려워 겨울철에 몇 개월만 사람해부의 실습과정을 개설했으나, 사설 의학교는 시신의 보존시설이 매우 혁신적이어서 여름철에도 사람해부의 실습과정을 개설하여 학교운영 재정을 충당할 수 있었다.

외과의사이며 해부학자 토마스 쿡Thomas Cooke, 1841~1899년은 1870년에 브런즈윅 광장Brunswick Square에 **런던 해부학교**London School of Anatomy를 개설했는데, 이것이 런던의 마지막 사설 의학교였다. 이 의학교에 시신을 보관할 수 있는 저장탱크가 구비된 넓은 해부 실습실과 기숙사, 책을 보관하던 서고들이 있었다. 개설된 교육과정은 시신을 이용한 해부학과 생리학, 외과학 수업이었다. 가장 번창했을 때 1년에 100명 이상의 학생들이 이 학교에 입학했고, 쿡이 1899년에 죽은 후, 그의 아들이 20세기 초기까지 이 학교를 운영했다(Morton, 1991).

태아가 있는 자궁에 관한 윌리엄의 해부학

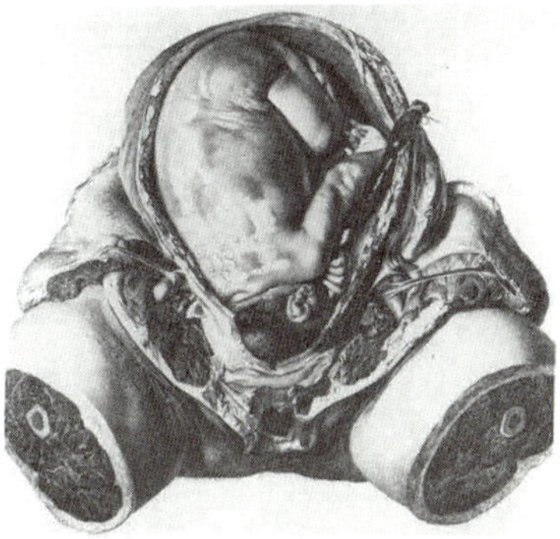

그림 147. 자궁속 태아 모습. 윌리엄 헌터(William Hunter)의 『임신자궁의 해부학(The Anatomy of the Gravid Uterus)』(1774년).에 들어 있는 그림이다. (Major, 1954.)

윌리엄 헌터는 유명한 산과의사이며, "남자-조산사[man-midwife]"일뿐 아니라 뛰어난 해부학자였다(Wilson, 1995). 그의 유명한 『사람 임신자궁의 해부학[The Anatomy of the Human Gravid Uterus]』은 1774년에 출판되었고(그림 147), 이 책 때문에 형제들 사이에 불화가 생겼다. 윌리엄은 책 머리말에 동생의 도움에 대한 감사의 표시로, "해부학 연구의 정확성과 관련하여 내가 동생에게 감사하다고 말하지 않으면 이 업적에 대한 평판을 무시하는 것이다."라고 기록했다. 존은 1780년에 왕립협회에 전달했던 짧은 논문 「태반의 구조에 관하여[On the Structure of the Placenta]」의 첫 단락에서 그가 모든 것을 발견했다고 주장했다. 존은 형의 책에 삽입된 태아가 들어 있는 자궁 그림에 대해 "표본을 발견한 동기는 밝히지 않고, 헌터 박사의 책에 있는 태아가 보이는 자궁 그림은 매우 정확하고 노력이 깃든 업적이며, 그는 자궁 부위를 자세하게 묘사하고 형태를 정확하게 그렸다."고 인용했지만, 존은 "태반의 형태와 자궁에서 태반의 구조와 역할을 자신이 최초로 발견했다."고 주장했다.

존은 윌리엄의 『사람 임신자궁의 해부학』이 출판되고 몇 년이 지난 다음, 태반과 혈관들의 구조를 자신이 최초로 발견했다고 주장했다. 존은 자신의 주장을 받아들이지 않는 왕립협회에 몇 통의 편지를 보냈고, 자신이 태반과 혈관들의 구조를 처음 발견했다고 강력하게 주장했다. 윌리엄은 심한 마음의 상처를 받았으며, 존에게 배신감마저 느꼈고, 서로 말조차 하지 않고 평생을 살았다. 아마 형제 사이에 개인적 다툼 이외에 다른 문제도 있었던 것 같다

(Peachey, 1924; Oppenheimer, 1946; Brock, 1983).

윌리엄은 높은 명성과 재력가임에도 불구하고, 동생 존과 경쟁하면서 해부학 발전을 위해 혼신을 다해 노력했다. 페짓(Paget, 1897)은 윌리엄 헌터가 오랫동안 놀라울 정도로 열심히 노력한 사람이었다고 말했다. 그는 환자진료를 위해 멀리 시골에 다녀온 기간을 제외하고, 롱 칼더우드Long Calderwood로 1751년에 이사 온 이후로 1783년에 죽을 때까지 그 곳을 떠나지 않았다. 그는 결혼도 하지 않았고, 까다롭고 꼼꼼한 신사였지만, 죽을 때까지 일하며 강의를 했다. 그의 학교는 성공의 절정기에 있었고, 그는 모든 열정을 이 학교에 바쳤다. 그는 뛰어난 언변으로 매력적인 강의를 진행했고, 그 시대의 누구 보다 높은 명성을 얻었다. 그는 2곳의 병원에서 일했고, 그의 사설 진료소는 런던에서 가장 큰 규모였다. 또한 그는 도서관리 업무(병리학의 전공논문과 자료들 준비)를 처리해야만 했고, 그때까지 없었던 가장 위대한 『임신자궁의 해부도Atlas of the Anatomy of the Gravid Uterus』를 1751년 초기에 시작했으나 1755년까지 출판하지 못했다.

의학 분야의 영원한 표상

윌리엄 헌터는 "환자의 진료와 연구에 매진하면서 자신의 고독을 견디었다.... 그는 그 시대의 위대한 학자들인 레이놀즈Reynolds와 게인즈버러Gainsborough, 호가드Hogarth, 존슨Johnson 등과 친분을 쌓았고, 1764년에 그를 왕비의 주치의로 임명한 국왕과도 가깝게 지냈으며, 1768년에 신설된 왕립학술원의 해부학 교수가 되었다. 그는 많은 환자들을 진료했으며, 과학과 의학의 발전을 위해 재산을 모두 사용했다. 그는 자신이 모은 재산으로 가장 훌륭한 예술품들을 수집하고 표본들을 제작하여 국가를 위해 공헌하였으며 그의 이름을 영원히 남겼다...."(Paget, 1897). 또한 그는 가치 있는 그림과 초상화, 동전, 진기한 유품, 만 이천 권 이상의 원본 책들을 수집했다.

윌리엄 헌터는 그 시대에 가장 뛰어난 산과 의사였으며(Simmons, 1783; Peachey, 1924), 그의 제자들이 여러 국가들로 진출하여 그의 명성은 영원히 남게 되었고, 의학이 더 합리적이며 현대적인 신기원을 향해 발전하는 데 크게 기여했다. 그의 조카 매튜 베일리Matthew Baillie에 의하면, 윌리엄은 그 시대의 가장 뛰어난 해부학 교수이었고, 그의 진료에 대한 열정과 예리한 연구, 명석한 표현력, 타고난 웅변술은 당시에 가장 훌륭했다. "윌리엄의 과학적 발견과 저서, 논문들도 가치가 있었지만, 그가 이룩한 금자탑의 절정은 그레이트 윈드밀 학교였고, 이 학교에서 매튜 베일리와 윌리엄 크루익생크William Cruikshank가 뒤를 이어 잉글랜드에서 가장 훌륭한 의사들을 많이 배출했고, 유럽의 여러 국가들의 의학 발전에 크게 기여했다"(Kobler, 1960).

발견과 논쟁

존 헌터와 윌리엄 헌터의 해부학적 발견은 다음과 같다. 사람의 눈물관lacrimal duct, 누관과 정세관seminiferous tubules, 수정관, 선천성 탈장congenital hernia에 관한 시술과 해부학적 발견, 림프계통lymphatic system의 발견들이다. 페짓(Paget, 1897)은 헌터 형제가 발견한 것들은 "하비의 혈액순환에 이어 두 번째로 중요한 발견이며, 의과학과 의술분야를 변화시켰다."고 말했다.

이러한 발견에 대한 많은 논쟁과 반대주장, 반박들이 있었으며, 특히 에든버러 대학의 먼로Monro 교수와 외과의사 퍼시벌 포트Percivall Pott가 가장 크게 반박했다. 이 반박에 대해서 윌리엄은 1762년에 출판한 『의학 논평Medical Commentaries』의 제 1장(2년 후에 부록을 추가했음)에서 매우 독특한 방식으로 대처했다. 페짓(Paget, 1897)은 이 책에 대해 다음과 같이 기술했다.

> 이 책은 내과의사나 외과의사가 저술한 책들 중에서 가장 이상하며, 그 내용은 첫 장부터 마지막까지 형제들이 발견한 것에 대해 반박했던 모든 사람들을 공격한 것이다. 이 책은 이탈리아식 장식, 절규, 장문의 인용, 질문과 감탄, 심한 풍자, 어리석음의 비난, 거짓말, 표절한 문장 등으로 나열되어 있고, 다른 내용은 들어 있지 않으며, 대부분 단조로운 문장으로 구성되어 있으며, 그 시대에 유행한 논쟁거리와 분노들로 가득하다.

마지막 해

윌리엄은 나이가 들면서 통풍gout이 발병하여 심하게 고생했는데(Brock, 1985; 1994), 사망하기 10년 전부터 극심한 통증에 시달렸고, 어느 날은 학교와 병원을 그만두고 스코틀랜드로 돌아가려고 신중하게 고려할 정도였다. 윌리엄은 외과 수술법에 관한 강의록의 머리말을 작성하던 중 1783년 3월 20일에 뇌졸중으로 쓰러진 다음, 1주일 정도 질병으로 고생하다가 3월

30일에 죽었다. 그는 임종 시 진솔한 마음으로 "만일 나에게 펜을 들 만한 힘이 남아 있다면, 죽는 것이 얼마나 쉽고 즐거운 일인가? 라고 기록하고 싶다."는 기억할만한 말을 남겼다.

윌리엄은 존을 유언집행인으로 세우지 않았고, 존에게 자기의 재산이나 박물관 등 아무것도 상속하지 않았으며, 심지어 롱칼더우드에 있는 아버지가 살았던 저택마저도 조카 매튜 베일리Matthew Baillie에게 유언으로 상속해주었다. 후에 매튜는 삼촌인 존에게 이 집을 되돌려 주었으며, 어떤 것은 법적 소유권이 존에게 있는 것도 있었다(Brock, 1983).

윌리엄은 산과 진료로 받은 수입과 학생들의 수업료, 다양한 투자로 막대한 부를 얻었지만, 윌리엄이 거부가 된 것은 금전을 좋아하거나 부자가 되길 원한 것이 아니라 절약하여 모은 것이라고 존 헌터는 말했다. 그렇지만 윌리엄이 구두쇠 같은 절제된 마음을 갖고 살았던 것이 금전에 대한 애착이었을 것이다(Brock, 1983). 윌리엄 헌터의 시신은 웨스트민스터에 있는 성제임스교회St. James Church의 둥근 천장이 있는 회랑에 매장되었다.

제17장

존 헌터의 위대한 업적

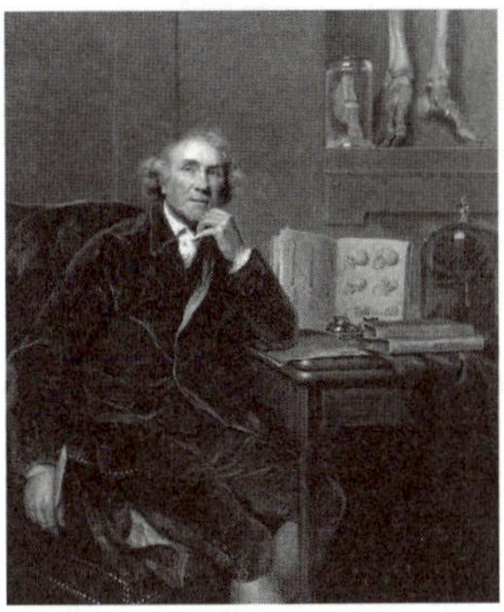

그림 148. 해부학자이며 외과의사인 존 헌터(John Hunter, 1728~1793년)의 모습. 초상화는 조슈아 레이놀즈(Sir Joshua Reynolds)가 그렸고, 사르프(W. Sarp)가 런던에서 1788년 1월에 출판했다. (제공: Bethesda, MD: U.S. National Library of Medicine, National Institutes of Health, Health & Human Services.)

존 헌터John Hunter, 1728~1793년는 외과술을 과학적으로 발전시킨 외과학의 개척자이며(그림 148), "그는 해부학자이며 생물학자, 자연주의자, 내과의사, 외과의사, 병리학자로 모든 분야에서 최고였다."(Paget, 1897). 그는 1728년 2월 13일에 아버지 존 헌터와 어머니 아그네스Agnes Hunter의 열 번째 막내아들로, 스코틀랜드 글래스고로부터 남쪽으로 약 12마일 떨어진 라낙셔Lanarkshire의 이스트 킬브라이드East Kilbride에서 태어났다. 존 헌터의 생애와 업적에서 중요한 역할을 한 사람은 그의 형인 윌리엄 헌터William Hunter, 1718~1783년로 그 보다 10살 많았다. 존은 젊은 시절에 "신분 높은 귀족의 자녀들이 받던 교육"에는 별로 흥미가 없었고, 어머니 슬하에서 어리광을 부리면서 "그가 좋아하는 것 말고 아무것도 하지 않았으며, 특히 독서와 글쓰기, 공부 등은 좋아하지 않았고, 숲과 산속을 한가로이 돌아다녔다. (예를 들면, 새집을 찾아 그 속의 알들의 수와 크기, 표시, 특징들을.... 서로 비교함)" (존 헌터의 조카딸 아그네스 베일리가 오빠인 매튜 베일리에게 보낸 편지에서 인용).

해부학과 외과학의 토대

존 헌터John Hunter는 1748년 9월에 윌리엄의 집으로 왔다. 당시에 윌리엄은 이미 런던에서 유명한 해부학자이며 "산부인과 의사"였고, 해부학과 외과학을 가르치기 위한 사설 의학교를 소유하고 있었다. 존은 사람해부에 탁월한 윌리엄에게 깊은 감명을 받았으며, 윌리엄이 강의에 사용할 해부표본을 제작하는 일을 도와주었고, 일을 시작한지 얼마 되지 않아 윌리엄의 해부 시연도 도와주었다.

윌리엄은 존의 장래를 위해 좋은 교육을 받도록 도와주었고, 존이 첼시병원Chelsea Hospital의 위대한 외과의사 윌리엄 체셀든William Cheselden, 1688~1752년과 함께 일할 수 있도록 주선해주었다. 존은 체셀든이 죽은 후에 성바톨로메오 병원St. Bartholomew's Hospital의 퍼시벌 포트Percivall Pott, 1714~1788년 밑에서 상처의 소독법과 붕대법을 배우며 간단한 수술에도 참여했다. 존은 1754년에 성 조지 병원St. George's Hospital으로 자리를 옮겨 외과의사 수련을 받았고, 2년 후에 입주 외과의사로 임명되었으며, 그 후 25년 동안 이 병원에서 근무했다.

존은 질병을 이해하기 위해 사람의 몸 구조에 관한 지식이 필요하다고 생각했고, 사람뿐 아니라 이용할 수 있는 많은 동물들을 해부하여 질병을 이해하려고 노력했다. 존은 "외과학을 평생 직업으로 생각했으며, ... 마치 하비가 사람의 정상 구조와 기능을 연구했듯이, 질병에 의해 장기들의 구조가 변한다는 것을 알았고, 외과학 분야와 관련된 질병에 의해 병든 장기와 정상 장기의 구조를 서로 비교하여 질병에 의한 장기의 구조적 변화를 이해하려고 노력했다."(Graham,1956). 존은 "사람 몸의 정상 기능에 관한 진실"을 알기 위해 사람을 해부했고, 500개 이상의 동물들, 즉 포유류와 새, 물고기, 곤충들을 해부하여 관찰했다. 그는 하등동물들의 몸 구조와 기능을 연구를 통해 알게 된다면 정상인과 환자의 몸 구조와 기능도 이해할 수 있다고 생각했다. 또한 그는 사실에 근거하여 분석적이며 정확히 이해하려는 의욕이 강했고, 모든 생명체에서 구조와 기능이 서로 연관됨을 알고 이것을 구명究明하려고 노력했다(Persaud, 1996).

해부표본: 헌터 박물관

잉글랜드의 런던에 위치한 왕립 외과대학Royal College of Surgeons의 헌터 박물관에 소장된 놀랄만한 수집품들은 존 헌터의 천재성과 피나는 노력의 소산이며 불멸의 유산이다. 존 헌터의 박물관은 "단순히 보여주기 위한 수집품이 아니고, 그의 이론을 설명하기 위한 것이며, 생물의 구조와 기능이 생명현상에 지속적으로 순응한다는 관점에서 18세기 후반의 다른 박물관들과 많은 차이가 있었다. 사실 이 박물관은 존 헌터가 글로 쓰지 않은 한 권의 책과 같았다."(Dobson, 1968). 수집품들은 병리학과 지질학, 고생물학 분야의 것들로 종류도 매우 다양했다. 존은 **7년 전쟁**Seven Year's War이 끝나고 포르투갈에서 돌아온 1763년부터 동물 비교 해부학과 생리학 분야의 표본들을 수집하기 시작했다(그림 149). 그는 2년 동안 군대에서 외과의사로 복무했고, 35살 때에 "경제적 측면에서, 자기의 보수 중 50%는 없어도 된다는 자기만의 원칙을 세우고, 환자가 진료를 받기 위해서 필요한 비품들을 비롯하여 모든 물품들과 살고 있는 집의 집세마저도 자신의 수입에서 직접 지불했다."(Paget, 1897).

후에 왕립 외과대학으로 변경된 〈외과의사협회〉가 1799년 11월에 존 헌터의 수집품을 물려받았을 때, 표본의 수는 약 14,000개였으며, 이 표본들 중에서 동물의 종species 수는 500개 이상이었다. 존 헌터는 해마다 7만 파운드 이상의 돈을 표본 수집에 사용했고, 그가 죽었을 때에 이 수집품들은 "**그의 전 재산**"을 의미했다. 그의 소망은 죽은 후에도 박물관의 수집품들이 한개도 팔리지 않고 모두 보존되는 것이었다. 나중에 존 헌터의 유언집행인과 제자들의 노력으로 영국의회는 총액이 15,000 파운드를 초과하지 않는 범위에서 해마다 수집품들을 구매하기로 결정했고, 왕립 외과대학은 수집품을 전시하기 위한 건물을 신축하기 위해 기금을 마련했다. 이 건물이 1941년 5월에 독일의 폭격으로 심각한 피해를 당했지만 오히려 많은 표본들이 수집되어 그 수는 점차 늘어났다(Dobson, 1954, 1968; Allen, 1974).

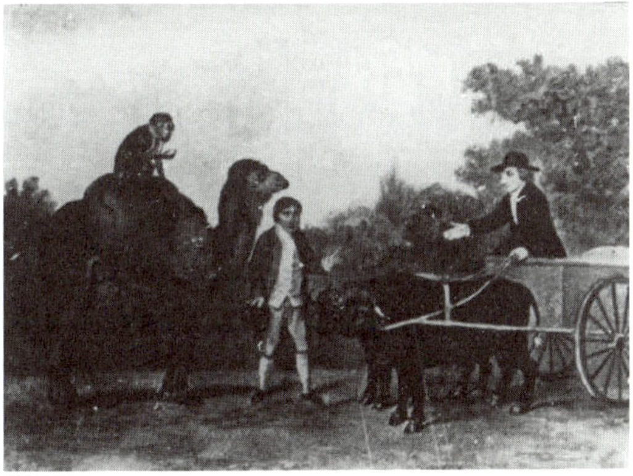

그림 149. 존 헌터(John Hunter, 1728~1793년)가 런던 부근의 얼(Earl)의 정원에서 부동산에 대해 소가 끄는 마차에서 조수와 이야기하는 모습이다.(제공: Bethesda, MD: U.S. National Library of Medi cine, National Institutes of Health, Health & Human Services.). 헌터는 집 지을 땅을 구입하고 야생동물들을 관리했다. 그림에 묘사된 낙타와 원숭이 외에도 표범과 다른 외국산 동물들이 있었다. 헌터는 "철학 논문의 주제를 생각하거나 동물 경제에 관한 업무를 처리하는 대부분의 연구"를 이곳에서 진행했다 (Otley, 1839).

과학적 발견

'존 헌터가 남긴 의학적 업적이 무엇인가?'라고 의문을 갖는 사람들도 있다. 사실 그는 위대하거나 화려한 어떤 것도 발견하지 않았고, 훌륭한 책도 출판하지 않았다. 존이 외과학 분야에 기여한 것은 위대한 책이나 구조물을 발견한 것이 아니고, 비판적 사고와 정확한 관찰을 통해 과학의 기본 원리를 체계화시킨 점에서 찾아야 한다(Foot, 1794; Adams, 1817, Oppenheimer, 1946). 이것이 의학 및 외과학 분야의 발전에 도움이 된 새로운 발견들을 이끌어낸 토대가 되었다. 헌터의 과학적 접근은 직선적이었으며, 이것을 그의 제자 에드워드 제너Edward Jenner에게 보낸 편지로 잘 알 수 있다. **"왜 당신은 문제를 해결하기 위해 나에게 질문하지 않는가? 나는 당신의 판단이 옳다고 생각한다. 그러나 왜 그렇게 생각하고, 왜 실험을 하지 않는가?"**(Hunter, 1976). 제너는 가장 유명한 내과의사가 되었고, 그의 이름은 천연두의 백신을 발견한 업적으로 영원히 기억되고 있다. 존 헌터는 능숙하게 사람을 해부했을 뿐 아니라, 질병의 가장 기본 원리를 체계화하도록 이끌었던 관찰을 통해 새로운 아이디어를 얻는 많은 연구들을 진행했다.

존 헌터의 폭넓은 과학적 사고와 다른 학문분야와 서로 연관시키려는 독특한 사고방식 때문에, 그가 이룩한 과학과 의학 분야의 많은 업적들이 크게 주목을 받지 못했다. 크비스트(Qvist, 1981)는 그의 업적을 10개의 주제로 나누어 실용적으로 다음과 같이 분류했다. 소화계통digestive system, 생식계통reproductive system, 순환계통circulatory system, 신경계통nervous system, 특수감각기관special senses, 근육뼈대계통muscloskeletal system, 대사학metabolism, 동물 비교 해부학comparative anatomy, 외과학surgery, 임상주제clinical subjects, 지질학geology, 고생물학paleontology, 일반 자연사natural history in general. 크비스트는 각 주제별로 문헌의 연대별 목록을 작성하면서 분명히 많은 어려움에 직면했을 것이다. 예를 들면, **"생식**reproduction**"**의 범주에 포함시킨 음낭scrotum 주제에 고환내림descent of testes과 태반의 구조, 사육한 비둘기의 모이주머니의 분비, 흰털발제비, 꿩, 늑대, 자칼, 개를 포함시킨 것이다(그림 150~153).

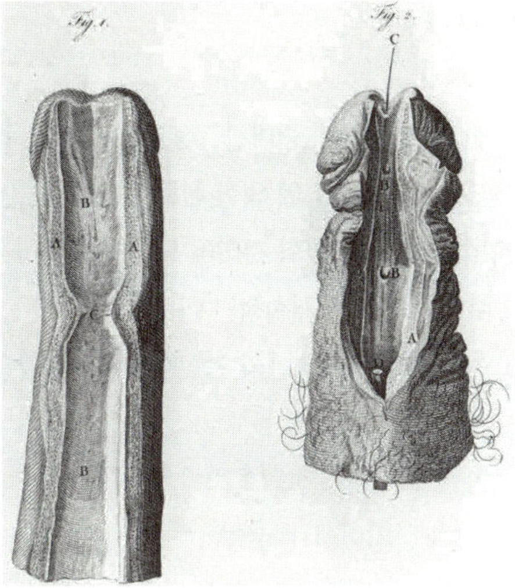

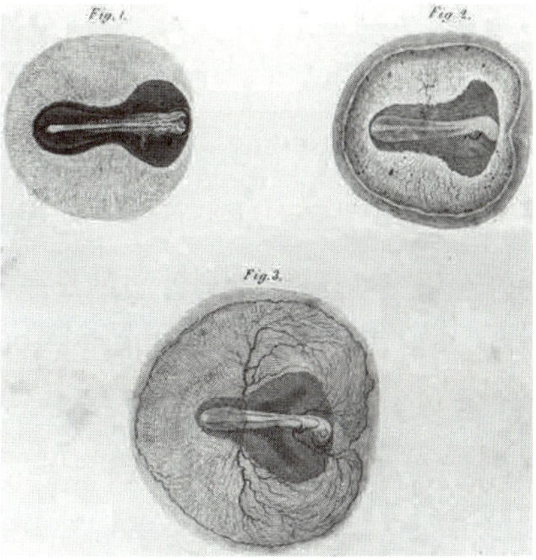

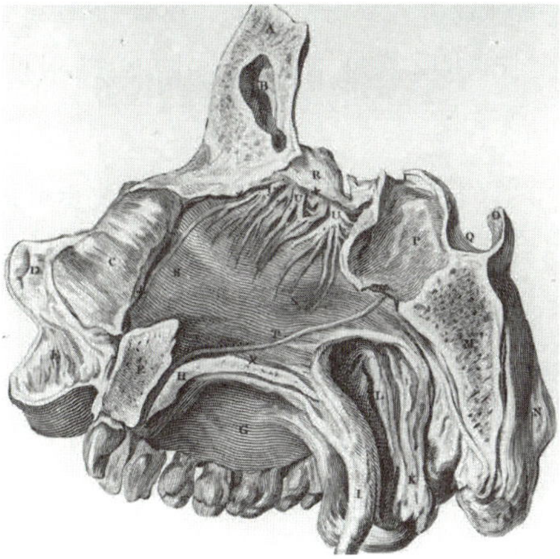

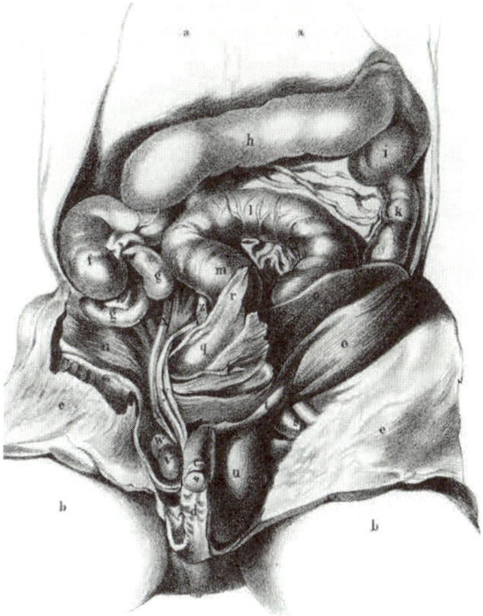

(좌측 상단부터)

그림 150. 존 헌터(John Hunter, 1728~1793년)의 세로 절개된 음경의 해부도. 왼쪽의 그림에서 요도(B)의 좁은 부위(C)가 보인다. 오른쪽의 그림에서 도관이 통과할 때 방해를 받는 곳인 방(lacuna; D)이 보이고, 털 한 가닥(C)이 방으로 들어가 있다. (출처: Palmer, J.F.: 『The Works of John Hunter, ER.S.』, Longman, Ress, Orme, Brown, Green, and Longman, London, 1837. 제공: Bethesda, MD: U.S. National Library of Medicine, National Institutes of Health, Health & Human Services.)

그림 151. 혈관이 보이는 병아리 발생의 3단계. (출처: John Hunter의 『A Treatise on the Blood....』(총상과 염증, 혈액에 관한 논고) (George Nicol, London, 1794)에 나오는 도판 I., 제공: Neil John Maclean Health Sciences Library, University of Manitoba.)

그림 152. 코안의 가쪽벽 해부도. 코사이막의 뼈부분을 제거하여 오른쪽 후각신경이 보인다. 후각신경(U)과 이마굴(B), 제거

그림 153. 7개월된 태아의 배와 골반 해부도. 창자가 대부분 제거되어 고환이 배안에서 음낭까지 내려간 모습이 보인다. 간(a)과 가로잘록창자(h), 구불잘록창자(l), 오른쪽 고환(v), 부고환(w), 정관(y), 왼쪽 고환(u), 정삭(t)들이 보인다. (출처: Palmer, J.F.: 『The Works of John Hunter, ER.S.』, Longman, Ress, Orme, Brown, Green, and Longman, London, 1837. 제공: Bethesda, MD: U.S. National Library of Medicine, National Institutes of Health, Health & Human Services.)

외과 의사

외과학 분야에서 가장 중요한 발전은 어떤 혁신적 기술이나 중대한 발견이 아니라, "**비과학적 경험주의를 바탕으로 시행되었던 전통적 믿음이 과학적 원리에 의한 신뢰로 바뀌는** ..." 사고의 변화였고, 존 헌터는 "**신뢰할 만한 모든 과학적 원리를 외과학 분야에 도입했다**"(Buckman, 1987). 존 헌터가 **과학적 근거를 바탕으로 외과 수술을 시행한 개혁적인 선구자**였다. 존 헌터가 확립한 많은 외과학 원리를 여기서 말할 필요는 없지만, 오늘날의 논문에도 많이 인용되고 있다(Kobler, 1960; Buckman, 1987; Perry, 1993; Allen et al., 1993; Persaud, 1996).

즉 혈액순환circulation of blood과 출혈hemorrhage, 심장소생술의 전기충격electric stimulation of the heart in resuscitation, 염증inflammation과 상처의 고름suppuration of wound, 장기이식organ transplantation과 암의 본질nature of cancer에 관한 존 헌터의 과학적 개념들이 오늘날 새롭게 재인식되고 있는 것은 매우 놀랄만한 일이다. 존 헌터는 오늘날로부터 200년 전에 이러한 몇 개의 질병들을 이미 알고 있었고, 외과적 수술도 시행했었다(Perry, 1993).

대부분 외과의사와 해부학자는 모음구멍adductor canal을 알고 있지만, 헌터가 오금동맥류popliteal aneurysm의 치료과정에서 모음구멍을 최초로 기술했다는 사실은 아마 잘 모를 것이다. 그는 사슴뿔의 성장과 뿔의 혈액순환을 관찰하여 혈액의 곁순환collateral circulation을 발견했고, 개의 목동맥carotid artery, 경동맥의 연구를 통해서 동맥류aneurysm가 단순히 동맥의 벽이 약해져 생기는 것이 아니라고 생각했다.

존 헌터는 1785년 12월에 45세 마부였던 오금동맥류 환자에게 혈관 확장과 파열을 방지하기 위해 병변부위의 위쪽 동맥을 묶는 시술을 시행했다. 그는 무릎관절 주위에 곁순환 혈관들이 많기 때문에 오금동맥류의 병변부위 보다 위쪽에 있는 동맥을 묶는 수술을 시행했다. 환자는 수술 후 열이 나고 사망했으나 부검을 통해 수술이 잘못되어 사망한 것이 아니라는 것을 밝혔고, 점차 수술법을 개선시켜 큰 성공을 거두었다. 그가 초기 동맥류 환자에서 동맥류가 더 이상 확대되기 이전에 실시했던 수술법은 오늘날에도 여전히 유용하게 사용되고 있다.

존 헌터는 친구의 집에서 저녁식사 도중에 우연히 목격한 광경 때문에 뼈성장bone growth에 관한 탁월한 연구가 가능했다. 그는 꼭두서니madder 추출물에 흠뻑 젖은 비둘기의 뼈가 빨갛게 변한 것을 발견하고, 비둘기와 닭의 뼈를 꼭두서니 추출물[23]로 염색하는 방법을 사용하여 뼈의 성장에 관한 연구를 진행했다. 오래된 내부의 뼈는 흡수되고 새로운 뼈가 바깥 면에 축적되는 뼈의 리모델링을 통해 뼈의 형태는 변하지 않으면서 뼈의 성장이 가능하다는 것을 알았다. 그는 비둘기의 정강뼈tibia, 경골에 일정한 간격을 두고 2곳에 납 총알을 삽입한 다음 관찰한 실험을 통해서, 긴뼈의 뼈끝판epiphyseal end에서 뼈의 성장이 일어나는 것을 알았다(Hunter, 1835). 이러한 존 헌터의 연구는 오늘날에도 뼈와 관련된 질병 치료에 이용되고 있다.

결혼 성취

존 헌터는 유명한 외과의사 에버라드 홈Everard Home의 자매인 앤 홈Ann Home과 1771년 7월 22일에 결혼했다. 형 윌리엄이 존의 결혼을 인정했는지 잘 모르지만, 윌리엄은 그의 결혼식에 참석하지 않았다. 존의 부인은 사교적이고 아름다우며 재치와 매력이 넘치는 여자였고, 존은 결혼한 다음 마음의 평정과 열정을 되찾았다. 아래 내용은 존이 결혼한 후 4년이 지난 다음, 매형인 제임스 베일리James Baillie에게 보낸 편지의 일부 내용이다. "나에게 말하는 것처럼, 나의 가족에게도 말할 수 있다. 나는 아내와 함께 행복하게 잘 지내지만, 나의 아이들은 사리를 분별하기에 너무 어려서....... 아이들이 공부를 잘 하는 것은 아니지만, 나는 별로 걱정하지 않는다. 나의 아이들이 동서고금의 많은 책들을 읽는 것보다 덕을 많이 쌓는 사람이 되길 원한다. 매형도 내가 학자가 아님을 알고 있다. ..... 나는 세상에서 가장 행복한 남자로 계속 살아가길 희망한다. ...."(Paget, 1897).

과학적 연구와 출판

에버라드 홈Everard Home의 말을 통해서 존 헌터를 이해할 수 있다.

존 헌터는 연구하고 관찰한 결과를 바로 발표하지 않고 지연시켰다. 그것은 연구에 대한 그의 마음

---

23 빨간 인조물감, 식물 꼭두서니(Rubia tinctorum)에서 얻은 염료

자세 때문이었다. 그는 항상 연구의 범위를 폭넓게 설정했고, 성취한 연구결과 보다 더 많은 것을 원했으며, 끝나지 않았다고 생각한 것은 출판하지 않았다"(Hunter, 1794).

존 헌터는 왕립협회에 관찰한 많은 업적들을 편지로 보냈고, 후에 『철학적 회보Philosophical Transactions』로 출판되었으나, 아직도 출판되지 않은 원고들과 자료들도 많이 남아 있다.

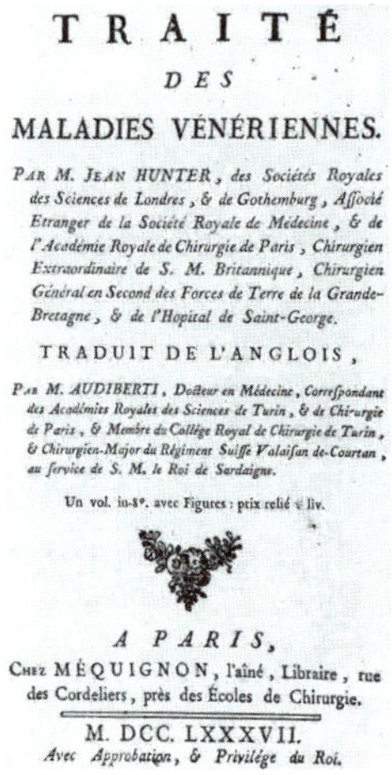
TRAITÉ DES MALADIES VÉNÉRIENNES.

PAR M. JEAN HUNTER, des Sociétés Royales des Sciences de Londres, & de Gothemburg, Associé Etranger de la Société Royale de Médecine, & de l'Académie Royale de Chirurgie de Paris, Chirurgien Extraordinaire de S. M. Britannique, Chirurgien Général en Second des Forces de Terre de la Grande-Bretagne, & de l'Hopital de Saint-George.

TRADUIT DE L'ANGLOIS,

PAR M. AUDIBERTI, Docteur en Médecine, Correspondant des Académies Royales des Sciences de Turin, & de Chirurgie de Paris, & Membre du Collége Royal de Chirurgie de Turin, & Chirurgien-Major du Régiment Suisse Valaisan de-Courtan, au service de S. M. le Roi de Sardaigne.

Un vol. in-4°. avec Figures : prix relié ✠ liv.

A PARIS,
CHEZ MÉQUIGNON, l'aîné, Libraire, rue des Cordeliers, près des Écoles de Chirurgie.
M. DCC. LXXXVII.
Avec Approbation, & Privilége du Roi.

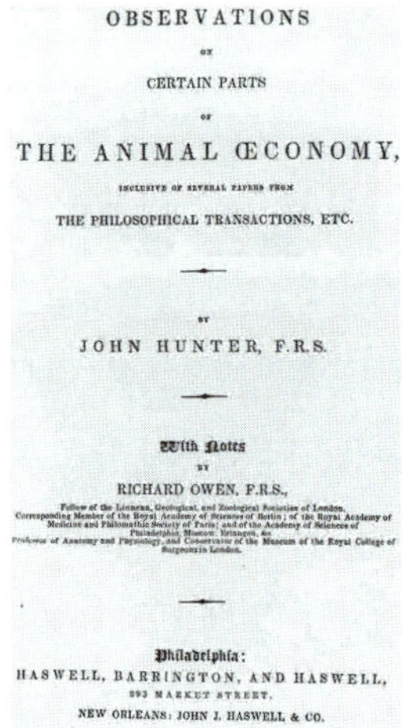
OBSERVATIONS ON CERTAIN PARTS OF THE ANIMAL ŒCONOMY, INCLUSIVE OF SEVERAL PAPERS FROM THE PHILOSOPHICAL TRANSACTIONS, ETC.

BY JOHN HUNTER, F.R.S.

With Notes BY RICHARD OWEN, F.R.S.,

Philadelphia:
HASWELL, BARRINGTON, AND HASWELL,
293 MARKET STREET.
NEW ORLEANS: JOHN J. HASWELL, & CO.

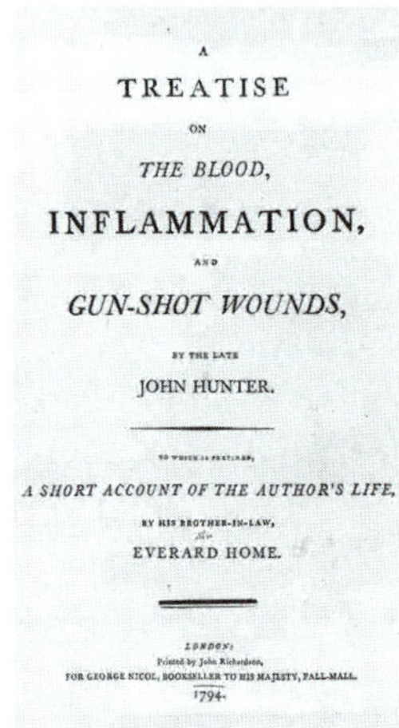
A TREATISE ON THE BLOOD, INFLAMMATION, AND GUN-SHOT WOUNDS,

BY THE LATE JOHN HUNTER.

A SHORT ACCOUNT OF THE AUTHOR'S LIFE,

BY HIS BROTHER-IN-LAW, EVERARD HOME.

LONDON:
FOR GEORGE NICOL, BOOKSELLER TO HIS MAJESTY, PALL-MALL.
1794.

(좌측부터)

그림 154. 존 헌터(John Hunter, 1728~1793년)의 **성병에 관한 책 표지.** (출처: 프랑스어 번역판, 파리, 1787년, 제공: Neil John Maclean Health Sciences Library, University of Manitoba.)

그림 155. 존 헌터(John Hunter, 1728~1793년)의 **『일부 동물계보에 관한 관찰**(Observations on Certain Parts of the Animal Oeconomy)**』의 표지.** (출처: American Edition: Haswell, Barrington, and Haswell, Philadelphia, 1840. 제공: Neil John Maclean Health Sciences Library, University of Manitoba.)

그림 156. 존 헌터(John Hunter, 1728~1793년)의 **『총상과 염증, 혈액에 관한 논고**(A Treatise on the Blood, Inflammation, and Gun-Shot Wounds)**』의 표지.** (출처: George Nicol, London, 1794. 제공: Neil John Maclean Health Sciences Library, University of Manitoba.)

존 헌터는 생전에 3권의 책 『사람 치아의 자연적인 성장The Natural History of Human Teeth』(1권, 1771년; 2권, 1778년)와 『성병에 관한 논고A Treatise on the Venereal Diseases』(1786년), 『일부 동물계보에 관한 관찰Observations on Certain Parts of the Animal Oeconomy』(1786년)을 출판했다. 그가 생전에 저술했던 3권의 책 『총상과 염증, 혈액에 관한 논고A Treatise on the Blood, Inflammation and Gun-Shot Wounds』(1794년)와 『지질학에 관한 사상과 고찰Observations and Reflections on Geology』(1859년), 『식물에 관한 비망록Memoranda on Vegetation』(1860년)은 그가 죽은 후에 출판되었다(Le Fanu, 1946). 후에 처제 에버라드 홈Everard Home이 출판되지 않은 원고

들 중 일부를 도용했으나, 나중에 모두 소각했다(Oppenheimer, 1946; Dobson, 1954). 존 헌터가 죽은 후에 다시 출판되거나 개정된 책에서 오류와 부적절한 인용, 잘못된 표현, 심지어 새로운 내용도 발견되었다(Qvist, 1981). 제임스 팔머James Palmer는 존 헌터가 죽은 후 1835년에 그의 3권의 문헌을 모아 제 4권으로 개정하여『존 헌터의 업적The Works of John Hunter』을 출판했다(Hunter, 1835). 또한 위대한 해부학자이며 동물학자 리차드 오웬Richard Owen, 1804~1892년이 존 헌터의 출판되지 않은 원고들을 수집하여 교정하고 재배열한 다음『박물학, 해부학, 생리학, 심리학, 지질학에 관한 평론과 관찰Essays and Observations on Natural History, Anatomy, Physiology, Psychology and Geology』(그림 154~156)을 출판했다(Hunter, 1861; Smith, 1992).

존과 윌리엄: 화합과 불화

존과 형 윌리엄은 1774년에 윌리엄의 위대한 책『사람 임신자궁의 해부학The Anatomy of the Human Gravid Uterus』이 출판되기 전까지 사이가 매우 좋았다. 윌리엄은 책 머리말에 존의 도움에 대해 다음과 같은 글을 남겼다. "나는 이 업적에 누累가 되지 않도록 정확하게 해부를 해준 그에게 감사의 마음을 표시한다."(Hunter, 1774). 그렇지만 존은 직접 해부했을 뿐 아니라 태반의 구조와 자궁과의 관계, 혈관 분포들을 자신이 발견했다고 주장했다. 형제들은 각각 상대방을 공격하는 내용의 편지를 왕립협회로 보냈다. 그러나 당시에 왕립협회의 담당자가 그 편지들을 받았지만 아무런 자료도 남기지 않았기 때문에 나중에 협회는 곤경에 빠졌고, 결국 이 논쟁을 조정하지 못했다(Oppenheimer, 1946; Kobler, 1960; Brock, 1994).

전문적 인정과 명예

존 헌터는 생전에 많은 전문적 인정과 존경을 받았으며, 1767년에 〈런던 왕립협회〉의 회원으로 선출되었고, 1년 후에 〈런던 외과의사협회〉의 회원이 되었다. 그는 1765년 12월 9일에 런던의 성조지병원St. George's Hospital에서 외과의사로 임용되어, 25년 동안 재직했다. 존은 1776년에 왕의 특별 외과의사로 선임되었으며, 1781년에 〈구텐베르크 왕립협회Royal Society of Gothenberg>와 1783년에 <파리 왕립의학회Royal Society of Medicine>와 <왕립 외과학술원Royal Academy of Surgery>, 1787년에 <아메리카 철학자협회American Philosophical Society>의 왕립 학술원Royal Academy의 회원이 되었다. 존은 1790년에 병원의 조사관과 군대의 외과 군의관으로 선임되었으며, 1774년에 설립된 <왕립 사람 외과학회Royal Human Surgery>의 초대 회장으로 선출되었고, 1781년에 설립을 도왔던 왕립 수의과대학Royal Veterinary College의 초대 부학장으로 임명되었다.

죽음과 유산

존 헌터가 성조지병원의 외과의사에 대한 보수와 외과수련의 발전방향에 대한 제안서를 제출하자 많은 동료 의사들이 격렬하게 반대했다. 존은 1793년 10월 16일(수요일) 병원에서 회의 도중에 사망했다.

> 한 의사가 헌터의 발언 내용을 단호하게 반대했고, 모임이 끝날 무렵에 그는 협심증angina으로 심한 가슴통증을 느꼈다. 그는 통증을 참으며 옆방으로 가기위해 자리에서 일어났고, 매튜 베일리Matthew Baillie가 그를 뒤따랐으며, 그는 몇 걸음을 걷다가 신음소리를 내며 로버트슨Robertson 박사의 품에서 죽었다(Paget, 1897).

존 헌터의 유해는 런던의 트라팔가 광장Trafalgar Square 근처에 있는 성마틴교회St. Martin-in-the-Field's Church의 지하실에 안장되었다가, 1859년 3월 28일에 웨스트민스터 성당[24]으로 이전 되었다. 묘지는 북 네이브(성당 중앙의 회중석 부분)에 위치하고 비문에 다음과 같은 글이 새겨져 있다.

> 신의 힘과 지혜의 해설자로서 생물 원리의 업적에 대한 그의 천재성을 찬양하고, 과학적인 외과학의 개척자로서 인류에 기여한 공적을 숭배하기 위해 잉글랜드 왕립 외과대학이 기념비를 건립함.

존 헌터의 명성과 업적은 200년이 지난 오늘날에도 헌터 협회Hunterian Society와 헌터 박물관Hunterian Museum, 헌터 웅변대회Hunterian Orations로 여전히 남아 있다(Dobson, 1954). 위대한 스승의

24 영국 런던에 있으며, 왕의 대관식이 거행되며 왕을 비롯한 유명한 인물들이 묻혀 있다.

업적이 제자들에게 용기를 주는 것처럼, 존 헌터도 훌륭한 제자들을 많이 배출했다. 존 헌터의 많은 제자들은 스스로의 업적으로도 유명했지만, 그에게 이어받은 업적과 전통을 후대에게 유산으로 물려주었다. 헌터의 위대한 제자들은 에드워드 제너Edward Jenner와 매튜 베일리Matthew Baillie, 윌리엄 블리자드Sir William Blizzard, 앤터니 칼라일Sir Anthony Carlisle, 찰스 화이트Charles White, 에슐리 쿠퍼Sir Astley Cooper, 헨리 클리네Herny Cline, 윌리엄 휴슨William Hewson, 필립 포스트Philip Wright Post, 존 모건John Morgan, 윌리엄 시펜William Shippen Jr., 필립 피지크Philip Syng Physick 등이다(Perry, 1993). 마지막 3명의 학자들은 미국에서 과학적인 의학의 개척자들이었다(Persaud, 1997).

존 모건John Morgan, 1735~1789년과 윌리엄 시펜William Shippen Jr., 1736~1808년은 필라델피아 의과대학, 현재 펜실베이니아 대학교University of Pennsylvania의 페렐만 의과대학Perelman School of Medicine의 설립자였다. 시펜은 해부학 및 외과학 교수로 임명되었다. **'미국 외과학의 아버지'**인 필립 피지크Philip Syng Physick, 1768~1837년는 영국과 스코틀랜드에서 진행했던 의학연구를 계속해서 필라델피아에서도 진행했다. 필립 피지크는 존 헌터의 지도를 받으며 연구했고, 성조지병원St. George's Hospital의 외과 전공의였다. 그는 영국의 왕립 외과대학과 에든버러 대학에서 의학 학위를 받았다. 필립 피지크는 숙련된 외과 의사였으며 뛰어난 스승이었고, 펜실베이니아 대학의 외과 교수로 재직했다.

존 헌터가 왕립협회의 회원이 된 후 20년이 지나고 사망하기 6년 전, 그는 왕립협회에서 가장 탁월한 학자에게 수여하는 **코플리 메달**Copley Medal을 받았다. 그 때에 협회의 회장이었던 요셉 뱅크스Sir Joseph Banks는 다음과 같이 말했다.

> 왕립협회를 대표하여 존경하는 헌터 박사님께 말씀드립니다. 본인은 박사님의 견해를 지지한 다른 학자들 보다 박사님이 더 위대하다고 생각합니다..... 그리고 존경하는 박사님, 이 협회는 박사님의 끊임없는 과학적 노력과 타고난 재능으로 인류에게 베푼 혜택에 대해 감사하다고 항상 말할 것을 맹세합니다(Dobson, 1969).

제18장

전문의사와 인증

잉글랜드는 16세기 말까지 유럽의 많은 국가들처럼 의사수련과 환자진료에 대한 체계는 매우 초보적인 단계였다. 의료수준은 경험에 의한 약물요법이나 식이요법, 안정을 취하는 등 매우 간단한 시술을 사용하는 정도였고, 일부에서 골절이나 탈구된 뼈를 치료하고 상처를 치료하는 비교적 전문적인 진료가 시행되었다(Majno, 1975; Haeger, 1989; Sournia, 1992; Rutkow, 1993). 환자를 치료하는 사람들(그림 157~159)은 주로 빈곤한 환자들을 치료한 수도원의 수도사와 고을의 **"산파"**, 떠돌이 돌팔이 의사뿐 아니라, 내과의사, 외과의사, 이발사-외과의사barber-surgeons, 약종상들로 매우 다양했다(Riesman, 1935; Keevil, 1957; Lyons & Petrucelli, 1978; Dobson & Walker, 1980; Sournia, 1992).

그렇지만 내과의사는 아리스토텔레스와 갈레노스의 의학적 업적 같은 고대의 의학지식과 함께 라틴어와 그리스어를 배웠기 때문에 다른 의료인들 보다 많은 지식을 갖고 있었다. 이들은 대부분 옥스퍼드와 케임브리지 대학에서 예술학부의 학사학위를 취득한 다음 의학을 공부했으며, 모든 과정을 마치는 데 14년이 소요되었다. 그래서 내과의사는 협회나 협회 소속으로 경험 있는 선생 밑에서 견습생 신분으로 의료기술을 배웠던 외과 의사나 이발사-외과의사들을 경시輕視했다. 내과의사는 어떤 수술도 하지 않았으며, 치료약을 제조하지도 않았고, 외과의사에게 지시만 하고 심지어 외과의사가 시행하는 **"외과 시술"**을 감독했다. 다양한 종류의 물건을 판매하는 약종상들이 내과의사가 처방한 약물을 제조했다.

영국의 내과의사는 옥스퍼드와 케임브리지 대학에서 의사면허를 받았지만, 당시에 유럽 각국의 유명한 대학들이 의사수련과정을 마친 사람들에게 의사면허를 발부했다. 그래서 많은 의사들은 외 국 대학에서 쉽게 의사면허를 취득할 수 있었다. 예를 들면, 라임Rheims [25] 대학에서는 그곳에 거주하지도 않고, 오직 졸업논문과 별로 많지 않은 비용만 지불하면 누구나 의사면허를 취득할 수 있었다. 또한 런던의 주교인 성베드로교회의 주임신부가 교회의 권한으로 환자진료를 위한 의사면허를 부여했다.

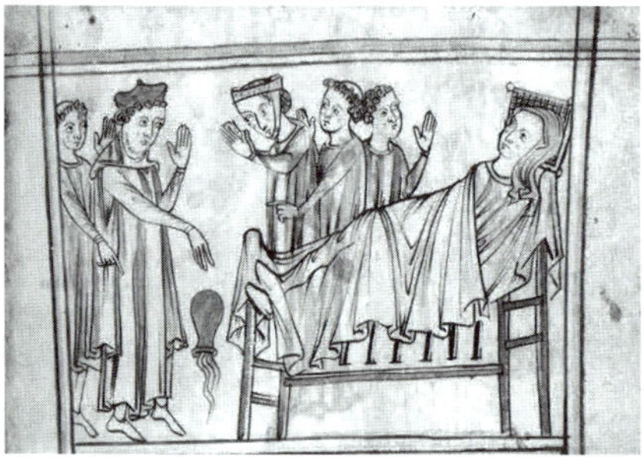

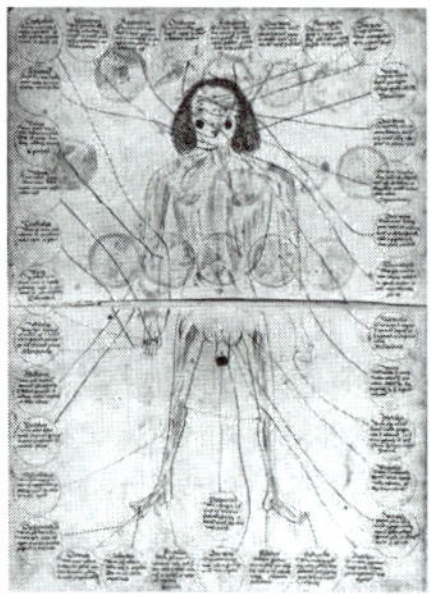

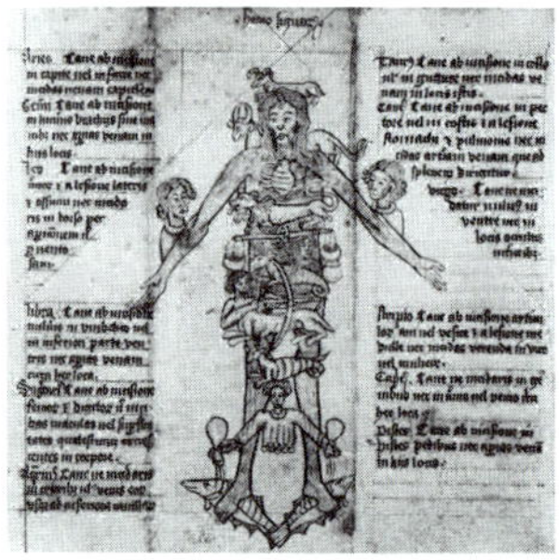

(좌측부터)

그림 157. 13세기 후기의 진료 모습. (출처: MS. Ashm. 399. fol. 34r. top half; 제공: Bodleian Library, Oxford). 여자환자가 누워 있는 침대 뒤쪽에 의사가 서서 다른 사람들과 함께 작은 항아리에 들어 있는 것(소변)이 쏟아지는 것을 보고 있다. 중세 시대에 의사들이 환자의 소변을 관찰하는 것은 일반 진찰 방법이었다.

그림 158. 사혈부위가 표시된 15세기의 그림. 사람의 근육과 바깥생식기, 일부 부위는 진하게 표시되어 있다. (출처: Vatican, Ms. Palat. Lat. 1709, fol. 44v–45r; Foto Biblioteca Apostolica Vaticana.). 사혈은 고대 그리스와 로마 시대의 치료 방법으로 "체액을 감소시키거나 교정"하기 위하여 실시했다. 병을 치료하기 위해 몸의 각 부위에 대체요법인 뜸을 놓는 위치가 표시되어 있다. (MacKinney, 1965)

그림 159. 점성술의 사람. (출처: Wellcome Ms. 40. Calendarium 1463. Wellcome Institute Library, London.) 중세와 르네상스 시대에 유럽의 대학들에서 점성술을 가르쳤고, 의사들은 점성술사였다. 행성이 사람 몸의 각 부분을 지배한다고 믿었다. 예를 들면, 목성은 허파와 간, 발을, 화성은 왼쪽 귀와 생식기를, 태양은 오른쪽 심장을, 금성은 목과 배를, 수성은 팔과 손, 어깨, 볼기를, 달은 몸의 왼쪽부분과 위를 각각 지배한다.

16세기 초기에 영국의회의 칙령으로 헨리 8세 왕이 1518년에 설립된 의과대학에 의사면허를 발부하는 권한을 주었다(Thomas, 1971). 이것은 토마스 리나크레Thomas Linacre, 1460~1524년의 노력으로 이루어졌고, 리나크레는 잉글랜드에서 유명한 내과의사이며, 왕의 주치의로, 이 대학의 초대 학장을 역임했다(Moore, 1918). 이 의사면허는 잉글랜드 내과의사에게 법적 지위를 부여했고, 이것이 전문의사 인증professional recognition제도의 시작이었으며, 4년 후 대학의 전문 의사면허 제도가 법으로 제정되었다. 외과의사도 1540년에 유사한 전문 의사면허를 받았으며, 이때 영국의회의 칙령(그림 160)에 의해서 영국 런던의 〈이발사협회〉와 〈외과의사협회〉가 통

25 프랑스의 북동부에 위치한 도시

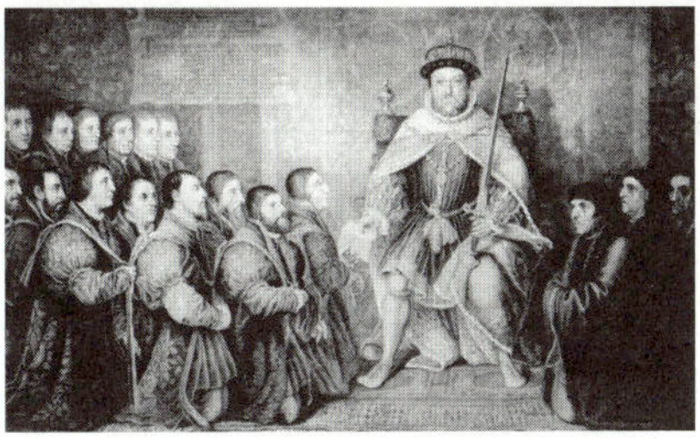

그림 160. 헨리 8세 국왕이 1540년 런던의 이발사협회와 외과의사협회가 통합된 이발사-외과의사협회의 비카리(Thomas Vicary)에게 통합칙령을 내리는 모습. 사람해부와 해부시연을 위한 규정이 있었다. 이 유화 그림은 궁정화가 홀바인(Hans Holbein, the Younger)이 1541년 제작하고, 영국의 왕립 외과대학에 소장되어 있다. (제공: Bethesda, MD: U.S. National Library of Medicine, National Institutes of Health, Health & Human Services.)

합되어 〈이발사-외과의사협회〉가 결성되었다(Dobson & Walker, 1980).

〈이발사협회〉와 〈외과의사협회〉는 서로 다른 권한을 갖고 있었고, 외과의사는 외과환자만을 치료하는 독점권을 갖고 있었지만, 엄격하게 지켜지지 않았고, 2개의 협회에 소속된 의사들은 서로 권한을 침해했다. 또한 당시에 많은 수의 "치료자"(의사)와 함께 무면허 개업 의사들도 많았다.

토마스 비카리Thomas Vicary, 1490~1561년는 1548년에 『사람 몸 해부학의 유용한 논고A Profitable Treatise of the Anatomie of Mans Body』를 출판했는데, 현재는 복사본도 남아있지 않지만, 동료들이 이 책을 1577년에 다시 출판했다. 비록 **"해부학이 오래된 학문으로 베살리우스의 업적이 완전히 경시"**(Russell, 1987; Moore, 1918)될 지라도, 특별히 해부학과 관련된 **"외과의사의 자질"**에 관한 비카리의 주장은 매우 타당했다.

> 고대 외과의사에 관한 4개의 특성들에 대해 말한다. 첫째, 그들은 외과시술을 배웠고, 둘째, 전문가였으며, 셋째, 타고난 재능이 있었고, 넷째, 예의바른 태도를 갖고 있었다. 고대 외과의사는 외과시술뿐 아니라 내과 진료법도 배웠으며, 외과시술을 더 믿었을 것이다.... 또한 고대 외과의사는 외과적 질병과 관련된 사람 해부학을 배웠고, 앞을 못 보는 사람이 포도나무를 베는 것 같은 해부학 지식이 아니고, 그들이 시행했던 외과시술보다 수준이 높거나 조금 낮은 해부학을 공부했다. 또한 갈레노스는 눈이 먼 사람도 형태를 다루고 완벽하게 형태를 만든 것처럼, 해부학 지식이 없는 외과의사도 사람을 시술할 수 있다고 말했다. 그러나 고대 외과의사는 전문가라고 나는 생각한다. 고대 외과의사는 다른 선배들로부터 외과시술을 배우고, 실습했다고.... 알라지Rasus도 주장했다.

제임스 1세James I 왕은 1617년에 **약종상**apothecaries에게 내과의사가 처방한 약물을 제조하고 저장, 판매하는 독점권을 부여하는 특별한 면허제도를 공인했으며, 약종상에게 식료잡화를 매매하는 권한도 부여했다. 약종상들이 견습생으로 습득한 지식과 경험을 바탕으로 약물과 복용약을 처방하는 것을 금지하기 위해, 1632년에 의과대학에서 법령을 제정했다(Keevil, 1957).

<잉글랜드 수도원협회>에 소속된 약 800명의 수도사들은 옛날부터 전래된 의학서적과 진료경험을 바탕으로 습득한 의학지식을 활용하여 빈곤한 환자들을 돌보고 치료했다(Flemming, 1957). 헨리 8세Henry VIII 왕은 이 <수도원협회>를 1536년과 1539년에 해체시켰고, 오직 내과의사와 외과의사만 환자를 진료하도록 명령했다. 진료경험이 있고 수련을 받은 많은 수도사들은 생계를 위해 약물을 제조하거나 약종상이 되었다. 또한 당시에 돌아다니며 환자를 진료하는 무면허 돌팔이 의사들도 많았다(Riesman, 1935; Lyons & Petrucelli, 1978; Sournia, 1992).

그들은 약종상이 되기 위해서 7년 이상의 견습생(도제제도) 수련과정과 라틴어를 배워야 했고, 내과의사의 감독 하에 실시된 시험을 통과해야만 했다. 영국의 상원의회는 1704년에 약종상들에게 약물을 제조하고 판매하는 권한과 함께 환자를 치료하는 권한도 부여했다. 약종상들에게 환자진료를 허용했으나, 그들이 환자에게 사용한 약물 값을 받는 것이지 환자에게 진료비를 청구하는 것은 아니었다. 그럼에도 불구하고 <약종상협회>는 시간이 경과하면서 점차 세력이 강해졌고, 이와 관련된 의회의 다양한 법령이 19세기까지 의학교육에 큰 영향을 미쳤다.

18세기 초기까지 의사를 양성하는 의학교육은 과학적 및 의학적으로 놀랄만한 성과를 거두었으나, 의과대학과 외과대학에서 시행한 일부 해부학 강의와 해부시연을 제외하고 해부학교육은 정규 의학교육에 반영되지 않았다. 16세기부터 의과대학에 강의실이 생겼고, 해부학 강의는 1565년부터 시작되었으며, 해부학의 **럼리 강의제도**Lumleian Lectureship는 1581년에 신설되었다. 17세기에 하비가 강의를 실시했던 곳에 **해부극장**Anatomy theatre이 있었고, 후에 하비가 돈을 들여 박물관과 도서관을 추가로 건립했다. 그 시대에 학식 있는 사람들은 과학적 발전을 받아들였고 심지어 해부강습회에도 참석했다. 예를 들어 대학의 발전에 감탄했던 찰스 2세Charles II 왕은 조지 엔티스Sir George Entis가 실시했던 해부학 강의와 해부시연에 참석했다.

당시에 사설 의학교들이 개설되기 시작했고, 의학교의 수도 점차 증가했으며, 대중화되었다(Power, 1857; Desmond, 1989). 나중에 사설 의학교의 졸업생들이 대서양 주변 국가들의 의학교육 발전에 크게 기여했다. 사설 의학교들 중에서 위대한 외과의사이며 해부학자 윌리엄 헌터William Hunter가 1746년에 창설한 의학교가 가장 유명했다(Cope, 1966). **그레이트 윈드밀 스트리트 학교**Great Windmill Street School는 70년 이상 지속되었으며, 수 천 명의 졸업생들을 배출했다. 윌리엄과 동생 존이 해부학 강사로 가장 유명했으며, 그들의 명성 때문에 아메리카뿐 아니라 유럽의 각국에서 많은 학생들이 이 학교로 유학을 왔다.

앞에서 기술했듯이, 외과의사와 이발사-외과의사barber-surgeons, 약종상들과 다르게 내과의사는 더 나은 의학교육을 원했기에 헨리 8세 왕이 런던에 의과대학을 설립했고, 졸업생들에게 의사면허를 수여했다(Clark, 1964; Clark, 1964~1972). <이발사협회>는 1540년에 의회의 칙령에 의해 <외과의사협회>와 통합하여 <이발사-외과의사협회Company of Barber-Surgeons>를 결성했다(Cope, 1959). 당시에 의학교에서 드물게 사람해부가 시행되었을 지라도, 런던에 의학교가 없었기 때문에 의사들이 사람의 몸 구조를 잘 알았는지 의심스럽다. 그러나 몇 년이 지난 1543년에 베살리우스의 『사람 몸 구조에 관하여De Humani Corporis Fabrica』가 출판되었고, 이것이 사람 해부학의 역사에서 가장 위대하고 혁명적인 업적이며, 근대 의학이 시작되는 전환점이 되었다.

이발사-외과의사는 직업적 기술을 연마하기 위해 필요한 해부학의 중요성을 잘 알고 있었다(Lett, 1943). 예를 들면 1656년에 이발사-외과의사들은 레이덴 대학Leiden University을 졸업한 의과대학의 강사 크리스토퍼 테른Christopher Terne 을 초빙하여 해부학 강사로 임명했다. 무어(Moore, 1918)에 의하면, 3개의 교육과정으로 편성된 해부학 강의를 실시한 테른은 **이발사 홀**Barber's Hall에서 해부한 시신을 이용하여 4개의 해부학 강좌를 진행했다.

> 해부학 교육과정은 이발사 홀에서 해부한 시신을 이용하여 4개의 강좌로 이루어졌다. 첫째 강좌는 피부skin와 배근육abdominal muscles, 복막peritoneum, 배꼽혈관umbilical vessels에 관한 것이고, 둘째 강좌는 창자그물막omentum과 위stomach와 창자intestines, 이들의 기능, 창자간막mesentery, 이자pancreas, 췌장, 유미lacteals, 지라spleen, 비장, 간liver, 림프관lymphatic vessels에 관한 것이며, 셋째 강좌는 쓸개관bile ducts과 부신suprarenal bodies, 콩팥kidneys, 비뇨생식기관urinary and genital tract에 관한 설명이고, 넷째 강좌는 가슴thorax과 가슴막pleurae, 늑막, 허파lungs, 기관trachea의 구조와 더불어 허파와 심장heart, 심장막pericardium, 혈액blood의 기능에 관한 강의였다.

이 해부학 강좌는 100년 이상 지속되었고 전통으로 이어졌다. 잉글랜드의 위대한 내과의사 존 카이우스John Caius, 1510~1573년는 이발사-외과의사를 위해서 해부학 강의와 해부시연을 20년 동안(1544~1564년) 진행했다. 카이우스는 파도바 대학에서 베살리우스Vesalius에게 해부학을 가르쳤고, 의과대학의 학장도 역임했으며, 에드워드 6세Edward VI와 메리 1세Mary I, 엘리자베스 여왕Queen Elizabeth의 주치의였다.

이탈리아와 프랑스, 독일 같은 유럽의 많은 대학들에서 의학교육과 수련과정이 오래전부터 체계화되었다. 의사 지망생들은 대학에서 몇 년에 걸쳐 필수과목의 강의와 임상실습에 참여하고 공식적인 시험에 통과해야만 했다. 사람 해부학의 교육은 갈레노스의 가르침에 따른 교육이었지만 해부실습(그림 161)뿐 아니라 통합교육이었다(Persaud, 1984). 잉글랜드와 스코틀랜드뿐 아니라 유럽의 각국에서 유학을 온 학생들은 이들 대학의 수준 높은 교육에 충격을 받을 정도로 매료되었다. 네덜란드의 의학교육은 1575년에 레이덴 대학이 개설된 16세기 말부터 시작되었다(O'Malley, 1970).

런던에서 사설 의학교는 18세기 후반에 처음 세워졌고, 1828년부터 런던 대학[University of London]에 칼리지[College] 제도가 도입되었지만 아직 의학교육을 담당하는 칼리지는 없었다. 런던과 영국의 각 지역에 의학교가 개설된 것은 〈약종상협회〉의 노력에 의한 결실이었다(Holloway, 1964). 1834년에 제정된 약종상 수련을 위한 규정이 1858년에 의회법령으로 제정되었고, 후에 〈일반 의학협의회[General Medical Council]〉로 이어졌으며, 영국에서 환자진료에 필요한 자격과 규정이 제정되었다(Poynter, 1966). 이 시기에 해부학 교육은 경시되지 않고 오히려 점진적으로 활성화 되었으며(Rolleston, 1939), 특히 사설 의학교(그림 162)에서 사람 몸의 구조에 관한 새로운 발견이 많이 이루어졌다. 영국뿐 아니라 다른 국가들의 해부학 교육에 큰 영향을 미친 사건이 1832년에 제정된 **해부법령**[Anatomy Act]이었다. 아일랜드와 스코틀랜드가 이 법령을 제정하기 위한 실마리를 처음 제공했다.

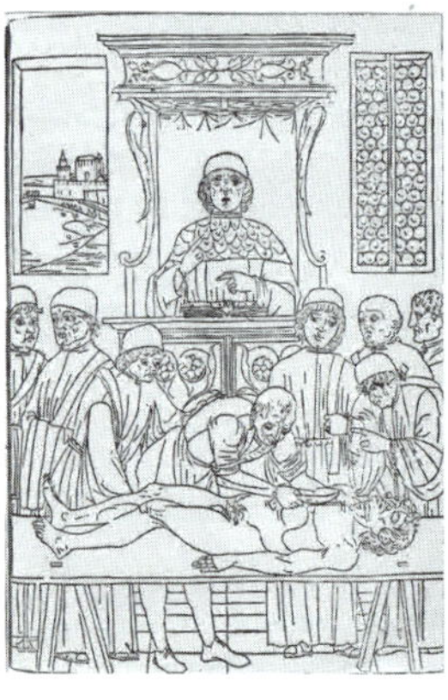

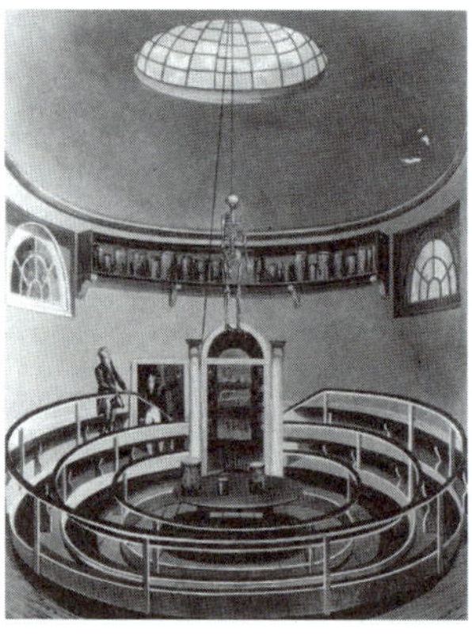

← 그림 161. 케담(Ketham)에 의해 개정된 몬디노의 『아나토미아(Anathomia)』(베니스, 1500년)의 해부장면. 몬디노는 교수 전용의자에 앉아서 책을 읽으며 해부를 지시하고, 조수가 시신을 해부하는 모습이다. (출처: Instituti Ortopedici Rizzoli, Bologna)

→ 그림 162. 19세기 초기에 잉글랜드에 건립된 해부극장의 내부모습. (제공: Bethesda, MD: U.S. National Library of Medicine, National Institutes of Health, Health & Human Services.) 해부극장은 관람자들을 위해 세 줄의 관람대가 원형으로 배치되어 있다. 해부용 테이블은 가운데 열린 공간에 위치하고 있다. 테이블 위에 해부표본들이 들어있는 세 개의 유리병들이 놓여 있고, 이 중 하나에는 샴쌍둥이 표본이 들어 있다. 뒤쪽 벽의 높은 선반 위에 해부표본들이 들어 있는 유리 용기들이 정렬되어 있다.

제19장

아일랜드의 해부학 역사

아일랜드의 해부학 역사는 플리트우드(Fleetwood, 1951)가 저술한 내용을 토대로, 카메론(Cameron, 1916)과 볼(Ball, 1928), 라세크(Lassek, 1958), 코클리(Coakley, 1988), 필리(Feely, 1992) 등의 문헌들을 참조하여 기술했다.

르네상스 시대 이전까지 아일랜드의 의술은 귀족들과 일부 주민들을 치료하는 세습 의사들의 영역으로, 의술은 집안 대대로 세습되었다. 소수의 의사들이 유럽의 선진 국가에서 의학수련을 받았지만, 르네상스의 물결은 아일랜드의 의술에 큰 영향을 미치지 못했다. 예를 들면, 도니골Donegal 출신 니알 오글라칸Nial O'Glacan은 이탈리아와 프랑스에서 유학한 집안세습 의사였다. 그는 프랑스 왕실의 주치의가 되었고, 『역병의 정관Tractatus de Peste』(1629년) 등의 몇 권의 책을 출판했으며, 1655년에 볼로냐 대학에서 생리학과 병리학을 연구했다(Fleetwood, 1951).

『영어 장미Rosa Anglica』는 15세기 후반에 아일랜드의 의술에 영향을 준 중세 의학 문헌으로, 이 책은 옥스퍼드에서 공부하고 의술을 시행했던 영국인 존 개드덴John of Gaddesden, 1280~1361년이 1314년에 집필한 것이었다. 이 책은 아일랜드어로 번역되었으며, 심계항진palpitations, 부종swellings, 무력감lethargy, 열상rupture, 마비paralysis, 천연두smallpox, 관절염arthritis, 치질hemorrhoids, 변비constipation 등에 대한 설명과 치료법에 관한 내용이었다. 당시에 의사들은 항상 이 책을 들고 다니며 읽었고, 이 책의 머리말에 위대한 갈레노스가 말한, 오늘날에도 참고가 될 만한 문구가 들어 있다. **"내가 실천했던 것처럼 너희가 책 속의 지식을 모두 이해하기 전에 법정과 진료에 나서지 마라."**

많은 문헌들을 종합해 보면, 개드덴의 책은 그가 경험으로 터득한 것과 갈레노스의 가르침을 함께 기술한 것이었다. 예를 들면, 치질hemorrhoids을 치료하기 위해 환부를 끓인 양파즙으로 습포한 다음 개방하라고 권고했다. 개드덴은 비록 천연두가 **"월경 혈액의 부패"**로 생긴다고 생각했지만, 이 질병의 감염 경로와 예후에 대해 비교적 정확하게 설명한 뛰어난 관찰주의자였다(Fleetwood, 1951). 그러나 그는 사람해부에 대한 지식이 의사에게 중요하다는 사실을 잘 인식하지 못했다.

해부학 강의와 해부시연은 사설 의학교에서 주로 시행되었고, 의사를 위한 교육과정으로써 특히 절개를 담당했던 이발사-외과의사에게 필요했다. 최초의 의학협회인 〈더블린 이발사협회〉는 〈런던 이발사-외과의사협회(1461년)〉보다 15년 빠른 1446년에 헨리 6세 왕으로부터 칙허장을 받았다. 후에 엘리자베스 1세 여왕이 1557년에 〈이발사-외과의사협회〉에도 면허를 부여했다.

이러한 법령과 면허제도가 환자들에게 많은 도움을 주었기 때문에 1657년에 제임스 2세 왕이 외과의사chirurgeons와 관련된 이발사와 약종상, 가발판매업자에게 그들의 의술과 비법을 증진시키기 위해 면허를 내주었다. 내과의사는 이발사-외과의사보다 수준 높은 의학교육을 받았기 때문에 스스로 우월감을 갖었고, 〈이발사-외과의사협회〉의 의사들 보다 의학적 수준이 높다고 생각했다. 1667년부터 **의과대학**College of Physicians에서 면허를 내주었는데, 이는 대학의 면허를 받지 않은 의사들이 더블린의 7마일 이내지역에서 진료를 못하도록 제한하기 위해서였다. 이러한 제도로 내과의사와 이발사-외과의사 사이의 관계는 더욱 불편해졌다.

아일랜드의 **왕립 외과대학**Royal College of Surgeons이 1784년에 건립되었고(O'Brien, 1983), 이발사와 외과의사의 공존관계가 막을 내렸다(Fleetwood, 1951). 조지 3세 왕George III, King이 수여한 칙허장에 다음과 같은 기록이 있었다.

> 외과의사는 국민의 건강증진을 위해서 필요하고 중요하다. 외과의사를 양성하는 교육의 부재로 아일랜드의 많은 국민들이 큰 어려움을 겪고 있다. 앞으로 더블린에서 외과의사들이 정규교육을 받을 수 있도록 교육기관을 개설하고, 전통을 계승한 미래 지향적 외과 의사를 배출하기 위해 의사면허를 소지한 외과의사를 양성한다.

새롭게 제정된 대학의 부칙에 다음과 같은 조항이 들어 있었다.

> 대학의 발전을 위해 교수의 임명이나 선출은 합법적으로 이루질 것이며, 해부학과 생리학, 외과적 시술과 수술, 산파술 등을 담당하는 교수들은 매년 정규 교육과정과 강좌를 개설한다. 모든 실습생과 제자들은 대학의 소속으로 등록하고 무료로 교육과정에 참여할 수 있다.

당시에 대학은 시신을 보관하거나 해부할 만한 시설을 갖추지 못했기 때문에, 1788년 10월까지 대학에 제공되었던 시신을 사용할 수 없었다.

의과대학College of Physicians은 1692년에 개설되었고, 대학의 졸업생들이 연구생으로 입학하도록 문호를 개방했지만, 놀랍게도 큰 뜻을 품은 학생들은 이 대학의 정규 의학 교육과정에 한 명도 입학하지 않았다. 당시에 아일랜드에 의학교가 하나도 없었다.

트리니티 칼리지Trinity College가 1711년에 의학교를 개설하여 그 지역에서 최초로 **해부극장**이 건립되었지만, 협소하고 **"오래된 빨간 벽돌 건물"**의 해부극장에 수도시설과 배수시설이 없었다(Lassek, 1958). 교수들과 강사들이 학생 교육을 위해 임명되었고, 대학에 입학하기를 원하는 모든 지원자는 의약학을 이수해야 했고, 동물학과 관련된 해부학과 다른 과목의 시험을 통과해야 했다.

패트릭 둔Sir Patrick Dun, 1646~1723년이 의과대학의 학장으로 선출되었고, 더블린에서 의학교를 세우기 위한 위원회의 대표를 맡았다. 그는 옥스퍼드에서 의사 면허를 취득하고, 아일랜드 총독의 주치의 신분으로 아일랜드로 옮겨왔다. 당시에 영향력 있고 재산가였던 패트릭 둔은 더블린의 의학교육 발전을 위해서 대부분의 재산을 기부했다. **"그는 약물학, 약제학, 의학, 외과학, 산파학에 대한 강의를 진행했고, 사람해부와 교육과정의 개발을 위한 발판을 마련했다. 패트릭 둔과 교수진은 왕실 소속으로 1700년대 중반 무렵에 기틀을 마련했고, 약 200년 동안 더블린의 의학교육에 크게 기여했다."**(Feely, 1992). 유감스럽게도 패트릭 둔의 재산에 대한 법적 문제로 왕이 교수들을 임명하기까지 수십 년의 세월이 필요했다.

조지 크레그혼George Cleghorn, 1716~1826년을 비롯하여 몇 명의 교수를 임용하는 과정에서 문제가 생겨 의과대학과 대학 집행부 사이에 불협화음이 있었다. 크레그혼은 당시에 아일랜드의 많은 의사들처럼 에든버러 대학을 졸업했고(Hamilton, 1981), 더블린에서 외과의사로 환자를 진료했으며, 그의 해부학 강의에 많은 학생들이 몰려올 정도로 뛰어난 선생이었다. 윌리엄 하리건William Hartigan, 1756~1812년은 1803년에 의과대학에서 크레그혼의 후임으로 해부학과 생리학, 외과학의 주임교수를 담당했으며, 1813년에 그가 사망하자, 제임스 매카트니James Macartney, 1770~1843년가 해부학을 담당했다.

매카트니는 더블린과 런던에서 의학을 공부했고, 더블린으로 돌아오기 전 13년 동안 성 바르톨로메오 병원St. Bartholomew's Hospital에서 동물 비교 해부학의 주임교수로 지냈다. 매카트니는 그의 강의에 수 백 명의 학생들이 몰려올 정도로 매우 훌륭한 선생이었으며(Macalister, 1900;

Coakley, 1992), 급증하는 학생들 때문에 해부학 강의실을 확충해야만 했다. 그는 마지막 해부학 시험을 라틴어 대신 영어로 치렀는데, 이러한 영어 시험을 원로 교수들은 강력하게 반대했다. 매카트니는 다른 교수들과 갈등이 심해지자 1837년에 이사회에 사직서를 제출했다. 그의 후임으로 로버트 해리슨Robert Harrison, 1796~1858년이 주임교수에 임명되었다. 해리슨은 당시에 의과대학의 해부학 교수였고, 더블린의 해부학자로 유명했으며, 인기 있는 『해부학 지침서Manual of Anatomy』를 저술했다. 이 책은 미국에서 몇 번의 개정판들이 출판되었다. 매카트니는 의학교육에 중요한 개혁의 바람을 일으킨 주역이었다. 후에 그의 제자들이 트리니트 대학에 해부박물관을 건립했다.

더블린의 외과대학College of Surgeon에서 해부학과 생리학, 외과학, 산과학 교수들이 1785년에 임명되었으나, 당시에 학생들을 위한 기숙사가 없었기 때문에 존 할라한John Halahan은 그의 집에서 해부학과 생리학, 붕대법에 관한 강의와 실습을 진행했다. 할라한은 1789년에 윌리엄 하리건William Hartigan을 선생으로 초대했고, 11년이 지난 후 해부학교실은 성 스티븐의 그린St. Stephen's Green에 위치한 새로운 건물로 이전했다. 몇 년 후 의학교에 아일랜드의 의학의 역사에서 훌륭한 업적을 남긴 2명의 유명한 임상의사 존 치니John Cheyne, 1777~1836년와 윌리엄 스토크스William Stokes, 1804~1878년가 초빙되었다.

아일랜드에 있던 다른 의학교들의 역사는 여기에서 별도로 언급하지 않는다. 이 해부학교실들은 늦게 신설되었지만, 아일랜드에서 오늘날의 의학교육이 정착되는데, 19세기 중반 무렵부터 이 의학교들이 크게 기여했다(Lassek, 1958; Fleetwood, 1951, 1988).

런던과 에든버러처럼 더블린에서도 몇 개의 작은 사설 의학교들이 있었다. 이곳에서 학생들은 왕립 외과대학에 입학하기 전에 의학 및 외과학과 관련된 내용을 주로 배웠다. 사설 의학교들은 해부학이 주요 과목이었고, 시신 도둑으로부터 시신을 공급받았을 뿐 아니라, 강의와 해부실습을 위한 시설만 갖추면 의학교의 설립이 가능했다(Coakley, 1992). 더블린을 중심으로 다른 지역에 위치한 의학교들은 학생들을 모집하기 위해 더블린 신문에 정기적으로 광고를 실었다. 예를 들면 1928년 10월 19일에 「더블린 주간지Dublin Weekly Journal」에 다음과 같은 내용이 실려 있었다.

> 브레난James Brenan 박사가 애런 키Arran Key에 위치한 그의 집에서 1928년 11월 18일 12시에 뼈대학Osteology, 근육학Myology, 혈관학Angiology, 신경학Neurology, 선학Adenology, 장관학Enterology과 관련된 해부

학 교육과정을 시작하여 전 교육과정이 끝날 때까지 매주 월요일과 수요일, 금요일에 실시하며, 외과의사 피터 브레난이 외과시술을 담당할 것이다. 참고로 이 과정의 수업료는 2피스톨(옛 금화, 3,000불)이고, 의약학과 외과학을 배우는 학생들이 해부학 강의와 해부실습을 원하면 동일한 장소에서 필요한 기간 동안 숙박하면서 교육을 받을 수 있다.

의학교에서 해부학은 가장 핵심 과목이었지만, 많은 학생들에게 실시된 해부학교육은 해부학을 담당한 강사들의 "**창의성 부족**"과 "**과다 경쟁**" 때문에 교육 수준이 형편없이 추락했다. 해부학 교육의 수준은 밑바닥으로 추락했고, 추가 경비를 지불하는 것이 관행처럼 유행했으며, 형식적이고 단조로운 교육이 비일비재했다(Macalister, 1884; Lassek, 1958). 당시에 해부실습과 외과시술의 실습(Doolin, 1951)은 다음 광고에서 알 수 있듯이 특별한 교육과정이었다.

1767년 7월 28일 「더블린 저널Dublin Journal」에서 발췌한 내용이다.

티론 병원Tyrone Hospital의 외과의사, 맥스웰Maxwell은 오마Omagh 시에 위치한 해부학교에서 학생들을 대상으로 12월 14일(월요일) 2시에 강좌를 개설할 예정이다. 이 강좌는 산과학과 관련된 해부학 및 외과학 실습교육이다. 교육내용과 참가경비는 다음과 같다. 해부학 강의 참가경비는 3기니(영국의 예전 금화), 주제별로 제공하는 해부 실습경비는 6기니, 병원실습과 일반강의에 참가하고 외과학 분야의 모든 개별 수술에 대한 수련경비는 학기별 12기니. 선발된 학생들이 학기별로 15기니를 지불하면 맥스웰의 집에서 숙식을 제공받는다.

아일랜드의 사설 의학교는 19세기까지 지속되었고, 영국의 다른 지역과 비슷하게 체계화되었다. 사설 의학교는 부족했던 의학교육 서비스를 제공했으나, 선생들에게 강사료를 지불하는 기업이 되었으며, 이것이 오늘날 의과대학의 전신이다.

사설 의학교에서 시행된 교육의 수준은 학교에 따라 천차만별이었고, 특히 시설과 강사들의 평판은 다양했다. 초창기 해부학 선생들은 리차드 호일Richard Hoyle과 브라이언 로빈슨Bryan Robinson, 로버트 로빈슨Robert Robinson, 제임스 크레그혼James Cleghorn, 조지 크레그혼George Cleghorn의 아들, 윌리엄 하리건William Hartigan, 제임스 매카트니James Macartney 등이다(Lassek, 1958; Doolin, 1951). 영국의 사설 의학교는 런던에 위치한 헌터의 **그레이트 윈드밀 스트리트 학교**Great Windmill Street School와 에든버러에 있던 **녹스의 의학교**가 가장 유명했고, 영국의 다른 지역뿐 아니라 해외에서도 많은 학생들이 이 의학교로 공부하러 유학을 왔다.

이 의학교에서 학생들의 해부실습에 필요한 시신들이 많이 필요했지만, 시신의 공급은 절대적으로 부족했고, 시신은 비밀리에 불법으로 매매되었다(Ball, 1928; Lassek, 1958; Richardson, 1987; Coakley, 1992). 초기에 시신의 거래는 의학교의 학생과 선생 사이에 이루어졌지만, 얼마 지나지 않아 돈을 받고 시신을 제공하는 전문 묘지 도굴꾼과 의학교 사이에 매매가 시작되었다. 라세크(Lassek, 1958)에 의하면, 묘지 도굴꾼들이 해마다 1500~2000구의 시신을 더블린의 오래된 **불리스 에이커**Bully's Acre의 공동묘지에서 몰래 훔쳐왔다. 시신은 여러 지역으로 보내졌고, 시신이 필요한 사람들이 고액을 지불함으로써 묘지 도굴꾼들은 전국적으로 시신을 매매하기 시작했다(Fleetwood, 1988). 묘지 도굴꾼이나 시신 도둑들은 **해부학의 교육**Anatomical teaching에 크게 기여했고 해부학 발전에 중요한 역할을 담당했다.

아브라함 콜레스

아일랜드의 외과의사 아브라함 콜레스Abraham Colles, 1773~1843년가 1811년에 『외과 해부학에 관한 논고Treatise on Surgical Anatomy』를 출판했다. 이 책은 영어로 제작된 최초의 문헌으로, "**국소 해부학의 중요성을 강조하기 위해서..., 파리의 해부학자들이 사용한 방법처럼 해부 실습실에서 시신을 피부부터 순서대로 한 층씩 해부하는 과정을 보여준 외과의사의 지침서였다.**"(Coakley, 1992). 콜레스는 어린 시절부터 평생 동안 해부학에 관심이 많았다. 그는 어느 날 의사가 살다가 버려진 집에서 삽화가 그려진 해부학 교과서를 발견했다. 그는 더블린의 트리니티 칼리지Trinity College에서 의학을 공부한 후, 1795년에 왕립 외과대학으로부터 의사 면허를 받았다. 그는 2년 후에 에든버러 대학에서 의학 박사학위를 받았다. 후에 콜레스는 런던으로 자리를 옮겨 에슐리 쿠퍼Sir Astley Cooper의 조수가 되었고, 고샅부위inguinal region의 구조에 관한 해부학적 업적을 남겼다.

콜레스는 1799년에 더블린으로 돌아와서 성 스티벤스 병원St. Steevens's Hospital에서 근무를 시작하여 42년 동안 재직했다. 그는 28세이던 1802년에 왕립 외과대학의 총장으로 선출되었다. 그는 2년 후 해부학과 생리학, 외과학을 담당하는 교수로 임명되었다. 노뼈radius, 요골의 골절인 '콜레스 골절Colle's fracture'과 '콜레스 근막Colle's fascia', '콜레스 인대Colle's ligament'와 같은 골절과 근막, 인대의 구조물에 그의 이름이 남아 있다. 콜레스는 빗장밑동맥subclavian artery, 쇄골하동맥을 최초로 결찰하여 성공한 뛰어난 외과 의사였고, 그가 1839년에 제안 받은 남작Baronetcy의 작위를 정중히 사양할 정도로 겸손한 사람이었다.

벤자민 알콕

아일랜드의 외과의사-해부학자들 중에서 가장 잘 알려진 인물이 벤자민 알콕Bejamin Alcock, 1801~?년이다. 그는 코르크 퀸스 칼리지Queen's College Cork, University College Cork의 초대 해부학 교수였으며, 궁둥곧창자오목ischiorectal fossa의 가쪽에 위치하며 속음부동맥internal pudendal artery과 속음부정맥internal pudendal vein, 음부신경pudendal nerve이 통과하는 근막관fascial canal을 발견했다. 이 근막관이 오늘날 '음부신경관pudendal canal'이며, '알콕관Alcock's canal'이라고 불린다(Coakley, 1992; Oelhafen et al., 2013).

알콕은 의사였던 아버지와 할아버지의 뒤를 이어 집안의 전통에 따라 더블린의 트리니티 칼리지에서 의학을 공부했다. 당시에 유명했던 외과의사-해부학자 제임스 매카트니James McCartney, 1762~1813년가 이 대학에서 해부학을 독특한 방식으로 가르쳤다. 그는 사람 몸의 구조들이 어떻게 상호 관련되어 있는지를 이해하는 것이 중요하다고 강조했다. 알콕은 1821년에 학사 학위를 받았고, 1825년에 왕립 외과대학으로부터 의사 면허를 받았다. 그는 2년 후에 더블린 대학에서 의학박사 학위를 받았다.

알콕은 유명한 외과의사 아브라함 콜레스Abraham Colles 밑에서 몇 년 동안 견습생으로 일했고, 그곳에서 숙련된 해부학자가 되었다. 그는 1825년에 파크 스트리트 학교Park Street School에서 해부 시연자로 임명되어 해부학을 가르쳤고, 1836년부터 피터 스트리트 학교Peter Street School에서 같은 일을 계속했다. 다음 해에 알콕은 더블린에 새로 개설된 **약종상학교의 홀**School of Apothecaries' Hall에서 해부학과 생리학, 병리학을 담당하는 교수로 임명되었다. 그는 1849년에 코르크Cork에 새로 설립된 퀸스 칼리지Queen's College에서 최초로 해부학과 생리학을 담당하는 교수가 되었다(Oelhafen et al., 2013).

해부법령이 1832년에 제정된 후에도 해부학을 가르치기 위해 필요한 시신공급은 개선되지 않았다. 묘지 도굴꾼들은 여전히 의학교에 시신을 공급했다. 알콕은 시 당국이 제안했던 빈곤한 사람의 시신을 해부실습용으로 사용하려는 불법적인 방안을 반대했다. 그는 1854년에 여러 차례의 논쟁과 대학과의 좋지 않은 관계로 교수의 자리에서 물러날 수밖에 없었다.

대학의 당국자들은 그가 대학에 남아 있는 것이 **"이롭지도 않고, 좋은 본보기도 되지 않다."**고 생각했다(O'Rahilly, 1947). 알콕은 대중과 언론에 불만을 호소했다. 심지어 그는 아일랜드 총독[Lord Lieutenant]을 통해 여왕에게 청원서를 보냈다. 그는 더블린에서 몇 년을 지낸 후 1859년에 미국으로 이민을 갔으며, 미국에서 그의 활동 내력은 알려진 것이 거의 없다(Field Harrison, 1968; Richardson, 1987; Coakley, 1992).

제20장

스코틀랜드의 해부학 역사

스코틀랜드의 해부학 역사는 16세기 초까지 거슬러 올라간다. 에든버러의 시의회는 1505년에 <이발사-외과의사협회>에 면허특권[Seal of Cause]을 부여했다. 제임스 4세 왕이 1년 후에 이것을 승인했고, 이것이 <이발사-외과의사협회>에 소속된 이발사-외과의사[barber-surgeons]가 진료를 할 수 있도록 허용한 것이었다. 외과 의사들에게 다음 사항을 권고했다. **"외과의사는 사람 몸의 복잡한 구조를 배워야하고, 정맥절개술[phlebotomy]을 시술하는 외과의사는 모든 정맥들의 분포와 구조를 알아야하며, ... 외과의사는 치료 가능한 질병과 치료할 수 없는 질병들을 구별할 줄 알아야 한다."** 이러한 목적을 위해 **"외과의사는 사형선고를 받고 처형당한 시신을 매년 1회씩 해부하고, 경험이 풍부한 의사가 다른 사람들을 가르쳐야 한다."** 이발사가 이런 자격을 취득하지 못하면 외과 진료를 할 수 없었고, 외과의사가 되려는 견습생들은 반드시 글을 읽고 쓸 수 있어야 했다. 에든버러에서 초창기 <외과의사협회>가 1778년에 왕립 칼리지[Royal College]로 명칭이 바뀌었다(Creswell, 1926; Comrie, 1932;1972; Wright-St Clair, 1964; Hamilton, 1987).

클레르(Wright-St Clair, 1964)에 의하면, 제임스 보스빅[James Borthwick]이 에든버러에서 공식적으로 해부학을 가르치도록 인정받은 최초의 인물이었다. 보스빅이 1645년 3월에 에든버러의 <외과의사협회>에 가입하면서, 다음과 같이 선서했다. **"나는 외과의사협회의 면허특권에 관한 모든 사항들과 ... 그리고 특히 견습생과 고용인들을 가르치기 위해 사람을 해부할 것을 지키며, 실행할 것이다."** 1647년부터 이 협회의 회원이 되려는 사람은 실용 해부학의 지식을 습득해야만 했고, 협회의 회원이 되기 위한 시험은 다음과 같았다.

> 지원자는 첫째 날에 외과학에 대해 설명하고, 해부시연 없이 해부학에 대해 개괄적으로 말하며, 둘째 날에 조사관의 감독을 받으며 사람 몸의 일부분에 대해 해부시연을 시행하며, 이때 지원자는 감독관과 조교의 요구와 질문에 답해야 했다.

슈르젠트Surrgeants와 바보리스Barbouris는 1505년 초에 다음과 같은 청원서를 시의회에 보냈다. **"그들은 죽은 사람을 해부하는 권한을 갖고, 우리는 그 경험을 공유하며, 영혼을 위해서 기도한다."** 이러한 청원을 통해 외과의사와 이발사는 시술하거나 수련을 받을 때 해부학 지식이 반드시 필요했음을 알 수 있다. 외과의사와 이발사는 사람을 해부할 수 있는 권한을 갖게 되었고, 이러한 과정을 통해서 잉글랜드와 스코틀랜드에서 해부학은 크게 발전하는 계기가 되었다.

의과대학College of Physicians이 1681년에 건립된 이후로, 왕으로부터 의사면허를 부여받은 내과 의사들은 더욱 의기양양해졌다. 외과의사 몬티스Alexander Monteith는 1694년에 미청구인 시신에 대한 청원서를 시의회에 제출했고, 시신을 교육과 해부시연을 위해 사용하려고 계획했다(Comrie, 1932; 1927). 몬티스는 레이덴 대학에서 의약학 교수였으나 아치볼드 핏케언Archibald Pitcairn의 권유를 받고 에든버러로 돌아왔다. 핏케언은 레이덴 대학과 유사한 대학을 에든버러에 건립하기를 희망했다. 몬티스는 도시의 빈곤층 학생들에게 무상으로 해부실습에 관한 교육의 기회를 제공한다고 약속했다. 이러한 노력이 에든버러에 해부학교를 세우려는 최초의 시도였다. 몬티스의 청원과 승인을 받는 과정에서 터득한 경험을 바탕으로 〈외과의사협회〉도 시의회에 유사하게 청원을 했다. 시의회가 〈외과의사협회〉의 청원을 승인하면서, 〈외과의사협회〉는 적절한 시기에 해부극장을 건립할 것과 시민의 건강증진을 위해 해부극장에서 매년 1회 이상 사람해부를 시행한다고 공식적으로 발표했다.

몬티스는 **"소년원에서 죽은 사람"**과 가슴 질환으로 죽은 사람의 시신을 요구했고, 얼마 지나지 않아 곧바로 시신을 제공받았다.

> 외과의사는 다음과 같은 시신을 제공받았다. 학교와 매매로 거래되지 않는 시신, 태어날 때 질식사한 시신으로 가져갈 사람이 없는 경우, 흉악범으로 죽은 시신으로 가져갈 사람이 없는 경우, 법정판결로 처형당한 후 가져갈 사람이 없는 경우. 이것은 청원자들이 이전에 주장한 것들이다.

몬티스는 해부실습을 위한 공간을 확보했으며, 이때 허가를 받으며 지켜야할 조건들이 매우 특별했다. 해부실습은 추분에서 춘분까지 오직 겨울에만 시행하고, 해부를 시행하는 사람은 **"시신의 모든 창자"**를 사망 후 48시간 이내에 땅에 매장하고, 시신의 다른 부분도 10일 이내에 모두 땅에 매장한다. 정규 외과의사의 견습생들은 수업료를 절반만 지불하고, 판사는 누구든 참가할 수 있다. 원하는 사람들은 누구든 시신을 땅에 묻을 수 있고, 만약 그가 환불을 요구하면, "**죽은 사람들이 체불한 돈은 스코틀랜드 교회의 회계원**"이 대신 지불한다. 시신을 해부할 수 있는 권한을 부여받은 외과의사도 이와 유사한 조건들을 지켜야 했다.

> 일반 내용과 관계없이 사람해부를 원하는 사람들에게 마지막으로 추가된 조건은 다음과 같다. 해부를 요구한 사람들은 "1697년에 미가엘마스 개정기terme of Michallmes[26] 이전에 해부극장을 건립하고, 보수하여 관리하며, 매년 1구의 시신을 사용하여 1회 공개 해부시연을 실시해야 한다. 만약 이 조건을 지키지 않으면 해부할 수 있는 권한은 무효가 될 것이다(Struthers, 1867)."

외과의사 홀 Surgeons' Hall, 해부극장은 1697년에 완성되었고, 첫 해부시연 기록은 1702년 11월이었다. 1명의 외과의사가 1주일 이상 매일 하나의 계통이나 한 부위를 해부하고 시연했다. 두 번째 공개해부는 1704년 4월에 실시되었고, 이에 대한 중요한 내용은 다음과 같이 기록으로 남아 있다.

외과의사의 해부극장 건립과 연례 공개해부의 시작

<외과의사협회>는 1697년 12월 17일에 해부극장의 완공을 시의회에 보고했고, 시의회는 1694년에 <외과의사협회>에 부여한 사람해부의 권한을 승인했다. <외과의사협회>는 같은 해 "**공개 해부의 방법과 해부 시연자를 임명하는 위원회**"에 참여하는 위원들을 선출했다. 비록 외과 의사들이 1505년 이후부터 매년 시신을 해부할 수 있는 권한을 갖고 있었지만, 오늘날의 진정한 공개적인 **사람해부**anatomical dissection가 비로소 시작된 것이다. 그러나 모든 사람들에게 사람해부를 공개한 것은 아니고, <외과의사협회>의 소망과 다르게 시의회의 요구로, 자유로운 해부극장의 이용은 정규 견습생과 학생들로 제한되었다. 그렇지만 해부교육의 정규 교육과정을 확보한 것은 확실하다. <외과의사협회>가 요구한 것을 시의회가 모두 허용한 것은 아니지만, 시의회가 제한적으로 사람해부를 승인한 점은 주목할 만하다. 외과의사협회장은 시의 이사회에 다음과 같은 내용을 보고했다.

<외과의사협회>가 시신의 공개해부를 위탁한 사람은 '**시연자**operator'였고, 1704년 5월 18일에 시행된 공개 해부에 대해 매우 자세하게 해부절차를 <외과의사협회>가 기록으로 남겼

---

26 10월초부터 크리스마스까지의 1학기

다. 해부교육을 실시한 시연자에 대한 감사의 글과 함께, 시연자의 이름과 해부주제를 날자별로 자세히 기록했다.

첫째날, 제임스 해밀턴James Hamilton – 배의 피부와 근육에 관한 해부와 시연을 포함하여 일반 사람 해부에 관한 내용.

둘째날, 존 미리John Mirrie – 배꼽umbilicus, 그물막omentum, 복막peritoneum, 위stomach, 이자pancreas, 창자intestines, 기름죽관vasa lacteal, 창자간막mesentery, 가슴림프관팽대receptaculum chyli, cisterna chyli, 가슴관ductus thoracicus.

셋째날, 알렉산더 니베트Alexander Nisbet – 간liver, 쓸개주머니vesica fellis, 지라spleen, 콩팥kidneys, 부신glandulae renales, 요관ureters, 방광bladder.

넷째날, 조지 둔다스George Dundas – 탈장hernia의 설명과 여자의 생식기관.

다섯째날, 로버트 스윈토운Robert Swintoun – 혈액순환, 호흡과 관련된 가슴안의 장기들.

여섯째날, 헨리 해밀턴Herny Hamilton – 털hair, 피부teguments, 경질막dura mater, 연질막pia mater, 대뇌cerebrum, 소뇌cerebellum, 숨뇌medulla oblongata, 머리안의 신경nerves within head.

일곱째날, 로버트 엘리엇Robsert Eliot – 5개의 감각기관 및 관련 장기들.

여덟째날, 존 조시John Jossy – 목과 팔의 근육 및 근육의 운동에 관한 설명.

아홉째날, 월터 포터Walter Potter – 등back과 넓적다리thigh, 다리leg의 근육muscles.

열째날, 아치볼드 핏케언Archibald Pitcairn – 끝맺음 또는 마무리.

아치볼드 핏케언은 내과의사로 1701년에 <외과의사협회>에 가입했고, 10개의 해부학 교육 강좌들 중에서 마무리를 담당하여 매우 흥미롭게 진행했을 것이다. 우리는 시신을 10일 이내에 매장해야한다는 규정을 알아야 한다. 공개 해부는 10개의 강좌로 나누어 시연자의 부담을 경감시키고, 해부시연 담당자는 매년 새로 임명되었다(Struthers, 1867).

초창기 교수들

로버트 엘리엇Robert Eliot은 시골의 외과의사이며 약종상으로 1705년 <외과의사협회Incorporation of Surgeons>와 시의회로부터 공개해부 시연자로 임명되었다. 엘리엇은 시의회로부터 15파운드의 수고비를 받고, 외과의사들이 요구하면 견습생들에게 매년 공개적으로 해부시연을 실시한다는 계약을 맺었다(Struthers, 1867; Creswell, 1926; Comrie, 1932; 1972). 비록 조지 롤프George Rolfe가 1707년에 케임브리지에서 공식적으로 해부 시연자로 처음 임명되었지만, 엘리엇이 영국에서 최초의 해부학 교수였다. 엘리엇이 1715년에 죽은 후, 존 맥길John McGill이 후임자로 임명되었다. 맥길은 아담 드러먼드Adam Drummond와 함께 에든버러 대학에서 해부학을 가르쳤다. 제임스 크로포드James Crawford도 1713년에 화학 및 의학교수로, 대학에서 의학을 가르치는 중추적 역할을 담당했다.

그러나 공개해부 시연자로 임명된 정규 시연자는 소수에 불과했고, 사설 의학교들이 견습생들의 해부학 교육을 대부분 담당했다. 사설 의학교에서 사람해부와 해부시연에 필요한 시신들의 수요가 증가함으로써 **묘지도굴**Grave robbing이라는 사회적 문제가 유발되었고, 이러한 문제를 관행으로 생각했던 외과의사들은 시민으로부터 심한 비난을 받았다. 1711년 5월 17일 기사에 아래와 같은 내용이 들어 있다. ... **프란체스코 교회**Grayfriar church**의 묘지에서 묘지도굴 사건이 발생했다. 도굴꾼은 묘지에서 시신을 도굴하거나 적어도 시신을 옮기려는 행위를 시도했고, 모든 그리스도교인들이 이 행위에 분노했다. ....**

에든버러 대학

에든버러 대학 University of Edinburgh은 제임스 6세 왕의 설립허가에 의해서 의학교육과 시험, 학위수여에 관한 권한을 부여받았지만, 이러한 권한은 18세기 초기까지 지켜지지 않았다. 이 대학이 의학교수를 임명한 18세기 초기까지, 의사 지망생들은 유럽의 다른 지역에서 의학교육을 받았고, 대학의 졸업학위증을 제출한 의사 지망생들은 **왕립 의과대학**Royal College of Physicians에서 의사 면허시험을 치렀다(Bower, 1817~1831).

당시에 의학생들이 공부했던 해부학 지식의 분량은 매우 다양했으며, 특히 사람해부를 통해 사람 몸의 구조를 배우거나 여러 동물들을 해부하여 사람 몸의 구조와 비교하여 배우는 등 방법에 따라 차이가 있었다. 러셀(Russell, 1987)과 다른 학자들(Ball, 1928; Riesman, 1935; Lassek, 1958; Persaud, 1984; Luyendijk-Elshout, 1992)은 이러한 해부학 교육이 베살리우스 이후에 정착된 해부실습 방법이었다고 보고했다. 해부학 교육은 전통적인 갈레노스의 교육방법에서, 사람해부와 관찰, 자세한 묘사를 기반으로 하는 과학적 방법으로 점차 변화되었다. 에든버러에서 사람해부는 의학교가 건립되기 이전인 1505년에 공개적으로 인정받았다.

이후로 에든버러의 해부학 역사는 1720년부터 1846년까지 3대(먼로 1세, 2세, 3세)에 걸쳐 해부학 주임교수를 지낸 먼로Monro 집안의 해부학적 업적(Struthers, 1867; Comrie, 1932; 1972; Guthrie, 1956)뿐 아니라, 유명한 해부학자 로버트 녹스Robert Knox에게 불명예를 초래한 비극적 사건과 분리하여 생각할 수 없다(MacGregor, 1884; Comrie, 1932; 1972; Ball, 1928; Thompson, 1954).

알렉산더 먼로 1세

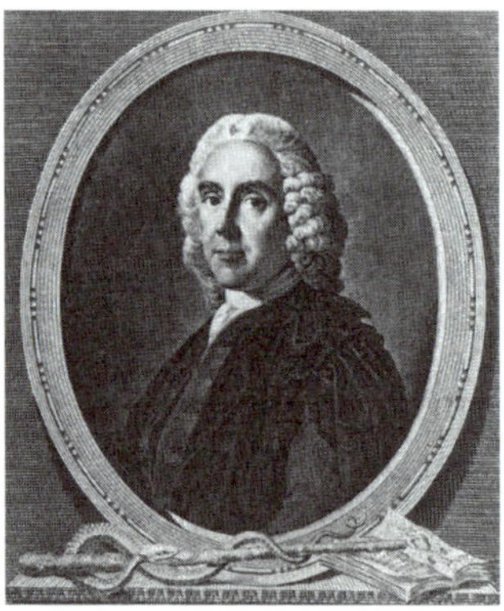

그림 163. 알렉산더 먼로(Alexander Monro, 1697~1767년). 이 초상화는 앨런 램지(Allan Ramsay, 1713~1784년)가 그린 것을 제임스 바자이어(James Basire)가 1775년에 조각한 것이다. (출처: Wegner, R.N.: 『Das Anatomenbildnis. Seine Entwicklung im Zusammenhang mit der anatomischen Abbildung』. Basel, Benno Schwalbe and Co., Verlag, 1939. 제공: Institut für Anatomie, Ernst-Moritz-Arndt-Universität, Greifswald, Germany.)

알렉산더 먼로 1세Alexander Monro Primus, 1697~1767년 (그림 163)는 명문집안 출신인 스코틀랜드 외과의사의 외아들로 1697년 9월 8일에 런던에서 태어났다(Struthers, 1867; Erlam, 1954; Monro, 1996). 먼로 1세는 아버지 밑에서 견습생으로 의학을 공부했고, 에든버러에서 외과의사와 약종상들이 진행했던 해부시연과 강의에도 참가했다. 먼로 1세는 1717년에 런던에서 유명한 윌리엄 체셀든William Cheselden, 1688~1752년의 해부학과 외과학 강의를 받았을 뿐 아니라, 병원에서 환자를 돌보면서 의학을 공부했고, 6개월 동안에 8구의 시신을 해부했다.

알렉산더 먼로 1세는 1718년부터 2년 동안 파리에서 의학을 공부한 후, 레이덴의 의사 부르하버Boerhaave 밑에서 배웠으며, 암스테르담으로 가서 프레더릭 루이쉬Frederik Ruysch로부터 시신의 보존법과 혈관 **주입기법**injection techniques을 배웠고, 1719년에 에든버러의 집으로 돌아왔다. 그는 집에 온 후 <외과의사협회>에 회원가입 신청서를 제출했고, 그 동안 수련 받은 경험이 풍부했기 때문에 협회의 회원가입 시험에 무난히 통과했으며, 아버지를 도우며 외과의사로서 많은 경력을 쌓았다.

존 맥길John McGill과 아담 드러먼드Adam Drummond가 1720년에 동시에 교수직을 사임하면서 먼로 1세를 후임자로 추천했다.

> 〈외과의사협회〉의 회원이며 해부학 교수를 대표하는 맥길과 드러먼드가 건강과 사업 때문에 교수직을 수행할 수 없었다. 그들은 후임 해부학 교수로 〈외과의사협회〉의 회원이며 능력이 출중한 먼로 1세를 〈외과의사협회〉에 추천했다. 〈외과의사협회〉는 만장일치로 에든버러 시의회의 포보스트Povost와 툰Toun에게 해부학 교수로 먼로 1세를 추천했다(Wright–St Clair가 인용한 시의회 의사록, 1964년).

해부학 교수로 임명된 먼로 1세는 매우 훌륭하게 모든 일들을 추진했고, 이때부터 아들 먼로 2세와 손자 먼로 3세가 연속적으로 에든버러 대학의 해부학 주임교수를 맡는 세습의 역사가 시작되었다. 먼로 1세는 1722년 3월에 죽을 때까지 평생 동안 해부학 교수를 맡을 수 있도록 시의회에 청원했다.

이 청원은 시의회에서 받아들여졌고, 먼로 1세는 "**시의회에서 이전에 제정된 규정에도 불구하고..., 에든버러 대학과 시의회에서...**" 해부학 교수로 임명되었다. 그의 지위보장과 종신재직, 후임지명권이 그에게 부여되었다. 체셀든이 추천하여 먼로 1세는 25세에 왕립협회의 회원이며 새로운 종신교수로 선출되었다.

먼로 1세는 매우 인기 있는 선생이었고, 최초로 라틴어가 아닌 영어로 강의를 진행했다. 먼로 1세의 명성은 빠르게 퍼졌고, 외과홀에서 개최한 그의 강좌에 많은 학생들이 몰려들었으며, 그의 첫 강의에 57명의 학생들이 참석했지만 점차 늘어나 10년 동안 평균 67명의 학생들이 강의에 참석했다. 당시에 유행했던 묘지 도굴꾼(MacGregor, 1884; Bailey, 1896) 때문에 촉발된 시민들의 불안감과 더불어 협소한 강의실 때문에 해부표본과 병리표본들을 수집하려던 그의 노력은 많은 어려움에 직면했다. 그는 안전을 위해서 대학의 강의실과 박물관을 다른 곳으로 이전하는 허가를 시의회로부터 받아냈다(Comrie, 1932; 1972). **에든버러 대학의 경영자들이 그를 해부학 교수로 임명하였기 때문에 그는 학생들의 교육을 위해 해부극장에서 공개적으로 사람해부를 진행하였다.**

해부실습실뿐 아니라 해부학의 주임교수가 생활하는 개인 집도 대학 내에 있었다. 해부학 강의실의 규모는 10년 동안 동시에 109명의 학생들이 참가할 정도로 커졌고, 후에 더욱 확장되어 146명의 학생들을 수용할 정도의 규모였다. 해부학 주임교수가 1557년부터 해부학 및 의학의 주임교수를 겸임했다. 먼로 1세는 많은 도전에 직면했다.

> 그는 에든버러에서 새로운 많은 일들을 시작했다. 당시에 도시 주민의 절반 정도만 문명의 혜택을 받았으며, 겨우 3,000명 정도가 거주하며 사회적으로 불안한 에든버러에서 그는 해부학을 가르치고 연구를 진행하면서, 의학생들을 모집하고, 함께 가르치도록 다른 사람들을 설득하며 병원을 건립했다. 그는 이 모든 일들을 수행했고, 과학자로서 자신의 명예뿐 아니라 후대까지 혜택을 누린 에든버러 대학의 명성도 드높였다. 이러한 업적으로 그는 '에든버러 의과대학의 아버지'라는 명예스러운 칭호를 받았다(Struthers, 1867).

먼로 1세는 1725년에 이사벨라 맥도날드Isabella Macdonald와 결혼하여 2명의 아들 도널드Donald와 알렉산더Alexander를 낳았다. 알렉산더 2세가 1754년에 의학교를 졸업하고, 그 해에 아버지의 조수로 임명되었으며, 이 먼로 2세가 먼로집안에서 가장 뛰어났다. 먼로 2세는 당시에 널리 사용되었던 책을 많이 저술했고, 설득력 있는 강사였기 때문에 여러 지역으로부터 많은 학생들이 그의 강의에 참석하기 위해서 이 대학으로 몰려왔다.

먼로 1세도 몇 권의 책을 저술했는데, 가장 유명한 것이 『사람 뼈와 신경 해부학 ...The Anatomy of the Human Bones and Nerves...』(그림 164)이고, 이 책에 뼈대계통skeletal system에 관한 내용이 매우정확하고 상세하게 기술되어 있었다. 이 책에는 그림이 들어있지 않았지만 인기가 있어서 10번이나 개정판이 나왔고, 다른 나라들에서도 번역판으로 출판되었다.

먼로 1세는 환자 진료와 수술 경험이 풍부한 당대 최고의 임상교수였고, 많은 임상 사례들을 중심으로 강의를 진행했다. 그 시대의 많은 학자들과 학생들이 그를 위대한 교수로 생각했고, 스트러더스(Struthers, 1867)는 먼로의 교육과정과 강의를 다음과 같이 기술했다.

> 먼로 1세가 실시한 의학교육은 10월부터 5월까지 개설되었고, 해부학뿐 아니라 외과학도 포함되었다. 그의 강의는 해부된 사람의 구조물을 설명하면서 네발 달린 동물들과 새, 물고기들의 구조와 비교하며 진행하였다. 각 부위별로 해부학적 구조물들을 설명한 후, 특히 수술이 필요한 부위의 질병과 연계하여 질병의 치료법도 가르쳤다. 그는 시신을 사용하여 수술법과 붕대법, 기구의 사용법을 가르쳤으며, 일부 강의의 마지막에 생리학에 관한 내용을 가르쳤다. 그는 이러한 의학교육을

38년 동안 지속했다. 그는 강의록을 읽어 주는 강의를 하지 않았고, 특히 교육과정 초반에 실시한 해부학의 역사조차도 일부 사람 이름과 년대를 제외하고, 대부분 강의록 없이 말로 진행했다.

1757년에 먼로 1세의 강의에 참석했던 서머빌T. Somerville은 자서전에서 다음과 같이 기술했다. "**먼로 1세의 강의 스타일은 유창하고 세련되고 명쾌했고, 그의 발음은 당시에 스코틀랜드에서 인기 있던 어떤 연설가 보다 정확했다.... 그리고 그렇게 힘이 있고 우아하며 유창한 강의에 매료된 적이 그 이전에 결코 없었다고 생각한다....**"

위대한 외과의사이며 남자조산사, 해부학자 윌리엄 헌터는 학생시절에 에든버러에서 스승인 먼로 1세로부터 많은 감동을 받았다. 헌터가 1742년에 롱칼더우드Long Calderwood에 살던 동생 제임스에게 보낸 편지에 다음과 같은 내용이 들어 있었다. "**네가 문제를 해결하기 위한 공부 때문에 많은 고통을 받겠지만 결코 두려워하지 마라, 나는 너에게 거듭 당부한다. 너의 미래를 위해서 왜 먼로 선생님을 선택하지 않았는지 나는 이해할 수가 없다. 나는 그의 교육과정이 훌륭하다고 생각하며, 그의 교육과정이 너에게 적합하기 때문에 네가 나의 조언을 무시하지 않기 바란다....**"

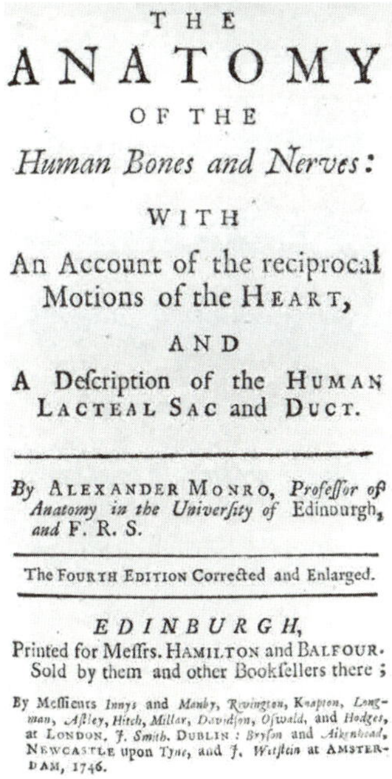
THE ANATOMY OF THE Human Bones and Nerves: WITH An Account of the reciprocal Motions of the HEART, AND A Description of the HUMAN LACTEAL SAC and DUCT.

By ALEXANDER MONRO, Professor of Anatomy in the University of Edinburgh, and F. R. S.

The FOURTH EDITION Corrected and Enlarged.

EDINBURGH, Printed for Messrs. HAMILTON and BALFOUR. Sold by them and other Booksellers there; By Messieurs Innys and Manby, Rivington, Knapton, Longman, Astley, Hitch, Millar, Davidson, Oswald, and Hodges, at LONDON. J. Smith. DUBLIN: Bryson and Aikenhead, NEWCASTLE upon Tyne, and J. Wetstein at AMSTERDAM, 1746.

그림 164. 알렉산더 먼로(Alexander Monro Primus, 1697~1767년)의 『사람 뼈와 신경 해부학 ...(The Anatomy of the Human Bones and Nerves...)』(1746년)의 표지. (제공: Neil John Maclean Health Sciences Library, University of Manitoba.)

먼로 1세가 60살이 되던 1758년부터 그의 강의와 연구는 임상의학 분야로 바뀌었다. 먼로 2세는 1759년부터 아버지가 맡았던 해부학 및 외과학 강의를 담당했고, 그는 아버지의 뛰어난 명성을 능가했다. 먼로 1세는 직장암으로 몇 년 동안 진통제인 아편을 투여 받을 정도로 고통스러운 투병생활을 한 다음 1767년 7월 10일에 죽었다. 그는 타고난 스승이며 생각하는 해부학자로 일생을 마감했다. 먼로 1세는 "**다재다능하고 매력 있는 사람, 성실하고 겸손하며 질투심이 없고 친절하며 학생들에게 자상한 사람, 능력 있고 활동적이며 차분하고 평온한 사람**"이었다(Struthers, 1867; Wright-St. Clair, 1964).

알렉산더 먼로 2세

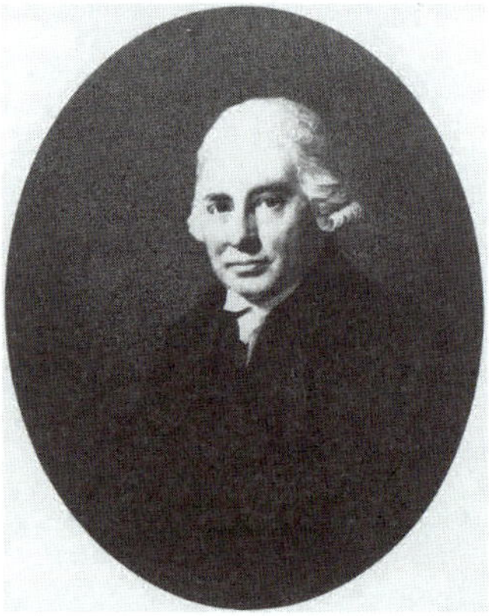

그림 165. 알렉산더 먼로 2세(Alex ander Monro Secundus, 1733~1817년). (출처: Wegner, R.N.: 『Das Anatomenbildnis. Seine Entwicklung im Zusammenhang mit der anatomischen Abbildung』. Basel, Benno Schwalbe and Co., Verlag, 1939. 제공: Institut für Anatomie, Ernst-Moritz-Arndt-Universität, Greifswald, Germany.)

알렉산더 먼로 2세Alexander Monro Secundus, 1733~1817년(그림 165)는 에든버러에서 1733년 3월 10일에 태어났고, 먼로 1세의 둘째 아들이다. 그는 아주 어린 나이에 대학에 입학했고, 1750년에 의학공부를 시작했다. 먼로 2세는 아버지의 가르침과 학문에 큰 영향을 받았고, 학생신분으로 전문적 논문을 준비할 정도로 해부학을 열심히 공부했으며, 아버지의 강의에 조수로 참여했다.

먼로 2세가 대학을 졸업하기도 전에 아버지는 시의회에 그를 강의에서 조수로 일할 수 있도록 공동 교수로 임명하도록 청원했다. 청원 문서에 20명의 학생들이 서명한 내용도 들어 있다. **"해부학의 먼로교수 아들인 먼로 2세는 아버지의 해부학 교육과정에 참여하여 많은 해부시연을 진행했고, 우리들에게 아버지를 대신하여 시범을 보여주었으며, 지난겨울 해부강좌에 참가한 학생들과 우리 모두는 매우 만족했다."** 먼로 부자를 위해서 먼로 2세가 평생 동안 공동교수로 일할 수 있도록 요청한 청원이 승인되었다. 이때 먼로 2세의 나이는 겨우 21살이었다.

먼로 2세는 1755년 10월 25일에 박사학위를 취득했고, 그의 학위논문은 『다양한 동물들의 고환과 정액De Testibus et Semine in variis animalibus』이며, 이 논문을 아버지에게 헌정했다. 먼로 2세는 당시에 유명했던 해부학자들, 런던의 윌리엄 헌터William Hunter와 베를린의 요한 멕켈J. F. Meckel, 레이덴의 베른하르트 알비누스B. S. Albinus, 암스테르담의 피터 캠퍼Pieter Camper로부터 3년 이상 해부학을 배웠다. 그는 멕켈에게 가장 많은 것을 배웠고, 강의 중에 자주 멕켈을 언급했다. 멕켈이 베를린에서 출판한 『림프관의 판막De veins lymphatics Valvulosis』은 몸의 각 조직에 있는 림프관lymphatic vessels의 기원을 기술한 것으로, 이 내용을 먼로가 최초로 발견했다고 주장함으로써 먼로와 논쟁을 벌였다.

먼로 1세가 아프고, 건강이 악화되었기 때문에 먼로 2세는 해부학 교수로서 1758년 여름에 실시되었던 해부학 강의를 대부분 진행했다. 그는 아버지보다 뛰어났고 많은 학생들이 그의 강의에 참가했다. 먼로의 강의 스타일에 대한 평판은 다음과 같았다. **"학생들에게 전기 충격 같은 반응을 일으킨 사람..... 그는 그 분야의 대가였고 다른 사람과 지식을 공유하는 기술이 탁월했다. 그의 강의는 생동감이 있었고, 논쟁을 좋아하고 현대적이며....."**(Struthers, 1867). 먼로 2세에 의하면, 1807년에 그의 강의에 참석한 학생들이 13,404명이었고, 그 중 5,831명이 스코틀랜드 이외의 다른 지역 출신이었다. 먼로 2세의 명성이 널리 퍼져서 다른 지역에서 많은 학생들이 에든버러 대학으로 몰려왔다.

학생들의 수가 증가했기 때문에 300명 정도의 학생들을 수용할 수 있는 강의실과 해부 표본들을 보관할 수 있는 새로운 해부극장이 1764년에 건립되었다. 먼로의 강의에 매년 200~400명 정도의 학생들이 참가했고, 그의 재직기간에 14,000명 이상의 학생들이 해부학 및 외과학 강의에 참가했다.

먼로 2세는 해부학자이며 내과의사로서 외과분야의 질병들도 박식했으나, 외과시술은 시행하지 않았다. 이에 학생들과 외과의사들 사이에 외과분야의 환자치료와 외과적 시술을 위해서 외과에 별도의 주임교수가 필요하다는 요구가 끊임없이 대두되었다. 외과의사 제임스 래James Rae가 외과홀에서 개인 강좌를 개설했고, 나중에 병원에서도 강의를 진행했다. <외과의사협회>는 왕에게 외과에 **왕의 교수직**Regius Professorship을 마련해달라고 청원하면서 교수직에 제임스 래를 추천했으나, 먼로는 이것을 강력하게 반대했다.

그러나 외과에 별도의 주임교수를 임명하는 것을 반대했던 먼로의 주장과 조치들은 당시 상황에 맞지 않았고, 적법하지도 않았다. 이 사건으로 먼로의 명예는 실추되었다.

먼로 2세가 출판한 책들 중에서 가장 감명 깊고 영향력이 있었던 것은 다음과 같다.

1) 『신경계통의 구조와 기능에 관한 관찰Observations on Structure and Functions of the Nervous System』에 커다란 동판화의 그림들이 들어 있었고, 1783년에 출판되었다. 먼로는 이 책에서 뇌의 가쪽뇌실lateral ventricle과 셋째뇌실third ventricle 사이에 통로가 존재한다고 기술했다. 그는 이 통로에 대해 1764년에 물뇌증hydrocephalus, 수두증 환자의 증례보고에서 이미 발표했다. 이 통로는 오늘날 '먼로구멍formen of Monro'이라고 명명되어 있으나, 사실은 갈레노스와 베살리우스를 포함한 다른 해부학자와 의사들이 이미 기술했었다.
2) 『어류... 구조The Structure...Fishes』(1785년)
3) 『점막 윤활주머니...Bursae Mucosa...』(1788년). 먼로는 이 책에서 사람 몸에 140개의 윤활주머니bursae가 있는데, 이는 한쪽 팔과 다리에 각각 32개와 37개가 있다고 기술했다(그림 166).

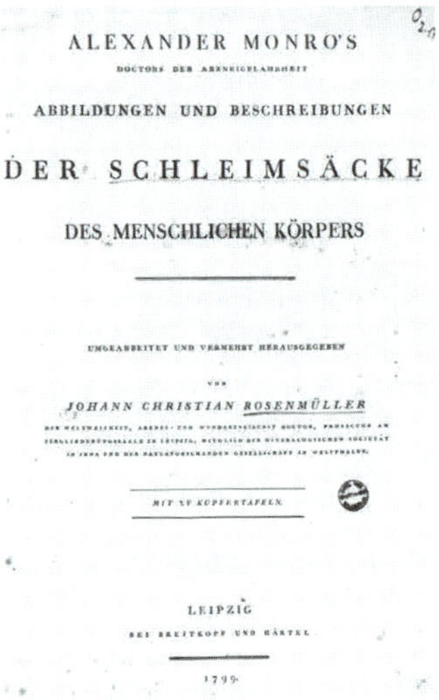
ALEXANDER MONRO'S

ABBILDUNGEN UND BESCHREIBUNGEN

DER SCHLEIMSÄCKE

DES MENSCHLICHEN KÖRPERS

UMGEARBEITET UND VERMEHRT HERAUSGEGEBEN

VON

JOHANN CHRISTIAN ROSENMÜLLER

MIT XV KUPFERTAFELN

LEIPZIG

BEY BREITKOPF UND HÄRTEL

1799

그림 166. 알렉산더 먼로 2세(Alexander Monro Secundus, 1733~1817년)의 독일어 개정판 『사람 몸의 모든 윤활주머니 점막(All the bursae mucosae of the human body)』의 표지. 이 책의 초판이 영국에서 1788년에 출판되었다. (제공: Institut für Anatomie, Ernst-Moritz-Arndt-Universitat, Greifswald, Germany.)

먼로 2세는 1758년에 림프관 기원origin of lymphatic vessels의 발견과 관련하여 헌터와 오랫동안 논쟁에 휘말렸다. 윌리엄 휴슨William Hewson은 헌터가 1757년에 출판한 논문에서 기술한 업적을 먼로 2세가 표절했다고 주장했다.

먼로 2세는 1762년에 캐서린 잉글리스Katharine Inglis와 결혼하여 2명의 아들, 데이비스Davis와 알렉산더Alexander를 낳았다. 후에 둘째 아들 알렉산더가 그를 이어 해부학 주임교수가 되었다. 사실 알렉산더가 의과대학을 졸업하기 1년 전인 1798년에 먼로 2세는 아들을 그와 함께 공동교수로 임명해달라고 시의회에 청원했다. 이것은 아버지인 먼로 1세가 청원했던 것과 유사했다.

먼로 2세가 1802년부터 주임교수로 재직했지만, 그의 아들인 먼로 3세가 강의를 대부분 진행했다. 먼로 2세는 1808년, 그의 나이 75세에 54년 동안 재직했던 교수 임명직을 사직했다. 그는 뇌졸중으로 몇 년 동안 투병생활을 하다가 1817년 10월 2일에 85세의 나이로 죽었다. 먼로 2세는 1803년에 사망한 부인이 안장된 프란체스코 교회묘지Greyfriars churchyard의 부인 곁에 묻혔다. 스트러더스(Struthers, 1867)는 먼로 2세의 경력과 생애를 고찰하고 다음과 같이 기술했다.

> 한 사람이 화술이 뛰어나 강의로 성공한 교수와 그 시대를 선도한 의사, 해부학 분야에 독창적 연구 업적을 남긴 학자가 된다는 것은 매우 드문 경우이다. 반세기 이상 먼로 2세가 쌓은 업적으로 이룩한 그의 명성은 그의 가문뿐 아니라 해외에서도 유명했고, 영광스런 그의 이름은 에든버러 대학과 해부학자들 사이에 영원히 기억되었다.

알렉산더 먼로 3세

먼로의 집안에 대해 알고 있는 대부분 사람들은 에든버러 대학에서 해부학 주임교수를 지낸 3대에 걸친 먼로 교수들 중에서, 알렉산더 먼로 3세Alexander Monro Tertius, 1773~1859년가 가장 재능이 뒤쳐졌다고 생각한다. 그와 관련하여 가장 많이 회자되던 일화는 할아버지의 강의록을 그대로 읽은 교수라는 것이다. 이런 일화는 100년이 지난 후에 모두 진실이 아닌 것으로 드러났고, 먼로 3세는 변화를 싫어하지도 않았다.

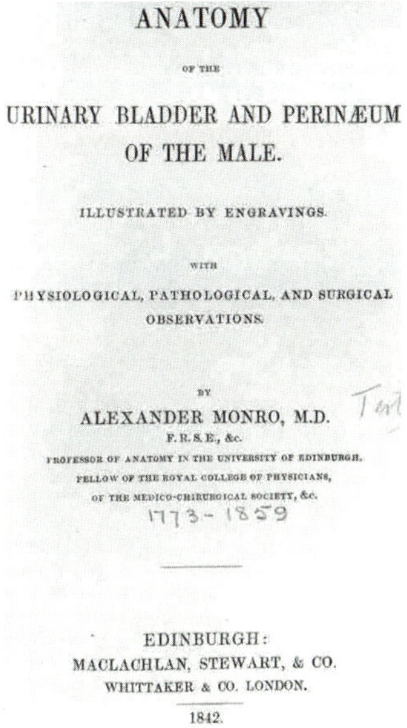

ANATOMY

OF THE

URINARY BLADDER AND PERINÆUM

OF THE MALE.

ILLUSTRATED BY ENGRAVINGS.

WITH

PHYSIOLOGICAL, PATHOLOGICAL, AND SURGICAL OBSERVATIONS.

BY

ALEXANDER MONRO, M.D.

F.R.S.E., &c.

PROFESSOR OF ANATOMY IN THE UNIVERSITY OF EDINBURGH,

FELLOW OF THE ROYAL COLLEGE OF PHYSICIANS,

OF THE MEDICO-CHIRURGICAL SOCIETY, &c.

Tert

1773-1859

EDINBURGH:

MACLACHLAN, STEWART, & CO.

WHITTAKER & CO. LONDON.

1842.

그림 167. 알렉산더 먼로 3세(Alexander Monro Tertius, 1773~1859년)의 『남성 방광과 샅의 구조(The Anatomy of the Urinary Bladder and Perineum of the Male)』(1842년)의 표지. 서론에서 기술한 것처럼, 이 책은 결석시술자를 위해 특별히 저술한 것이다. "결석시술자는 환자를 죽이지 않고 좁은 통로를 통해 절개해야 한다. 안전하게 방광에 구멍을 내고 절개하기 위해 골반 부위의 해부학 구조를 자세히 이해하는 것이 꼭 필요하다. 몇 년 동안의 경험을 통해, 너무 쉽게 기억에서 사라지기 때문에...". (제공: Neil John Maclean Health Sciences Library, University of Manitoba.)

그에 대한 일화는 학생들을 통해 계속 전해졌고, 어떤 경우에는 과장되기도 했다. 그렇지만 먼로 3세가 강의 내용이나 명쾌함, 스타일을 소홀히 생각한 교수였다는 근거도 있는 것 같다. 그는 주제에서 벗어난 다른 일들을 좋아했고, 그의 업적은 다방면에서 출중했던 할아버지와 아버지 보다 보잘 것이 없었고, 많이 뒤처졌다.

먼로 3세는 1773년 11월 5일에 에든버러에서 태어났고, 1790년에 대학에 입학했다. 그는 1797년에 박사학위를 취득했고, 같은 해 그는 의과대학의 연구원이 되었다. 그는 런던과 파리에서 공부한 다음 1800년에 에든버러로 돌아왔다. 그가 에든버러로 돌아오기 1년 전에 아버지인 먼로 2세는 시의회에 청원하여, 아버지의 공동 교수로 임명되었다. 시의회는 1798년 11월에 그들의 종신 공동 교수직을 승인했고, 먼로 3세는 1개월 후 "**그의 부재중에 대학에 임용되었다.**"

먼로 3세는 처음부터 강의를 대부분 담당했지만, 1808년부터 해부학 교육을 모두 담당했다. 그의 강의는 재미가 없었고, 그의 교육방식은 많이 뒤처졌기 때문에 학생들과 다른 교수들이 그를 조롱했지만, 그는 그들의 조롱을 반박했다. 찰스 다윈Charles Darwin도 잠깐 에든버러 의과대학의 학생이었지만, 먼로의 강의를 좋아하지 않았다. 찰스 다윈이 1826년 1월 6일에 누이 캐롤라인Caroline에게 보낸 편지에 다음과 같은 내용이 들어 있었다. "**.... 내가 먼로의 해부학 강의에 참가한 후, 나는 그와 그의 강의를 좋아하지 않게 되었고, 그는 품위가 없고, 그의 인격과 행동이 매우 신사답지 못하다.**"(Burkhardt, 1996). 세월이 지나면서 그의 강의는 더욱 인기가 없어졌고, 대학의 모든 사람들이 그의 교육방식에 대해 걱정하게 되었다. 스트러더스

(Struthers, 1867)는 "해부학 교수로서 그의 재능은 뛰어나지 않았다."고 말했다.

먼로 3세는 다음과 같은 과학 문헌들을 많이 출판했다. 『다리 탈장에 관한 관찰Observations on Crural Hernia』(1803년), 『사람의 식도, 위, 창자의 병리해부학Morbid Anatomy of the Human Gullet, Stomach, and Intestines』(제2판, 1830년), 『사람 몸 해부학의 개요Outlines of the Anatomy of the Human Body』(4권, 1813년), 『배대동맥의 동맥류에 관한 관찰Observations on Aneurism of the Abdominal Aorta』(1827년), 『뇌의 병리해부학The Morbid Anatomy of the Brain』(1827년), 『남성 방광과 샅의 구조The Anatomy of the Urinary Bladder and Perineum of the Male』(1842년, 그림 167).

먼로는 약 50년 동안 해부학을 가르쳤고, 73세에 대학을 사임했다. 먼로는 1846년에 해부학 및 의학의 교수직을 존 굿서John Goodsir, F.R.S.에게 물려주었고, 1859년 3월 10일에 85세의 나이로 생을 마감하고, 딘즈 묘지Dean's Cemetery에 안치되었다.

다른 의학교들

에든버러 대학에서 3대에 걸친 먼로 집안의 해부학 주임교수가 성공적으로 임무를 수행했고, 약 126년 동안 해부학 교육에 공헌했다(Guthrie, 1956). 그 시대의 많은 교수들과 학생들이 해부학과 의학교육의 발전에 크게 기여했다. 연구와 저술을 통해서 일부 선각자들은 유명해졌고, 스코틀랜드 의학의 발전을 주도했다. 이들 선각자들에 대해서 이 책의 다른 부분에서 기술했지만, 그 출처는 스트러더스(Struthers, 1867)와 코리(Comrie, 1972; 1932), 해밀턴(Hamilton, 1987)의 문헌들이다. 같은 관점에서 스코틀랜드의 의학교육은 영국의 의사들에게 큰 영향을 미쳤고, 다른 지역의 사람들도 고맙게 생각해야한다. 런던에서 새로운 의학교가 최초로 생긴 것은 1821년이다. "스코틀랜드가 의학교육에 있어서 실질적으로 중심지였고, 처음 반세기 동안 학위를 수여받은 영국 의사들의 95%가 스코틀랜드에서 교육을 받았다."(Hamilton, 1987). 사실 잉글랜드뿐 아니라 영국 식민지의 아메리카에서도 의학교육의 뿌리는 스코틀랜드였다.

에든버러와 같이 스코틀랜드의 다른 지역에서도 해부학 교육을 포함한 의학교육이 일찍 시작되었다(Comrie, 1972; 1932; Hamilton, 1987). 예를 들면, 의학교육은 글래스고 대학University of Glasgow에서 시작되었지만, 존 존스토운John Johnstoun이 의학교수로 임명된 1714년부터 시작되었다. 토마스 브리즈번Thomas Brisbane이 6년 후에 식물학과 해부학을 담당하는 겸직 교수로 선출되었고, 비록 "그가 사람해부를 싫어했지만, 학생들은 그의 해부학 강의를 좋아했다."(Hamilton, 1987). 제임스 제프리James Jeffray가 1790년에 해부학 및 식물학을 담당하는 겸임 교수로 임명되었고, 58년 동안 교수직을 수행했으며, 스코틀랜드 대학에서 가장 오랫동안 재직한 교수였다. 제프리는 처음부터 의학교육에서 사람해부의 필요성을 잘 알고 있었기 때문에, "해부실습실의 편의 시설을 확충하고 해부학을 가르치는 교육환경"을 개선했다(Comrie, 1972).

18세기 초까지, 특히 1796년에 설립된 칼리지 스트리트 학교College Street School와 1827년에 설립된 포틀랜드 스트리트 학교Portland Street School와 같은 사설 의학교들이 개설됨으로써, 글래스고 지역에서 의학생들의 수가 많이 증가했다. 그러나 임상교육의 수준은 형편이 없었고, 해부실습은 학생들의 수요만큼 시신공급이 절대적으로 부족하여 많은 어려움이 있었다. 결국 스승의 지시로 학생들은 자주 묘지 도굴꾼이 되었고, 시신을 제공한 학생들은 해부실습 수업료를 면제 받았다. 1814년에 글래스고의 해부학자가 묘지에서 훔쳐낸 시신 때문에 고소를 당하기도 했다.

1494년에 세워진 스튜디움 제너럴Studium Generale이 애버딘 대학University of Aberdeen의 기원이었고, 처음으로 해부학을 비롯하여 의학을 가르친 "메디신어mediciner"가 임명되었다. 윌리엄 고든William Gordon이 해부학을 가르친 최초의 '메디신어'였다. 그가 1636년에 '메디신어'로 임명된 다음, 왕의 고문단장Lord of Privy Council에게 공개적인 해부를 위해 남성과 여성, 4구의 시신을 제공해달라고 청원했었다(Comrie, 1972).

세인트앤드류 대학St. Andrews University은 1722년에 의학 교수직을 개설하여 18세기부터 해부학 강의를 시작했지만, 공식 의학교육은 나중에 시작되었다. 애버딘에서 의학교육이 시작된 것은 15세기 후반으로 거슬러 올라가지만(Comrie, 1972), 약 200년 동안 별 다른 진전은 없었다. 그 당시에 다른 지역 출신의 의학 졸업자와 의술 경험이 있는 사람들이 신청하고 비용을 지불하면 세인트앤드류나 애버딘 대학에서 의학박사 학위를 취득할 수 있었다. 2개 대학들은 학교의 수입원으로 이것을 활용했다. 18세기에 뛰어났던 컬런Cullen과 핏케언Pitcairn, 제너Jenner, 스멜리Smellie 등이 이런 방법으로 의학박사 학위를 취득했다(Hamilton, 1987). 에든버러와 글래스고의 의과대학들과 비교할 때, 애버딘과 세인트앤드류 대학의 정규 해부학 교육은 나중에 시작되었다.

외과대학College of Surgery은 1828년에 모든 의학생들에게 2개의 해부학 교육과정을 반드시 이수하도록 요구했다. 1년 후에 해부학의 실습과정이 3개월에서 6개월로 늘어났고, 1838년에는 12개월까지 늘어났다. 에든버러 대학은 1831년에 해부학의 주임교수와 외과의 주임교수를 분리했다. 이러한 해부학 주임교수의 분리는 해부학 강의 내용에 대한 변화를 가져왔고, 에든버러 대학에서 오늘날과 같은 교육과정의 해부학 교육과 외과학 교육이 시작되었다 (Comrie, 1972).

제21장

로버트 녹스 : 명예와 비극

로버트 녹스와 시신 도둑

1827년 11월 29일 저녁 무렵, 극악무도한 윌리엄 버크William Burke와 윌리엄 해어William Hare가 죽은 도널드Donald를 자루에 담아 로버트 녹스Robert Knox 교수의 해부 실습실을 방문했을 때, 가장 유명한 해부학 교수인 녹스에게 아무도 예기치 못한 비극이 시작되었다. 고령으로 연금생활자였던 도널드는 1827년 11월 27일 에든버러 부근 웨스트 포트West Port의 태너스 클로즈Tanner's Close에 위치한 윌리엄 해어의 여관에서 자연사했다. 도널드에게 빚진 돈 4파운드를 돌려받기 위해, 해어는 다른 여관의 업주인 버크의 도움을 받아 도널드의 시신을 해부학 교수에게 팔기로 모의했다. 후에 버크와 해어는 최소한 16명의 사람들을 살해한 다음, 그들의 시신을 여러 해부 실습실에 팔아 넘겼다. 매매한 시신들 중에서 마지막 시신이 녹스 교수의 해부 실습실에서 발견되었다(Comrie, 1972).

버크와 해어는 의학교로 가는 도중에 한 학생에게 먼로 교수의 해부 실습실 위치를 물었다. 그들의 목적을 깨달은 이 학생은 그들을 자기의 스승인 녹스 교수에게 안내했고, 그들은 시신의 대금으로 7.1파운드를 받았다. "이렇게 큰 금액과 함께 슬프고 불길한 징조가 쉽게 그들에게 다가왔다. 두 명의 아일랜드인은 친구의 시신을 매매한 이후로 더욱 그 일과 위스키를 좋아하게 되었고, 두 늙은 괴수는 비열하게 새로운 사업을 논의했다. 허약하고 나이든 사람들을 그의 여관으로 유인하여 살해하는 못된 짓을 저질렀다."(Lonsdale, 1870). 그들은 거리를 배회하면서 희생양들(과부, 고아, 매춘부, 저능아 등)을 선별한 다음, 웨스트 포트에 있는 버크의 여관으로 유인하여 데려온 다음, "흥분제가 섞인 위스키를 마시게 하고 질식시켰다." 그들은 시신을 녹스 교수의 의학교에 팔아 넘겼다(Lonsdale, 1870).

볼(Ball, 1928)이 주장한 것처럼 그 시절에 "대부분의 해부학 선생들은 아무것도 묻지 않고 시신 도둑이 제공한 모든 시신을 받았고, 에든버러나 런던, 더블린에서 해부학을 가르치던 선생들 중 아무도 "자루에 들어 있는 시신"에 대해 어떠한 질문이나 논쟁을 하지 않았다. 이러한 관행이 계속되면서 해부학교의 불행이 한 순간에 다가온 것이었다." 해어는 처음에 알렉산더 먼로 3세 교수의 해부 실습실에 시신을 매매하려고 생각했기 때문에, 녹스 교수가 버크, 해어와 함께 투옥된 것은 정말 우연한 일이었다. 그렇지만 결과적으로 녹스 교수는 비극의 주인공이 되었고, 법으로 처벌 받았으며 성난 군중들의 희생양이 되었다. 녹스 교수는 굴욕을 당했고, 그의 평판은 완전히 땅에 떨어졌다. 동시에 시신 도둑과 관련된 야비한 사건이 녹스 교수가 해부실습에 사용한 시신수급에 대한 개혁을 촉진했고, 입법부는 시신해부에 관한 법령 제정을 서두르게 되었다(Ladell, 1983; Richardson, 1987; Desmond, 1989).

해부학자 로버트 녹스

로버트 녹스 교수의 제자이며 동료였던 헨리 론즈데일Henry Lonsdale이 녹스 교수의 일대기를 잘 기록했다. 녹스 교수는 뛰어난 해부학자로 당시 상황에서 어느 정도 이해가 되는 측면도 있지만, 그 시대의 가장 불운한 희생양이었다(Lonsdale, 1870; MacGregor, 1884; Comrie, 1972; Currie, 1933; Rae, 1964). 녹스 교수의 생애와 그의 업적과 경력에서 중요한 사항들을 간단하게 소개한다.

로버트 녹스Robert Knox, 1791~1862년는 1791년 9월 4일에 에든버러에서 태어났고(그림 168), 고등학교를 수석으로 졸업할 정도로 재능이 뛰어났으며, 1810년에 에든버러 대학에 입학했다. 그의 아버지는 탁월한 **프리메이슨 단원**Freemason일 뿐 아니라 수학과 자연철학을 가르치는 선생이었고, 1789년 11월 16일에 에든버러 대학의 설립에 기여했다. 그의 할아버지는 셀커크 백

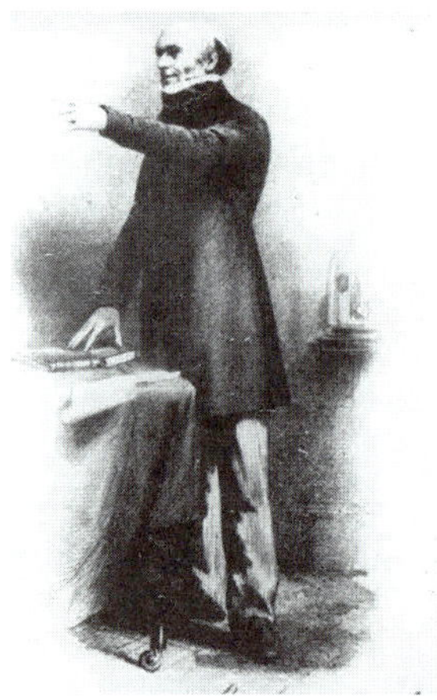

그림 168. 로버트 녹스(Robert Knox, 1791~1862년). 이 초상화는 강의 중인 50세의 로버트 녹스의 모습이다. 론즈데일(Lonsdale)의 『해부학자 로버트 녹스의 생애와 저술 개요(Sketch of the Life and Writings of Robert Knox, the Anatomist)』(런던, 1870년)에서 이 그림을 발췌했다. (제공: Department of Anatomy, Univer sity of Manitoba.)

작Earl of Selkirk의 사유지에서 소작농이었다.

알렉산더 먼로 3세Alexander Monro tertius는 의학교에서 해부학 교수였고, "의학박사를 취득하기 위한 첫 시험에서, 녹스는 해부학 시험을 통과하고 선발되었다.... 그러나 먼로 3세의 해부학 교육이 너무 부실했기 때문에, 그는 에든버러 대학을 그만두었고 잃어버린 시간을 보상받기 위해 사설 해부학교의 선생이었던 존 바클레이John Barclay에게 해부학을 배웠다."

로버트 녹스와 존 바클레이

존 바클레이Doctor John Barclay, 1758~1826년(그림 169)는 녹스의 스승이었으며, 녹스의 인생에 커다란 영향을 미쳤고, 나중에 그들은 직업적으로 매우 복잡한 관계가 되었기에 여기서 바클레이에 대해 몇 가지를 기술하고자 한다. 바클레이는 유명한 해부학자로, 퍼스셔Perthshire에서 태어났고, 스코틀랜드 교회의 목사가 되기 위해 공부했지만 나중에 에든버러 대학의 의학교에 입학했다. 그는 그곳에서 1796년에 의학박사를 취득했다. 바클레이는 뛰어난 외과의사-해부학자 존 벨John Bell의 조수로 일했고(Struthers, 1867), 런던에서 해부학을 공부한 다음 1797년에 에든버러로 돌아왔다.

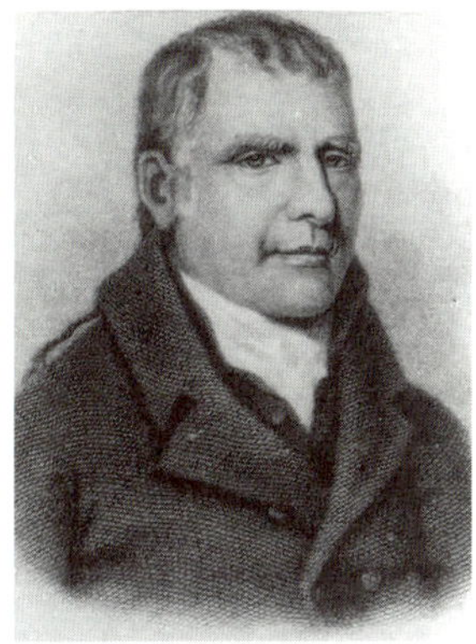

그림 169. 존 바클레이(John Barclay, 1758~1826년). (제공: Department of Anatomy, University of Manitoba.)

바클레이는 개인적으로 소수의 학생들에게 해부학을 가르쳤고, 선생으로서 능력이 출중하여 대학교육에 만족하지 못한 의학생들이 그에게 많이 몰려왔다. 얼마 지나지 않아 그의 집에 위치한 사설 해부학교는 유명해졌고, 그는 그곳에서 27년 동안(1797~1825년) 학생들을 가르쳤다. 바클레이는 동물 비교 해부학에 관한 수준 높은 지식을 소유했고, 강의와 시연에서 외과시술에 필요한 실용 해부학을 강조하고 많이 가르쳤다. 왕립 외과대학Royal College of Surgeons이 바클레이의 해부학교Barclay's Anatomy School를 1804년 6월 19일에 의학생들의 교육기관으로 인정했다(Ball, 1928). 스트러더스(Struthers, 1867)는 "에든버러에서 그 이전의 해부학자들 중에서 바클레이 박사만큼 존경 받은 사람은 아무도 없었다."고 기술했다. 바클레이는 해부학 강의와 연구, 박물관 표본 제작 등, 해부학 교육에 모든 열정을 불태웠고,

에든버러에서 성공한 최초의 해부학 선생이었다.

"녹스Knox의 사람해부 솜씨는 다른 사람보다 월등했고, 최고의 라틴어(당시에 실시된 시험에서 사용한 언어) 실력으로 해부학 지식을 설명"했기 때문에, 그가 대학에 지원하여 입학시험을 치르는 과정에서, 대학의 해부학 심사위원들이 그로부터 많은 감동을 받았다(Lonsdale, 1870). 녹스가 바클레이 밑에서 공부한 것이 그의 해부학 지식에 큰 도움이 되었을 것이다.

녹스는 1814년에 의과대학을 졸업하고, 군대의 보조 외과의사로 활동했다. 그는 1815년에 부상자를 "치료하기 위해 브뤼셀Brussels로 갔고", 뒤이어 1817년부터 1820년까지 남부 아프리카의 야생wild에서 유사한 임무를 수행했다. 그가 영국으로 돌아온 다음, 군사령부로부터 1년 동안 휴가를 받고 프랑스에서 의학을 공부했다.

녹스는 의학과 외과학, 자연철학, 인종학, 동물 비교 해부학, 고생물학에 관한 수준 높은 지식을 소유하고 스코틀랜드로 돌아왔다. 그는 다양한 분야에 애착을 갖고, 당시에 뛰어난 학자인 조지 큐비에Georges Baron Cuvier, 1769~1832년, 힐레르Geoffroy St. Hilaire, 1772~1844년와 친교를 맺으며, 지속적으로 우정을 돈독하게 쌓았다. 녹스는 이러한 과정을 통해 다양한 분야에서 많은 업적들을 이루었고, 특히 동물 비교 해부학과 체질인류학 분야의 업적은 매우 뛰어났다(Blake, 1870~1871; Desmond, 1989).

녹스는 동물 비교 해부학 분야의 연구 논문들을 많이 발표했는데, 가장 뛰어난 업적은 1850년에 출판한 『인류의 종족: 단편The Races of Men: A Fragment』과 1852년에 출판한 『위대한 치료자와 해부학자Great Artists and Great Anatomists』이다. 녹스는 〈에든버러 자연사협회Wernerian Society〉와 〈아메리카 생리학협회American and Physiological Society〉, 〈에든버러 왕립협회Royal Society〉의 회원으로서, 정기적으로 논문을 발표했다. 녹스는 1823년 12월에 〈에든버러 왕립협회〉의 회원이 되었고, 1년 후에 결혼했다.

녹스는 동물 비교 해부학의 연구 결과를 의학에 접목시켰고, 〈의학-외과협회Medico-Chirurgical Society〉의 회원이 되었다. 녹스가 동물 비교 해부학에 관한 박물관을 건립하기 위해 제출한 계획안을 외과대학College of Surgeons에서 1824년 4월 21일에 승인했다. 그의 제안은 왕립 외과대학Royal College of Surgeons 박물관의 "고대 홀Old Hall"에서 보관하고 있던 "외과 수술용 유물들과 이발사-외과의사가 사용하던 사혈침과 절개용 도구들, 오래전에 사용한 조잡한 기구들, 외과와 산과용 기구들, 작은 물품들과 낡고 파손된 물품들, 미신적 골동품 같은 것들"을 박물관을 신축하여 이전하고 보존하려는 것이었다(Lonsdale, 1870).

후에 바클레이는 제자였던 녹스가 이룩한 업적에 크게 감명을 받았고, 해부학교의 공동 교수로 그를 초빙했다. 녹스는 1825년부터 1826년까지 겨울학기 첫 해부학 강의를 그의 명성에 걸맞게 성공적으로 마쳤다. 녹스는 1826년에 바클레이가 죽은 다음, 그 학교의 소유자가 되었다. 론즈데일(Lonsdale, 1870)은 녹스에 대해 다음과 같이 말했다. "녹스가 모방자였을지도 모르지만, 해부학교에서 그와 견줄만한 다른 경쟁자는 없었다. 에든버러에서 1826년부터 1835년까지 가장 유명한 해부학교의 전당이었고, 이곳에서 큰 뜻을 품은 젊은이들이 갈레노스 정신을 숭배했으며, 해부학적-신지론자神智論者가 찬미하는 노래를 불렀다. 이 전당은 고대 외과의사 홀Old Surgeons Hall이었고, 로버트 녹스는 이곳에서 최고의 사제이며, 신의 말씀을 전하는 사람, 철학자로서 모든 것을 주관했다."

녹스는 "다른 선생들과 비교할 수 없을 정도로 최고의 강의"를 진행했고, "영국에서 녹스와 같이 인기를 누리며, 빠르게 큰 업적을 이룩한 의학자는 녹스 이외에 아무도 없었다."(Lonsdale, 1870). 스트러더스(Struthers, 1867)는 "녹스는 사람 해부학을 새로운 관점에서 바라보았고, 해부학자로서 해부학과 외과학을 연계하거나 새로운 것을 자세하게 밝힌 것이 아니라, 사람 해부학을 설명하는데 동물 비교 해부학을 이용했다."고 말했다. 콤리(Comrie, 1972)에 의하면, "녹스는 명쾌하게 설명하는 비상한 재주가 있었고.... 그는 지루한 해부학 과목을 흥미롭게 만들었다." 녹스의 강의에 1826년부터 1835년까지 매년 평균 잡아 335명의 학생들이 참가했고, 1828~1829년 학기에 504명의 학생들이 참석하여 초만원이었다. 많은 학생들을 위해 녹스는 하루에 세 번씩 같은 내용을 반복적으로 강의해야만 했다.

녹스는 에든버러의 다른 해부학 선생들에게 질투와 시기의 대상이었다. 그래서 후에 녹스가 "언론으로부터 괴로움을 당하고, 군중들에게 공격을 받고, 무자비한 사람들로부터 굴욕을 당했을 때", 몇 사람을 제외하고 동료들마저도 그를 저버렸고, 심지어 공격하는 군중들과 한편이 되었다는 것은 그렇게 놀라운 일이 아니다(Lonsdale, 1870; Biddis, 1976). 녹스가 선생으로 성공하기 위해, 그는 시작부터 많은 위험을 감수해야만 했다(MacGregor, 1884).

시신 도둑과 버크, 해어가 저지른 잔악한 사건에 묻혀, 100년 동안 로버트 녹스의 이름은 잘 알려지지 않았고, 그의 명성과 과학적 업적들도 무시당했다. 잉글랜드와 스코틀랜드, 웨일스에 위치한 다른 해부학교들과 유사하게, 녹스의 해부학교도 학생들의 해부실습을 위해 시신공급이 절실했고(Currie, 1933), 학생들은 이 시신들을 사용하여 해부실습과 외과시술법을 잘 배울 수 있었다(Richardson, 1987; Desmond, 1989). 우리는 이러한 관점에서 녹스가 살던 시대의 상황을 고려해야한다(Biddis, 1976). **"당시에 모든 해부학 선생들은 묘지 도굴꾼이 갖고 온 시신에 대해 아무런 말도 하지 않고 모두 받아 사용했다. 100년 전에 에든버러와 런던, 더블린의 해부학 선생들 중 어떤 사람도 "자루 안에 들어 있는 시신"에 대해 문제를 제기하지 않았다."** 이런 관행 때문에 해부학교는 한순간에 파멸의 구렁텅이로 빠졌고, 해부학교는 학생들에게 믿음을 잃고 아무 말도 못했다(Ball, 1928).

그렇게 뛰어난 사람이 사람을 살해하는 극악무도한 범죄를 저지른 사악한 시신 도둑과 협력했다는 것이 약간은 의아하다. 범죄가 생긴 후 세월이 지나면, **"살인자들과 경쟁하던 해부학자들, 심지어 학생들도 모두 사라지고, 마지막에 죽은 사람들만 남게 된다."**고 볼(Ball, 1928)이 했던 말에 동감한다.

명예 실추

그럼에도 불구하고 유명했던 녹스가 불명예와 고독, 빈곤이라는 무서운 운명으로 고통을 겪었고, 녹스가 사형수 감옥에서 1829년 1월 29일에 서명한 진술서(MacGregor, 1884)에, 버크는 녹스에 대해 다음과 같이 진술했다.

> .... 녹스는 결코 부추기지 않았으며, 사람을 살해하도록 가르치거나 권장하지도 않았고, 어떤 도움도 주지 않았다. 시신에 대해 말한 유일한 사람은 훌륭한 신사 퍼거슨Mr. Fergeson이었다. 그는 젊은 여자 패터슨Paterson을 인계한 장소를 조사했다.

녹스는 이 힘든 기간 내내 침묵으로 일관했고, 그가 1827년 3월 17일에 칼레도니아인 머큐리Mercury에게 보낸 편지가 그 자신을 방어하기 위한 첫 시도였다. 녹스의 처벌을 반대하는 에든버러의 왕립 외과대학의 저명한 회원이 녹스에게 보낸 개인 편지에 다음과 같은 내용이 들어있었다(Ball, 1928).

> 기독교인이 녹스(이하 당신)를 비난하는 것은 그들이 당신의 성공을 시기 질투하기 때문이라고 나는 생각한다. 당신이 경솔하게 행동했다고 모든 사람들이 생각하고, 아직도 그렇게 생각하고 있다. 그

렇지만 지금까지 어떤 해부학자도 시신을 제공하는 사람들에게 시신을 어디에서 어떻게 구해왔냐고 묻지 않았다. 기독교인들은 당신과 함께 일한 학교직원들, 즉 시신을 인계받고, 시신을 관리하며, 시신에 방부제를 주입한 사람들은 거론하지도 않았다. 당신은 그들의 죄 값도 함께 짊어지고 있다. 당신은 시신이 부패되었다면 쓸모없다고 말했을 것이고, 시신공급자들은 더욱 신선한 시신들을 가져왔을 것이다. 그들이 스스로 해부 실습실로 찾아오기 전까지 당신의 임무는 강의와 해부시연이었지, 시신을 취급한 사람은 아니었다. 만약 지방의회가 당신의 범죄행위를 파악하려고 빠르게 결정하고, 사유를 조사하고 고소하지 않았다면, 우리는 범죄에 연루된 증거물들이 인멸되지 않도록 행동했을 지도 모른다. 당신은 이러한 사건이 발생하기 전에 협회회원도 아니었다. 당신은 아무것도 부인하지 않고 모든 것을 인정하고 담담하게 받아들이고 있지만, 해부학에 종사하는 모든 사람들은 당신을 비난하는 대중들의 분노에 두려워 떨고 있다.

녹스의 명성은 땅에 떨어졌고, 1844년에 잠시 글래스고[Glasgow]에 머물다가 에든버러로 이주하여 살았으며, 다시 런던으로 자리를 옮겨 강의하면서 진료도 병행했다(Comrie, 1972). 그 후 녹스는 조롱과 왕따, 비참한 상태, 건강악화, 빈곤을 겪으며, 수 십 년을 살다가 뇌졸중으로 1862년 12월 20일에 죽었으며, 그의 아내는 1841년에 죽었다.

윌리엄 버크와 윌리엄 해어

악랄한 살인자로 재판을 받았던 윌리엄 버크[William Burke]와 윌리엄 해어[William Hare]는 많은 사람들에게 지탄을 받으며, 사람들의 입에 오르내렸다(Lonsdale, 1870; MacGregor, 1884; Ball, 1928). 그들에게 마지막으로 희생된 사망자는 가난하고 늙은 노파인 도체티[Docherty]였다. 다음날 아침 조사관이 녹스의 해부실에서 열쇠로 채워진 주석 보관함 안에 주검으로 들어 있는 도체티를 발견했다. 가난하고 늙은 노파는 살해되어 해부실로 넘겨진 것이었다. 모든 사람들은 공포에 휩싸였고, 전 국민은 분노했다. 전에 비열하다고 분노했던 묘지도굴과는 비교할 수도 없을 정도였다. 개인의 생명을 위협하는 문제로 대두되었다. 그들은 체포되었고(그림 170), 재판 일자가 발표되었으며, 전 국민의 관심사가 되었다.

버크와 해어의 재판은 1828년 12월 24일 시작되었고, 몇 번의 식사시간을 제외하고 다음날 아침나절까지 계속되었다. 그들이 1년 이상 저지른 악행에 때문에 살인자들에 대한 군중

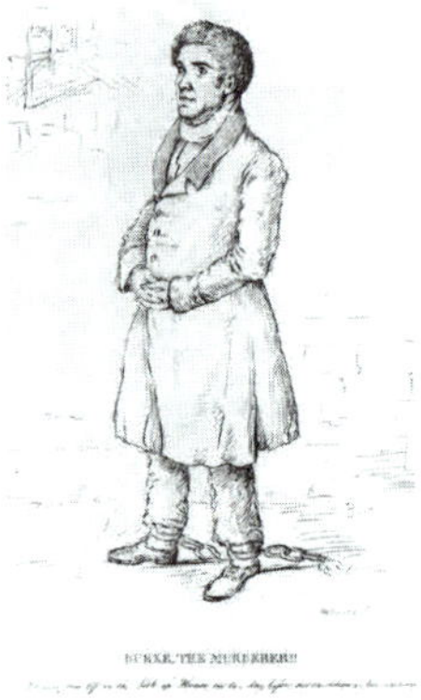

그림 170. 감옥에서 발목에 철고리 줄이 채워진 버크의 모습(William Burke). (제공: Bethesda, MD: U.S. National Library of Medicine, National Institutes of Health, Health & Human Services.)

의 분노는 활활 타올랐다. 이런 이유 때문에 변호인들은 죄수들이 공정한 재판과 법집행을 받을 수 있도록 죄수들의 안전에 만전을 기했다.

악당들 중에서 잔인한 해어와 그의 아내는 공범자로 몰렸으나, 그들은 시내를 돌아다니며 오직 적당한 사람들만 선택하여 유인해 왔기 때문에 교수형은 면했다. 그들은 고향인 아일랜드로 돌아갔고, 소설에 등장한 것 말고 그들에 대한 다른 소문은 잘 알려져 있지 않다. 배심원단은 1828년 크리스마스 아침에 약 1시간 정도 심의를 한 다음 돌아와 다음과 같이 판결을 내렸다. 배심원단은 기소장에서 윌리엄 버크의 세 번째 혐의에 대해 유죄를 인정했으며, 맥두갈Helen McDougal에 대한 기소는 입증되지 않았다고 밝혔다.

대법관의 판결문은 다음과 같았다.

법을 위반한 너의 죄를 확정하는 데 있어서, 그 소식을 들은 모든 사람들이 유죄판결을 받을 것으로 생각하는 증거에 의거하여, 국내에서 가장 존경받는 배심원단의 판결로 흉악한 살인자 혐의로 기소된 윌리엄 버크에게 유죄를 선고한다. 너의 위법한 진상을 충분히 말로 이야기한 나는 오른손을 들어 여러분과 함께 전적으로 동의하며, 너를 비난하는 사람들보다 더 심한 말로 선고함으로써 법정 시간을 지연시키지 않을 것이고, 시신을 유괴하고 계획적 범죄는 더욱 흉악하고, 범행 동기는 근거가 있지만 다른 재판의 판결문에서 결코 찾아볼 수 없었다. 나는 여러분이 잘 알고 있는 사실을 반복적으로 말해서 여러분을 기다리게 하고 싶지 않고, 나의 임무는 진실을 밝히는 것이다. 형사법정의 판결문에서 의심스러운 모든 사항들을 사실대로 밝히는 것이다. 너도 그 중에 하나이고, 너는 지금 이 세상에서 할 일은 없지만, 네가 평생 지은 죄를 모든 사람들을 위해, 전능하신 신 앞에 나서기 전에, 네 죄를 고백할 준비를 하면서, 너는 죽음을 맞이해야 할 것이다.

범죄와 관련하여 판결문에 혹시 수정이 있을 것이라고 기대하는 너의 조그만 희망마저 거부한다. 너의 경우에는, 범죄에 대해 판사가 베푸는 온정과 국법을 위반했을 때 법이 베푸는 온정이 유일한 희망이지만, 앞으로 너와 같은 동일수법의 범죄행위가 다시는 일어나지 않도록 너를 감옥의 죄수로 남겨두지 않겠다. 비참하게 죽은 사람들 때문에 분노하는 시민들의 마음을 헤아려, 너를 통상적 방법으로 사형시켜야 한다는 판결문에 나는 동의한다. 그러나 살인죄를 처벌하는 법정 수행원은 동반시키지 않고, 너의 몸을 공개적으로 해부하여 해부실습에 이용하고, 만약 관행적으로 뼈대skeleton를 보존한다면 후대에 너의 악행을 기억하도록, 너의 뼈대도 보존할 것이다....(MacGregor, 1884)

버크Burke는 1829년 1월 28일 오전 8시, 에든버러의 형장에서 2만에서 3만 7천 명 정도의 군중들이 바라보는 가운데 교수형으로 죽었다(그림 171). 한 보고에 의하면, **"군중은 사형수를 축복하는 것조차도 따분해 했고, 복수심이 가득했으며, 모든 군중은 마치 비장한 모습으로 행진이나 공연을 기다리는 것처럼 보였다."**(Ball, 1928). 교수대 앞에 서있는 버크를 향하여 욕설과 악담을 퍼붓고, 저주하면서, 군중들은 공범자 해어Hare와 녹스Dr. Knox도 교수형에 처할 것을 요구했다. **"해~어도 죽여라!" "해어 어딨냐?", "녹스 죽여라!"**

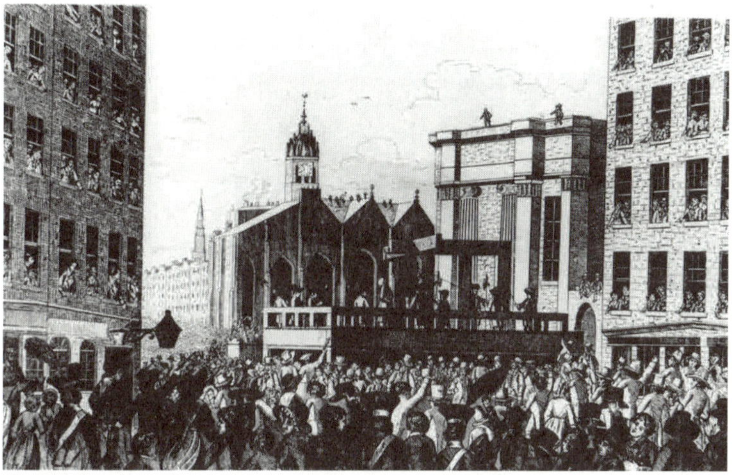

그림 171. **흉악한 살인자 버크(William Burke)의 사형집행 장면.** (제공: Bethesda, MD: U.S. National Library of Medicine, National Institutes of Health, Health & Human Services.) "1829년 1월 28일 수요일 아침 8시가 조금 지난 후, 버크는 2만에서 3만 7천 명으로 추산되는 많은 군중들이 보는 앞에서 교수형을 당했다. 군중들이 환호하기 위해 모였다."(Ball, 1928). 동판화(출처: Nimmo's Lithographic Office, 1829, Edinburgh)는 버크가 높은 플랫폼 위에 세워진 교수대에 매달려 있는 모습이다. 광장 주변은 사람들로 붐빈다. 어떤 사람들은 창문에서 기웃거리고 어떤 사람들은 옥상에 앉아 있다.

죽은 버크의 시신은 대학의 알렉산더 먼로의 해부 실습실로 옮겨지고, 다음날 아침에 선발된 유명한 사람들(외과의사 로버트 리스턴Robert Liston, 골상학자 조지 콤George Combe, 철학자 윌리엄 해밀턴Sir William Hamilton, 조각가 요셉Mr. Joseph)이 시신을 조사했다(Stone, 1829). 판결문에 의하면, 먼로 3세가 같은 날 오후에 군중이 운집한 가운데 해부 실습실에서 공개적으로 버크의 몸을 해부했다. 발을 디딜 틈이 없을 정도로 많은 군중들이 해부 실습실로 모였다.

볼(Ball, 1928)은 경찰이 질서 유지를 해야 할 정도로 많은 군중들이 모인 그 때의 광경을 다음과 같이 전했다. 군중들이 흥분하여 소란스럽게 외치는 해부 실습실은 스코틀랜드의 역사에 기록되었다. 군중들은 뒤섞이어 해부 실습실 문으로 몰려들었고.... 먼로가 특별히 관심을 갖고 신경을 써야만 했던 몸의 구조는 뇌brain로, 해부강의의 초점은 뇌의 구조에 집중되었다. 머리 덮개뼈calvarium를 제거한 다음 "피가 엄청나게 흘러나왔고, 강의가 끝날 무렵인 오후 3시에 멈추었으며, 강의실은 피가 아래로 흘러내려 정육점의 도살장 모습이었다. (「웨스트 포트 살인West Port Murders」, 에든버러, 1829년, 254쪽)

많은 사람들이 버크의 시신을 보려고 밀치락달치락 거리며 오랫동안 소란을 벌였고, 약 50명 정도가 입장할 수 있는 공간이었지만, 분당 60명이 입장하여 테이블 옆을 지나가면서 버크의 해부된 몸을 구경했다. 거의 7명 내지 8명이 함께 몰려들어 그들의 옷이 찢기었다. 다음날까지 적어도 2만 5천명이 시신을 구경했다. 에든버러의 구 시가지로 몰려나온 군중들이 "마치 공휴일에 거리에 나온 사람들처럼" 많이 모였다. 버크의 뼈대는 별도로 정리하여 현재 에든버러 대학의 의과대학에 보관되어 있다. 당시의 목격자는 "이 사건 후에 버크의 몸은 해부되어 강의 테이블 위에 절인 오이처럼 보관되었다. 그의 몸은 4조각 이상으로 잘리어 소금에 절여 통속에 담겨졌다."고 기록했다(MacGregor, 1884).

해어와 그의 아내는 교수형을 면했다. 그들은 버크에게 책임을 전가했고, 증거를 제출했다. 해어는 런던으로 도망간 후 40년 동안 그 곳에서 눈먼 거지처럼 살았다. 그의 아내는 벨파스트Belfast로 가서 그럭저럭 생활했으나 더 이상 소식은 모른다. 다른 공범자 맥도갈Helen McDougal은 몹시 고통을 받았고, 호주로 건너가 그 곳에서 죽었다.

제22장

해부학 문헌

베살리우스 이후

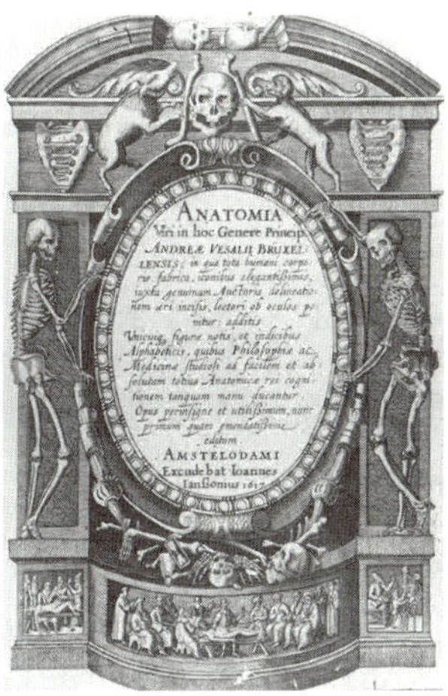

그림 172. 베살리우스가 저술한 희귀 복사본의 표지. 이 책은 암스테르담에서 1617년에 출판되었다. (제공: Neil John Maclean Health Sciences Library, University of Manitoba.) 이 삽화들은 판화가인 제미너스(Thomas Geminus, 1510~1562년)가 1545년에 출판한 책에서 들어 있는 것으로 베살리우스의 그림들을 표절한 것이었다.

『사람 몸 구조에 관하여De Humani Corporis Fabrica』는 베살리우스가 1543년에 출판한 불후의 명작으로, 사람 해부학 분야에서 가장 유명한 책이며 동서고금의 큰 업적이다. 이 책은 해부학 역사에서 가장 중요한 업적으로, 현대의학의 효시가 되었고, 많은 학자들에게 귀감이 되었다. 이후에 출판된 문헌들은 사람해부를 통해서 얻은 해부학적 발견과 더불어 미적 감각이 추가되었다.

이 장에서 많은 해부학 교과서와 그림책의 목록들을 시대별로 분류하여 설명하고자 한다. 해부학의 주요 문헌들 중에서 의학발전에 기여한 것들을 폭넓게 조사하여 선별했고, 선별된 문헌들은 베살리우스 시대부터 19세기 중반까지 시대별로 다양한 변천과정을 보여준다(Thomas, 1974).

러셀(Russell, 1987)은 **"다른 과학 분야와 마찬가지로 해부학 문헌들도 세계적으로 너무 방대하기 때문에, 한 사람이 이 많은 문헌들을 모두 조사하고 정리한다는 것은 불가능하다."** 고 말했다. 어떤 해부학 문헌을 조사할 때, 그 시대의 의학 지식의 수준과 발전과정을 고려하는 것이 매우 중요하다. 17세기에 출판된 해부학 문헌들은 당시에 뛰어난 업적이었지만,

오늘날에는 별로 가치가 없을 수도 있다(Choulant, 1962; Wolf-Heidegger and Cetto, 1967; Russell, 1987; Norman, 1991; Roberts and Tomlinson, 1992).

베살리우스의 『사람 몸 구조에 관하여』는 여러 번 재출판 되었고, 다른 학자들이 이 책을 표절했다(그림 172). 왜냐하면 이 책은 사람해부를 통해 얻은 새로운 해부학적 발견에 기초하여 사람 몸의 구조를 사실적으로 묘사했기 때문이다. 베살리우스의 책이 바젤에서 출판된 다음 2년이 지난 후에, 최초로 표절된 복사본이 런던에서 출판되었다. 그 중 가장 유명한 표절은 토마스 제미너스Thomas Geminus, 1510~1562년가 1545년에 런던에서 출판한 『전체 해부학의 간략한 묘사Compendiosa totius anatomie delineatio, aere exarata』이다(Locy, 1911; Choulant, 1962; Sudhoff, 1964; Putscher, 1972; Lind, 1975; Persaud, 1984; Hildebrand, 1988; Roberts & Tomlinson, 1992, 베살리우스 이전의 해부학 문헌들과 그림들에 관하여).

토마스 제미너스: 표절자

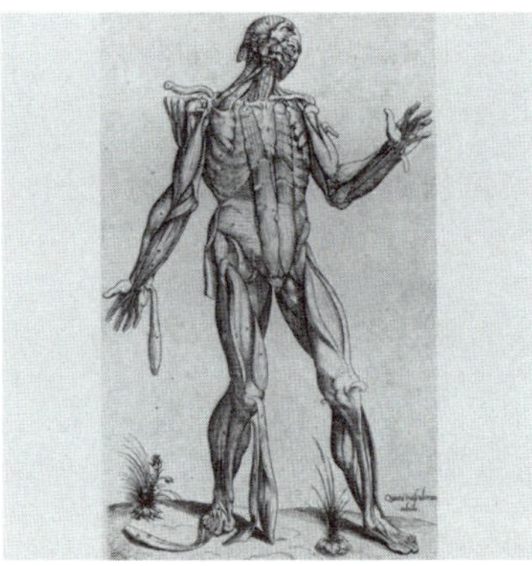

그림 173. 제미너스(Thomas Geminus, 1510~1562년)가 동판화로 제작한 40개의 그림들 중 하나로, 그의 『전체 해부학의 간략한 묘사(Compendiosa totius anatomie delineatio, aere exarata)』에 들어 있다. 이것은 베살리우스가 1543년에 출판한 『사람 몸 구조에 관하여(De humani corporis fabrica)』의 축약본인 『에피톰(Epitome)』의 목판화가 출판된 후에 나온 것이다. (제공: Keynes G. 1959. 「The anatomy of Thomas Geminus. A notable acquisition for the library.」 Ann R Coll Surg Engl, 25:171–175.)

토마스 제미너스Thomas Geminus, 1510~1562년는 판화공이자 인쇄공이었던 토마스 람브리Thomas Lambri의 가명이었다. 그의 출생에 대해 별로 알려진 것은 없지만 그는 1562년 5월에 죽었다. 제미너스는 베살리우스의 『에피톰Epitome』 본문과 『사람 몸 구조에 관하여De humani corporis fabrica』에 들어 있는 40개의 목판화들을 무단으로 도용했기 때문에, 베살리우스는 제미너스를 "**대단히 부적절한 모방자**"라고 혹평했다. 이 표절된 책은 몇 번의 번역과 편집을 거친 다음 크게 성공했다. 흥미롭게도, 제미너스는 목판화를 다시 그려 동판화로 새겼는데, 이것이 잉글랜드에서 최초로 제작된 동판화이다(그림 173).

제미너스는 이 책의 첫 페이지에 베살리우스에게 감사의 글을 남겼고, 이 책의 그림들은 동판화로 섬세하게 제작되었기에 더 선명하고 아름다웠다. 이 책이 잉글랜드에서 도판이 들어가고 인쇄된 두 번째 문헌이었지만, 예술적 측면에서 가장 뛰어났다. 중세 시대의 조산술에 관한 유카리우스 로슬린Eucharius Rösslin의 『로젠가르텐Rosengarten』 영어 초판이 1540년에 『라틴어에서 영어로 새롭게 번역된 사람의 출생The Byrth of Mankynde newly translated out of the laten into Englysshe』으로 출판되었다(O'Dowd & Philipp, 1994). 이후에 제미너스의 책뿐 아니라 베살리우스의 책에 나오는 해부그림들을 삽입하여 제작한 책들이 1545년과 1552년, 1560년에 출판되었다(Power, 1927).

찰스 에스티엔

찰스 에스티엔Charles Estienne, 1504~1564년의 해부기법에 관한 『사람 몸의 부분 해부De dissectione partium corporis humani』는 1545년에 파리에서 발간되었고, 1년 후에 프랑스어 번역판이 출판되었다. 이 책에 아름다운 62개의 목판화들이 들어 있었고, 이 중에 전체 정맥계통과 신경계통에 관한 최초로 인쇄된 그림들이 있었다(그림 174, 175). 이것이 16세기의 해부학 업적들 중에서 가장 뛰어난 것으로 평가받고 있다.

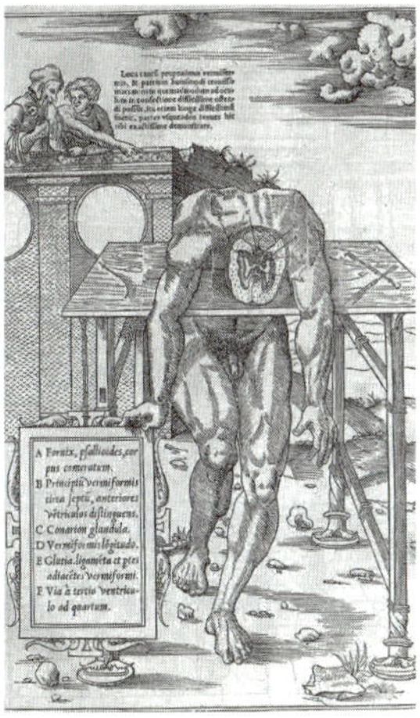

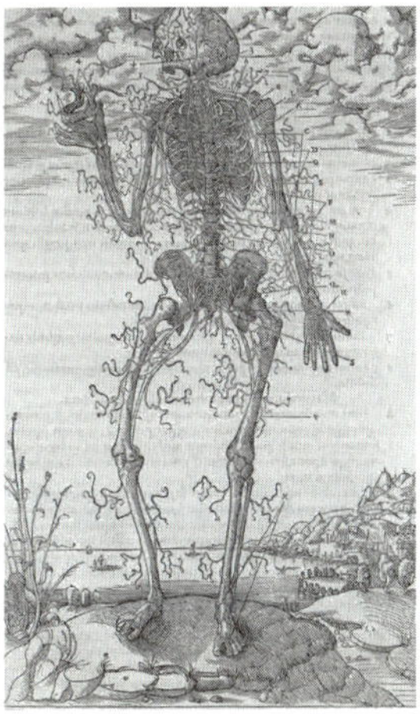

← 그림 174. 테이블 위에 걸쳐 있는 시신의 해부도에서, 시신의 오른손은 그림을 설명하는 틀을 잡고, 머리에서 뇌의 가로 절단면이 보인다. 구경꾼들이 장식된 난간의 꼭대기에서 바라보고 있다. 에스티엔(Charles Estienne, 1504~1564년)은 비용을 절약하기 위해 해부학 전문서적이 아닌 일반 책에 있는 그림들을 사용하여 사람 몸의 내부 장기를 묘사하는 목판화로 사용했다. 삽입된 그림의 경계가 머리 주위의 사각형으로 나타나 있다. 『사람 몸의 부위별 해부... (La dissection des parties du corps human ...)』는 1546년에 파리에서 목판화로 발간되었다. (제공: Bethesda, MD: U.S. National Library of Medicine, National Institutes of Health, Health & Human Services.)

→ 그림 175. 세상의 종말이 온 것 같은 하늘 앞에서 가는 힘줄들이 붙어 있는 사람 뼈대 모습이다. 『사람 몸의 부위별 해부... (La dissection des parties du corps human ...)』는 1546년에 파리에서 목판화로 출판되었다. (제공: Bethesda, MD: U.S. National Library of Medicine, National Institutes of Health, Health & Human Services.)

후안 발베르데 드 하무스코

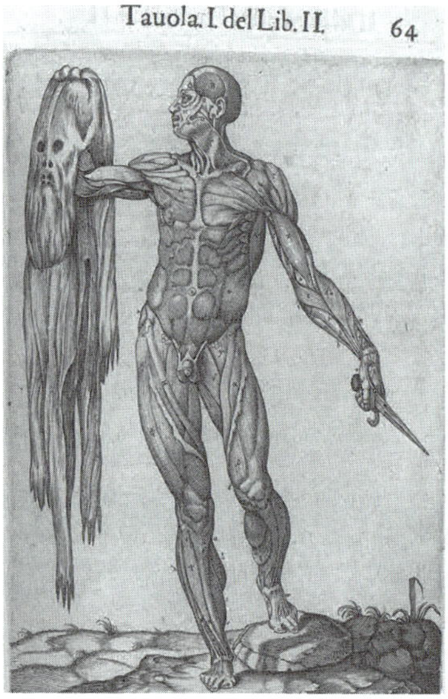

그림 176. 발베르데(Juan Valverde de Hamusco, 1525~1587년)의 가장 인상적인 원판 그림들 중 하나이다. 한 손에는 자기의 피부를 잡고 다른 한 손에는 칼을 들고 몸의 근육이 드러난 모습이다. 이 모습은 시스티나 성당(Sistine Chapel)에 있는 미켈란젤로의 '최후의 심판'에 나오는 성 바르톨로메오(Saint Bartholomew)의 모습과 유사하다. 원작의 삽화는 미켈란젤로와 같은 시기에 살았던 베세라(Gaspar Becerra, 1520?~1568?년)가 그린 것으로 보이며, 동판화는 여러 도판 위에 머리글자 "NB"가 등장하는 니콜라스 베아트(Nicolas Beatrizet, 1507?~1570?년)가 제작한 것으로 생각된다. (제공: Bethesda, MD: U.S. National Library of Medicine, National Institutes of Health, Health & Human Services. http://www.nlm.nih.gov/exhibition/historicalanato mies/valverde_bio.html).

후안 발베르데 드 하무스코Juan Valverde de Hamusco, 1525~1587년는 스페인 해부학자로 로마에 살았고, 로마에서 1556년에 『사람 몸 구성의 박물지Historia de la compositión del cuerpo humano』를 출판하여 베살리우스의 업적을 스페인에 소개했다. 문헌에 있는 42개의 그림들 가운데 오직 4개만 새로운 것이었고, 다른 것들은 베살리우스의 그림을 그대로 사용한 것이었다. 발베르데의 문헌은 "**스페인에서 최초로 발간된 위대한 의학 원작**"(Norman, 1991)으로, 그가 관찰하고 발견한 것뿐 아니라 베살리우스의 오류에 대한 비평도 함께 들어 있었다. 이 문헌은 스페인에서 의학생과 의사들에게 인기가 있었다. 후에 발베르데의 문헌은 스페인의 아메리카Spanish America[27]에서 해부학을 바탕으로 하는 의학적 기반이 되었을 것이다(그림 176).

발베르데의 문헌 이후에 스페인에서 널리 사용되었던 해부학 교과서들은 다음과 같다(Febres-Cordero, 1987). 마틴 마티넥스Martin Martinex, 1684~1734년의 『완벽한 사람 해부학Anatomia Completa del Hombre』(마드리드, 1728년); 후안 로페즈Juan de Dios Lopez, 1711~1773년의 『해부학 개요el Compendio Anatomico』(마드리드, 1750~1752년); 라카바Jaime Bonells e Ignacio Lacaba의 『완벽한 사람 몸 해부학의 과정el Curso Completo de Anatomia del cuerpo humano』(마드리드, 1796~1800년).

---

27 브라질, 가이아나, 수리남, 프랑스령 기아나, 벨리즈를 제외한 중남미 지역

마틴 마티넥스

마틴 마티넥스Martin Martinex, 1684~1734년는 18세기에 스페인에서 가장 뛰어난 외과의사이며 해부학자였다. 그는 스페인의 의학교육을 향상시켰고, 왕실의 도움을 받아 마드리드Madrid에 해부극장을 설립했다. 마티넥스는 의학생들과 외과의사의 수련을 위해 이론적 교육보다 시신해부를 통해 사람 해부학을 이해하는 것이 훨씬 좋다고 생각했다.

마티넥스는 알칼라 드 헤나레스Alcala de Henares에서 의학을 공부했고 22세에 졸업했다. 그는 세비야Seville 대학에서 해부학 교수가 되었고, 후에 〈세비야 왕립협회〉의 회원으로 선출되었다. 또한 그는 왕의 주치의를 맡았고, 많은 학생들을 끌어들인 설득력 있는 강사였다. 1728년에 출판된 마티넥스의 『완벽한 사람 해부학Anatomia Completa del Hombre』은 사람 해부학에 관한 종합 교과서로 매우 인기가 있었고, 1775년에 제 6판이 출판되었다.

레알도 콜롬보

레알도 콜롬보Realdo Colombo, 1510~1559년 (그림 177)는 파도바 대학에서 베살리우스의 제자이며 계승자로, 그가 죽은 후 1559년에 『실재 해부학 15De re Anatomica libri XV』이 출판되었다. 이 문헌은 표지의 목판화를 제외하고 그림이 들어 있지 않았고, 대부분의 본문은 다른 저자들의 문헌을 도용한 것이었다. 그럼에도 불구하고 이 문헌은 허파순환pulmonary circulation에 관한 콜롬보의 설명과 더불어, 허파동맥의 판막valve, 심장의 판막, 대동맥의 판막의 기능에 관한 내용이 수록되어 있는 매우 귀중한 자료다. 바니스터가 이 책을 1578년에 영어로 번역하여 출판하였다. 허파순환을 최초로 설명한 사람이 콜롬보라는 주장에 대한 논란은 몇 세기를 두고 계속되었다. 베살리우스의 제자 가브리엘 팔로피오Gabriele Falloppio, 1523~1562년는 1561년에 베네치아에서 『관찰 해부학Observationes anatomicae』을 출판했다.

러셀(Russell, 1949)은 "**영국에서 1548년부터 1800년까지 178개의 책들이 총 445개의 개정판으로 출판되었다.**"고 말했다. 이 중에 139개는 영국의 학자들이 집필한 것이었고, 나머지 39개는 유럽의 다른 국가 출신의 학자들이 집필한 것이었다. 가장 초기의 해부학 문헌은 1548년에 토마스 비카리Thomas Vicary가 저술한 것이었다. 이 문헌에 란프랑크Lanfrank와 몽드빌

Mondeville의 업적들이 들어 있었으며, 다른 문헌들로부터 가져온 내용들을 수록한 개론서였지만, 오늘날 복사본은 남아 있지 않다. 비카리가 죽은 후 1557년에 성 바르톨로메오 병원의 동료들이 새로운 개정판을 출판했다.

존 바니스터John Banister, 1533~1610년가 1578년에 인기 있었던 『사람 박물지...The Historie of Man...』를 출판했으며, 이 문헌에 몇 개의 베살리우스의 그림들이 삽입되었고, 참고자료에 콜롬보의 허파 순환에 관한 설명도 들어 있었다. 바니스터는 노팅햄Nottingham에서 유명한 외과의사이며 내과의사로, 런던에서 이발사-외과 의사들을 위해 해부시연을 실시했다.

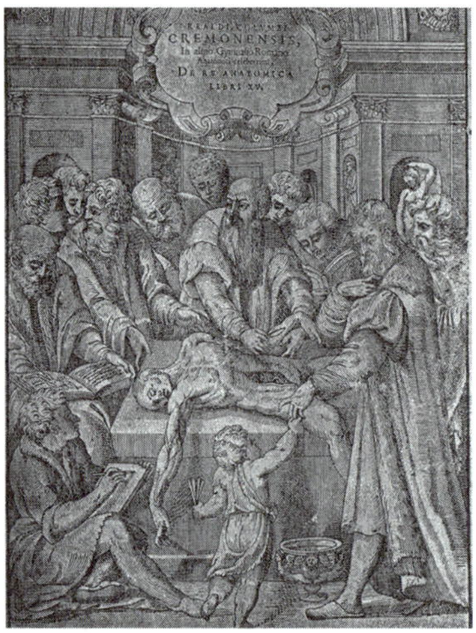

그림 177. 이 그림은 콜롬보(Realdo Colombo, 1510~1559년)에 관한 유일한 삽화로, 콜롬보가 죽은 해인 1559년에 베네치아에서 출판된 『실재 해부학(De re Anatomica)』에 들어 있다. 그는 삽화가 들어간 책을 출판하려고 준비한 것으로 알려져 있다. 그는 1548년 4월 17일에 메디치의 코시모 대공(Duke Cosimo de'Medici)에게 보낸 편지에서, 피사 대학(University in Pisa)의 해부학 강사직을 그만두겠다고 말하면서, 그가 로마에 머물면서 시신을 해부하고 예술가들을 관리하는 방법뿐 아니라 "세계 최고의 화가"로부터 도움 받을 방법까지 제안했다. 이 "최고의 화가"는 미켈란젤로로 확인되었는데, 이 화가와 콜롬보와의 우정은 콘디비(Ascanio Condivi)가 쓴 1553년 전기에 기록되어 있다. 콜롬보는 미켈란젤로가 해부할 수 있도록 "젊고 아주 잘생긴 무어인"의 시체를 보냈고, 그의 콩팥 결석을 치료하기도 했다. 콜롬보는 허파 순환에 대하여 최초로 설명했고, 『실재 해부학(De re Anatomica)』의 14번째 주제인 생체해부의 지지자로 알려져 있다. 이 책의 표지에서 몇 사람이 해부하는 모습을 바라보고 있고, 이들 중 2명은 책을 보고 있는데, 그 중 하나의 책에 그림이 들어 있다. 왼쪽 아래에 앉아 있는 젊은 사람은 메모를 하거나 스케치를 하고 있는 모습이다. (제공: Wellcome Institute Library, London.)

줄리오(줄리어스) 카세리우스

줄리오(줄리어스) 카세리우스Guilio (Julius) Casserius, 1561~1616년가 죽고 11년이 지난 다음, 1627년에 107개의 해부그림들이 삽입된 『해부학 도판Tabulae anatomicae』이 베네치아에서 출판되었다(그림 178). "티치아노Titian [28]의 제자 피알레티Odoardo Fialett 다음으로 발레시오Francesco Valesio가 아름다운 동판화를 제작했다." 카세리우스는 사람 해부학에 관한 그림들을 모두 제작하려고 노력했으나, 아

28 이탈리아의 베네치아파 화가(1477?~1576년), 이탈리아 이름은 'Tiziano Vecellio'이다.

쉽게 완성하지 못하고 죽었다. 후에 카세리우스 책의 제작자는 동일한 화가와 동판 제작자들에게 의뢰하여 20개의 그림들을 새롭게 추가했다(Norman, 1991). 이 추가한 그림들은 배경에 화려한 풍경이 들어 있어 예술적으로 뛰어나고 훌륭한 해부그림으로 알려져 있다(그림 179).

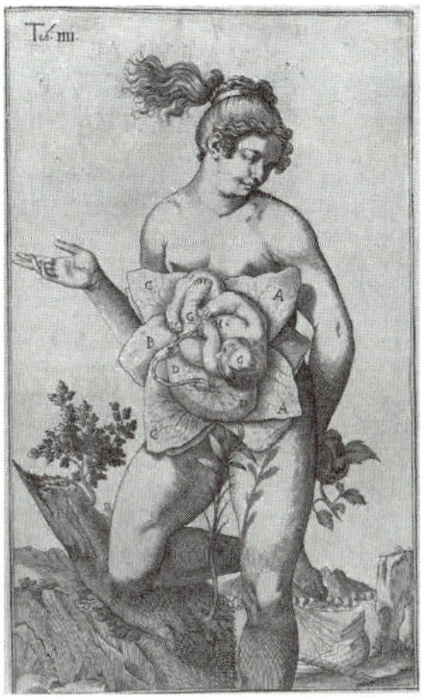

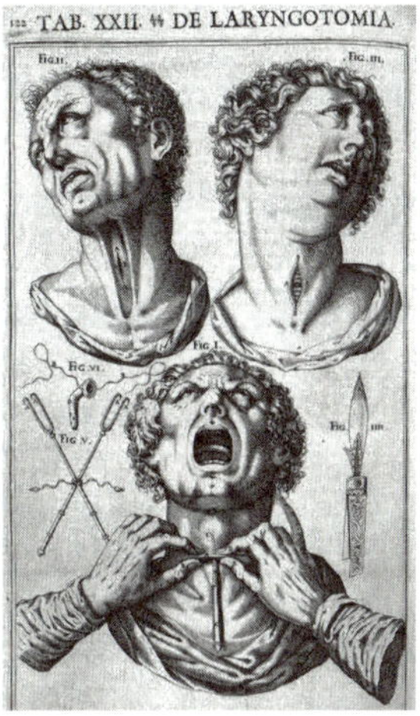

◆ 그림 178. 파도바의 해부학자 카세리우스(Guilio Casserius, 1561~1616년)가 의뢰한 『태아 형성의 특별한 논고(De formato foetu liber singularis)』에 들어 있는 동판화. 이것은 고전적 르네상스 시대의 비너스(Venus)가 연꽃무늬 같은 장식 속에 그녀의 아이를 품고 있는 모습이다. 다른 95여 점의 그림들뿐 아니라 이 그림은 파도바/베네치아의 해부학 삽화의 최고의 경지를 보여주었으며, 카세리우스가 죽은 후에 3개의 다른 제목들로 출판되었다. (제공: Bethesda, MD: U.S. National Library of Medicine, National Institutes of Health, Health & Human Services.)

➔ 그림 179. 기관절개술(tracheostomy, laryngotomia, 『De laryngotomia』)을 묘사한 카세리우스(Guilio Casserius, 1561~1616년)의 가장 오래된 그림. 『발성기관과 청각기관의 해부학 역사(De vocis auditusque organis historia anatomica...tractatibus duobus explicata ac variis iconibus aere excusis illustrata)』에서 이 그림을 발췌했다. 발디누스(V. Baldinus)가 1600~1601년에 페라라(Ferrara)에서 출판했다. (제공: Wellcome Institute Library, London.)

베르나르디노 젠가 Bernardino Genga, 1665~1734년가 1672년에 로마에서 출판한 『외과해부학... Anatomia chirurgica...』은 최초의 외과해부학 문헌이었다. 그는 외과 의사들에게 해부학이 중요하다고 강조했다. 젠가의 『지적 구상에 유용한 해부학... Anatomia per uso er intelligenza del disegno...』은 1691년에 출판되었다. 이 문헌에 삽입된 그림들은 수준이 매우 높았기 때문에 이 책도 예술가를 위한 사람 해부학 문헌들 중에서 가장 뛰어난 것으로 알려져 있다. 젠가의 책은 영어로 번역되어, 당시의 의사들과 수집가들에게 인기가 있었으며, 리차드 미드 Richard Mead, 1673~1754년가 이 책을 런던에서 1723년과 1767년에 다시 출판했다. 젠가는 하비의 혈액순환의 이론을 지지했으나, 콜롬보와 체살피노가 초기에 제시했던 것과 유사한 개념을 믿었다.

예술가와 조각가들은 다른 해부학자들 뿐 아니라 베른하르트 알비누스[Bernhard Siegfried Albinus, 1697~1770년]와 존 플락스만[John Flaxman, 1755~1826년], 주세페 델 메디코[Giuseppe del Medico], 파올로 마스카니[Paolo Mascagni, 1752~1815년], 찰스 벨[Charles Bell, 1774~1842년]이 저술한 문헌들을 좋아했다(Knox, 1952; Major, 1984; Kennedy & Coakley, 1992; Roberts & Tomlinson, 1992; Smith, 2006; Rifkin et al., 2006).

레이덴 대학의 해부학 교수 얀 드 웨일[Jan de Wale, 1604~1649년]이 하비가 발견한 혈액순환을 전 유럽대륙에 소개했다. 웨일이 1641년에 레이덴에서 출판한 『혈액과 림프의 운명에 관한 보고[Epistolae duae de mortu chyli et sanguinis]』에 혈액순환에 관한 내용이 들어 있었다.

장 리올랑

아버지 장 리올랑[Jean Riolan, the Elder, 1539~1605년]은 파리에서 부유하고 영향력 있는 인물이었다. 그는 의과대학의 학장(1585~1586년)으로 1년간 근무했으며, 마리 드 메디치[Marie de Medici, 1553~1642년]의 개인 주치의였다. 그의 아들 장 리올랑[Jean Riolan, the Younger, 1580~1657년]은 파리에서 의학을 공부하고 1604년에 졸업했다. 또한 두 사람 모두 해부학 연구를 추구하는 존경받는 의사였다(그림 180). 아들 장 리올랑은 사람의 몸 구조를 잘 이해하기 위해서 사람해부가 필요하다고 믿었던 숙련된 해부시술자였다.

해부학적 발견

아들 장 리올랑[Jean Riolan, the Younger, 1580~1657년]은 갈레노스의 추종자이며 전통주의자였지만, 그의 발견들과 책 때문에 해부학자로서 확고한 명성을 확립했다. 그의 가장 영향력 있는 책은 『사람 몸 묘사[Anthropographie]』(1618년; 제 2판 1626년)와 정상인과 병리학적 해부학을 기술한 『해부학과 병리학의 편람[Encheiridium Anatomicum et Pathologicum]』(1648년)이었다(그림 181). 이 책은 요하네스 베슬링[Johannes Vesling]의 『구조 해부학[Syntagma anatomicum]』(1641년)에서 가져온 그림들이 추가되어 있었고, 당대 최고의 해부학 교과서였다.

리올랑은 큰창자[large intestine, 대장]의 안쪽 가장자리에서 위창자간막동맥[superior mesenteric artery]과 아래

창자간막동맥[inferior mesenteric artery] 사이의 연결[anastomosis, 문합]과 복막주렁[appendices epiploicae]을 기술했다. 큰 창자는 이 동맥고리-가장자리동맥[marginal artery]에서 나오는 짧은 가지에 의해 혈액을 공급받는다. 또한 그는 눈둘레근[orbicularis occuli muscle]의 눈꺼풀 부분[palpebral part]과 정삭의 혈관[spermatic vesseles]과 인두활 장치[branchial apparatus]에 대해 묘사했다.

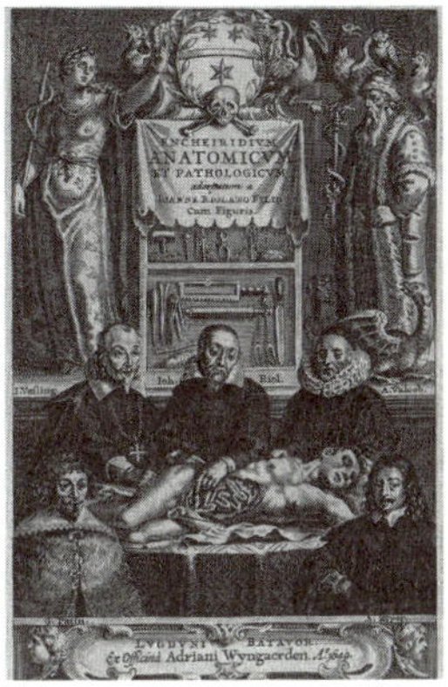

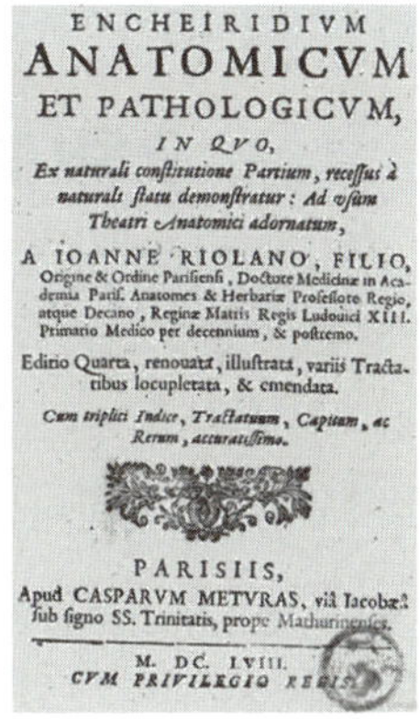

ENCHEIRIDIVM
ANATOMICVM
ET PATHOLOGICVM,
IN QVO,
Ex naturali constitutione Partium, recessus à naturali statu demonstratur: Ad vsum Theatri Anatomici adornatum,
A IOANNE RIOLANO, FILIO,
Origine & Ordine Parisiensi, Doctore Medicinæ in Academia Paris. Anatomes & Herbariæ Professore Regio, atque Decano, Reginæ Matris Regis Ludouici XIII. Primario Medico per decennium, & postremo.
Editio Quarta, renouata, illustrata, variis Tractatibus locupletata, & emendata.
Cum triplici Indice, Tractatuum, Capitum, ac Rerum, accuratissimo.
PARISIIS,
Apud CASPARVM METVRAS, via Iacobæa sub signo SS. Trinitatis, prope Mathurinenses.
M. DC. LVIII.
CVM PRIVILEGIO REGIS.

← **그림 180.** 이 그림은 후기 사본이고, 표지의 뒷면에 있는 것으로, 크리스피진 드 파세 2세(Crispijin de Passe the second)가 1626년에 파리에서 아들 장 리올랑(Jean Riolan the Younger, 1580~1657년)의 『사람 몸 묘사와 뼈대(Anthropographia et osteologia)』를 위해 고안하여 그린 것이다. ('Wellcome Library catalogue no. 588752i'를 참조하시오.) 이 그림은 1649년에 출판된 리올랑(Jean Riolan, the Elder, 1539~1605년)의 『해부학과 병리학의 편람(Encheiridium anatomicum et pathologicum)』의 표지로 사용되었고, 이 그림에서 원래의 프랑스인 참석자들은 각기 다른 자세를 취하고 있는 네덜란드인, 특히 레이덴 대학 출신의 해부학자로 대체되었다. (출처: Lugduni Batavor(um) (Leiden) : Ex officina Adriani Wyngaerden, 1649. 제공: Wellcome Institute Library, London.)

→ **그림 181.** 『해부학과 병리학의 편람(Encheiridium anatomicum et pathologicum)』 (1648년)의 표지.

장 리올랑과 혈액순환 이론

갈레노스주의자 장 리올랑[Riolan]은 하비의 혈액순환 이론을 맹렬히 반박했다(Donley, 1946). 그의 해부학 문헌들 중 하나에서 발췌한 내용은 다음과 같다. "... 대동맥[aorta]과 대정맥[vena cava]의 작은 가지들과 간문맥[portal vein]에 들어 있는 혈액은 일반적으로 순환하지 않기 때문에, 모든 혈액이 순환하지 않고 혈액의 일부만 순환한다는 것을 증명해야 한다. 그래서 대동맥과 대정맥의 큰 가지에 들어 있는 혈액은 허파[lung, 폐]로 이동하지 않고 심장의 가운데 사이막[middle septum]을 통해 오른 심right ventricle에서 왼심실left ventricle로 스며드는 혈액의 순환이 존재한다. 이런 방식으로 동맥과 정맥의 모든 혈액은 매일 두 번 또는 세 번씩 몸의 모든 부위까지 풍부하게 도달한다. 이 새로운 혈액순환의 개념에 따르면, 하비Harvey의 주장에 동의해도 갈레노스Galen의 의학은 변화가 없다."(Opuscula anatomica, 1694).

요하네스 베슬링

요하네스 베슬링Johannes (Veslingius) Vesling, 1598~1649년은 윌리엄 하비의 혈액순환을 지지한 최초의 해부학자 중 한 사람이었다(그림 182). 그는 1651년에 처음 출판된 『구조 해부학Syntagma anatomicum』에서 하비의 혈액순환을 지지한다는 내용을 기술했다. 베슬링의 인기 있는 교과서는 그의 관찰과 세심한 사람해부를 바탕으로 제작되었다. 『구조 해부학』은 아름다운 그림들과 명료하고 간결한 내용 때문에 인기가 있었다. 이 책은 17세기에 널리 사용되었다. 몇 개의 라틴어 판들과 번역본들이 영어와 프랑스어, 독일어로 출판되었다. 니콜라스 컬페퍼Nicholas Culpeper가 영어로 번역한 『사람 몸 해부학The Anatomy of the Body of Man』은 1653년에 출판되었고, 그 후에 여러 번 재 출판되었다. 이 책에는 다음과 같은 내용이 들어 있었다. 이 책은 일반 해부학 책에서 흔히 볼 수 있는 것과 같은 방식으로 모든 부분을 정확하게 묘사했고, 젊은 내과의사와 외과의사들에게 도움을 주기 위해 많은 동판화를 추가했다...

베슬링은 독일의 웨스트팔리아Westphalia 주의 민덴Minden에서 태어났다. 그가 받은 초기 교육과 그가 진행한 의학 연구에 대한 자료들이 남아있다. 그는 비엔나Vienna 대학으로 유학을 가서, 독일과 이탈리아 대학들에서 의학을 공부한 것으로 보인다. 그는 베네치아에서 인기 있는 해부학 강사였고, 1627년에 도시의 의사들을 위해 해부시연을 실시했다. 베슬링은 1632년에 파도바 대학에서 해부학과 외과를 담당하는 교수로 임명되었다. 또한 그는 이집트를 여행하며 이집트의 식물들을 연구했고, 연구 결과를 종합하여 1638년에 『이집트 식물De plantis Aegyptilis』을 출판했다. 베슬링이 1638년에 파도바 대학의 식물학 주임교수와 식물원장으로 임명되었다. 베슬링은 해부학을 계속 연구했고 많은 것을 발견을 했다. 그는 크레타Crete로 여행한 후 병이 들어 1649년에 죽었다. 그의 유해는 파도바의 성앤서니St. Anthony 성당에 안치되었다(Ponzionate et al., 2012, Vesling, 2008).

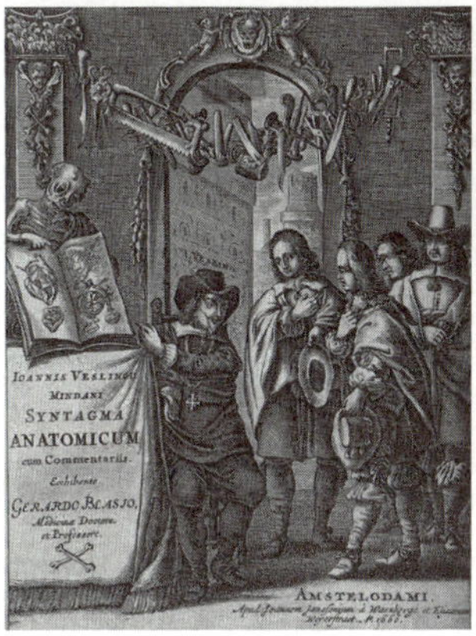

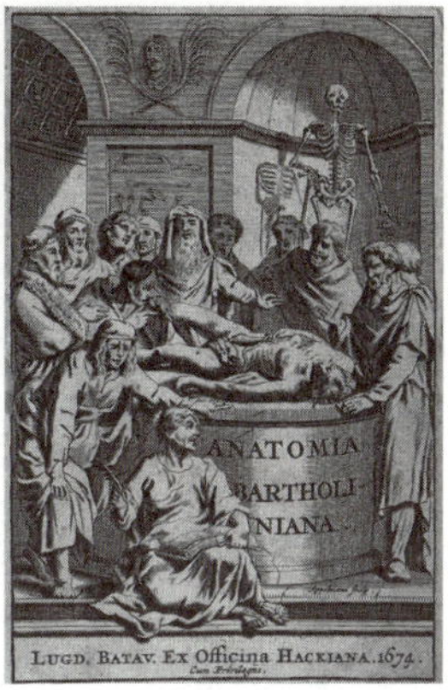

◆ **그림 182.** 1666년에 암스테르담에서 블라시우스(Gerardus Blasius)의 논평으로 출판된 베슬링(Johannes Vesling, 1598~1649년)의 『구조해부학(Syntagma anatomicum)』의 표지. 베슬링은 책 제목이 붙어 있는 두 개의 교차된 뼈로 장식된 천으로 덮인 탁자 옆에 앉아 있다. 그는 모자 위에 표시된 그의 이름과 예루살렘에 있는 성스러운 세풀레 훈장(Order of the Holy Sepulchre)의 십자가로 확인된다. 그는 파도바에서 1647년에 출판된 『구조해부학』에 새겨진 초상화에서 같은 십자가를 목걸이에 매고 있는 모습으로 묘사되어 있다. 이 『구조해부학』은 조르지오(G. Giorgio)가 도판을 추가하여 확대한 둘째 판이다. (출처: Garosi 1963, tav cxxxiii for Vesling's portrait and this catalog no. 25026 for the title page to the 1647 edition). 베슬링이 4명의 남자들에게 옷을 걸친 뼈대 시신이 펼친 책에 묘사된 심장을 설명하고 있다. 이 그림에서 오직 두 가지 세부 사항만 베슬링의 심장에 있는 도판과 일치한다(Tab. 1. Cap. X). 두 개의 벽기둥 사이에 외과용 수술기구들이 매달려 있다. (제공: Wellcome Library no. 25042i)

◆ **그림 183.** 귀한 옷을 입은 사람들이 시신에서 관심을 갖는 해부학 주제는 복부에 관한 것들이다. 뒷면의 오른쪽에서 베살리우스의 『사람 몸 구조에 관하여(De humani corporis fabrica)』(Basel 1543년)에 나오는 첫 번째 뼈대그림의 모습과 유사한 뼈대가 보인다. 수술 도구들이 보이는 위쪽 벽에 덴마크 출신의 해부학자이며 의사 토마스 바르톨린(Thomas Bartholin, the Elder, 1616~1680년)의 초상화가 종려나무 틀 안에 그려져 있다. 이것은 디트너(H. Ditner)의 뒤를 이어 애펠만(G. Appelmans)이 그린 바르톨린(Caspar Batholin) (출처: this catalogue, no. 817)의 초상화에 필적할 만하다. 또한 애펠만은 아버지 바르톨린(Caspar Bartholin, the Elder, 1585~1629년)의 업적인 『바르톨린의 개론(Bartholin's compendium)』의 제 4판의 표지를 그렸다. (출처: Wellcome Library no. 25162i T. Bartholin, Anatome ex omnium veterum recentiorumque observationibus imprimis institutionibus, b. m. parentis Caspari Bartholini, ad circulationem Harvejanam, et vasa lymphatica quartum renovata.... Leiden 1673 (i.e. 1674). 제공: Wellcome Institute Library, London.)

카스파 바르톨린

카스파 바르톨린Caspar Bartholin, the Elder, 1585~1629년은 덴마크 학자들 중에서 최초로 성공한 학자였다. 그는 스웨덴의 말뫼Malmö에서 태어났고, 코펜하겐Copenhagen 대학에서 1613년에 의학교수가 되었으며, 1624년에 신학교수로 활동했다. 바르톨린은 최초로 후각신경olfactory nerve의 기능에 대하여 기술했고, 1611년에 저술한 『사람 몸 해부의 관례Anatomicae institutiones corporis humani』는 크게 성공한 업적이었다(그림 183). 바르톨린의 문헌은 학생들에게 해부학을 가르치는 교재로 사용하기 위해 1633년에 옥스퍼드에서 다시 출판되었다.

바르톨린의 자손들 중에 다른 젊은 카스파 바르톨린Caspar Bartholin, the Younger, 1655~1738년이 있었고, 그는 덴마크의 해부학자로 최초로 여성생식기관인 큰질어귀샘greater vestibular gland과 혀밑샘관duct of sublingual salivary gland을 기술했다. 다른 아들인 토마스 바르톨린Thomas Bartholin, the Elder, 1616~1680년은 1648년부터 1661년까지 코펜하겐 대학의 해부학 교수였고, 최초로 림프계통을 『사람 가슴의 유미 관찰, 해부학 박물지De lacteis thoracis in homine brutisque nuperrime observatis, historia anatomica』에 기술했으며(Nielsen, 1942), 이 문헌은 1653년에 런던에서 출판되었다. 또한 토마스 바르톨린은 아버지의 해부학 문헌을 수정하여 인기 있는 해부학 교과서를 저술했다. 이 교과서는 영어로 번역되어 1662년에 런던에서 『바르톨린 해부학; 아버지의 가르침과 자신을 포함한 모든 현대 해부학자들의 관찰로 제작....Bartholinus anatomy; made from the precepts of his father, and from the observation of all modern anatomists; together with his own...』로 출판되었다(그림 184 & 185).

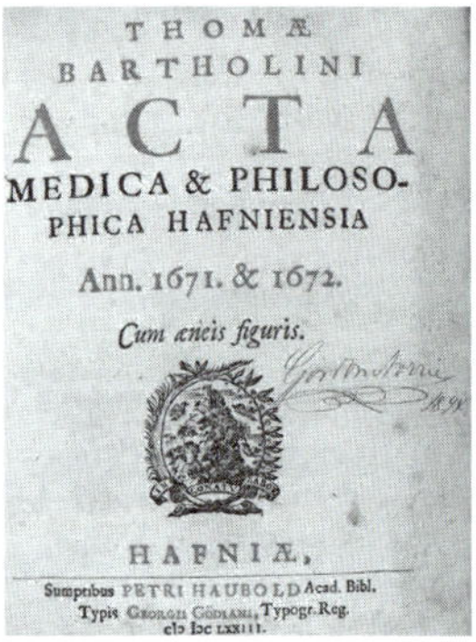

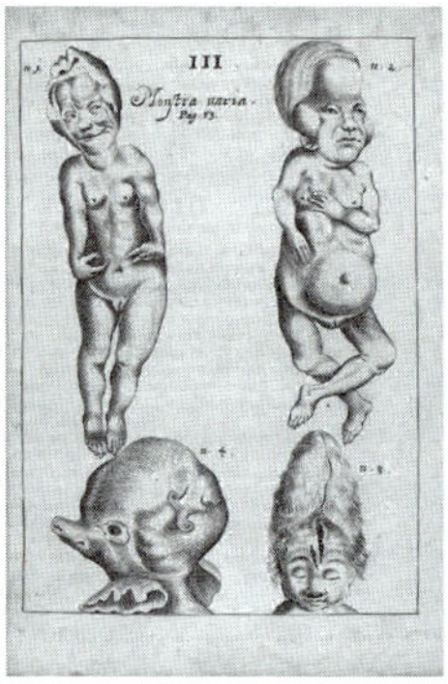

그림 184, 185 「의학과 철학 저널(Acta Medica et Philosophica Hafniensia)」은 최근에 '릴리 도서관(The Lilly Library)'에서 수집한 것으로, 토마스 바르톨린(Thomas Bartholin, the Elder, 1616~1680년)이 편집한 것이다. 이것은 유럽 전역에 배포된 최초의 의학 정기 간행물이었다. 이것은 의학과 식물학, 동물학을 포함한 다양한 주제에 대한 내용을 포함하고 있었다. 17세기에 신문이 발행된 직후에 과학자들과 의사들은 정기간행물을 통해 자연과학의 지식을 전파하기 시작했다. 17세기 초에 지식은 서신과 개인 여행, 입소문을 통해 거의 독점적으로 지리적 경계를 넘나들었다. 의사들은 주로 라틴어로 쓰인 정기 간행물에 들어 있는 그림으로 묘사된 선천적 결함과 같은 자연적 주제에 관한 간략한 보고를 접할 수 있게 되었다. 지식이 더 빨리 전파됨에 따라, 의사들은 동료들의 관찰과 실험 결과를 더 쉽게 확인할 수 있었다. (출처: http://www.indiana.edu/~liblilly/anatomia/.)

마이클 라이저

마이클 라이저Michael Lyser, 1626~1659년는 덴마크의 해부학자로 17세기에 가장 훌륭하고 자세한 해부학 교과서를 저술했다. 그는 첫 번째 문헌으로, 해부에 관한 특별하고 자세한 지침서 『칼의 해부학자...Culter anatomicus...』를 1663년에 출판했다. 라이저는 코펜하겐과 파도바 대학에서 공부했으며, 토마스 바르톨린의 보조 시신해부자로 몇 년 동안 함께 일했고, 그가 림프관lymphatic vessels을 최초로 발견한 사람일 것이다.

많은 저자들이 다른 학자의 문헌을 대부분 인용하거나 노골적으로 베끼는 것이 다반사였다. 예를 들면, 존 브라운John Browne, 1642~1702년이 1681년에 『근육의 완전한 논고...A compleat treatise of the muscles, as they appear in humane body, and arise in dissection; with diverse anatomical observations not yet discovered』를 출판했는데, 이 문헌은 독창성이 없었고, 다른 사람들의 많은 문헌들을 짜깁기한 것이었다. 그 내용은 "몰린Molin의 근육에 관한 설명을 대부분 베낀 것"이었고, 그림들은 1627년에 출판된 줄리오(줄리어스) 카세리우스Guilio(Julius) Casserius, 1561~1616년의 『해부학 도판Tabulae Anatomicae』에서 가져온 것이었다. 브라운의 문헌은 매우 인기가 있어 몇 번의 영어 개정판뿐 아니라 라틴어와 독일어로 번역되었다. 이 문헌은 중요한 의미가 있었다. "**이 문헌의 1687년 개정판이 최초로 근육그림에 근육의 명칭들을 직접 표기하여 인쇄한 것이다**"(Russell, 1940, 1987).

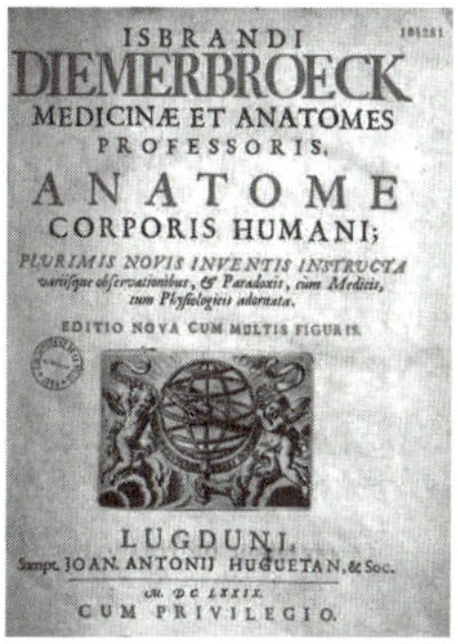
ISBRANDI
DIEMERBROECK
MEDICINÆ ET ANATOMES
PROFESSORIS,
ANATOME
CORPORIS HUMANI;
PLURIMIS NOVIS INVENTIS INSTRUCTA
EDITIO NOVA CUM MULTIS FIGURIS.
LUGDUNI,
Sumpt. JOAN. ANTONII HUGUETAN, & Soc.
M. DC LXXIX.
CUM PRIVILEGIO.

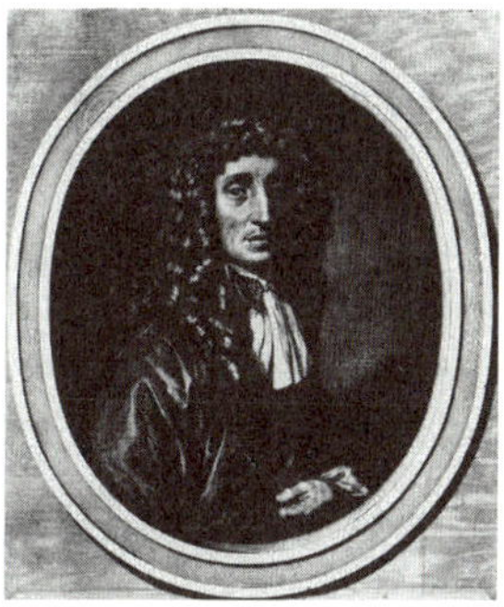

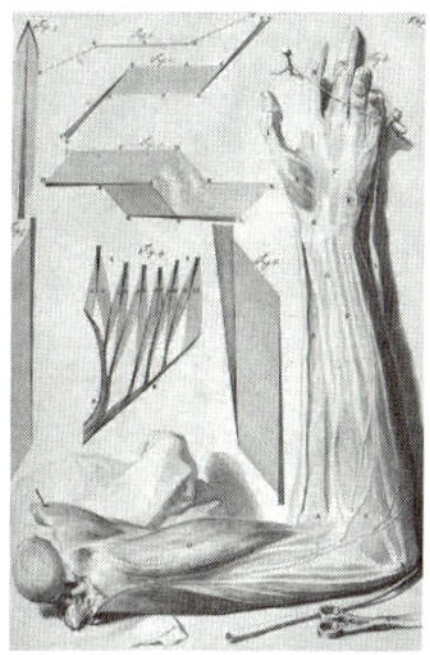

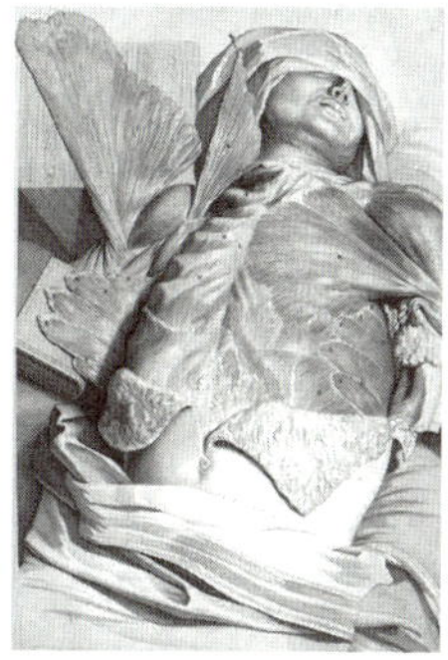

(좌측부터)

그림 186. 1683년에 출판된 『사람 해부학(Anatome Corporis Humani)』의 표지.

그림 187. 비들루(Govert Bidloo, 1646~1713년). 래레스(Gerard de Lairesse)의 그림을 브루텔링(Abraham Blooteling)이 조각했다. (출처: Wegner, R.N.: 『Das Anatomenbildnis. Seine Entwicklung im Zusammenhang mit der anatomischen Abbildung』. Basel, Benno Schwalbe and Co., Verlag, 1939. 제공: Institut für Anatomie, Ernst-Moritz-Arndt-Universität, Greifswald, Germany.)

그림 188. 비들루(Govert Bidloo, 1649~1713년)의 교과서는 1543년과 1555년 베살리우스의 『사람 몸 구조에 관하여(De humani corporis fabrica)』가 출판된 후, 처음으로 출판된 커다란 해부학 아틀라스였다. 베살리우스의 그림은 목판화이었지만, 비들루의 것은 동판화로 제작되었다. 누크(Anton Nuck, 1650~1692년)는 이 업적을 다음과 같이 기술했다. "암스테르담의 훌륭한 외과 의사 몽스 비들루(Mons. Bidloo)는 사람의 몸 크기만 하게 몸의 각 부분을 동판화로 그렸으나 아직 사용하지 않은 100여 개의 해부 그림들을 나에게 보여주었다." 이 그림은 팔을 해부하여 그린 것이다. 비들루(Govert Bidloo)의 『사람 몸 해부학, 105개 도판(Anatomia Humani Corporis, Centum & Quinque Tabulis)』. (출처: Sumptibus Viduae Joannis à Someren, Haeredum Joannis à Dyk, Henrici & Viduae Theodori Boom, 1685. http://www.indiana.edu/~liblilly/anatomia/.)

그림 189. 해부하여 드러난 가슴의 근육들과 노출되기 시작한 앞쪽 배벽의 근육들이 보인다. 비들루(Govert Bidloo, 1649~1713년)의 『사람 몸 해부학, 105개 도판(Anatomia Humani Corporis, Centum & Quinque Tabulis)』. (출처: Sumptibus Viduae Joannis à Someren, Haeredum Joannis à Dyk, Henrici & Viduae Theodori Boom, 1685. http://www.indiana.edu/~liblilly/anatomia/.)

이스브란도 데 디에머브룩

이스브란도 드 디에머브룩Isbrando de Diemerbroeck, 1609~1764년은 네덜란드의 해부학자로 1683년에 『사람 해부학Anatome corporis humani』(그림 186)을 출판했다. 그는 우트레흐트 대학Utrecht University에서 해부학과 의학을 담당하는 교수를 역임했다. 이 책은 사람의 구조에 관한 본문과 그림 때문에 많은 인기를 누렸고, 런던에서 2개의 영어 번역판이 출판되었다. 또한 디에머브룩은 흑사병plague과 다른 질병들에 관한 『역병의 확산Tractus de Peste』을 저술한 유명한 의사였다.

고버트 비들루

고버트 비들루Govert Bidloo, 1649~1713년(그림 187)는 『사람 몸 해부학...Anatomia Humani corporis...』을 출판했고, 이 문헌에 105개의 동판화가 들어 있었고, 이 동판화는 벨기에 화가 제라드 드 래레스Gérard de Lairesse가 그림을 그렸고, 피터 반 군스트Pieter van Gunst가 판화를 제작했다(그림 188~194). 그렇지만 문헌의 내용은 뛰어나지 않았다. 비들루는 암스테르담에서 태어났고, 외과학 및 의학 수련을 모두 받았다. 그는 레이덴 대학에서 위대한 해부학자 프레데릭 루이쉬Frederik Ruysch의 제자였고, 1688년에 안톤 누크Anton Nuck, 1650~1692년의 후임으로 레이덴 대학의 해부학 교수로 임명되었다. 같은 해 잉글랜드에서 오랑예 소(小)공국의 윌리엄William of Orange이 윌리엄 3세William III 왕으로 즉위하자, 비들루가 왕의 주치의로 임명되었다. 그는 잉글랜드에서 윌리엄 3세 왕의 주치의뿐 아니라 레이덴 대학에서 해부학과 외과를 담당하는 교수로 여생을 보냈다(Beekman, 1935; Zimmerman, 1974).

윌리엄 쿠퍼

고버트 비들루Govert Bidloo, 1649~1713년의 문헌에 삽입된 해부그림들은 세련된 **"네덜란드의 바로크양식 예술의 대표작"**으로 평가되었다(Norman, 1991). 이 그림들을 영국의 외과의사이며 해부학자 윌리엄 쿠퍼William Cowper, 1666~1709년가 표절했다. 쿠퍼는 동판 세트를 구매했고, 표지에 있는 비

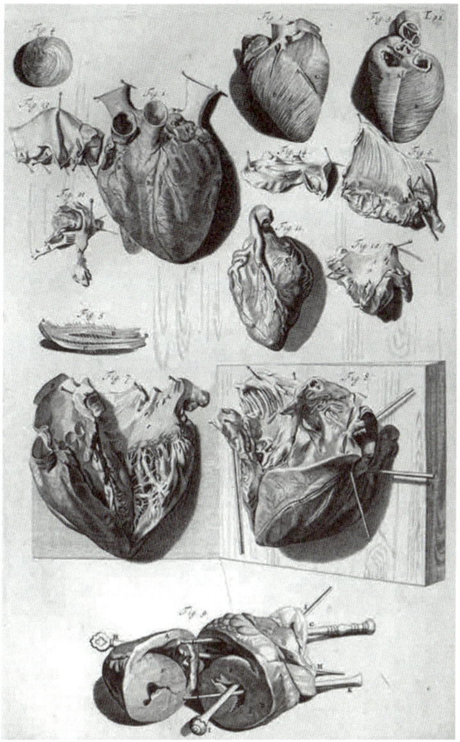

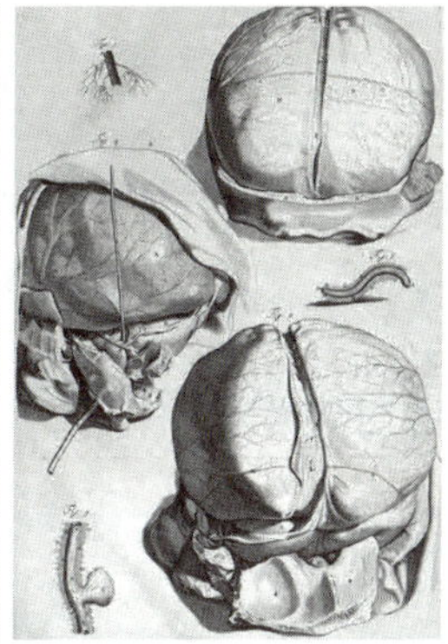

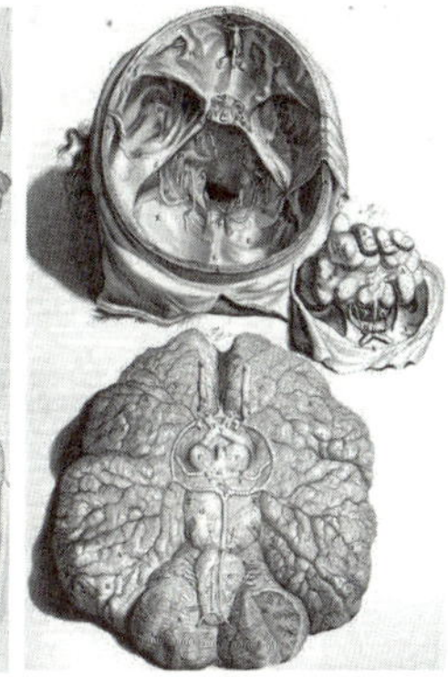

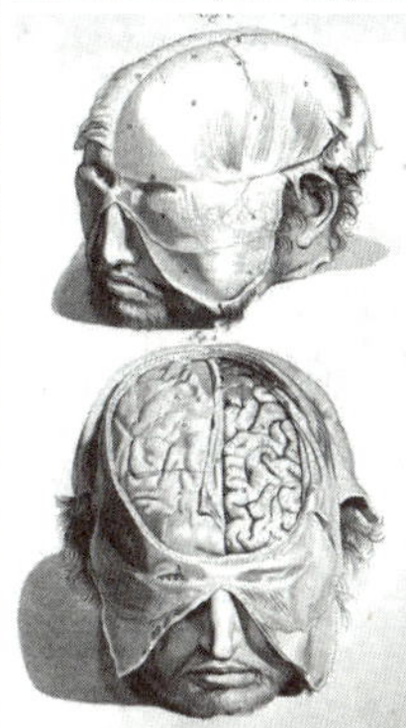

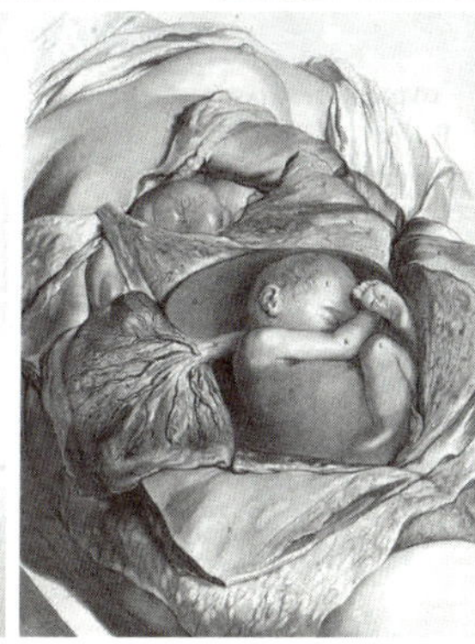

(좌측부터)

그림 190. 심장을 통해 이동하는 혈액의 방향을 보여주기 위해 계획적으로 몇 개의 핀을 꽂은 사람 심장이 보인다. 이 예술적 묘사는 비들루(Govert Bidloo, 1649~1713년)에게 새로운 것이 아니었지만, 17세기의 다른 그림들과 비교하여 수준과 크기 면에서 매우 뛰어났다. 비들루의 『사람 몸 해부학, 105개 도판(Anatomia Humani Corporis, Centum & Quinque Tabulis)』. (출처: Sumptibus Viduae Joannis à Someren, Haeredum Joannis à Dyk, Henrici & Viduae Theodori Boom, 1685. http://www.indiana.edu/~liblilly/anatomia/.)

그림 191~193 비들루(Govert Bidloo, 1649~1713년)의 뇌와 신경에 관한 그림은 17세기 연구자와 의사에게 특별히 유용했다. 그들은 작은 책에서 보던 해부학 구조보다 훨씬 더 자세하게 볼 수 있었다. 그러나 이 책은 그림에 대한 설명이 부족하여 많은 비판을 받았다. (출처: http://www.indiana.edu/~liblilly/anatomia/.)

그림 194. 비들루(Govert Bidloo, 1649~1713년)의 다른 그림들처럼, 이 그림은 보는 사람들이 시신을 보기 위해 참석한 것처럼 느끼게 만든다. 자궁에서 거의 완전한 형태의 태아를 볼 수 있다. 태아는 해부하는 동안 벗겨 뒤로 젖힌 피부와 근육의 층으로 둘러싸여 있다. 비들루(Govert Bidloo)의 『사람 몸 해부학, 105개 도판(Anatomia Humani Corporis, Centum & Quinque Tabulis)』. (출처: Sumptibus Viduae Joannis à Someren, Haeredum Joannis à Dyk, Henrici & Viduae Theodori Boom, 1685. http://www.indiana.edu/~liblilly/anatomia/.)

들루의 이름과 제목 위에 자신의 이름이 인쇄된 조그만 종이를 덧붙였다. 쿠퍼는 비들루의 그림보다 수준이 높은 그림들을 자신의 문헌에 첨가했다. 그는 1698년에 『유럽 최고 대가의 그림이 들어간 사람 해부학The anatomy of human bodies, with figures drawn after the life by some of the best masters in Europe』을 출판했다. 비들루의 동판화들이 쿠퍼의 영문판과 합쳐져 이전의 문헌보다 훨씬 수준이 높아졌다.

비들루는 쿠퍼를 표절자라고 책망하고 비난했으나, 쿠퍼는 비들루의 비난에 뻔뻔하게 대응했다(그림 195). 쿠퍼는 훌륭한 『근육개혁Myotomia reformata』 아틀라스를 편집했고, 이 책은 그가 죽은 후 1724년에 출판되었다. 쿠퍼는 자신의 이름이 붙은 망울요도샘bulbo-urethral gland을 발견하고 보고했다. 그렇지만 이미 15년 전에 진 메리Jean Mery가 망울요도샘을 발견하였고, 「프랑스 의학 아카데미French Academy of Medicine」에 논문을 발표했었다.

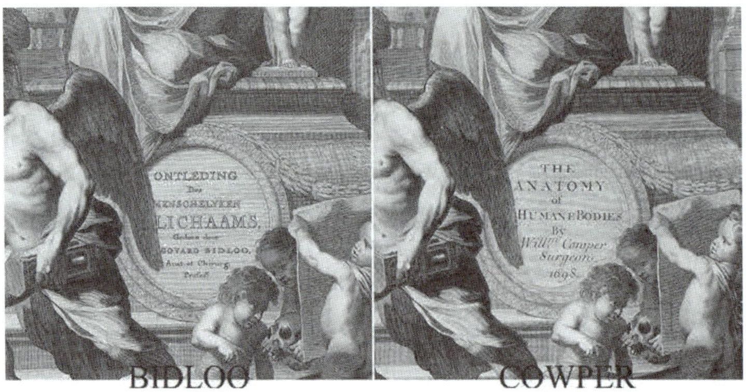

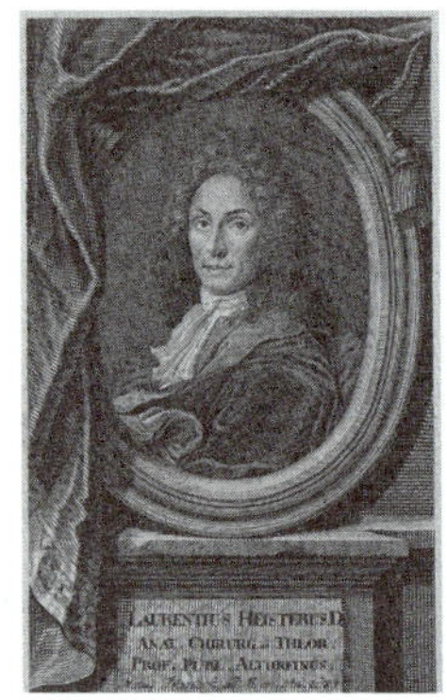

◆ **그림 195.** 해부학자로 명성이 높은 비들루(Govert Bidloo, 1649~1713년)의 가장 유명한 업적은 107개의 동판화가 들어 있는 『사람 몸 해부학, 105개 도판(Anatomia Humani Corporis, Centum & Quinque Tabulis)』이었으며, 이 책은 1685년에 암스테르담에서 출판되었다. 당시에 크고 비싼 다른 해부학 아틀라스들과 마찬가지로, 이 책도 재정적으로 성공을 거두지 못했다. 그는 동일한 그림들을 이용하여 네덜란드어 번역본 『사람 몸 해부(Ontleding des menschelyken lichaams)』를 1690년에 출판했다. 이 번역본도 잘 팔리지 않자 비들루의 출판사는 여분으로 인쇄된 300장의 그림들을 영국의 유명한 해부학자 쿠퍼(William Cowper, 1666~1709년)에게 팔았다. 쿠퍼는 1698년에 옥스퍼드에서 『사람 해부학(The anatomy of human bodies)』이라는 제목의 영어 교과서에 이 그림들을 삽입하여 출판했는데, 비들루나 그림을 그린 저자들을 언급하지 않았다. 쿠퍼는 비들루가 출판한 우화적 표지까지 사용했고, 네덜란드어 제목 위에 "사람 해부학...(The anatomy of the humane bodies.....)"이라고 표기한 종이를 덧붙였다. (출처: http://www.nlm.nih.gov/exhibition/historicalanatomies/bidloo_bio.html.)

➔ **그림 196.** 하이스터(Lorenz Heister, 1638~1758년). (출처: Line engraving by G. D. Heumann, 1719, after J. Kenckel. 1719 after: G. D. Heumann, 제공: Wellcome Library, no. 4108i.)

해부학자뿐 아니라 외과의사로 뛰어나고 존경받던 쿠퍼는 "야망이 너무 커서 양심을 저버린 결과"로, 그의 명성은 급격하게 바닥으로 추락했다(Zimmerman, 1974). 쿠퍼의 책은 "17세기에 출판된 해부학에 관한 문헌들 중에서 삽입된 그림들이 가장 정교하고 예술적이었으나, 의학의 역사에서 가장 확실한 표절 사례라고 말할 수 있다"(Norman, 1991). 쿠퍼는 표절한 책을 출판하기 2년 전에 〈런던 왕립협회〉의 회원으로 선출되었다. 그는 외과의사일 뿐 아니라 외과적 문제를 해결하기 위해서 가축을 사용하여 연구를 실시한 뛰어난 학자였다. 그는 모세혈관capillary의 존재를 증명했고, 고양이와 개의 허파lung와 지라spleen에서 관찰한 동맥순환과 정맥순환 사이에 존재하는 문합shunts, 연결 anastomoses을 묘사했다. 쿠퍼는 1705년에 노인에서 발견한 대동맥판막aortic valve의 퇴행성 질병을 묘사했는데, 이것을 「철학 회보Philosophical Transactions」에 게재했다(Buckman Futrell, 1986).

외과 분야에서 과학적 연구기법을 개척한 선구자 쿠퍼는 환자를 진료하며 여생을 보냈고, 사설 해부학교를 운영했다. 쿠퍼가 죽은 1709년 이후에 그의 제자 윌리엄 체셀든William Cheselden, 1688~1752년이 뒤를 이어 해부학을 가르쳤다.

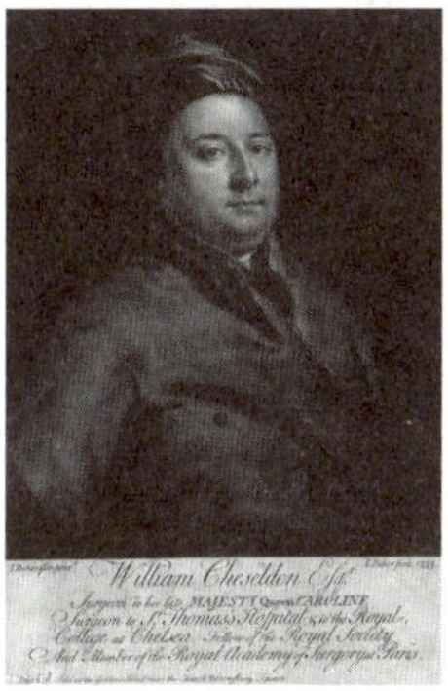
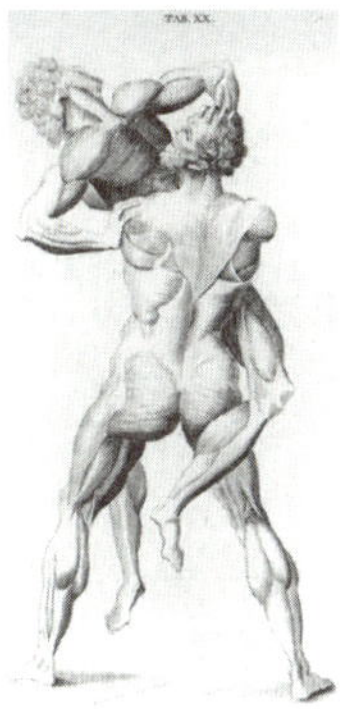
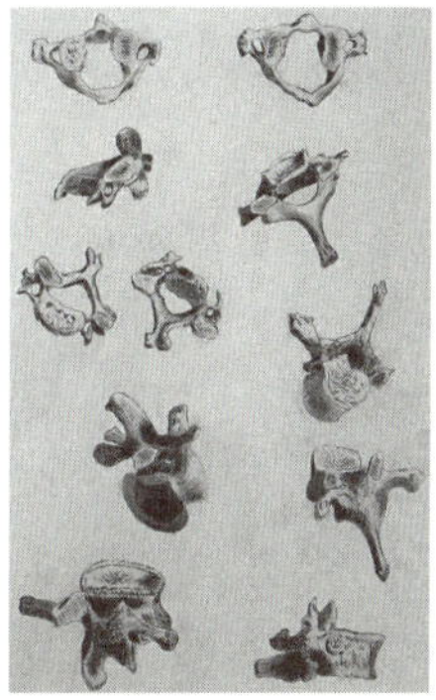

(좌측부터)

그림 197. 체셀든(William Cheselden, 1688~1752년)의 초상화. (제공: Wellcome Library, no. 1741i.)

그림 198. 체셀든(William Cheselden, 1688~1752년)이 동판으로 제작한 해부도. 체셀든의 『사람 몸 해부학(The Anatomy of the Human Body)』(아메리카 초판, 보스톤, 1795년)에서 이 그림을 발췌했다. 두 남자가 포옹을 하고 있는 모습이다. 이 아름답고 활기찬 그림은 "헤라클레스(Hercules)와 안타이오스(Antaeus)의 유명한 동상을 모방해서" 제작되었다. 근육계통이 완벽하게 예술적으로 표현되어 있다. (제공: Neil John Maclean Health Sciences Library, University of Manitoba.)

그림 199. 런던에서 출판된 체셀든(William Cheselden, 1688~1752년)의 『뼈 묘사(Osteographia)』(s.n, 1733, tab. xi.)에 나오는 11개의 척추뼈. (제공: Wellcome Library no 562913.)

로렌츠 하이스터

로렌츠 하이스터Lorenz Heister, 1638~1758년(그림 196)는 독일의 알트도르프Altdorf, 뉘른베르크Nürnberg, 헤름슈테트Helmstedt 대학에서 해부학 교수였고, 해부학 교과서인 『해부학 개요Compendium Anatomicum』를 1719년에 저술했다. 이 문헌에는 별로 도움이 될 만한 그림들은 없었지만, 당시에 유럽에서 가장 인기가 있어 1741년까지 5번의 개정판이 출판되었다. 『해부도표Anatomische Tabellen』가 많은 관심을 끈 문헌으로, 독일인 요한 아담 쿨무스Johann Adam Kulmus, 1689~1745년가 집필하여 1722년에 단치히Danzig에서 출판되었으며, 독일어로 저술된 이 문헌은 1732년에 라틴어로 번역되었고, 1734년에 네덜란드어로 번역되어 『해부도표Ontleed-kundige Tafelen』로 암스테르담에서 출판되었다. 이 책에 수록된 도표들은 해부학을 이해하는 데 크게 도움이 되었고, 네덜란드어 번역서 『해부도표』는 항해 선박의 의사와 외과 의사들에게 유용했고, 이 책은 아시아까지 전파되어 일본인 의사 스키타 겐파쿠Sugita Genpaku가 이 책을 번역하여 1774년에 도쿄에서 일본어 책[29]으로 출판하였다.

윌리엄 체셀든

윌리엄 체셀든William Cheselden, 1688~1752년은 뛰어난 외과의사이며 해부학자였다(그림 197). 그의 『사람 몸 해부학The anatomy of the human body』은 1713년 출판되어, 영국에서 출판된 해부학 문헌들 중에서 가장 인기가 있었던 교과서였다(그림 198). 이 책은 93년 동안 여러 저자들에 의해 18번 개정판이 출판되었고, 1790년에 독일어 번역판이, 1795년과 1806년에 2개의 아메리카판이 출판되었다. 체셀든은 1733년에 사람뼈대에 관한 『뼈 묘사Osteographia』도 출판했다(그림 199). 체셀든의 해부학 책과 유사하게, 제임스 케일James Keil, 1763~1819년도 조그만 해부실습 개론서 『사람 몸 해부학 요약The Anatomy of the Humane Body Abridged』을 출판했는데, 이 책은 의학생들 사이에 매우 인기가 있었고, 1698년부터 1774년까지 20번의 개정판이 출판되었다(Russell, 1949). 케일은 해부학자로 옥스퍼드와 케임브리지 대학에서 학생들을 가르쳤고, 영국의 노샘프턴Northampton에서 환자를 진료했다.

프랭크 니콜스Frank Nicholls, 1699~1778년가 케일의 뒤를 이었고, 그가 강의한 내용과 그림들을 첨가하여 1732년에 『해부학 개요Compendium Anatomicum』를 출판했다. 니콜스는 옥스퍼드 대학에 재직했고, 그곳에서 스스로 노력하여 훌륭한 해부학 교수가 되었으며, 유명한 윌리엄 헌터William Hunter와 윌리엄 존William John이 그의 제자였다. 니콜스는 구조물에 물질을 주입하고 조직을 부식시키

29 『解體新書』 해체신서

는 기법을 활용하여 해부표본을 제작했고, 새로운 현미경적 해부학Histology, 조직학을 개척한 학자였다(Robb-Smith, 1971).

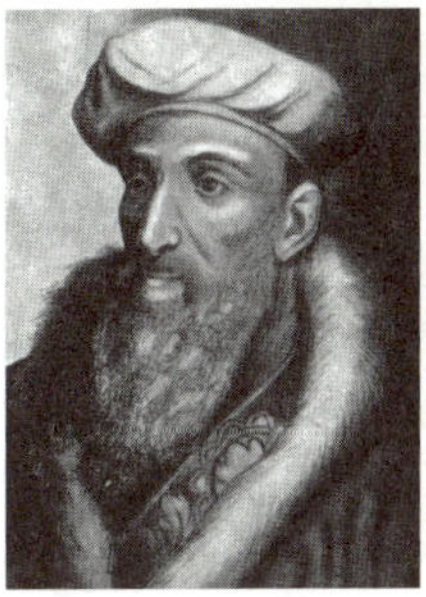

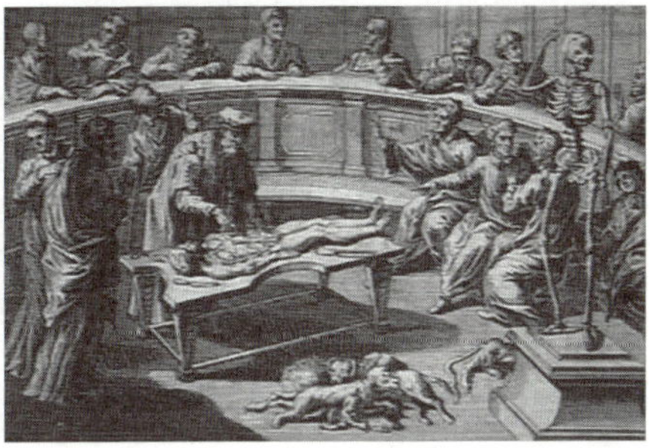

← 그림 200. 유스타키오(Bartolomeo Eustachius; Eustachi, 1510~1574년)의 초상화. 이 그림은 게리니(Vincenzo Guerini)의 『고대부터 18세기 말까지 치의학의 역사(A History of dentistry from the most ancient times until the end of the eighteenth century)』에 들어 있는 것으로 구글 북에서 발췌했다. (출처: http://books.google.com/books?id=_CcJAAAAIAAJ&pg=PPA178-IA1).

→ 그림 201. 유스타키오(Bartolomeo Eustachius; Eustachi, 1510~1574년)가 뼈대 표본이 있는 해부극장에서 몇 명의 참가자들이 보는 가운데 해부시연을 진행하고 있는 모습이다. 1714년 게찌(P. L. Ghezzi)가 그린 후에 1722년에 출판되었다. (제공: Wellcome Institute Library, London.)

바르톨로메오 유스타키오

바르톨로메오 유스타키오Bartolomeo Eustachius (Eustachi), 1510~1574년는 르네상스 시대에 뛰어난 해부학자였다(그림 200). 의학사 연구자 어거스트 허쉬August Hirsch는 『인명사전Biographical Dictionary』(1884~1888년)에서 유스타키오를 "가장 위대한 해부학자 중 한 명"이라고 묘사했다. 유스타키오는 시신을 해부했고, 그가 발견한 구조물을 매우 자세하게 기술했다(그림 201). 그는 베살리우스Vesalius와 같은 시대에 살았던 사람이었지만, 베살리우스와 그의 저서 일부를 맹렬히 비판한 사람이었다.

유스타키오가 1552년에 완성한 『해부학 도판Tabulae Anatomicae』은 그림들이 세련되고 정확하게 동판화(그림 202~206)로 제작되었기에 주목할 만한 책이다. 이 동판화 그림들은 18세기 초반에 발견되었고, 클레멘트 12세Clement XII 교황의 개인 주치의였던 지오바니 란시시Giovanni Maria Lancisi가 1714년에 주석을 붙여 다시 출판했다. 유스타키오는 귀관pharyngotympanic tube, auditory tube뿐 아니라 가슴관thoracic duct과 갓돌림신경abducent nerve을 발견했다. 또한 그는 자궁uterus과 달팽이

cochlea, 고막긴장근tensor tympani muscle, 등자근stapedius muscle, 후두근육laryngeal muscles, 시각신경optic nerve의 기원을 정확하게 설명했다. 유스타키오는 부신adrenal gland을 발견했고, 콩팥kidney의 외부와 내부 구조를 자세히 설명했다. 유스타키오는 치아의 구조와 기능에 관한 『치아에 관한 소논고Libellus de dentibus』에서 최초로 치수pulp of the tooth와 치근막인대periodontal ligament를 설명했다.

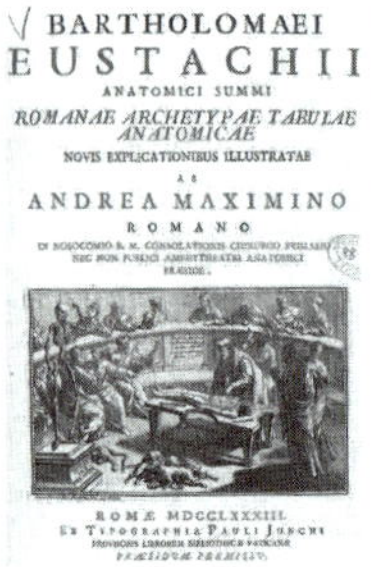

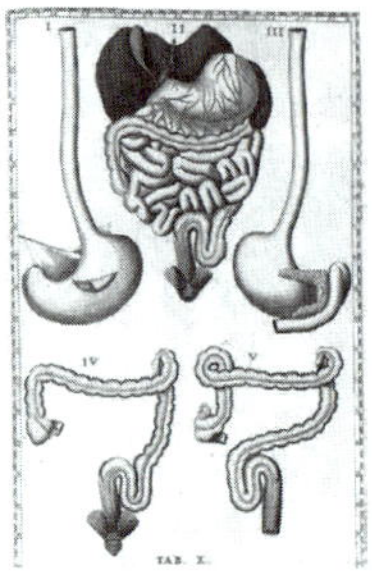
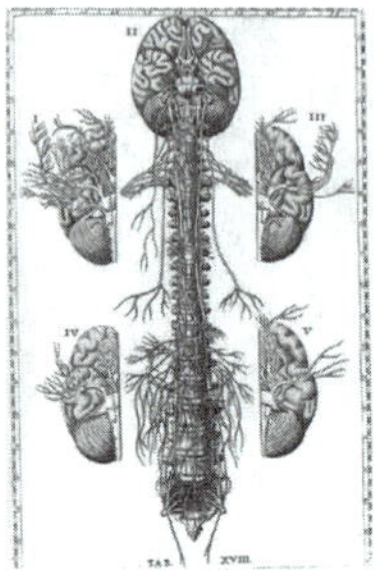
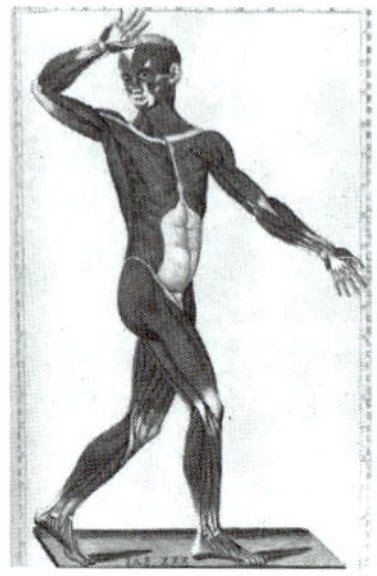
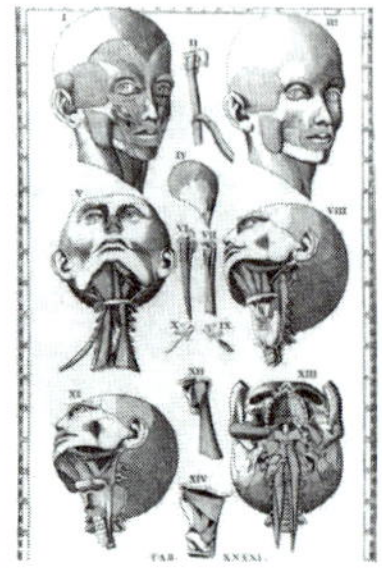

(좌측부터)

그림 202. 『해부학 도판(Tabulae Anatomicae)』의 표지. 마시미니(Massimini), 안드레아(Andrea, 1727~1792년), 마르틴(Martine), 조지(George, 1702~1741년)가 유스타키오(Bartolomeo Eustachius; Eustachi, 1510~1574년)의 업적인 이 책을 1783년에 편집하여 출판했다. (제공: Bethesda, MD: U.S. National Library of Medicine, National Institutes of Health, Health & Human Services. 출처: http://www.nlm.nih.gov/exhibition/historicalanatomies.)

그림 203. 소화기관들이 보이는 배안 장기들의 모습. 유스타키오(Bartolomeo Eustachius; Eustachi, 1510~1574년)의 업적인 『해부학 도판(Tabulae Anatomicae)』에 나오는 〈도판 10(Tabula X)〉. 마시미니(Massimini0, 안드레아(Andrea, 1727~1792년), 마르틴(Martine), 조지(George, 1702~1741년)가 이 책을 1783년에 편집하여 출판했다. (제공: Bethesda, MD: U.S. National Library of Medicine, National Institutes of Health, Health & Human Services. 출처: http://www.nlm.nih.gov/exhibition/historicalanatomies.)

그림 204. 〈도판 18(Tabula XVIII)〉 뇌신경과 척수신경. 마시미니(Massimini), 안드레아(Andrea, 1727~1792년), 마르틴(Martine), 조지(George, 1702~1741년)가 유스타키오(Bartolomeo Eustachius; Eustachi, 1510~1574년)의 업적인 『해부학 도판(Tabulae Anatomicae)』을 1783년에 편집하여 출판했다. (제공: Bethesda, MD: U.S. National Library of Medicine, National Institutes of Health, Health & Human Services. 출처: http://www.nlm.nih.gov/exhibition/historicalanatomies.)

그림 205. 〈도판 30(Tabula XXX)〉 몸통의 앞쪽과 가쪽의 근육들. 팔과 손, 다리, 발의 힘줄들이 우아하게 배열되어 있고, 얼굴의 일부 근육들도 보인다. 마시미니(Massimini), 안드레아(Andrea, 1727~1792년), 마르틴(Martine), 조지(George, 1702~1741년)가 유스타키오(Bartolomeo Eustachius; Eustachi, 1510~1574년)의 업적인 『해부학 도판(Tabulae Anatomicae)』을 1783년에 편집하여 출판했다. (제공: Bethesda, MD: U.S. National Library of Medicine, National Institutes of Health, Health & Human Services. 출처: http://www.nlm.nih.gov/exhibition/historicalanatomies.)

그림 206. 〈도판 41(Tabula XXXXI)〉 얼굴과 목의 근육. 작은 그림들에서 귀속뼈와 후두의 구조가 보인다. 이 그림은 유스타키오(Bartolomeo Eustachius; Eustachi, 1510~1574년)의 『해부학 도판(Tabulae Anatomicae)』에서 발췌했다. (제공: Neil John Maclean Health Sciences Library, University of Manitoba.)

유스타키오는 우르비노의 대공Duke of Urbino과 로마의 줄리오 델라 로베레Giulio della Rovere 추기경의 주치의였다. 그는 아치긴나시오 델라 사피엔자Archiginnasio della Sapienza에서 해부학 교수로 임명되어 해부학의 연구를 진행했다. 유스타키오의 위대한 문헌은 약 150년 동안 바티칸 도서관에 보관되었기에, 이 위대한 해부학자는 현대 해부학의 창시자로 불릴만한 명성을 누리지 못했다.

제이콥 윈슬로우

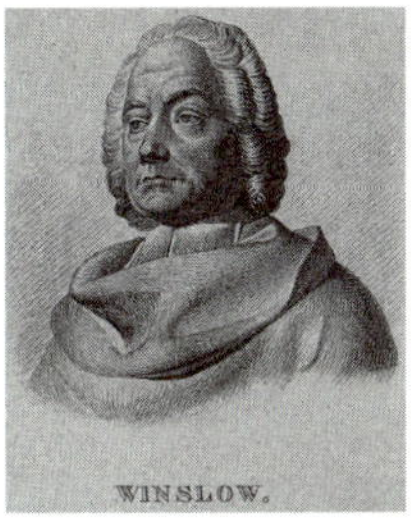

그림 207. 윈슬로우(Jacques (Jacob) Benige Winslow, 1669~1760년)의 초상화. (제공: Wellcome Library, no. 9714i.)

제이콥 윈슬로우Jacques (Jacob) Benige Winslow, 1669~1760년 (그림 207)는 해부학을 계통학적으로 분류한 최초의 계통해부학 교과서를 저술했다. 그는 덴마크 출신의 해부학자로 덴마크에서 요하네스 부크발트Johannes Buchwald, 1658~1738년, 네덜란드의 프리드리히 루이쉬Friedrich Ruysch, 1638~1738년, 파리에서 기차르 듀버니Guichard Joseph Duverney, 1648~1730년와 함께 공부했다. 윈슬로우는 1703년에 파리 대학에서 의학박사 학위를 취득하고 비체트레Bicetre에 있는 베너럴 병원Hospital Beneral의 내과의사로 임명되었다.

그는 1721년에 자딘 뒤 로이Jardin du Roi에 자리를 잡았고, 후놀트Francois Joseph Hunault의 사망 이후 파리 대학에서 해부학과 외과를 담당하는 교수로 임명되었다. 윈슬로우가 1732년에 파리에서 출판한 『사람 몸 구조의 해부학 묘사Exposition anatomique de la structure du corps humain』는 매우 뛰어난 업적이었다(그림 208). 비록 이 책은 사람 몸 구조를 서술적인 방식으로 기술했지만, 예술적 관점에서 알비누스의 책보다 수준이 낮았다. 윈슬로우의 프랑스어 책을 더글라스G. Douglas가 영어로 번역한 『사람 몸 구조의 해부학 묘사...An anatomical exposition of the structure of the human body...』가 1732년에 런던에서 출판되었다. 이 영어 번역판이 수년 동안 6번 재 출판되었고, **"이 책은 인기가 있어 많은 학생들이 사용했다."**(Russell 1987). 이 책은 스코틀랜드의 산과의사이며 해부학자 제임스 더글라스James Douglas, 1675~1742년에게 헌정되었다.

윈슬로우는 18세기에 가장 유명한 해부학자였다. 그는 30편의 문헌을 출판했고, 해부학의 다양한 분야에 큰 공헌을 했다. 윈슬로우는 근육계통을 연구했고, 근육들이 개별적으로 움직이지 않는다는 것을 관찰했다. 그는 이러한 연구결과를 바탕으로 근육을 협동작용synergistic action과 길항작용antagonistic action으로 분류하여 기술했다. 또한 윈슬로우는 최초로 뇌해부학cranial anatomy에 대하여 기술했고, "교감신경nervus sympathicus"이라는 용어를 도입했다. 윈슬로우는 그의 저서에서 첫째 목신경the first cervical spinal nerve을 포함하여 숨뇌medulla oblongata, 연수에서 기원하는 10개의 뇌신경들을 자세하게 기술했다. 또한 위superior와 중간middle, 아래lower 목신경절cervical ganglia과 첫

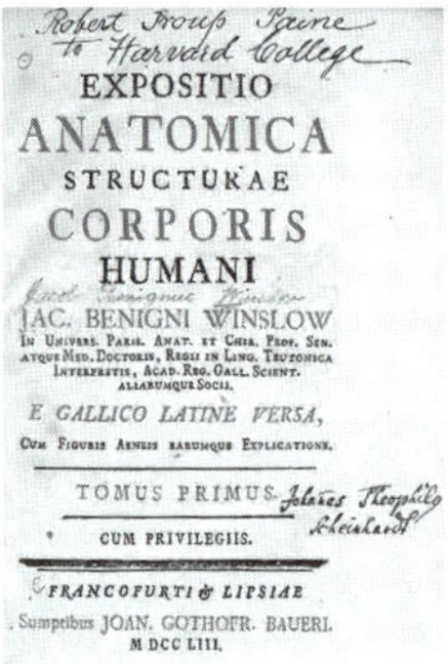

그림 208. 『사람 몸 구조의 해부학적 묘사(Exposition anatomique de la structure du corps humain)』의 표지. (공유: 저작권 등에 상관없이 누구나 이용할 수 있음)

째 가슴신경절thoracic ganglia 등을 기술했다. 다른 주목할 만한 그의 업적은 심장과 뼈대학osteology, 골학, 기형학teratology과 관련된 것이었다. 윈슬로우는 죽음을 정의하고 조기 매장을 피하기 위하여 부패의 징후signs of putrefaction를 분명하게 확인한 후에 매장해야 한다고 제안했다(Bellary et al., 2012). 그는 복막peritoneum의 작은 주머니lesser sac와 큰 주머니greater sac 사이에 위치한 그물막구멍epiploic foramen을 발견했고, 그래서 이 구멍을 '윈슬로우 구멍Foramen of Winslow'이라고 부른다. 윈슬로우는 뇌의 큰 정맥들 중에서 **'가쪽 안장 부위lateral sellar compartment'**를 음경penis의 음경해면체corpora cavernosa와 비슷하다고 생각하여 "해면정맥굴cavernous sinus"이라고 명명했다(Parkinson, 1995). 또한 윈슬로우는 무릎knee에 있는 빗오금인대oblique popliteal ligament와 이자pancreas의 갈고리돌기uncinate process를 기술했다. 윈슬로우는 학생들의 교육과 해부실습을 위해 장기를 제거하지 않은 시신 전체를 해부표본으로 사용한 최초의 해부학자였다. 윈슬로우는 해부학자 기차르 듀버니Guichard Joseph Duverney, 1648~1730년의 제자였다.

기차르 요셉 듀버니

프랑스의 유명한 해부학자 기차르 듀버니Guichard Joseph Duverney, 1648~1730년는 **'파리에서 가장 유명한 과학자'**로, 미사프 센트라일 주의 푸어스Feurs에서 태어났다(Guerrini, 2009). 그는 14세 때 아비뇽Avignon에서 의학 공부를 시작하여 5년 후에 졸업했다. 듀버니는 1667년에 파리로 이주하여 사람과 가축들의 해부학 연구와 해부를 진행했다. 그는 1680년에 40년간 재직했던 자딘 뒤 로이Jardin du Roi의 해부학 교수로 임명되었다. 듀버니는 숙련된 해부학자이며 인기 있는 강사였다. 자딘 뒤 로이에서 열린 그의 공개 강연과 시연회에 고위직 성직자와 의대생, 일반 대중을 포함하여 많은 사람들이 참가했다. 가장 좋아하던 코끼리가 죽어 슬픔에 휩싸인 루이 4세 왕King Louis IV은 듀버니에게 방금 죽은 코끼리를 해부해 달라고 요청했다. 이 코끼리 해부시연에 왕과 그의 손님들, 과학 아카데미Academy of Sciences의 회원들이 참가했다. 듀버니는 과학적 업적을 인정받아, 1675년에 <왕립 과학아카데미Academie Royale des Sciences>의 회원으로 선출되었다.

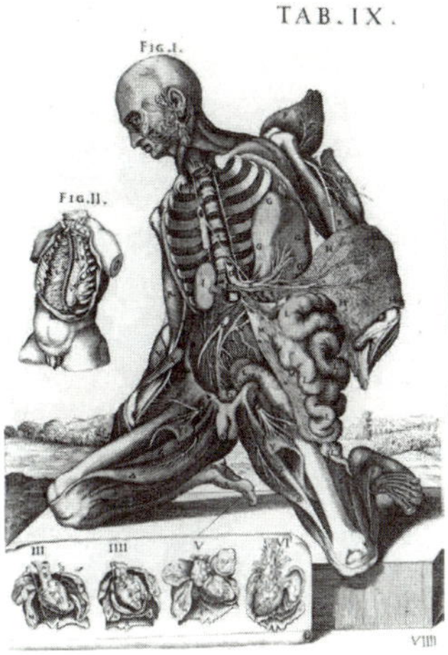

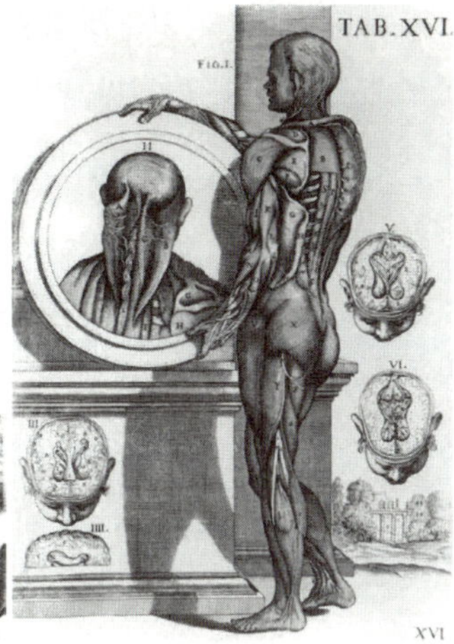

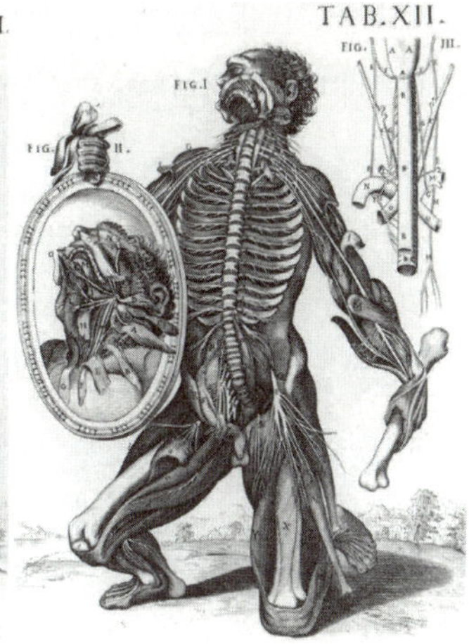

(좌측부터)

그림 209. 피에트로 다 코르토나(Pietro da Cortona, 1596~1669년)의 『해부학 도판(Tabulae Anatomicae)』에 나오는 해부도. 배의 깊은 혈관들과 신경, 배안 장기들, 창자, 가슴속, 심장, 허파들이 보인다. (출처: 『The Anatomical Plates of Pietro da Cortona』. Dover Edition, 1986. Introduction by Norman, J.M.; 제공: Dover Publications, Inc., New York.)

그림 210. 피에트로 다 코르토나(Pietro da Cortona, 1596~1669년)의 『해부학 도판(Tabulae Anatomicae)』에 나오는 해부도. 뇌의 부위별 가로 절단면 모습이 보이는 4개의 그림들이 있다. 머리와 목의 뒷부분이 해부된 모습이 들어있는 거울을 온몸이 해부된 사람이 들고 서 있는 모습이다. (출처: 『The Anatomical Plates of Pietro da Cortona』. Dover Edition, 1986. Introduction by Norman, J.M.; 제공: Dover Publications, Inc., New York.)

그림 211. 피에트로 다 코르토나(Pietro da Cortona, 1596~1669년)의 『해부학 도판(Tabulae Anatomicae)』에 나오는 해부도. 척수신경들, 혀 및 혀에 분포하는 신경, 팔과 다리에 분포하는 신경들이 보인다. 또한 후두와 기관, 식도의 구조, 이 장기들에 분포하는 신경들도 보인다. (출처: 『The Anatomical Plates of Pietro da Cortona』. Dover Edition, 1986. Introduction by Norman, J.M.; 제공: Dover Publications, Inc., New York.)

듀버니는 귀[ear]에 관한 연구 업적을 인정받아 '**이과**[耳科]**의 아버지**[father of otology]'로 알려져 있다. 1683년에 출판된 듀버니의 『청각 기관에 관한 논고[TraitÐ de l'organe de l'ouÐe; Treatise of the organ of hearing]』는 당시에 사용된 이과학[otology]에 관한 책들 중에서 가장 훌륭한 것이었다. 이 책은 여러 나라의 언어로 번역되었고, 19세기 초까지 참고문헌으로 널리 사용되었다. 듀버니는 후에 독일의 의사이며 의약학자 폰 헬름홀츠[Hermann von Helmholtz, 1821~1894년]가 제안한 것과 유사한 청각이론[theory of hearing]을 주장했었다. 듀버니는 "**현대적 의미에서 최초로 진정한 의과학자였다. 그는 스승이며 연구자이고 외과 의사였다. 그는 귀의 구조와 질병들에 관한 책을 최초로 출판했으며, 골다공증**[osteoporosis]**을 질병으로 인식했다.**"(Hunter et al., 2000). 듀버니는 사후에 출판된 『뼈의 질병에 관하여[Maladies des os; On diseases of the bone]』에서 골다공증의 임상 증상과 한쪽 골반뼈에 생긴 새로운 형태의 고립 골반골절[isolated pelvic fracture; 듀버니 골절, Duverney's fracture]도 소개했다. 그의 『사람 뼈 생성[Human Osteogeny]』이 1731년에 출판되었는데,

이 책을 로버트 네스빗Robert Nesbitt, 1700~1761년이 런던의 외과의사를 위한 해부극장Anatomical Theatre의 공개 해부시연에서 사용했다. 이 책에 뼈bone가 연골cartilage뿐 아니라 막membrane에서도 발생할 수 있다는 내용이 최초로 기술되었다. 뼈의 발생에 관한 근본적 개념은 19세기에 재발견되었다. 당시에 이 책은 뼈의 성장에 관한 훌륭한 설명이 들어 있는 최고 수준의 해부학 문헌이고, 1743년에 독일어로 번역되어 출판되었다.

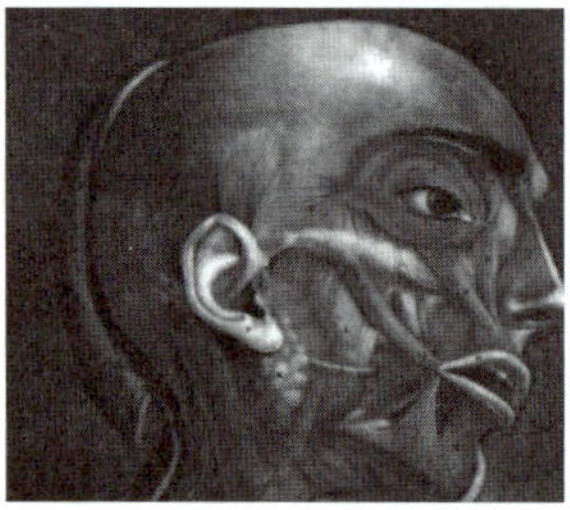

← 그림 212. 『해부학 에세이(The Essai D'Anatomie)』는 1745년에 프랑스의 파리에서 고티에 다고티(Gautier D'Agoty)가 저술했다. 프랑스어로 출판된 이 책은 사람의 머리와 목, 어깨 부위에 대하여 놀랍도록 세밀하게 묘사한 아틀라스이다. 해부 그림들은 조셉 듀버니(Joseph Duverney)가 해부한 시신을 근거로, 메조틴트 기법을 사용하여 판화를 만들고 인쇄하여 제작되었다. (제공: Tulane University Digital Library) Christiess. (2011). GAUTIER D"AGOTY, Jacques (1717–1786) and Joseph Guichard DUVERNEY. 『Essai D'Anatomie』, en Tableaux imprimes, qui represent au naturel tous les muscles de la face, du col, de la tete, de la langue & du larynx ... – Myologie complette en couleur et grandeur naturelle, compose de l'essai et de la suite de l'essai d'anatomie, en tableaux imprimes. Paris: Gautier (vol. I); Gautier, Quilau pre et fils, and Lamesle (vol. II), 1745–46–(48). Books & Manuscripts Auction. Retrieved Jun 14, 2011. 출처: http://www.christies.com/LotFinder/lot_details.aspx?intObjectID=4959941.)

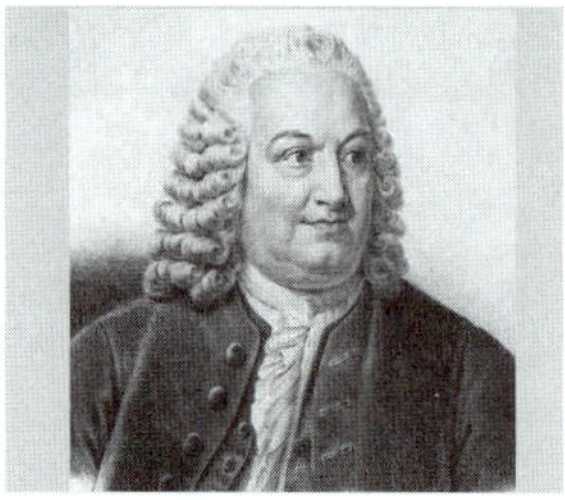

→ 그림 213. 할러(Albrecht von Haller, 1708～1777년). 바우즈(Bause)의 유명한 판화를 비그네론(Vigneron)이 1773년에 석판화로 제작했다. (Major, 1954.)

이탈리아 바로크 화가인 피에트로 다코르토나Pietro da Cortona, 1596~1669년가 그린 그림으로 제작된 해부 동판화들(그림 209~211)이 들어 있는 『해부학 도판Tabulae anatomicae』은 예술적으로 가치가 있으며 1741년에 출판되었다. 편집자 페트리올리Cajetano Petrioli가 이 책의 본문을 저술했는데, 책의 여백에 몇 개의 작은 해부학 그림들을 추가했다(Norman, 1986). 이와 유사하게 다고티Gautier D'Agoty가 듀버니의 그림을 사용하여 『해부학 에세이Essai D'Anatomie』를 1745년에 프랑스의 파리에서 출판했다(그림 212).

알브레히트 폰 할러

많은 세월이 지나고, 스위스의 위대한 학자이며 타고난 과학자(그림 213)인 알브레히트 폰 할러Albrecht von Haller, 1708~1777년가 여러 권으로 이루어진 문헌목록을 편찬했다. 할러의 관심 분야와 지식은 매우 방대해서(Asher, 1902; Hintzsche, 1948; Nussbaum, 1968), 출판되지 않은 많은 원고들까지도 목록에 포함시켰다. 할러의 문헌은 다음과 같다.

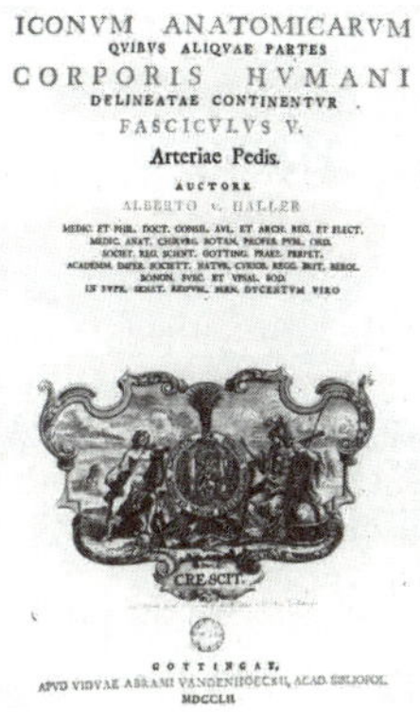
ICONVM ANATOMICARVM
QVIBVS ALIQVAE PARTES
CORPORIS HVMANI
DELINEATAE CONTINENTVR
FASCICVLVS V.
Arteriae Pedis.
AVCTORE
ALBERTO v. HALLER
CRESCIT.
GOTTINGAE,
APVD VIDVAE ABRAMI VANDENHOECKII, ACAD. BIBLIOPOL.
MDCCLII

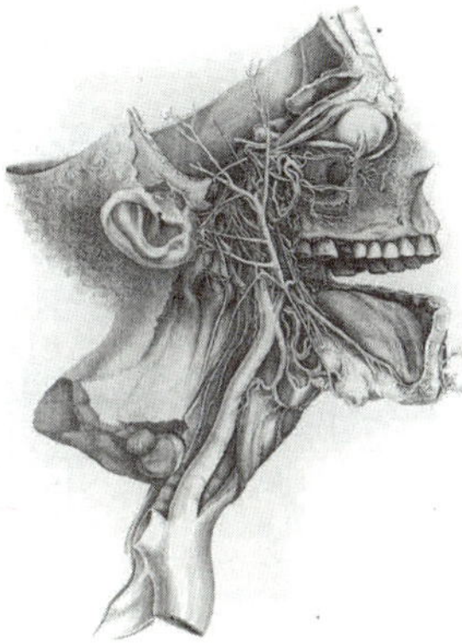

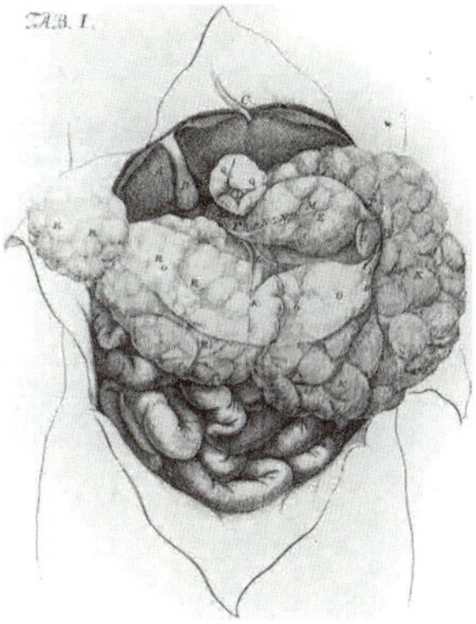

(좌측부터)

그림 214. 할러(Albrecht von Haller, 1708~1777년)의 『해부학 모습(Icones Anatomicae)』의 표지. 발의 동맥을 다루는 분책 5는 1752년에 시리즈의 일부로 출판되었다. (제공: Institut für Anatomie, Ernst-Moritz-Arndt-Universitat, Greifswald, Germany.)

그림 215. 오른쪽 얼굴과 눈확, 목부위의 해부도. 우아한 이 그림은 할러(Albrecht von Haller, 1708~1777년)의 해부학 책에서 발췌했다. (출처: Albrecht von Haller, 1708~1777: 『Iconum Anatomicarum Parium Corporis Humani』, Gottingae, Abrami Vandenhoeck, 1745. 제공: Institut für Anatomie, Freie Universität, Berlin, Germany.)

그림 216. 배안의 장기 모습. (출처: Albrecht von Haller, 1708~1777: 『Iconum Anatomicarum Parium Corporis Humani』, Gottingae, Abrami Vandenhoeck, 1745. 제공: Institut für Anatomie, Freie Universität, Berlin, Germany.) 아름답고 정확한 이 그림과 더불어 명확한 설명이 추가되어 알비누스(Albinus)는 '서술 해부학의 창시자'가 되었다.

1) 『해부학 모습... Iconum anatomicarum...』 1권의 8장 (그림 214~216), 괴팅겐 Göttingen (1743~1756년)
2) 『해부학 도서관 Bibliotheca anatomica』 2권, 취리히 Zürich (1774~1777년, 힐데스하임 Hildesheim에서 재출판, 1969년)
3) 『사람 몸의 주요 구조와 기능 De partium corporis humani praecipuum fabrica et functionibus』 8권, 베른 Berne/로잔 Lausanne (1777~1778년)
4) 『사람 몸의 생리학적 요소... Elementa physiologiae corporis humani...』 (1747년)

폰 할러는 베른 Berne에서 태어났고, 15살이 되던 1723년에 **튀빙겐** Tübingen에서 의학공부를 시작했으며, 레이덴 대학에서 부르하버 Boerhaave의 제자로 1729년에 졸업했다.

폰 할러는 1736년에 새로 설립된 독일의 괴팅겐 대학에서 해부학, 외과학, 식물학을 가르치는 교수로 임명되었다. 할러는 괴팅겐에서 식물원뿐 아니라 강의용 극장과 해부박물관을 설계했고, 그 곳에서 400구 이상의 시신을 해부했으며, 근육의 수축과 신경의 기능 등을 연구했다.

흥미로운 사실은 할러가 3편의 로맨스 소설과 많은 서정시를 창작했다는 것이다. 할러가 출판한 책들과 출판되지 않은 원고들을 연구하는 학자들은 많은 시간과 노력이 필요할 것이다.

베른하르트 지그프리드 알비누스

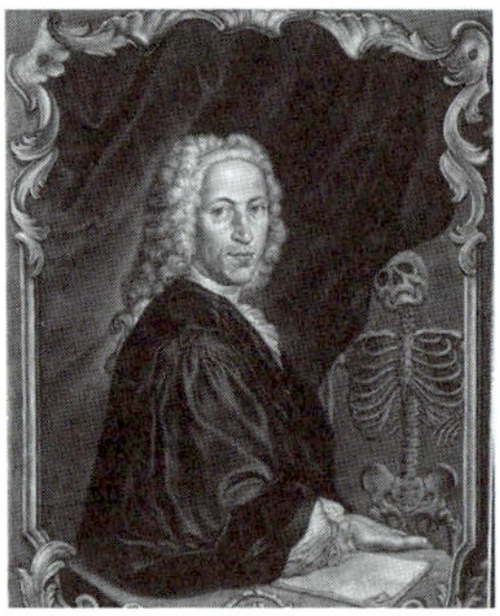

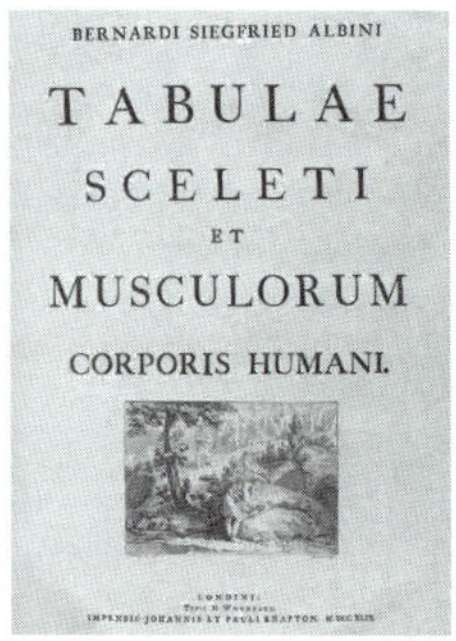
BERNARDI SIEGFRIED ALBINI

TABULAE SCELETI ET MUSCULORUM CORPORIS HUMANI.

LONDINI:

← **그림 217.** 알비누스(Bern hard Siegfried Albinus, 1697~1770년)의 **초상화.** (제공: Wellcome Library no. 461i.)

→ **그림 218.** 알비누스(Bernhard Siegfried Albinus, 1697~1770년)의 **『사람 몸의 뼈대와 근육에 관한 도판**(Tabulae sceleti et musculorum corporis humani)**』의 표지.** (출처: Artist: Wandelaar, Jan, 1690–1759.?Engravers: Charles Grignion (1717–1810); Jean-Baptiste Scotin (b. 1678); Ludovico-Antonio Ravenet (fl. 1751); and Louis-Pierre Boitard (fl. 1750). Publication: Londini: Typis H. Woodfall, impensis Johannis et Pauli Knapton, M.DCC.XLIX. [1749]. 제공: Bethesda, MD: U.S. National Library of Medicine, National Institutes of Health, Health & Human Services.)

베른하르트 알비누스Bernhard Siegfried Albi nus, 1697~1770년(그림 217)는 레이덴 대학의 해부학 교수로, 『사람 몸의 뼈대와 근육에 관한 도판Tabulae sceleti et musculorum corporis humani』을 1747년에 저술했다(그림 218~220). 이 책에 뼈대계통과 근육에 관한 40개의 동판화들이 들어 있었는데, 이 그림들은 "**정확하고 세련되며 시신을 해부하여 근육과 혈관의 실체가 드러난 모습이었다.**"(Kemp, 2010). 얀 반델라Jan Wandelaar가 이 동판화들을 직접 그리고 제작했으며, 동판화들은 "해부 그림의 새로운 이정표를 세웠고, 예술적 아름다움과 과학적 정확성은 다른 그림들과 비교할 수 없을 정도로 뛰어났다."(Norman, 1991). 이 책은 영어로 번역되어 1749년에 출판되었고, 새롭게 제작된 동판화들과 함께 다시 출판되었다.

3대에 걸친 먼로Monro 교수들(제 20장 참조)이 출판한 문헌들 중에서, 알렉산더 먼로 2세Alexander Monro Secundus, 1733~1817년가 1788년에 출판한 『사람 몸의 모든 윤활주머니 점막에 대한 묘사A description of all the bursae mucosae of the human body』에 윤활막synovial membranes에 관한 설명이 들어있는 데, 이것은 매우 독창적이고 가치가 있었다. 또한 알렉산더 먼로 1세Monro Primus, 1697~1767년도 『사람 뼈의 해부학The anatomy of the humane bones』에 관한 교과서를 1726년에 에든버러에서 출판했다. 이 책은 1746년까지 4번의 개정판들이 출판되었다.

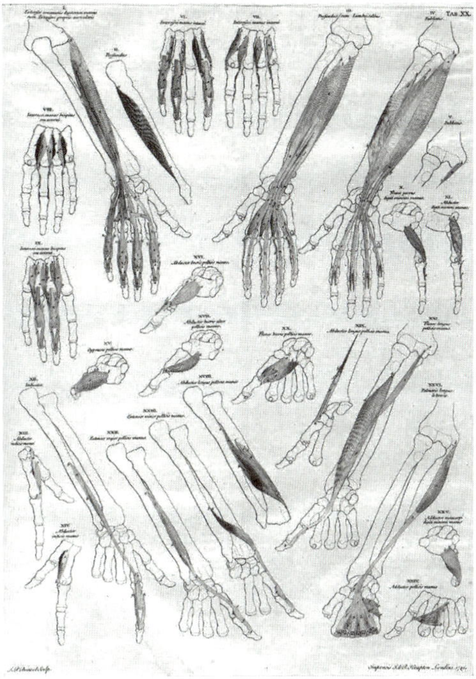

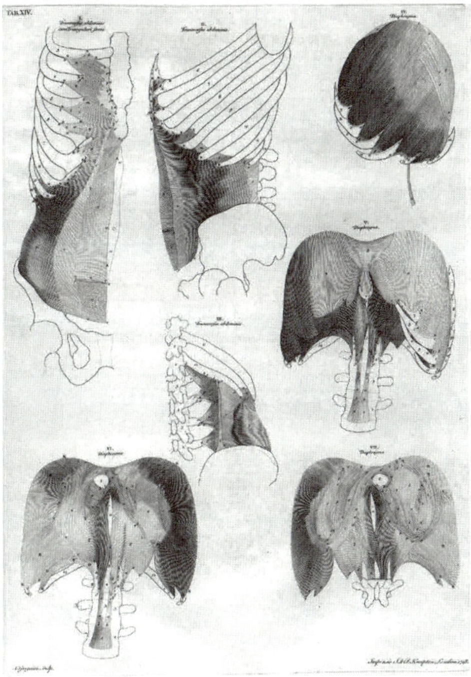

◆ **그림 219.** 알비누스(Bernhard Siegfried Albinus, 1697~1770년)의 『사람 몸의 뼈대와 근육에 관한 도판(Tabulae sceleti et musculorum corporis humani)』에 들어 있는 그림으로, 아래팔에 있는 다양한 종류의 근육들을 한 개씩 근육별로 그린 것이다. (출처: Artist: Wandelaar, Jan, 1690–1759.?Engravers: Charles Grignion (1717–1810); Jean–Baptiste Scotin (b. 1678); Ludovico–Antonio Ravenet (fl. 1751); and Louis–Pierre Boitard (fl. 1750). Publication: Londini: Typis H. Woodfall, impensis Johannis et Pauli Knapton, M.DCC.XLIX. (1749). 제공: Bethesda, MD: U.S. National Library of Medicine, National Institutes of Health, Health & Human Services.)

◆ **그림 220.** 알비누스(Bernhard Siegfried Albinus, 1697~1770년)의 『사람 몸의 뼈대와 근육에 관한 도판(Tabulae sceleti et musculorum corporis humani)』에 들어 있는 그림으로, 앞배벽과 가로막에 있는 다양한 종류의 근육들을 근육별로 그린 것이다. (출처: Artist: Wandelaar, Jan, 1690–1759.?Engravers: Charles Grignion (1717–1810); Jean–Baptiste Scotin (b. 1678); Ludovico–Antonio Ravenet (fl. 1751); and Louis–Pierre Boitard (fl. 1750). Publication: Londini: Typis H. Woodfall, impensis Johannis et Pauli Knapton, M.DCC.XLIX. (1749). 제공: Bethesda, MD: U.S. National Library of Medicine, National Institutes of Health, Health & Human Services.)

사무엘 토마스 폰 소머링

사무엘 소머링Samuel Thomas von Sömmerring, 1755~1830년 (그림 221)이 백과사전 『사람 몸의 구축Vom Baue des menschlichen Körpers』 (5권, 프랑크푸르트, 1791~1796년)을 출판했으며, 이 책은 독일에서 인기가 많았다. 8권으로 이루어진 개정판이 1839년과 1845년 사이에 라이프치히Leipzig에서 출판되었고, 프랑스어 번역판도 나왔다(8권, 파리, 1843년~1847년). 또한 그는 여성 뼈대에 관한 최초의 아틀라스 『여성 뼈대의 묘사 도판Tabula sceleti feminini juncta descriptione』을 1797년에 출판했다. 그는 사람해부를 바탕으로 직접 관찰한 내용을 이 아틀라스에 사실적으로 묘사했으며, 해부 그림들은 예술적으로 뛰어났을 뿐 아니라 정확하고 균형 잡힌 모습이었다.

소머링은 의학발전에 크게 공헌했고, 업적도 다양했다(Metzner, 1954; Aumüller, 1972). 예를 들면, 그는 허파lung와 뇌신경cranial nerve, 후각smell과 미각taste, 시각seeing(그림 222), 청각hearing, 파이프담배흡연pipe smoking과 입술암cancer of lip, 발생결함developmental defects 등의 구조와 기능에 관한 논문들을 많이 발표했다. 소머링은 젊은 시절을 회고하면서, 다음과 같이 기술했다. "나는 괴팅겐에서 크리스마스 휴일을 지냈고, 크리스마스 휴일에 해부실습을 못하는 것이 가장 큰 고통이었다. 해부실습을 하고 싶은 마음이 너무나 강해서, 나는 교감신경 얼기plexus sympatheticus에 관한 해부를 완전히 마쳤다. ...."

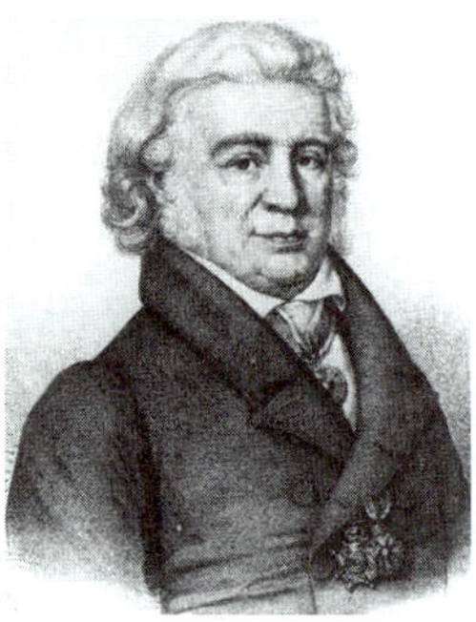

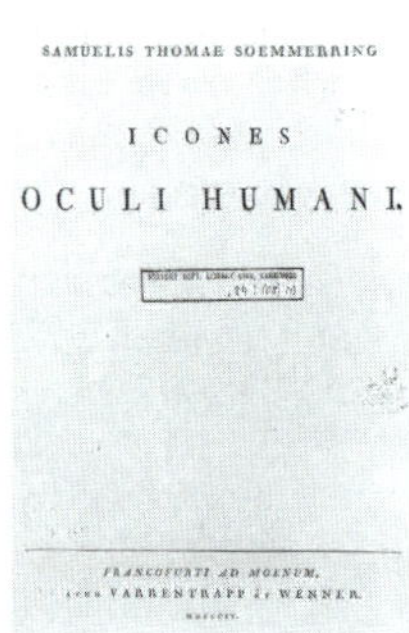

← 그림 221. 소머링(Samuel Thomas von Sömmerring, 1755~1830년) (제공: Department of Anatomy, University of Manitoba.)

→ 그림 222. 소머링(Samuel Thomas von Sömmerring, 1755~1830년)의 사람 눈에 관한 『사람 눈의 모습(Icones Oculi Humani)』(1804년)의 표지. (제공: Library, Anatomy School, University of Cambridge.)

유스투스 크리스티안 로더

유스투스 로더Justus Christian Loder, 1753~1832년 (그림 223)는 독일의 해부학자이며 외과의사로, 사람의 전체 모습이 묘사된 커다란 해부 그림들로 이루어진 『해부 도판Tabulae anatomicae』을 출판했다. 로더는 『해부 도판』(1794~1803년)을 의욕적이며 계획적으로 저술했지만, 이것은 출판업자 베르투치Friedrich Justin Bertuch에게 재정적으로 불확실한 사업이었다. 도판의 제작비용이 너무 많이 들었고, 초기에 책의 판매가 지연되었기 때문에 저자와 출판업자의 제휴는 개인적 사정과 재정적 문제로 중단되었다(Regenspurger Heinstein, 2003). 『해부 도판』은 독일어를 사용하는 국가

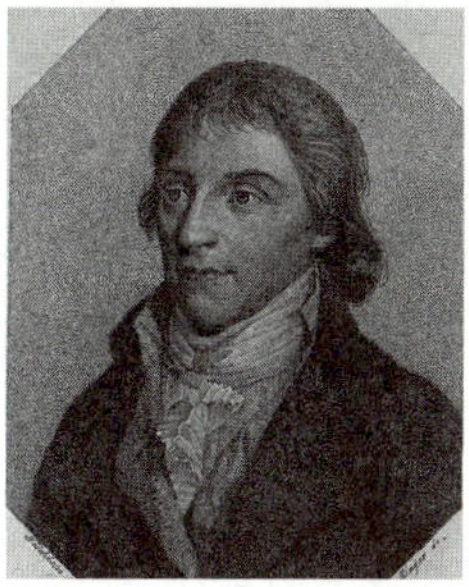

그림 223. 로더(Justus Christian Loder, 1753~1832년)의 초상화. (제공: Wellcome Library no. 5995i.)

들에서 출판된 해부학 아틀라스들 중에서 가장 크고, 종합적인 것이었다. 첫 번째 해부학 아틀라스는 1794년에 출판되었고, 새로운 도판들이 추가되면서 해부학 아틀라스가 1803년에 완성되었다.

『해부 도판』의 원래 계획은 이용 가능한 해부표본을 사용하여 새로운 그림들과 도판을 제작하는 것이었다. 로더와 출판업자는 출판에 필요한 고비용과 『해부 도판』을 완성하려는 조급함 때문에 중간에 출판을 포기했다. 로더는 새로운 아틀라스를 제작하기 위해서, 다른 해부학자들이 출판한 많은 그림들을 무단으로 도용했다. 뼈대학osteology, 골학에 관한 15개의 도판들이 들어 있는 첫 번째 아틀라스는 1794년에 출판되었고, 다른 아틀라스는 1년이 지난 후에 출판되었다. 마지막 아틀라스는 1803년에 출판되었다. 흥미롭게도 6개의 장으로 구성된 최종 아틀라스에 1431개의 그림들이 182개의 도판으로 삽입되었지만, 새로 그린 그림은 오직 309개뿐이었다. 사람 몸의 구조를 확실하게 그림으로 묘사했고, 관련이 없는 장식적 겉치레는 모두 없앴다. 이 책의 출판에 숙련된 예술가들이 일부 참여했지만, 그들의 이름은 이 책에 언급되지 않았다.

로더는 해부학적으로 정확하다고 판단한 그의 견해와 심지어 원작자와의 관계를 고려하여 당시에 사용되었던 그림들 중에서 가장 좋은 것들만 선정했다. 그는 1783년에 윌리엄 헌터Willian Hunter, 1718~1783년의 집을 방문하여, 헌터가 수집하여 박물관에 소장한 표본들을 관찰했고, 그의 강의에도 참가했다. 그래서 그는 헌터의 해부표본들과 『사람 임신자궁의 해부학Anatomy of the human gravid uterus』에 대해 잘 알고 있었다. 로더는 이 훌륭한 그림을 자신의 책을 출판할 때 사용했다. 로더는 베른하르트 알비누스Bernhard Siegfried Albinus와 폰 할러Albrecht von Haller, 프레더릭 루이쉬Frederic Ruysch, 알렉산더 먼로Alexander Monro, 존 헌터John Hunter, 윌리엄 헌터William Hunter, 안토니오 스카르파Antonio Scarpa 등의 책에 들어 있던 그림들을 그의 야심찬 아틀라스에 사용했다. 반면에 그는 경쟁자들, 특히 유명한 해부학자 사무엘 소머링Samuel Tomas von Sömmerring의 책에 들어 있던 그림들은 사용하지 않았다. 출판업자 베르투치Friedrich Justin Bertuch는 『해부 도판Anatomische Tafeln』을 1000부 인쇄하기로 합의했다. 이 해부도판은 돈이 있는 일부 구매자들을 위해서 제작되었다. 해부도판의 구매자들은 이것에 관심이 있는 외과의사와 해부학자들이었다. 그러나 학생들이 구매하기에는 너무나 비싼 가격이었다.

로더는 1753년에 러시아의 리가Riga에서 태어났다. 그는 1773년부터 1777년까지 괴팅겐 대학University of Göttingen의 의학부에서 공부한 후 의학박사 학위를 받았다. 그는 1778년에 예나 대학University of Jena의 외과와 산부인과, 해부학을 담당하는 교수로 임명되어 25년 동안 재직했다. 로더는 새로운 해부극장과 의대생들을 위한 수련병원, 예나의 산과병원Accouchierhaus의 설립에 기여했다. 그는 훌륭한 강연자로 유명해졌고, 많은 학생들이 그의 강의에 참가했다. 독일의 위대한 시인 요한 괴테Johann Wolfgang von Goethe가 로더의 친구였다. 괴테는 로더의 해부학 강의에 참가했고, 박물관에 수집된 머리뼈skulls, 두개골를 연구했다. 괴테가 발견한 위턱뼈 사이에 있는 뼈intermaxillary bone; Zwischenkieferknochen의 그림이 1788년에 출판된 로더의 『해부 안내서Anatomisches Handbuch』에 최초로 들어있었다(Pfannenstiel M, 1949; Regenspurger Heinstein, 2003).

로더는 1783년에 몇 명의 동료들과의 갈등 때문에 할레 대학University of Halle으로 자리를 옮겼다. 나폴레옹Napoleon이 1806년에 이 대학을 폐교시킨 후, 로더는 프로이센 왕가의 개인 주치의로 임명되었고, 그 후 코닉스버그Konigsberg에 살았다. 그는 모스크바Moscow로 건너가 1832년에 사망할 때까지 여생을 보냈다. 로더는 모스크바에서 1810년에 해부학 명예교수로, 1812년부터 1817년까지 군병원의 병원장으로 임명되었다. 또한 그는 알렉산더Czar Alexander 황제의 개인 주치의로 일했다.

카를 폰 바델레벤

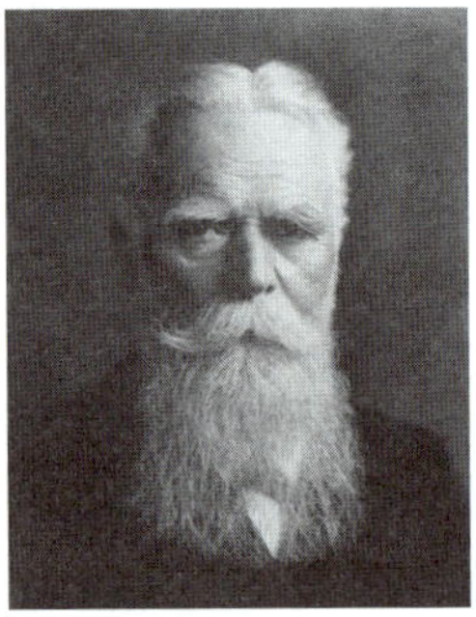

그림 224. 폰 바델레벤(Karl von Bardelleben). (출처: 「Anatomischer Anzeiger」 51 (1918/19) http://archive.org/stream/anatomischer anze51 anat#page /n11/mode/2up.)

의사소통이 어려웠던 시절에, 과학자들은 그들의 관심사를 논의하기 위해 서로의 만남이 필요했다. 1822년 이후부터 해부학회는 〈독일 과학자와 의사협회Gesellschaft Deutscher Naturforscher und Ärzte; German Society of Scientists and Physicians〉의 한 분과였다. 독일의 해부학자들은 1886년에 해부학의 연구와 교육을 위해 〈독일 해부학회Anatomische Gesellschaft; Anatomical Society〉를 설립했다. 독일에 본부를 둔 이 학회는 모든 해부학자들이 참여하는 다국적 회원들로 구성되었다. 곧이어 1887년에 〈영국과 아일랜드 해부학회Anatomical Society of Great Britain and Ireland〉와 1888년에 〈미국 해부학회American Association of Anatomists〉가 결성되었다. 독일의 해부학자 카를 폰 바델레벤Karl von Bardelleben(그림 224)이 1886년에 「저널 오브 아나토미셔 안제이거Anatomischer Anzeiger」을 창간했고, 이 학술지는 1991년에 「해부학 연대기Annals of Anatomy」로 이름이 변경되었다. 「저널 오브 아나토미셔 안제이거Anatomischer Anzeiger」은 <독일 해부학회Anatomische Gesellschaft; Anatomical Society>의 공식 학술지가 되었다(Schierhorn, 1978; Lins, 1981; Kühnel, 2011). 폰 바델레벤이 1918년에 사망할 때까지 처음부터 32년 동안 이 학술지의 편집자로 일했다.

카를 폰 바델레벤Karl von Bardelleben, 1849~1919년은 베를린의 외과 교수 하인리히 아돌프 바델레벤Heinrich Adolph Bardeleben, 1819~1895년의 장남으로 기센Giessen에서 태어났다. 그는 그리프스왈드, 하이델베르크, 베를린, 라이프치히에서 의학을 공부했고, 1871년에 의사가 되었으며, 베를린 대학에서 의학 박사 학위를 취득했다. 바델레벤은 라이프치히에서 해부학자 빌헬름 히스Wilhelm His의 조수였다. 그는 1873년에 예나 대학University of Jena의 해부 시연자(강사)로 임명되었고, 그곳에서 여러 분야의 교육을 담당하는 전임 교수가 되었다. 그는 서술적 해부학과 국소 해부학, 동물 비교 해부학, 발생학, 인류학 등 해부학의 모든 분야에서 뛰어난 전문성을 가진 학자였다. 폰 바델레벤은 1883년에 <독일 과학 아카데미German Academy of Sciences; Leopoldina>의 회원으로 선출되었다.

폰 바델레벤의 문헌과 논문은 매우 뛰어났고 다양한 분야의 주제였다. 그가 저술한 해부학 아틀라스, 의대생들을 위한 해부 지침서, 해부학과 발생학 교과서, 뇌와 척수, 괴테의 해부학 등은 다음과 같다(Pagel, 1901; Linss, 1981). 『척추 해부학Beitrage zur Anatomie der Wirbelsäule』(1874년), 『근육, 근막, 관절의 해부 지침서Anleitung zum Präparieren der Muskeln, Fascien und Gelenke』(1882년), 『세시에살레 해부 지침서Anleitung zum Praeparieren auf dem Seciersaale』(1884년), 『사람 국소해부학 아틀라스Atlas der topographischen Anatomy des Menschen』, 『뇌와 척수의 국소 묘사Topographie des Gehirns und des Rückenmarks』(1894년, 제 4판은 1908년), 『사람 해부학Die Anatomie des Menschen. I. Teil: Allgemeine Anatomie und Entwicklungsgeschichte』(1913년), 『사람 해부학 안내서Handbuch der Anatomie des Menschen』(8권, 1896년), 『해부학자 괴테Goethe als Anatom』

존 벨

존 벨John Bell, 1763~1820년(그림 225)은 외과 의사이며 해부학자로 1793년에 『뼈, 근육, 관절 해부학The anatomy of the bones, muscles, and joints』을 에든버러에서 출판했다(그림 226~229). 이 책은 영국에서 3번의 개정판들이 출판되었고, 1816년에 미국에서도 개정판이 출판되었다. 존 벨은 윌리엄 벨William

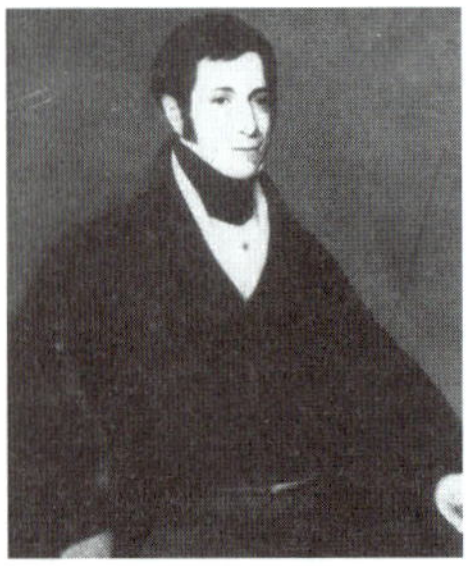

그림 225. 존 벨(John Bell, 1763~1820년). (제공: Department of Anatomy, University of Manitoba.)

Bell 목사의 재능 있는 4명의 아들 중 한 명이었고, 에든버러에서 태어났다. 그 형제들 중 2명은 변호사와 대학 교수가 되었다. 존과 동생 찰스Charles는 에든버러 대학에서 의학을 공부했고 뛰어난 외과 의사가 되었다. 존은 평판이 높았던 외과의사 알렉산더 우드Alexander Wood, 1726~1807년에게서 해부학을 배웠으며, 의사 윌리엄 컬렌William Cullen, 1710~1790년과 해부학자 알렉산더 먼로 2세Alexander Monro, secundus, 1733~1817년의 강의도 들었다. 그는 1779년에 에든버러 대학에서 의학박사 학위를 받았고, 1786년에 왕립 외과대학Royal College of Surgeons; F.R.C.S의 회원이 되었다.

존 벨은 외과 해부학의 선구자였고, 1790년에 에든버러 대학에 해부 강의실과 해부 실습실을 건립했다. 교수가 사용하는 해부표본과 외과용 표본들은 인접한 박물관에 보관했다. 존은 외과적 배경 때문에 유명했고, 매우 훌륭한 강사였다. 동료 교수들은 존 벨의 명성으로 몰려 온 많은 학생들 때문에 그를 원망했다. 동생인 찰스 벨은 이 수업에 참석했고, 수년 동안 그곳에서 학생들을 가르쳤다(Kaufman, 2005: Chisholm, 1911; Bethanny, 1885~1900).

존 벨과 동생 찰스 벨Sir Charles Bell, 1774~1842년은 4권의 『사람 몸 해부학The anatomy of the human body』(1797~1804년)을 공동으로 집필하여 크게 성공했다. 이 책은 독일어로 번역되었고, 영국에서 7번의 개정판(1797~1824년)과 미국에서 6번의 개정판(1809~1834년)이 출판되었다. 러셀(Russell, 1987)은 **"이 방대하고 훌륭한 책으로 형제들은 명성을 얻었고, 이 책은 영국에서 근대 해부학을 가르치도록 공헌한 위대한 교과서였다."**라고 말했다.

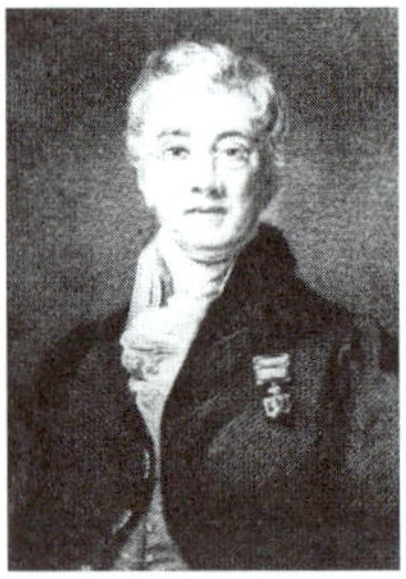

그림 230. 찰스 벨(Sir Charles Bell, 1774~1842년). (제공: Department of Anatomy, University of Manitoba.)

찰스 벨Charles Bell(그림 230)은 의학생들을 위한 『해부 체계A system of dissections』(1798~1803년)와 외과 의사들을 위한 『동맥 판화...Engravings of the arteries...』(1801년)를 저술했다. 이 2개의 책은 매우 인기가 있었고, 몇 개의 개정판과 함께 독일어 번역판도 나왔다. 또한 그는 해부학과 생리학, 동물 비교 해부학, 적응 메카니즘, 생체역학 등의 주제가 들어 있는 유명한 책도 저술했다. 벨의 『...뇌 해부학...Anatomy of the Brain』(1802년, 그림 231, 232)은 예술적으로 훌륭했다. 형제들이 저술한 해부학 문헌은 19세기 초반에 표준 교과서였고(Comrie, 1972), 영국과 다른 국가들의 의학생들이 많이 사용했다.

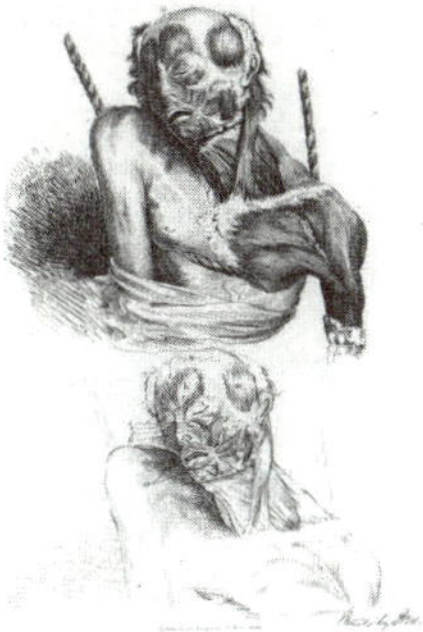

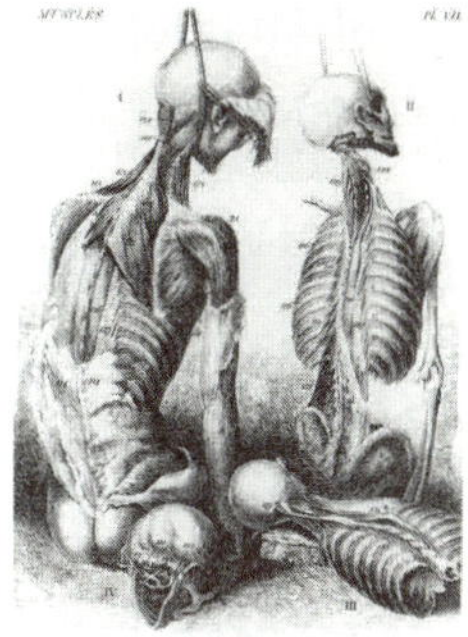

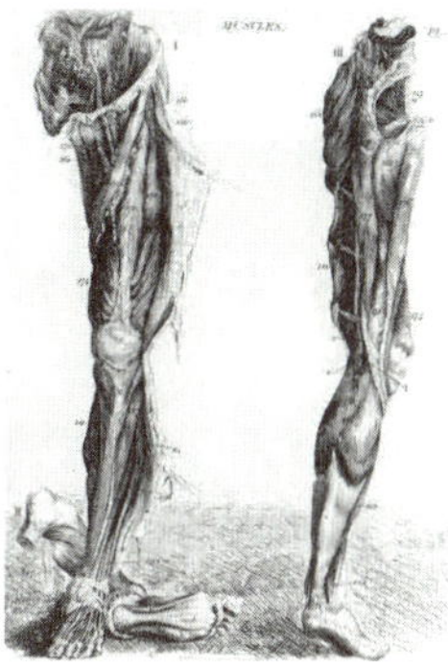

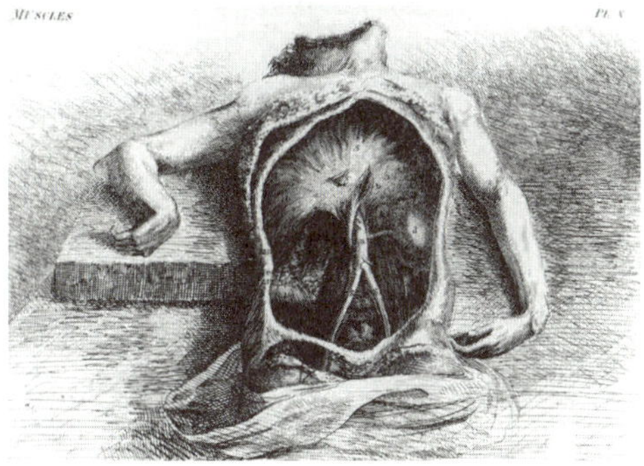

(좌측 상단부터)

그림 226. 존 벨(John Bell, 1763~-1820년)의 얼굴과 목의 근육 해부도. (출처: John Bell's 『Engravings of the Bones, Muscles, and Joints...』 First volume of the 『Anatomy of the Human Body』. 제공: Neil John Maclean Health Sciences Library, University of Manitoba.) 존 벨은 책에 들어 있는 삽화를 직접 그리고 조각했다. 이 그림은 "목매달아 죽은 사람을 묘사한 것으로, 목이 부러진 모습...."이다.

그림 227. 존 벨(John Bell, 1763~1820년)의 근육의 다양한 기능적 분류를 보여주는 몸통부위의 해부도. (출처: John Bell's 『Engravings of the Bones, Muscles, and Joints...』 First volume of the 『Anatomy of the Human Body』. 제공: Neil John Maclean Health Sciences Library, University of Manitoba.) 갈비사이근(intercostal muscle)과 등세모근(trapezius muscle), 어깨올림근(levator scapulae muscle), 어깨세모근(deltoid muscle), 마름근(rhomboids muscle), 앞톱니근(serratus anterior muscle), 다른 근육들이 보인다.

그림 228. 존 벨(John Bell, 1763~1820년)의 다리부위의 근육 해부도. (출처: John Bell's 『Engravings of the Bones, Muscles, and Joints...』 First volume of the 『Anatomy of the Human Body』. 제공: Neil John Maclean Health Sciences Library, University of Manitoba.)

그림 229. 존 벨(John Bell, 1763~1820년)의 가로막과 뒤배벽 부위의 해부도. (출처: John Bell's 『Engravings of the Bones, Muscles, and Joints...』 First volume of the 『Anatomy of the Human Body』. 제공: Neil John Maclean Health Sciences Library, University of Manitoba.) 펼친 가로막과 가로막의 구멍들이 보인다. 배대동맥(abdominal aorta)과 몇 개의 동맥가지들을 비롯하여 허리네모근(quadratus lumborum muscle)과 큰허리근(psoas major muscle)도 보인다.

존 벨은 훌륭한 경력으로 가장 뛰어난 외과의사가 되었다. 그는 1800년에 에든버러 대학에서 막강한 힘을 갖고 있던 의대교수 제임스 그레고리James Gregory와 격렬한 논쟁을 벌인 후에 왕립 병원Royal Infirmary의 외과의사 직을 그만두었다. 존 벨은 이 일이 있은 후에 크게 괴로워했지만, 후에도 계속해서 환자 진료와 저술 활동을 진행했다. 그는 1816년에 말에서 떨어져 중상을 입었고, 건강이 좋지 않아 이탈리아로 건너가 마지막 3년을 보냈다. 그는 1820년에 로마에서 죽었다. 그의 묘지는 프로테스탄트 묘지에 있는 시인 존 키츠John Keats, 1795~1821년의 묘지 바로 뒤에 있다(Kaufman, 2005; Chisholm, 1911).

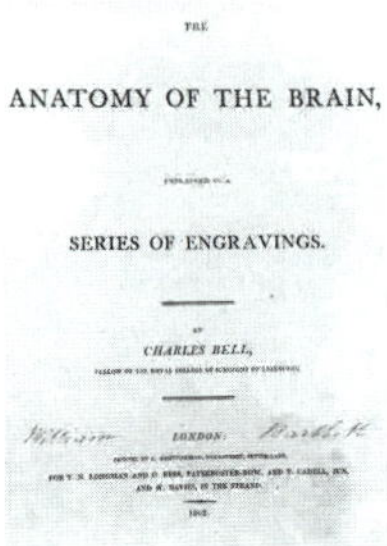

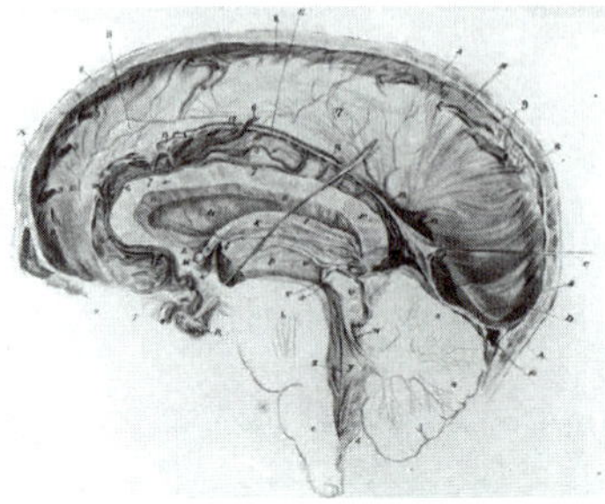

← 그림 231. 찰스 벨(Sir Charles Bell, 1774~1842년)의 『뇌 해부학(The Anatomy of the Brain)』의 표지. 벨이 이 표지를 직접 만들었다. (제공: Neil John Maclean Health Sciences Library, University of Manitoba.)

→ 그림 232. 오른쪽 대뇌반구의 안쪽면 모습. 찰스 벨(Sir Charles Bell, 1774~1842년)이 이 그림을 직접 그렸다. 대뇌낫(falx cerebri), 경막정맥굴(dural venous sinuses), 뇌실(ventricles) 및 그 통로(communications), 뇌들보(corpus callosum), 뇌하수체(hypophysis), 솔방울샘(pineal gland), 여러 동맥과 정맥을 포함한 뇌의 구조들이 매우 자세하게 묘사되어 있다. (출처: Bell, C.: 『The Anatomy of the Brain』, London, 1802. 제공: Neil John Maclean Health Sciences Library, University of Manitoba.)

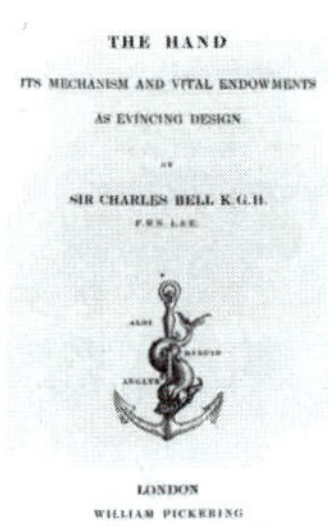

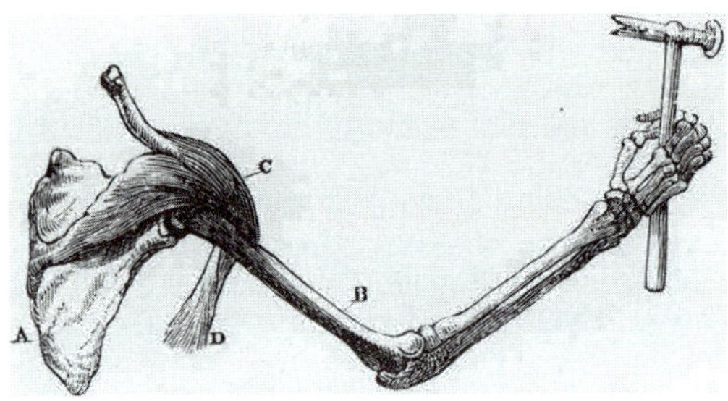

← 그림 233. 찰스 벨(Sir Charles Bell, 1774~1842년)의 『손 ...(The Hand....)』(1833년)의 표지. (제공: Neil John Maclean Health Sciences Library, University of Manitoba.)

→ 그림 234. 찰스 벨(Sir Charles Bell, 1774~1842년)의 『손 ...(The Hand....)』에 들어 있는 "팔의 기전"과 "속도와 힘의 상호작용"을 보여주는 해부 모식도. (제공: Neil John Maclean Health Sciences Library, University of Manitoba.) 어깨부위, 어깨뼈(A), 위팔뼈(B), 어깨세모근(C), 길항근(D)이 보인다.

찰스 벨의 문헌들 중에서 가장 가치 있는 것은 『묘사와 그림 해부학에 관한 에세이Essays on the Anatomy of Expression and Painting』로 1806년에 출판되었다. 이 문헌 때문에 그의 명성은 영원히 기억되었고, 다른 제목으로 몇 번의 개정판들이 출판되었다. 찰스 벨의 가장 특별한 영감이 들어간 문헌은 의심할 것도 없이 『손과 그 기전, 생명의 근원The Hand, its Mechanism, and Vital Endowments, as Evincing

Design』(런던, 1833년; 그림 233, 234)이었다. 유명한 「브릿지워터 논고Bridgewater Treatises」에 투고한 이 논문은 "천지창조를 보여주는 신의 힘과 지혜, 축복"을 입증한 것으로, 찰스 다윈Charles Darwin이 1859년에 발표한 『종의 기원Origin of Species』이 세상에 나올 수 있도록 터전을 마련한 것이었다.

지오바니 바티스타 모르가니

지오바니 모르가니Giovanni Battista Morgagni, 1682~1771년(그림 235)는 파도바 대학의 해부학 교수로, 사람의 장기에 생기는 질병들에 관심이 많았다. 그는 위대한 『질병의 원인 조사...De sedibus, et causis morborum per anatomen indagatis libri quinque』를 1761년에 출판하여, '병리 해부학의 아버지'가 되었다. 모르가니는 이 책에서 약 700례의 환자병력들과 사후에 부검하여 관찰한 결과들의 상호 관련성을 기술했으며, 그가 80세에 이르러서야 이 책을 완성할 수 있었다.

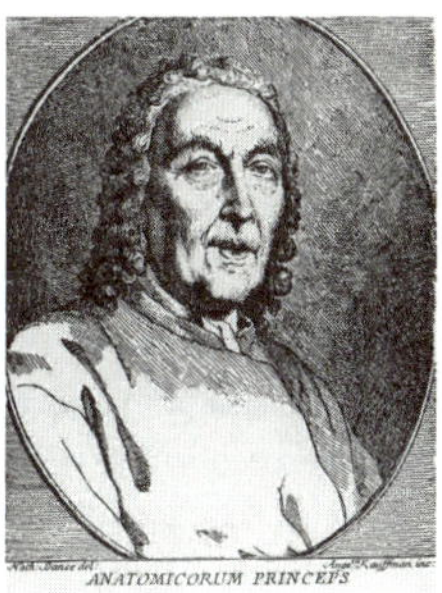

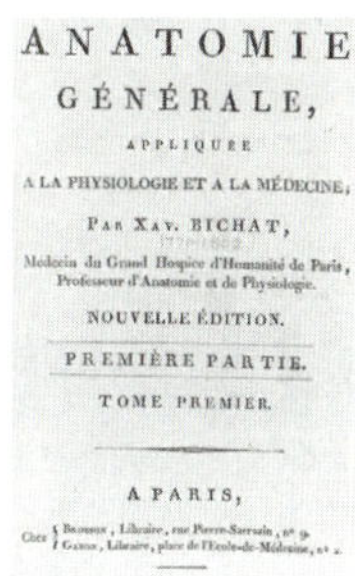
ANATOMIE
GÉNÉRALE,
APPLIQUÉE
A LA PHYSIOLOGIE ET A LA MÉDECINE;
PAR XAV. BICHAT,
Médecin du Grand Hospice d'Humanité de Paris,
Professeur d'Anatomie et de Physiologie.
NOUVELLE ÉDITION.
PREMIÈRE PARTIE.
TOME PREMIER.

A PARIS,
Chez Libraire, rue Pierre-Sarrazin, n° 9.
Libraire, place de l'Ecole-de-Médecine, n°
1812.

◀ 그림 235. 모르가니(Giovanni Battista Morgagni, 1682~1771년). (출처: Wegner, R.N.: 『Das Anatomen bildnis. Seine Entwicklung im Zusammenhang mit der anatomischen Abbildung』. Basel, Benno Schwalbe and Co., Verlag, 1939. 제공: Institut für Anatomie, Ernst-Moritz-Arndt-Universität, Greifswald, Germany.)

▶ 그림 236. 비샤(Marie Francois Xavier Bichat, 1771~1802년)의 『일반 해부학(Anatomie Générale)』의 표지. (제공: Neil John Maclean Health Sciences Library, University of Manitoba.) 비샤는 파리 대학에서 해부학과 생리학을 담당한 교수로, 시립병원(Hôtel-Dieu)의 의사로 재직했다. 그는 현미경적 해부학의 초석을 마련했다.

마리 프랑소와 사비에르 비샤

사비에르 비샤Marie Francois Xavier Bichat, 1771~1802년는 파리 대학에서 해부학과 외과를 담당한 교수였고, 현미경을 사용하여 조직tissues의 특성과 질병에 의한 각 조직들의 변화를 연구했다. 그는 일반 렌즈가 부착된 현미경을 사용하여 조직을 21개 유형으로 구분했다. 비샤는 2개의 문헌을 저술했는데, 이 책에 단 1개의 그림도 들어 있지 않았으나, 그의 위대한 업적은 서술적 해부학 분야의 대변혁을 일으켰고, 오늘날 조직학histology이라는 학문의 토대를 마련했다.

비샤는 4권으로 이루어진 『생리학과 의학에 필요한 일반 해부학Anatomie générale, appliquée à la physiologie et à la médicine』을 1812년에 파리에서 출판했다(그림 236). 이 책의 영어 번역판이 1822년에 보스턴에서 출판되었다. 비샤는 5권으로 구성된 『서술 해부학 논고Traité d'anatomie descriptive』를 1801년부터 1803년 사이에 파리에서 출판했으나, 결핵으로 31세에 죽을 때까지 마지막 2권을 완성하지 못했다. 비샤의 위대한 다른 업적은 『삶과 죽음에 관한 생리학적 연구Recherches physiologiques sur la vie et la mort』로 1800년에 파리에서 출판되었다.

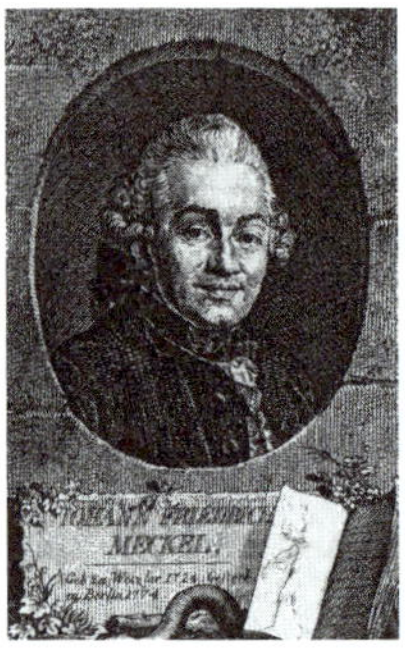

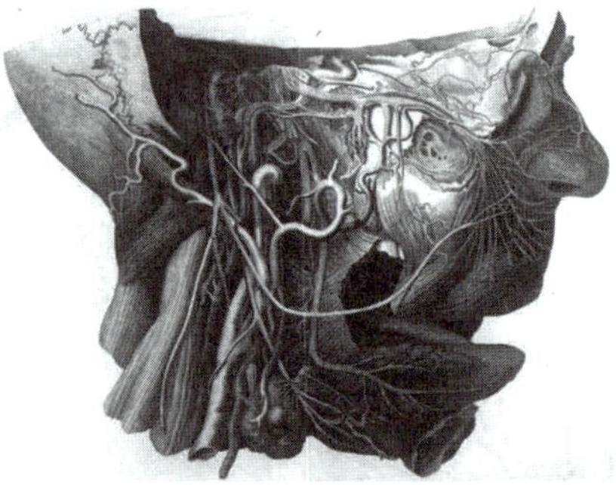

← 그림 237. 멕켈(Johann Friedrich Meckel I, 1724~1774년). (출처: Vorsatzbild fur den 24. 『Teil der Allgemeinen deutschen Bibliothek』, Berlin and Stettin, 1775; 제공: Professor Dr. R. Schmidt, Anatomisches Institut der Martin-Luther-Universität, Halle (Salle), Germany.) 안톤 그라프(Anton Graff)의 그림에서 요한 프리드리히 슐레우엔(Johann Friedrich Schleuen)이 그린 것이다.

→ 그림 238. 멕켈(Johann Friedrich Meckel I, 1724~1774년)의 졸업 논문으로, 날개입천장신경절(pterygopalatine ganglion; 멕켈 신경절 Meckel's ganglion)과 삼차신경절(Gasserian ganglion)이 위치한 경질막공간(멕켈 공간, Meckel's cave)에 대한 최고 수준의 묘사이다. (출처: Morton's Medical Bibliography, Fifth Edition, Edited by Jeremy M. Norman's 『Tractatus anatomico physiologicus de quinto pare nervorum cerebri』, Gottingae: Apud Abram Vandenhoeck, Acad. Typogr., 1748. 제공: http://www.kumc.edu/dc/rti/.)

요한 프리드리히 멕켈

요한 멕켈Johann Friedrich Meckel, younger, 1781~1833년은 뛰어난 동물 비교 해부학자이며 발생학자, 병리학자였다. 그의 이름은 첫째 아가미활branchial arch의 연골과 돌창자의 곁주머니diverticulum of ileum와 관련이 있다. 돌창자의 곁주머니는 그의 할아버지 요한 멕켈Johann Friedrich Meckel, 1717~1774년과 관련이 있었다. 할아버지 멕켈은 베를린 대학에서 해부학과 식물학, 부인과학을 담당한 교수였으며(그림 237), 중간 머리뼈우묵middle cranial fossa(그림 238)에 있는 삼차신경trigeminal cavum과 관련된 용어의 원조이다.

젊은 요한 멕켈은 4권으로 이루어진 백과사전 같은 『사람 해부학 안내서Handbuch der menschlichen

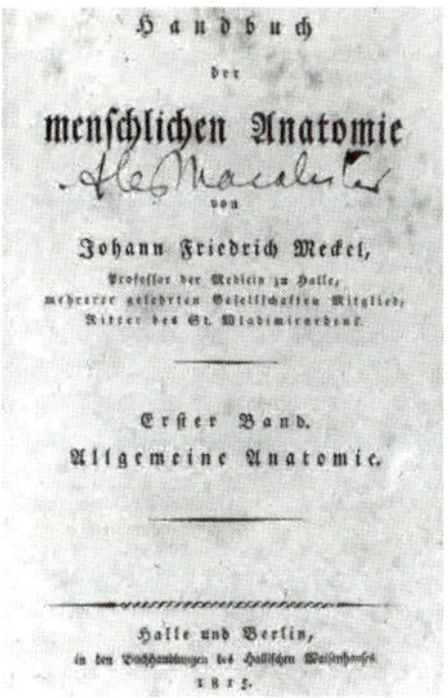

그림 239. 멕켈(Johann Friedrich Meckel I, 1724~1774년)의 『사람 해부학 안내서(Handbuch der menschli chen Anatomie)』 제 1권의 표지

Anatmie』(그림 239)를 1815년부터 1820년 사이에 출판했고, 이 책은 참고문헌을 검색하는 표준 교과서였다. 이 문헌의 영어 번역판 『일반 해부학 지침서 Manual of general anatomy』가 1837년에 런던에서 출판되었다. 그의 『해부-병리학 도판 Tabulae anatomico-pathologicae』(1817년)은 정상 해부학 소견과 병적 병리학 소견이 모두 들어 있는 매우 가치 있는 책이었다. 독일의 할레 Halle에 위치한 멕켈의 박물관에 만개 이상의 해부표본들이 전시되어 있었다. 먼터 Gustav Wilhelm Munter, 1804~1870년가 이 많은 표본들은 제작했다. 먼터는 "**부지런하고 숙련되고 믿음직하며, 멕켈의 표본들을 제작하기 위해 꼭 필요한 보조자**"였다(Kapitza et al., 2002). 멕켈이 죽은 후 1년이 지난 다음 잉글랜드의 왕립 외과대학에서 이 해부표본들을 구매하려고 했다. 그러나 부서지기 쉬운 표본들의 특성과 표본의 가격 때문에 매매는 성사되지 않았다(Dobson, 1954).

요한 사무엘 에두어드 달튼

요한 달튼 Johann Samuel Eduard d'Alton, 1803~1854년이 요한 멕켈 Johann Friedrich Meckel, 1781~1833년의 지위를 계승했다. 할레에 있는 **해부표본** Anatomical specimens은 독특하고 특별한 매력이 있었다. 달튼은 멕켈이 표본을 제작하고 수집한 전통을 이어받아 해부표본들을 추가했다. 그는 본 대학 Bonn University에서 교육을 받았고 1824년에 의학박사 학위를 취득했으며, 베를린의 예술 아카데미 Academy of Arts에서 해부학 교수가 되었다. 달튼은 1834년부터 1854년까지 할레 Halle 대학에서 해부학과 생리학 교수로 재직했으며, 두 차례(1845/1846년)에 걸쳐 총장을 역임했다.

또한 달튼은 부지런하고 성실했지만 엄격하고 까다로운 사람이었기에 학생들과 동료들에게 인기가 없었다. 그는 동물 비교 해부학과 발생학, 실험 기형학 분야의 연구를 진행했다(Zwiener et al., 2002; Zwiener 2004). 그는 사람과 동물 비교 해부학에 관한 많은 논문과 책을 저술했는데, 그의 업적은 다음과 같다. 『사람 해부학 안내서 Handbuch der menschlichen Anatomie』(1848년)와 『사람의 운동도구 또는 뼈, 인대, 근육의 교육을 위한 해부학 Anatomie der Bwewgung Werkzeuge oder Knochen-, Bände-, und Muskel-Lehre des Menschen』(1862년), 『맹금류의 뼈대 Die Skelette der Raubvögel』(1838년), 기형학 teratology 분야의 『이중 몬스터 기원의 발생De Monstrorum Duplicium origine atque evolution』(1848년)과 『드 몬트리스 퀴부스De monstris quibus extremitates superfluae suspensae sunt』(1853년)

쥘 저메인 클로케

쥘 클로케Jules Germain Cloquet, 1790~1883년는 파리 대학에서 해부학과 임상 외과학을 담당하는 교수로 재직했던 2명의 형제들 중 1명이었다(그림 240). 클로케의 이름은 눈의 유리체vitreous humor, 초자체에 있는 좁은 관canal과 관련이 있고, 이 관은 태아의 망막동맥retinal artery이 위치하는 곳이다. 그의 위대한 해부학 책 『남성 해부학Anatomie de l'homme』은 5권으로 이루어졌고, 1821년부터 1831년 사이에 파리에서 출판되었다(그림 241, 242). 이 책에 300개의 그림들이 들어 있었고, 이 책은 석판화로 제작된 그림이 들어간 최초의 해부학 책이었다.

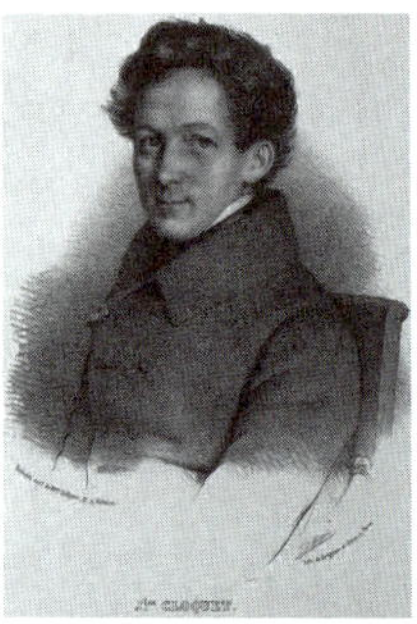

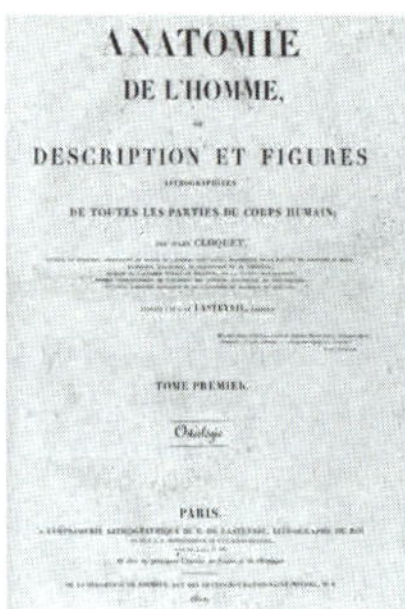

ANATOMIE
DE L'HOMME,
DESCRIPTION ET FIGURES
DE TOUTES LES PARTIES DU CORPS HUMAIN;
TOME PREMIER.
PARIS.

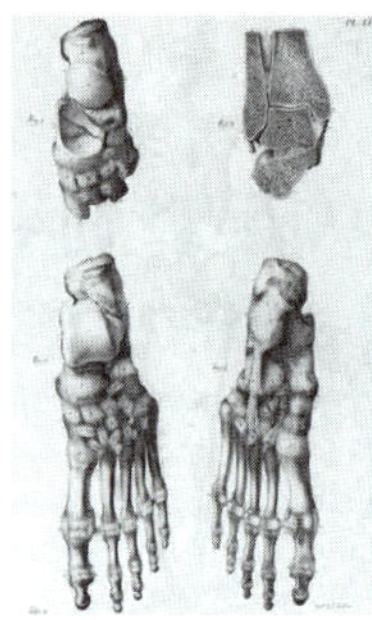

(좌측부터)

그림 240. 클로케(Jules Germain Cloquet, 1790~1883년)의 초상화. (제공: Wellcome Library no. 1868i.)

그림 241. 『남성 해부학(Anatomie de l'homme)』의 표지. (출처: Google Books)

그림 242. 『남성 해부학(Anatomie de l'homme)』에 들어 있는 발부위의 뼈와 인대 모습.

해부학 도표와 도판

당시에는 의학생들의 교육에 필요한 해부학 도표와 그림들을 출판하는 것이 일반 관례였다. 예를 들면, 영국의 외과의사 존 리자르스John Lizars, 1794~1860년가 1822년부터 1833년 사이에 『설명이 들어간 사람 몸 해부학 도판 체계A system of anatomical plates of the human body, accompanied with descriptions』를 에든버러에서 출판했다. 존 에이튼John Aitken, 1747~1822년도 1786년에 의학생들을 위한 해부학 아틀라스 『설명이 들어간 해부학 도표 체계A system of anatomical tables, with explanations』를 런던에서 출판했다. 당시에 학생들이 해부그림들을 모아서 제작한 아틀라스를 선호했기 때문에, 이러한 문헌들이 유럽 국가들에서 많이 출판되었다(Choulant, 1920; Herrlinger, 1970; Major, 1954; Roberts & Tomlinson, 1992, Jolin, 2013). 사실적인 해부학 아틀라스가 그때까지 사용되었던 일회용 해부학 유인물 보다 인기가 있었다(Carlino, 1999; Lint, 1924). 이탈리아 시에나^Siena^의 해부학 교수 파올로 마스카니^Paolo Mascagni, 1752~1815년^(그림 243)는 2권으로 이루어진 『일반 해부학^Anatomia universa^』을 저술했고, 이 책이 의학 저서들 중에서 가장 사이즈가 컸다.

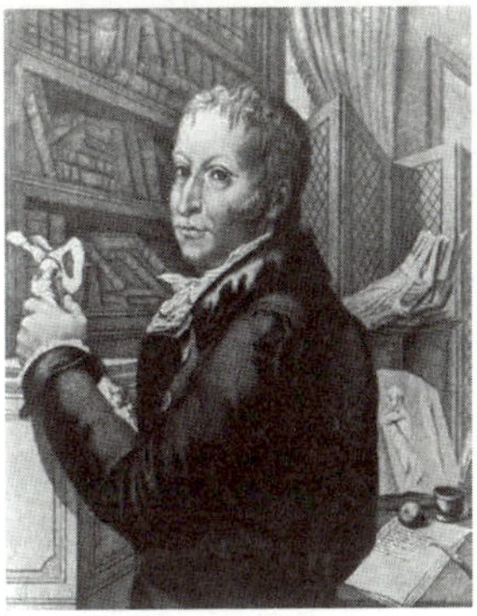

그림 243. 마스카니(Paolo Mascagni, 1752~1815년). (출처: Wegner, R.N.: 『Das Anatomenbildnis. Seine Entwicklung im Zusammenhang mit der anatomischen Abbildung』. Basel, Benno Schwalbe and Co., Verlag, 1939. 제공: Institut für Anatomie, Ernst-Moritz-Arndt-Universität, Greifswald, Germany.)

이 책에 들어 있는 실물크기의 44개의 도판들은 950 × 635mm인 엘리펀트 2절판 크기로 제작되었고, 믿을 수 없을 정도로 자세하게 묘사되었다(Norman, 1991). 이 책은 마스카니가 죽은 다음 10년이 지난 1823년부터 1832년 사이에 출판되었고, 도판들 중 일부는 손으로 직접 색을 칠한 것으로 숨이 멎을 만큼 아름다웠다. 마스카니가 **림프계통**^lymphatics^을 아름답게 그림으로 그린 것이 『사람 림프관...^Vasorum lymphaticorum corporis humani...^』이며, 이 책은 1787년에 출판되었고, 이 주제에 관한 책들 중에서 가장 믿을 만한 것이었다. 마스카니는 이 책에서 염증 부위에서 백혈구가 아메바처럼 움직이며 혈관의 벽을 가로질러 이동하는 모습을 잘 묘사했다.

국소 해부학

비침습적 영상촬영기법은 환자의 진단 과정에서 흔히 사용되고 있다. 방사선 영상과 컴퓨터단층촬영^computer tomography, CT^, 자기공명영상^magnetic resonance imaging, MRI^, 양전자 방출단층촬영^positron emission tomography, PET 스캔^ 영상들을 판독하기 위해 사람 몸의 절단면에 관한 해부학 지식이 꼭 필요하다. 오늘날 의대생들은 수련 초기에 절단면 해부학의 디지털 영상을 접하고, 의과대학에서 임상실습을 위해 의대생들의 해부학 지식에 관한 교육을 강조하고 있다. 오늘날 해부학 교과서와 아틀라스에는 컴퓨터단층촬영과 자기공명영상으로 제작된 진단 영상들과 이 영상과 유사한 부위의 시신 표본의 절단면 사진들이 함께 들어가 있다. **미국 국립 의학도서관의 보여주는 사람 프로젝트**U.S. National Library of Medicine Visible Human Project에서 제공하는 얇은 가로 동결 절단면의 연속 사진들은 사람 몸의 장기들과 주위 구조물들의 상호관계를 이해할 수 있는 좋은 참고 자료이다.

네덜란드의 해부학자 리메르Pieter de Riemer, 1760~1831년와 러시아의 외과의사-해부학자 피로고프Nikolai Ivanovich Pirogov, 1810~1881년 (그림 244)는 해부학의 연구를 위해 동결 시신의 사용법을 개척했다. 그들은 장기들과 관련된 구조물의 배열을 보기 위해 동결 시신을 톱으로 자르고 얇은 절단면 조각을 제작했다(그림 245). 피로고프는 러시아에 응용 국소해부학applied topographical anatomy을 소개했다. 그는 해부학 교육을 위해 동결 시신의 절단면을 광범위하게 사용한 최초의 해부학자였다. 그는 동결 시신의 절단면 사진들이 삽입된 4권짜리 국소해부학에 관한 아틀라스를 4년(1851~1854년)에 걸쳐 제작하였다.

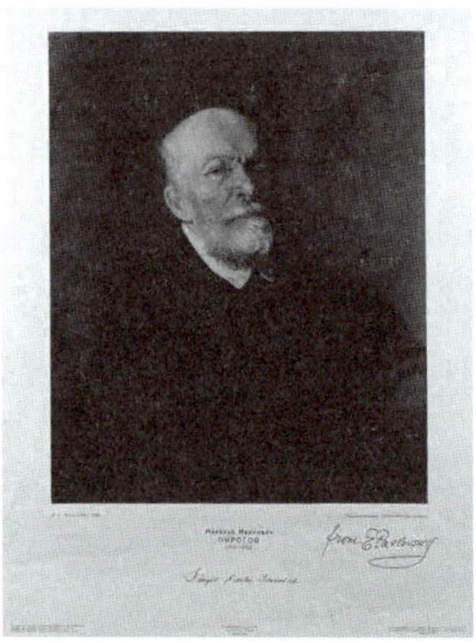

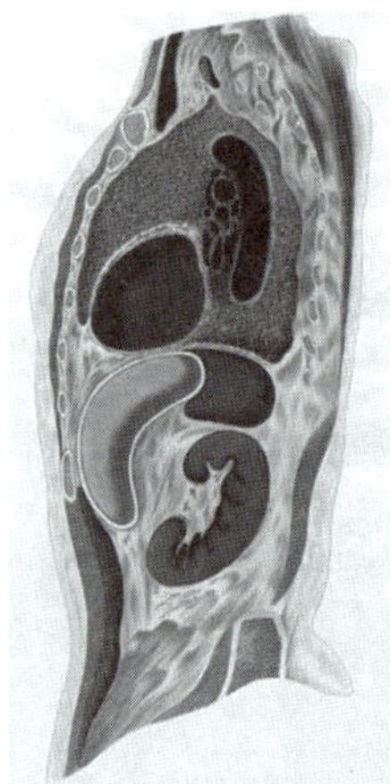

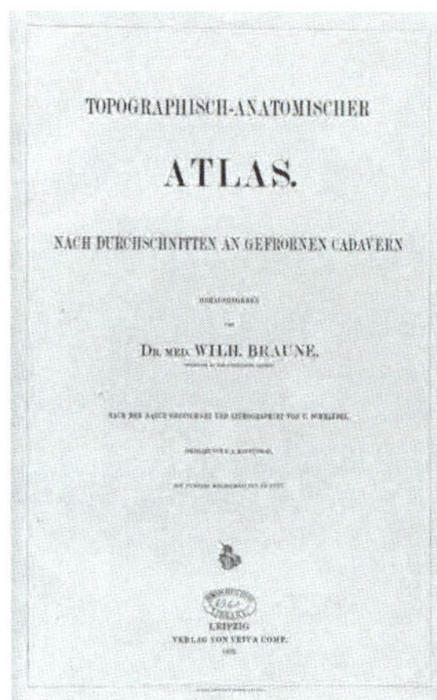

(좌측부터)

그림 244. 니콜라이 이바노비치 피로고프(Nikolai Ivanovich Pirogov, 1810~1881년). 레핀(I. E. Repin)이 1953년에 복사한 그림. (제공: Wellcome Library no. 10001i.)

그림 245. 피에터 드 리메르(Pieter de Riemer, 1760~1831년)가 그린 몸통부위의 정중시상 절단면. (출처: http://digi.ub.uni-heidelberg.de/diglit/riemer1818.)

그림 246. 『동결 시신의 절단면 국소해부학 아틀라스(Topographisch-anatomischer Atlas nach Durchschnitten an gefrornen Cadavern)』의 표지. (출처: Publication: Leipzig: Verlag von Veit & Comp., 1867~1872., 제공: Bethesda, MD: U.S. National Library of Medicine, National Institutes of Health, Health & Human Services. http://www.nim.nih.gov/exhibition/historicalanatomies.)

독일의 해부학자 크리스티안 브라운Christian Wilhelm Braune, 1831~1892년이 동결 시신에서 얻은 가로 절단면 해부학의 놀라운 영상들을 제작하였다. 그는 임산부를 포함한 남녀 시신들을 얇은 절편으로 제작하기 위해, 넓고 얇은 톱을 사용했다. 브라운은 동결 절편들을 주의 깊게 연구했고, 국소해부학의 가장 정확한 아틀라스를 만들었다. 그의 『동결 시신의 절단면 국소해부학 아틀라스Topographisch-anatomischer Atlas nach Durchschnitten an gefrornen Cadavern』(그림 246)는 1872년에 출판되었고 해부학 교육에 혁명을 일으켰다. 이 아틀라스는 5년 후에 영어로 번역되었다(『동결 시신의 절단면 국소해부학 아틀라스An Atlas of Topographical Anatomy after Plane Sections of Frozen Bodies』. 이 책은 아름다운 색채 그림들이 들어 있고, 여러 부위의 가로 절단면을 기준으로 전신 가로 절단면 사진들을 제작하고, 각 구조물에 명칭을 표시했다. 이 명칭은 표본 주위에 원형으로 배열되었다(그림 247~248).

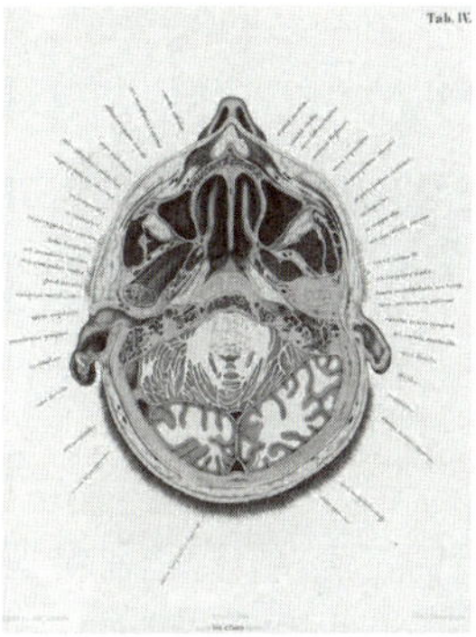

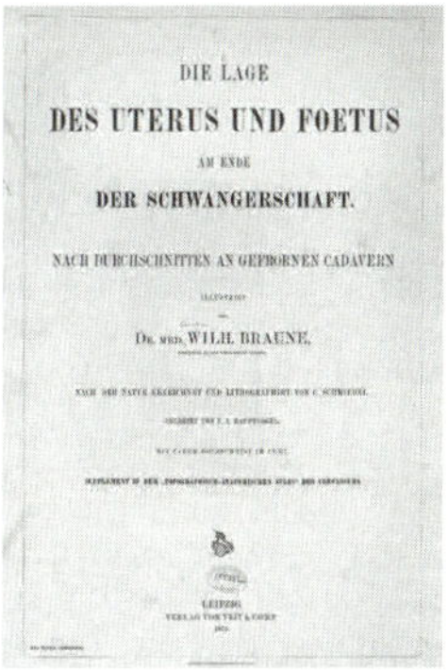

← 그림 247. 『동결 시신의 절단면 국소해부학 아틀라스(Topographisch-anatomischer Atlas nach Durchschnitten an gefrornen Cadavern)』에 들어 있는 머리부위의 가로 절단면. (출처: Publication: Leipzig: Verlag von Veit & Comp., 1867~1872., 제공: Bethesda, MD: U.S. National Library of Medicine, National Institutes of Health, Health & Human Services. http://www.nim.nih.gov/exhibition/historicalanatomies.)

→ 그림 248. 『동결 시신의 절단면에서 임신 말기의 자궁과 태아의 위치(Die Lage des Uterus und Foetus am Ende der Schwangerschaft nach durchschnitten an Gefrornen Cadavern)』의 표지. (출처: Publication: Leipzig: Verlag von Veit & Comp., 1867~1872., 제공: Bethesda, MD: U.S. National Library of Medicine, National Institutes of Health, Health & Human Services. http://www.nim.nih.gov/exhibition/historicalanatomies.)

브라운은 괴팅겐과 뷔르츠부르크 대학에서 의학을 공부했다. 그는 1872년에 라이프치히 대학University of Leipzig의 국소해부학 교수로 임명되었고, 그 곳에서 몸의 움직임과 걸음걸이의 생체역학에 관한 해부학적 및 실험적 연구를 수행했다. 그는 이러한 연구를 통해 1873년에 『동결 시신의 절단면에서 임신 말기의 자궁과 태아의 위치Die Lage des Uterus und Fötus am Ende der Schwangerschaft nach Durchschnitten an Gefrornen Cadavern; The location of the uterus and fetus at the end of pregnancy according to a cross-section of a frozen cadaver』(그림 249)를 출판했고, 1892년에 생리학자 오토 페리스Otto Fcheris와 함께 『사람 보행Der Gang des Menschen; The human gait』을 출판했다. 당시까지 해부학자들은 의학생들을 위한 교과서를 저술했을 뿐 아니라 연구자로서, 관찰하고 실험한 것을 근거로 많은 연구 논문들을 발표했다. 이러한 전통은 1세기 전에 존 헌터John Hunter와 윌리엄 헌터William Hunter로부터 시작되었다.

제이콥 루에프Jacob Rueff, 1500~1558년는 1554년에 『사람 출생과 개념De conceptu et generatione hominis』을 저술했고, 이 책은 유카리우스 로슬린Eucharius Rösslin의 『로젠가르텐Rosengarten』(1513년)과 윌리엄 레이날드William Raynalde의 『사람 출생Byrthe of Mankynde』(1545년)을 개정한 것이었고, 이 책의 삽화들은 16세기 중반의 사람 발생학에 관한 지식수준을 후대에 알리는데 크게 기여했다. 이전에 레오나르도 다빈치Leonardo da Vinci가 직접 그린 자궁 안에 있는 태아의 훌륭한 그림은 더욱 사실적이었다.

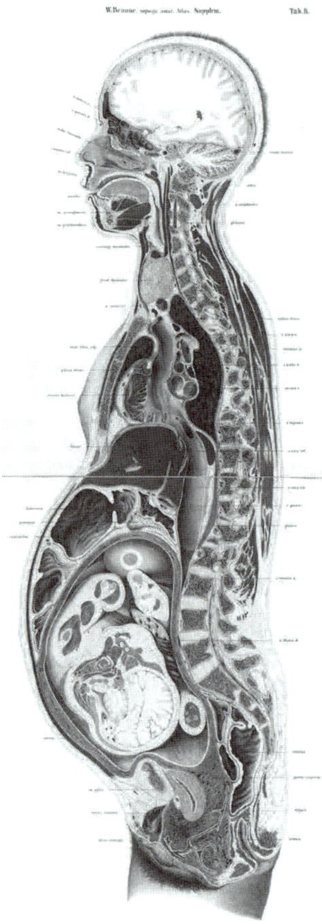

그림 249. 태아가 보이는 임신 여성의 정중 시상 절단면. 『동결 시신의 절단면에서 임신 말기의 자궁과 태아의 위치(Die Lage des Uterus und Foetus am Ende der Schwangerschaft nach durch schnitten an Gefrornen Cadavern)』(출처: Publication: Leipzig: Verlag von Veit & Comp., 1872., 제공: Bethesda, MD: U.S. National Library of Medicine, National Institutes of Health, Health & Human Services. http://www.nim.nih.gov/exhibition/historicalanatomies.)

줄리오 세자레 아란찌

줄리오 아란찌Giulio Cesare Aranzi 1530~1589년는 이탈리아의 외과의사이며 해부학자로 '율리우스 아란티우스Julius Caesar Arantius'라고 알려져 있다. 그는 1564년에 로마에서 출판한 『사람 태아 논고De Humano Foetu Liber』(그림 250)에서 최초로 태아fetus와 태반placenta의 모습을 잘 묘사했다. 그는 해부한 태반과 태아, 동맥관ductus arteriosus, 정맥관ductus venosus, 타원구멍foramen ovale 등을 매우 정확하게 묘사했다. 그는 볼로냐의 가난한 집안에서 태어났다. 그는 어린 시절에 볼로냐 대학의 저명한 외과의사이며 율리우스 3세Julius Ⅲ의 궁정 의사인, 삼촌 바르톨로메오 마기Bartolomeo Maggi, 1477~1552년의 견습생으로 의학 공부를 시작했다. 아란찌는 1548년 19세에 의대생으로 파도바 대학의 의학부에 들어갔고, 그는 눈꺼풀eyelid을 올리는 눈꺼풀올림근levator palpebrae superioris,을 발견했다. 아란찌는 1556년에 의학박사 학위를 받았으며 볼로냐 대학의 강사로 임명되었다. 그는 1570년에 해부학과 외과학에 각각 별도의 교수직을 신설했고, 그가 죽을 때까지 33년 동안 두 개 학과의 주임교수를 역임했다. 이때부터 해부학이 의학 분야에서 최초로 하나의 독립적인 주요 학과로 발전했다.

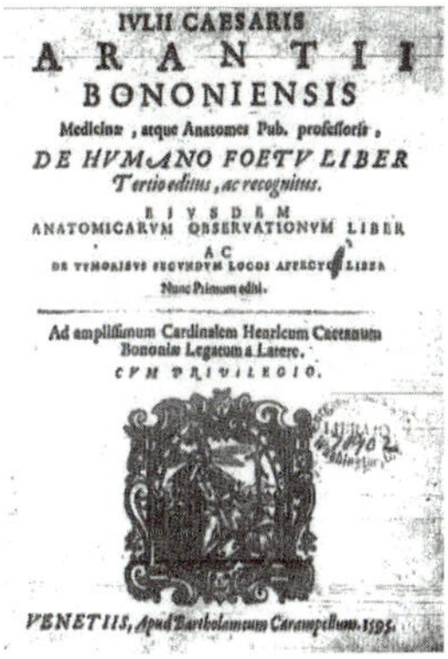
IVLII CAESARIS
ARANTII
BONONIENSIS
Medicinæ, atque Anatomes Pub. professoris,
DE HVMANO FOETV LIBER
Tertio editus, ac recognitus.
EIVSDEM
ANATOMICARVM OBSERVATIONVM LIBER
AC
DE TVMORIBVS SECVNDVM LOCOS AFFECTOS LIBER
Nunc Primum editi.
Ad amplissimum Cardinalem Henricum Caetanum
Bononiæ Legatum a Latere.
CVM PRIVILEGIO.
VENETIIS, Apud Bartholomeum Carampellum. 1595.

그림 250. 1595년에 베네치아에서 출판된 『사람 태아 논고(De Humano Foetu Liber)』의 표지. (제공: Gurunluoglu et al., J Med Biogr, 2001 ;19:63-9.)

아란찌는 몇 개의 중요한 해부학 구조물을 발견했다. 그는 임신 동안 산모와 태아의 혈액이 서로 분리되어 있다는 것을 발견했고, 태아와 태반의 해부학 구조도 정확하게 기술했다. 아란찌는 심장의 공간, 판막, 주요 혈관, 혈액의 흐름을 연구한 후, 그는 반달판막의 결절(아란찌 결절 Aranzio nodules)과 보탈로 Leonardo Botallo, 1530~1600년가 발견한 것으로 추정되는 동맥관 ductus arteriosus, 정맥관 ductus venosus, 오른심방(심장의 오른쪽)으로부터 왼심방(심장의 왼쪽)까지 혈액이 이동하는 통로인 타원구멍 foramen ovale을 발견했다. 또한 그는 부리위팔근 coracobrachialis muscle, 뇌실 cerebral ventricles의 아래뿔 inferior cornu, 넷째뇌실 fourth ventricle, '해마 seahorse'의 모습과 비슷하여 명명된 해마 hippocampus를 묘사했다.

숙련된 외과의사 아란찌는 특별한 수술 기구들과 외과시술에 사용하는 혁신적인 수술법을 개발했다(Gurunluogu et al., 2011). 그는 『관찰 해부학 Observationes anatomicae』(바젤, 1579년)에서 수두증 hydrocephalus, 복수 ascites, 갑상샘종 goiter, 치질 hemorrhoids, 농양 abscesses, 샛길 fistulae 등 많은 외과적 질환을 기술했다.

발생학의 발전

파도바 대학에서 베살리우스의 계승자 파브리시우스 Fabricius ab Aquapendente, 1533~1619년가 『사람 태아와 알에서 병아리 형성 De humano foetu, De formatione ovi et pulli』과 발생학 문헌 『태아 형성 De formato foetu』을 저술했고, 이 책에 발생에 관한 그의 이론뿐 아니라 여러 동물들의 어린 새끼들을 해부하여 관찰한 그림들이 많이 들어 있었다.

근대 발생학의 시작은 윌리엄 하비 William Harvey, 1578~1657년로부터 시작되었다(Meyer, 1939; Needham, 1959; Oppenheimer, 1975). 그는 병아리 chick의 발생에 관한 연구결과를 『동물의 출생에 관한 고찰 Exercitationes de generatione animalium』에 수록하여 1651년에 출판했다(Keynes, 1966). 하비는 혈액순환에 관한 내용이 들어 있어 유명한 『동물의 심장과 혈액의 운동에 관한 해부학적 고찰 De motu cordis』뿐 아니라 평생 동안 이룩한 어떤 것보다 이 업적을 가장 가치 있는 업적으로 생각했다.

당시에는 발생학 분야에서 2개의 이론들 즉, 후성설epigenesis [30]과 전성설preformation [31]이 널리 유행했다. 이 이론들은 위대한 과학자 윌리엄 하비William Harvey, 1578~1657년와 마르첼로 말피기Marcello Malpighi, 1628~1694년가 제시한 것이었다.

하비는 발생과정에 대한 과거의 오류를 바로잡기 위해 전성설을 부정했으며, 모든 동물들은 암컷의 알 또는 난자로부터 기원한다고 주장했다. 또한 하비는 알속에 미리 형성된 초소인初小人 homunculus 으로부터 성장하지 않고, 장기들이 이미 존재하는 구조물에 새로운 구조물들이 합쳐져 점진적으로 성장한다고 생각했다. 그의 후성설 이론은 오랫동안 논쟁의 대상이 되었다(Meyer, 1936; Keynes, 1966).

반면에 말피기Malpighi는 부화 전에 이미 형성된 병아리chick가 부화시기에 단순히 자라고 성장한다는 전성설을 주장했다. 말피기는 간단한 현미경을 사용하여 병아리의 발생과정을 가장 초기단계부터 관찰했고, 발생 첫 단계부터 병아리가 되는 과정을 정확하게 설명했으며, 1672년에 <런던 왕립협회>에 이 관찰결과를 보고했다. 후에 이것을 정리하여 2권의 문헌, 『알 부화 관찰De ovo incubato observationes』(런던, 1673년)과 『알에서 병아리 형성에 관한 연구Dissertatio epistolica de formatione pulli in ovo』(런던, 1673년)로 출판했다.

월터 니덤Walter needham, 1631~1691년은 화학적 연구방법을 이용한 배아 연구를 최초로 시도했고, 연구결과를 1667년에 런던에서『태아 형성에 관한 해부학적 질문Disquisitio anatomica de formatu foetu』으로 출판했다. 이 선구적 발생학 문헌은 배아의 해부를 위한 최초의 실용적 안내서가 되었다.

폰 할러Albrecht von Haller, 1708~1777년는 그의 스승 부르하버Hermann Boerhaave의 생각과 다르게 전성설을 반대했고, 하비의 후성설을 지지했다. 할러와 부르하버는 18세기에 가장 영향력 있는 과학자들이었다. 할러는 병아리chick와 사람 배아의 성장 비율을 정확하게 측정했고, 2권으로 이루어진 『쉬르 라 포메이션... Sur la formation du coeur dans le poulet』을 1758년에 출판했다. 할러는 근육의 수축과 신경의 전도에 관한 생리학적 연구를 수행한 최초의 기능 해부학자였다(Asher, 1902; Nussbaum, 1968).

독일의 유명한 해부학자 카스파 볼프Caspar Friedrich Wolff, 1733~1794년의 박사학위 논문 『출생론Theoria generationis』(1759년)이 발생학 역사에서 가장 중요한 발견이었고, 이 논문은 당시에 최고의 박

---

30 생물은 점진적으로 분화되어 발생한다는 이론

31 생물이 처음부터 형태를 이루고 있다는 이론

사학위 논문이었다. 볼프는 콩팥과 생식계통의 발생에 관여하는 발생조직 덩어리embryological masses of tissues; 볼프체 Wolffian bodies & 볼프관 Wolffian duct를 처음 관찰했다. 그의 다른 업적 『창자 형성De Formatione Intestinorum』은 1768년~1769년에 출판되었다(Uschmann, 1955).

후성설epigenesis의 개념이 조직의 분화과정을 통해 오늘날까지 확고하게 자리매김했다. 전성설은 볼프의 논문이 발표되면서 사라지게 되었으나, 후성설 역시 창조에 관한 종교이론을 부정하는 결과를 초래했다. 볼프는 베를린에서 심각한 적개심과 학문적 질시에 시달려야했고, 안심하고 학생들을 가르칠 수 없게 되자, 러시아의 상트페테르부르크St. Petersburg에 위치한 과학원으로 자리를 옮겨, 그곳에서 여생을 보냈다.

윌리엄 헌터William Hunter는 1755년 『사람 임신자궁의 해부학Anatomy of the Human Gravid Uterus』을 출판했고, 이 문헌에 훌륭한 도판들이 들어 있으며, 이 책은 태아와 태반에 관한 위대한 과학적 업적이었다. 나중에 헌터의 아름다운 배아의 그림들이 토마스 소머링Thomas Sömmerring의 『사람 배아 모습Icones embryonum humanorum』(프랑크푸르트, 1799년)에 삽입되었다.

하인리히 판더Heinrich Christian Pander, 1794~1865년는 배아의 세겹 종자층germ layers을 발견하고, 박사학위 논문 『알에서 병아리 발생 과정Dissertatio sistens historiam metamorphoseos, quam ovum incubatum prioribus quinque diebus subit』(1817년)을 보고했다. 판더는 세층의 배반엽balstoderm에 그의 이름을 붙였다. 판더의 학위논문이 1817년 말경에 독일어로 번역되어 『알에서 병아리 발생의 보고Beiträge zur Entwicklungsgeschichte des Hühnchens im Ei』로 출판되었다. 첫 라틴어 논문에 삽화가 없었기 때문에, 후에 16개의 동판화가 새로 추가되었다.

요하네스 피터 뮐러

요하네스 뮐러Johannes Peter Müller, 1801~1858년 (그림 251)는 동물 비교 해부학자이며 생리학자로, 독일의 위대한 병리학자 루돌프 피르호Rudolph Virchow, 1821~1902년가 뮐러에 대한 송덕문頌德文에서 다음과 같이 기술했다. **"동물 생명과학의 전 영역에 관한 주제를 연구했던 사람을 어떻게 적절하게 칭송할 수 있을까? 또한 그는 개인적 연구 영역을 광범위한 영역까지 확대했기 때문에 어떻게 이 위대한 연구 주제의 한계를 확장시킨 선구자를 이해할 수 있을까?"** 뮐러는 그 시대에 가장 훌륭한 과학자의 한 사람이었다. 그는 넬름홀츠Hermann von Nelmholts, 보이스-레이몬드emil du Bois-Reymond, 시

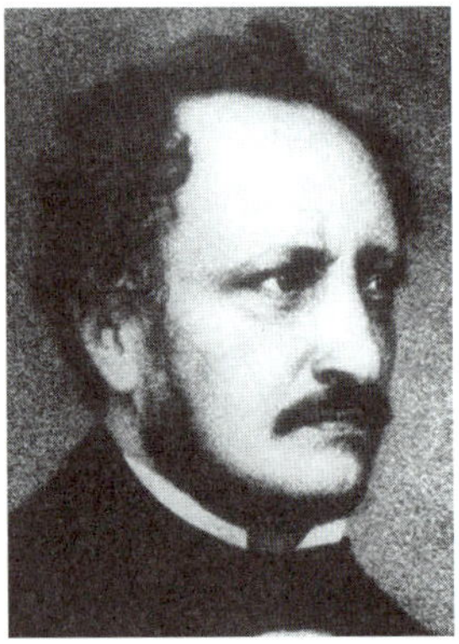

그림 251. 뮐러(Johannes Peter Müller, 1801~1858년). (제공: Library , Institut für Anatomie der Humboldt-Universität Berlin, Germany.)

어도어 슈반Theodor Schwann, 제이콥 헨레Jacob Henle, 어니스트 헤켈Ernest Haeckel, 빌헬름 운트Wilhelm Wundt, 폰 쾰리커Rudolph Albert von Kölliker, 빌헬름 피터스Wilhelm Peters, 루돌프 피르호Rudolph Virchow 등의 모든 세대의 선도적 과학자들에게 영감을 주었다. 뮐러와 그의 제자들의 연구 덕분에 베를린은 빠르게 의학 연구의 중심지가 되었다.

뮐러는 당시에 사용할 수 있었던 가장 최근의 연구 방법들, 즉 현미경적, 화학적, 생리학적 방법들을 모두 연구에 활용했다. 자연과학과 의학에 관한 뮐러의 발견은 생리학이 별도의 학문으로 확립되는 데 크게 기여했다. 뮐러의 이름에서 유래하여 명칭이 붙은 중간콩팥곁관paramesonephric ducts, Müllerian ducts [32]을 제외하고, 오늘날 뮐러의 과학적 업적은 대부분 잊혀가고 있다. 요한 멕켈 주니어Johann Friedrich Meckel, Jr.와 로버트 리맥Robert Remak도 이러한 발견에 기여했다.

요하네스 뮐러는 1801년 7월 14일에 코블렌츠Koblenz에서 태어났고, 그곳에서 초기에 수학과 전통적 교육을 받았다. 뮐러는 18세 때 본 대학University of Bonn에서 의학 공부를 시작하여 1822년에 졸업했다. 그는 더 많은 연구를 위해 베를린 대학University of Berlin으로 자리를 옮겨 현미경 사용법Microscopy을 배웠다. 뮐러는 1824년에 본 대학으로 돌아와 생리학과 동물 비교 해부학의 원외강사Privatdozent; Lecture로 임명되었고, 1830년에 해부학과 생리학 교수로 승진했다. 뮐러는 해부학자 루돌프Karl Asmund Rudolphi, 1771~1832년가 죽은 후 베를린 대학의 초빙을 받고 그의 뒤를 계승했다.

뛰어난 연구자 뮐러는 동물 비교 해부학과 신경계통, 암의 성장, 생리학, 자연과학의 여러 분야에 대한 많은 연구 논문과 책을 저술했다(Haberling, 1924; Wendler, 1984). 그의 주요 저서는 다음과 같다. 『태아 생리학Zur Physiologie des Fötus』(1824년), 『시각의 비교 생리학Zur vergleichenden Physiologie des Gesichtssinns』(1826년), 『환상적 얼굴 특징에 대하여Über die phantastischen Gesichtserscheinungen』(1826년), 『생식기 교육의 역사Bildungsgeschichte der Genitalian』(1830년), 『분비샘 구조에 대하여De glandularum secernentium structura peritioni』(1830년), 『양서류의 해부학과 박물학의 보고Beiträge zur Anatomie und Naturgeschichte der Amphibien』(1832년), 『믹소노이드의 비교 해부학Vergleichende

32 중간 콩팥관에 평행하게 배안에서 비뇨생식굴의 뒤벽까지 이어지는 한 쌍의 관

Anatomie der Myxinoiden』(1834~1843년), 『사람 생리학 안내서, 2권Handbuch der Physiologie des Menschen, 2 Bände』(1837~1840년), 『종양의 미세 구조와 형태에 대하여Über den feinern Bau und die Formen der krankhaflen Geschwülste』(1838년), 『사람 목소리에 대한 물리적 힘의 보상에 대하여Über die Compensation der physischen Kräfte am menschlichen Stimmorgan』(1839년), 제이콥 헨렌Friedrich Gustav Jakob Henle과 공동으로 저술한 『플라지오스토멘의 체계적 설명Systematische Beschreibung der Plagiostomen』(1841년), 트로쉴Franz Hermann Troschel과 공동으로 저술한 『아스테리덴 계통System der Asteriden』(1842년), 『호래 이치올로기: 새로운 어류의 설명과 그림Horae ichthyologicae. Beschreibung und Abbildung neuer Fische』(1845~1849년), 『시냅타 디지타타 정보 및 홀로투린의 달팽이 형성 정보Über Synapta digitata und über die Entstehung von Schnecken in Holothurin』(1852년)

뮐러의 주요 업적은 『사람 생리학 안내서Handbook of Human physiology』(2권, 1833~1840년)이었다. 이 책은 사람과 동물 비교 해부학에 관한 백과사전이었는데, 가장 최근의 생리학적 연구와 자연과학 분야의 새로운 내용들이 통합된 것이었다. 뮐러의 책이 출판되면서 생리학 분야의 새로운 시대가 개막되었다. 이것이 19세기의 가장 영향력 있는 과학적 업적이었고, 윌리엄 발리William Baly가 이 책을 영어로 번역했다(Müller, J.: 『사람 생리학 안내서Handbook of Human physiology』, Coblenz: J. Holscher, 1834~1840년, W. Baly 번역, 런던; Taylor & Walton, 1837년). 뮐러는 「해부학, 생리학, 과학적 의학을 위한 보고Archive für Anatomie, Physiologie und Wissenschaftliche Medicin」를 창간하고 편집자가 되었는데, 이 간행물은 높이 평가받는 과학 학술지가 되었다.

뮐러는 많은 연구 성과를 인정받아 런던의 왕립협회Royal Society of London로부터 코플리 메달Copley medal을 받았으며, 프로이센Prussia과 스웨덴, 바이에른Bavaria, 사르디니아Sardinia의 국가로부터 크게 인정을 받았다. 그의 청동 기념비가 실물 크기로 1899년에 코블렌츠Koblenz 시에 세워졌고, 1894년에 거리의 이름이 '요하네스-뮐러 거리Johannes-Müller-Straße'로 명명되어 그의 업적을 기리고 있다. 뮐러는 수년 동안 양극성 조울증manic-depressive으로 고생했고, 이것이 그의 성격 변화와 관련이 있었을지도 모른다. 그는 1858년 4월 28일 방에서 자살로 숨진 채 발견되었다.

카를 에른스트 폰 베어

카를 폰 베어Karl Ernst von Baer, 1792~1876년는 하인리히 판더Heinrich Christian Pander, 1794~1865년와 얀 푸르키니에Jan Evangelista Purkinje (Purkyne), 1787~1869년의 영향을 받았으며, 실험 연구를 통해 배아의 발생과 관련된 중

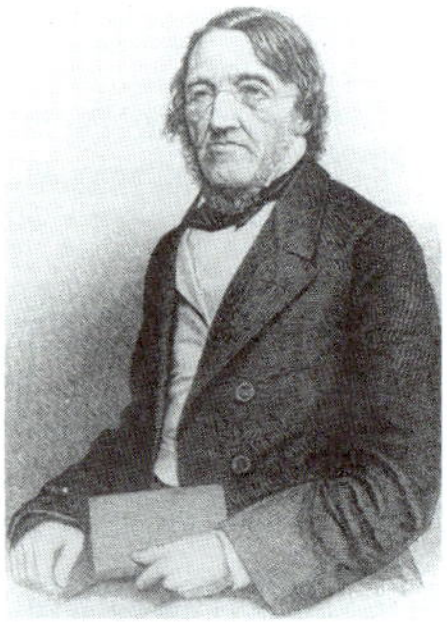

그림 252. 폰 베어(Karl Ernst von Baer, 1792~1876년). (제공: Department of Anatomy, University of Manitoba.)

요한 사실들을 발견했다(그림 252). 폰 베어는 모든 척추동물에 척삭notochord이 존재한다는 것을 발견했고, 포유류의 난소에서 난자를 발견했다. 또한 그는 배아의 발생에 상응하는 단계와 일반적 특성들이 특별한 것 보다 우선한다는 2개의 중요한 개념을 제안했다. 주목할 만한 그의 업적은 난자ovum의 발견으로, 이 내용이 1827년에 출판된 『알과 사람의 출생De ovi mammalium et hominis genesis』과 1년 후에 출판된 『동물 관찰과 반영의 발달에 대하여Über die Entwicklungsgeschichte der Thiere-Beobachtung und Reflexion』(쾨니히스베르크Königsberg, 1828년)에 들어 있었다.

폰 베어는 19세기에 가장 위대한 발생학자일뿐 아니라 **'근대 발생학의 아버지'**로서 널리 찬사를 받았다. 그는 에스토니아Estonia에서 태어났고, 타르투의 도르파트 대학University of Dorpat에서 의학을 공부했다. 뷔르츠부르크Würzburg와 비엔나Vienna에서 공부한 후에 쾨니히스베르크Königsberg(1817~1834년)와 상트페테르부르크St. Petersburg(1834~1862년) 대학에서 교수로 재직했다.

현미경적 관찰

현미경의 등장으로 장기와 조직에 관한 연구에 새로운 시대가 개막되었다. 과학자들은 일반 렌즈의 한계를 극복함으로써 생체의 구성과 특성을 더욱 정확하게 관찰할 수 있었다. 영국인 로버트 후크Robert Hooke, 1635~1703년는 현미경으로 코르크의 얇은 절편을 관찰하고, 규칙적으로 배열된 구역들과 **'미세 구멍**microscopical pores'을 관찰하여 최초로 '세포cell'란 용어를 제안했다(Bracegirdle, 1985). 그는 1665년에 출판된 『미세묘사Micrographia』에서 "**일정하지 않지만 벌집 같은 모양의 세포**cellular **또는 구멍**porous"이란 용어를 최초로 사용했다. 그는 당시에 가장 뛰어난 과학자였으며, 천문학과 의약학, 화학, 식물학의 분야에서 영원불멸의 업적들을 남겼다(Nichols, 1995). 또한 그는 건축가로서 1666년의 런던 대화재Great Fire of London 후에 주요 건물들을 직접 설계하기도 했다. 최초로 사람의 세포를 관찰한 반 레벤후크Anton (Antoni) van Leeuwenhoek, 1632~1723년는 암스테르담에서 직물 도매가게의 점원이었고, 후에 유능한 현미경학자가 되었다(그림 253, 254). 레벤후크는 현미경으로 혈구세포를 관찰하고, 1673년 8월 무렵 〈런던 왕립협회〉에 관찰

결과를 보고했다(Dobell, 1932; Bracegirdle, 1985). 레벤후크의 현미경에 관한 내용은 반 줄렌(Van Zuylen, 1981)과 포드(Ford, 1983)의 문헌을 참조하였다.

한편 이탈리아의 해부학자 마르첼로 말피기Marcello Malpighi, 1628~1694년가 1666년에 볼로냐에서 출판한 『폴리포 심장De polypo cordis』에서 레벤후크보다 먼저 적혈구에 대해 정확하게 기술했고, 『내장 구조의 해부학적 운동De viscerum structura exercitatio anatomica』에서 콩팥소체renal corpuscles, 말피기소체 Malpighian corpuscles or bodies를 기술했다. 또한 말피기는 『식물 해부학Anatome plantarum』(런던, 1675~1679년)에서 식물조직에 관한 중요하고 믿을만한 업적을 남겼다. 그는 미세 구조들을 많이 발견하여 '조직학의 창시자'로 불리며, 이노센트 12세Innocent XII 교황Pope의 주치의였다.

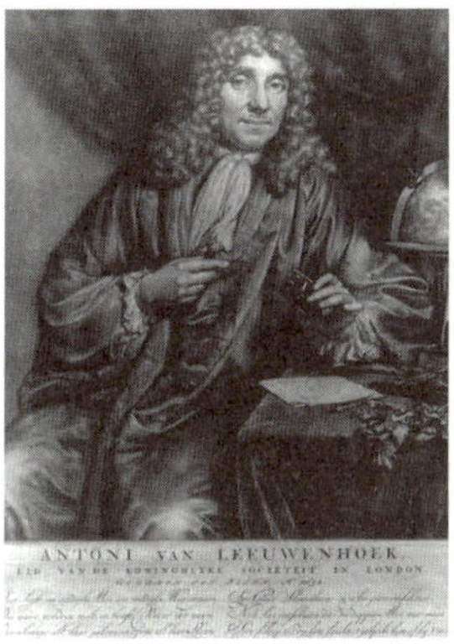

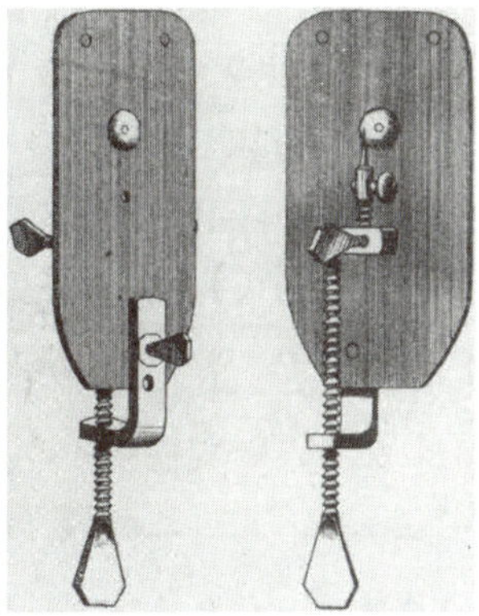

← 그림 253. 반 레벤후크(Antoni Van Leeuwenhoek, 1632~1723년). (출처: Museum of the History of Science, Oxford.) 레벤후크는 "단순한 현미경을 개발했고, ... 액체 한 방울에 들어 있는 작은 생물들의 많은 수에 대해 믿기 힘든 연구를 진행했고, 그는 원생동물, 박테리아, 정자, 혈구세포, 모세혈관 등을 관찰했다."(Bracegirdle, 1986). 그는 수백 개의 현미경을 만들었고, 관찰 결과를 몇 년 동안 런던의 왕립협회에 편지(250편 이상)로 보냈다.

→ 그림 254. 반 레벤후크(Anton van Leeuwenhoek, 1632~1723년)의 현미경. "이 간단한 현미경은 금속판에 고정된 하나의 렌즈로 구성되어 있었다. 플레이트의 점 위에 놓인 물체를 초점이 맞춰질 때까지 이동했다." (Major, 1954.)

마티아스 슐레이덴Mattias Jakob Schleiden, 1804~1881년은 처음에 법률가였지만, 후에 식물학자가 되었고, 1838년에 출판된 『식물발생론Phytogenesis』에서 식물들도 세포로 이루어졌다고 기술했다. 독일의 루뱅Louvain과 리에주Liege에서 교수이며 생리학자 시어도어 슈반Theodor Schwann, 1810~1882년이 세포이론을 주장하게 된 배경은 슐레이덴의 업적에서 영감을 받은 것이었다. 모든 생물체는 핵nucleus을 갖고 있고, 세포가 기본 구조라는 '**세포이론**cell theory'은 19세기 초반에 가장 훌륭하고 혁신적 개념이었다. 이것은 윌리엄 하비William Harvey가 200년 전에 혈액순환을 발견한 업적과 견줄 만 했다.

얀 푸르키니에Jan Evangelista Purkinje (Purkyne), 1787~1869년는 1839년에 '원형질protoplasm' 용어를 최초로 사용했다. 그의 학생이었던 요셉 로젠탈Joseph Rosenthal의 박사학위 논문 『동물 유기체의 신경에서 과립형성에 대하여De formatione granulosa in nervis aliisque partibus organismi animalis』(브로추아프, 1839년)에 이 용어가 들어 있었다. 독일의 해부학자 막스 슐츠Max Schultz가 1867년에 생명의 기본은 핵과 원형질의 덩어리로 된 세포cell라고 생각했다. 스위스의 해부학자이며 발생학자 폰 쾰리커Rudolf Albert von Kölliker, 1817~1905년가 1862년에 '세포질cytoplasm' 용어를 도입했다.

'조직병리학 창시자' 비샤Marie Francois Bichat, 1771~1802년는 현미경적 발견들과 함께 조직을 여러 종류로 분류했다. 요하네스 뮐러Johannes Müller (Haberling, 1924; Wendler, 1984)는 분비샘의 조직학적 소견을 『분비샘 구조에 대하여De glandularum secementium structura penitiori』(1830년)에 기술했다. 제이콥 헨레Friedrich Jacob Henle는 피부와 창자의 상피세포를 『창자 융모의 해부학적 상징...Symbolae ad anatomiam villorum intestinalium...』(1837년)과 『사람 몸에서 상피조직의 분포Über die Ausbreitung des Epithelium im menschlichen Körper』(1838년)에 기술했고, 조직을 조직학적 특성에 따라 분류했다(『일반해부학Allgemeine Anatomie』 라이프치히, 1841년 참조).

영국의 현미경학자 라이오넬 베일Lionel Smith Beale, 1828~1906년은 1854년에 『의학에서 현미경The Microscope in Medicine』을 출판했으며, 런던의 킹스 칼리지Kings College의 교수였고, "베일 세포Beale's cell"를 발견했다.

뇌와 척수, 신경의 구조와 기능에 관한 갈레노스주의Galenism 개념은 18세기 초반까지 지배적이었다. 과거로 거슬러 올라가, 갈레노스Claudius Galen, 131~201년는 의학에 엄청난 영향을 미친 방대한 문헌들을 저술했기 때문에 고대 시대뿐 아니라 중세 시대까지 위대한 의학자로 추앙을 받았다(Temkin, 1973). 갈레노스의 가장 위대한 업적은 신경계통에 관한 것이었다.

> 그는 동물의 뇌를 해부하여 자세하게 설명했고, 뇌와 관련된 많은 명칭들, 즉 뇌들보corpus callosum, 중간뇌둔덕corpora quadrigemina, 뇌활fornix, 솔방울샘pineal body, 송과체, 투명사이막septum pellucidum 등은 오늘날까지 사용되고 있다. 갈레노스는 뇌실ventricle과 뇌실의 경로, 맥락막choroid plexus을 알고 있었다. 셋째뇌실third ventricle과 넷째뇌실fourth ventricle에 대한 설명은 그의 예리한 관찰력을 잘 보여주었다. 그는 영혼이 머무는 뇌를 설명하면서, 뇌신경cerebral nerves을 7쌍으로 분류했고, 뇌에서 기원하는 뇌신경들을 감각신경으로, 30쌍의 척수신경들을 운동신경으로 구분했다(Persaud, 1985).

그렇지만, 갈레노스는 신경이 힘줄tendon, 건로부터 분화된다고 잘못 알았다. 히포크라테스Hippocrates와 마찬가지로, 갈레노스는 몸의 혈관과 신경의 분포가 **"몸 부위의 필요성과 일치하여"** 존재하기 때문에 대자연도 이와 같다고 믿었다. 신경과 혈관들이 몸의 각 부위에 도달할 때까지 안전하게 주행하고 있기 때문에 대자연도 "당연히 이와 비슷하며 능숙하고 현명한" 존재라고 갈레노스는 생각했다(May, 1968).

지오바니 보렐리Giovanni Alphonso Borelli, 1608~1679년는 피사 대학에서 수학 교수였고, 『동물의 운동De Motu Animalium』을 출판했다.

> 보렐리는 "신경활동의 물리적 개념을 분명히 알고 있었다. 그는 고대 시대의 학자들이 믿었고 수 세기 동안 받아들였던 동물영기animal spirits 개념을 신경의 액체nervous fluid와 움직이는 신경succus nerveus이라는 개념으로 바꾸어 생각했다. 이것은 "포도주 같은 영기"처럼 액체밀도가 있고, 신경을 따라서 양쪽 방향으로 움직인다. 몸의 중추에서 감각을 감지하고, 뇌로부터 근육까지 말초의 운동을 유발한다."(Gordon-Taylor & Walls, 1958).

토마스 윌리스Thomas Willis, 1621~1675년는 1664년에 『대뇌해부학Cerebri anatome』을 출판했고, 이 책은 신경과학 분야의 위대한 걸작이었다. 이 책은 뇌의 해부학과 신경계통의 질병들에 관한 것으로, 근대 신경학 발전의 토대를 마련한 것이었다(Feindel, 1978; Hughes, 1992).

폰 소머링Von Sömmerring, 1791~1796년은 근대의 뇌신경 분류법을 제시했다. 비샤Bichat, 1771~1802년는 1801년에 출판한 『일반해부학Anatomie Générale』에서, 각 신경들은 각기 다른 기능들을 갖고 있을 것이라고 제안했다. 피사 대학의 안과의사이며 해부학자 안토니오 스카르파Antonio Maria Scarpa, 1752~1832년는 『신경학도판Tabulae Neurologicae』에서, 신경의 가장 작은 가지들까지 아름답고 정확하게 묘사했다. 그는 다른 해부학자들처럼 척수신경의 신경절과 삼차신경trigerminal nerve의 뒤뿌리에 위치한 큰 신경절의 기능을 자세히 기술했다.

유명한 스코틀랜드 해부학자이며 외과의사 찰스 벨Sir Charles Bell, 1774~1824년은 1807년에 운동신경과 감각신경을 구분했고, 신경계통을 이해하는 데 크게 공헌했다. 그의 명작 『사람 몸의 신경계통The Nervous System of the Human Body』은 1830년에 출판되었고, 왕립협회로 보낸 그의 원고가 들어 있었다.

19세기까지 학자들은 뇌의 구조와 기능을 잘 이해하지 못했다. 비록 몇 편의 신경해부학 논문들이 출판되었지만, 뇌는 여전히 수수께끼로 남아 있고, 오늘날까지도 지속되고 있다. 찰스 벨의 생애와 업적은 고든 테일러와 월스(Gordon-Taylor and Walls, 1958)의 참고문헌을 참고하였다.

제23장

사람 몸의 구조물 발견

해부학자들은 16세기 중반까지 사람 몸의 새로운 구조물들을 현미경을 사용하지 않고 눈으로만 관찰하여 발견했다(Knight, 1980; Persaud, 1984). 이 시기에 학자들은 사람 몸의 새로운 구조를 관찰하면서 이미 발견되었던 구조물들도 재조명했다. 이에 '**발견하다**discover' 보다는 '**기술하다**describe'라는 말을 사용하는 것이 더 적절할 것 같다. 해부학자들은 사람 몸의 장기들의 기능과 움직임에 초점을 맞추어 장기의 상호관계와 구조를 정확하게 기술하기 시작했다.

나이트(Knight, 1980)는 당시의 분위기를 다음과 같이 말했다. "**발견한 해부학 구조물에 새로운 이름을 부여하려는 학자들은 사람 몸에 있는 모호한 구조들을 마치 천국에서 만난 천사처럼 황홀하게 생각했고, 해부학자와 외과의사들은 새로운 구조물을 발견하기 위해 근막**fascia**의 막, 띠, 인대, 구멍들 같은 복잡한 섬유그물 모양의 구조물들을 찾으려고 노력했다**"(Field & Harrison, 1968; Dobson, 1962; Lindner, 1989; McMinn, 1990; Moore, 1992; Olry, 1995). 오늘날 구조물에 사람의 이름이 붙어있는 용어(용어의 시조)는 사용하지 않을지라도, 많은 구조물들은 여전히 구조를 처음 발견했거나 기술했던 해부학자, 외과의사와 관련이 있다.

해부학의 발달에 크게 기여한 중요한 관찰과 발견들이 이 시기부터 시작되었다. 이 모든 발견들을 자세히 기술하는 것은 불가능하지만, 중요한 명칭과 가치 있는 보고, 발견, 설명 등을 100년 단위로 나누어 연대별로 기술하고자 한다. 이 책의 다른 장에서 이미 기술했던 내용들이 중복되거나 누락될 수도 있을 것이다.

16세기에 사람 몸의 구조물 발견

레알도 콜롬보Realdo Colombo는 허파순환pulmonary circulation을 처음 기술했으며, 심장의 심실사이막에 구멍이 없다고 주장했다. 하비는 콜롬보의 책에 나오는 허파순환의 가설을 발전시켰고, 하비는 『동물의 심장과 혈액의 운동에 관한 해부학적 고찰De mortus cordis』에 콜롬보가 기술했던 내용을 인용했다. 또한 콜롬보는 눈eye에 관한 연구를 통해 갈레노스가 주장했던 것과 다르게, 수정체lens가 안구의 중앙에 위치하지 않고, 홍채iris 바로 뒤쪽에 위치한다고 주장했다.

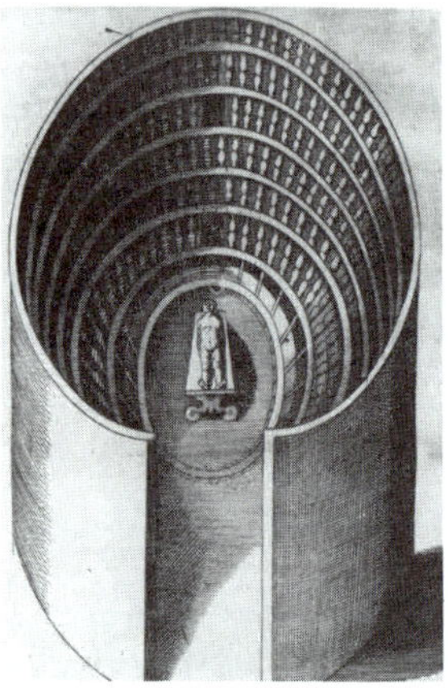

그림 255. 파도바의 해부극장(Theatrum Anatomzcum, 해부실습실 Anatomical Theater). 파브리시우스(Fabricius ab Aquapendente)가 1594년에 건립했다. 토마시니(Jacobus Philippus Thomasini)가 1654년에 제작한 동판화이다. 해부극장의 중앙 바닥에 있는 해부용 탁자에 시신이 누워 있다. 300명까지 서 있을 수 있는 여섯 줄의 높은 관람대가 있었다.

가브리엘 팔로피오Gabriele Fallopius, 1523~1563년는 자궁관uterine tube과 고실끈신경chorda tympani nerve, 얼굴신경관facial nerve canal을 최초로 기술했고, 속귀inner ear에 있는 달팽이cochlea와 미로labyrinth 용어도 최초로 사용했다. 바르톨로메오 유스타키오Bartolomeo Eustachio, 1520~1574년가 귀관auditory tube과 아래대정맥inferior vena cava의 판막valve을 처음 기술했고, 히에로니무스 파브리시우스Hieronymus Fabricius는 정맥판막을 기술했다. 혈액순환의 발견은 이러한 판막들의 발견과 그 기능을 이해함으로써 가능했다.

해부실습과 해부학 강의를 위해, **해부극장**Theatrum anatomicum, 해부실습실이나 **해부학교**Schools of Anatomy들이 몽펠리에Montpellier(1556년)와 페라라Ferrara(1588년), 바젤Basle(1589년), 파도바Padua(1595년), 레이덴Leiden(1597년) 등의 많은 도시들에 건립되었고, 의학교의 학생들과 의사뿐 아니라 다른 학문분야의 학자들과 성직자들도 사람해부 시연에 참관했다(Persaud, 1997).

파브리시우스Fabricius ab Aquapendente는 파도바 대학에 해부극장(그림 255)을 건립했고, 이곳에서 공부했던 피터 파우Pieter Pauw가 레이덴에 해부극장을 건립했다. 파브리시우스는 파도바의 해부극장에서 19년 동안 60구의 시신을 해부했다.

데이비드 에드워드David Edwardes가 옥스퍼드에서 잉글랜드 최초로 사람해부를 실시했으며, 『기준과 지식이전...De indiciis et praecognitionibus...』을 1532년에 출판했다. 이 문헌은 단지 15쪽에 불과하지만, "잉글랜드에서 영어로 출판된 최초의 해부학 문헌이었으며, 잉글랜드에서 사람해부를 실시했다는 최초의 출판물 증거이기에, 역사적으로 가치가 있다"(Russell, 1987). 런던의 영국

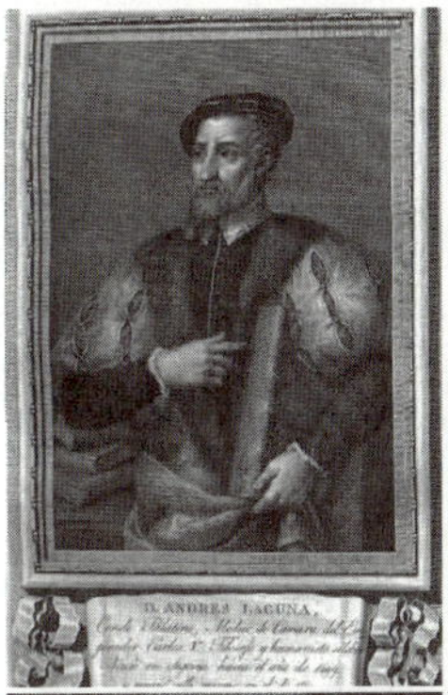

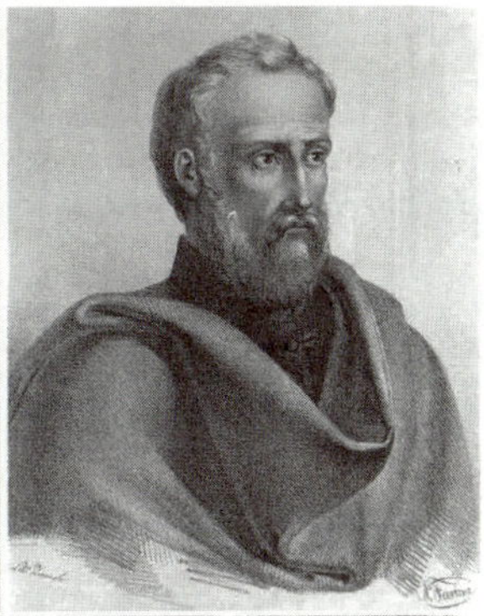

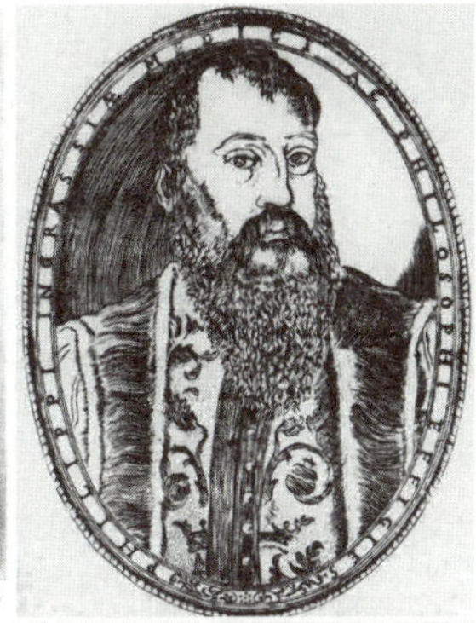

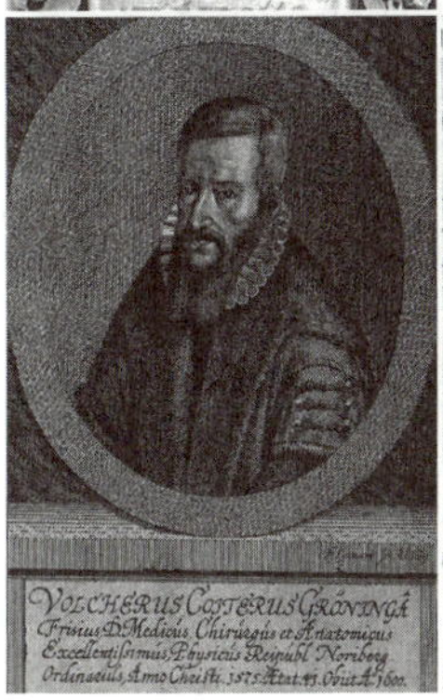

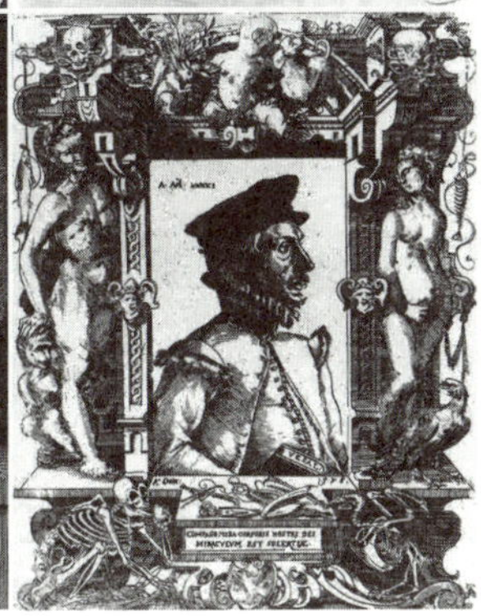

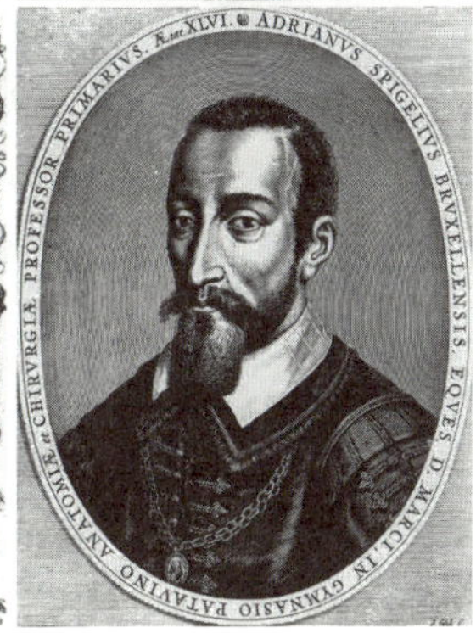

(좌측 상단부터)

그림 256. 라구나(Andres Laguna, 1499~1560년)의 초상화. 이것은 2차원의 공유 예술 작품을 그대로 복사한 사진이다. (공유: 저작권 등에 상관없이 누구나 이용할 수 있음)

그림 257. 카나노(Giambattista Canano, 1515~1578년)의 초상화. 머리와 어깨. 석판화. (제공: Wellcome Library, London)

그림 258. 인그라시아(Giovanni Filippo Ingrassia, 1510~1580년)는 이탈리아의 나폴리와 팔레르모에서 해부학과 의학을 담당한 교수였다. 그는 뼈 구조에 관한 연구로 잘 알려져 있다. 그의 다른 과학적 공헌은 전염병과 역학 분야였다. 그는 수두와 성홍열을 구분한 최초의 의사였다. 그는 『갈레노스의 책에 나오는 뼈 In Galeni librum de ossibus』(1603년)에서 등자뼈(stapes)를 비롯하여 그가 발견한 뼈들을 자세히 기술했다. 갈레노스(Galen)는 등자뼈를 사람에서 없고 원숭이에 있다고 주장했다. (출처: Wegner, R.N.: 『Das Anatomenbildnis. Seine Entwicklung im Zusammenhang mit der anatomischen Abbildung』. Basel, Benno Schwalbe and Co., Verlag, 1939. 제공: Institut für Anatomie, Ernst-Moritz-Arndt-Universität, Greifswald, Germany.)

그림 259. 코이터(Volcher Coiter, 1534~1600년). (제공: Wellcome Library no. 1907i.)

그림 260. 플래터(Felix Platter, 1536~1614년)의 41세 무렵의 초상화. 플래터의 『사람 몸 구조의 구성 ...(De partium corporis humani structura et usu libri III ...)』(바젤, 1581년)에 들어 있다. (출처: Wegner, R.N.: 『Das Anatomenbildnis. Seine Entwicklung im Zusammenhang mit der anatomischen Abbildung』. Basel, Benno Schwalbe and Co., Verlag, 1939. 제공: Institut für Anatomie, Ernst-Moritz-Arndt-Universität, Greifswald, Germany.)

그림 261. 스피겔리우스(Adriaan van den Spieghel, 1578~1625년). 팔크(Jeremias Falck)가 1646년 제작했다. (출처: Wegner, R.N.: 『Das Anatomenbildnis. Seine Entwicklung im Zusammenhang mit der anatomischen Abbildung』. Basel, Benno Schwalbe and Co., Verlag, 1939. 제공: Institut für Anatomie, Ernst-Moritz-Arndt-Universität, Greifswald, Germany.)

박물관에 이 문헌의 복사본이 소장되어 있다. 에드워드는 코퍼스 크리스티 칼리지Corpus Christi College 연구원이었으며, 옥스퍼드에서 그리스어 강사였다. 그는 1528년에 케임브리지에서 의사가 되었고, 의학생들에게 해부학을 가르쳤다(Robb-Smith, 1971; Pratt, 1981)

존 카이우스John Caius, 1510~1573년는 파도바 대학에서 공부를 했고, 베살리우스와 함께 연구를 했으며, 1544년에 잉글랜드로 돌아와 런던의 **이발사-외과의사 홀**Barber-Surgeon's Hall에서 매년 해부실습과 해부학 강의를 실시했다. 그는 1557년에 그가 설립한 대학에서 해부실습을 실시했으며, 이 대학이 나중에 **곤빌과 카이우스 칼리지**Goniville and Caius College로 명칭이 바뀌었다. 그는 케임브리지에 위치한 그의 대학에서 정기적으로 사람해부를 실시했으며, 1565년에 엘리자베스 여왕으로부터 매년 2구의 시신을 해부할 수 있는 권한을 부여받았다(Rolleston, 1932).

벨디즈(Valadez, 1974)에 의하면, 케임브리지에서 사람해부를 실시했던 증거로, "**케임브리지에 위치한 그레이트 성 마리아교회**Great St. Mary's Church**의 문서에 사람해부에 관한 기록이 남아 있다.**" 사람해부에 관한 최초의 기록은 1566년에 "**의학교에서 해부실습에 사용된 존 피겐**John Figgen **의 시신이 3월 12일 여기에 묻혔다.**"라는 내용이다.

16세기에 유명했던 많은 해부학자들은 다음과 같다. 안드레스 라구나Andres Laguna, 1499~1560년 (그림 256), 비두스 비디우스Vidus Vidius (Guido Guidi), 1500~1569년, 기암바티스타 카나노Giambattista Canano, 1515~1578년 (그림 257), 지오바니 인그라시아Giovanni Filipio Ingrassia, 1510~1580년 (그림 258), 줄리오 아란찌Giulio Cesare Aranzi, 1530~1589년, 레오나르도 보탈리Lonardo Botalli, 1530~1600년, 볼처 코이터Volcher Coiter, 1534~1600년 (그림 259), 바르텔레미 캐롤Barthelemy Cabrol, 1529~1605년, 펠릭스 플래터Felix Platter, 1536~1614년 (그림 260), 스피겔리우스Adriaan van der Spieghel (Spieghelius), 1578~1625년 (그림 261).

17세기에 사람 몸의 구조물 발견

카스파 바우힌

카스파 바우힌Caspar Bauhin, 1560~1624년 (그림 262)은 스위스의 의사이며 해부학자, 식물학자였고, 파도바 대학에서 파브리시우스의 제자였으며, 볼로냐 대학에서 아란티우스Arantius, 1530~1589년의 제자로 발생학 분야에 크게 기여했다. 바우힌의 이름은 볼로냐의 해부학자 알렉산드로 아킬리니 Alessandro Achillini, 1463~1512년가 처음 기술한 돌막창자판막 ileocecal valve의 명칭과 관련이 있다. 바우힌은 1579년에 파리에서 실시한 사람해부를 통해 돌막창자판막의 존재를 알았고, 후에 개 dog에서도 확인했다. 그는 이 발견을 2개의 문헌, 1621년에 바젤에서 출판한 『해부극장 카스파 바우힌... Theatrum anatomicum Caspari Bauhini...』과 1620년에 출판한 『사람 몸 부위의 생체 모습... Vivae imagines partium corporis humani...』에 기록했다(Bergmann & Wendler, 1986, 그림 263). 또한 바우힌은 중요한 해부학 문헌 『해부극장 무한 성장 Theatrum Anatomicum infinitis locis auctum』을 1592년에 출판했다. 그는 1623년에 출판된 백과사전 『피낙스 식물원 Pinax theatric botanici』에서 6000개 이상의 식물들을 분류하고 설명했다.

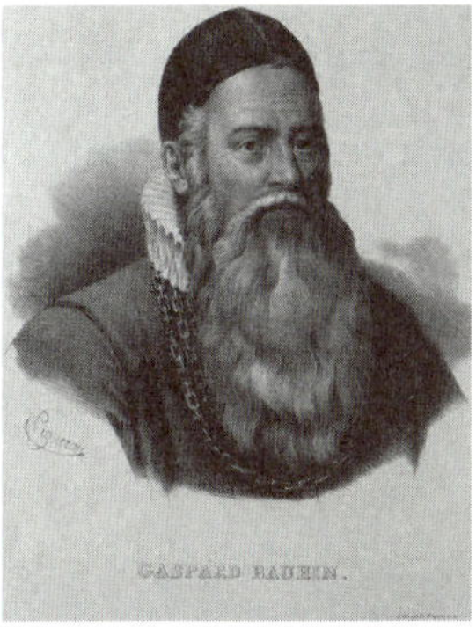

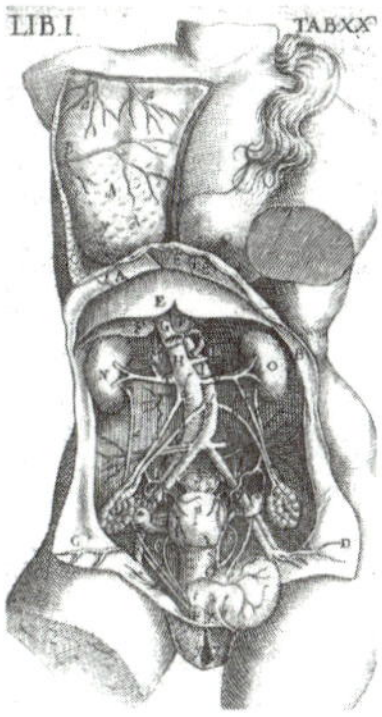

← **그림 262.** 바우힌(Caspar Bauhin, 1560~1624년)의 초상화. (제공: Wellcome Library no. 954i.)

→ **그림 263.** 『해부극장 ...(Theatrum anatomicum novis figuris aeneis illustratum et in lucem emissum opera & sumptibus)』에 들어 있는 그림. (출처: Theodori de Bry p.m. relivta viduae & filiorum Joannis Theodori & Joannis Israelis de Bry. Francofurti at [sic] Moenum, typis Matthaei Beckeri, 1605. 제공: http://www.kumc.edu/dc/rti/human_body_1605_bauhin.html.)

알레산드로 아킬리니

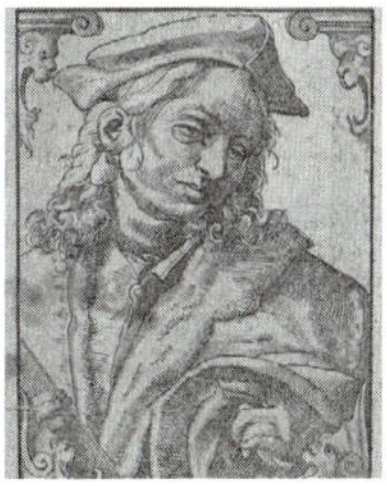

그림 264. 아킬리니(Alessandro Achillini, 1463~1512년)의 초상화. 목판화. (제공: Wellcome Library no. 392i.)

카스파 바우힌 Caspar Bauhin의 이름은 볼로냐의 해부학자 알렉산드로 아킬리니 Alessandro Achillini, 1463~1512년 (그림 264)가 처음 기술한 돌막창자판막 ileocecal valve의 용어 유래와 관련이 있다. 아킬리니는 볼로냐에서 태어났고, 볼로냐 대학에서 의학과 철학을 공부했으며, 그곳에서 대부분의 삶을 보냈다. 철학적 업적을 많이 남긴 아킬리니는 '제 2의 아리스토텔레스'로 불렸으며, 볼로냐와 파도바 대학에서 철학과 의학을 가르쳤다. 유명한 해부학자 아킬리니는 두 편의 주요 논문 『사람 몸 해부학 De humani corporis anatomia』(베네치아, 1516년)과 『해부학 노트 Annotationes anatomicae』(볼로냐, 1520년)를 저술했다. 그는 돌막창자판막뿐 아니라 두 개의 귓속뼈인 망치뼈malleus, 추골와 모루뼈incus, 침골, 발의 발목뼈tarsal bones, 뇌의 뇌활fornix, 뇌실cerebral ventricles, 깔때기infundibulum, 도르래신경trochlear nerve도 발견했다(Matsen, 1969; Minster, 1933).

안토니오 마리아 발살바

볼로냐 대학의 해부학 교수 안토니오 발살바Antonio Maria Valsalva, 1666~1723년 (그림 265)는 대동맥굴aortic sinus을 기술했고, 1704년에 출판된『사람 귀에 대하여De Aure Humana』(그림 266)에서 귀의 해부학 구조에 관한 훌륭한 그림들을 남겼다. 그는 유스타키오관Eustachian tube이라고 명명된 귀관auditory tube과 귀의 세부분(바깥귀external ear, 가운데귀middle ear, 속귀inner ear)과 샘glands, 인대ligaments, 바깥귀의 근육, 귀의 큰패임great incisura of pinna들에 관한 구조들을 그림으로 묘사했다.

발살바의 업적은 1740년에 출판된 2권의『오페라Opera』에 모두 수록되었다. 발살바는 볼로냐 대학에서 말피기Malpighi의 제자로, 말피기의 뒤를 이어, 그는 '**병리해부학**pathological anatomy**의 창시자**'인 지오바니 모르가니Giovanni Battista Morgani, 1682~1771년의 스승이 되었다. 모르가니는 항문기둥anal columns과 고환곁자취appendix testis, 혀막구멍foramen caecum of tongue, 요도배오목fossa navicularis 등을 처음 기술했으며, 모르가니는 스승인 발살바의 전기를 집필했다.

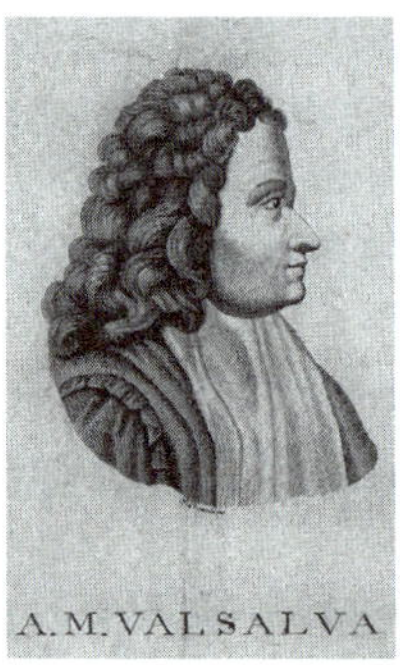

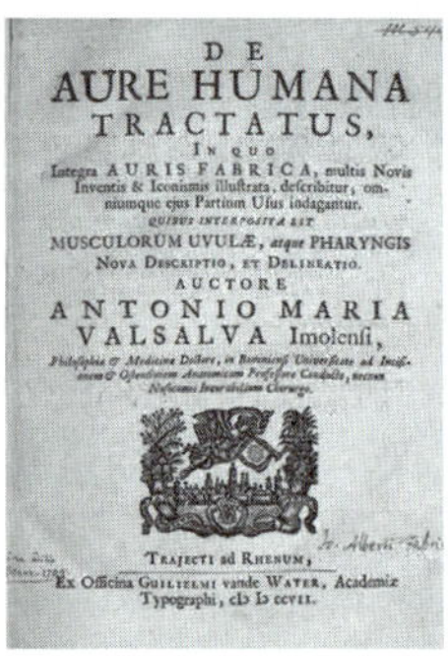

← 그림 265. 발살바(Antonio Maria Valsalva, 1666~1723년)의 초상화. (제공: Wellcome Library no. 9339i.)

→ 그림 266. 『사람 귀(De Aure Humana)』의 표지. (제공: Open Library. http://openlibrary.org/books/OL2669149M/De_aurehumana_tractatus.)

요한 조지 비르숭

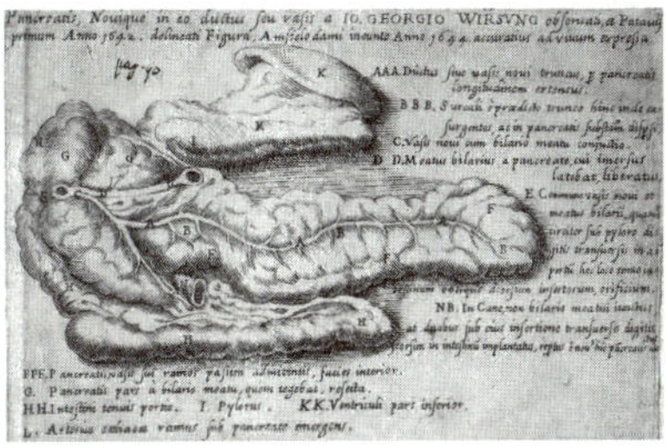

그림 267. 비르숭(Johann Georg Wirsung, 1600~1643년)**의 이자 해부도.** (출처: 『Pancreatis, novique in eo ductus seu vasis a Io. Georgio Wirsung observati, et Patavii primum anno』 1642, delineati figura, Amstelodami ineunte anno 1644, accuratius ad vivum expressa. 제공: Wellcome Library no. 43586i.)

요한 비르숭Johann Georg Wirsung, 1600~1643년은 독일 출신의 해부학자로, 파도바 대학에서 해부학을 가르친 교수였고, 1642년에 이자관pancreatic duct, 췌장관, duct of Wirsung을 처음 기술했다. 비르숭은 파리와 알트도르프Altdorf에서 의학을 공부했고, 파도바 대학에서 1630년에 의학박사 학위를 받았다. 그는 살인을 저질러 교수형에 처해진 30세의 남자를 해부하는 과정에서 이자관을 발견했다. 비르숭은 이 발견을 출판하지 않고, 그것의 스케치를 동판에 새긴 다음 복사하여 유명한 해부학자들에게 배포했다(그림 267). 후에 모리츠 호프만Moritz Hoffman, 1622~1698년이 파도바 대학에서 학생일 때인 1641년에 이자관을 발견했다고 주장했다. 비르숭은 1643년에 집 앞에서 살해되었는데, 이는 이자관의 발견과 관련된 논쟁에서 비롯된 것으로 보인다.

하인리히 마이봄

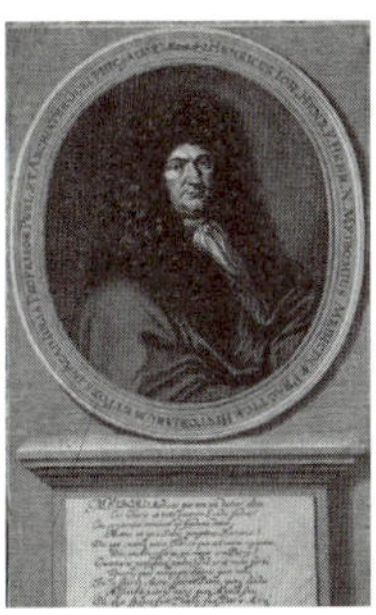

그림 268. 마이봄(Heinrich Meibom, 1638~1700년)**의 초상화.** (제공: Wellcome Library no. 6464i.)

하인리히 마이봄Heinrich Meibom, 1638~1700년 (그림 268)은 1666년에 눈꺼풀판샘tarsal gland, Meibomian gland과 눈꺼풀판샘의 감염으로 관이 막혀 눈꺼풀eyelids에 물혹cyst이 생긴 것을 관찰했다. 그렇지만 눈꺼풀판샘은 줄리오(줄리어스) 카세리우스Guilio (Julius) Casserius, 1561~1616년가 처음 발견했으며, 약 70년 후에 마이봄이 재발견한 것이었다. 마이봄은 꼼꼼한 의사였고 매우 박학다식한 사람이었다. 그는 57개의 의학 논문을 발표했고, 라틴어 시를 창작해서 할아버지와 공동으로 출판했다. 그는 헬름스타트 대학University of Helmstadt에서 1664년에 의학교수가 되었고, 1678년에 역사학과 시문학을 담당하는 교수가 되어 여러 분야에 능통했다.

카스파로 아셀리

카스파로 아셀리Casparo (Gaspare) Aselli, 1581~1626년 (그림 269)는 밀라노 출신으로 1622년에 쓸개관bile duct 과 림프관lymphatic vessels을 발견했다. 그는『유미와 흰색정맥에 대하여De lactibus sive lacteis veins』(밀라노, 1627년, 그림 270)에 최초로 칼라로 인쇄한 해부 그림을 남겼다.

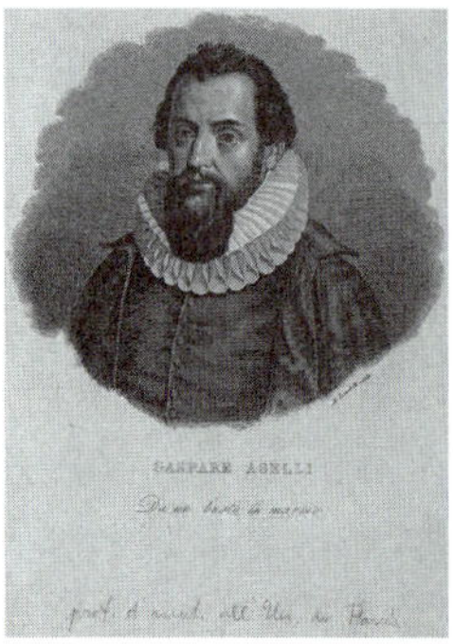

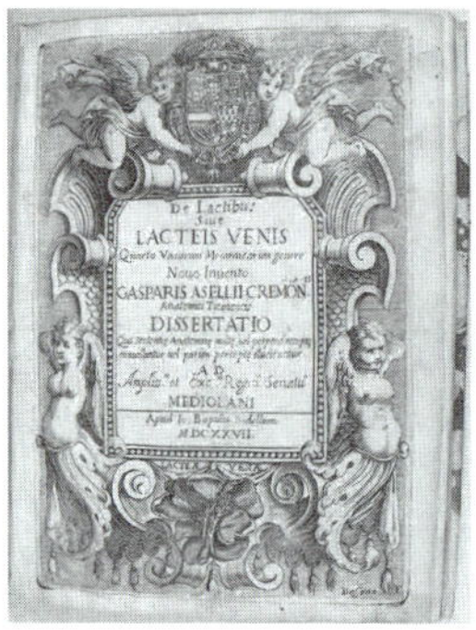

◆ **그림 269.** 아셀리(Caspare Aselli, 1581~1626년)의 초상화. (제공: Wellcome Library no. 613i.)

◆ **그림 270.** 아셀리(Caspare Aselli, 1581~1626년)의 『유미와 흰색정맥에 대하여 ...(De lactibus sive Lacteis veins, Quarto Vasorum Mesaraicorum Genere Novo Invento ...)』(Milan)의 표지. (출처: Apud J. Baptistam Bidellium, 1627, http://www. indiana. edu/~liblilly/anatomia/viscera/aselli.html.)

프리드리히 구스타프 제이콥 헨레

로렌조 벨리니Lorenzo Bellini, 1643~1704년는 피사Pisa 출신으로 소변이 콩팥의 깔때기pelvis로 모여 배출되는 관을 발견했다. 19세기에 제이콥 헨레Friedrich Gustav Jakob Henle, 1809-1885년 (그림 271)는 가장 유명한 해부학자이며 병리학자였고, 콩팥에서 곱슬세관convoluted tubules을 발견했다. 헨레는 바이에른 주의 퍼스Furth에서 태어났고, 본Bonn과 하이델베르크Heidelberg 대학에 입학했다. 그는 1832년에 본 대학에서 의학박사 학위를 받았고, 2년 후 베를린에서 유명한 해부학자 요하네스 뮐러Johannes Müller와 함께 연구했다. 헨레는 베를린 대학의 해부학교실에서 시신해부자로 임명되어 과학 연구에 전념했다. 그는 6년 동안 세포학과 상피조직, 림프관, 악성종양, 점액과 고름의 형성, 털의 발생 등 다양한 분야에서 많은 독창적 연구 논문과 전공 논문들을 발표했다(Talbott, 1961; Weyers, 2009).

헨레는 1840년에 새로 설립된 취리히 대학University of Zurich의 초대 해부학 교수가 되었고, 후에 생리학 교수로 임명되었다. 그는 감동을 주는 강연자였고 많은 논문과 책을 발표했다. 헨레는 현미경적 해부학과 관련된『일반해부학Allgemine Anatomie; General Anatomy』(그림 272)을 1841년에 발표하면서 그의 명성이 높아졌다. 그는 취리히의 임상의사 폰 파이퍼Karl von Pfeufer, 1806~1869년와 함께 의학 저널 「이론의학 저널Zeitschrift für rationelle Medicin; Journal for Rational Medicine」을 창간했다.

헨레는 1844년에 하이델베르크 대학University of Heidelberg에서 두 번째 교수직을 수락했고, 후에 동료인 프리디리히 티데만Friedrich Tiedemann, 1781~1861년의 뒤를 이어 해부학 연구소의 소장으로 4년 동안(1848~1852년) 재직했다. 이 기간에 그는 생리적 기능과 관련된 질병을 기술한 『병리학 이론 안내서Handbuch der rationellen Pathologie; Handbook of Rational Pathology』(1846~1853년)를 출판했다. 헨레는 1852년에 괴팅겐 대학University of Göttingen에서 해부학교실의 주임교수가 되었고, 33년 후에 그가 죽을 때까지 그곳에 머물렀다.

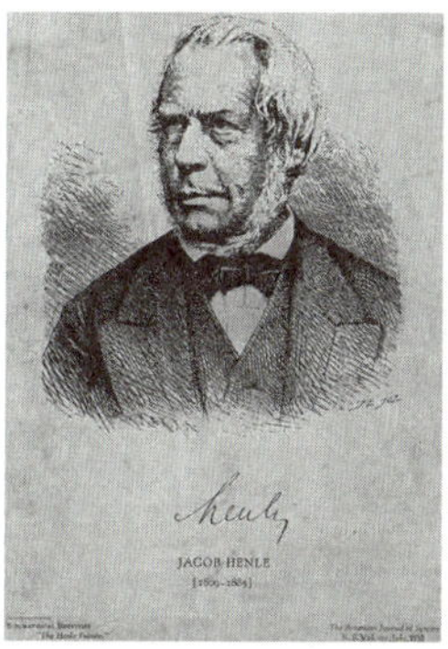

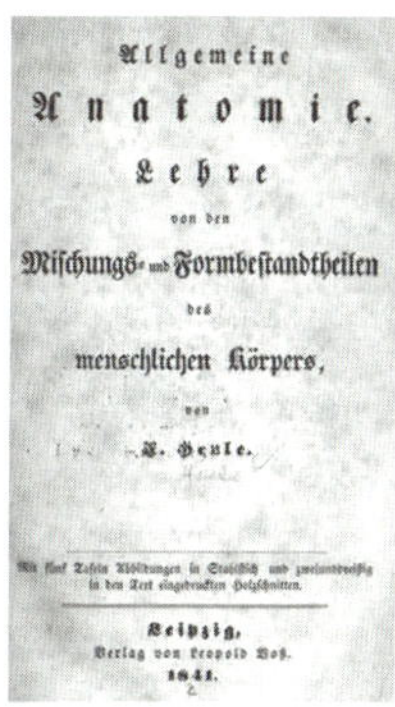
Allgemeine
Anatomie.
Lehre
von den
Mischungs- und Formbestandtheilen
des
menschlichen Körpers,
von
J. Henle.
Leipzig,
Verlag von Leopold Voß.
1841.

← **그림 271.** 헨레(Friedrich Gustav Jacob Henle, 1809~1885년)의 초상화. (제공: Wellcome Library no. 4139i.)

→ **그림 272.** 헨레(Friedrich Gustav Jacob Henle, 1809~1885년)의 『일반 해부학(Allgemine Anatomie)』의 표지. (출처: Lehre von den Mischungs-und Formbestandtheilen des menschlichen Körpers 1841. 제공: Open Library. https://openlibrary.org/works/OL15705828W/Allgemeine_Anatomie.)

헨레는 당시에 가장 유명한 해부학자였고, 그의 책과 과학적 업적으로 국제적 명성을 얻었다. 헨레는 조직학과 병리학 분야에서 현미경을 사용하여 현미경적 해부학을 새롭게 개척했다. 그는 **'근대 조직학histology과 세포개념의 창시자'**이다. 헨레는 암의 전이에 대한 가설을 제시했고, 이것은 피르호Virchow의 세포 병리학cellular pathology으로 이어졌다. 또한 그는 1840년에 발표한 『기적과 전염병Von den Miasmen and Kontagien』을 통해 미생물을 전염병의 원인으로 공식화했다(Carter, 1985). 헨레는 오늘날 헨레고리Henle's loop라고 알려진 콩팥의 곱슬세관convoluted tubules, 세동맥arterioles의 근육층과 내피층, 털주머니hair follicle, 모낭의 속뿌리집inner root sheath을 발견했다. 그의 발견과 과학적 명성이 인정을 받아 프로이센Prussian 국가는 헨레를 찬양했고, 그는 유럽 과학 학술원의 회원으로 추대되었으며 브레슬라우 대학University of Breslau과 에든버러 대학Edinburgh University에서 명예박사 학위를 받았다(Weyers, 2009).

빌헬름 히스

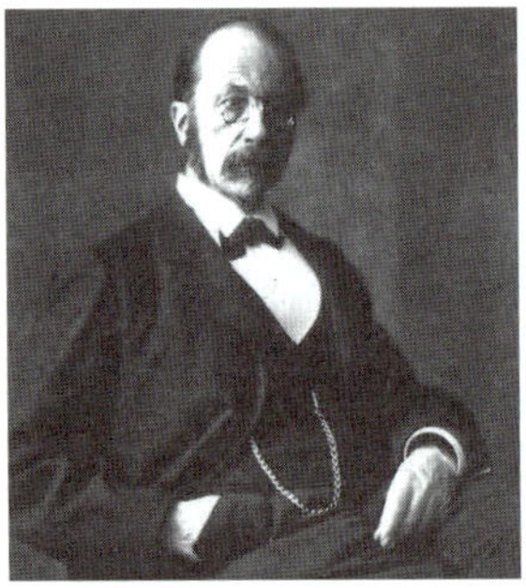

그림 273. 빌헬름 히스(Wilhelm His, Sr., 1831~1904년). (제공: Bethesda, MD: U.S. National Library of Medicine, National Institutes of Health, Health & Human Services.)

빌헬름 히스Wilhelm His, Sr., 1831~1904년 (그림 273)는 19세기의 가장 위대한 현미경학자이며 발생학자로, 그가 개발한 박절기microtome [33]가 조직학과 실험 발생학의 발전에 크게 기여했다. 히스의 업적은 제이콥 헨레Jacob Henle, 1809~1885년와 폰 쾰리커Rudolph Albert von Kölliker, 1817~1905년, 루돌프 피르호Rudolph Virchow, 1821~1902년의 업적과 필적할 만했다.

해부학자 히스는 스위스 바젤의 무신론자의 가정에서 태어났다. 그는 바젤에서 초기 교육을 받았고, 1849년에 바젤 대학University of Basel에서 의학 공부를 시작했다. 한 학기 후에, 그는 베른 대학University of Bern으로 옮겼고, 1852년부터 1853년까지 베를린 대학University of Berlin과 우르츠부르크 대학University in Wurzburg에서 공부를 계속했다. 그는 1854년에 의대를 졸업하고, 1855년에 각막cornea에 관한 연구로 박사학위를 받았다. 그는 1857년, 26세의 나이로 해부학자 조지 마이스너Georg Meissner, 1829~1905년의 뒤를 이어 바젤 대학에서 해부학과 생리학을 담당하는 교수가 되었다. 그는 1872년에 해부학자 에른스트 웨버Ernst Heinrich Weber, 1795~1878년의 후임으로 라이프치히 대학에서 해부학 교수와 소장으로 부임했다.

히스는 바젤과 라이프치히 대학에서 그의 전문성과 연구업적으로 칭송을 받았다. 그는 이론적 연구와 더불어 실험 발생학을 개척했다. 그가 1865년에 발명한 박절기는 현미경기법(조직 기능의 세포 요소에 대한 연구)을 혁명적으로 변화시켰다. 그는 처음에 화학 물질로 배아를 단단하게 만든 다음 박절기로 얇은 조직표본을 제작하여 병아리chick 배아의 모든 부분을 현미경으로 관찰했다. 그가 관찰한 결과는 독일의 동물학자 에르네스트 헤켈Ernest Haeckel이 발표한 그림과 달랐다. 이러한 결과를 근거로 그는 "**개체발생은 계통발생을 반복한다.**"는 헤켈의 주장을 반박했다. 병아리와 물고기, 사람 배아의 발생 중 각기 다른 단계에서 관찰되는 히스의 왁스모형 컬렉션은 다른 부위에서도 유사한 발생과정이 일어난다는 사고를 갖게 했다. 히스는 1886년에 각각의 신경섬유들이 하나의 신경세포에 붙어 있다는 것을 발견했고, 이

33 현미경 관찰을 위해 조직표본을 얇게 자르는 기구

것이 **뉴런 이론**neuron theory으로 이어졌다. 그는 1892년에 <스웨덴 왕립과학원Royal Swedish Academy of Sciences>의 회원이 되었다. 아들 빌헬름 히스 주니어Wilhelm His, Jr., 1863~1934년도 유명한 해부학자가 되었다. 아들 히스는 심장의 방실결절atrioventricular node에서 심실ventricles까지 전기적 자극을 전달하는 특수한 섬유다발인 방실다발Bundle of His을 발견했다.

로버트 리맥

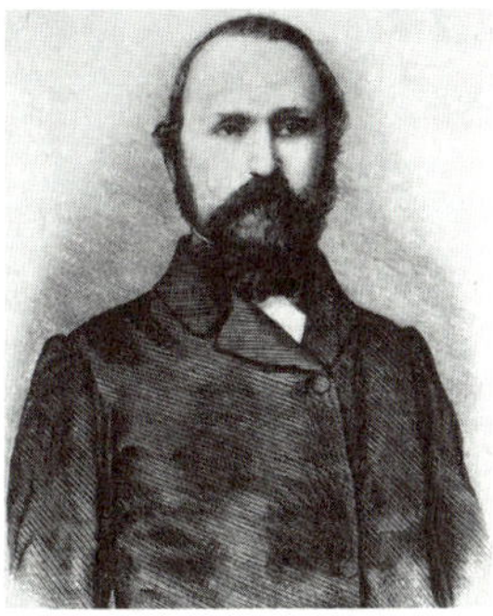

그림 274. 리맥(Robert Remak, 1815~1865년)의 **초상화.** (제공: Bethesda, MD: U.S. National Library of Medicine, National Institutes of Health, Health & Human Services.)

헨레가 베를린의 프리드리히 빌헬름 대학Friedrich Wilhelm University에서 해부학교실의 시신해부자로 일하고 있을 무렵, 로버트 리맥Robert Remak, 1815~1865년 (그림 274)은 이 대학의 의대생으로 요한네스 뮐러Johannes Müller의 해부학과 생리학 강의를 들었다. 학생이었던 리맥은 에렌버그Christian Gottfried Ehrenberg, 1795~1876년와 뮐러의 지도를 받으며 복합현미경을 사용하여 무척추동물의 신경절 세포invertebrate ganglion cells와 신경섬유에 관한 연구를 수행했다. 리맥은 박사학위를 받기 전부터 중요한 발견을 했고, 두 개의 연구 논문을 발표했다. 리맥은 유대교 신앙 때문에 대학으로부터 교수 임명을 받지 못했다. 프로이센의 법에 따르면 유대인들은 대학에서 가르치는 것이 금지되었다. 리맥은 탁월한 과학적 업적에도 불구하고 대학으로부터 인정이나 보상을 받지 못했다(Schmiedebach, 1990; Lagunoff, 2002).

해부학자이며 발생학자 리맥은 1815년 7월 26일에 포즈난Poznan, Posen [34]에서 태어났고, 포즈난은 빈협약Congress of Vienna에 의해 1833년에 프로이센 국가로 반환되었다. 리맥은 베를린의 프리드리히-빌헬름 대학Friedrich-Wilhelm University에서 의학을 공부했고, 1838년 23세에 의사가 되었다. 그의 박사학위 논문 『신경계통 구조의 해부학적 및 현미경적 관찰Observationes anatomicae et microscopicae de systematis nervosa structura』은 숨뇌의 신경섬유medullary nerve fibers는 비어 있는 것이 아니라 단단하고 납작하다는 독창적인 관찰 내용이 들어 있었다. 신경섬유nerve fibers는 옛날부터 공기나 액체, 영기가

---

34 폴란드 서부, 바르타(Warta) 강에 인접한 도시. 폴란드 명칭은 Poznan

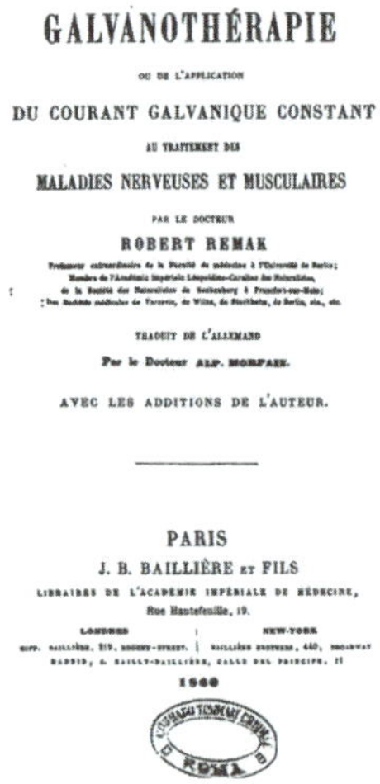
GALVANOTHÉRAPIE

OU DE L'APPLICATION

DU COURANT GALVANIQUE CONSTANT

AU TRAITEMENT DES

MALADIES NERVEUSES ET MUSCULAIRES

PAR LE DOCTEUR

ROBERT REMAK

TRADUIT DE L'ALLEMAND

AVEC LES ADDITIONS DE L'AUTEUR.

PARIS

J. B. BAILLIÈRE ET FILS

LIBRAIRES DE L'ACADÉMIE IMPÉRIALE DE MÉDECINE,

Rue Hautefeuille, 19.

LONDRES | NEW-YORK

1860

그림 275. 리맥(Robert Remak, 1815~1865년)의 전기 충격 치료법(galvanic electro therapy)에 관한 책의 표지. (출처: https://archive.org/stream/galvanotherapieo00 remagoog#page/n9/mode/2up.)

지나가는 통로로 속이 비어 있는 것으로 생각했었다. 또한 그는 자율신경계통의 신경섬유는 말이집myelin sheath이 없기 때문에 회색으로 보인다는 사실을 발견했다.

리맥은 1838년에 무급 연구 보조원으로 뮐러Johannes Müller의 실험실에서 일했고, 1843년부터 1847년까지 베를린의 차라이트 병원Charite Hospital에서 의학 교수였던 요한 숀라인Johann Lukas Schönlein, 1793~1864년의 조수로 일했다. 리맥은 개인 진료로 받은 돈을 사용해 집에서 현미경적 연구를 계속했다. 숀라인과 폰 훔볼트Alexander von Humboldt는 1847년에 프로이센 왕에게 리맥에게 교수직을 허락해 달라고 청원했다. 그래서 리맥은 무보수로 대학에서 직책을 맡게 되었다. 후에 리맥은 하급직에서 부교수로 승진했고, 대학에서 강의한 첫 번째 유태인이었다.

리맥은 재능 있는 연구자로 의학 분야에 크게 기여했다. 그의 업적은 다음과 같은 발견들이다. 신경섬유가 비어있지 않다는 것, 신경세포체와 연결된 민말이집 신경섬유unmyelinated nerve fibers, 리맥 섬유 Remak's fibers, 신경세포 속의 신경원섬유neurofibrils, 대뇌겉질의 뚜렷한 6개의 세포층, 세포의 증식(새로운 세포의 형성)이 세포분열로 일어난다는 것이다. 또한 배아embryo는 폰 베어Karl von Baer가 주장한 것처럼 4개의 층으로 구성된 것이 아니고 외배엽ectoderm과 중배엽mesoderm, 내배엽endoderm이라고 리맥이 이름 붙인 3개의 층으로 구성되었고, 심장의 자율적 수축autonomic contraction을 조절하는 신경세포의 집단인 리맥신경절Remak's ganglion 등이다(Lagunoff, 2002). 리맥은 임상적으로 전기 충격 치료법galvanic electrotherapy (그림 275)과 납중독, 신경근육질환, 피부병변, 악성종양에 대해 기술했다. 그가 1850년에 출판한 척추동물의 발생에 관한 『척추동물의 발생에 관한 조사Untersuchungen über die Entwicklung der Wirbelthiere』는 발생 생물학의 최고 수준의 걸작이다. 리맥은 신경근육이상neuromuscular disorders 환자의 치료를 위해 전기요법을 사용한 개척자로, 이러한 내용을 그의 『근육마비의 체계적 전기요법Über methodische Electricierung gelähmter Muskeln』(1855년)에 기술했다.

리맥은 1848년에 전기요법과 신경학 분야의 임상 연구를 진행했다. 리맥은 훌륭한 발생학자이며 신경해부 학자였지만, 유대교 신자였기 때문에 대학의 교수로 임명되지 못했고, 연구에 많은 어려움을 겪었다. 그는 비교적 짧은 기간에 많은 업적을 남겼지만, 어려움도 많이 겪었다. 로버트 리맥은 50세의 나이로 바바리아Bavaria, 바이에른에서 불확실한 원인으로 죽었다.

빌헬름 파브리 폰 힐덴(힐다누스)

빌헬름 폰 힐덴Wilhelm Fabry von Hilden, 파브리시우스 힐다누스 Fabricius Hildanus, 1560~1634년 (그림 276)은 최초로 담석gallstones을 수술로 제거한 외과의사였다. 그는 자석을 이용한 방법으로 눈eye에 박힌 금속성 조각을 제거했다. 당시에 가장 위대한 외과의사로 **'독일 외과학의 아버지**father of German surgery**'**로 불렸다. 또한 그는 군인들에게 필요한 외과학과 외과 치료법에 관한 문헌들(그림 277)을 많이 남겼으며, 이러한 문헌들에서 해부학의 중요성을 특히 강조했다.

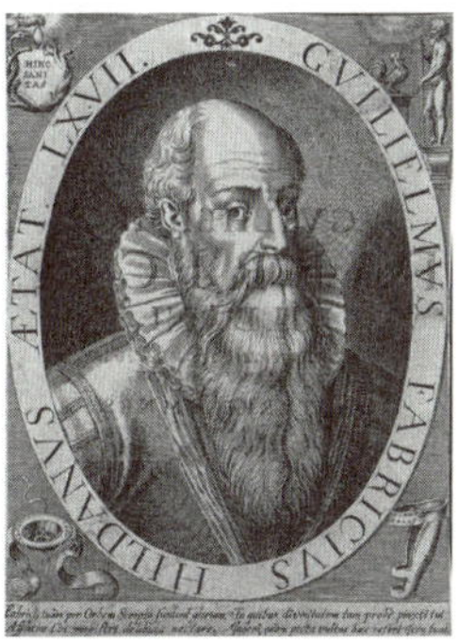

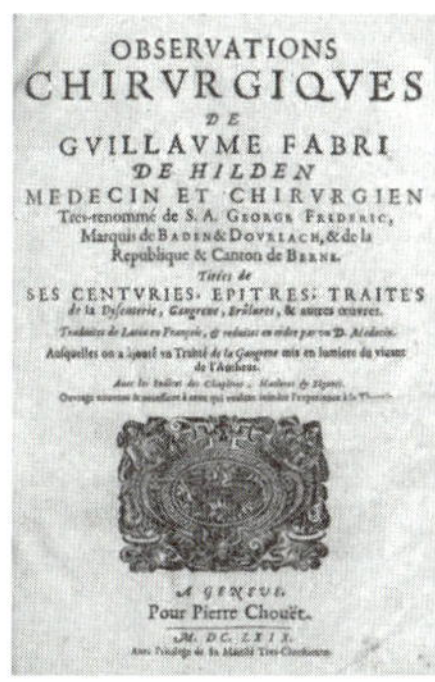
OBSERVATIONS
CHIRVRGIQVES
DE
GVILLAVME FABRI
DE HILDEN
MEDECIN ET CHIRVRGIEN
Tres-renommé de S. A. George Frederic, Marquis de Baden & Dourlach, & de la Republique & Canton de Berne.
Tirées de
SES CENTVRIES, EPITRES, TRAITES
A GENEVE,
Pour Pierre Chouët.
M. DC. LXIX.

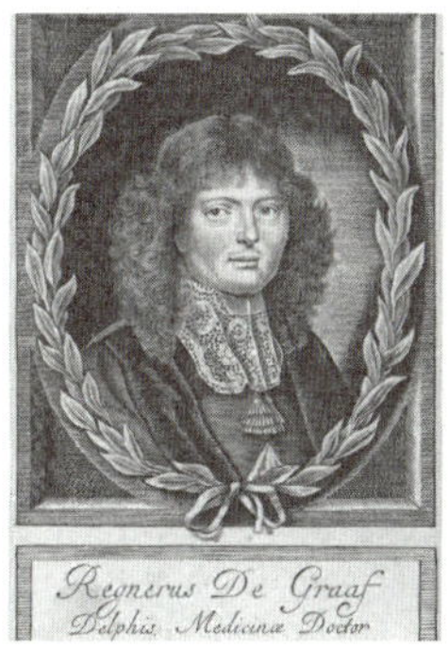

(좌측부터)

그림 276. 폰 힐덴(Wilhelm Fabry von Hilden, 1560~1634년)의 초상화. (제공: Wellcome Library no. 2818i.)

그림 277. 폰 힐덴(Wilhelm Fabry von Hilden, 1560~1634년)의 『외과술 관찰(Observations chirv rgiqves)』. (제공: Open Library, http://openlibrary.org/books/OL15353229W/Observations_chirvrgiqves.)

그림 278. 그라프(Regnier de Graaf, 1641~1673년)의 초상화. (제공: Museum Boijmans Van Beuningen, http://alma.boijmans.nl/nl/object/BdH%2022806%20(PK)/

르니에 드 그라프

르니에 드 그라프Regnier de Graaf, 1641~1673년 (그림 278)는 네덜란드 의사이며 해부학자로 해부학과 생리학의 발전에 크게 기여했다. 그는 난소의 난포ovarian follicles를 매우 정확하게 기술했다. 이러

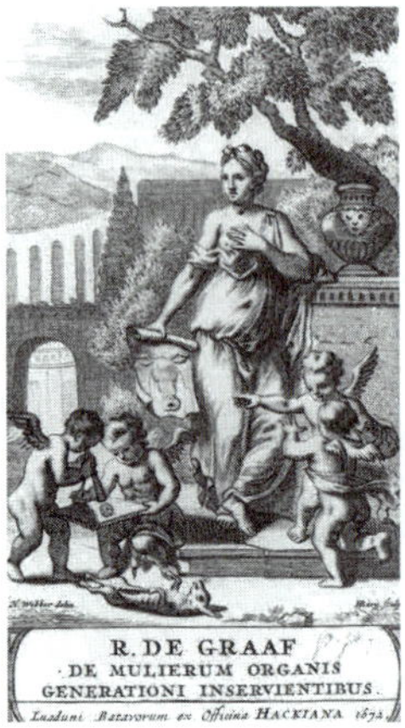

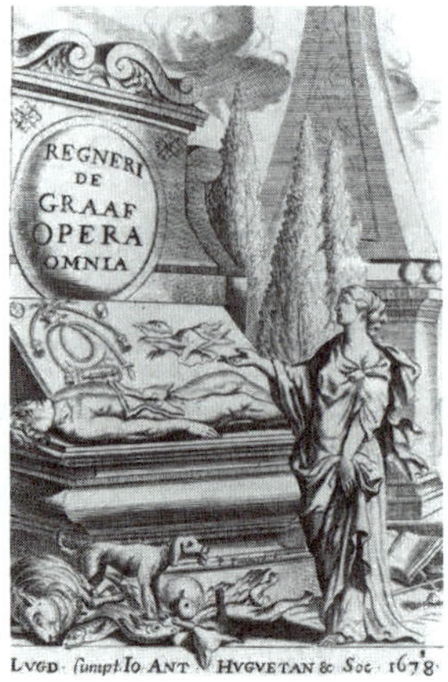

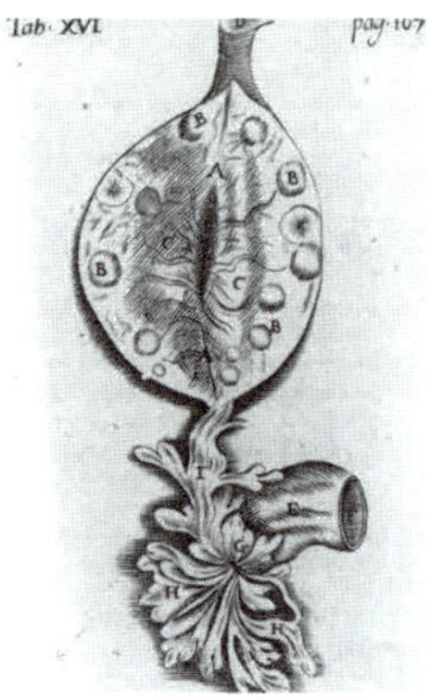

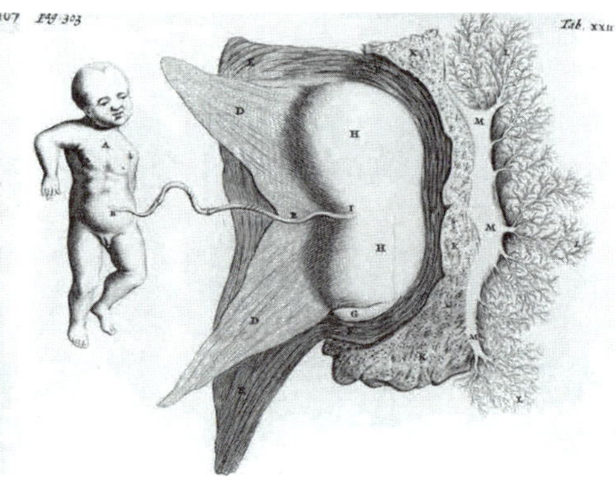

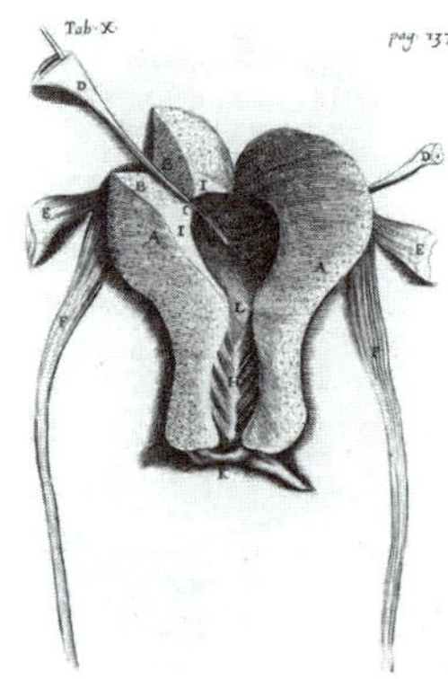

(좌측 상단부터)

그림 279. **그라프**(Regnier de Graaf, 1641~1673년)**의『여성 생식기관의 논고**(De Mulierum Organis Generationi Inservientibus tractaus novus)**』**(1672년)**의 표지.** (제공: Neil John Maclean Health Sciences Library, University of Manitoba.) **한 여성이 오른손에 여성의 내부 생식기 그림을 들고 있다. 그녀의 왼손은 그녀의 가슴에 닿아 있다. 토끼 한 마리가 절개된 배를 드러낸 채 누워 있다. 천사들 중 2명이 광학 기구를 이용해 토끼의 난소를 관찰하고 있다.**

그림 280. **그라프**(Regnier de Graaf, 1641~1673년)**의『전집**(Opera Omnia)**』**(1678년)**의 화려한 표지. 복부가 열린 시신이 석관 위에 누워 있다. 여자가 우아하게 그것을 가리키고 있다. 시신과 책의 제목 사이에는 다양한 의료용 도구가 묘사되어 있다. 바닥에는 동물들의 시체, 펼쳐진 책, 개 한 마리가 있다.** (제공: Neil John Maclean Health Sciences Library, University of Manitoba.)

그림 281. **난소**(A)**와 자궁관**(E)**의 절단면. 난소 안에 다양한 크기의 "Ova diverae"인 소포**(follicles) (B)**와 난소걸이인대** (suspensory ligament) (D)**를 주목하시오.** (출처: Regnier de Graaf's『전집(Opera Omnia)』, 1678. 제공: Neil John Maclean Health Sciences Library, University of Manitoba.)

그림 282. **태반과 연결된 조산아. 양막**(amnion) (D)**과 태반의 구조적 특징을 보여준다.** (출처: Regnier de Graaf's『여성 생식기관의 논고(De Mulierum Organis Generationi Inservientibus)』, 1672. 제공: Neil John Maclean Health Sciences Library, University of Manitoba.)

그림 283. **자궁안이 보이는 자궁의 모습.** (출처: Regnier de Graaf's『전집(Opera Omnia)』, 1678. 제공: Neil John Maclean Health Sciences Library, University of Manitoba.)

한 내용이 그가 1627년에 출판한 『여성 생식기관의 역할De Mulierum Organis Generatione Inservientibus』에 들어 있다(그림 279~283). 이 문헌과 관련하여 얀 스와메르담Jan Swammerdam과, 반 홈Johann van Home, 니콜라오스 스테노Nicolaus Steno; 닐스 스텐센 Niels Stensen, 1638~1686년 등이 그라프를 표절혐의로 고발하여 법정소송까지 이어졌다. 그들은 분명히 동일한 관찰결과를 갖고 있었으나, 난소의 기능에 관한 내용은 출판하지 않았다. 그라프는 표절혐의에 대한 반증자료를 제시했으나, 법정소송으로 마음의 상처를 크게 받았고, 이 사건은 32세 젊은 나이에 그라프가 죽은 것과 무관하지 않았을 것이다. 그라프는 이자액pancreatic juices과 침saliva, 타액, 쓸개즙bile, 담즙에 관한 연구결과를 『이자액과 해부학-의학의 용도De succi pancreatici natura et usu exercitatio anatomica-medica』(1664년)에 남겼으며, 그의 초기 업적에 전립샘prostate gland과 정낭seminal vesicles의 구조에 관한 내용도 있었다(그림 284).

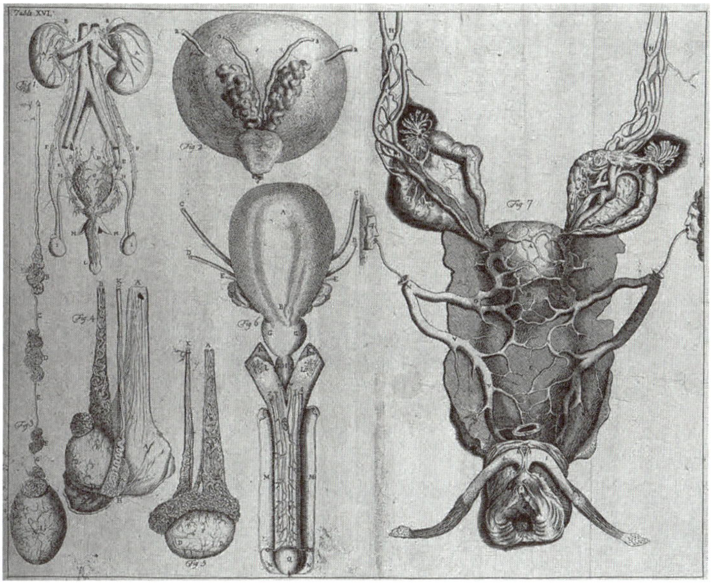

그림 284. 이 그림은 그라프(Regnier de Graaf, 1641~1673년)가 직접 그리고 새긴 남녀 생식기의 구조를 삽화로 남긴 것이다. 그림 3과 4, 5, 6은 그라프의 『생식기관의 계통 논고(Tractatus de virorum organis Generationi Inservientibus)』(레이덴과 로테르담, 1668년)에 들어 있는 '도판 I' (그림 3)과 '도판 III' (그림 1-2), '도판 VIII'의 그림을 발췌했다. 그림 7은 그라프의 『여성 생식기관의 논고(De Mulierum Organis Generationi Inservientibus tractaus novus)』(레이덴, 1672년)에 들어 있는 '도판 XIII'의 그림을 발췌했다. 그림 2의 방광은 체셀든(William Cheselden)의 『몸 해부학(Anatomy of the Body)』(런던, 1740년)에 들어 있는 반데르구흐트(Gerard Vandergucht)가 동판화로 제작한 '도판 31'의 그림을 발췌했다. 그림 1은 이탈리아 해부학자 유스타키오(Bartolomeo Eustachius; Eustachi, 1510~1574년)가 16세기에 제작했던 것을, 란시시(Giovanni Maria Lancisi)가 주석과 함께 1714년에 로마에서 출판한 『유명한 유스타키오의 해부학 도판(Tabulae anatomica clarissimi viri Bartholomaei Eustachii quas e tenebris tandem vidicatas)』에 들어 있는 '도판 12'의 그림을 발췌했다. (출처: R. James, 『A medicinal dictionary, including physic, surgery, anatomy, chymistry, and botany, in all their branches relative to medicine』, 3 vols, London 1743~1745, I, plate 16. 제공: Wellcome Library no. 37303i.)

토마스 와튼

토마스 와튼Thomas Wharton, 1613~1673년(그림 285)은 영국 해부학자로 1656년에 출판한 『분비샘 묘사Adenographia』(그림 286)에서 턱밑샘관submandibular ducts; 와튼관, Wharton's duct을 최초로 기술했다. 이 관은 1500년에 아킬리니Alessandro Achillini, 1463~1512년가 이미 기술했었다. 또한 와튼의 이름은 탯줄umbilical cord에서 혈관들 주위에 있는 점액성 결합조직mucoid connective tissue; 와튼젤리, Wharton's jelly과 관련이 있다.

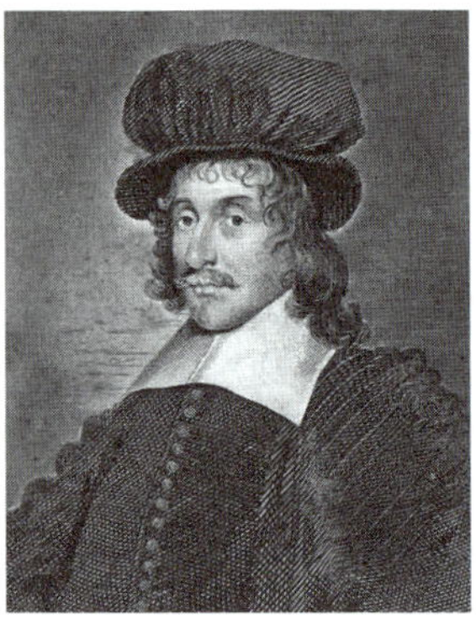

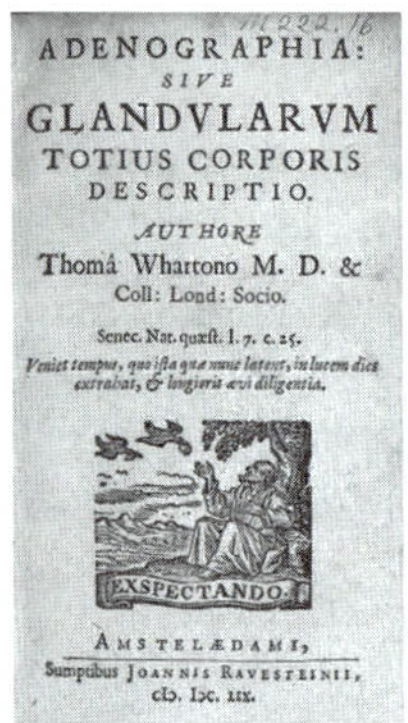

ADENOGRAPHIA:
SIVE
GLANDVLARVM
TOTIUS CORPORIS
DESCRIPTIO.
AUTHORE
Thomâ Whartono M. D. &
Coll: Lond: Socio.
Senec. Nat. quæst. l. 7. c. 25.
Veniet tempus, quo ista quæ nunc latent, in lucem dies extrahat, & longioris ævi diligentia.
EXSPECTANDO.
AMSTELÆDAMI,
Sumptibus JOANNIS RAVESTEINII,
cIↄ. Iↄc. LIX.

◆ 그림 285. 워싱턴(W. H. Worthington)이 그린 와튼(Thomas Wharton, 1613~1673년)의 초상화. (제공: Bethesda, MD: U.S. National Library of Medicine, National Institutes of Health, Health & Human Services.)

◆ 그림 286. 1656년에 출판된 『분비샘 묘사(Adenographia)』의 표지. (제공: Open Library, http://openlibrary.org/works/OL15741757W/Adenographia)

니콜라오스 스테노(닐스 스텐센)

덴마크 의사이며 자연주의자 니콜라오스 스테노Nicolaus Steno; 닐스 스텐센 Niels Stensen, 1638~1686년(그림 287)는 매우 뛰어난 해부학자로 자연과학의 학문적 경계를 넘나드는 훌륭한 업적을 남겼다. 그는 그의 이름이 붙은 귀밑샘관duct of parotid gland; 스텐센관, Stensen's duct으로 자주 기억되고 있지만, 그의 다른 업적도 이에 못지않게 주목할 만하다. 스테노는 코펜하겐에 있는 대학에 다녔고, 그곳에서 의학과 수학, 철학을 배웠으며, 레이덴과 암스테르담, 로스토크에서 공부했다. 그는 졸업 후에 병원에서 근무했는데, 이 병원에서 해부학의 연구와 다른 과학적 연구들을 수행했다.

스테노는 난소의 기능을 잘 설명했고, 근육수축의 기전과 구조에 관한 내용을 『근육표본의 구성Elementorum myologiae specimen』(피렌체, 1667년)에 기술했다(Bierbaum & Fuller, 1979; Scherz,

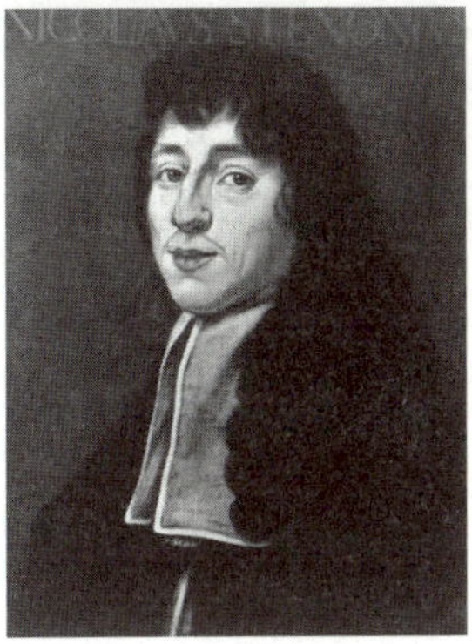

그림 287. **스텐센**(Niels Stensen, 1638–1686년)**의 초상화.** (출처: Wegner, R.N.: 『Das Anatomen bildnis. Seine Entwicklung im Zusammenhang mit der anatomischen Abbildung』. Basel, Benno Schwalbe and Co., Verlag, 1939. 제공: Institut für Anatomie, Ernst-Moritz -Arndt-Universität, Greifswald, Germany.)

1964; Poulson & Snorrason, 1986; Bergmann & wendler, 1987; Kardel et al., 1994). 스텐노의 '근육의 등적수축iso-volemic contraction'이론은 오늘날에도 생물역학 분야에서 중요하게 생각하고 있다. 스테노는 심장이 본질적으로 근육으로 이루어진 장기라고 생각했고, 혀와 식도, 갈비뼈의 근육들도 기술했다. 그의 이름은 귀밑샘관parotid duct과 입천장앞니관incisive foramina, foramina of Stensen, 눈eye에서 비정상적으로 확장된 정맥varicose veins, 정맥류에 붙어 있다. 스테노는 눈꺼풀의 눈꺼풀판샘tarsal glands을 발견했고, 눈물을 생산하는 눈물샘lacrimal glands도 발견했다. 또한 그는 내림대동맥descending aorta을 묶으면 다리가 마비되지만, 이 결찰을 풀면 다리의 기능이 회복됨을 증명했다.

스테노의 뇌brain 해부학에 관한 공헌은 놀랍게도 널리 알려져 있지 않다. 그는 <왕립 과학학술원>에서 감동적인 강연을 했고, 이때 뇌에 대하여 다음과 같이 말했다. **"뇌는 사람의 마음mind을 담당하는 주요 장기이며 자연의 가장 아름다운 걸작품이다... 사람의 마음은 그 어떤 것도 지식적으로 한계를 둘 수 없다고 생각하지만, 그것이 존재하는 곳에서 떠날 때, 그것에 대해서 설명할 수 없고, 더 이상 그 자체를 알지 못한다."** 스테노는 뇌가 달걀 모양의 분비샘을 통해서 정신과 연결되어 있다는 생각을 일축했다. 그는 뇌가 어떻게 기능하는지 추측하기 전에 뇌의 구조에 대해 더 알아야 한다고 주장했다. 스테노는 그의 논문에서 다음과 같이 말했다.

> 가장 섬세한 뇌, 많은 위험한 질병들이 생기기 쉬운 뇌를 해부학자나 철학자들이 통상적으로 상상하는 정도로 잘 이해한다면 인류에게 큰 축복일 것이다... 마치 놀라운 기계의 형성에 관여한 것처럼, 위대한 건축가의 모든 설계에 관여하는 것처럼, 우리의 무지를 비관하는 근거를 찾기 위해 오직 뇌, 즉 큰 덩어리의 해부한 모습만 보고 있다.

스테노는 당시에 사용했던 뇌의 그림에 대해 비판적이었다.

> 뇌에 관한 가장 훌륭한 그림은 윌리스Willis가 남긴 것이다. 그러나 이 그림도 오류가 많고, 이것을 완벽하게 완성하려면 더 많은 연구가 필요하다. 나는 오직 세 개의 그림만 보았지만, 뇌에 관한 그림

> 들 중에서 뇌를 가장 잘 관찰한 것이다. 위대한 해부학자들이 자주 실수하는 주요 원인과 시신을 해부할 때 옛날 사람들 보다 오랫동안 해부하지 않는 이유는, 모든 해부학 구조들이 이미 모두 밝혀졌고, 현재 연구 할 것은 아무것도 남아 있지 않다고 생각하기 때문이다.

스테노는 뇌실ventricles에 대해 다음과 같이 말했다.

> 옛날 사람들은 뇌실에 대해, 앞부분은 '공통감각common sense'을 담당하는 부위이고, 뒷부분은 '기억memory'을 담당하는 부위이고, 가운데 부분은 '판단judgment'을 담당하는 부위로, 양쪽 뇌실에서 나오는 생각들을 쉽게 반영할 것이라고 뇌실에 대해서 너무 많은 선입관을 갖고 있었다. 우리는 왜 이것을 믿어야 하는가? 윌리스Willis는 '공통감각'은 줄무늬체corpora striata가 담당하고, '상상력imagination'은 뇌들보corpus callosum가 담당하고, '기억memory'은 겉질 성분cortical substance이 담당한다고 주장했다. 그렇다면 이 세 가지 기능들이 세 군데에서 수행된다는 것을 그가 어떻게 확신할 수 있겠는가? 신경섬유가 줄무늬체에서 시작되는지, 아니면 그것들이 뇌들보를 지나 겉질 성분까지 도달하는 경로를 누가 설명할 수 있겠는가? 우리는 뇌들보의 구조를 거의 알지 못하기 때문에 웬만큼 재능이 있는 사람은 자신이 생각하는 방식대로 이것에 대해 설명한다.

또한 스테노는 육체body와 영혼soul 사이의 연결고리로 데카르트Descartes의 솔방울샘pineal gland, 송과체 개념을 받아들이지 않았다. 그는 "**동맥에 의해 뇌와 솔방울샘이 연결된다는 추정도 똑같이 근거가 없다. 또한 데카르트가 부정하는 것을 확인했을 지라도, 솔방울샘의 바닥부분 전체가 뇌에 붙어 있거나, 솔방울샘의 성분이 뇌의 성분들과 연속된다.**"고 믿었다.

스테노는 지질학geology 분야에 크게 기여했다. 그는 바다에서 멀리 떨어진 육지에서 발견된 치아화석을 포함하여 상어의 치아shark teeth를 연구했다. 대大 플리니Pliny the Elder **35**는 월식 기간에 글로소페테리스glossopteris, 혀돌 tongue stones가 하늘에서 떨어졌다고 주장했다. 그 이후로 이 신기한 물체들이 마법의 능력과 질병 치유의 능력을 갖고 있다고 사람들은 믿었다. 스테노는 상어 머리의 화석Fossil을 조사했고, 이 신기한 돌들은 단순히 화석이 된 토양의 층이라고 결론지었다. 그는 이러한 관찰을 통해 지질학자나 고생물학 지질학자들이 이용하는 지층학stratigraphy의 과학적 원리를 명확하게 밝혔다.

루터교 신자였던 스테노는 1667년에 가톨릭으로 개종하여 개혁파를 주도적으로 반대했다. 후에 그는 피렌체에서 사제의 서품을 받았다. 그는 가톨릭으로 개종했기 때문에 그의 홀

---

35 플리니우스 Gaius Plinius Secundus, 23~79년, 로마의 정치가, 박물학자, 백과사전 편집자

륭한 과학적 업적에도 불구하고 코펜하겐에서 많은 어려움을 겪었다. 그래서 그는 피렌체로 떠났고, 그곳의 성모 마리아 누에보Santa Maria Nuevo 병원에서 근무했다. 그는 덴마크 왕으로부터 초빙을 받고 덴마크로 돌아와, **왕의 해부학자**anatomicus regius로서 다양한 과학 연구를 계속했고, 종교적 신념에 열의를 갖게 되었다. 그는 다음과 같이 말했다. **"이것이 해부학의 진정한 목적이다. 사람 몸의 멋진 예술적 창조물을 연구하여 대중들에게 영혼의 존엄성을 알리고, 육체의 경이로운 구조를 이해함으로써 신의 섭리와 사랑을 알리는 것이다."** 인노첸시오 11세Innocent XI 교황은 그를 1677년에 북부 전도구의 로마교황 대사Apostolic Legate로 임명했고, 그는 소아시아의 테우토폴리스Teutopolis의 명예 주교로 임명되었다. 그는 현재의 북부 독일과 스칸디나비아 반도[36] 지역의 로마교황 대사로 임명되었고, 독일과 덴마크, 노르웨이의 가톨릭 신자들을 위해서 로마를 떠났다. 스테노는 중병을 앓고 난 후 비교적 젊은 나이에 죽었다. 투스카니Tuscany의 코시모 대공Grand Duke Cosimo이 그의 시신을 바실리카Basilica 교회에 있는 메디치Medici의 집안 묘역에 옮겨 안치할 것을 요청했다. 스테노는 1988년 10월 23일에 요한 바오로 2세John Paul II 교황에 의해 시복되었고, 축복의 지위와 칭호를 받았다. 오늘날 스테노의 이름은 덴마크의 아르후스Arhus에 있는 **스테노 박물관**Steno Museum과, **화성과 달의 분화구**, 덴마크의 **스테노 당뇨병센터**Steno Diabetes Canter, 이탈리아 피렌체의 **닐스 스텐센연구소** Istituto Niels Stensen에 의해 기억되고 있다(Tubbs et al., 2011b).

나다니엘 하이모어

나다니엘 하이모어Nathaniel Highmore, 1613~1685년 (그림 288)는 영국 의사이며, 백색막tunica albuginea과 고환세로칸mediastinum testis에 대해서 기술했고, 그의 이름이 위턱굴maxillary sinus에도 붙어 있다. 그러나 위턱굴을 1489년에 처음 기술하고 그림으로 남긴 사람은 레오나르도 다빈치Leonardo da Vinci였다. 하이모어는 윌리엄 하비와 함께 그의 이름이 알려졌고, 그는 하비의 혈액순환 이론을 지지했으며, 잉글랜드에서 유명했다. 하이모어는 1651년에 위대한 업적 『사람 해부학...Corporis humani disquisitio anatomica...』을 출판하여 해부학자로서 명성을 얻었다(Wendler, 1986).

---

36 스웨덴·노르웨이·덴마크, 때로는 아이슬란드와 그 부근의 섬을 포함하는 지역

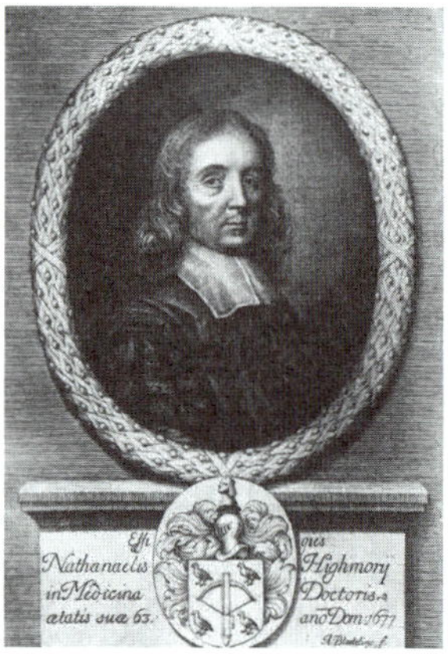

그림 288. 하이모어(Nathaniel Highmore, 1613~1685년)의 63세 무렵의 초상화. 부츠링(Abraham Booteling)이 판화로 제작. (출처: Wegner, R.N.: 『Das Anatomenbildnis. Seine Entwicklung im Zusammenhang mit der anatomischen Abbildung』. Basel, Benno Schwalbe and Co., Verlag, 1939. 제공: Institut für Anatomie, Ernst-Moritz-Arndt-Universität, Greifswald, Germany.) 유명한 외과의사이며 해부학자 하이모어는 2개의 주요 해부학 책 『출생론 ...(The history of generation ...)』(1651년)과 『사람 해부학 ...(Corporis humani disquisitio anatomica...)』(1651년)의 저자이다.

요한 웨퍼[Johann Wepfer, 1620~1695년]는 스위스 의사로, 십이지장[duodenum]의 벽에 있는 작은 샘 '부루너샘[Brunner's gland, 십이지장의 샘 duodenal gland]'을 발견했고, 이 샘에 그의 양아들 요한 부루너[Johann Conrad Brunner, 1653~1727년]의 이름을 붙였다. 부루너는 스트라스버그[Strasberg]뿐 아니라 하이델베르그 대학[University of Heidelberg]의 총장과 해부학 교수를 역임했으며, 샘[gland]에 대하여 기술했다. 영국 외과의사이며 해부학자인 윌리엄 쿠퍼[William Cowper, 1666~1709년]는 1699년에 망울요도샘[bulbourethral gland]을 기술했고, 망울요도샘에 그의 이름을 붙여 '쿠퍼샘[Cowper's gland]'이라고 명명했지만, 메리[Jean Méry, 1645~1722년]가 쿠퍼보다 5년 전에 이 샘을 발견했다. 카스파 바르톨린 2세[Caspar Bartholin Secundus, 1655~1738년]는 턱밑샘관[submandibular ducts]으로 열리는 혀밑샘관[sublingual ducts]을 기술했다. 그는 코펜하겐에서 의학과 해부학, 의약학을 가르치는 교수였으며, 그가 발견한 큰질어귀샘[greater vestibular glands]을 '바르톨린샘[Bartholin's gland]'으로 명명했다.

프랑소와 푸파르트

프랑소와 푸파르트[Francois Poupart, 1661~1709년]는 프랑스의 외과의사이며 자연주의자로, 고샅인대[inguinal ligament, 서혜인대]를 최초로 기술했다. 그는 랭스[Reims]에서 박사학위를 받았고, 시립병원[Hotel-Dieu]의 외과의사로 근무했다. 그는 뛰어난 외과의사로서 진료와 자연과학 분야, 특히 곤충학[entomology]의 연구 업적을 인정받아 〈과학 학술원[Academie des Sciences]〉의 회원으로 선출되었다. 오늘날 그의 이름은 1695년에 그가 발견한 고샅인대와 고샅탈장[inguinal hernia, 서혜탈장]에서 고샅인대의 역할 때문에 기억되고 있다

현미경적 관찰

프레더릭 루이쉬Frederik Ruysch, 1638~1731년는 주입기법injection techniques을 사용하여 심장혈관의 주행을 밝히는 데 크게 공헌했으며, 1665년에 림프관 판막valves of lymphatic vessels을 기술했다. 또한 17세기에 많은 학자들, 카스파로 아셀리Casparo (Gaspare) Aselli, 1581~1626년, 프랜시스 글리슨Francis Glisson, 1597~1677년, 진 페켓Jean Pecquet, 1622~1674년, 올로프 루드베크Olof Rudbeck, 1630~1702년, 토마스 바르톨린Thomas Bartholin, 1616~1680년 등이 림프계통의 구조들을 발견했다.

사람 몸의 구조를 이해하기 위해서 실용 해부학의 중요성이 크게 부각되면서, 새로운 해부학교들이 설립되고, 해부실습실과 박물관, 강의실을 갖춘 해부극장Theatrum anatomicum들이 유럽의 각 도시들에 세워졌다. 해부극장은 볼로냐Bologna (1637년)와 코펜하겐Copenhagen (1643년), 알트도르프Altdrof (1650년), 웁살라Uppsala (1662년), 파리Paris (1691년), 암스테르담Amsterdam (1691년)에서 건립되었다.

마르첼로 말피기Mracell Maphighi와 반 레벤후크Antoni van Leeuwenhoek, 시어도어 슈반Theodor Schwann, 로버트 후크Robert Hooke, 얀 스와메르담Jan Swammerdam들이 현미경적 해부학Microscopic Anatomy 분야의 발전에 크게 공헌했다. 이러한 현미경적 해부학의 발전은 후에 독일의 위대한 병리학자 루돌프 피르호Rudolf Virchow, 1821~1902년가 '세포병리학cell pathology 이론'을 제시하는 계기가 되었으며, 당시에 현미경적 해부학의 발전은 더욱 진일보했다.

안토니오 파치오니

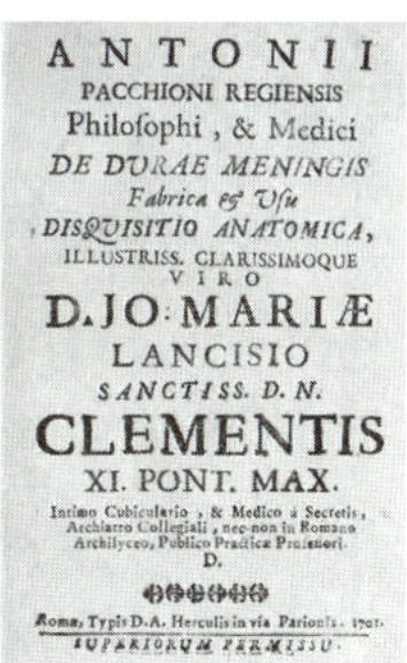
ANTONII
PACCHIONI REGIENSIS
Philoſophi , & Medici
DE DURAE MENINGIS
Fabrica & Uſu
DISQUISITIO ANATOMICA,
ILLUSTRISS. CLARISSIMOQUE
VIRO
D.JO:MARIÆ
LANCISIO
SANCTISS. D. N.
CLEMENTIS
XI. PONT. MAX.
Intimo Cubiculario , & Medico à Secretis ,
Archiatro Collegiali , nec-non in Romano
Archilyceo, Publico Practicæ Profeſſori.
D.
Romæ, Typis D.A. Herculis in via Parionis. 1701.
SUPERIORUM PERMISSU.

그림 289. 로마에서 파리오니스(Parionis)를 통해 헤르큘리스(Typis D. A. Herculis)가 1701년에 출판한 뇌막(meninges of the brain)에 관한 파치오니(Antonio Pacchioni, 1665~1726년)의 책 표지. (제공: Open Library. http://openlibrary.org/search?q=Anto nio+Pacchioni.)

이탈리아의 해부학자 안토니오 파치오니Antonio Pacchioni, 1665~1726년는 레지오 에밀리아Regio Emilia에서 태어났다. 그는 의학을 공부한 후 로마로 건너가 마르첼로 말피기Marcello Malpighi의 제자가 되었다. 그는 이전의 해부학자들이 관찰한 뇌막meninges of the brain의 구조와 기능에 관심이 있었다(그림 289). 뇌는 바깥쪽의 경질막[dura mater]과, 안쪽의 연질막[pia mater]으로 싸여있고, 경질막과 연질막 사이에 거미막[arachnoid mater]이 존재한다. 파치오니는 거미막 층[arachnoid layer]이 경질막을 통해서 뇌의 여러 부위에 있는 정맥굴[venous sinuses] 속으로 돌출되어 있음을 발견했다. 그는 이 거미막 융모[arachnoid villi, 융기 protrusions]에서 뇌척수액[cerebrospinal fluid]이 분비된다고 믿었다(Olry, 1999). 이 때문에 원래는 '파치오니샘[Pacchioni glands]'으로 불렸으나 현재는 거미막과립[arachnoid granulations]으로 알려져 있다. 뇌척수액은 뇌실[ventricles]에서 거미막과립을 통해 혈액으로 들어간다.

사무엘 콜린스

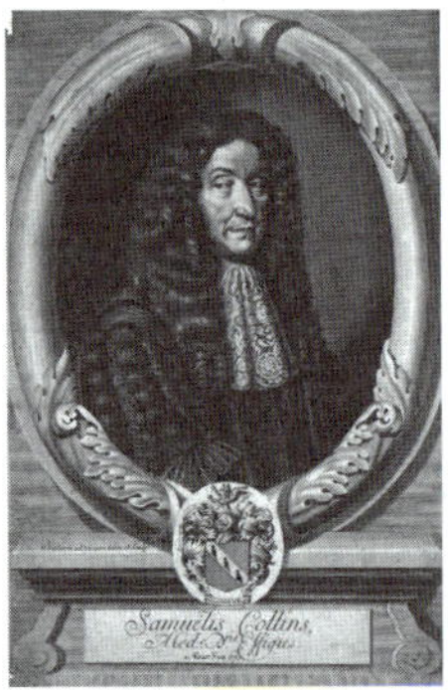

그림 290. 콜린스(Samuel Collins, 1618~1710년)의 초상화. (제공: Bethesda, MD: U.S. National Library of Medicine, National Institutes of Health, Health & Human Services.)

오래 전부터 학자들은 사람의 뇌[brain]를 다른 동물들의 뇌와 비교했다. 사무엘 콜린스[Samuel Collins, 1618~1710년] (그림 290)는 의사이며 해부학자로, 17세기 후반 무렵에 최초로 동물 비교 신경해부학 분야의 광범위한 연구업적을 출판했다. 그의 동물 비교 해부학에 관한 두 권의 문헌에 사람과 동물의 뇌를 묘사한 "**훌륭한 판화**"가 가장 많이 들어 있었다(Kruger, 2004). 콜린스는 유명한 해부학자로, 동물 비교 해부학에 관한 2권의 『해부학 계통, 사람의 몸, 짐승, 새, 물고기, 곤충, 식물의 치료[A Systeme of Anatomy, Treating of the Body of Man, Beasts, Birds, Fish, Insects, and Plants]』(런던, 1685년)를 저술했고, 같은 시대에 살았던 학자들이 이 연구업적을 높게 평가했고, 헤르만 부르하버[Hermann Boerhaave, 보어하브, 1668~1738년]와 폰 할러[Albrecht von Haller, 1708~1777년]도 이 업적을 인용했다. 콜린스는 사람을 해부하여 얻은 지식을 바탕으로 독창적인 연구를 진행했으며, 그의 업적은 신경해부학 분야의 새로운 연구 방향을 제시했다.

콜린스는 케임브리지의 트리니티 칼리지[Trinity College]에서 교육을 받았고, 그곳에서 학사학위(1638년)와 석사학위(1642년)를 받았다. 유럽의 여러 대학들에서 공부를 하고, 1654년에 파도바 대학에서 박사학위를 받았다. 그는 영국으로 돌아온 후 옥스퍼드(1652년)와 케임브리지(1673년) 대학에서 재직했다. 그는 런던 의과대학의 평의원이었고 찰스 2세[Charles II] 왕의 주치의였다. 콜린스는 의과대학에서 1684년에 해부학 강사가 되었고, 1694년에 럼리 강의[Lumleian] lecturer를 담당하는 교수로 임명되었다. 그는 1년 후에 이 대학의 총장이 되었고, 1710년에 93세로 세상을 떠났다. 동료들에 의하면, 콜린스는 **"뛰어난 해부학자였고, 동물 비교해부학에 관한 그의 지식은 국내·외의 같은 시대에 살던 학자들 중에서 가장 훌륭했다."**(William Munk, website d)

레이몽 드 뷰상

프랑스의 의사이며 신경해부학자 레이몬드 뷰상Raymond de Vieussens, 1641~1715년 (그림 291)은 사람 해부학의 발전에 크게 기여했다. 뷰상은 몽펠리에 대학에서 의학을 공부했고 1670년에 의학박사 학위를 취득했다. 그는 몽펠리에에 있는 세인트엘로이스 병원Saint Eloys Hospital에서 의사로 근무했고, 나중에 병원장이 되었다. 뷰상은 심혈관계통과 중추신경계통에서 그가 발견한 업적으로 기억되고 있다(그림 292). 윌리스Willis는 1667년에 『대뇌 병리학과 일반 신경 표본Pathologicae Cerebri, et Nervosi Generis Specimen』을 출판했다. 뷰상은 이 문헌을 보고 큰 감동을 받았다. 그래서 그는 신경해부학 분야의 연구를 시작했고, 세인트엘로이스 병원에서 500명 이상의 시신을 해부했다.

뷰상은 척수spinal cord가 기능적으로 뇌brain로부터 독립적이라는 것을 증명했다. 그는 시각신경optic nerve과 가쪽무릎핵lateral geniculate nucleus의 연관성을 연구했고, 치아핵dentate nucleus, 피라미드pyramids, 올리브olivary bodies에 대해 설명했다. 뷰상은 소뇌와 뇌의 백색질, 귀, 흔히 "뷰상 중심Vieussens' centrum"으로 불리는 뇌의 중심 반타원 백색질brain's centrum semiovale **37**을 포함하여 많은 해부학 구조들을 묘사했다. 후에 펠릭스 비크 다질Felix Vicq d'Azyr, 1746~1794년은 '뷰상 중심Vieussens' centrum, 다질 중심'에 대해 자세히 설명했다. 뷰상이 처음으로 설명하고 그의 이름이 붙은 해부학 구조들은 근래에 새로운 용어들로 바뀌고 있다. 이러한 해부학 구조로는 위숨뇌천장superior medullary velum, 상수범; Vieussen's valve과 뇌에서 액체로 채워진 공간인 투명사이막안cavity of septum pellucidum, 투명중격강; Vieussen's ventricle, 빗장밑고리subclavian loop, Vieussen's ansa, 복강신경절celiac ganglia, Vieussen's ganglia, 타원오목둘레limbus fossa ovalis, Vieussen's limbus들이 있다. 또한 그는 최소심장정맥구멍foramina venarum minimarum, 뷰상구멍 Vieussen's foramina으로 알려진, 심장의 오른심방으로 열리는 정맥의 작은 구멍에 대해 설명했는데, 이것은 후에

---

37 대뇌겉질과 핵들 사이에 위치하는 반타원형 모양의 백색질

"테베시우스구멍Thebesian foramina"이라고 아담 테베시우스Adam Christian Thebesius, 1686~1732년의 이름이 붙었다(Loukas et al., 2008a).

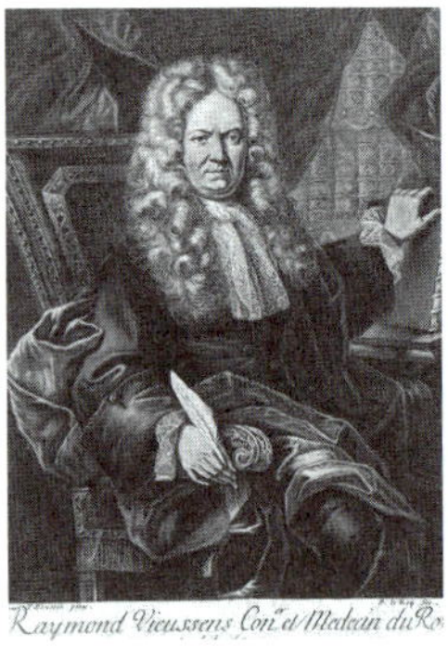

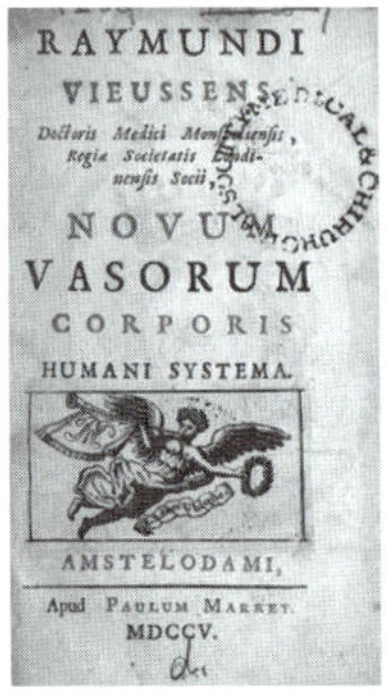

← 그림 291. 뷰상(Raymond de Vieussens, 1641~1715년)의 초상화. (제공: Bethesda, MD: U.S. National Library of Medicine, National Institutes of Health, Health & Human Services.)

→ 그림 292. 뷰상(Raymond de Vieussens, 1641~1715년)의 신경에 관한 『사람 몸의 새로운 혈관계통(Novum Vasorum Corporis Humani Systema)』의 표지. (제공: the open library. http://openlibrary.org/search?q=Vieussens.)

뷰상은 말년에 심장의 움직임과 질환이 있는 심장의 병리학적 변화를 연구했다. 그가 개발하여 발전시킨 시신의 보존방법fixation process을 사용하여, 그는 승모판막 협착증mitral valve stenosis과 대동맥 기능부전aortic insufficiency 환자의 심장변화를 최초로 기록했다. 뷰상은 1715년에 출판한 『심장 운동의 원인과 구조에 대한 새로운 논고Traite Nouveau de la structure et de la cause du Mouvement Naturel du Coeur』에서 심장막pericardium과 심장근육myocardium, 심장혈관coronary vessels을 자세하게 설명했다.

뷰상은 평생 의사로 활동했으며, 의과대학의 교수도 아니고, 학문 탐구의 환경과 거리가 먼 곳에서 해부학의 연구를 수행했다. 그럼에도 불구하고 뷰상은 유명했고 학자로서 평판이 좋았다. 뷰상은 〈파리 과학학술원〉의 회원으로 선출되었고, 〈런던 왕립협회〉의 회원이 되었다(Loukas et al., 2007b).

베르너 롤핀크

베르너 롤핀크Werner Rolfinck, 1599~1673년 (그림 293)는 의사이며 해부학자, 식물학자였다. 그는 레이덴과 파리, 옥스퍼드에서 의학을 공부했고, 마지막으로 파도바 대학에서 1625년에 박사학위를 받았다. 당시에 파도바 대학은 사람 몸 구조의 발견과 시신해부로 유명한 학교였다.

롤핀크는 1629년에 독일로 돌아온 후, 예나 대학University of Jena에서 외과와 해부학을 담당하는 교수가 되었다. 그는 17세기 초기에 독일의 여러 도시들에서 해부극장들이 건립되는 데 기여

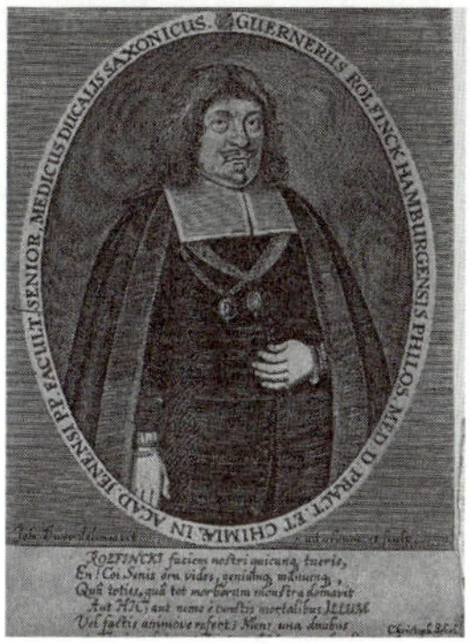

그림 293. 롤핀크(Werner Rolfinck, 1599~1673년)의 초상화. (제공: Wellcome Library no. 8214i.)

했다. 이 해부극장들은 롤핀크가 파도바 대학에서 보았던 해부극장과 유사하게 지어졌다. 롤핀크는 해부극장에서 처형된 범죄자들의 시신을 이용하여 공개적으로 해부시연을 진행했다. 사형수가 처형된 후에 시신이 해부된다는 두려움 때문에 도시에서 범죄가 줄어들었다.

다른 해부학적 발견들

클롭턴 하버스Clapton Havers, 1650~1702년가 현미경을 사용하여 관찰하기 전까지 뼈bone의 내부 구조는 잘 알려지지 않았다. 그는 팔과 다리의 긴뼈에서 규칙적으로 배열된 통로와 혈관들을 발견했다. 이 통로에는 뼈에 영양분을 공급하는 혈관들이 위치하며, 이 통로를 '하버시안 관Haversian canals'이라고 부른다.

정상 사람 해부학에 관한 지식은 병리학적 해부학을 이해하기 위해 꼭 필요하다. 테오필 보넷Theophile Bonet, 1620~1689년은 『비석: 시신해부로 관찰한 사후 변화Sepulchretum: sive anatomia practica ex cadaveribus morbo denalis』를 1679년에 출판했고, 이 책에 300구의 시신을 부검하여 관찰한 다음 사후 변화를 기록했다. 보넷의 업적은 '근대 병리학의 아버지'로 불리는 지오바니 모르가니Giovanni Battista Morgagni, 1682~1771년가 태어나기 3년 전에 이루어진 것으로 주목할 만하다.

알렉시스 리터Alexis Littre, 1654~1726년는 프랑스의 의사이며 해부학자로 몽펠리에 대학과 파리 대학에서 의학을 공부했으며, 1691년에 박사학위를 받았다. 파리 대학에서 해부학을 가르쳤고, 요도urethra의 점액샘mucous glands, 리터샘 Littre's glands과 멕켈 곁주머니Meckel's diverticulum, 창자곁주머니 intestinal diverticulum 속으로 창자가 들어가는 탈장intestinal herniation과 같은 해부학 및 임상적 발견을 최초로 기술한 과학 논문들을 많이 발표했다. 리터의 『다양한 관찰 해부학Diverses observations anatomique』(1710년)에서 대장large intestine의 폐색을 치료하기 위해 허리부분에 항문을 만드는 인공항문형성술colostomy을 기술했지만, 그는 최초로 묘사한 탈장hernia, 리터탈장 Littre's hernia으로 더 유명하다.

앙리 프랑소와 르 드랑

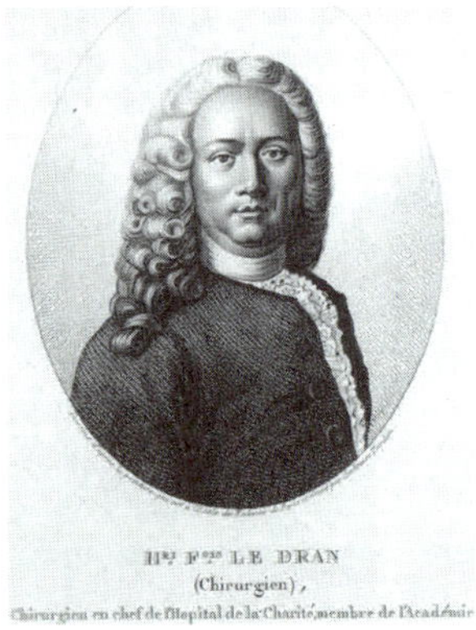

그림 294. 르 드랑(Henri Francois Le Dran, 1685~1770년)의 초상화. (제공: Bethesda, MD: U.S. National Library of Medicine, National Institutes of Health, Health & Human Services.)

프랑스의 외과의사이며 해부학자 앙리 르 드랑Henri Francois Le Dran, 1685~1770년 (그림 294)은 군대에서 근무한 경험을 바탕으로 외과 의사를 위한 실용적 지침서 『경제개요, 사람 해부학... Abrégé Economique, De L'Anatomie Du Corps Humain...』(파리, 1768년)을 저술했다. 이 외과용 해부학 지침서는 16개의 해부도들이 연속으로 삽입된 유용한 책이었다. 르 드랑은 〈파리 왕립 의학 학술원〉에서 강의를 했으며, 데 라 샤리트 병원hospital de la Charite에서 수석 외과의사로 일했다. 스위스의 유명한 해부학자이며 자연주의자 폰 할러Albrecht von Haller가 그의 제자였다. 르 드랑은 암이 국소적 병변이고, 국소병변이 림프관lymphatics을 통해 몸의 림프절lymph nodes까지 단계적으로 전이된다는 것을 최초로 인식한 사람이었다. 이러한 이유로, 종양tumor과 겨드랑 림프절axillary lymph nodes을 함께 제거하라고 권고했다. 총상에 관한 논문에서, 그는 갑작스런 심한 충격이나 경련으로부터 생기는 "쇼크shock, 충격을 주다 choquer"란 의학 용어를 도입했다(Sethi et al., 2003). 르 드랑은 "결석 제거cutting for stones, 결석제거술 lithotomy"를 위해 특별히 고안한 외과용 칼을 사용하여 전립샘prostate gland의 양쪽 부분을 모두 절개하여 분리하는 이중 양쪽 시술double bilateral procedure을 실시했다. 이 혁신적인 수술법은 해부학적 발견으로 보고되었다.

필립-프레더릭 블란딘

프랑스의 외과의사 필립-프레더릭 블란딘Philippe-Frédéric Blandin, 1798~1849년 (그림 295)은 "블란딘 분비샘Blandin's glands"으로 알려진 혀tongue의 혼합샘mixed glands인 앞혀샘anterior lingual glands을 발견했다. 또한 그는 동일인으로부터 채취한 피부의 자가조직이식술autoplasty grafting도 개척했다. 블란딘은 해부학과 외과학에 관한 지식을 결합시켜 외과해부학에 관한 훌륭한 아틀라스를 제작했다. 그의 『국소해부학 논고... Traite d'anatomie topographische...』는 1834년에 출판되었고, 이 책에 손으로 색칠하고

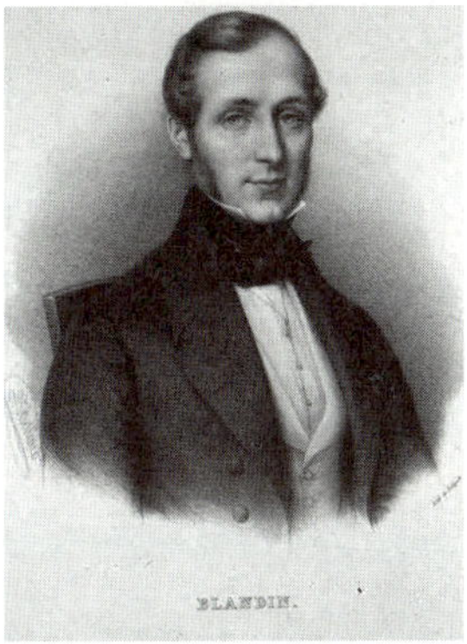

그림 295. 블란딘(Philippe-Frédéric Blandin, 1798~1849년)의 초상화. (제공: Bethesda, MD: U.S. National Library of Medicine, National Institutes of Health, Health & Human Services.)

석판으로 새긴 20개의 아름다운 그림들이 설명과 함께 실려 있었다. 이 아틀라스의 초판은 1826년에 12개의 그림과 함께 출판되었다.

블란딘은 파리 대학에서 의학과 외과 수련을 받았고, 그곳에서 전문 경력을 쌓았다. 그는 1821년부터 의과대학에서 해부학 조수로 근무했고, 1824년에 해부시술자로 임명되었다. 그는 2년 후에 외과로 "합류aggregation"했고, 1841년부터 1849년까지 의학부에서 외과 교수로 일했다. 블란딘은 업적을 인정받아 <프랑스 왕립 의학학술원>의 회원으로 선출되었다.

조셉 리우타우드

프랑스의 의사 조셉 리우타우드Joseph Lieutaud, 1703~1780년가 18세기에 해부학을 프랑스에서 과학의 한 분야로 개척했다. 그는 1725년 22세의 나이로 에이치 대학University of Aix에서 의학 학위를 받았다. 그 후 그는 식물학을 공부하기 위해 몽펠리에 대학으로 갔다. 리우타우드는 1731년에 에이치 대학으로 돌아와 이론과 추측이 아닌 다른 방식의 실용의학을 시작했다. 그는 침상에서 환자들을 관찰하고, 치료 결과를 기록하고, 사후의 발견을 학습하는 것이 중요하다고 확신했다. 리우타우드의 진료에 대한 접근방식은 사실에 근거한 것이지 책이나 이론에 근거한 것이 아니었다. 사실 그는 오늘날의 "**증거중심 의학**evidence based medicine"의 선구자였다.

리우타우드는 1731년에 에이치 대학에서 해부학과 생리학, 식물학을 담당하는 교수직을 제안 받았고, 그곳에서 해부학의 연구를 계속했다. 사람 몸에 대해 더 많은 것을 알기 위해, 리우타우드는 베르사유 왕립 진료소Versailles Royal infirmary에서 1200명 이상의 시신을 해부했다. 또한 그는 부검을 통해서 죽은 사람의 장기 구조와 사망 이전의 환자의 증상을 비교하여 상관관계를 확인했다. 리우타우드는 많은 사례들을 수집하여 자료를 과학 학술원에 보냈다. 이 자료에는 지라spleen, 심장, 위, 쓸개주머니gall bladder, 물머리증hydrocephalus, 다양한 종양, 물혹cysts, 용종polyps 등의 질병들이 포함되었다. 리우타우드는 천연두smallpox가 유행하던 1774년에 환자들을 위해 예방접종 프로그램을 성공적으로 진행했다. 그 결과로 프랑스에서 천연두 예방접종이 더 많이 실시되었다. 숙련된 의사로서 리우타우드의 평판은 높아졌다. 그는 1년 후에 왕실 자녀들의 주치의로 임명되었고, 후에 루이 15세 왕의 주치의로 임명되었으며, 왕이 죽은 후 후임자의 주치의가 되었다.

리우타우드는 임상적이고 실용적 지식을 저술로 남겼다. 그의 『해부학 에세이Essais anatomiques』(1742년)는 매우 인기가 있었다. 리우타우드의 『정확한 의학Précis de la médecine』(1759년)은 의학 교과서로, 질병에 대한 치료와 함께 일반 질병들의 분류가 들어 있었다. 그의 『정확한 의학 재료Précis de la matiere medicale』(1776년)는 프랑스어와 라틴어의 색인이었다. 이 『정확한 의학 재료』에 약물의 혼합과 각종 질병에 대한 증상들이 포함되어 있었다. 리우타우드는 업적을 인정받아 1752년에 파리 대학에서 명예 박사학위를 받았다. 또한 그는 〈프랑스 과학학술원〉의 회원으로 임명되었고, 1751년에 〈잉글랜드 왕립협회〉의 회원이 되었다. 리우타우드가 죽은 후에 그의 장례는 왕실에서 승인한 장례식으로 치러졌고, 그의 이름이 붙은 거리가 생겼다.

조반니 도메니코 산토리니

조반니 산토리니Givanni Domenico Santorini, 1681~1737년 (그림 296)는 이탈리아의 해부학자로 베네치아에서 태어났고, 그곳에서 죽을 때까지 살았다. 그는 박사 학위를 취득한 피사 대학을 포함해 몇 개의 이탈리아 대학들에서 의학을 공부했다. 베네치아에서 해부시연을 맡은 산토리니는 부지런하고 꼼꼼했다. 그는 훌륭한 교수였고 박학다식한 사람으로 많은 존경을 받았다. 그의 이름은 그가 발견한 것으로 보이는 몇몇 구조물들과 관련이 있다. 덧이자관accessory pancreatic duct, 산토리니관 Santorini canal, 위코선반superior nasal concha, 산토리니선반 Santorini concha, 전립샘prostate gland의 배쪽과 가쪽의 정맥얼기 (산토리니얼기Santorini plexus), 후두의 잔뿔연골corniculate cartilage, 머리피부의 정맥이 마루뼈구멍parietal foramen을 통과하여 위시상 정맥굴superior sagittal sinus과 연결되는 정맥 (산토리니정맥Santorini's vein) 등이 있다. 스턴(Stern, 1986)은 발견에 대한 우선순위 주장에 대해 덧이자관은 이미 다른 해부학자가 언급했다고 말했다. 산토리니의 중요한 업적인 『관찰 해부학Observationes anatomicae』(1724년)은 해부학에 관한 기록으로, 그가 시신을 해부하여 발견한 것이었다(그림 297).

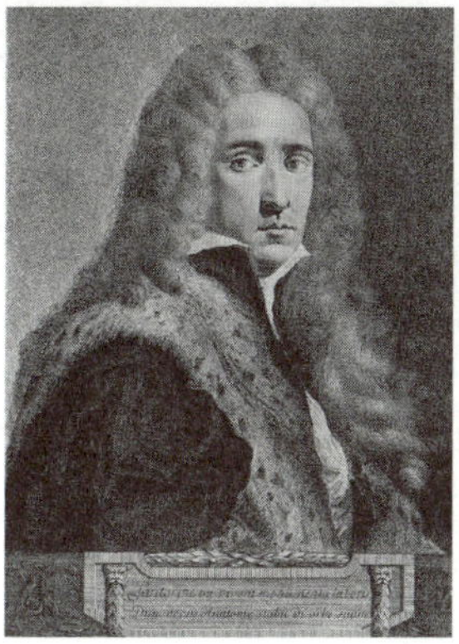

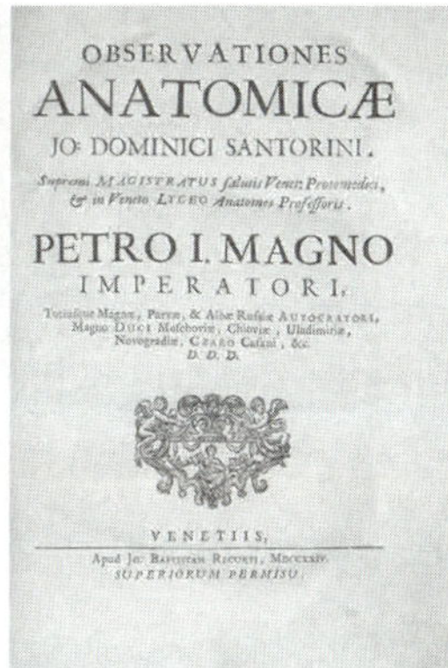

OBSERVATIONES
ANATOMICÆ
JO: DOMINICI SANTORINI.

PETRO I. MAGNO
IMPERATORI,

VENETIIS,

← **그림 296.** 산토리니(Givanni Domenico Santorini, 1681~1737년)의 초상화. (제공: Wellcome Library no. 8368i.)

→ **그림 297.** 산토리니(Givanni Domenico Santorini, 1681~1737년)의 『관찰 해부학(Observationes anatomicae)』의 표지. (제공: The Manhattan Rare Book Company. http://www.manhattanrarebooks-medicine.com/santorini.html.)

18세기와 19세기 초기 사람 몸의 구조물 발견

사람 몸에 있는 작은 구조를 제외하고 많은 구조물들이 18세기 초기까지 대부분 밝혀졌다. 현미경의 등장과 개선으로 새로운 연구 분야가 개척되었고, 해부학자들은 생물체의 특성에 관한 연구를 더욱 자세히 진행할 수 있었다. 당시에 유명한 해부학자들은 훌륭한 해부학 교과서와 도판이 삽입된 아틀라스를 많이 출판했다(Persaud, 1997; Jolins, 2013).

해부학 박물관

해부학 교육이 여러 국가들에서 실시되면서, 해부실습과 박물관 표본에 대한 필요성을 절실하게 느끼게 되어, 거대한 규모의 박물관들이 건립되기 시작했다. 생물체의 표본들과 병든 장기들이 알코올로 채워진 유리용기에 보관되어 전시되었고(Cooke, 1984), 왁스모형들(Schnalke, 1995)과 동물 비교 해부학의 연구를 위한 동물 표본들도 전시되었으며, 이러한 박물관들이 유행처럼 여러 도시들에서 건립되었다(Brookes, 1828; Edwards & Edwards, 1959; Lanza et al., 1979; Bonuzzi & Ruggeri, 1988).

학자들과 학생들, 고위성직자, 일반 시민들은 매력적이며 멋진 박물관을 선호했고, 이러한 박물관은 선풍적인 인기를 끌었다(Edwards & Edwards, 1959; Thomson, 1942; Cope, 1961;

Brock, 1983). **해부극장**과 **사설 해부학교, 해부학연구소**들이 에든버러Edinburgh (1679년), 더블린Dublin (1711년), 베를린Berlin (1713년), 성 피츠버그St. Petersburg (1718년), 잉골슈타트Ingolstadt (1723년), 뷔르츠부르크Wurzburg (1726년), 파리Paris (1745년), 런던London (1748년), 프랑크푸르트Frankfurt (1768년), 비엔나Vienna (1774년), 도르파트Dorpat (1803년), 본Bonn (1824년) 등 유럽의 여러 도시들에서 건립되었다. 또한 북아메리카의 필라델피아Philadelphia (1750년), 뉴욕New York (1763년), 보스턴Boston(1782년), 뉴햄프셔New Hampshire 주의 다트머스Dartmouth (1798년), 볼티모어Baltimore (1807년), 몬트리올Montreal (1822년), 조지아Georgia 주의 오거스타Augusta (1828년), 뉴올리언스New Orleans (1834년), 토론토Toronto (1843년) 등의 여러 도시들에서 건립되었다.

펠리스 폰타나

펠리스 폰타나Felice Fontana, 1730~1805년는 과학적으로 관심이 많은 자연과학과 해부학, 독성학, 병리학 분야를 연구한 이탈리아의 학자였다. 그는 교육을 위해 **해부표본**Anatomical specimens을 왁스(밀랍)모형으로 제작하는 기법을 고안했다. 이 왁스모형은 인기가 있었고, 많은 해부학교들에서 왁스모형을 사용했다. 그는 로벤토Rovento 부근의 포마롤로Pomarolo에서 태어났고, 파도바 대학에서 해부학과 생리학을 공부했다. 폰타나는 1775년에 볼로냐로 갔고, 칼다니Caldani, 1725~1813년와 함께 몸의 자극과 민감성을 마르크 쿠렐리오Marc Qurelio와 공동으로 연구했다. 그는 피사 대학University of Pisa으로 자리를 옮겨 1775년에 논리학 교수가 되었고, 1년 후에 의약학 교수로 임용되었다. 투스카니Tuscany의 대공大公, Grand Duke 피터 레오폴드Peter Leopold는 그를 궁정 주치의로 임명했고, 그에게 자연사와 의약학의 박물관을 설립하는 일을 맡겼다. 갈릴레오의 다양한 과학용 기구들과 유물들이 소장된 자연사 박물관은 1775년에 개관되었다. 또한 폰타나의 뛰어난 제자는 피렌체에 살았던 위대한 클레멘테 수시니Clemente Susini였다(Ballestriero, 2010).

클레멘테 수시니

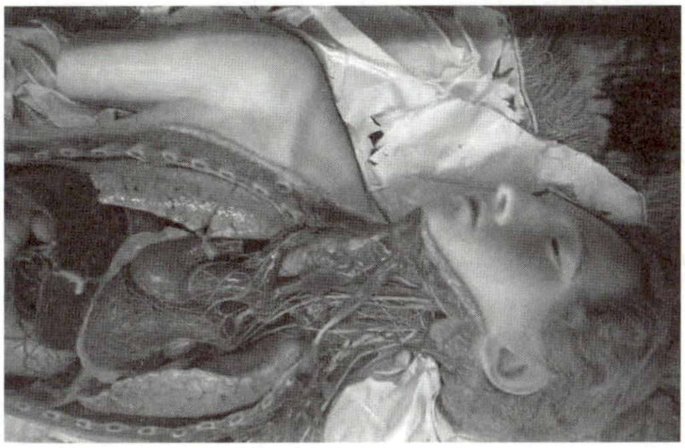

그림 298. **수시니**(Clemente Susini, 1754 ~1814년)**가 제작한 왁스 해부모형.** (제공: I. Lucarelli. Museo di Storia Naturale di Firenze, Zoologia "La Specola". Florence, Italy. Wax anatomical models.)

클레멘테 수시니Clemente Susini, 1754~1814년는 피렌체에서 태어났으며, 왕립 미술관에서 조각가의 수련을 받았다. 그는 1773년에 피렌체의 유명한 왁스모형 작업실인 라 스콜라La Specola, Museo della Specola (그림 298)에서 수련을 시작했다. 그는 펠리스 폰타나Felice Fontana의 지도를 받으며, 해부한 표본을 이용하여 정확한 구조의 왁스모형들을 많이 제작했다. 수시니는 1782년에 수석 모형제작자로 임명되었고, 1799년까지 예술 학술원에서 학생들에게 그림 그리기와 조각을 가르쳤다.

수시니의 우아한 해부 왁스모형은 구조적으로 매우 정확했고, 이탈리아와 다른 나라들에서 해부학의 연구에 널리 사용되었다(Schalke, 1995; Riva et al., 2010). 박물관을 방문한 신성로마 제국의 조셉 2세Joseph II 황제가 의과대학 학생들을 위해 모형 세트를 주문할 정도로 크게 감명을 받았다. 수시니와 그의 동료들은 수 년 동안 2000개 이상의 해부모형들을 제작했고, 오늘날까지 잘 보관되고 있다. 수시니의 해부모형들 중에서 가장 훌륭한 작품은, 만년에 거의 완벽하게 제작된 것으로, 오늘날 이탈리아의 사르데냐Sardinia 주에 위치한 칼리아리 대학University of Cagliari의 칼리아리의 아르세날레 피아자Piazza Arsenale of Cagliari에 소장되어 있다.

요한 나다니엘 리버큔

요한 리버큔Johann Nathanael Lieberkühn, 1711~1756년 (그림 299)은 베를린 의사이며 해부학자로, 폰 할러Albrecht von Haller의 제자였다. 그의 이름이 작은창자에 있는 창자샘intestinal glands 또는 창자움intestinal crypts에 붙어 있으나, 이것은 마르첼로 말피기Marcello Malpighi가 1688년에 처음 기술했고, 후에 부루너Brunner가 1715년에 다시 기술했다. 리버큔은 직접 관찰한 것들을 1745년에 레이덴에서 출판된 『학술논문. 큰창자 판막과 충수돌기 유용성. 창자 융모의 구조와 기능Dissertationes quatuor. De valvula coli et usu processus vermicularis. De fabrica et actione villorum intestinorum tenuium hominis』에 기술했다.

카스파 볼프Caspar Friedrich Wolff, 1733~1794년는 병아리chick의 발생과정을 연구하여 배엽층germ layer으로부터 병아리가 발생한다는 **후성설**epigenesis 이론을 제시했다. 그는 중간콩팥mesonephros과 중간콩팥관mesonephric duct을 기술했다.

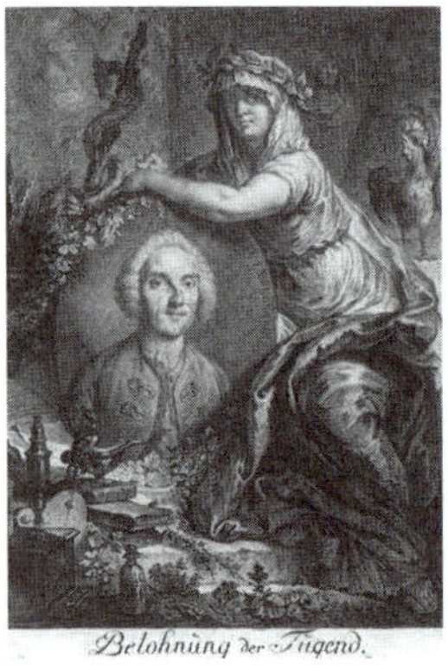

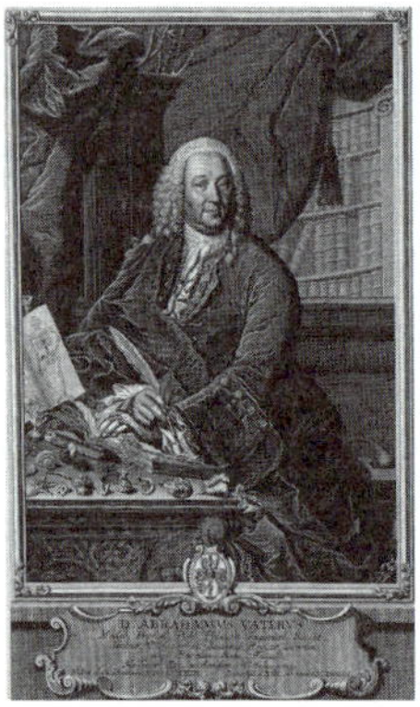

그림 299. 아름다운 여인이 아스클레피오스(Asclepius)의 지팡이와 함께 리버큔(Johann Nathanael Lieberkühn, 1711~1756년)의 초상화가 들어 있는 메달을 에워싸고 있다. 왼쪽 아래에 의료 기구들과 책이 보이고, 왼쪽 위에 위대한 의사들(히포크라테스, 갈레노스)의 모습이 보인다. (제공: http://www.sammlungen. hu-berlin.de/dokumente/6958/.)

그림 300. 바터(Abraham Vater, 1684~1751년)의 초상화. (제공: Wellcome Library no. 9362i.)

아브라함 바터

아브라함 바터Abraham Vater, 1684~1751년 (그림 300)는 1720년에 십이지장duodenum으로 간관hepatic duct과 이자관pancreatic duct이 함께 열리는 쓸개이자관팽대hepatopancreatic ampulla를 기술했다. 그는 오늘날 파치니소체Pacinian corpuscles로 불리는, 진피dermis와 진피밑층hypodermis, 피하조직에 위치한 압력 수용체pressure receptors의 발견에도 기여했다. 바터는 독일의 비텐베르크Wittenberg에서 유명한 내과의사이며 의과대학 교수의 아들로 태어났다. 그는 1706년에 라이프치히 대학University of Leipzig에서 철학 박사학위를 받았고, 1710년에 라이프치히 대학에서 의학 박사학위를 받았다. 바터는 독일 비텐베르크 대학에서 해부학과 식물학을 담당하는 교수로 임명되어 비텐베르크에 정착했고, 아버지가 죽은 후, 그의 뒤를 이어 병리학과 치료학을 담당하는 교수가 되었다.

바터는 몇몇 유럽 국가의 해부학 연구소를 방문했으며, 특히 네덜란드 해부학자 프레더릭 루이쉬Frederik Ruysch, 1638~1731년의 업적에 큰 감명을 받았다. 암스테르담에 있는 루이쉬의 박물관은 독특하고 화려한 해부학 전시물과 특별한 해부표본들로 유명했다. 루이쉬는 해부표본들을 많이 소장했고, 혈관을 표시하기 위해 빨간색 왁스를 주입하는 특별한 기법을 개발했다. 바터는 비텐베르크로 돌아온 다음 의대생과 외과의사 수련을 위한 박물관을 설립했다(Wackwitz, 1985; Persaud, 1997).

제임스 더글라스

제임스 더글라스James Douglas, 1675~1742년는 스코틀랜드 해부학자이며 외과의사로 배곧은근집rectus sheath에 있는 활꼴선arcuate line과 곧창자자궁오목rectouterine peritoneal pouch을 기술했다. 그는 존경받는 해부학자일 뿐 아니라 캐롤라인Caroline 여왕을 비롯한 왕실의 개인 주치의가 된 산과의사(남자-조산사)였다. 제임스 더글라스는 유명한 결석수술자인 존 더글러스John Douglas, ?~1743년를 포함한 12명의 자녀들 중 한 명으로, 에든버러 근처에서 태어났다. 제임스 더글라스는 에든버러 대학에서 공부했고, 그곳에서 1694년에 심리학 학위를 받았다. 더글라스가 어디에서 의학 수련을 받았는지 알려지지 않았지만, 1699년에 림스 대학Reims University에서 의학박사 학위를 받았다. 더글라스는 1년 후에 런던에 정착했고, 그곳에서 숙련된 산부인과 의사로 자리를 잡았다. 그의 진료소는 번창했고, 그의 고객은 주로 귀족들과 왕실 사람들이었다.

더글러스는 환자 진료에 있어서 사람 몸 구조를 이해하는 해부학의 중요성을 잘 알고 있었기 때문에 해부학에 관한 연구를 실시했다. 그는 부지런히 시신을 해부했고, 해부학 강의를 위한 해부표본을 집에서 준비했다.

괴팅겐 대학의 해부학 교수였던 스위스 해부학자 폰 할러Albrecht von Haller가 런던을 방문했을 때, 더글라스가 준비한 해부표본을 보고 크게 감명을 받았다. 윌리엄 헌터William Hunter, 1718~1783년가 1741년에 런던에 도착했을 때 더글라스의 집에 함께 살았다. 더글라스는 윌리엄을 가르쳤고 두 사람은 매우 친한 사이가 되었다. 더글라스가 1년 후에 죽었지만 윌리엄은 해부학 공부를 계속할 수 있었다. 윌리엄 헌터는 동생인 존 헌터의 도움을 받으며, 1768년에 런던의 그레이트 윈드밀 스트리트학교Great Windmill Street School를 설립했고, 이 학교는 해부학과 외과 수련을 위한 선도적인 사설 의학교가 되었다.

더글러스는 **비교 동물 근육학**comparative myology에 관한 책 『사람과 네발동물의 근육 비교 설명Descriptio Comparativa Musculorum Corporis Humani et Quadrupedis』을 1707년에 런던에서 출판했다. 그의 『뼈 묘사

Osteographia』에 그가 관찰한 여러 흥미로운 임상 사례들이 들어 있다. 더글라스가 해부학에 크게 기여한 것은 임상적으로 중요한 공간을 형성하는 복막의 굴곡에 대한 설명으로, 현재 "더글러스 주머니pouch of Douglas"로 잘 알려져 있다(Baskett, 1996). "복막peritonaeum이 곧창자rectum, 직장의 앞면을 지나면서 굴곡angle을 만들고, 방광 위쪽에서 위앞쪽으로 방향을 바꾸며, 이 굴곡을 조금 지나면, 특히 여성에서 복막의 뚜렷한 가로협착transverse stricture이나 반타원형의 주름semioval fold이 존재한다."

다른 해부학자들과 해부학적 발견들

존 헌터John Hunter, 1728~1793년는 외과의사이며 해부학자로 넓적다리의 모음근굴adductor canal을 '헌터관Hunter's canal'이라고 기술했다. 나다니엘 하이모어Nathaniel Highmore, 1613~1685년는 영국 해부학자로 위턱굴maxillary sinus or antrum을 기술했다. 찰스 벨Sir Charles Bell, 1774~1842년은 앞톱니근serratus anterior muscle에 분포하는 긴가슴신경long thoracic nerve을 기술했다. 에슐리 쿠퍼Sir Astley Cooper, 1768~1841년는 영국의 외과의사로 젖가슴의 젖샘걸이인대suspensory ligaments와 고환올림근막cremasteric fascia을 기술했다. 아브라함 콜레스Abraham Colles, 1773~1843년는 아일랜드 외과의사로 접힌인대reflected inguinal ligament, Colles' ligament와 샅근막perineal fascia, 얕은배근막superficial abdominal fascia의 깊은층deep layer을 기술했다.

프란츠 하셀바흐Franz Hesselbach, 1759~1816년는 독일 외과의사로 체근막cribriform fascia과 고샅삼각inguinal triangle을 기술했다. 존 휴스턴John Houston, 1802~1845년은 아일랜드 외과의사로 곧창자가로주름transverse rectal folds을 기술했다. 장 루이스 쁘띠Jean Louis Petit, 1674~1750년는 프랑스 외과의사로 허리삼각lumbar triangle을 기술했다. 조반니 산토리니Givanni Santorini, 1681~1737년는 이탈리아 해부학자로 후두larnyx의 잔뿔연골corniculate cartilage과 덧이자관accessory pancreatic duct을 기술했다.

요한 진Johann Gottfried Zinn, 1727~1759년은 전통적 연구를 많이 수행했고, 눈eye과 눈확orbit, 안와에 대해 기술했다. 그는 독일의 괴팅겐 대학에서 의학 교수였으며, 눈에 관한 문헌을 1755년에 출판했다. 진Zinn의 이름이 망막retina의 중심동맥central artery과 아래 및 안쪽 눈근육이 함께 기원하는 힘줄ligament of Zinn, 수정체lens의 가장자리에 위치한 막membrane에 붙어있다.

프리드리히 쉘렘Friedrich Schlemm, 1795~1858년은 베를린의 해부학 교수로, 해부학자 어니스트 라우트Ernest Lauth가 1829년에 처음 기술했던 눈eye의 각막공막경계corneoscleral junction에 있는 공막정맥굴canal of Schlemm에 그의 이름이 붙어있다. 또한 쉘렘은 각막신경corneal nerves을 발견하여 보고했다. 그는 브라운슈바이크Braunschweig에서 의학 공부를 시작했고, 베를린 대학에서 1821년에 모두 마쳤다. 외과의사이며 해부학자인 쉘렘은 1833년에 베를린 대학의 해부학 교수가 되었다. 그가 시신에서 진행했던 실용 해부학과 외과수술에 관한 교육과정은 당시에 매우 혁신적이었고, 학생들과 외과의사들이 그의 교육에 많이 참여했다.

윌리엄 호너William Horner, 1793~1853년는 펜실베이니아 대학의 해부학 교수로, 1824년에 눈둘레근orbicularis muscle을 기술했다. 그러나 이 근육에 대해 프랑스의 해부학자 듀버니Joseph Du Verney가 1749년에 이미 기술했었다. 호너는 1829년에 필라델피아에서 출판된 병리학적 해부학에 관한 최초의 미국 논문의 저자였다.

도메니코 코투뇨Domenico Cotugno, 1736~1822년는 최초로 뇌척수액cerebrospinal fluid을 자세히 기술했다. 또한 그가 기술한 청각hearing과 미로계통labyrinthine system에 대한 이론은 매우 뛰어나 오늘날까지 남아있다.

프리드리히 티데만Friedrich Tiedemann, 1781~1861년은 하이델버그Heidelberg의 해부학자이며 생리학자로, 온몸에 있는 동맥계통에 관한 아틀라스와 몇 편의 연구논문들을 출판했다. 그는 1837년에 아프리카 흑인과 유럽 백인의 뇌가 해부학적으로 비슷하다는 연구논문을 발표했다. 티데만은 동물 비교 해부학과 혈관, 뇌에 관한 연구, 소화digestion에 관한 실험 연구를 실시했으며, 담배의 역사와 중독성약물에 관한 책을 저술했다.

앙투안 루이스Antoine Louis, 1723~1792년는 프랑스의 외과의사로, 해부학의 중요한 표지점인 루이스각Angle of Louis 복장뼈각이 위치한 복장뼈sternum의 자루몸통연결manubriosternal junction을 보고했다. 안토니오 스카르파Antonio Scarpa, 1742~1832년는 베네치아의 해부학자로, 배벽에 있는 얕은근막superficial fascia의 깊은층deep layer과 넙다리삼각femoral triangle, 코입천장신경nasopalatine nerve을 기술했다.

자궁uterus과 질vagina의 벽에 위치한 자궁넓은인대broad ligament에 위치하며, 중간콩팥관mesonephric duct이 발생 중에 흔적으로 남은 잔존물로, 이곳에 감염이 되어 생기는 것이 가트너 물혹Gartner's cyst이다. 이것을 덴마크 해부학자이며 외과의사 헤르만 가트너Hermann Gärtner, 1785~1827년가 1822년에 최초로 기술했다. 가트너는 서인도 제도에 있던 성 토마스의 덴마크 속령에서 태어났다. 그는 코펜하겐에서 의학을 공부한 후, 런던과 에든버러에서 대학원 교육을 받았다. 가트너는 1824년에 육군의 외과의사로 임명되었지만, 죽을 때까지 연구를 계속했다.

마틴 하인리히 라스케

마틴 라스케 Martin Heinrich Rathke, 1797~1860년 (그림 301)는 '현대 발생학의 창시자' 중 한 명으로 단치히 Danzig, Gdansk에서 태어났다. 그는 괴팅겐 Göttingen과 베를린 Berlin에서 자연과학과 의학을 공부했다. 라스케는 졸업 후 단치히로 돌아와 그곳에서 일반 개업의사로 일했다. 그는 1825년에 시립병원의 관리자로 임명되었다. 그는 4년 후에 타르투의 도르파트 대학 University of Dorpat의 생리학과 병리학 교수로 임명되었다. 라스케는 1835년에 동프로이센의 쾨니크스베르크 Königsberg에서 발생학자 폰 베어 Karl Ernst von Baer, 1792~1876년의 뒤를 이어 해부학과 동물학 교수로 임명되었다. 그는 그곳에서 여생을 보냈다.

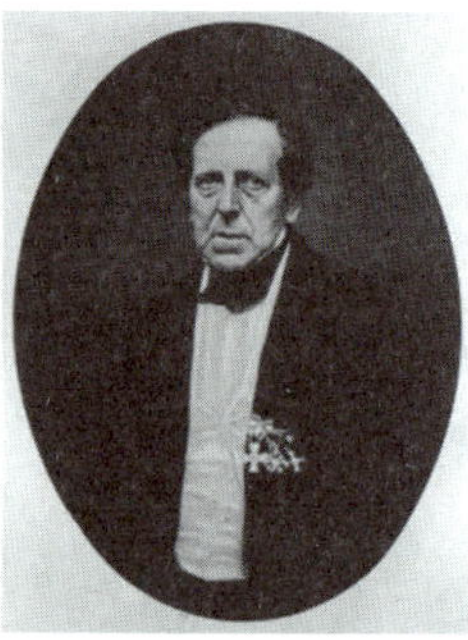

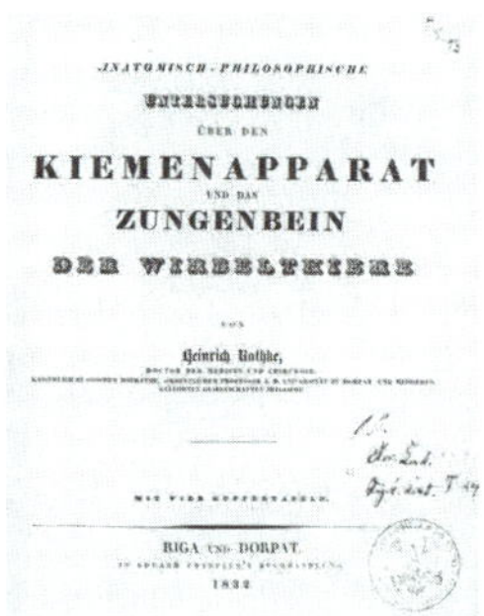

ANATOMISCH-PHILOSOPHISCHE
UNTERSUCHUNGEN
ÜBER DEN
KIEMENAPPARAT
UND DAS
ZUNGENBEIN
DER WIRBELTHIERE
VON
Heinrich Rathke,
MIT VIER KUPFERTAFELN.
RIGA UND DORPAT.
1832

← 그림 301. 라스케(Martin Heinrich Rathke, 1797~1860년)의 초상화. (제공: http://tartu.ester.ee/record=b1938851~S1.)

→ 그림 302. 라스케(Heinrich Rathke, 1793~1860년)의 척추동물의 목뿔뼈와 인두장치(branchial apparatus)에 관한 책의 표지. (제공: Institut für Anatomie, Ernst-Moritz-Arndt-Universitat, Greifswald, Germany.) 라스케는 독일의 해부학자이며 발생학자로, 쾨니히스베르크(Königsberg) 대학에서 폰 베어(Karl Ernst von Baer, 1792~1876년)의 뒤를 이었다. 라스케의 이름은 배아 인두(pharynx)의 위쪽에 위치한 '곁주머니(diverticulum, 또는 pouch)'와 관련이 있으며, 배아 인두는 뇌하수체의 앞부분을 발생시킨다.

라스케는 조류와 포유류의 배아에서 인두갈림 pharyngeal clefts, 인두구개; branchial clefts과 인두활 pharyngeal arches, branchial arches을 발견했다(그림 302). 그는 다른 발생 단계에서 배아에 나타나는 구조들의 운명을 조사했고, 인두갈림이 없어지는 것을 발견했다. 또한 라스케는 입오목 stomadeum, 원시구강; primordial oral cavity의 천장에서 자라나는 구조물을 발견했는데, "라스케 오목 Rathke's pouch"이라고 불리는 외배엽곁주머니 ectodermal diverticulum는 뇌하수체 pituitary gland의 앞부분인 샘뇌하수체 adenohypophysis를 형성한다. 또한 라스케는 그가 발견한 척추동물 vertebrates, 벌레 worms, 연체동물 mollusks, 파충류 reptiles, 갑각류 crustaceans, 란셋어류 lancet fish, 활유어 amphioxus를 포함한 여러 분야의 연구를 수행했다. 라스케는 125개 이상의 과학 논문과 여러 개의 전공저서와 교과서를 출판했다. 그는 <런던 왕립협회>의 회원으로 선출되었고, <바이레른 과학학술원 Bavarian Academy of Sciences>의 외국인 회원으로 활동했다.

마르크-장 보게리

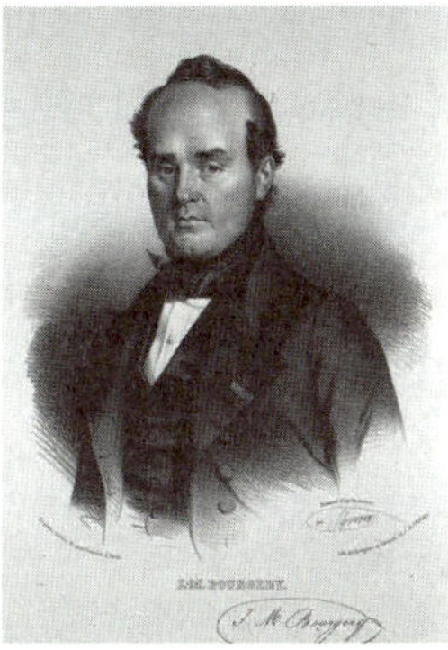

그림 303. 보게리(Marc-Jean Bourgery, 1797~1849년)의 초상화. (제공: Bethesda, MD: U.S. National Library of Medicine, National Institutes of Health, Health & Human Services.)

프랑스의 외과의사이며 해부학자 마르크-장 보게리Marc-Jean Bourgery, 1797~1849년 (그림 303)와 공동저자인 예술가 제이콥Nicolas Henri Jacob, 1781~1871년은 사람 몸의 구조에 관한 백과사전이며 영향력 있는 8권의 저서를 출판했다. 보게리의 『수술에 필요한 사람 해부학의 완전한 논고Traite complet de l'anatomie de l'homme comprenant la medicine operatoire』는 그 때까지 출판된 문헌들 중에서 가장 훌륭하고 아름다운 해부학 아틀라스였다(그림 304~306). 이 문헌은 8권, 2108쪽, 726개의 석판화들로 구성되었으며, 이 중 723개의 그림들은 손으로 색칠한 것이었다. 이 8권의 문헌들은 20여 년(1832~1854년)에 걸쳐 출판되었고, 보게리의 평생에 걸친 업적이었다. 마지막 1권은 미완성이었으나 그가 죽은 후에 출판되었다.

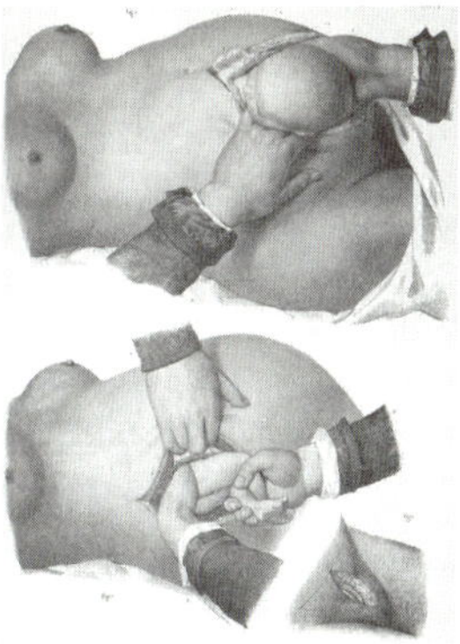

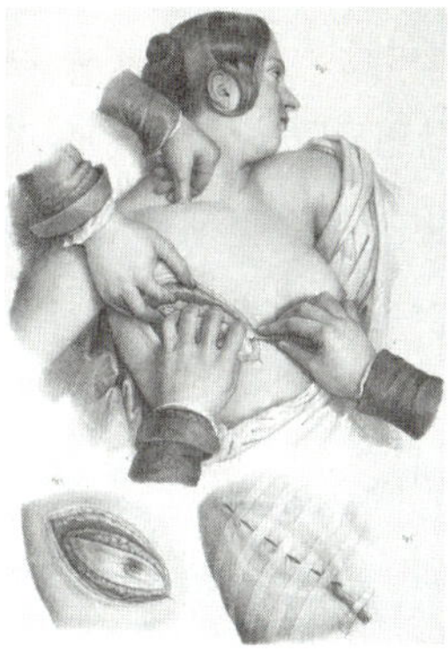

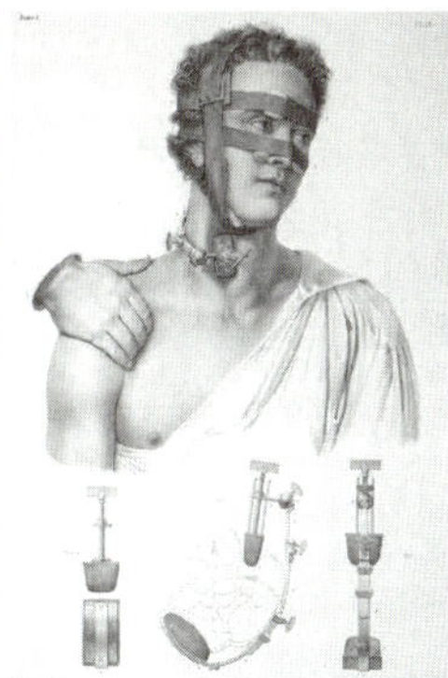

(좌측부터)

그림 304. 제왕절개의 수술 모습. 보게리(Marc-Jean Bourgery, 1797~1849년). 『수술에 필요한 사람 해부학의 완전한 논고(Traite complet de l'anatomie de l'homme comprenant la medicine operatoire)』. (제공: Bethesda, MD: U.S. National Library of Medicine, National Institutes of Health, Health & Human Services, 2010.)

그림 305. 유방절제술의 수술 모습. 보게리(Marc-Jean Bourgery, 1797~1849년). 『수술에 필요한 사람 해부학의 완전한 논고(Traite complet de l'anatomie de l'homme comprenant la medicine operatoire)』. (제공: Bethesda, MD: U.S. National Library of Medicine, National Institutes of Health, Health & Human Services, 2010.)

그림 306. 목동맥의 압박. 보게리(Marc-Jean Bourgery, 1797~1849년). 『수술에 필요한 사람 해부학의 완전한 논고(Traite complet de l'anatomie de l'homme comprenant la medicine operatoire)』. (제공: Bethesda, MD: U.S. National Library of Medicine, National Institutes of Health, Health & Human Services, 2010.)

펠릭스 비크 다질

프랑스의 의사이며 동물 비교 해부학자 펠릭스 비크 다질Felix Vicq D'azyr, 1748~1794년은 노르망디 주의 발로그Valognes에서 태어났다. 그는 캉Caen[38]에서 철학을 공부했고, 의학을 배우기 위해 1765년에 파리로 이주했다. 또한 다질은 자딘 뒤 로이Jardin du Roi에서 해부학과 생리학, 다른 의학 과목들에 대한 교육을 받았다. 그는 유명한 해부학자 앙투안 쁘띠Antoine Petit, 1722~1794년와 자연주의자 대벤턴Louis Daubenton, 1716~1800년의 강의에 큰 감동을 받았다. 다질은 박사학위를 받은 후, 1772년부터 자딘 뒤 로이에서 의학생들과 일반 대중에게 해부학을 가르치기 시작했다. 그는 동물 비교 해부학자로서 구조와 기능을 연계하여 강의를 진행했는데, 이러한 강의가 생물 의학적 문제들을 이해하는 데 꼭 필요하다고 생각했다. 그는 1779년에 결혼했으나 1년 후에 아내와 아이 모두 결핵으로 죽었다.

다질은 사람 해부학뿐 아니라 새들과 네발 달린 큰 동물들에도 관심이 많았다. 그는 8년 동안 앨포트 수의학교veterinary school of Alfort에서 동물 비교 해부학을 가르쳤다. 그의 명성과 의학적 배경, 동물 비교 해부학에 관한 지식 때문에, 다질은 재무 장관으로부터 프랑스 남부의 심각한 가축 전염병들을 조사해 달라는 요청을 받았고, 그는 성공적으로 임무를 마쳤다. 그 후 그는 전염병 관리 감독관으로 임명되었다. 그의 과학적 및 정치적 성공으로 말미암아 그는 더욱 인정을 받았고 명예를 얻었다. 다질은 새로 설립된 〈왕립 의학협회Société Royale Médecine〉의 종신회원으로 임명되었다. 그는 1774년에 〈프랑스 과학학술원〉의 회원으로 선출되었고, 4년 후에 명예로운 〈프랑스 학술원〉의 회원이 되었다. 그는 1789년에 마리 앙투아네트Marie-Antoinette 여왕의 주치의로 임명되었다.

다질의 불멸의 업적 『해부학과 생리학의 논고...Traite d Anatomie et de Physiologies....』는 그의 관찰력과 사고를 잘 보여주는 것이다(그림 307~310). 이 책은 1786년에 출판되어 루이 16세Louis XVI 왕에게 헌정되었다. 이 책이 프랑스 혁명 때문에 진행할 수 없었던 여러 권의 저술 작업들 중에서 다질이 유일하게 저술을 마친 것이었다. 다질은 **"살아있는 모든 생물들의 '거대한 모습'을 총망라하여 설명하려고 시도한 것이 아니라, 가장 정점에 있는 사람을 포함하여 여러 종들species의 충분한 사례들을 이용하여 자연의 전체적 구도를 보여주려고"** 계획했다(Schitt, 2009). 그는 사

---

38 프랑스 서북부, Le Havre 서남쪽의 Calvados 도(道)의 주도(主都)

람과 동물에서 구조와 기능을 서로 연관시켜 이해하는 것이 꼭 필요하다고 생각했다. 또한 그는 동물 비교 해부학에서 생물체의 법칙을 합리적으로 묘사하는 동물의 분류에 대한 새로운 용어를 제안했다.

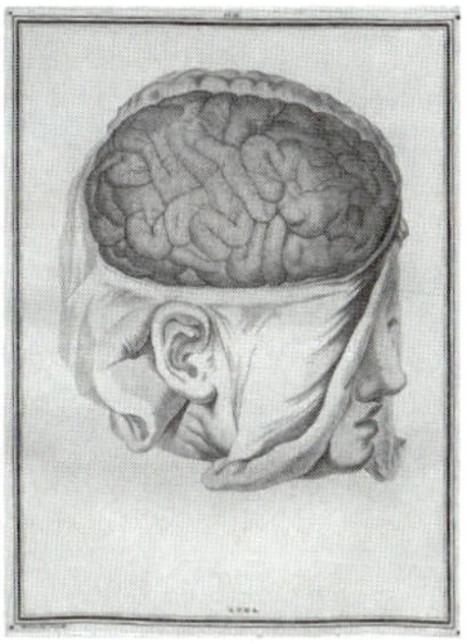
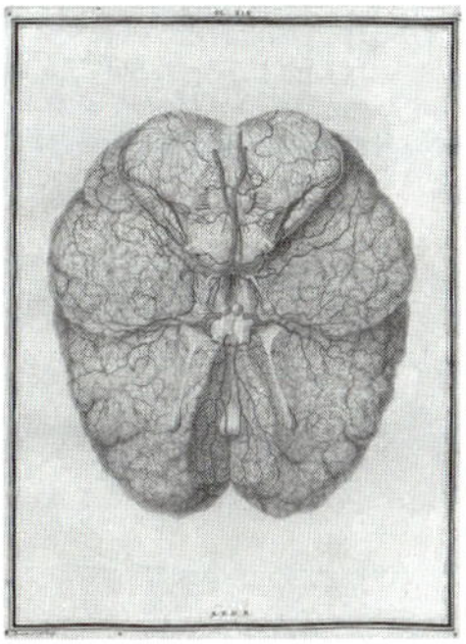
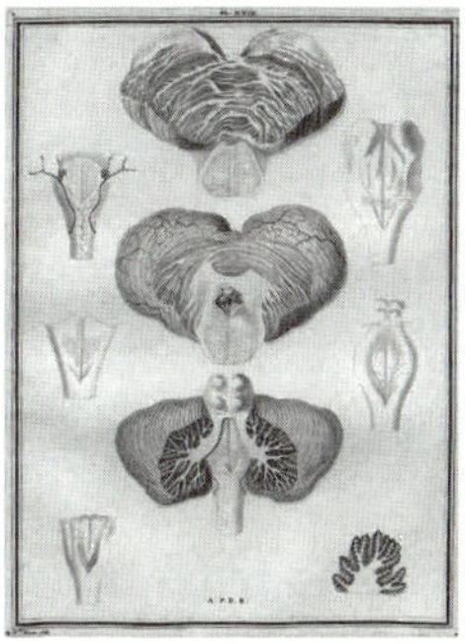
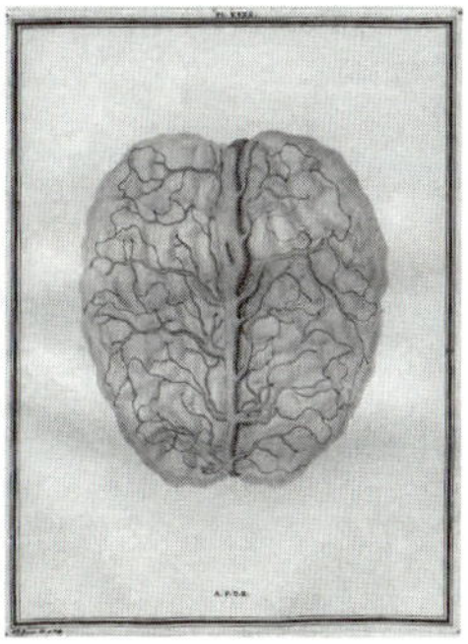

(좌측부터)

그림 307. 뇌가 보이는 해부도. 다질(Felix Vicq D'azyr, 1748~1794년). 『해부학과 생리학의 특성(Traite d 'Anatomie et de Physiologies)』 1786년. (제공: Universitäts–bibliothek, Heidelberg, http://digi.ub.uni–heidelberg.de/diglit/vicqdazyr1786bd2.)

그림 308. 뇌의 혈관들과 윌리스 고리가 보이는 뇌의 해부도. 다질(Felix Vicq D'azyr, 1748~1794년). 『해부학과 생리학의 특성(Traite d 'Anatomie et de Physiologies)』 1786년. (제공: Universitäts–bibliothek, Heidelberg, http://digi.ub.uni–heidelberg.de/diglit/vicqdazyr1786bd2.)

그림 309. 소뇌를 여러 부위를 보여주는 해부도. 다질(Felix Vicq D'azyr, 1748~1794년). 『해부학과 생리학의 특성(Traite d 'Anatomie et de Physiologies)』 1786년. (제공: Universitäts–bibliothek, Heidelberg, http://digi.ub.uni–heidelberg.de/diglit/vicqdazyr1786bd2

그림 310. 뇌의 위시상정맥굴과 그 지류들이 보이는 해부도. 다질(Felix Vicq D'azyr, 1748~1794년). 『해부학과 생리학의 특성(Traite d 'Anatomie et de Physiologies)』 1786년. (제공: Universitäts–bibliothek, Heidelberg, http://digi.ub.uni–heidelberg.de/diglit/vicqdazyr1786bd2.)

다질은 "사고를 담당하는 뇌brain 그리고 이 주요 장기의 기능 해부학에 관한 많은 지식이 과학의 발전에 크게 도움이 될 것"이라고 생각했다(Parent, 2007). 그는 초기 신경해부학자들 중에서 선구자였으며, 뇌의 관상 절단면을 최초로 제작했다. 그는 최초로 뇌를 알코올 용액으로 고정했다. 다질의 연구는 뇌의 해부학에 관한 것이었는데, 뇌의 절단면에 색칠을 한 큰 원본 그림들과 함께 자세한 설명이 들어 있었다. 그림의 각 부위에 설명과 메모가 표시되어 있었다.

다질은 뇌brain와 척수spinal cord, 뇌신경cranial nerves, 두 번째와 세 번째의 목신경cervical nerves을 묘사했다. 그는 뇌의 이랑gyri과 그 사이에 있는 고랑sulci을 기준으로 뇌의 볼록한 표면을 이마엽frontal, 전두엽과 마루엽parietal, 두정엽, 뒤통수엽occipital, 후두엽의 세 개의 영역으로 구분했다. 그는 중심앞이랑precentral gyrus과 중심뒤이랑postcentral gyrus을 구분하는 중심고랑central sulcus을 묘사했다. 다질은 뇌의 다른 부분들도 관찰했으며, 이전의 다른 해부학자들 보다 더욱 자세하게 묘사했다. 그는 유두시상로mammillo-thalamic tract와 관자엽temporal lobe의 안쪽에 위치한 해마체hippocampal formation, 대뇌반구cerebral hemispheres의 깊은 곳에 위치한 바닥핵basal ganglia, 꼬리핵caudate nucleus, 렌즈핵lentiform nucleus의 두 부분-창백핵globus pallidus과 큰 조가비핵putamen, 중간뇌midbrain의 흑색질substantia nigra, 뇌실cerebral ventricles, 뇌실사이구멍interventricular foramen을 자세하게 묘사했다. 또한 다질은 띠이랑cingulate gyrus과 쐐기소엽cuneus, 갈고리이랑uncus, 앞과 뒤 구멍이 있는 부분perforated substances, 대뇌섬insula, 척수시상로spino-thalamic tract, 대뇌와 소뇌의 다양한 고랑sulci을 구분했다(Parent, 2007; Tubbs et al., 2011c).

프란츠 요셉 갈과 골상학

프란츠 갈Franz Joseph Gall, 1758~1828년 (그림 311)은 매우 뛰어난 독일의 신경해부학자이며 생리학자였다. 그는 스트라스부르Strasbourg와 비엔나Vienna 대학에서 의학을 공부했고, 그곳에서 정착하여 해부학을 가르쳤다. '정신기능'이 뇌실ventricles이나 뇌brain 자체에 국한될 수 있는 지에 대해 많은 논쟁이 있었던 시대에, 갈은 논쟁의 여지가 있는 새로운 이론을 제시했다. 그는 머리뼈skull, 두개골의 바깥 형태를 조사하여 머리뼈가 사람의 정신적 및 도덕적 속성들의 발달을 결정할 수 있다고 주장했다(Van Wyhee, 2002; 그림 312).

갈의 두개골학craniology에 관한 체계는 그의 열렬한 추종자이자 협력자인 독일 의사 요한 스퍼츠하임Johann Christoph Spurzheim, 1776~1832년에 의해 보편화되었다. 두 사람 모두 해부학적 근거가 없는 그들의 이론을 뒷받침하기 위해 많은 신경해부학적 연구를 수행했다. 갈은 유럽 전역을 돌아다니며 과학자와 일반 청중 모두에게 "골상학Phrenology"에 관한 강의를 했다. 갈의 강연에 참석한 위대한 독일 시인 요한 폰 괴테Johann Wolfgang von Goethe는 갈의 업적을 비교 해부학에서 최고의 업적 중 하나로 꼽았다. 갈의 이론은 과학적 증거가 전혀 없었기 때문에 대부분의 학자들은 그의 주장을 믿지 않았다. 일례로 하이델베르크 대학University of Heidelberg의 유명한 해부학자 제이콥 애커만Jacob Ackermann, 1765~1815년은 골상학의 체계와 갈의 터무니없는 주장에 대해 매우 비판적이었다. 또한 교회도 종교적 교리와 맞지 않기 때문에 골상학을 비난했다. 골상학이 유행한 후에 남은 유산으로, 현재 유럽 전역과 세계의 여러 지역에 있는 박물관과 의학 연구소에 많은 머리뼈들이 수집되어 남아있다(Greenblatt, 1995; Simpson, 2005).

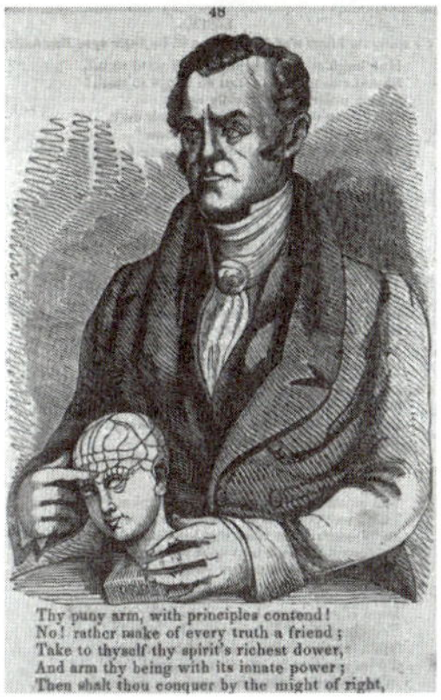
48
Thy puny arm, with principles contend!
No! rather make of every truth a friend;
Take to thyself thy spirit's richest dower,
And arm thy being with its innate power;
Then shalt thou conquer by the might of right.

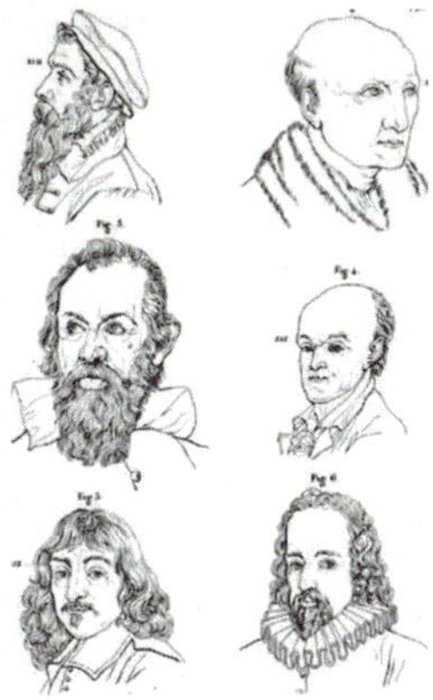

◆ **그림 311.** 갈(Franz Joseph Gall, 1758~1828년). 『길항원리의 작은 팔(Thy puny arm, with principles contend)』. (제공: Bethesda, MD: U.S. National Library of Medicine, National Institutes of Health, Health & Human Services.)

➜ **그림 312.** 『일반 신경계통의 해부학과 생리학(Anatomie et physiologie du systeme nerveux en general)』의 그림. 갈(Franz Joseph Gall, 1758~1828년)과 스퍼즈하임(Spurzheim)은 뇌의 백색질이 신경섬유로 구성되어 있고, 대뇌겉질의 회색질이 정신활동의 기관이라는 사실을 규명했다. 그들은 최초로 삼차신경이 단순히 다리뇌(pons)에 붙어 있는 것이 아니라, 숨뇌(medulla oblongata)의 아래올리브(inferior olive)까지 신경섬유로 연결됨을 밝혔다. 또한 그들은 피라미드(pyramids)의 숨뇌교차(medullary decussation)를 확실하게 증명했다. [게리슨(Garrison)과 맥헨리(McHenry)]. (제공: Bibliotheca Systema Naturae. The Hagströmer Medico-Historical Library Virtual Book Museum http://www.ki.se/hagstromer/bsn_detail.php?skip=0.)

얀 에반젤리스타 푸르키니에

얀 푸르키니에 Jan Evangelista Purkinje (Purkyne), 1787~1869년 (그림 313)는 체코의 위대한 조직학자, 생리학자, 근대 생리학의 개척자였다. 그는 소뇌 cerebellum 겉질에서 많은 가지돌기 dendrites 가 있는 큰 신경세포 nerve cells 와 심장 heart 에서 심장속막밑 근육섬유 subendocardial conducting muscle fibers 를 발견하고 기술했다(Dungelova & Barinka, 1987; Tichacek, 1987; Vacek, 1987). 푸르키니에는 피부의 땀샘 sweat gland 과 난자의 핵 또는 종자소포 germinal vesicle, 사람을 식별하기 위한 지문 fingerprints 을 포함하여 많은 중요한 구조물들을 관찰하고 발견했다.

푸르키니에는 세포이론에 관한 현상들을 최초로 자세히 설명했고, 대학에서 정식으로 현미경적 해부학을 가르친 최초의 교수였다. 푸르키니에는 1819년에 박사학위 논문 『주관적 관점에서 보는 지식의 보고 Beiträge zur Kentniss des Sehens in subjectiver Hinsicht』(그림 314)를 발표하여 학자로서 명성을 얻었고, **시각현상** visual phenomenon 에 관한 설명을 "**푸르키니에 효과** Purkinje effect 또는 **푸르키니에 이미지** Purkinje's images"로 기술했다.

19세기의 전환기는 유럽 역사에서 역동적 시기였는데, 의학에서의 중요한 업적뿐 아니라 큰 전쟁들과 정복, 탐험과 원정, 문학과 음악 분야에서 불후의 명작들이 발표되었다. 나폴레

옹Napoleon은 신성로마 제국을 무너뜨리고 스스로 황제가 되었다. 러시아의 캐서린Catherine 대왕이 죽었다. 베토벤Ludwig van Beethoven이 소나타 비창, 피델리오, 교향곡 제3번, 월광 소나타를 작곡했고, 하이든Franz Joseph Haydn이 사계를 작곡했다. 에드워드 제너Edward Jenner는 천연두smallpox를 예방하기 위한 백신을 개발했고, 험프리 데이비Humphry Davy는 수술용 전신마취제로 사용하는 아산화질소(웃음가스) 마취제를 발견했다(Castleden, 1994).

이 시기에 잉글랜드의 많은 해부학자들은 의대생들이 진행하는 해부실습 방법을 개선하기 위해 노력했다. 당시에 의학생들의 수가 증가하면서 의학교육 전문시설인 사설 해부학교가 많이 설립되었다. 시신의 수요가 급증하면서 묘지 도굴꾼, 시신 도둑, 시신 매매가 등장했고, 이들은 유명한 해부학자들과 은밀하게 거래를 하고 있었다(Lonsdale, 1870; Rae, 1964; Cohen, 1975; Richardson, 1987; Desmond, 1989; Shultz, 1992). 시민들은 이것을 무서워하고, 격분했다. 불명예스러운 사건과 의회의 집중적 로비활동, 연속으로 발생한 충격적 사건들로 시신해부에 관한 법령 제정이 촉진되었지만, 사람해부에 관한 법령 제정은 30년이 지난 후에야 이루어졌다.

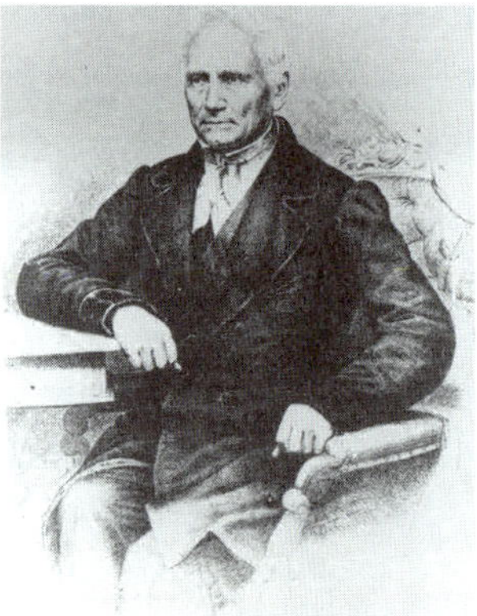

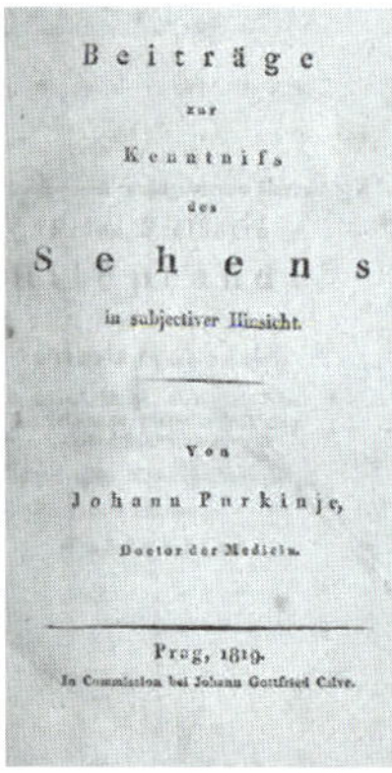

Beiträge
zur
Kenntniſs
des
Sehens
in subjectiver Hinsicht.

Von
Johann Purkinje,
Doctor der Medicin.

Prag, 1819.
In Commission bei Johann Gottfried Calve.

← **그림 313.** 푸르키니에(Jan Evangelista Purkinje (Purkyne), 1787~1869년)..

➔ **그림 314.** 푸르키니에(Jan Evangelista Purkinje (Purkyne), 1787~1869년)의 의학박사 논문. 『주관적 관점에서 보는 지식의 보고(Beiträge zur Kentniss des Sehens in subjectiver Hinsicht)』 (제공: Open Library. http://openlibrary.org/search?q=Jan+Evangelista+Purkinje.)

제24장

시신 도둑과 시신 매매

해부실습을 위한 시신

영국에서 사람 몸의 구조를 이해하기 위해서 사람해부가 꼭 필요하다고 인식한 시기는 1542년까지 거슬러 올라간다. 당시 의회의 법령은 사형이 집행된 4구의 "악당" 시신을 <이발사-외과의사협회>에서 해부하도록 허용했다. 헨리 8세 왕은 협회에 다음과 같이 허가증을 발급했다.

> 앞에서 말한 허가증이 제정되고, 런던의 〈이발사–외과의사협회〉의 담당자나 행정관은 많은 어려움을 겪은 후에 요구가 받아 들여졌다. 왕의 적법한 명령에 의해 반대 없이 사형을 선고받고, 흉악범들은 죽음을 맞이하며, 범죄자나 공범자들은 더 이상 희망적 생각이나 생존하려는 노력 없이 해부를 위해 왕의 명령에 따라 적법한 판결을 받는다. 그리고 그들이 죽은 후에 눈으로 보는 학습과 경험을 통해 보다 나은 교육적 지식을 얻기 위한 욕구를 충족시키기 위해서, 그들이 원하는 대로 슬픈 현장이나 외과수술실에서 시체나 다른 부위를 절개하도록 명령을 내리는 것이다.

해부학을 가르치는 강좌에 참석했던 학생들과 견습생들의 수가 증가했기 때문에 해부실습에 필요한 시신의 수는 절대적으로 부족했다. 합법적으로 많은 시신을 구하기도 불가능했다. **"협회의 경고에도 불구하고 개인적으로 사람해부를 많이 실시했기 때문에 점차 시신의 매매는 증가했다."** 이러한 상황 때문에 협회에 허가된 4구의 시신조차도 구하기 어려웠다(Bailey, 1896).

1752년 제정된 의회법령에 따라서 재판관은 런던과 미들섹스 지역에서 처형당한 시신을 해부실습용으로 외과의사 홀Surgeon's Hall로 보내도록 명령했다. 사형이 집행된 죄인의 시신을 해부하는 것은 죄인에게 마지막으로 형벌이 부여되는 공개적 형사적 처벌로 인식되었다. 사형선고를 받은 죄인들은 죽은 후에 자기 몸이 칼로 해부되는 것을 가장 큰 두려움과 고통으로 생각했다(그림 134). 베일리(Bailey, 1896)는 다음과 같이 말했다.

> 의심할 여지없이 가난한 사람들은 죽은 후에 자신의 몸이 해부되도록 제공될 수 있다는 규정에 대해 크게 반감을 가졌다. 외과 의사가 진행한 해부를 살인자에게 가해지는 형벌로 생각했던 사람들은 이것을 매우 수치스럽고 불명예로 생각했다. 특히 사람의 시신을 해부하도록 법령으로 제정한 것은 부자연스럽고 불쾌한 것이 아니라, 살인자와 같은 형벌을 받는 것으로 생각했다.

사형이 집행된 죄인의 시신을 해부하여 공포심을 유발시키는 법령의 조항을 폐지시켜야 한다는 요청이 있었지만, 이에 대한 답변은 이 법령을 폐지할 수 없다는 것이었다. 즉 죄인의 시신해부와 관련된 판결문을 삭제하는 것은 공포심을 유발하는 처벌을 없애는 것이라고 주장했다. 사형수의 시신을 해부하는 법의 집행이 죄인에게 심한 공포심을 유발시켜 시민들의 범죄행위가 현저하게 감소했다면, 죽은 후에 몸이 해부되는 추가 형벌을 없애기 어려웠을 것이다. 헨리 할포드Sir Henry Halford는 다음과 같이 말했다. **"그 법령이 지속된다면 시민들은 살인자의 죄를 해부실습과 연관시켜 생각할 것이다. 시신을 해부하라는 명령과 사람해부의 허용은 서로 다르다고 나는 생각한다."**

> 살인자들을 해부하는 것에 대한 또 다른 반대는 의학교의 선생들로부터 나왔다. 선생들은 악명 높은 범죄자의 시신이 해부학교로 인계되었을 때, 불온한 생각을 갖고 있던 사람들이 시신을 조사하기 위해서 학교의 소유자들을 괴롭혔다고 말했다. 이러한 어려움은 외과 대학에서도 겪었고, 그래서 해부가 진행되었던 장소에 현수막을 내걸어 재판소의 직원이 동행하지 않는 한 아무도 들어올 수 없다고 공지했다. 일반 대중이 해부를 덜 혐오스럽게 생각하고, 그들에게 해부의 필요성을 알리기 위해서, 비전문가들에게 사람의 몸 구조를 설명하려고 노력했다. 아일랜드에서 필립 크램턴Sir. Philip Crampton은 해부 실습실의 문을 열어 놓고 강의를 진행하면서 가난한 사람들에게 해부시연을 보여주었다. 그는 이 사람들이 해부 주제에 관심을 갖게 되었고, 자주 시신해부를 위한 시신을 가져 왔다고 말한다. 이러한 시도가 런던에서도 있었다는 것을 1829년의 신문을 통해서 알 수 있다. 외과의사는 성 클레멘트 데

인즈의 감독관과 교회 위원들을 불렀고, 시신을 보여주고 시신의 구조와 내부 장기들의 기능을 설명했다. 그는 **"이러한 방법으로"** 공포감과 혐오감을 가졌던 선입견을 없앨 정도로 시민의 이기심을 완전히 해소했다고 말한다. 빈곤층 사람들의 청구되지 않은 모든 시신에 대한 사후 부검에 시민들이 동의했으며, 이것이 의학발전에 큰 도움이 될 것으로 보인다.

어떤 경우에는 교수형을 집행하는 광장에 수 십 만 명의 시민들이 모여들어, 공개 교수형장은 특별한 행사장으로 변했다. 가게들은 문을 닫았고, 모든 사람들이 형장으로 몰려갔다. 형장 부근의 선술집과 커피 판매점들은 문을 열었고, 사람들이 꽉 들어찼으며, 술 취한 사람들이 소리를 지르며 거리를 돌아다녔다. 당시 시민들은 사형수의 시신이 해부실습에 쓰이는 교육적 가치는 잘 모르고, 사람해부를 재판관에 의해 집행되는 형사적 처벌(그림 315)의 연장으로만 생각하였다.

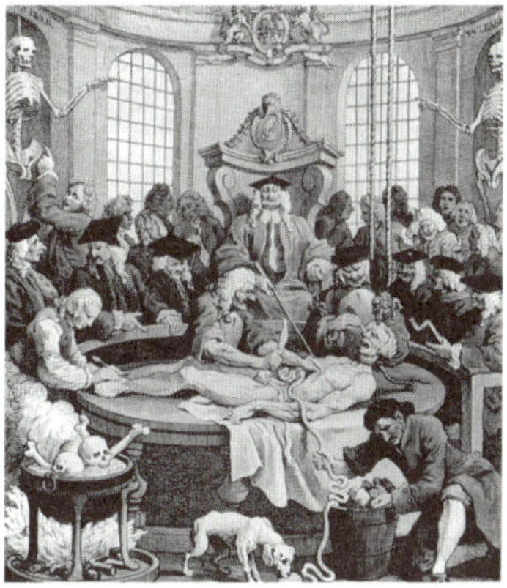

그림 315. 『잔인한 보상 The Reward of Cruelty』. 이 삭막한 풍자화는 영국의 유명한 예술가 윌리엄 호가트(William Hogart, 1697~1764년)가 해부 장면을 과정별로 그린 것으로, 연속된 그림들 중에서 마지막 그림이다(『잔인함의 4단계(The Four Stages of Cruelty)』). 살인범 네로(Tom Nero)의 시체는 목에 감긴 밧줄에서 볼 수 있는 것처럼 목을 매달아 처형된 후 해부되고 있다. 해부 장면은 잔인하게 묘사되어 있고, 고인에 대한 존경심도 전혀 없다. 한쪽 눈을 도려내는 모습이 보이고, 내장을 복부에서 바닥으로 잡아당기고 있고, 테이블 앞에서 호기심 많은 개가 버려진 장기(심장)를 바라보고 있다. (제공: Bethesda, MD: U.S. National Library of Medicine, National Institutes of Health, Health & Human Services.)

시신의 부족

의학교육을 위해서 진행되었던 해부실습이 시신의 부족으로 어려웠기 때문에, 의학 발전과 해부학 교육의 향상에 많은 어려움이 있었고, 사설 해부학교들은 더 이상 교육을 지속할 수 없었다.

해부학교들이 해부실습을 진행하기 위해서 해부학자와 학생들, 전문 시신 도둑들이 묘지를 훼손하고 시신을 유기했다(그림 316, 317)는 보고들이 많았다(Cooper, 1843; McGregor,

1884; Ball, 1928; Cohen, 1975; Schultz, 1992). 사실 사설 의학교들은 해부실습 교육을 위해서, 시신을 묘지 도굴꾼으로부터 불법으로 제공받는 것이 절대적으로 필요했다. 당시 법령은 처벌해야 할 시신의 유기는 외면했지만, 죽은 사람의 옷을 훔치면 범죄행위로 처벌했다.

베일리(Bailey, 1896)는 해부법령이 통과되기 전에 **"런던에서 묘지 도굴꾼들이"** 어떻게 활동했고, **"런던에서 묘지 도굴 범죄단의 행위"**를 알 수 있는 자료를 제공했다. 1811년 11월 28일부터 1812년 12월 5일 사이에 작성된 16장짜리 **"묘지 도굴꾼의 일기"**에 이러한 내용이 들어 있었다. 일기장의 주인은 누구인지 잘 모르지만, 아마도 신분이 노출되지 않도록 일부러 이름을 밝히지 않은 것 같다. 일기장에 있는 몇 가지 사례들을 통해 시신 도둑들이 어떻게 범죄를 저질렀는지 짐작할 수 있을 것이다.

> 2일 월요일, 세인트 토마스St. Thomas와 만났고, 성인 시신 3구에 대한 값을 흥정하고 청구했다. 모르드세를 만나 흥정했다. 그에게 2파운드pound 5실링shilling 6펜스pence를 주었고, 모든 요구를 수용했다. 밤에 집에 있었다.
>
> 6일 금요일, 바르톨Barthol에서 시신 1구를 가져와, 카퍼(C. Carpue, 딘 스트리트 해부학교의 설립자)에게 제공했다. 밤에 나가 다니엘Danl과 함께 시신 8구를 가지고 집으로 돌아왔다. 시신 6구는 백 세인트 루케스Back St. Likes에게, 시신 2구는 빅 게이츠Big Gates에게 제공했다. 시신 5구를 바르톨에서 가져와, 시신 1구는 프람프턴(Frampton, 런던병원의 의사)에게, 시신 3구는 세인트 토마스에게, 시신 3구는 제임스 윌슨(James Wilson, 그레이트 윈드밀 스트리트 학교)에게 각각 제공했다.
>
> 7일 토요일, 밤에 나가 시신 3구를 분힐 로우Bunhill Row에서 구해왔다. 시신 1구는 세인트 토마스에게, 시신 2구는 브로케스(Joshua Brookes, 여호수아 브로케스, 블렌하임 스트리트, 또는 그레이트 말보로우 스트리트, 해부학교의 설립자)에게 제공했다.
>
> 8일 일요일, 밤에 집에 있었다.
>
> 9일 월요일, 밤에 나가, 베트날 그린Bethnall Green에서 시신 4구를 구해왔다.
>
> 10일 화요일, 낮에 술을 마셨고, 밤에 나가 시신 5구를 분힐 로우Bunhill Row에서 구해왔다. 잭Jack이 모두 묻었다.

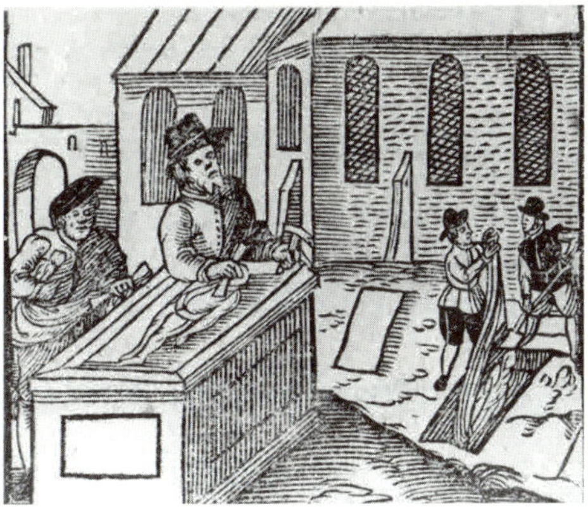

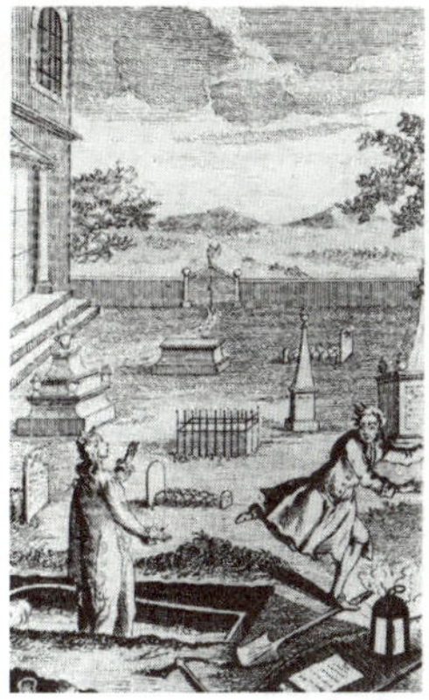

◀ 그림 316. 시신 도둑. 네덜란드(1620~1629년). (출처: Damhouder, J., 『Practycke in Criminele Saecken. Jan van Waesberghe de Jonge』, Rotterdam, 1628., 제공: Bethesda, MD: U.S. National Library of Medicine, National Institutes of Health, Health & Human Services.

▶ 그림 317. 묘지 도굴꾼이 의식을 되찾은 시신을 보고 도망가는 모습. 너무 조급하게 매장된 사람이 묘지도굴꾼이 파낸 묘지에서 깨어나 관위에 서 있고, 묘지도굴꾼은 공포에 질려 도망가는 모습이다. (출처: Winslow, J.B., 『The Uncertainty of the Signs of Death』, M. Cooper, London, 1746; 제공: Bethesda, MD: U.S. National Library of Medicine, National Institutes of Health, Health & Human Services.)

묘지의 신성함을 훼손한 이 모욕적이고 가증스런 행동에 대해 시민들은 묘지 도굴꾼뿐 아니라 해부학자들에게도 광분했고, 이들을 강력하게 비난했다. 죽은 사람을 모욕하는 행위는 죽은 사람을 존중하는 사회적 가치와 충돌했다. 유명한 에든버러의 해부학자 로버트 녹스Robert Knox는 **"해부 실습실에서 최고의 절정기였을 때"** 시신 도둑들의 잔악한 행위 때문에 **"속죄양이라는 치욕스런 일"**로 큰 고통을 당했다. 론즈데일(Lonsdale, 1870)은 녹스의 전기에 나오는 머리글에서, 다음과 같이 말하면서 정부를 비난했다.

기독교 국가의 사회적 위상을 훼손한 끔찍스러운 묘지 도굴꾼들의 잔악한 행위에 대한 책임을 국가의 최고책임자가 짊어져야 했다. 그러나 해부 실습실 사건으로 전국이 무서운 혼란 속으로 빠져들 때까지, 정부의 책임자는 반세기 동안 모든 항의에 귀머거리로 일관했고, 의학 발전을 위해 조그마한 관심조차 갖지 않았다.

시신의 매매

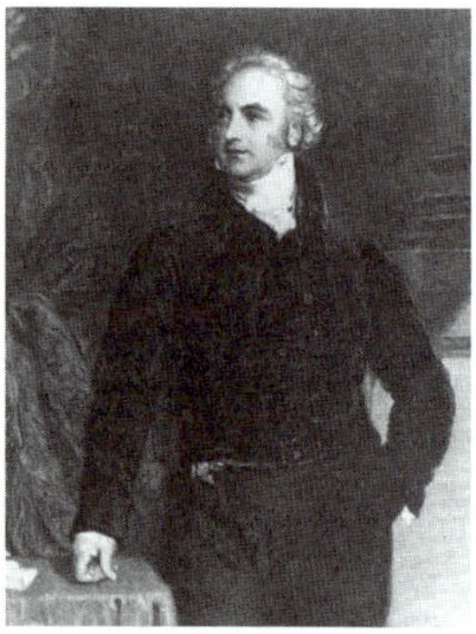

그림 318. 에슐리 쿠퍼(Sir Astley Cooper, 1768~1841년) (출처: Copper, 『Life of sir Astley Cooper』, London, 1843; 제공: Major 1954.) 가이 병원과 성 토마스 병원의 외과의사 에슐리 쿠퍼는 정열적인 해부 시술자이며 능숙한 외과의사였다. 그는 목동맥과 배대동맥에 생긴 동맥류(aneurysm)를 묶은 최초의 외과의사였다. 그는 1802년에 왕립협회의 회원으로 선출되었고, 후에 왕립외과대학의 총장으로 재직했다. 또한 그는 조지 4세 왕(King George IV)을 치료했다

시신의 매매가 1827년에 세상 밖으로 드러날 때까지 오랫동안 북부 아일랜드로부터 많은 시신들이 스코틀랜드의 **글래스고**Glasgow와 **에든버러**Edinburgh로 팔려나갔다. 또한 런던에 약 900명의 의학생들이 있었기 때문에 더 많은 수의 시신들이 런던으로 팔려나갔다. 대부분 시신들은 가난한 사람들이 매장된 묘지에서 손쉽게 훔쳐온 것들이었다. 사실 글래스고와 에든버러의 의학교들은 시신을 정기적으로 제공받고 있었다. **"불리스 에이커**Bully's Acre**"**이라고 불리는 묘지에서 파내온 시신들은 소금물이 들어있는 통속에 담겨 운반되었다. 이 묘지는 가난한 사람들이 무료로 사용하는 장소였고, 밤에 지키는 사람도 없었다. 도굴된 시신이 잘못 배송되는 경우도 있었다. 예를 들면, 에든버러의 해부학자가 배송된 통을 열자 기대했던 시신 대신에 훈제 햄이 들어 있었다. 다른 통속에 들어 있던 진짜 시신의 행방은 알 수 없었다. 그러나 누군가 훈제 햄을 기대하고 배송된 통을 여는 순간, 시신이 들어 있었다면 이 얼마나 황당하고 놀랐을까?(Ball, 1928)

당시에 묘지 도굴꾼들은 오늘날 마피아와 같은 폭력 갱단이었지만, 그들이 없었다면 해부학교는 시신의 부족으로 운영을 할 수 없었다. 묘지 도굴꾼들이 시신 1구 당 요구하는 가격이 몇 실링부터 수 파운드까지 점차 올라갔다. 또한 의학교는 그들에게 변호의뢰 사례금을 지불해야만 했다(Bailey, 1896; Ball, 1928).

시신 도둑들로부터 시신을 정기적으로 제공받았던 유명한 외과의사 에슐리 쿠퍼Sir Astley Cooper (그림 318)는 1820년에 환자들 중에서 수술 후 사망한 시신을 해부하기 위해서, 시신을 가져오는 대가로 묘지 도굴꾼에게 돈을 주었다. **"인생에 있어서 앞으로 상황이 어떻게 변할지 알고 있는 사람은 아무도 없고, 내가 해부할 마음이 없었다면 나는 얻지 못했을 것이다."**라고 그는 자랑했다(Kobler, 1960).

극악무도한 살인마

악명 높은 버크Burke와 공범자 해어Hare가 저지른 혐오스런 살인사건에 대한 기사가 범죄연보에 유일하게 남아 있다(McGregor, 1884). 시민들은 충격을 받았고 분통을 터트렸다. 어떻게 피도 눈물도 없는 그런 극악무도한 범죄를 생각했단 말인가? 버크가 직접 작성한 진술서에 다음과 같은 내용이 있었다. **우리는 그들이 죽을 때까지 지켜보았다. 그들은 울음을 멈추고 저항한 후에 몸을 자주 움직였고, 가끔 죽기 전에 괴로운 듯 오랫동안 신음소리를 내었다.**

버크는 1829년 1월 28일 오후 8시에 많은 시민들이 지켜보는 형장에서 교수형으로 죽었다. 다음날 이른 아침에 그의 몸은 대학의 해부 실습실로 옮겨졌고, 알렉산더 먼로 3세Alexander Monro tertius 교수가 그를 직접 해부했다. 교수는 공개적으로 그의 뇌brain에 대해 설명하면서, 대뇌반구cerebral hemisphere가 부드러운 것을 제외하고 뇌의 겉모습은 특별한 것이 없이 평범하다고 말했으며, "**버크가 처형되기 전에 몇 주 동안 감옥에서 형편없는 음식을 먹었기 때문에 뇌가 부드러워졌다.**"고 말했다.

시민들은 "**무지와 허위 때문에**" 버크의 한쪽 대뇌반구가 비정상적으로 발달되었으며 그쪽의 머리뼈가 얇아졌다고 믿었다. 이러한 소견을 당시에 골상학자들phrenologists은 별로 중요하게 생각하지 않았다(Stone, 1829). 죽은 버크의 얼굴과 뼈대는 표본으로 제작되어 에든버러 대학의 해부 박물관에 전시되었다.

이 해부용 시신에 얽힌 살인사건은 "**범죄연보에서 시신 도둑의 비참한 최후를 기록한 가장 극악한 사건**"으로 기록되었다(Drimmer, 1981). 정부뿐 아니라 시민들의 걱정 어린 관심 속에서 의회는 1832년 8월 1일에 해부법령을 통과시켰다. 그 결과 오늘날 해부학자들이 이 해부법령의 수혜자가 되었다(Polson & Marshall, 1975).

런던의 시신 도둑

18세기에 많은 학생들이 런던의 사설 해부학교에서 해부학을 공부했기 때문에, 해부실습을 위한 시신들이 많이 필요했다. 해부학교의 수가 점차 증가하면서 시신의 수요도 급증했다. 대부분의 시신들은 묘지 도굴꾼이 더블린이나 다른 지역에서 불법적으로 가져온 것들이었다. 앞에서 기술했듯이, 해부실습을 위한 시신의 공급이 없었다면 사설 해부학교들은 유지될 수 없었다. 일부 의학교들은 해부실습을 위한 시신이 부족했기 때문에 문을 닫았다. 18세기에 해부학을 가르치는 교수들과 학생들이 해부실습을 위해 시신을 묘지에서 훔쳐오는 것은 흔한 일이었다.

많은 학자들은 런던에서 해부실습과 교육에 필요한 시신공급에 많은 문제가 있었다고 보고했다(Bailey, 1896; Ball, 1928; Graham, 1958; Desmond, 1989; Richardson, 1989). 해부법령이 1832년에 제정되기 전까지 시신 도둑들이 1830년부터 1831년 사이에 15개월 이상 **"시신 매매시장"**을 개설했고, 런던에서 7개의 묘지도굴 범죄단들이 체포되었다(Desmond, 1989). 이와 관련된 내용들이 당시의 여러 문헌들에 많이 남아 있다.

그레이엄(Graham, 1958)은 1739년에 요크York에서 교수형을 당한 악랄한 노상강도 딕 터핀Dick Turpin을 소개했다. 그의 유해는 깊게 묻혔지만 그의 묘지는 파헤쳐졌고, 후에 그의 시신은 외과의사가 살았던 집 정원에서 발견되었다. 그는 다시 묻혔고, 관은 석회로 채워졌으며, 경비원이 그의 묘지를 감시했다. **"해부를 위해 시신을 훔쳤던 많은 사건들처럼 묘지 도굴을 시도하다 불발로 그친 이 사건은 시민들에게 많은 관심을 불러 일으켰다. 당시에 의학 견습생들과 학생들은 묘지 도굴이외엔 다른 방법으로 시신을 구할 수 없었기 때문에 해부용 시신을 구하려고 전국의 각 지역을 밤에 돌아다녔다. 곧 시민들의 소요가 일어났고, 모든 해부학교들의 창문이 박살났으며, 해부학 교수들과 외과교수들은 분노한 폭도들로부터 공격을 받았다."**

시민들의 소요에 깜짝 놀란 정부는 1752년에 법령을 제정했다. 즉 런던과 미들섹스지역에서 사형이 확정된 모든 살인자들을 공개적으로 교수대에서 교수형에 처하고 해부용 시신으로 제공한다는 내용이었다. 1년 후에 수석 재판관은 아내를 살해한 젊은 남자에게 다음과 같이 판결했다.

> 토마스 빌포드Thomas Wilford, 너의 아내 사라Sarah를 살해한 극악무도한 범죄 혐의로 너에게 유죄를 선고한다. 이 법정은 다음과 같이 판결한다. 의회법령에 의해 사형을 집행하는 다음 주 수요일까지 너에게 빵과 물을 제공하며, 네가 죽을 때까지 교수대에 매달고, 죽은 후에는 너의 몸을 공개적으로 해부하여 해부표본으로 제작할 것이다. 너의 영혼에 전능하신 하느님의 자비가 함께하길 바란다(Graham, 1956).

사설 해부학교와 외과의사들이 사용한 해부용 시신들의 출처는 묘지였다. 해부학자와 외과 의사들은 묘지 도굴꾼들의 도움을 자주 받았고, 많은 수고비를 지불했다. 사악한 도굴꾼들은 손쉽게 많은 돈을 벌기 위해 해부학자와 외과 의사들과 공모했다.

18세기까지 런던의 모든 묘지에서 **"성난 시민들이 한손에 종을 매달은 총과 다른 한 손에는 독한 술병을 들고 감시했다."** 이러한 감시도 묘지 도굴꾼들을 막지 못했다(Bailey, 1896). 경찰이 1776년에 런던의 가정집에서 20구 이상의 시신을 찾아내기도 했다.

시신 도둑들은 전문적으로 사업을 벌였고, 스프링 총과 고강도의 철망이나 담장 위에 유리조각을 박아놓아도 묘지 도굴꾼들을 막지 못했다. 그들의 유일한 두려움은 시민들이었고, 그 다음이 법이었다. 군대에서도 외과의사는 필요했고, 해부학 교육을 위해서 군인들이 해부 실습 재료를 구하려다 묘지를 급습한 불시단속반에게 체포되어도 그들은 관대한 처벌을 받았다(Graham, 1958).

베살리우스는 근대 해부학의 아버지로, 1536년에 고향의 성 밖에서 교수형 당한 도둑의 시신을 해부하여 최초로 **사람 뼈대표본**human skeleton을 제작했다. 200년이 지난 후에 과학자이며 외과학의 선구자인 존 헌터는 1783년에 죽은 아일랜드 거인, 오브라이언O'Brien의 시신을 해부했다. 8피트보다 더 큰 그의 뼈대는 현재 런던의 왕립 외과대학의 헌터리안 박물관에 소장되어 있다. 존 헌터가 어떻게 이 시신을 구했는지에 대해 오틀리(Ottly, 1839)가 설명했다.

존 헌터와 윌리엄 헌터: 묘지 도굴꾼의 고객

그레이트 윈드밀 스트리트학교의 윌리엄 헌터와 존 헌터는 의학생들의 교육에 필요한 시신을 묘지 도굴꾼으로부터 매년 정기적으로 공급을 받았다. 존은 학교의 행정업무를 관리 할 뿐 아니라 묘지 도굴꾼도 관리했다.

1749년에 겨울학기가 시작될 무렵 그는 해부 시연자로 학생들 앞에 섰다. 그는 1년 동안 집에 머문 후에 새로운 학교를 소유했다. 이 학교는 설립된 지 몇 년이 안 되었고, 모험적인 개인 사업이며, 소유한 돈도 없었고, 병원의 보조가 전혀 없는 학교였지만, 젊은 두 사람은 성공하도록 학교를 잘 운영했다. 젊은 형제는 묘지 도굴꾼들과 친하게 지내며, 몸에 해로운 환경 속에서도 온종일 노예처럼 일하고, 해부하고, 시연하고, 해부표본을 제작했다. 해부시연을 위한 표본 준비는 매우 힘든 일이었고, 헌터의 시대에 도덕적으로 혐오스런 일이었다(Paget, 1897).

존 헌터는 묘지 도굴꾼들을 관리하는 어려운 임무를 맡았던 윌리엄보다 상황이 좋았다.

그는 사업을 좋아했고, 비슷한 젊은 사람들과 잘 어울렸다...., 그는 속박에서 벗어나 제멋대로 행동하는 사람이었다. 그는 사교적이었지만, 때로 사회의 하층에 속하는 천박하고 유머 같은 오락들을 좋아했다. 그래서 그의 형은 그에게 해부 실습실에서 오락을 담당하도록 했다. 이 시기에 그는 매우 유명해졌지만, 묘지 도굴꾼으로부터 존경을 받지 못했다"(Ottley, 1839).

묘지 도굴꾼들이 존과 윌리엄에게 제공한 시신을 사용하여 학생들은 특별한 해부실습을 실시했다. 당시에는 흔하지 않았던 임산부의 몸을 해부했는데, 윌리엄은 위대한 걸작 『임신자궁의 해부도The Anatomy of the Gravid Uterus』에 **"부패되지 않은 시신이었다."**고 기록했다. 또한 성병과 관련된 존의 업적은 임질gonorrhea로 비참하게 죽음을 맞이한 2명의 남자 시신을 바로 다음날 제공받아 해부하여 관찰한 결과였다(Kobler, 1960).

사회적 지탄과 함께 많은 시민들이 시신 도둑들을 철저히 감시했지만 허사였다. 심지어 부유층들이 시신의 관을 금속으로 튼튼하고 견고하게 제작하고, 관 둘레에 특별한 "보안 장치"를 설치했어도 시신 도둑을 막지 못했다. 그들이 시신을 훔치려고 마음만 먹으면 아무도 막을 수가 없었다. 에슐리 쿠퍼Sir Astley Cooper, 1768~1841년는 죽은 후에 가이병원 예배당Guy's Hospital Chapel의 보안 장치가 잘된 석관에 안치되었다. 또한 웰링턴 공작의 유해는 겹겹이 둘러싸인 4개의 관속에 안치되었다(Morley, 1971).

시민들은 시신 도둑들의 묘지 도굴과 같은 부도덕한 행동과 해부학자들과 시신 도둑들 사이의 시신 거래도 잘 알고 있었다. 시민들은 의학교에 지속적으로 돌을 던지며 반감과 분노를 표시했다.

에슐리 쿠퍼와 시신 도둑

에슐리 쿠퍼Sir Astley Cooper, 1768~1841년는 당시에 유능한 외과의사이며(Cooper, 1843) 유명한 해부학자였다(그림 318). 그는 1845년에 젖가슴breast, 유방의 분비샘을 지지하는 섬유성 인대ligament를 기술했다. 이것이 '쿠퍼 걸이인대Cooper's suspensory ligament'이다. 그는 집에 마련된 특별한 해부 실습실에서 매일 시신을 해부할 정도로 열정이 대단했다. 그의 스승인 존 헌터와 마찬가지로 그는 동물 비교 해부학에도 관심이 많았고, 여러 종류의 야생 동물들을 해부했다. 쿠퍼는 항상 시신 도둑들과 시신을 거래했다.

쿠퍼와 다른 선생들은 해부용 시신의 대가로 많은 금액을 지불함으로써 묘지 도굴꾼들을 부추겼으며, 런던 부근에서 묘지 도굴의 범죄자들과 부도덕한 거래를 계속했다. 시신을 구해서 돈벌이를 하는 사람들은 목적을 달성하기 위해 할 수 있는 모든 방법들을 동원했을 것이다(Ball, 1928).

그러나 쿠퍼는 1828년에 영국하원의 해부특별위원회에 출석하여 다음과 같이 말했다. "시신 도둑들은 인간쓰레기 같이 가장 타락한 사람들로, 나는 그들에게 어떠한 좋은 평가도 내릴 수 없다. 나는 그들을 괜찮은 사람으로 긍정적으로 생각하려해도 그들이 저지른 수많은 은밀한 범죄행위들을 생각하면, 그들은 진정 최소한의 양심도 없는 사람들이다." 당시에 런던에 약 200명의 시신 도둑들이 있었다. 그들 중 1명이 증인으로 위원회에 출석하여 나흘 밤 동안 총 23구의 시신을 훔친 적이 있었다고 증언하면서 다음과 같이 말했다. "밤에 시신을 구하려고 나갈 때, 나는 단지 1구의 시신을 얻기 위해서가 아니라 3~4구의 시신을 쉽게 훔칠 수 있는 빈민수용시설의 빈민 공동묘지를 자주 찾았다. 나는 의학교를 위해 이 일을 한다고 생각했기 때문에 시신을 훔치는 작업 중에도 별 다른 생각을 하지 않았고, 부유한 사람들의 시신 6구도 훔쳤다."(Bailey, 1896).

한 묘지 도굴꾼이 위원회에 제출한 거래장부에 다음과 같은 내용이 들어 있었다. 그는 1809년부터 1810년까지 305구의 성인 시신과 44구의 소아 시신을 런던의 의학교에 팔아 넘겼고, 다른 37구의 시신은 에든버러의 의학교에 매매했으며, 18구의 시신은 매매하지 못하고 보관했다. 1810년부터 1811년까지 332구의 성인 시신과 47구의 소아 시신을 매매했다. 성인 시신의 평균 매매가격은 4파운드 4실링이었다(Bailey, 1896).

해가 거듭되면서 시신의 가격은 점차 상승했다. 쿠퍼가 존 헌터의 학생이었을 무렵에 시신 가격은 1구당 2기니[guinea, 금화]이었으나, 1820년 무렵에는 8기니였다(Graham 1958). 쿠퍼는 시신이 필요할 때 아낌없이 돈을 지불했다. "당시에 쿠퍼는 아무도 묘지 도굴꾼의 습관과 범죄를 모르며, 그들 중에서 양심이 있는 사람을 본적이 없다고 말한 것은 놀라운 일이 아니다."(Ball, 1928).

쿠퍼는 영국하원 해부특별위원회에 출석하여 시신 도둑을 금지하는 법의 효력에 대한 질문을 받고, 이 법은 시신의 매매 가격을 상승시켜 결국 묘지 도굴꾼들의 주머니만 부풀려 줄 것이라고 대답했다. 또 다른 질문의 답변에서 대담하게 다음과 같이 주장했다. "인생에서 앞으로의 상황이 어떻게 될지 아는 사람은 아무도 없으며, 나는 해부를 하려고 해도 시신을 구할 수 없게 될 것이다. 이 법은 오직 시신 가격만 오르게 하고, 묘지 도굴은 막지 못할 것이다." 대부분의 시신 도둑들은 "**타락한 범죄 집단**"이었고, 알코올 중독자였으며, 그들은 학교에서 학기가 시작할 무렵 착수금을 받고 학기를 마치고 잔금을 받았기에, 비록 시신을 팔아 상대적으로 많은 수입이 있었을 지라도 "**그들은 대부분 금전적으로 어려움을 겪고 있었다.**"(Bailey, 1896)

에슐리 쿠퍼는 외과적 치료에 있어서 선구자로 뛰어난 외과 의사였다. 그는 온목동맥common carotid artery과 바깥엉덩동맥external iliac artery의 동맥류aneurysms 결찰과 배대동맥abdominal aorta의 결찰, 엉덩관절hip joint에서 다리 절단amputation, 인두고실관pharyngotympanic tube, 귀관의 막힘으로 생긴 난청deafness 환자에서 구멍 난 고막tympanic membrane을 수술했다.

쿠퍼는 많은 저서들을 저술했다. 그는 탈장hernia에 관한 업적을 남겼고, 그의 마지막 저서는 젖가슴breast에 관한 해부학 문헌이었다. 그는 1802년에 왕립협회의 회원이 되었고, 1820년에 기사작위를 받았다. 그는 오랫동안 많은 업적들을 이룩했고 1841년에 죽었다.

찰스 벨

찰스 벨Charles Bell, 1774~1842년 (그림 319)은 쿠퍼와 동시대 사람으로, 1811년에 출판한 『뇌와 신경계통의 해부학의 새로운 개념A New Idea of the Anatomy of the Brain and Nervous System』에 신경계통에 관한 훌륭한 업적을 남겼다. 그는 대뇌반구cerebral hemispheres와 소뇌cerebellum, 척수spinal cord, 5번째와 7번째 뇌신경cranial nerves의 기능들을 연구했고, 많은 논문들을 남겼다(그림 320~321). 벨은 척수의 앞뿌리가 운동신경의 기능을 담당하는 것을 발견하고 이것에 대해 설명했으며, 몸에 분포하는 각각의 신경섬유들이 중추신경계통에 위치하는 비슷한 신경섬유들과 연속되어 있다고 설명했다(Cameron, 1958). 벨은 신경해부학과 신경생리학의 업적으로 1829년에 왕립협회로부터 메달을 받았고, 2년 후에 기사작위를 부여받았다.

찰스 벨은 에든버러에서 태어났으며, 그곳에서 의학교육을 받았다. 그의 해부와 병리 표본들의 목록에 들어 있는 골연화증osteomalacia 환자의 뼈대는 불법적으로 얻었을 것이다(Ball, 1928). "**가치 있는 뼈대표본, 나는 2시간 동안 이 뼈대를 직접 해부했고, 새벽 2시에 페니퀴크 저택**Pennycuick House **앞에 있는 코트에 서있는 나를 발견했다.**"

찰스 벨은 신경학 분야의 많은 연구를 스스로 수행하여 뛰어난 업적을 남겼으며, 당시에 런던에서 앞서가는 해부학자이며 외과의사였다. 그는 그레이트 윈드밀 스트리트 의학교에 재직했으며, 런던의 왕립 외과대학에서 해부학과 외과학을 가르치는 교수였고, 런던 대학을 창설하는 데 일조했다. 그는 런던에서 30년 동안 살았고, 에든버러 대학으로 돌아가 6년 동안 외과학 교수로 재직하고, 67세에 심장마비로 생을 마감했다.

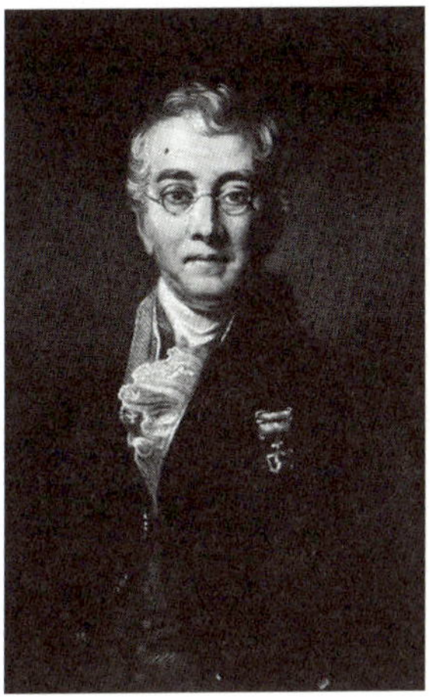

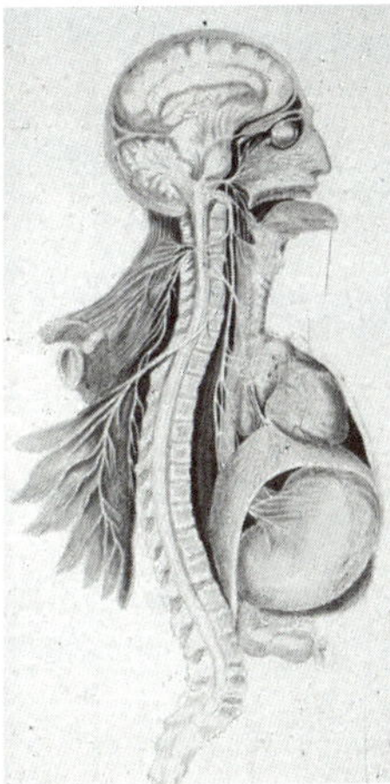

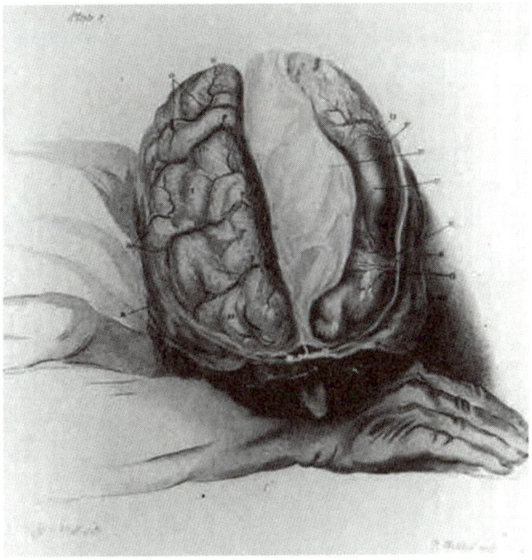

(좌측부터)

그림 319. 찰스 벨(Charles Bell, 1774~1842년)의 초상화. (제공: Bethesda, MD: U.S. National Library of Medicine, National Institutes of Health, Health & Human Services.)

그림 320. 찰스 벨(Charles Bell, 1774~1842년)의 호흡계통의 신경 분포. (제공: Bethesda, MD: U.S. National Library of Medicine, National Institutes of Health, Health & Human Services.)

그림 321. 위에서 바라본 뇌의 모습. 『뇌 해부학(Anatomy of the Brain)』의 도판 1에서 이 그림을 발췌했다. "영국계 힌두스탄 사람이 서술적 편지-신문으로 제작한 사람 몸의 해부학 도판의 아틀라스, 도판 26"에 들어 있다. (제공: Bethesda, MD: U.S. National Library of Medicine, National Institutes of Health, Health & Human Services.)

사람 몸의 해부

존 헌터와 에슐리 쿠퍼, 찰스 벨은 위대한 외과의사-해부학자Surgeon-anatomists들이었고, 사람 구조를 밝힘으로써 의학과 외과학 분야의 발전에 크게 기여할 수 있었다. 그들은 사람해부를 통해서 사람 몸 구조의 특성을 밝혔고, 동시에 해부학의 연구를 촉진시켰다. 그러나 불법적으로 제공된 시신이 없었다면 그들이 이러한 업적을 이룰 수가 없었을 것이다.

에든버러에서 버크와 해어가 저지른 살인과 불법적인 시신 유기 때문에 시민들은 해부학자들에게 분노를 쏟아냈으며, 시민들이 비난을 퍼부으며 폭동을 일으켰고, 전국 각지에 있는 해부 실습실을 불태웠다. 1829년 봄에 하원에서 해부학교에 시신을 정기적으로 공급한다는 법령을 제정하자 시민들의 소요는 잠잠해졌다. 이 법령에 의해서 병원과 빈민수용시설에서 사망한 환자들의 시신이 합법적으로 각 해부학교로 제공되었다. 법령은 하원을 통과했지만, 상원에서 이 법령이 빈곤한 사람들과 노숙자들을 차별할 수 있다는 논쟁이 벌어져 결국 통과되지 못했다.

에든버러에서 버크가 교수형 당한 후 3년이 지난 1831년 11월 런던에서 살해된 어린 소년, 페라리Carlo Ferrari의 죽음이 해부실습을 위한 법령제정의 마지막 촉진제 역할을 했을 것이다. 묘지 도굴꾼으로 잘 알려졌던 윌리엄스Williams와 비숍Bishop이 14살 어린 소년을 살해했다. 그들은 킹스 칼리지병원 의과대학과 시신의 가격을 흥정했으나 예상했던 것보다 적은 금액 때문에 거래가 이루어지지 못했다. 그들은 큰 바구니에 시신을 담아 짐꾼과 함께 집에 돌아온 다음, 짐꾼에게 시신을 넘겨주었다. 그러나 해부 시연자 파트리지Partridge가 그들의 불법행위를 알게 되었다. 파트리지는 50파운드의 돈을 환전한다는 구실로 그들을 기다리게 하고 경찰에 신고했으며, 잠시 후 그들은 경찰에 체포되었다(Ball, 1928). 크라크J. F. Clarke의 부검Autopsy 소견으로 그들은 유죄판결을 받았고, 비숍과 윌리엄스는 1931년 12월 5일에 처형되었으며, 짐꾼이었던 메이May는 집행유예를 받았다.

제25장

사람해부를 위한 법령 제정

해부법령anatomy act을 제정하도록 촉진시킨 많은 사건들 때문에 해부법령이 1832년에 의회에서 통과되었다(Ball, 1928; Goodman, 1944; Desmond, 1989; Richardson, 1991). 해부실습을 위한 시신을 합법적으로 제공받으려는 해부학자들의 끈질긴 노력뿐 아니라 끔찍한 살인을 규탄하는 시민들의 거센 항의 때문에 정부는 해부법령을 제정하게 되었다. 해부법령의 제정으로 의사들의 수련에 해부실습이 필요하다는 것을 알리는 계기가 되었기 때문에, 이 법령은 의학의 역사에서 중요한 이정표 역할을 했다. 비록 1831년에 미국의 **매사추세츠 주 해부법령**Anatomy Act in Massachusetts이 먼저 제정되었지만, 이 법령은 다른 국가들에서 해부법령을 제정하는 데 좋은 본보기가 되었다(Shultz, 1992). 오늘날 모든 국가에서 해부실습을 위한 시신들이 합법적으로 의과대학에 기증되고 있으며, 대부분의 대학들이 시신을 존중하고 유해를 예의바르게 화장하거나 매장하도록 엄격하게 관리하고 있다.

리차드슨(Rhichardson, 1991)은 **"1832년에 제정된 해부법령은 의학의 역사에서 사소한 것에 불과**"하지만, "**이것이 영국에서 해부실습을 합법적으로 실행할 수 있는 토대를 마련했다.**"고 말했다. 하원 특별위원회가 1828년에 발표했던 법조항을 제정하도록 권고함으로써 1832년 여름에 의회가 이 법령을 통과시켰다. 해부법령이 통과되도록 촉진했던 사건들은 분명하지만(Ball, 1928; Richardson, 1989), 법령과 관련이 없는 사건들도 많았다(Richardson, 1991).

특히, 해부법령의 제정으로 해부학 교육에 필요한 시신이 합법적으로 적절하게 공급될 수 있었기 때문에 시신의 불법 매매는 근절되었다(Comrie, 1972). 비록 법령 제정 후에도 시신 도둑과 밀매는 일정기간 지속되었지만, 법령 제정으로 시신 도둑이 점차 사라지게 되었다(Polson & Marshall, 1975).

시신을 사용하는 해부실습을 감독하는 지역사회의 감시관들이 이 법령을 해외까지 확대적용시켰다. 감시관들은 해부 실습실의 담당자를 감시했고, 그들이 자료를 요구하면 시신관리 자료를 제출하고 이를 증명해야만 했다. 해부법령은 해부가 끝난 시신의 생전 유언과 시신을 해부했는지 또는 해부하지 않았는지를 유족들에게 알리도록 규정했다. 사람해부에 사용되는 시신은 사망확인서가 있어야만 가능했고, 죽은 후 최소 48시간이 경과해야 해부가 가능했으며, 해부가 끝난 후 적절한 방법으로 시신을 매장해야 했다. 이러한 내용은 다른 국가들에서 제정된 오늘날 해부법령에도 포함된 중요한 항목들이다.

해부법령은 "**매우 정치적이었던 의학 법안으로**" 해부학자들에게 큰 도움을 주었다 (Richardson, 1991). 제레미 벤담Jeremy Bentham, 1748~1832년은 빈민수용소 같은 시설에서 죽은 빈곤한 사람들의 시신을 해부실습에 이용하는 해부법령의 초안을 작성했다.

벤담이 초안한 해부법령은 1828년 3월에 의사 2명이 시신 도둑으로 유죄선고를 받았을 때까지 세상에 알려지지 않았다. 해부실습에 사용할 수 있는 합법적 시신은 오직 교수대에서 교수형을 당한 살인자들뿐이고, 다른 방법으로 구한 모든 시신들은 불법이라고 판사는 규정했다. 이 중대한 판결 때문에 해부학자들이 이전에 실시했던 모든 사람해부가 형사상의 범죄행위로 기소당할 처지에 놓였기 때문에 의회는 빠르게 법령을 제정해야만 했다.

헨리 워버튼Henry Warburton, 1784~1858년을 위원장으로 하원의 특별위원회가 40일 만에 구성되었다. 그는 케임브리지의 트리니티 대학Trinity College에서 공부했고, 1809년에 왕립협회 회원으로 선출되었다. 그는 런던대학의 창립 회원들 중 한 명으로, 1827년에 첫 번째 위원회에 참여했다. 볼(Ball, 1928)은 "**헨리 워버튼은 의회에서 의학 전문가로서 실익을 추구하는 담력이 있고 실용적 투사로 오랫동안 활동했다.**"고 말했다.

특별위원회의 업무는 "**해부학교에서 해부실습에 이용할 시신을 구하는 방법을 찾고, 해부당할 대상자에게 적용할 법의 조건을 찾는 것**"이었다. 위원회는 1828년 4월 28일 첫 회의를 개최했고, 에슐리 쿠퍼와 다른 유명한 의학전문가들, 몇 명의 시민들이 첫 번째 증인들로 출석했다. 토마스 워클리Thomas Wakley는 증인들 중 1명으로, 당시에 가장 영향력 있고 많은 독자들이 보던 의학 학술지인 「란셋The Lancet」을 창간했다. 하원의 특별위원회에서 벤담이 제안한 시신을 구하는 방법에 대하여 심도 있는 논의가 진행되었고, 위원회의 최종 보고서가 1828년 7월에 발표되었다. 이 보고서에 대하여 베일리(Bailey, 1896)는 다음과 같이 논평했다.

위원회에 증거를 제시한 사람들은 해부학교의 주요 선생들과 세 사람의 묘지 도굴꾼들이 있었다. 보고서의 어조는 선생들에게 분명히 호의적이었지만, 그들이 해부를 위한 시신을 제공받기 위해서 요청한 방법을 강력히 비난했다. 이 보고서는 영국 학생들이 해부학을 배울 기회가 얼마나 부족한 상황인지를 보여준 후, 의학을 배우려는 학생들과 비교했고, 보고서는 다음과 같았다. "선생에게 영향을 미치는 이러한 어려움 때문에 가장 많은 문제가 발생하는 학교는 큰 병원과 연계돼 있는 학교를 제외하고, 경제적 이익을 보며 강의를 계속할 수 있는 선생은 거의 없었고, 일부 사설 의학교의 선생들은 학교를 포기하도록 강요당했다. 또한 열거한 악폐 때문에, 훌륭한 교육방식과 성품을 가진 사람들에게 의지하여 학생들을 가르치기 위해서, 국가의 법을 계속 위반하며 전문 의료인을 양성하는 것은 고통스러울 수 있다. 지역 사회에서 가장 버림받은 계층의 사람들에게."

최초의 해부 법령은 **"불법적 묘지 도굴을 방지하고, 해부학교의 정상화를 위한 법령"**으로 1829년 3월에 의회에 제출되었다. 베일리(Bailey, 1896)는 워버튼 해부법령[Warburton's Anatomy Bill]의 기본 내용을 요약했다.

교회의 묘지 또는 지하 납골당에서 유해를 해체하거나 그러한 해체를 도운 죄를 범한 사람은 첫 번째 위반 시에는 6개월을 초과하지 않는 기간, 두 번째 위반 시에는 2년 이하의 징역에 처하도록 규정했다. 7명의 위원이 임명되었으며, 대부분의 위원들은 의사나 외과의사, 약종상이 아니었다. 작업 현장이나 병원에서 사망한 모든 미청구 시신은 사망 후 72시간이 경과한 다음 해부 실습실로 보내졌다. 그러나 만약 이 지정된 시간 내에 친척이 나타나 시신을 해부용으로 사용하지 못하도록 요청할 경우, 이러한 요청은 받아들여야만 했다. 법령의 또 다른 제안된 변경은 어떤 사람이 해부를 위해서 몸을 합법적으로 기증할 수 있다는 것이었다. 그러한 경우, 지정 유언 집행인이나 관리자, 제일 가까운 친척이, 유언자의 소원을 들어주거나, 그들이 적합하다고 생각하는 대로 거절할 수 있는 선택권을 가졌다. 무면허 건물에서 사람해부를 진행한 것으로 밝혀진 사람에게는 엄중한 처벌이 가해졌으며, 허가 없이 시신을 다른 곳으로 옮기는 것도 범죄가 되었다. 해부에 사용한 모든 시신은 매장해야 했다. 매장하지 않을 경우에 벌금은 50파운드였다. 이 법안에서 한 가지 큰 오점은 살인자들의 시신을 해부하도록 명령한 조항을 폐지하는 것을 소홀히 한 것이었다. 이것은 빈곤한 사람들이 죽은 후 시신이 해부당하는 것을 싫어하게 만든 가장 큰 이유였다. 토론하는 동안, 인글리스[Sir. R. Inglis]는 **"법안 9항[Act 9 Geo. IV. cap 31]은 살인자들의 시신을 해부용으로 넘겨주도록 판사들이 명령할 수 있는 권한이다. 그래서 법안 9항의 대부분을 폐지하자."**고 제안했다. 그러나 8명의 위원만이 수정안에 찬성하고 40명은 반대했다. 건물 밖에서 법안에 대한 강력한 반대가 있었다. 사설 의학교의 일부 선생들은 이 법안이 그들에게 미칠 영향을 생각하여 크게 걱정을 했다. 이 법안은 **"허가받은 선생"**과 **"병원 학교"**에 대해 언급했으며, 이 법의 혜택을 받고자하는 사람들은 모두 의료 기관들 중 한 곳으로부터 면허를 받아야 했다. 소규모 의학교의 소유주들은 이것이 의학교의 폐교를 초래할 것이고, 교육은 모두 대학으로 넘어갈 것이라고 생각했다. 그래서 이 법의 혜택에서 제외되었다고 생각한 사람들은 이 법안을 강력하게 반대했다.

그 무렵에 버크와 해어가 해부학교에 시신을 팔기위해 저지른 살인사건 때문에 온 국민들이 분통을 터트리고 있었다(Comrie, 1972; Ball, 1928; Richardson, 1987). 해부법령의 제정이 1829년 6월에 "**웨링턴의 대공**Duke of Wellington **지시**"로 무산되었다. "**그 때가 사태의 개혁을 위해서 무엇을 할 것인가를 준비하는 기간이었고, 웨링턴의 대공은 이 법령이 논쟁거리가 되어 오히려 문제가 확대되는 것을 두려워했다.**"(Richardson, 1991)

비숍과 윌리엄스가 저지른 살인사건이 런던에서 발생했다. 이 사건으로 시민들은 충격을 받았고, 이 사건이 1831년 12월 15일에 의회에 새로운 해부법령을 제출할 명분을 제공했다. 1832년 8월 1일에 워버튼의 해부법령이 의회의 하원과 상원을 모두 통과하여 최종 법률로 채택되었다(Goodman, 1944).

버크와 해어의 살인사건이 발생하기 전에 벤담의 해부법령 초안과 하원의 특별위원회의 보고서 발표가 있었다고 리차드슨(Richardson, 1991)은 주장했다. "**버크와 해어의 살인사건이 최초의 해부법령이 의회에서 진행되도록 영향을 미쳤을지라도, 그들의 범죄는 상원에서 법령이 통과할 정도로 크게 영향을 미치지 못했다.**" 다른 많은 살인사건들이 의회가 해부법령을 빠르게 통과시키도록 촉진한 것이었다.

리차드슨(Richardson, 1991)은 해부법령과 관련된 이해가 안 되는 몇 가지 사항들에 대한 고찰을 논문으로 발표했다. 이 논문에서 인용한 것들은 다음과 같다. 해부법령의 제정 사유는 의학교육을 지원할 뿐 아니라 살인사건을 방지하기 위한 인도적 차원보다 다른 이유가 있었다고 리차드슨은 주장했다. 그리고 "**법령을 제안한 목적과 의도가 법령 통과로 얻게 될 성과와 영향을 미친 사건들 사이에 차이가 있었다.**"고 주장했다.

하원의 특별위원회가 조직된 1828년에 시신 도둑과 연루된 의사 2명이 실형을 선고받았다. 위원회의 목표는 "**합법적 해부실습뿐 아니라 병원과 빈민수용시설의 가난한 사람들이 죽으면 합법적으로 해부실습에 사용할 수 있도록 만들어진 기획안을 논의함으로써 벤담이 만든 기획안을 공식적으로 채택하는 것**"이었다.

또 다른 고려사항은 "**법령에 의학적 측면과 달리 다른 의도가 많이 포함되었고, 정부의 개혁**

적 벤담 계획으로 해부법령에 의해서 19세기에 처음으로 사찰단이 구성된 것이었다." 이 법령에 의해서 이민국 관리소와 감옥, 철도청, 그 밖의 다른 곳에도 사찰단이 결성되었다.

해부법령이 1832년에 통과되기 전까지, 살인자들이 교수형을 당하면 해부실습용으로 제공되었지만, 새로운 법령에 의해 장례비를 지출할 수 없는 가난한 사람들이 해부실습에 이용되는 처벌[39]을 받게 되었다. "해부법령이 제정되었던 당시에 이 소식을 전해들은 빈민수용시설의 피수용자들은 공포감에 휩싸였고, 죽으면 몸이 해부되었기에 가난한 사람들은 장례식을 치욕으로 생각했다."

다른 합법적 시신들, 즉 자살로 죽은 사람들과 두 번 죽은 사람들, 말 도둑들, 감옥에서 죽은 모든 범죄인들을 빈곤한 사람들 보다 더 많이 해부실습에 사용하자는 제안이 있었다. 죽은 후에 몸이 해부된다는 두려움을 해소하기 위해서, "왕이 사후에 관습에 따라 시신을 방부처리하여 장기간 보존하는 것 보다 해부하도록 유언하여 새로운 분위기를 만들고, 나아가 생명협회의 모든 종사자들이 사후에 몸을 기증하도록 촉구하자"는 제안을 했다.

왕립 외과대학은 생전에 몸을 기증한 사람이 금전적 보상을 받을 수 있는 시신 기증제도를 제안했다. 다른 제안은 정부가 해부연구에 사용할 몸을 기증한 사람들에게 상속세를 면제하는 것이었다. 그러나 의회와 특별위원회는 이 모든 제안들을 모두 무시했다. 이것은 "빈곤한 사람들을 해부실습에 사용하는 것으로, 정치적 결정이었다."는 측면을 엿볼 수 있었다 (Richardson, 1991).

이 해부법령 때문에 병원과 빈민수용시설에 거주했던 가난한 사람들은 더욱 마음의 상처를 받았지만, 오히려 중상류층 사람들은 그들의 유해를 시신 도둑들부터 안전하게 보호받게 되었다. "이러한 변화는 거의 세속적 성공으로 보인다. 해부법령의 제정으로 일어난 많은 변화들은 자기의 유해를 지키려는 의지와 해부를 당할 혐오감의 강도를 잘 보여주었다."(Richardson, 1991).

또 다른 오해는 "범죄와 관련이 없는 시신"과 관련이 있다. 병원과 빈민수용시설에 입원한 사람들이 죽은 후에 해부당하는 것을 원하지 않을 경우에 2명의 증인을 문서로 신청하는 규정이 있었다. 많은 피수용자들은 문맹이었기 때문에 그들이 원하는 것을 기록할 수 없거나 이 규정을 알지 못했다. 이것을 리차드슨(Richardson, 1991)은 중요하게 지적했다. "일부 의

39 당시에 사람들은 죽은 사람이 해부되는 것을 죄의 값을 치르는 형벌로 생각했다.

문점은 있지만, 만약 해부법령에 선택 조항이 있었거나, 많은 빈곤자들이 죽은 후에 해부당하지 않기 위한 소망을 문서로 작성하여 기피했다면, 해부법령의 시행은 목적을 달성하지 못하고 비참하게 실패했을 것이다." 또한 해부법령에 의해 "사후에 해부당하는 것을 원하지 않는다는 신청서"는 죽은 후 48시간 이내에 신청해야만 했지만, 빈곤자들이 죽은 후 유족에게 사망을 통지해야 할 날자나 통보하지 않는다는 내용이 법조항에 구체적으로 명기되어 있지 않았다.

해부법령이 시행된 후에도 시민들은 여전히 사람해부를 법에 의해 처벌당하는 것으로 생각했다고 리차드슨(Richardson, 1991)은 주장했다. "튜더왕조 시대 이후로 빈곤을 살인범죄에 대한 처벌처럼 생각해 왔는데, 해부법령의 시행으로 이러한 사고는 더욱 심화되었다." 또한 해부실습에 사용할 수 있는 시신의 수가 해부법령이 통과되기 이전에 묘지 도굴꾼들이 제공했던 것 보다 감소했기 때문에, 해부법령이 완전히 정착하는 데 오랜 시간이 필요했다. 해부학자들은 빈민수용시설과 병원에서 제공한 시신들이 꼭 필요했지만, 곧바로 시신의 수급부족에 직면했고, 결국 묘지 도굴꾼들의 도움이 다시 필요했다.

해부용 시신Cadavers for dissection이 부족했기 때문에 해부학자들은 시신과 해부된 부위를 오랫동안 보존할 수 있는 방법을 개발하기 시작했다(Edwards & Edwards, 1959; Polson & Marshall, 1975). 시신 1구를 사용하여 이전 보다 많은 수의 학생들이 더 많은 수술방법들을 사용하여 해부실습을 진행했다. 해부 감시관이 의학교의 학생 수를 고려하여 적절하고 공정하게 시신을 배당하는 것이 해부법령의 규정이었다. 그러나 의학교의 협조가 부족했고, 의학교들 사이에 경쟁이 심했다. "특히 런던 지역에서, 병원에서 운영하는 의학교들과 개인적으로 운영하는 의학교들 사이에 벌어진 큰 싸움으로, 결국 병원에서 관리하는 의학교들이 승리한 싸움이었지만, ... 해부법령은 진정으로 새로운 국면을 맞이하게 되었다. 해부 감시관이 시신을 공정하게 분배하려는 노력은 수포로 돌아갔고, 결국 해부법령은 병원과 연결고리가 없는 의학교들을 퇴출시켰다"(Richardson, 1991).

병원과 의학교들이 해부법령의 통과로 혜택을 누렸으나, 약종상들은 별 혜택이 없었다. 오직 내과의사와 외과의사만 시신을 이용한 해부실습을 할 수 있었다. 비록 치료비가 저렴하여 약종상들이 빈곤한 사람들을 많이 치료했지만, 해부법령이 약종상들을 의료계의 변방으로 내몰아 많은 갈등을 유발시켰다.

마지막으로 의회에서 해부법령의 통과과정은 전반적으로 순탄하지 않았다(Bailey, 1896; Ball, 1928; Richardson, 1987; Desmond, 1989). 법령에 대한 많은 저항이 있었다. 인권을 침해하는 법령은 비난을 받았고, 시민들은 해부학자들과 해부학교를 공격하는 폭동으로 분노를 표출했다. 해부법령은 시간이 지나면서 수정되었고, 오늘날까지 각 의과대학에 시신을 공급하는 데 중요한 역할을 하고 있다(Polson & Marshall, 1975). 오늘날 국민에게 널리 홍보가 된 시신기증 프로그램은 잘 운영되고 있으며, 일반적으로 사람해부에 대한 국민의 인식은 점차 좋아지고 있다.

제26장

독일의 해부학 역사

초창기 대학들

찰스 4세 황제Charles IV 가 1348년에 최초로 독일어로 강의하는 대학German-speaking university을 **프라하**Prague에 설립했다. 비록 정치적으로 혼란했지만, **신성 로마제국**Holy Roman Empire의 통치를 받던 독일에서 15세기 말엽까지 대학들이 설립되었다. 이러한 대학들이 설립된 지역과 연대는 다음과 같다. 비엔나Vienna (1365년), 하이델베르크Heidelberg (1386년), 쾰른Cologne (1388년), 에르푸르트Erfurt (1392년), 뷔르츠부르크Würzburg (1402년), 라이프치히Leipzig (1409년), 로스토크Rostock (1419년), 프라이부르크Freiburg (1455년), 그라이프스발트Greifswald (1456년), 잉골슈타트Ingolstadt (1472년), 트리어Trier (1473년), 튀빙겐Tübingen (1476년), 마인츠Mainz (1476년). 12~13세기에 이탈리아와 잉글랜드, 프랑스에서 대학들이 번창했다. 이들 대학의 명성 때문에 유럽의 여러 지역에서 학생들과 학자들이 몰려들었다(Steiger & Fläschendräger, 1981; Cardini & Beonio-Brochieri, 1991).

이탈리아에서만 1200~1350년 사이에 15개의 대학들이 설립되었다. 최초로 세워진 대학이 **살레르노 대학**University of Salerno이었고, 그 다음이 **볼로냐 대학**University of Bologna이었으며, 볼로냐 대학은 신학과 법학, 철학이 주도적 학부였고, 1156년에 의학부의 교수진이 구성되었다. 유럽에서 80개 이상의 대학들이 중세 시대의 말기 이전에 설립되었지만, 특별히 이탈리아의 대학들이 사람 해부학을 비롯하여 의학을 가장 열정적으로 가르친 대학이었다. 볼로냐와 파도바 대학들이 의학교육에 가장 관심을 보였고(Persaud, 1984), 독일 의학교에서 해부학의 연구는 이들 대학들로부터 전래되었다.

해부시연

중세 시대 Middle Ages 이후로 독일의 많은 도시에서 사람해부가 시행되었고, 합법적 방법으로 시신을 사용했다. 17세기까지 프랑스와 네덜란드, 이탈리아에서 사람해부와 해부시연이 드물었다. 이것은 즐거운 축제에 시민들이 참석하는 특별한 행사였다. 그러나 하이델베르크Heidelberg 대학의 해부학 교수 요한 부루너Johann Konrad Brunner는 군경수비대에서 죽은 모든 병사들의 시신을 해부했다.

부루너 교수는 의학생들을 위해서 시신을 해부했다. **"교수와 의사, 학생, 귀족, 시민, 해부에 관심이 있는 사람들이 해부실습에 참관했다."**(Lassek, 1958). 사람 몸을 기계와 비유했고, 모든 사람들이 해부학의 지식을 공유하는 혜택을 누렸다. 또한 사람 몸의 기능을 이해함으로써 신과 자연의 섭리를 이해하려고 노력했다.

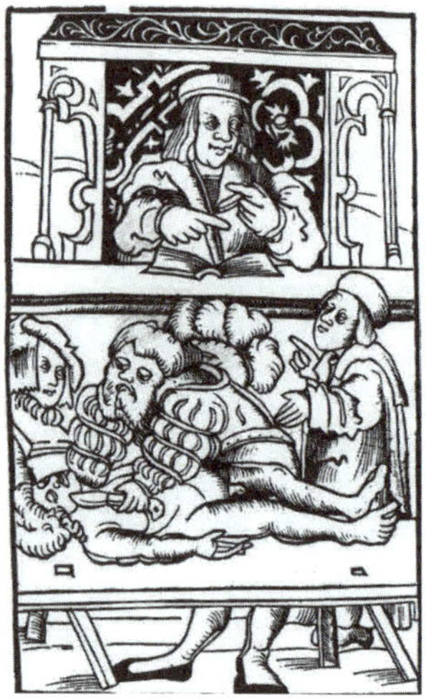

그림 322. 16세기 초기에 로스토크(Rostock)의 해부실습 장면. 이 목판화는 니콜라스 마샬크(Nicolaus T. Marschalk)가 펴낸 『몬디노 아나토미아(Anatomia Mundi)』의 로스토크 판(1514년)에 들어 있다. (출처: Universitäts bibliothek Rostock; from Wischhusen and Schumacher, 1970.)

해부실습이 오래 전부터 이탈리아에서 시작된 이후로, 독일의 각 도시들에서도 의학수련에 있어서 사람해부가 중요하다는 것을 알게 되었다. 슈마허와 비슈센(Schumacher & Wischhusen, 1970)은 문헌들을 조사하여 독일에서 가장 초창기에 **해부시연**anatomical demonstrations(그림 322)이 시작된 도시와 연대를 다음과 같이 기록했다. 프라하Prague (1348년), 비엔나Vienna (1404년), 쾰른Cologne (1479년), 튀빙겐Tübingen (1482년), 라이프치히Leipzig (1500년), 로스토크Rostock (1514년), 비텐베르크Wittenberg (1526년), 프랑크푸르트Frankfurt/Oder (1530년), 마르부르크Marburg/L (1535년), 하이델베르크Heidelberg (1574년), 뷔르츠부르크Würzburg (1585년), 기쎈Gießen (1609년), 그라이프스발트Greifswald (1624년), 알트도르프Altdorf (1657년), 에르푸르트Erfurt (1675년).

시신과 시신의 일부를 해부하는 과정을 시연하기 위해 **해부극장**Anatomical theaters, 해부실습실이 건립되었다(Schumacher, 2007). 예를 들면 알트도르프Altdorf (1650년)와 로스토크Rostock (1696년), 베를린Berlin (1720년), 할레Halle (1724년)의 **"해부극장"**은 이탈리아 파도바 대학의 해부극장을 모델로 삼아 건립되었고, 그라이프스발트Greifswald (1750년)의 해부극장은 이탈리아 볼로냐 대학의 것을 모델로 삼아 건립되었다. 이 대학들에서 학자들이 많은 논문들을 발표하면서 사람 해부학의 위대한 발견들이 이루어졌다. 이 업적들 중 일부가 오랫동안 가치 있는 업적으로 남아서 오늘날까지 이용되고 있다.

다양한 해부학 연구소들의 과학적 공헌이나 해부학자들에 대한 개별적 상세한 업적들은 여기에서 소개하지 않는다(Kopsch, 1913; Wegner, 1956; Stürzbecher, 1958; Nauck, 1959; Schumacher & Wischhusen, 1970; Aumüller, 1972; Hein, 1976). 독일의 해부학 역사를 이해하기 위해 앞으로 원본의 출처를 집대성하는 노력이 필요하다. 독일의 해부학 연구소들 중에서 특히 베를린 대학의 출범은 다른 곳들과 달랐고, 수 세기 동안 뛰어난 많은 업적들을 이루었다. 그러한 이유는 해부학 연구의 시발점이 프로이센의 수도였기 때문이다(Dorwart, 1958).

군인 의사를 위한 해부학

베를린의 해부학 역사는 특이하다. 대학들과 의학교가 도시에 설립되기 약 1세기 전부터 왕의 지시로 해부학 교육이 시작되었다. 또한 모든 교육은 당시의 관행이었던 라틴어가 아니고, 시민들이 공통어로 사용했던 독일어로 실시되었다.

프리드리히 빌헬름 1세[Friedrich Wilhelm I]는 1712년에 프리드리히 1세 왕을 계승한 훌륭한 군인이었다. 그는 군대에서 외과의사 같은 군인 의사들이 꼭 필요하다는 것을 잘 알고 있었다. 왕은 부상병들을 치료하는 데 외과의사가 필요하며, 외과 의사들은 사람 몸의 구조를 잘 알아야 한다고 생각했다. 아마 이것은 왕의 주치의였던 군델스하임[Gundelsheimer]의 영향이었고, 왕이 레이덴 대학에 있는 유명한 헤르만 부르하버[Hermann Boerhaave]의 의학연구소를 방문한 후, 군인 의사들을 양성하기 위해 프로이센 도시에 해부극장을 건립하도록 지시했다(Dorwart, 1958; Stürzbecher, 1958, 1959; Laitko, 1987; Winau, 1987). 거슬러 올라가 도시에 해부극장이 건립되기 이전의 상황들을 살펴볼 필요가 있다.

당시에 유럽의 많은 도시들에 건립된 **해부극장**들은 시민들을 위해서 **해부표본**[Anatomical specimens]을 전시하는 것이 관례였고, 오늘날의 박물관과 유사하게 일반인에게도 개방되었다. 자연주의 철학자이며 정치가인 라이프니츠[Leibniz]는 1700년에 왕립법원에 수준이 높은 과학적 자료를 많이 전시해달고 청원했다. "**왕립협회**[Königliche Societät, Royal Society]"는 천문학과 기계학, 건축학, 화학, 식물학, 해부학 같은 다양한 학문들과 관련된 실용적이며 유용하고 가치가 있는 분야들에 대해 조사했지만, 해부학은 필요한 분야로 생각하지 않았고, 해부학 관련 자료를 포함시키는 것을 반대했다.

1724년에 군인 의사들의 실용적 수련을 위해 〈의학-외과의사협회Collegium medico-chirurgicum〉가 결성되었고, 해부극장도 건립되었다. 1세기 후인 1810년에 프리드리히 빌헬름 대학Friedrich-Wilhelm-Universität이 신설되었고, 해부극장이 해부학 연구소로 발전했다. 대학의 명칭이 독일의 위대한 정치가이며 언어학자 빌헬름 폰 훔볼트Wilhelm von Humboldt를 기념하기 위해서 베를린 훔볼트 대학Humboldt University으로 바뀌었다. 이런 사유로 베를린에서 가장 오래된 과학 연구소가 해부학 연구소였다.

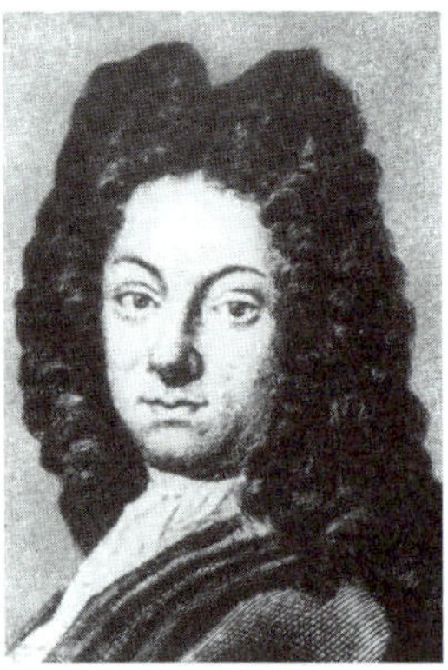

그림 323. 스페너(Christian Maximilian Spener, 1678~1714년). 베를린 대학에서 최초의 해부학 교수. (제공: Institut für Anatomie, Ernst-Moritz-Arndt-Universität, Greifswald, Germany.)

라이프니츠Leibniz는 1701년에 위대한 해부학자 베른하르트 알비누스Bernhard Siegfried Albinus, 1653~1721년를 베를린의 최초 해부학자로 임명할 것을 왕립협회에 제안했다. 알비누스는 1681년부터 프랑크푸르트/오데르Frankfurt/Oder에서 해부학 교수를 역임하고 있었다. 그러나 알비누스는 베를린의 초빙에 응하지 않았고, 1702년에 레이덴 대학으로 자리를 옮겼고, 그곳에서 훌륭한 업적들을 쌓으며, 그의 명성은 더욱 높아졌다.

왕은 새로운 해부극장을 설립하기 위한 부지와 자금을 제공했다. 크리스티안 스페너Christian Maximilian Spener, 1678~1714년 (그림 323)가 1713년 봄에 해부학 교수로 임명되었고, 1713년 11월 29일에 화려한 개장식과 함께 해부학 교육이 시작되었다.

18세기까지 '**메디치 퍼얼**medici purl'로 불렸던 내과의사들은 군대의 외과의사들Wundarzte 보다 상대적으로 사회적 지위가 높았다. 내과의사들은 대학에서 과학적 수련을 받았고, 외과의사는 이발사나 다른 외과의사들로부터 도제제도를 통해서 수련을 받았다. 시간이 지나면서 이들 사이의 격차는 더욱 벌어졌지만, 후에 철저하게 과학적 기반을 두고 의술을 연마하는 외과의사들의 수준도 현저하게 높아졌다. 이러한 수련을 받았던 외과의사들 중 **유명한 외과의사**로, 가이 드 숄리아크Guy de Chauliac, 1300~1370년, 앙브로즈 파레Ambroise Paré, 1510~1590년, 프랑스, 존 헌터John Hunter와 윌리엄 헌터William Hunter, 잉글랜드, 히에로니무스 브런쉬비크Hieronymus Brunschwig, 슈트라스부르크, 파브리시우스 힐다누스빌헬름 파브리, Fabricius Hildanus, 쾰른/베른, 로렌츠 하이스터Lorenz Heister, 알트도르프/헬름슈테트

등이 있었다. 오늘날처럼 해부학 지식은 군대 외과의사의 수련에도 필수적이었다. 프리드리히 빌헬름 1세Friedrich Wilhelm I 왕이 해부교육을 위해 충분히 시신을 제공하고 넉넉한 재원을 지원을 한다는 증표가 새겨진 기념비가 해부극장(그림 324)에 세워졌다(Dorwart, 1958; Stürzbecher, 1959, 1963).

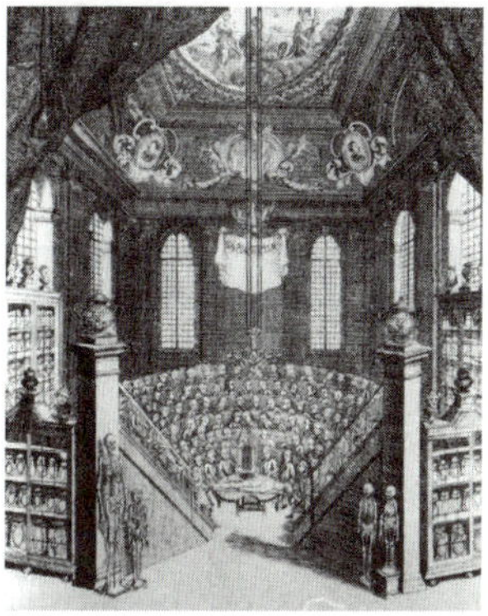

그림 324. 1713년에 건립된 베를린의 해부극장(해부실습실). (출처: Copper engraving by Anton Balthasar König from a sketch by Ferdinand Gottfried Leygebe. 제공: Institut für Anatomie, Ernst-Moritz-Arndt-Universität, Greifswald, Germany.)

해부극장의 위층 한쪽에 왕실의 마구간Königlicher "Neuer" Marstall이 마련되었다. 마구간은 1691년에 처음 건립되었고, 세월이 지나면서 다른 연구소와 사업기관에도 여건에 맞게 생겨났다. 말을 보관하는 마구간이 있었던 기관과 장소는 <과학협회Societät der Wissenschaften>와 <예술협회Academia der Künste>, 전망대das Observatorium, <의학-외과의사협회Collegium medico-chirurgicum>, 소수의 제조업체들이었다. 베를린의 해부극장은 오늘날 주립도서관Staatsbibliothe과 대학이 위치한 부근에 있었다.

일반 개업의사가 1827년에 저택을 구입하여 해부학 강의실로 개조했다. 이 새로운 해부연구소가 군대교회의 뒤쪽에 위치했다. 학생들과 초청자들을 위한 좌석들이 원형으로 배치되었으며, 가장 앞쪽 2줄은 내빈들을 위한 특별석이었다. 이 해부연구소에서 사람해부가 진행되었고, 학생들을 위해 부위별로 설명하는 해부학 강의가 실시되었다. 이 연구소의 서쪽 건물에서 조직학과 발생학, 동물 비교 해부학의 강의와 실습이 진행되었으며, 이곳에 가치 있는 사람 해부표본들과 동물표본들을 수집하여 보관하고 전시했다(Kopsch, 1913; Dorwart, 1958).

제27장

아메리카의 해부학 역사

스페인 정복자들이 아메리카대륙에 도착한 것은 15세기 후반과 16세기 초반이었고, 그들은 선진 유럽문명을 아메리카대륙에 전파했다(Cohen, 1992). 고대 이집트와 아시아, 중국에서 문화가 번창했던 것처럼 고대 아메리카도 문명이 번성했다. 원주민들을 위한 규정을 만들었던 지배계층이 존재하는 사회 구조였다. 식량과 주거지뿐 아니라 적절한 공중위생과 건강관리를 규정했다. 최고 권력자는 거대한 사원(그림 325, 326)에 살던 제사장들이었고, 제사장들은 세상의 모든 선[善]을 위해서 사람을 제물로 바쳤을 뿐 아니라 "마법"과 종교적 의식을 통해서 신의 노여움을 진정시켰다.

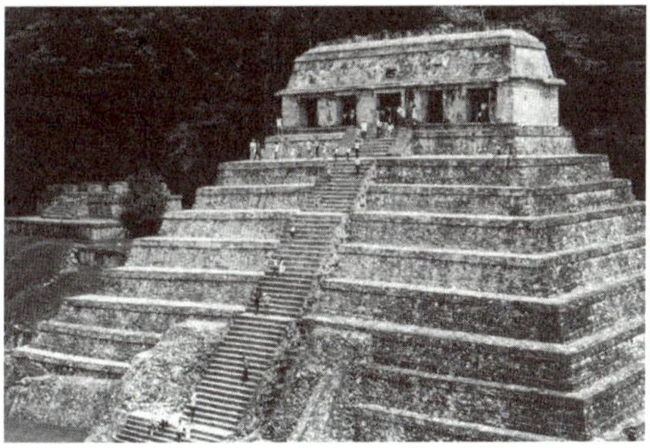

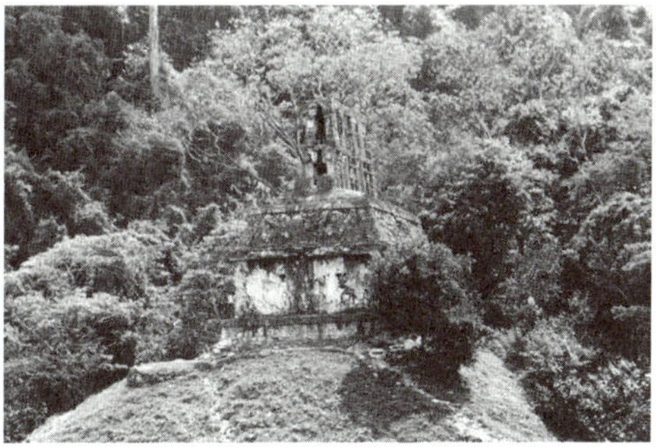

◆ 그림 325. 팔렝케(Palenque)의 거대한 피라미드(유카탄 반도). 팔렝케는 중앙아메리카의 마야인(Mayan)이 살던 곳이었다. 고대 마야 문명은 서기 300년부터 900년까지 번창했고, 그들은 거대한 사원과 피라미드, 궁전을 건축했다. 마야인은 중요한 사건들을 기록하기 위해 신세계(New World)에 복잡한 글쓰기 체계(상형문자)를 개발했고, 조각과 뛰어난 회화들을 비롯해서 뛰어난 예술 작품들을 많이 남겼다. (제공: Dr. A. Zarian-Herzberg, National University of Mexico.)

➔ 그림 326. 팔렝케(Palenque)의 천문대. 이곳에서 마야인은 하늘과 천체, 특히 달의 움직임을 관찰했고 이것을 통해 계절의 주기를 정했다. 제사장은 천문학적 추정을 통해 의식 행사를 진행할 날자와 기후를 예측했다. (제공: Dr. A. Zarian-Herzberg, National University of Mexico.)

아즈텍의 의술

쉔델(Schendel, 1968)은 멕시코 의학을 이해하기 쉽게 설명한 책을 출판했고, 그 문헌에 **아즈텍**Aztec 문명부터 근대 시대까지 의술과 건강에 관한 변천과정이 들어있었다. 16세기 초기에 아즈텍의 수도에 도착한 **코르테스**Cortes, 1485~1547년 [40]와 신대륙 정복자들, 다른 스페인 사람들은 아즈텍 사람들이 건설한 거대한 피라미드와 계획적으로 배치한 건물, 수로시설, 하늘정원, 색다른 시장 등에 감탄했다. 또한 그들은 식물들의 치료효능(Cruz, 1940; Guerra, 1979; Stuart, 1987)을 오랜 경험으로 터득하였고, 질병들을 다양한 방법으로 치료하는 아즈텍 의사들의 의술에 많은 감명을 받았다.

유럽처럼 아즈텍 의사들도 상처를 치료하고, 사혈Bloodletting을 수행하며, 관장을 실시했지만, 약초들을 치료 목적으로 더 흔히 사용했다. 아즈텍 의사들은 무균법asepsis을 알았고, 간단한 외과 도구들을 사용했다. 외과적 처치와 종교적 의식, 사람을 죽이기 위해서 식물에서 추출한 마약을 사용했다. 아메리카 대륙의 다른 초창기 문명인 **톨텍**Toltec [41]과 **마야**Mayan, **잉카**Incas 시대의 사람들처럼 아즈텍 시대의 사람들도 머리뼈 천공술Skull Trepanation을 실시할 정도로 문명이 발달했다. 이 시술은 머리손상 후에 생기는 뇌압 상승을 완화시키거나 정신이상자로부터 **"악마의 영혼"**을 내쫓기 위해 시행되었을 것이다(Cabieses, 1979).

또한 쉔델(Schendel, 1968)은 16세기 스페인 프란시스코의 수사 버나디노 드 사하군Bernardino de Sahagun이 저술한 『새로운 스페인의 세계사Historia General de las Casas de Nueval España; The Universal History of New Spain』에서 다음과 같이 골절fractures에 관한 내용을 인용했다.

> 골절된 뼈는 조심스럽게 맞추고, 나무로 만든 부목을 골절된 팔다리의 양쪽에 대고 끈으로 단단히 고정시켰다. 고무나무의 끈적끈적한 물질과 송진, 깃털을 잘게 부수어 섞어 만든 고약을 덧발랐다. 고무 같은 송진으로 만든 케이스를 사용하여 팔다리와 부목을 함께 감싸고 재차 고정시켰다.

아즈텍 의사들은 골절된 뼈를 원래대로 맞추기 전에 깁스cast를 사용하여 출혈에 의한 부종과 압박을 감소시켰다. 또한 아즈텍의 의사들은 상처의 봉합과 소작燒灼, 머리뼈 천공, 골절된

---

40 멕시코의 아즈텍 왕국을 정복한 스페인 사람

41 아즈텍에 앞서 멕시코 고원 지대를 10~12세기에 지배한 종족

뼈맞춤뿐 아니라, 치아 치료와 포경시술, 거세, 정상 분만이 불가능할 경우 낙태술 등의 다양한 외과술을 시행했다.

아즈텍의 의사들이 사람 가슴벽과 배벽를 절개하여 수술한 기록은 없지만, 날카로운 칼로 빠른 시간에 희생 제물로 바쳐진 사람의 가슴벽을 절개하여 움직이는 심장을 꺼내는 기술을 갖고 있었다. 또한 아즈텍 의사들이 사람 구조를 이해하기 위해 시신을 해부했다는 기록은 없지만, 제단에 바쳐진 희생된 사람의 제물 때문에 사람해부를 위한 시신은 많았다(Schendel, 1968). 아즈텍 시대에 사람 몸의 각 부위와 관련된 4000개 정도의 해부학 용어들이 사용되었다(Guerra, 1979). 핸콕(Hancock, 1996)은 그의 문헌에 16세기에 기록된 내용을 다음과 같이 인용했다.

그들이 희생 제물인 사람의 몸에서 심장을 꺼내어 보여주려고, 돌 제단 위에 희생 제물을 올려놓았다. 4명이 팔과 다리를 붙잡아 벌렸다. 단단한 칼을 손에 쥔 집행자가 다가와 능숙한 솜씨로 왼쪽가슴 젖꼭지 아래부위의 갈비뼈 사이를 절개했다. 그는 손을 집어넣고 굶주린 호랑이처럼 뛰고 있는 심장을 꺼냈다.

최초의 대학과 의학교

아메리카 대륙에서 사람 몸에 대한 과학적 연구가 멕시코 국립대학에서 처음 시작되었다. 멕시코 국립대학은 영국이 미국의 매사추세츠와 버지니아에 대학을 개설하기 오래전에 아메리카 대륙에서 최초로 설립된 대학이었다. **코르테스**[Cortes, 1485~1547년]와 그의 정복자들이 차지한 영지, 즉 오늘날 지칭하는 새로운 스페인 왕조가 스페인 찰스 5세 왕의 칙령에 의해서 멕시코 국립대학을 세웠고, 대학은 1551년 9월 21일에 개교했다. 처음에 대학은 종교와 문학, 철학을 가르쳤고, 1553년부터 의학을 가르치기 시작했다(Schendel, 1968; Amézquita et al., 1960). 해부학 교육도 의학교육 과정의 일부였을 것이다. 대부분 교육과정은 당시에 스페인에서 널리 유행한 교육내용과 유사했다. 스페인에서 해부학의 주임교수가 있었던 의학교는 바로셀로나[Barocelona] (1450년)와 발렌시아[Valencia] (1549년), 바야돌리드[Valladolid] (1550년), 살라망카[Salamanca] (1551년), 다른 주요 도시들에 있었다.

쉔델(Schendel, 1968)에 의하면, 1621년에 해부학 교육은 대학에서 필수 과목이었고, 자세한 교육내용은 의학교의 선생들과 학생들이 정기적으로 해부실습을 실시했던 1645년에 팔라폭스Palafox 총독이 도입했다. 1646년 10월 8일에 후안 드 코레아 Juan de Correa와 안드레아스 드 비야비시오사Andreas Martinez de Villaviciosa가 멕시코에서 처형된 중죄인의 시신을 사용하여 최초로 사람해부를 실시했다(Febres-Cordero, 1987). 1년 후에 아메리카 대륙에서 가장 오래된 병원인 **예수병원**Hospital of Jesus에서도 사람해부를 시작했다.

예수병원은 1524년부터 운영되었으며, 오늘날에도 남아 있다. 이 병원은 코르테스가 건립했고, 그가 죽은 후에도 병원 유지비가 계속 제공되었다. 코르테스는 유서에 다음과 같이 기술했다. "**나는 나의 잘못이나 죄책감으로부터 해방되길 바라고, 희생자들에게 깊은 애도를 보내며, 큰 슬픔을 느낀다.**" 당시에 코르테스와 정복자들은 정복하고 통치하던 아메리카 원주민들을 잔혹하게 고문하고, 중대한 불법적 행동과 죄를 지었으며, 원주민들에게 심한 고통을 주었다.

프레이 파판Fray Augustin Farfán은 1567년에 멕시코 대학에서 의과대학을 졸업했고, 의학에 관한 주제로 책을 저술했다. 그는 이것을 1579년에 멕시코시티에서 출판했으며, 그 후 30년 동안 몇 번 다시 인쇄되었다. 카스 드 안토니오 리카르도Cas de Antonio Ricardo는 『간단한 외과 처치와 질병의 지식 연구Tractado Breue de Chirurgia y del Conocimiento y ovra de algunas enfermedades q. en esta tierra mas comunmente suelen auer』에서 "**아즈텍이 사용한 해부학과 의학, 약리학, 외과학**"에 관한 내용을 기술했다(Schendel, 1968).

해부학 교육

몰Moll이 저술한 『라틴 아메리카의 아스클레피오스Aesculapius in Latin America』는 백과사전과 같은 책으로, 아메리카 대륙의 여러 국가들의 의학에 관한 정보를 총망라한 문헌이다(Moll, 1944). 역사적, 전기적 자료들은 대부분 이 책에서 발췌한 것이다.

스페인 사람들이 1492년에 아메리카에 도착하기 이전에, 원주민들의 의학적 지식과 의술을 살펴보았고, 4년 후에 초기의 영구적 식민지 정착에 대해 알아보았다. 사람을 희생 제물로 바치는 의식은 신의 노여움을 달래는 것 이외의 다른 목적은 없었다. 사람 몸의 다양한 구조에 대한 명칭들이 있었지만(Guerra, 1979), 해부학의 연구나 관찰에 의한 것은 아니었다.

해부학 교육은 정복한 지역의 의사들을 수련시키기 위해 식민주의자들이 설립한 의학교와 의학교육과정에서 시작되었다. 교육방법은 유럽식이었고, 대부분 환자를 접촉하지 않는 이론 강의였다.

멕시코의 시의회가 1525년에 이발사-외과의사barber-surgeons에게 수련비를 지급했다. **의학교육**medical teaching이 산토 도밍고Santo Domingo의 산토 토마스 대학Santo Tomás University에서 1538년에 공식적으로 발족되었고, 후에 멕시코Mexico (1580년), 리마Lima (1621년), 카라카스Caracas (1721년), 하바나Habana (1726년 또는 1728년), 보고타Bogota (1758년 또는 1760년), 칠레Chile (1769년), 키토Quito (1787년), 과달라하라Guadalajara (1792년), 니카라과Nicaragua (1799년), 부에노스아이레스Buenos Aires (1801년), 과테말라Guatemala (1805년), 메리다Merida (1805년), 바이아Bahia/리오데자네이루Rio de Janiero (1808년), 푸에르토리코Puerta Rico (1816년), 쿠스코Cuzco (1825년), 오악사카Oaxaca (1827년), 모렐리아Morelia/미초아칸Michoacán (1829년), 유카탄Yucatan (1833년), 라파스La Paz (1834년), 산살바도르San Salvador (1847년), 아이티Haiti (1852년) 등에서 시작되었다.

1621년에 멕시코에 특별한 해부학 주임교수가 있었다. 1646년에 최초의 부검이 실시되었고, 의학생들의 유일한 실습은 한 달에 한 번씩 사람 뼈대를 조사하는 것이었다(Gomez, 1979). 또한 1711년에 리마 대학에서 해부학 주임교수가 임명되었으나, 1729년까지만 주임교수 제도가 존재했다. 과테말라의 학생들은 1798년에 해부학 교육과 다른 과목의 부실에 대해 불만을 호소했고, 이는 다른 국가들도 상황이 비슷했다. 외과적 시술이 가미된 서술적 해부학은 부족했지만 의학 교육과정에서 중요한 부분을 차지했다.

몰(Moll, 1944)은 "**해부학이 주요 과목이었지만 가르치는 방법은 한계가 있었다. 에스파라고사**Esparragosa**가 과테말라의 해부학 주임교수로 재직했을 때, 이러한 교육방법이 비실용적이라고 문제를 제기했다. 1800년에 부에노스아이레스에서 시신이 부족하여 1년 동안 해부실습이 시행되지 않았다.**" 상황은 다른 국가들도 별로 다르지 않았고, 당시에 스페인에서 사람해부를 수행하던 일반적인 분위기와 유사했다. 18세기 후반까지 스페인 정부가 **해부학 주임교수**의 임명을 멕시코Mexico (1621년), 칠레Chile (1773년), 쿠바Cuba (1797년), 부에노스아이레스Buenos Aires (1801년), 리마Lima (1711년), 과테말라Guatemala (1809년), 카라카스Caracas (1811년), 키토Quito (1837년) 등의 도시들에 허가했다.

일반적으로 해부학 교육에서 시신을 이용한 해부실습 기회는 매우 드물었고, 특히 여성 시신의 해부는 더욱 희귀했다. 몰(Moll, 1944)의 보고에 의하면, "**19세기 후반까지 오직 1구의**

여성 시신이 리마의 원형극장으로 보내졌고, 그것도 나이가 많고 형태가 망가진 시신이었다." 이것은 "종교적 반대"에 기인한 것이었다. 유럽의 의학교와 비슷하게 교육과 연구를 위해서 시신들을 훔쳐왔다.

19세기 말까지 의학생들은 주로 교과서와 아틀라스, 뼈대, 모형, 마네킹 등을 이용하여 해부학 지식을 배웠다. 시신을 이용한 해부실습의 도입은 많은 세월이 필요했다. 1825년의 사례로 "묘지에서 시신을 부패시키는 법.... 여름에 햇볕에 말리고, 겨울에 진흙으로 감싸고....", 또한 19세기 초반에 쿠바의 한 교수는 시신을 두려워했기 때문에 마네킹을 사용했다.

19세기에 시신을 이용한 해부실습이 가능했지만, "부패된 시신은 메스껍고..., 학생들에게 귀신처럼 보였다. 칠레에서 학생들은 묘지의 한쪽 구석에서 며칠 동안 햇볕에 방치된 시신을 오직 면도칼과 해머와 톱을 사용하여 해부했다. 모란Moran의 3강좌들 중에서 첫 강좌에 2명의 학생이 죽었고, 매년 많은 학생들이 감염질환으로 희생되었다."(Moll, 1944) 19세기 중반까지 해부학의 교육Anatomical teaching 수준은 국가마다 다양했지만, 안타깝게도 남아 있는 해부실습과 관련된 자료들이 부족하다.

브라질에서 19세기 초까지 의학 전문가들은 의사와 이발사-외과의사, 약종상, 다른 "치료사들"이었다. 일부는 유럽에서 수련을 받았고, 브라질에서 일부 학생들은 도제식 수련을 받았다. 브라질에서 건립된 최초의 의학교는 1808년에 바이아Bahia에 개설되었다. 브라질의 사람해부와 해부교육에 관한 초기 역사자료는 매우 부족하다(de Castro Santos Fiho, 1979).

미국의 해부학 역사

영국 이민자들이 첫 식민지 제임스타운Jamestown [42]에 정착한지 150년이 경과한 다음, 1765년에 최초의 의학교육이 필라델피아에서 시작되었다. 신대륙의 초기 정착민들은 자녀를 양육하기 위한 교육기관의 필요성을 잘 알고 있었지만, "그들은 항상 교회의 번영과 정치, 경제를 가장 중요하게 생각했다. 이민자들의 생활은 생사를 다투는 어려운 환경이었고, 신대륙에 도착한 후 그들의 처지를 알게 되었다. 의사와 외과의사들은 유럽에서 건너왔기에 초기

42 미국 버지니아(Virginia) 주의 영국인이 처음 정착한 마을

에 의학교의 건립은 필요하지 않았고, 이러한 상황은 아메리카 정착 이후 1세기 동안 지속되었다."(Ball, 1928)

전염병과 다른 의료 문제

17세기에 천연두smallpox가 잉글랜드와 아메리카에서 가장 무섭고 두려운 천벌이었다(Rothstein, 1972, 1987; Savitt, 1990). 잉글랜드에서 1667년부터 1676년까지 천연두가 전국적으로 창궐했으며, 특히 천연두가 발생한 지역은 주기적으로 다시 발생했다. 천연두가 유행한 후, 토마스 시드넘Thomas Sydenham은 천연두에 대해서 1666년에 출판한 『발열의 치료법Methodus Curandi Febres』에 자세히 기록했다. 천연두가 아메리카의 뉴잉글랜드 지역에 살던 매사추세츠의 인디언들에게 1633년에 처음으로 발병하여 유행했다. 이 해는 청교도들이 잉글랜드에서 메이플라워호를 타고 아메리카 대륙에 도착한 후 13년이 지난 시기였다.

또 다른 천연두의 유행이 1620년에 플리머스Plymouth 지역에서 있었고, 1634년에 코네티컷 지역에 살던 인디언들에게 유행했다. 이 공포의 질병은 잉글랜드 정착민들 보다 면역성이 부족한 원주민들에게 더욱 치명적이었지만, 정착민들도 살아남은 사람들이 얼마 되지 않았다. 천연두의 유행은 너무 심각했고 어떤 인디언 부족들은 심각하게 인구가 감소했으며, 매사추세츠 지역의 인디언들은 3,000명의 전사가 300명으로 감소했다. 코네티컷 지역의 인디언들에 관한 기록에 다음과 같은 내용이 있다. "그들은 천연두에 감염되었고, 대부분 비참하게 죽었으며, 이 보다 더욱 심각한 질병은 이전에 없었고, 그들은 페스트 보다 이 병을 더 무서워한다...."(Viets, 1937).

1679년의 「연감Almanack, 年鑑」에 다음과 같은 내용이 기록되어 있었다. "1677년 7월 10일, 배가 전염성 천연두와 함께 낸태스킷Nantasket 해안에 도착했고, 곧 천연두는 찰스타운Charlestown으로 퍼졌으며, 수천 명이 감염되었고, 7백 명 이상의 주민들이 서둘러 이 지역을 떠났다."(John Foster 1679년; Viets 1937년에서 인용) 잉글랜드로부터 많은 정착민들이 아메리카 대륙에 도착했고, 천연두의 유행은 점차 증가했으며, 전염병이 자주 유행하면서 사망률도 증가했다.

정착민들 중에서 의술 경험이 있던 사람들이 잉글랜드에서 가져온 책에 들어있던 수준 낮은 지식을 이용하여 홍보용 그림을 그렸다. 이 중 흥미로운 것은 한 장으로 인쇄된 유인물에, "뉴잉글랜드 지역의 주민들에게 천연두나 홍역measles을 예방하려는 사람들을 위한 위생관리 요령"이 기록되어 있었다. 전도사이며 의사인 토마스 대처Thomas Thacher가 이 유인물의 내용을 작성했고, 1677년(1678년)에 처음으로 인쇄했다. 이 자료는 현재 <매사추세츠 역사협회>에서 보관하고 있고, 북아메리카에서 인쇄된 가장 최초의 의학 자료(dated 21.11.1677/1678, from the press of John Foster in Boston)이다(Viets, 1937). 이 유인물은 일반 주민들에게 질병의 여러 정보들, 증상과 치료, 예후 등을 제공했기에 당시에 매우 유용했다.

앞서 말한 설명만으로는 초기 정착민들이 직면했던 의학적 문제들을 모두 설명할 수 없지만(Rothstein, 1987; Savitt, 1990), 그 시기에 유행한 전염병의 두려운 분위기를 간단하게 요약한 것이다. 식민지에서 전염병을 치료할 의료진을 양성할 필요성이 대두된 것은 놀라운 일이 아니다(Marti-Ibanez, 1958; Packard, 1973; Bordley & Harvey, 1976).

의학 교육과 의사들

1765년 전까지 아메리카 식민지에 의학교는 없었다. 의학에 관심이 있던 영특한 젊은 학생들은 의술 견습생으로 참여하거나 유럽의 에든버러와 런던의 의학교로 유학을 갔다. 일반적으로 유학생들은 식민지의 부유층 자녀들이었다(Rothstein, 1987). 대부분의 유학생들은 돌아왔고, 영국령 아메리카에서 근대 의학의 선구자가 되었다(Guthrie, 1959; Michels, 1955, 1987). 일부 유학생들은 유럽의 다른 국가로 유학을 갔다. 1765년부터 1779년까지 112명의 아메리카 출신자들이 에든버러 대학을 졸업했다. 식민지 시대에 에든버러의 전통과 교육과정을 전수받아 운영되는 오직 2개의 의학교, 필라델피아 대학과 뉴욕 킹 대학이 개설되었다(Packard, 1931).

반면에 1850년 이전까지 독일 대학들에서 의학을 공부한 미국인은 20명 미만이었다. 필라델피아 출신의 존 폴크John Foulke가 미국인으로서 처음 영국의 의학교로 유학을 갔고, 1781년 파리로 옮겼으며, 나중에 라이프치히Leipzig로 자리를 옮겼다. 기록에 의하면, 벤자민 스미스 바턴Benjamin Smith Barton이 독일 대학에서 의학을 공부한 최초의 미국인이었다. 그는 괴팅겐 대학Göttingen University에서 1789년 의학박사 학위를 받았으며, 나중에 펜실베니아 대학에서 식물학 교수를 역임했다. 이러한 분위기는 독일 대학에 재직했던 교수들의 명성과 더불어 독일 의학이 크게 발전했기 때문이었다(Bonner, 1963).

20세기 초까지 미국 출신의 의학생들이 유학지로 선호하는 국가들은 영국과 독일뿐 아니라 오스트리아와 스위스, 프랑스이었다. 당시에 추천하는 대학들과 임상정보, 교육과정, 교수진의 이름 등이 소개된 유학안내서가 미래의 의학생들을 위해서 발간되었다(Hun, 1883).

해부학의 교육과 의과대학

존 엘리엇John Eliot, 1604~1690년은 1647년에 "의약학을 전공한 젊은 학생들이 해부학을 배우기 전에 실습시험에서 낙방했다고 한탄했으며, 해부학의 수준을 향상시키려고 노력했으나, 국내에 살던 1명의 해부학자는 잉글랜드의 자일스 퍼만Mr. Giles Firman (Firmin)으로, 그는 해부학을 배웠고 매우 잘 가르쳤다"고 말했다(Jrumbhaar, 1922). 하트웰(Hartwell, 1881)은 이것이 "미국에서 최초로 해부학 연구의 중요성을 인식하고 필요성을 강조한 것이다."고 말했다.

보스턴의 판사 사무엘 슈얼Samuel Sewall이 1676년 9월 22일에 작성한 일기에 다음과 같은 내용이 있다. "나는 의사 브라켄버리Brakenbury와 톰슨Thomson, 버터Butter, 후퍼Hooper, 크래그Cragg, 펨벌턴Pemberton과 함께 정원에서, 전날 처형된 인디언의 몸통 중간부위를 해부하는 데 오전 9시부터 하루를 보냈다"(Ball, 1928).

뉴잉글랜드에서 1674년부터 1678년까지 6구의 시신을 부검하고 보고했다. 레이덴 대학을 졸업한 의사 요하네스 커프바이레Johannes Kerfbyle는 1691년에 갑자기 죽은 뉴욕의 주지사 슬라우터Slaughter를 부검했다. 그는 중독을 의심했고, 의사 커프바이레와 도와준 5명의 의사들은 수고비로 8파운드 8실링을 받았다.

18세기 중반까지 관심 있는 부분에 대한 실용적인 해부학 수업이 실시되었다. 의사 토마스 캐드월러더Thomas Cadwalader, 1708~1779년는 랭스Rheims와 프랑스에서 수련을 받았고, 런던에서 윌리엄 체셀든William Cheselden으로부터 해부학을 배웠다. 그가 1750년에 최초로 필라델피아에서 사람 해부학 강좌를 개설했다. 또한 1750년에 의사 존 바드John Bard와 의사 피터 미들턴Peter Middleton이 뉴욕시에서 "의학 수업을 받는 학생들의 교육을 위해서 중죄로 처형된 캐럴Hermanus Carroll의 시신을 해부했다." 또한 외과의사 토마스 우드Thomas Wood는 1752년 1월 17일 「뉴욕 주간지New York Weekly」에 공개적으로 다음과 같이 광고했다. "뼈대학과 근육학에 관한 강좌가 … 뉴-브런즈윅

New-Brunswick에서 개설되며, ...사람 뼈를 모두 분리하여 관찰하며, 뼈들의 연결과 상호관계를 설명한다. 사람 몸의 모든 근육들을 해부하고...." 당시에 의학생들의 입학 자격조건은 없었고, 1년 또는 2년 동안 몇 개의 수강 확인서만 제출하면 의학학위 취득이 가능했다.

로드아일랜드 주의 뉴포트에서 윌리엄 헌터William Hunter, 1720~1777년와 동생 존 헌터John Hunter가 1754년부터 1756년까지 "해부학과 동물 비교학의 역사"라는 제목으로 강좌를 개설했다. 이 강좌는 식민지령에서 의학교를 설립하기 위한 계기를 마련한 것으로, 학생의 수련과정의 일부로 해부실습 교육을 위해서 개설되었다(Krumbhaar, 1922; Ball, 1928; Packard, 1931; Sigerist, 1933; Rothstein, 1987).

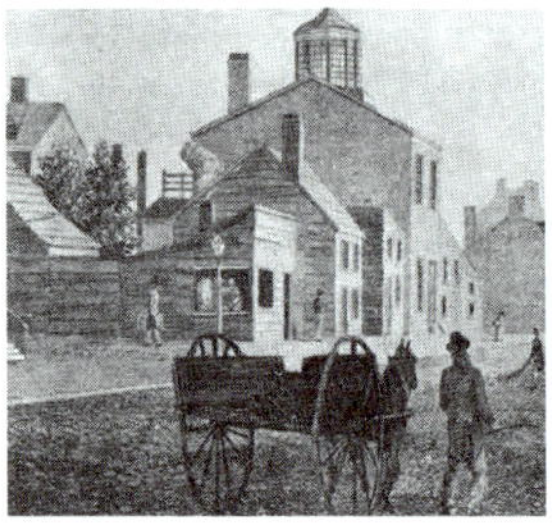

그림 327. 미국 최초의 의과대학 건물(The University of Pennsylvania, Philadelphia; with permission from Major, 1954.)

1765년에 윌리엄 시펜William Shippen과 존 모건John Morgan이 미국에서 최초의 의학교인 펜실베니아 의학교School of Medicine of Pennsylvania를 필라델피아에 개설했다(Michels, 1955; Bordley & Harvey, 1976). 당시에 필라델피아는 영국령 아메리카에서 가장 큰 도시였고, 이 의학교는 후에 펜실베니아 대학이 되었다(그림 327). 시펜이 1808년에 죽은 후, 카스파 위스타Caspar Wistar, 1761~1818년가 펜실베니아 대학의 해부학 교수로 임명되었다

카스파 위스타

카스파 위스타Caspar Wistar, 1761~1818년 (그림 328)는 필라델피아의 가장 유명한 의사 존 레드먼John Redman, 1722~1808년, 존 존스John Jones, 1729~1791년와 함께 의학 연구를 시작했다. 레드먼은 필라델피아에서 태어나 그곳에서 의학 공부를 시작하여 유럽에서 공부를 마쳤다. 존스는 유럽에서 의학을 공부한 다음, 필라델피아로 돌아오기 전에 뉴욕시에 살았다. 그는 유능한 외과의사로, 킹스 칼리지 의과대학King's College Medical School의 설립자들 중 한 사람이었고, 이 대학은 후에 컬럼비아 대학교의 내과와 외과대학Columbia University College of Physicians and Surgeons이 되었다. 또한 존 모건John Morgan과 벤자민 러쉬Benjamin Rush는 레드먼의 제자들이었다.

위스타는 펜실베니아 대학의 의학생으로 입학한 후 3년 후에 의학 학사학위를 받았다. 그

는 잉글랜드와 스코틀랜드에서 의학을 계속 공부한 다음, 1786년에 에든버러 대학에서 의학 박사 학위를 받았다. 또한 위스타는 런던의 그레이트 윈드밀 학교Great Windmill School에서 존 헌터와 함께 해부학을 연구했다.

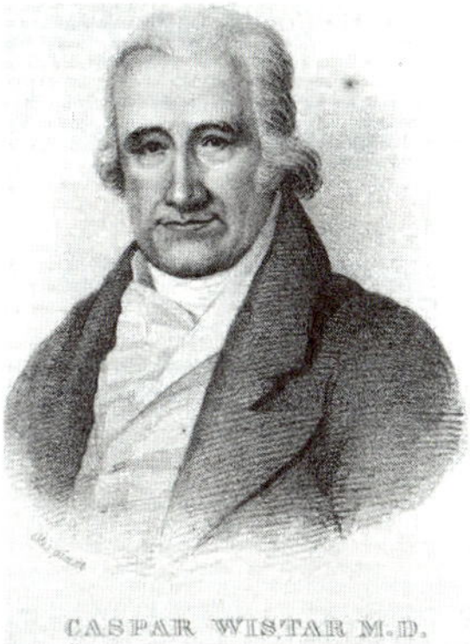

그림 328. 위스타(Caspar Wistar, 1761～1818년)의 초상화. (제공: Bethesda, MD: U.S. National Library of Medicine, National Institutes of Health, Health & Human Services.)

그는 1787년에 필라델피아로 돌아온 후 필라델피아 진료소와 의과대학College of Physicians에서 일했다. 그는 임상진료를 성공적으로 수행했고, 5년 후에 펜실베니아 병원에서 근무했다. 그는 1787년에 미국 의과대학American College of Physicians의 회원이 되었다. 그는 1791년에 펜실베니아 의과대학에서 근무를 시작하여 죽을 때까지 재직했다. 그는 해부학과 산과학, 외과학의 보조 교수(1791~1808년)와 해부학과 산과학의 교수(1808~1810년), 외과학의 교수(1810~1818년)를 역임했다.

위스타는 훌륭한 해부학 교수로, 그의 명성이 자자했기 때문에 많은 의학생들이 그의 대학으로 몰려들었다. 그는 의학생들을 위해서 커다란 해부 그림들을 활용했고, 해부표본들과 모형들을 제작했다. 위스타 이전에는 유럽에서 출판된 해부학 교과서를 사용했다. 위스타는 해부학 교과서 『의학생을 위한 계통해부학A System of Anatomy for the Use of Students of Medicine』을, 제 1권은 1811년에, 제 2권 1814년에 각각 출판했다. 이것이 미국에서 출판된 최초의 해부학 교과서였다. 그는 1815년에 토마스 제퍼슨Thomas Jefferson이 사직한 다음 〈미국 철학협회〉의 회장이 되었고, 벤자민 러쉬Benjamin Rush의 뒤를 이어 〈노예해방협회〉의 회장을 맡았다.

존 모건

존 모건John Morgan, 1735~1789년이 유럽에서 돌아온 다음 대학의 이사회에 의학교를 개설하자고 제안했다. 그는 이 의학교에서 의학 수련을 담당했고, 후에 명예와 좋은 평판을 얻었다. 모건은 1765년 5월 3일 이론학과 의약학의 교수로 선출되었으며, 여생을 마칠 때까지 교수로 재직했다(그림 329).

모건은 1735년에 태어났고, 필라델피아 대학에 입학하여, 1756년에 대학을 졸업한 후 펜

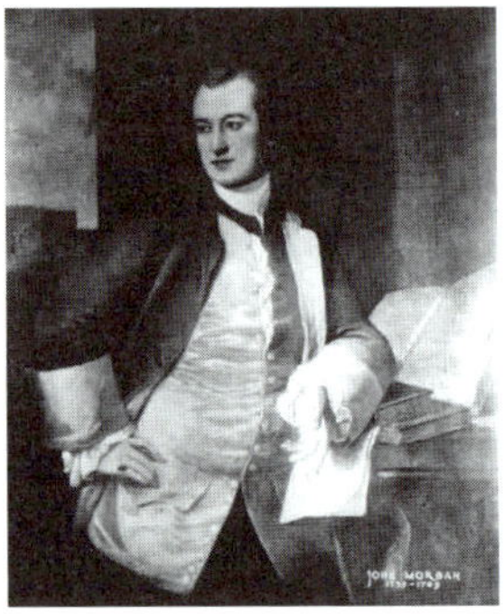

그림 329. 모건(John Morgan, 1735~1789년)의 초상화. 모건은 시펜(William Shippen Jr.)과 함께 1765년에 필라델피아 의과대학을 설립했다. 그는 최초의 교수로 선출되었고, 즉 '의약학의 이론과 실용(Theory and Practice of Physic)'을 가르쳤다. 모건은 사람 해부학에 대해 다음과 같이 주장했다. 해부학은 "의학 분야의 젊은 지망생이 처음에 다양한 미세한 구조들이 상상력을 혼란스럽게 만드는 불확실한 미로를 통해서 의구심을 갖게 만드는 과정을 안내하는 것"이다(Lassek, 1958). (제공: Bethesda, MD: U.S. National Library of Medicine, National Institutes of Health, Health & Human Services.)

실베니아 병원에서 약제사로 근무했으며, 나중에 프랑스와 인디언들에 대항하여 싸우는 전쟁터에서 외과의사로 종사했다. 모건은 1760년부터 런던에 살았고, 그곳에서 1762년에 윌리엄 헌터와 존 헌터의 수제자가 되었으며, 에든버러에서 알렉산더 먼로 1세의 제자로, 후에 파리와 이탈리아로 옮겨 갔다. 모건은 당시에 유럽에서 가장 훌륭한 교수들로부터 발전된 최신의 의료기술을 배웠다. 윌리엄 헌터는 모건이 자기에게 배운 해부표본의 부식기법을 허락도 없이, 〈파리 왕립의학협회〉에서 시연한 것을 알고 화를 냈었다. 윌리엄 헌터는 프랭크 니콜스Frank Nicholls로부터 이 기법을 배웠다(Brock, 1983).

모건은 5년이 지난 후 〈런던 왕립협회〉의 회원, 〈파리 외과왕립학술원〉의 특파원, 로마에서 〈아르카디아 미문학美文學협회Arcadian Belles Lettres Society〉의 회원, 런던과 에든버러에서 왕립 의과대학의 의사면허를 갖고 미국으로 돌아왔다.

모건은 "**외국에서 공부하고 연구하던 방식의 의학교를 미국에 정착시키는 것은 현실적으로 어렵다는 것을 알게 되었다. 예를 들면 특성화의 중요성,.... 문학과 과학 분야에서 확고한 예비 교육의 필요성,... 특히 임상의학을 발전시키기 위해서 기본적으로 해부학과 생리학, 화학, 의약학 수업의 중요성**"을 깨달았다(Flexner, 1937).

모건은 "**미국에서 의학교**"를 개설하기 위한 참신한 아이디어와 확고한 비전을 갖고 있었고, 이론학과 의학실습의 교수로서 임명된 다음, 매년 졸업식에서 공개 강의를 실시했으며, 1765년 5월 말경 필라델피아 대학에서도 공개 강의를 실시했다.

모건은 "**의과학에 포함된 다양한 지식**"을 폭넓게 이해하고 있었다. 그의 저서에 해부표본들을 보존하는 방법과 관련된 논문이 있었다. 비록 200년 전이지만, 모건은 오늘날 의학교에서 해부학 교육의 개선을 위해서 시도하는 방법과 비슷하게, 해부학 교육법을 매우 정확히 파악했다(Morgan, 1765).

윌리엄 시펜

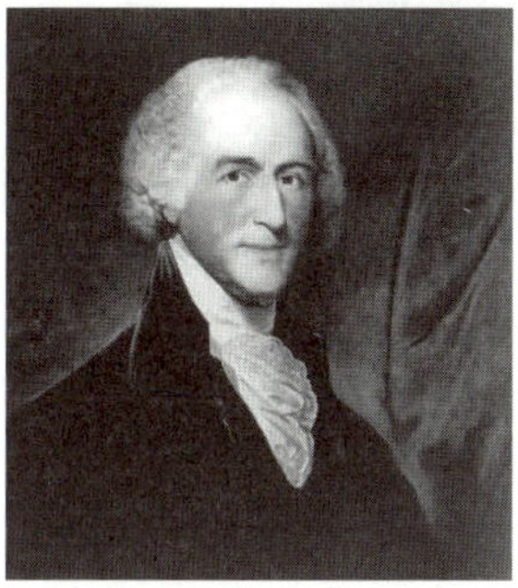

그림 330. 시펜(William Shippen, Jr., 1736~1808년)의 초상화. (출처: Portrait by Gilbert Stuart; 제공: Bethesda, MD: U.S. National Library of Medicine, National Institutes of Health, Health & Human Services.)

윌리엄 시펜William Shippen Jr., 1736~1808년 (그림 330)은 런던에서 윌리엄 헌터에게 그리고 에든버러에서 먼로 1세에게 의학을 배웠고, 1762년에 유럽에서 돌아온 다음 3년 동안 필라델피아에서 개인적으로 학생들을 가르쳤다. 시펜은 스승인 윌리엄 헌터로부터 찬사를 받았고, 아들을 '윌리엄 헌터'라고 이름 붙였다. 시펜은 1765년 9월에 해부학 및 외과학 교수로 임명되어, 영국령 아메리카에서 최초로 해부학 교수가 되었다. 그는 강의에 커다란 해부 그림들과 도표, 모형세트를 자주 사용했으며, 그가 사용했던 그림과 모형들을 존 포더길John Fothergill, 1712~1780년이 펜실베니아 병원에 기증했다. 이 모형들은 런던에서 제작되었고, 그림은 1755년에 유명한 화가인 반 리므스다이크J. Van Riemsdyck가 그린 것으로, 반 리므스다이크는 헌터의 커다란 임신자궁의 그림을 제작하기도 했다(Krumbhaar, 1922; Corner, 1951).

최초의 의과대학

이 시기에 필라델피아는 미국의 수도가 되었고, 해부학의 교육은 윌리엄 시펜과 후계자들에 의해서 확고하게 자리를 잡았다. 시펜의 후계자로 뛰어난 카스파 위스타Caspar Wistar, 1761~1818년는 1808년 펜실베니아 대학의 해부학 교수로 임명되었으며, 박물관을 건립하고, 널리 사용된 해부학 교과서를 집필했다.

버지니아의 젊은 제임스 허바드James T. Hubard는 1796년 가을, 필라델피아에 새로 개설된 의학교에 입학했다. 그는 입학 3주 후에 아버지에게 자기의 경험과 감명 받은 내용을 편지로 보냈다. 그의 편지에 의사 위스타에 대한 내용이 다음과 같이 남아있다.

> 의사 위스타는 뛰어난 해부학자이며, 뼈에 관한 그의 강의는 먼로의 강의와 같았다. 해부극장에 많은 해부표본들이 수집되어 있고, – 그는 지난 월요일부터 신선한 시신을 사용하여 강의를 시작했다.

– 그는 처음에 배의 벽을 절개했고, 모든 근육들을 능숙하게 해부하여 설명했다. – 오늘은 그가 배 안의 장기들을 설명했다. 해부학 강의에 참가한 후 나는 단순히 사람 몸의 명칭들만 읽는 것으로 몸의 구조를 이해한다는 것은 불가능하다는 사실을 확실히 깨달았다(Hoyt Jr., 1942).

뉴욕 시

뉴욕 시에 두 번째 의학교가 1767년에 건립되었고, 이 학교는 1763년 의사 사무엘 클로시Samuel Clossy가 학생들의 해부학 강의를 위해서 개설한 사설 의학교였다. 그는 아일랜드의 더블린에서 트리니티 대학을 졸업했고, 킹스 대학King's University에서 자연 철학의 주임교수를 역임했으며, 후에 킹스 대학은 컬럼비아 대학이 되었다. 킹스 대학에 "**의학과**"가 개설되었을 때, 클로시가 초대 해부학 교수가 되었다. 첫 번째 수강자들은 1769년에 졸업했다. 당시에 의사 사무엘 바드Samuel Bard, 1742~1821년는 도시에 병원도 없고, 심지어 의학생들이 수련을 받을 만한 의료기관 조차 없었다고 말했다.

다른 도시의 의과대학

인구 증가와 함께 도시들이 형성되면서, 보스턴에 하버드 대학(1783년), 뉴햄프셔에 다트머스 대학(1797년), 볼티모어에 메릴랜드 대학, 뉴헤이븐에 예일 대학(1812년), 필라델피아에 제퍼슨 대학(1824년), 오거스타에 조지아 대학(1828년), 뉴올리언스에 툴란 대학(1834년)과 다른 도시들에 해부학과와 의학교가 개설되었다(Bordley & Harvey, 1974). 미국에서 신생 대학들의 해부학 교육은 단단히 뿌리를 내렸다. 플렉스너Flexner의 보고서에서 그가 권고한 것처럼, 1910년까지 의학 교육에서 사람해부가 진행되었다(Flexner, 1910).

미국의 인구는 1810년에 약 700만 명이었으며, 5개의 의과대학이 개설되었다. 30년이 지난 후 인구는 1700만 명으로 증가했고, 의과대학의 수도 30개 이상으로 늘어났다. 의과대학이 빠르게 증가하자 의학생 수련의 질과 수준의 저하가 초래되었다. 다니엘 드레이크Daniel Drake, 1785~1852년는 국내 의학교육의 형편없음을 한탄하면서, "**대부분 의학교에서 해부학 또는 생**

리학, 화학, 병리학을 가르치던 교수들은 그런 지위를 누릴 자격이 없다."고 말했다. 의학교육의 발전과 변화는 19세기 말까지 천천히 진행되었다(Bordley & Harvey, 1974).

해부실습을 위한 시신

아일랜드와 스코틀랜드, 잉글랜드와 비슷하게 의학생들의 해부시연을 위해서 시신이 필요했다. 시민들의 반대 때문에 해부학자들은 해부실습을 위한 시신을 구하기 매우 어려웠다(Shryock, 1966). 로스타인(Rothstein, 1972)에 의하면, 해부에 대한 시민들의 반대와 해부-반대법 때문에 사람해부에 필요한 시신을 구하는 데 한계가 있었으나, 사람해부나 해부실습은 졸업을 위해서 반드시 필요했다. 해부 실습실은 대부분 건물의 외딴 구석에 숨겨져 있었고, 시신은 합법적으로 구하거나 묘지에서 훔쳐온 것이었다.

의학생들은 해부 실습실에서 그들을 보조해주는 "**시연자**"에게 대가를 지불했다. 남북전쟁 이전에 버지니아의 의학생들이 시신을 이용한 해부실습을 요구했지만, 죽은 후에 몸을 해부실습에 이용할 수 있도록 기증한 사람은 소수에 불과했다. 그래서 의학생들과 교수들은 빈민자와 흑인의 묘지에서 시신을 훔쳐와 제공하는 묘지 도굴꾼이나 시신 도둑을 고용했다. 1851년에는 계약을 체결할 정도로 시신을 구하기 위해서 학교들 사이에 경쟁이 치열했다(Savitt, 1990).

묘지에서 시신을 훔치는 경우가 빈번해졌고, 그런 사건들이 시민들을 자극했다. 필라델피아에서

> 일부 시민들의 요구로 해부극장의 공개가 이루어졌고.... 어떤 경우에 의사 시펜Shippen의 노력은 폭도들 때문에 어려움을 겪었다....시펜은 폭도들의 습격을 피하기 위해서 집을 비우고 몸을 숨겨야만 했다. 시펜은 시신이 묻힌 개인 묘지를 훼손하지 않을 것을 그들에게 보증하고, 해부하는 시신은 자살했거나 중죄인으로 처형당한 사람이며, 앞으로 빈민, 신원 불명자 등의 공동묘지에서 나온 시신은 사용하지 않을 것이라고 신문을 통해서 몇 차례 시민들에게 공지했다(Ball, 1928).

뉴욕시에서 뉴욕병원의 의사들이 해부를 위해서 묘지에서 시신들을 구했다는 소문이 돌

자, 성난 폭도들이 뉴욕병원을 습격했다. 몇 사람이 해부 실습실을 급습하여 그곳에서 시신들과 "여러 조각으로 해부된 시신 일부"를 찾아냈다.

> 이것에 격분하여, 그들은 해부된 시신을 탈취하여 무시무시한 저주와 함께 시민들이 볼 수 있도록 창문과 문밖에 해부된 머리와 다리, 팔들을 전시했다. 폭도들은 더욱 난폭해졌고, 군인들이 폭동을 진압하기 위해서 출정했으며, 시민들의 거친 항의와 분노로부터 의학생들을 안전하게 보호하기 위해서 학생들을 일반 감옥에 가두었다(Thacher, 1828; cited in Ball 1839).

이틀 간 지속된 폭동은 슈토이벤 장군General Steuben's command의 군대에 의해서 진압되었고, 군인과 시민들의 대결로 많은 사람들이 부상을 당했을 뿐 아니라 몇 사람이 죽었다(Hartwell, 1881; Packard, 1931).

해부실습을 위한 법률 제정

뉴욕시에서 해부실습을 반대하는 시민들의 폭동으로 인해서, 의학교에서 합법적으로 해부실습을 위한 법령제정이 촉진되었다. 1789년 1월 6일 "해부실습을 목적으로 묘지를 파헤쳐 시신을 꺼내오는 혐오스런 행위를 방지하고, 시신은 묘지나 매장할 장소에 묻는다는 법령" - 뉴욕의 12째 세션의 법령들 중 3장이 제정되었다. 미국에서 해부실습과 관련된 첫 번째 법령은 1784년에 매사추세츠 주에서 제정되었다. 이 법령은 "결투에서 죽은 사람과 결투에서 다른 사람을 죽여 처형된 사람의 몸은 해부하고 조사하기 위해서 외과의사에게 제공할 수 있다."고 허용한 것이었다. 매사추세츠 주는 1831년에 "사람해부의 연구에 사용되는 시신의 사례"에 관한 법령을 제정했다. 사람해부가 이미 합법화된 영국을 비롯하여 미국의 다른 주에서 심의되고 제정이 임박한 법령의 영향을 받은 것 같다. 이 해부법령은 북아메리카에서 최초로 제정된 것이었다(Spector, 1955).

해부학의 교육을 위해서 필요한 시신의 수요가 공급보다 훨씬 많아졌고, 시신을 훔치는 범죄는 20세기 초반까지 계속되었다. 1870년대 후반까지 미국의 의학교에서 해부한 시신의 수는 5,000구 이상이었다. 이 시신들의 대부분은 훔쳐오거나 불법적으로 구한 것이었다. "험프리D. C. Humphrey의 1920년대 보고에 의하면, 미국의 각 주에서 훔친 시신들-흑인 시신들은 다른 주로 운반되었고, 이러한 관행이 100년 이상 계속되었다." 그리고 "1922년에 뉴욕시의 영안실에서 불법으로 훔친 시신이 학생들에게 팔렸다고 뉴욕 주의 위원회는 의학 연구자들을 비난했다"(Drimmer, 1981).

"존 해리슨John Scott Harrison의 시신이 감시관이 있는 묘지에서 사라져, 오하이오 의과대학의 슈트에서 발견된 것"은 시신 도둑의 가장 대표적 사례였다(Edwards, 1957). 그는 미국의 제 23대 대통령인 벤자민 해리슨Benjamin Harrison의 아버지였다. 존 해리슨은 1879년 5월 25일 74세의 나이로 죽었다. 당시에 시신 도둑들이 많았기 때문에 유족들은 묘지에 매장한 유해를 지키기 위해서 묘지 위에 시멘트 벽돌과 크고 넓은 돌로 덮는 안전장치들을 설치했다. 심지어 감시관들을 고용하여 매장 후 일주일 내내 묘지를 감시했다.

의학 교육과정

의학 교육과정은 1825년 이전까지 일반적으로 기초과학과 임상과목으로 이루어졌고, 이중 해부학은 특히 중요한 과목이었다. 로스타인(Rothstein, 1987)의 문헌에 해부학의 교육에 관한 내용이 들어 있다.

> 의학교에서 해부학이 교육과정의 기본이었고, 가장 인기가 있고 중요한 과목이었다. 해부학은 의학 실습에서 가치 있는 유일한 과목이었다. 사람해부의 경험이 풍부하고 능숙한 교수와 장비가 구비된 의학교에서만 효과적으로 해부학을 가르쳤다. 사람 뼈대와 장기들에 관한 해부학 강의는 가능할 경우에 시신을 사용했지만, 대부분의 해부학 강의는 뼈대표본과 그림, 왁스나 석고, 나무, 종이로 제작된 모형들, 마르거나 젖은 해부표본들을 사용하여 진행했다. 유럽에서 최근 개발된 모형들을 사용한 미국 의학교육의 수준은 유럽 의학교육의 수준과 비슷했다. 또한 강의 내용에 해부병리학과 질병으로 야기된 구조 변화가 포함되었으며, 외과 분야와 관련된 해부학 구조들도 자주 소개되었다.

해부학을 가르치는 두 번째 분야가 "**실용 해부학**"이나 시신해부였다. 19세기 초기에 대부분 의학교는 실용 해부학을 선택 과목으로 가르쳤다. 시신의 확보가 어렵고, 일반인들의 선입관이 좋지 않았기 때문에 많은 학생들이 실용 해부학을 선택하지 않았다. 대부분의 학생들이 의학교들에서 실용 해부학을 배울 수 없었을 지라도, 1848년까지 25개 의학교가 실용 해부학 과정을 개설했다. 실용 해부학은 해부 시연자의 감독을 받으며 직접 사람을 해부하는 경험을 쌓도록 했고, 의학교육 과정에서 유일한 실습교육이었다. 많은 시신들이 저장소에 보관되었으나 교육의 가치를 떨어지게 할 정도로 상황은 열악했다. 그럼에도 불구하고 대부분의 학생들은 실용 해부학을 선호했고, "**교육과정 중에서 제일 중요한 과목**"이라고 생각했다.

캐나다의 해부학 역사

캐나다는 1759년에 영국령이 되었다. 치열하고 쓰라린 독립혁명을 겪은 후, 1783년에 아메리카의 13개 영국령들이 영국으로부터 독립을 쟁취했다. 제대한 군인들과 왕당파 사람들, 다른 정착민들이 **북부 캐나다**Upper Canada [43]로 들어갔고, 인구가 증가하여 의료서비스가 필요했다. 특히 식민지에 육군과 해군 출신의 외과의사들이 일부 있었지만, 다른 의사들은 돌팔이 진료에 가까운 모호한 자격을 갖고 있었다. 당시에 공식적인 의학 수련기관은 캐나다에 없었고, 진료를 규제하는 법령도 마련되지 않았다.

북부 캐나다의 의료

영국령의 의회에서 1788년에 "**의사 면허가 없이 퀘벡**Quebec**과 몬트리올의 시내에서 조산술을 시행하거나, 퀘벡 주 안에서 진료와 외과시술을 시행하는 사람들을 금지하는 법령이나 규정**"이 처음으로 통과되었다(Canniff, 1894). 북부 캐나다는 퀘벡 주의 일부였다. 이 지역에서 초기 몇 해 동안 돌팔이의 진료행위를 금지하는 것뿐 아니라 자격 있는 의사들의 진료를 통제하기 위한 다른 법안들이 통과되었고, 1817년에 다음과 같은 공고가 게시되었다.

> 리치먼드, 1817년 10월 17일
> 광고 – 앨버트Solomon Albert는 말로 불편함을 호소하는 모든 상처와 모든 통증, 류마티스 관절염, 약초나 뿌리로 의사들이 치료했던 어떤 질환도 잘 치료할 수 있음을 보증한다. 치료받기를 원하는 사람

43 원래 영국령 캐나다의 한 주(1791~1841년)로 오늘날 온타리오 주

은 벨스Dick Bells에 사는 나를 방문하기 바랍니다.
"솔로몬 앨버트Solomon Albert"

형편없는 진료나 돌팔이 의사로부터 시민들을 보호해야 했다. **"내과와 외과 진료를 시행하는 형편없는 의사들이 이 주에 살고 있는 시민들에게 많은 문제를 유발하기 때문에...."** 내과진료와 외과시술을 위한 진료허가 법령이 1815년 3월 14일에 통과되었다. 그러나 이 법령은 비현실적인 내용이 많았기 때문에 1818년에 무효화되었다. 의사들의 진료허가와 관련된 조항들이 새로 제정되면서 법령이 개정되었다.

총독이나 부총독, 정부조직의 임명된 행정 관리자가 이 법령을 집행했다. 3명으로 구성된 위원회가 관할 지역에서 내과진료나 외과시술, 산파술 등의 진료허가를 신청한 모든 의사들을 면접하고 조사한 다음, 위원회는 재량으로 5명 이상의 의사들에게 관할지역에서 내과진료나 외과시술, 산파술을 시행할 수 있도록 합법적으로 진료허가를 내주었다. 그리고 2명 이상으로 구성된 위원회가 내과진료나 외과시술, 산파술을 시행할 자격이 있는지를 조사한 다음, 위원회의 재량으로 진료를 허가하고 보증해주었다. 위원회의 위원은 총독이나 부총독, 행정 관리자였고, 신청자의 성실성과 지식의 통합성, 윤리의식 등을 조사한 다음, 위원회의 재량으로 내과진료나 외과시술, 산파술을 시행할 수 있도록 진료를 허가했고, 인증서를 발급했다. 그러나 이 법령에 관할 지역 내에서 여성이 산파술을 시술하는 것을 금지하거나, 허용하는 것과 관련된 조항은 들어 있지 않았다.

법령은 수준이 낮은 의사들이 관할 지역에서 내과진료나 외과시술, 산파술을 시행하는 것을 금지했고, **"모든 위법"** 시에 벌금으로 **"총 100파운드"**를 부과했다. 1818년에 개정된 법령을 근거로, 1819년에 의학 위원회의 구성과 함께 의술업의 규정을 제정하기 위한 토대가 마련되었다. 위원회는 정기적으로 모임을 갖고, 진료허가를 원하는 신청자들을 조사하고 선별했다. 위원회는 3개월 마다 1회씩 모임을 갖고, 진료허가의 중요한 요소인 해부학 지식을 확인하는 것이었으며, 신청자들 중 대부분 탈락하는 주된 원인이 해부학 지식의 부족이었다.

위원회는 1828년 7월에 3명의 신청자들을 면접하고 조사하여 보고했다. 1명은 **"화학과 해부학 등의 지식이 부족"**했고, 앞으로 화학과 해부학의 강의에 참가하도록 권고했다. 또한 위원회는 1830년 4월에 4명의 신청자들을 면접하고 조사했으며, 이 중 2명을 탈락시켰다. 탈락한 1명은 **"해부학 지식이 부족"**했기 때문이었고, 지원자에게 **"의과대학의 해부학 교육에 참가하도록 권고"**했다(Canniff, 1894). 위원회는 신청자의 의학 수련에 관한 통합 지식으로, 해부학의 중요성을 지속적으로 강조했고, 진료허가를 받기 위해서 해부학은 꼭 필요한 과목이었다.

유럽 의학의 전통과 비교하면, 캐나다의 뉴프랑스New France와 다른 지역에서 진료하는 의사는 유럽에서 유래한 과학적 기본 소양을 갖추어야 했다. 잉글랜드의 대학들은 많은 이발사-외과 의사뿐 아니라 내과 의사들을 교육했으며, 그 곳 학생들은 수련을 잘 받았기 때문에, 버지니아와 뉴잉글랜드 같은 아메리카의 영국령 식민지에서도 잉글랜드의 의학교육 제도를 받아들였다. 대부분 아메리카의 영국령 식민지의 의료 상황은 유럽과 비슷했다. "**의학교육은 유럽과 마찬가지로 적개심을 갖고 있는 환경에서 불안하게 시작되었고, 비슷한 격동기를 맞이했다. 수련 받은 의사들이 부족했으며, 돌팔이와 엉터리 의사들 때문에 초기에 전문 직업을 규제하려는 압박이 심해졌고, 나중에 의학교육의 제도가 잘 정착되었다**"(Jack, 1981).

많은 학자들이 캐나다 의학교육의 발전 과정에 관한 문헌을 보고했다(Canniff, 1894; Heagerty, 1928; Jack, 1981; McPhedran, 1993). 맥페드란(McPhedran, 1993)이 1822년부터 1992년까지 캐나다 의학교들의 의학교육 발전과정을 자세하게 보고했다. 캐나다의 초창기 의학교육의 환경은 다른 2개의 문헌에 잘 기록되어 있다.

의과대학

최초의 캐나다 의과대학은 **남부 캐나다**Lower Canada[44]에 개설되었다. 몬트리올 제너럴 병원에 소속된 몬트리올 의학연구소가 1822년에 개설되었고, 1829년에 몬트리올에 위치한 맥길 대학McGill University의 의학부로 편입되었다(Frost, 1979). 후에 **의과대학들**이 몬트리올 대학(1843년)과 토론토 대학(1843년), 라발 대학(1852년), 퀸즈 대학(1854년), 달하우지 대학(1868년), 웨스턴 온타리오 대학(1882년), 매니토바 대학(1883년)에서 개설되었다(Heagerty, 1928, McPhedran, 1993). 캐나다에서 오늘날 16개 의과대학들 중 8개가 19세기에 개설되었다.

캐나다의 의학교에 대한 20세기 초기의 해부학 역사는 기록이 빈약하다. 이 시기의 해부학 역사에 관한 자료는 있지만, 이 책에서 기술하지 않는다. 맥길 대학의 의학교가 유일하게 1822년에 학생들을 입학시켰고, 이 시기는 영국의 해부 법령이 마련되기 이전이었다. **북부**

44 캐나다 퀘벡주(州)의 구칭

캐나다Upper Canada에서 의학교육에 관한 내용이 1826년 의학위원회의 회의록에 다음과 같이 들어 있다.

> 현재 이 주에서 개업 의사들이 매우 중대한 문제에 당면해 있고, 현재 개업 의사들 중 75퍼센트 이상이 영국에서 교육을 받거나 강의를 받은 의사들이다. 그들 중 많은 의사들은 영국에 대한 애착을 갖고 있을 것으로 생각된다. 그러나 식민지에서 의학 지식을 연마할 교육기관이 없고, 개업 의사가 되기를 원하는 학생들은 의학을 배우기 위해 외국으로 유학을 가야만 한다. 우리는 이것을 생각하면 매우 암울하다.

이 시기에 에든버러 대학과 비슷한 교육제도를 갖춘 의학교를 개설하려고 노력했다. 그 결과 1822년에 몬트리올 의학 연구소가 개설되었고, 4명의 교수가 5명의 학생들을 가르치기 시작했다. 존 스티븐슨John Stephenson은 에든버러 대학에서 라틴어 논문 『볼신테시스de Volesynthesis』로 박사학위를 받았다(McPhedran, 1993).

해부학 강좌

1850년에 학생이었던 맥칼럼D.C. MacCallum은 해부학의 교육에 대해 다음과 같은 글을 남겼다.

> 실용 해부학에 사용할 시신을 구하기 위해서 잠시 동안 여러 지역들을 다녀왔다. 큰 위험에 직면했던 마지막 여행에서 동료학생들이 용기를 북돋아 주었다. 동료학생들은 항상 계획적으로 준비하고 시신을 구하려는 여행을 주도했다. 항상 여행의 목적을 달성한 것은 아니었고, 여행에 참가한 학생들은 심각한 위험에 직면하면 부상을 피하기 위해 물러섰다. 이것이 의학생들에게 큰 어려움이었다.... 해부실습과 해부시연은 오전과 오후 일정한 시간에 진행되었다. 해부 시연자와 학생들은 한 밤중에 주택가에서 떨어진 한적한 건물의 맨 꼭대기 층에서 난방도 없이 촛불에 의지하여 겨우 어두운 물체를 볼 수 있을 정도의 희미한 불빛 아래서 해부를 진행하기도 했고, 이러한 사람해부를 싫어했다. 해부학 교수가 2학기 동안 직접 해부를 진행했고, 나는 학기 중 대부분의 시간을 다음날 교수가 진행할 강의 주제에 대한 해부실습을 준비해야만 했다. 이러한 준비로 음침하고 악취가 나는 해부실에서 보통 밤 9시 부터 자정까지 시간을 보냈고, 몇 개의 부위로 나뉘어 해부된 시신과 해부실 벽속과 바닥의 위아래로 시끄럽게 돌아다니는 쥐들이 나의 유일한 친구였다. 쥐들이 서로 싸우며

날카롭고 기분 나쁜 울음소리와 벽과 바닥을 오가며 몸이 부딪혀 나는 소리, 널려 있는 뼈들 위를 달리면서 덜커덕거리는 소리, 오래되어 유령이 나올 것 같은 집안의 가구들에서 나는 소리를 항상 들었다. 나는 이런 무서움 때문에 그만둘까 생각도 했지만, 오직 의무감으로 일했고, 이러한 일이 나를 겁쟁이처럼 생각했던 동료 학생들의 놀림을 없애주었기 때문에, 나는 오히려 감사하게 생각했다.

맥길 대학의 다툼으로 1843년에 제 2 의학부가 **몬트리올 대학**에 개설되었다. 개설 당시에 의사는 6명이었고, 첫 수강자는 6명이었으며, 수강자는 영어를 사용하는 학생 4명과 불어를 사용하는 학생 2명이었다. 맥길 대학의 첫 번째 의학부 졸업생 비바우드Jean-Gaspard Bibaud가 제 2 의학부의 해부학 교수로 임명되었다. 해부학 강의는 영어와 불어로 진행되었고, 두 언어로 강의를 진행한 새로운 의학부는 의학교육의 질적 수준에 있어서 기존의 맥길 대학과 서로 경쟁했다.

같은 해 토론토에 있던 몇 개의 사설 의학교들이 통합되어 토론토 대학 의학부를 개설했다. 토론토는 북부 캐나다Upper Canada의 수도였다. 다른 "**의학교**"도 온타리오에 개설되었고, 일부 의학교들은 사라졌으며, 일부 의학교들은 토론토 대학으로 흡수되었다. 퀸즈 의학교와 트리니티 의학교, 맥길 의학교는 독립적으로 운영되었다. 퀘벡Quebec에 의학교가 1848년에 설립되었으며, 최초로 학생들이 그룹으로 편성되었고, 2년 교육과정의 강의와 해부실습이 실시되었다(McPhedran, 1993). 19세기 중반까지 캐나다의 모든 의학교에서 전체 학생들의 수는 200명도 안되었다(Heagerty, 1928).

북부 캐나다의 킹스 칼리지King's College에 의학부가 1843년에 개설되었을 때, 실용 해부학의 교수가 최초로 임명되었다. 의학위원회는 "**실용 해부학 교수를 해부 시연자로 임명하면 영국의 일부 대학들의 전통을 이어받아 의학교에 많은 도움이 될 것으로 생각했다**". 교육과정은 해부학과 생리학을 포함하여 6개월 이상 소요되었다. 이 교육과정에 참여하는 학생들은 4파운드의 수강료를 지불했고, 해부학과 생리학을 담당하는 교수는 각각 200파운드의 강사료를 받았으며, 실용해부학 교수는 250파운드를 받았다.

해부실습의 규제와 해부법령

해부실습에 사용할 시신 때문에 캐나다의 주 의회가 1843년 12월 6일에 "**해부학의 연구**

를 촉진하고 규정하는 법령"(Canniff, 1894)을 제정할 정도로 당시에 큰 문제로 대두되었다(MacGillivray, 1988). 주지사 찰스 메트컬프Sir Charles Metcalfe는 이 해부법령을 3일 후에 인정했다. 해부법령의 내용은 북아메리카에서 최초로 1831년에 매사추세츠 주에서 제정된 법령과 1832년에 영국에서 제정된 법령과 유사했다. 의학교를 위한 시신공급과 관련된 최초의 캐나다 법령은 다음과 같이 시작되었다(Lawrence, 1958).

> 오랫동안 부지런히 사람을 해부하는 교육과정을 통해서, 사람 몸의 모든 부위의 기능과 구조를 관찰하고 기록하지 않으면, 외과학이나 의학의 지식을 습득하는 것이 불가능하다. 현재 사람해부가 금지되어 의학지식을 습득하는데 많은 장애와 어려움이 있다. 관할 주 지역에서 의학교의 중요성이 증가되어 사람해부가 꼭 필요하다. 해부학이나 외과학 과목을 담당하는 선생들이 책임을 지고 학생들을 교육하기 위해 필요한 시신을 제공하고, 인류애人類愛의 고충을 덜어주고자 합법적인 법령을 제정한다. 여왕의 위대한 위엄과, 캐나다 주 의회의 조언과 의지에 의해서, 영국과 아일랜드의 의회에서 통과된 법령의 권위와 그 법령의 장점들을 모아 제정한다. 북부와 남부 캐나다의 재-통합 주의 법령으로 명칭을 붙이고, 캐나다의 정부가 같은 책임을 지도록 규정한다. 주정부로부터 재정적 지원을 받는 공공기관이 죽기 직전의 사람이나 공공장소에서 죽은 사람에게 도움을 줄 것이고, 자격을 갖춘 사람에게 인도할 것이며, 그렇게 죽은 사람이 없으면 다른 방법을 강구할 것이다. 친구나 친척들이 매장을 위해 시신을 요구하면 반드시 제공해야 한다. 또한 그들이 죽기 전에 유언한 대로 시신을 처리할 것이며, 시신은 유족에게 인도되거나 품위 있게 매장될 것이다(Statutes of the Province of Canada. 7 Vict., Cap. 5, ss. 1-9).

이런 관점에서, 1844년 1월 10일에 교수협의회에서 다음과 같이 의결했다. 권Gwynne과 보몬트Beaumont, 설리번Sullivan 교수는 주선하는 대상들과 계약하는 권한을 갖는다. 회계원이 필요한 재원을 마련한다. 패저트Paget 박사가 의학과를 위해 가장 이익이 되도록 나머지 돈을 직접 사용하고 장부에 기록하는 권한을 갖는다.

해부실습을 위한 시신

북부와 남부 캐나다에서 19세기 중반에 "의학 교육에 사용할 시신을 합법적이면서 비교적 쉽게 구하는 법령"이 입법 심의에서 통과되었기 때문에, 실용 해부학 수업을 위한 시신을 주선하는 문제가 시급해졌다. 법령제정 이전에 시신 도둑이 해부 재료를 제공했다. 법률이 통과된 후에도 여전히 이런 관행은 남아 있었다.

잭(Jack, 1981)은 런던의 신설 의학교에서 건립된 "시신 안치소"와 온타리오에서

> 임시방편으로 대학에서 인수한 헬무트 보이스 칼리지Hellmuth Boy's College의 부지에 있는 오두막집을 이용한 "시신 안치소"에 대해 설명했다. **"해부실은 일반 식당이었고... 그곳에 2개의 테이블과 몇 개의 의자, 설탕을 모아 놓은 더미, 구석에 삽, 벽의 옷걸이에 낡은 외투와 앞치마들이 걸려 있었다. 바닥에 들어 올리는 뚜껑문은 지하실로 통했고, 지하실에 2개의 큰 통에 오래된 메탄올이 들어 있어 냄새가 건물 전체로 퍼졌다." "이웃 주민들은 오두막집을 무시무시하고 충격적인 일들이 벌어지는 장소라고 생각했기 때문에, 이곳은 관심거리이며 공포의 대상이었다."**

프랜시스 셰퍼드Francis J. Shepherd, 1851~1929년는 캐나다에서 가장 뛰어난 해부학자이며 외과의사로, 피부과 의사이자 미술품 전문가였다. 그는 1869부터 1873년까지 맥길 대학의 의학생이었고, 후에 이 대학에서 의학부의 학부장을 역임했다. 다음은 셰퍼드가 1919년 저술한 『회고담Reminiscences』(Shepherd, 1919)에서 발췌한 내용으로, 당시의 해부학 교육 상황을 알 수 있다.

> 해부에 사용한 시신들은 대부분 불법적으로 **"시신 도둑"**으로부터 제공받았다. 당시에 퀘벡 주에서 해부법령이 제정되었지만 거의 지켜지지 않았다. 사람 몸의 모든 기본 구조물들을 강의로 가르쳤고 학생들은 일부만 해부실습을 통해 배웠다. 셰퍼드는 해부학 교수인 스콧William Scott에 대해 다음과 같이 말했다 **"스콧 교수는 미남이었고, 매우 허세를 부렸으며, 윌슨 에라스무스Wilson Erasmus가 사용했던 해부용어들을 학생들에게 가르쳤다. 그는 강의시간에 해부된 시신을 보여주고 뼈를 갖고 설명했지만, 해부실에 들어오지 않고 칠판을 사용했다. 그는 문제가 생겼을 때 그 문제를 옹호했고, 항상 학생들에게 가장 우호적이었다."**

셰퍼드는 해부학의 교육과정과 시험에 대해 다음과 같이 말했다.

> 나는 뇌brain와 가슴thorax, 배abdomen를 해부하지 않았다. 나는 런던으로 가기 전까지 인두pharynx의 뒤쪽 부분을 해부하여 관찰한 경험이 없었다. 나의 해부실습은 주로 팔과 다리, 목 부위의 근육과 혈관, 신경들을 노출시키는 것이었다. 희망하는 학생은 다른 부위도 해부할 수 있었지만 결코 강요하지 않았다. 배 부위를 해부했던 학생이 척추의 앞 부위 근육들을 해부하려고, 배안의 장기들을 해부

하여 모든 장기를 제거할 학생에게 시신을 맡기는 것은 아주 흔한 일이었다. 아무도 나에게 앞으로 진행할 부위를 설명해 주지 않아서 알지 못했고, 나의 임무는 팔다리를 해부하는 것이었기 때문에 단시간에 내가 맡은 부위만 해부하고 마쳤다. 시신은 대체로 많이 확보되었고, 모든 시신은 불어를 사용하는 학생들이 인근 묘지에서 가져온 것들이었다. 그들은 수강료 대신 시신을 구해왔다. 3학년 말에 해부학 시험은 필기시험과 구두시험이 있었고, 구두시험은 교수가 질문하고 학생이 답하는 방식으로 몇 분 동안 진행되었으며, 해부를 하거나 해부표본을 보여주는 것이 아니고, 해부학 지식에 대한 암기시험이었다.

셰퍼드는 1875년에 유럽에서 돌아온 다음, 해부 시연자로 맥길 대학의 의학부에 들어갔다. 그도 시신 도둑이 제공한 시신들을 사용해야만 했다. 시신 도둑은 의학생들이었고, 그들은 시신을 매매하여 수업료를 마련했다. 셰퍼드는 의학생들이 실용 해부학에 관한 경험을 쌓기 위해 개인적으로 시신을 해부해야 한다고 강조했다. 그는 다른 의학교에서도 따라하고 부러워할 정도로 맥길 대학에서 해부학을 가르치는 방법을 수준 높게 발전시켰다.

셰퍼드는 의학생 시절에 스스로 경험했던 것을 토대로 맥길 대학에서 해부학의 교육을 개선시켰고, 환자진료와 밀접하게 관련된 수련과정으로 변화시켰다. 사람해부를 위해서 시신의 안정적인 공급이 필요했다. 19세기 후반까지도 흉악한 시신 도둑들과 잔인한 살인사건들로 시신 수급에 많은 어려움이 있었다.

나는 몇 해 동안 몬트리올 산의 서쪽에 있는 코트 데스 네쥬Cote des Neiges 가톨릭묘지에서 시신을 구해 왔다. 아일랜드 출신의 학생 2명이 묘지 관리인과 협약을 맺었고, 묘지 관리인이 시신을 구하는 데 협조해주고 부추겼다 (나는 이 사실을 나중에 알았다). 묘지의 천장을 만들 수 없을 정도로 빈곤한 사람이 죽으면, 겨울철에는 묘지의 한쪽 구석에 얕게 파묻었고, 묘지 관리인이 신선한 시신이 묻힌 묘지를 표시해 두었고, 보통 전날 아침에 매장한 시신을 밤에 학생들이 시신을 파묘하여 시신의 옷을 벗기고 담요로 감싼 다음, 터보건(눈이나 빙판을 타는 스포츠용의 갸름하고 밑이 평평한 썰매)에 싣고 코트 데스 네쥬 언덕을 내려왔다.

친척들이 매장한 시신의 실종을 자주 신고했고, 시에서 해부 실습실을 조사했다. 시신이 발견될 경우에 수사관은 시신을 압수해 갔다. 가끔 그들은 시신을 인수한 죄로 나를 기소했다. 시신의 소유권이 없고 옷이 없어졌기에 그들은 나를 법정에 출두시켜 세우고 "**품위에 대한 범죄**Offence against decency"로 보통 나는 50불의 벌금을 지불했다. 코르솔Mr. Coursol 판사는 해부실습을 위해서 시신이 필요하다는 것을 알고 있었기 때문에 항상 나에게 벌금만 부과했다. 나는 누가 시신을 가져왔는지 대부분 알고 있었지만, 경비원이나 모르는 사람이라고 말했다. 해부학을 공부하려는 의학생들이 모든 일을 저질렀다고 추정했지만 결코 학생들을 소환하지 않았다. 학생들이 전문적인 관심으로 시신안치소에 몰래 들어갔다고 생각했다.

학생들은 멀리 떨어진 시골 묘지 같은 곳에서 시신을 구해오기 시작했고, 나는 가끔 우편물 배낭에 냉동시킨 시신을 넣어 기차로 배송한 것을 받았다. 날씨가 따뜻해져 배낭에서 시신 냄새가 나면 의심을 받아 박스가 개봉되고 시신이 발견되는 경우도 드물게 생겼다. 아무도 그것을 보낸 사람을 알 수 없어 문제가 되지 않았다.

"**시신 도둑**" 사업에 관한 하나의 사건이 크게 확대되어 시민들이 분노했다. 캐나다의 동부 지방은 관례적으로 겨울철에 시신을 매장할 시신안치소나 묘지 윗부분의 땅이 얼기 때문에 보통 땅이 녹는 봄철에 제대로 시신을 매장했다. 한번은 학생들이 묘지 천장을 부수고 관을 훼손시키지 않은 채, 수의는 그대로 두고 시신만을 꺼내었다. 나는 그런 방법으로 한 번에 10구 또는 12구의 시신을 가져온 불어를 사용하는 학생을 알고 있었다. 유족들이 봄이 되어 시신을 제대로 매장하려고 했으나 시신이 없자 당연히 격렬한 항의가 발생했다. 그러나 시신이 사라진 지가 너무나 오래되어 시신을 찾을 수 없었고, 유일한 대비책은 시신을 잘 감시하는 것이었다. 이런 사건이 지역사회와 가톨릭 교단에서 문제로 대두되었고, 대주교는 해부학교실에 접촉하여 시신을 합법적으로 구하기 위한 법령이 무엇인가를 타진했다. 우리는 벌금을 부과하는 법이 필요하고 시신 요구를 친구들이 아니고 친척들이 제기해야한다고 답변했다. 그들은 주 의회를 방문하여 정부가 그런 법을 제정해야한다고 요구했다. 그들은 곧바로 법을 제정했다. 이 법을 오직 소수의 영국인 회원들이 반대했다. 이 법이 "**시신 도둑**"의 사업에 종지부를 찍게 했고, 해부 실습실에 충분한 시신을 공급하도록 했다. 그래서 법은 지속적으로 시행되었다. "**주 정부로부터 보조를 받는 병원과 감옥, 정신병원 같은 기관에서 사망한 모든 사람들은, 죽은 후 24시간 이내에 3촌보다 더 가까운 유족들이 요구를 하지 않으면, 해부 감독관에 의해서 일정한 순서대로 의학교로 보내졌다.**" 만약 기관이 이 법을 준수하지 않으면, 주정부가 지원하는 보조금이 취소되었다. 이 법을 모두 만족스럽게 생각했고, 큰 어려움이 없이 주로 정신병원에서 죽은 모든 시신들이 의학교에 제공되었다. 어떤 친구나 협회가 그들에게 시신을 요구할 수 있도록, 시신을 요구하는 3촌 이내의 친척들에 관한 법령의 조항에서 친척의 범위를 4촌 이내와 치안판사 앞에서 신원이 보증된 관계로 확대한 것이 가장 중요한 변화였다.

많은 판례들을 통해서 이 법의 특별한 항목은 시체의 매장이었다. 프로테스탄트의 유해는 가톨릭과 분리되었고, 매장 증명서를 일정한 기일 내에 해부 감독관에게 제출해야만 했다. 오랫동안 이 법이 강요되어 순조롭게 시행되었다. 대학은 여름철에 시신을 수집하여 방부제를 주입한 다음, 동맥 속으로 지방이나 왁스를 주입하고, 시신을 밀폐하여 선반에 안전하게 보관했으며, 순수한 메틸알코올을 사용하여 증기로 계속 노출시켰다. 나는 이 방법으로 학기가 시작할 때 30~40구의 시신을 사용했고, 겨울철에는 해부를 할 수 있는 충분한 수의 신선한 시신을 구할 수 있었다.

19세기 의학 수련에 있어서 시신이 필요하다는 사실은 모두 잘 알고 있었지만, 사람해부를 촉진하는 변화는 매우 느리게 진행되었다. 그럼에도 불구하고 의학생들을 위한 시신을 제공하기 위해 시신 도둑과 다른 불법 사건들이 20세기까지 지속되었다. 수치스럽고 혐오스런 시신 도둑을 없애고, 의학생들에게 필요한 시신을 적절하게 공급하기 위해 새로운 법령 제정의 필요성이 대두되었다. 개정된 법령의 명칭은 **"해부학의 연구에 관한 여러 법률을 개정하고 통합하는 법령"**으로, 1883년에 통과되어 도입되었다(퀘벡의 개정 법령, 1888년, Cap. 4, S. 1, 조항 3958 et seq.). 해부학 교수들과 퀘벡의 대주교, 몬트리올의 주교, 종교 당국자들이 이 법령을 지지했다. 의회의 총독 대리는 다음과 같이 시행한다고 말했다. 몬트리올과 퀘벡지역에 관한 2개의 섹션에서 해부 감독관들과 재판관할지역의 해부학 대리 감독관들을 임명한다. 주 정부로부터 보조금을 지원받는 기관들에서 죽은 사람들 중 사망 후 24시간 이내에 사촌 이내의 친척이 매장을 요구하지 않은 시신은 해부 감독관이나 대리 감독관의 지휘 아래 해부학 및 외과학의 연구에 사용하도록 의학교에 인계한다고 법령은 규정했다.

그러한 공공 기관의 지도 감독관이 이러한 의무가 있는 환자의 사망을 48시간 이내에 해부 감독관이나 대리 감독관에게 통보했다. 또한 공개적으로 발견된 시신을 부검한 모든 검시관은 발견 사실을 해부 감독관이나 대리 감독관에게 통보했다(Lawrence, 1958). 법령의 3번째 장은 다음과 같이 규정했다.

> 정부로부터 인가 받은 모든 공공 기관의 지도 감독관이나 감독자와 모든 검시관이 고의로 누락시킨 경우, 법령의 규정을 따르는 것을 태만하거나 거부한 경우, 해부실에서 시신을 인계받는 모든 의과대학들이나 시신해부가 허용된 시설에서 해부 감독관이 공급하지 않은 시신을 사용한 경우, 해부 감독관이나 대리 감독관이 치안판사에게 그 행위를 고발할 것이며, 각 위반 행위별로 100~200달러의 벌금을 부과할 것이다(Journal of the Legislative Assembly, Quebec, Vol. 17, 1883).

시신 매매 사업을 그만 두게 하고 동시에 해부실습에 시신을 적절하게 제공하는 데 도움이 되는 새로운 해부법령에 관한 내용이 「캐나다 의학 및 외과학 저널Canadian Medical and Surgical Journal」의 1884년 3월 사설에 들어 있다(Lawrence, 1958).

> 오늘은 1883~1884년의 규정이 폐지되고, 새로운 주 해부법령이 도입되는 첫 날이다. 우리는 이것이 성공할 수 있도록 대비해야 할 것이다. 명심할 첫째 사항은, 신문에서 묘지의 신성모독과 관련된 내용을 지난 10월부터 오늘까지 한 구절도 찾을 수 없다는 것이다.

또한 역사상 처음으로 시신 도둑과 단절하려는 마음을 갖고 있는 지역의 해부학 선생들이 우리에게 정보를 제공한다. 그래서 법령이 통과된 주요 목적은 묘지 도굴꾼을 완전히 없애는 동시에 의학교에 시신을 충분히 제공하는 것이다(No authors listed, 1884).

제28장

동양의 해부학 역사

외과학은 실습을 통해서 습득하는 의술분야로, 사람 몸의 구조에 관한 경험적 지식이 중요하다. 근대 교육과정에서 외과학에 과학적 사고와 개념이 접목된 시기는 18세기 초반 이후였다.

존 헌터John Hunter, 1728~1793년는 외과의사이며 해부학자로, 유럽에서 근대 외과학의 발전을 이끈 선구자였다. 과거로 거슬러 올라가면, 고대 이집트와 인도(Majno, 1975; Lyons & Petrucelli, 1978; Estes, 1989; Rutkow, 1993), 중국은 최고 수준의 외과술이 존재했지만 세월이 지나면서 쇠퇴했다. 그 이유는 의학이 종교와 융합되어 지나치게 신성화되었기 때문이다. 외과술에 영향을 미친 성직자들은 신에게만 의존하고 기도했다. 외과술이 전문 직업이 아니고, 의술도 아닌 하찮은 일로 전락했다(Graham, 1956).

유럽에서 시민혁명으로 크게 발전한 외과술과 다르게, 고대 중국이나 일본은 **"실용적 외과술 제도"**가 없었다. 그레이엄(Graham, 1956)에 의하면 중세 시대 유럽의 **"결석 시술자"**는 확실히 환자에게 도움을 주는 실용 해부학의 지식을 근거로 감탄할 만한 외과술을 지니고 있었다.

> 떠돌아다니던 결석 시술자들은 선배들처럼 빈곤하게 살았고, 같은 방식으로 의술을 펼쳤다. 그들은 방광의 결석을 제거하는 **"전문가"**였지만 다른 것은 잘 몰랐다. 시술자는 환자의 항문으로 손을 넣어, 촉감으로 회음부의 조직에 비해 단단한 방광의 결석을 손으로 눌러 제거했다. 또한 칼로 방광이 열릴 때까지 깊게 절개하여 결석을 노출시키고, 눈으로 확인한 다음 결석을 모두 제거했다. 시술준비는 필요하지 않았고, 시술 후에도 특별한 치료는 하지 않았다. 결석 시술자는 여러 곳을 돌아다니며 환자들을 치료했다.

중국의 위대한 철학자인 공자Confucius, 기원전 551~479년의 가르침 때문에, 중국인들은 사람의 몸을 신성하게 생각했다. 이런 믿음이 사람해부를 막았고, 의사들은 모형이나 그림을 이용하여 실용 해부학의 지식을 가르쳤다. 『황제내경Nei Ching 黃帝內經』[45]은 기원전 2600년 무렵에 살았던 황제Huang-ti, 黃帝의 가르침을 집대성한 고대의 문헌이다.

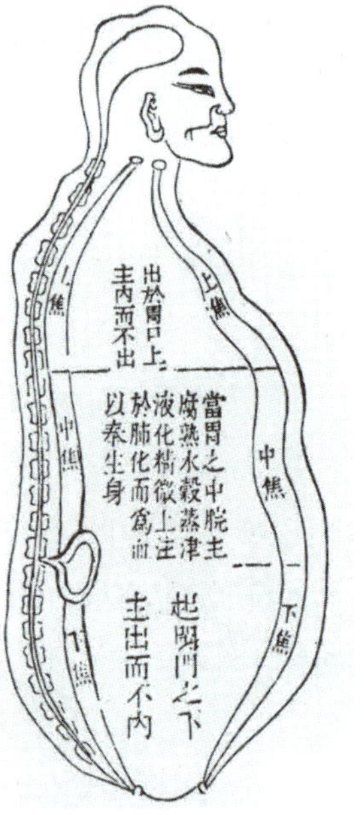

그림 331. "삼초(three burning spaces)"(기원전 2697년). 이것을 사람의 내장으로 생각했고, 물질을 배설하고 저장하지 않는 곳이라고 믿었다 (출처: Hsieh, E.T.: 「A review of ancient Chinese anatomy」, Anat. Rec. 20:97, 1920; John Wiley & Sons, Inc.의 제공으로 재 인쇄)

이 문헌은 실용 대체의학서이며, 내부 장기를 오장육부五臟六腑, five Tsang and six Fus[46]로 나누었다.

오장五臟, five Tsang은 단단한 장기로 심장heart과 간liver 간장, 지라spleen 비장, 허파lung 폐장, 콩팥kidney 신장이다. 배설과 관련된 속공간이 비어 있는 쓸개gallbladder와 위stomach, 창자intestine, 방광urinary bladder과 다르게 오장은 물질이 배설되지 않고 저장된다고 믿었다. 산챠오San Chiao[47]는 사람 몸을 "삼초three burning spaces"(그림 331)로 구분하고, 장기들의 기능과 위치를 나누었다(Graham, 1956). 사람 구조에 관한 철학적 개념에 근대적 사고와 해석이 융합되었다.

중국에서 도미니크 파르레닌Dominique Parrenin은 근대 해부학을 가르치려고 시도했지만 성공하지 못했고, 당시에 『황제내경』이 의학정보의 주요 출처였다. 그러나 허파에 24개의 구멍들이 있고 소변은 대변에서 유래한다는 등의 많은 오류들이 이 고대의 문헌에서 발견되었다. 왕청임Wang Qing ren, 王清任, 1728~1831년은 『의림개착醫林改錯 Yi Lin Gai Cuo』에서 이런 잘못된 오류를 바로 잡으려고 시도했다. 그는 부패된 시신을 사용하여 배대동맥abdominal aorta과 대정맥vena cava, 위 날문조임근pyloric sphincter, 간관hepatic duct, 이자pancreas, 가로막diaphragm 횡격막 등을 관찰했다. 왕청임은 가로막을 "종이같이 얇은" 구조로 기록했고, 기억을 담당하는 것은 심장이 아니고 뇌라고 주장했다(Hoizey & Hoizey, 1993).

---

45 Huangti nei ching; Yellow Emperor's Canon of Medicine; 중국에 현존하는 의학이론서 중 가장 오래된 책

46 내장(內臟)을 통틀어 이르는 말로 간장, 심장, 폐장, 신장, 비장의 오장과 대장, 소장, 위, 쓸개, 방광, 삼초(三焦)의 육부를 말한다.

47 동양의 세 종교, 儒, 佛, 仙

20세기 초까지 중국의 의술은 유럽과 다르게 과학적인 해부학이 두드러지게 드러나지 않았다(Cowdry, 1920). "중국에서 최초의 사람해부는 1915년 4월 22일에 시작되었다"(Graham, 1956).

니덤(Needham, 1970)은 "항상 맞는 것은 아니지만, 중국 사람들은 과거 지향적 사고를 갖고 있었기 때문에, 20세기에 중국에서 해부학이 발전하지 못했다."고 주장했다. 7~9세기에 제작된 중국의 해부 그림에서 사람 몸의 표현은 꽤 발전되었는데, 중세 시대의 초기에 유럽에서 전파된 유명한 5장의 연속 그림들의 영향일지도 모른다(Persaud, 1984).

니덤(Needham, 1970)에 의하면, 사람의 해부그림들이 『세원집록洗寃集錄 The Washing Away of Wrongs 또는 The Clearing of the Innocent』의 개정판에서 많이 발견되었다. 이 문헌은 1247년에 송자Song Ci, 宋慈가 집대성한 것으로, 법의학에 관한 최초의 문헌이었다. 해부학뿐 아니라 "의학의 기초가 되는 학문이 19세기에 중국에서 알려진 것보다 더욱 발전했다."는 보고도 있다. 양지Yang Jie, 1068~1140년의 그림을 통해서, 우리는 1106년에 사람해부가 시행되었음을 알 수 있다.

하비William Harvey가 혈액 순환을 발견했다는 것은 대부분 사람들이 알고 있지만, 중국 의사 황제Huang Ti, 黃帝가 기원전 2697년에 주장한 설명을 동시에 반영했다. 황제는 "심장이 몸에 있는 모든 혈액을 조절한다. 혈액의 흐름은 계속 순환하고 결코 멈추지 않는다."고 주장했다. 황제는 어떻게 그렇게 심오하고 놀랍도록 정확하게 결론을 내릴 수 있었을까? 상반된 많은 증거에도 불구하고 상대적으로 사람 몸의 구조를 잘 모르는 중국의 고대 의사가 합리적 가설을 어떻게 생각했을까?(Hsieh, 1920).

휴어드와 왕(Huard and Wong, 1968)은 중국 의학의 역사에 관한 훌륭한 업적을 남겼고, 이 문헌에 다음과 같은 내용들이 들어 있다. 전설의 외과의사 화타Hua Tuo, 華佗 ?~208년는 영호 시대Yung-ho period, 136~141년에 태어났고, 208년 죽었으며, 복잡한 수술을 집도했다. 그는 인도대마로 만든 마약을 사용하여 환자를 마취시키고, 흉곽성형술thoracoplasty과 개복술laparotomy, 창자절제술intestinal resection, 머리뼈 천공술trepanation, 방광결석 절제술lithotomy 등을 실시했다. 휴어드와 왕(Huard and Wong, 1968)은 "침술사, ...해부학자, 의사가... 저술한 것으로 생각되는 『내조도奈潮圖, Neichaot'u』에 사람 몸속 구조를 그린 해부그림"이 있었다고 주장했다. 이 훌륭한 그림은 후세에 계속 전해졌다.

도교Daoism는 일반인들이 사람 몸의 구조를 이해하는 데 큰 영향을 미쳤고, 특히 대만인Sing-ming Kuei-che, 臺灣人의 문헌(1622년)에 있는 그림은 사람 몸을 세부분으로 구분했다. "머리 부분인 위쪽은 생각하는 영혼이 있는 곳이고, ... 중간 부분은 척추가 대표적 구조이며 기능적 기둥으로 여기지 않고 뇌의 공간들과 생식기를 연결시키는 관으로 생각했고, ... 아래 부분은 ... 2개의 콩팥이 대표적 장기로 생식 활동을 담당하는 장소였다."(Huard and Wong, 1968). 분명히 이 시기에 사람 몸에 관한 사실적 형태는 감추어진 채 심오한 철학적이고 종교적인 사고가 존재했다.

또한 인도로부터 전파된 불교가 중국의학에 큰 영향을 미쳤고, 이런 과정에서 이웃 국가들과 의학 지식의 교류가 이루어졌다. 당시에 일본 학생들이 의학 수련을 받기 위해 중국으로 유학을 갔고, 그들은 침구술Acupuncture을 배운 다음 대부분 일본으로 돌아왔다. 전통 침구술은 몸속 장기들과 관련된 피부 표면에 수 백 곳의 경락과 경혈이 존재하며, 피부표면의 특정 부위에 침을 놓아 다양한 장기의 질병들을 치료했다. 각 장기들은 피부표면의 12개의 가상적이고 해부할 수 없는 연결선들과 관련되어 있었다.

포르투갈 사람들은 일본의 아즈치-모모야마Azuchi-Momoyama 시대(1559~1615년)에 서양 문물을 일본에 전파했고, 의학교(남반 이가쿠Namban igaku)를 개설했다. 후에 일본 의학은 특히 해부학과 외과학 분야에서 중국에 무역회사를 세운 네덜란드와 프랑스의 영향을 많이 받았다. 캄바라(Kambara, 1974)는 골절과 탈골의 치료법과 관련하여 사람 뼈대계통의 기능 해부학을 가르치기 위해 사용했던 나무로 만든 사람뼈대 모형에 대해 기술했다. 이것은 18세기 말기와 19세기 초기에 제작되었고, "유럽 해부학의 영향으로 사람을 직접 해부하여 얻은 결과"를 근거로 제작된 것이었다.

마에노Myeno는 1771년에 유럽의 해부학 책에 있는 해부 그림들의 장기를 확인하려고 시신을 해부했다. 시신을 해부하여 확인한 사람 구조물들은 중국의 문헌에 있는 해부그림과 달랐다(Preda, 1990). 칼무스Kalmus는 이러한 내용을 일본어로 번역하여 1773년에 책으로 출판했다. 일본의학의 개혁은 1857년에 일본에 네덜란드 의학교(후에 동경 대학교가 됨)가 개설되면서 시작되었다.

아키히토(Akihito, 1992)에 의하면, 야마와키 토요Yamawaki Toyo는 교토에서 법원의사로, 1759년에 내부 장기들을 기록한 문헌인 『장지Zoshi』를 출판했다. 이 문헌은 사람 몸을 직접 해부하여 관찰한 것을 기록한 것으로, 이것이 일본에서 "최초로 사람을 해부한 공식적 증거"다. 존 아담 쿨무스John Adam Kulmus가 독일어로 1734년에 출판한 『해부학 도표Anatomical Tables』가 네덜란드어로 번역되어 『해부학 도표Ontleedkundige tafelen』로 출판되었다. 이 네덜란드어 번역판이 1774년 일본어로 번역되어 『해체신서Kaitai Shinsho; A New Book of Anatomy』로 출판되었다. 이 책의 그림들은 정확했고, 사람을 해부하여 직접 관찰한 것을 보고 그린 것이었지만, 중국 의서들의 설명과 매우 달랐다.

『해체신서』의 출판은 일본 의학의 발전에 있어서 매우 큰 의미가 있었다. 첫째로, 일본 의사들에게 유일하게 정보를 제공했던 중국 의서에서 많은 오류들을 발견하는 계기가 되어, 열린 마음으로 직접 관찰하여 학습하는 중요성을 일깨워주었다. 둘째로, 에도 시대의 일본 의사들에게 유럽의 발전된 의학을 배우도록 정보를 제공했다(Akihito, 1992).

벤자민 홉슨Benjamin Hobson의 해부학 교과서를 일본어로 번역한 『몸에 관한 새로운 담론Zentai shinron; New Discourse on the Whole Body』이 1857년에 출판되었다. 홉슨은 1851년에 중국어로 번역한 책을 사용하여 미국 의학을 중국에 전파한 전도사였다. 이 2권의 책에는 눈과 근육, 다양한 장기, 혈관, 자궁 속에 있는 태아 등의 그림들이 있었다. 일본과 중국의 의학생과 의사들이 홉슨의 교과서를 많이 사용했다. 19세기 말경에는 독일로부터 전래된 유럽의 의학교육 전통이 일본의 의학 개혁에 큰 영향을 미쳤다.

침구술Acupuncture에서 침을 놓는 위치가 특히 중요하기 때문에 서양의학의 영향으로 표면해부학에 관한 관심이 재개되었다. 침구술 학습을 위해, 경락과 경혈의 위치가 표시된 사람모형들이 널리 사용되었고, 모형들은 구리나 나무, 종이로 제작되었다. 사람 모형에는 12개의 경락을 따라 약 400개의 침 자리들이 표시되어 있었다. "기qi 氣"가 몸의 경락을 따라 흘러간다고 믿었고, 오랜 경험을 통해 침을 놓을 때 몸의 주요 동맥과 신경들이 지나는 부위를 피했다(Preda, 1990).

티베트-몽골 의학Tibet-Mongolian medicine에서 사용되었던 해부 그림은 매우 인상적이고 흥미롭다. 이 지역은 실크로드를 따라서 의사들과 의학자들이 캐러밴이나 선교사들과 함께 자주 왕래한 곳으로, 서양의학의 영향을 크게 받았다.

17~18세기까지 유럽의 의사와 외과 의사들이 중국에 가지 않았지만, 서양의학이 중국의 의학과 의술에 큰 영향을 미쳤다(Bowers, 1972). 휴어드와 왕(Huard and Wong, 1968)의 보고에 의하면, 17세기 후반 중국의 강희 황제Emperor K'ang Hsi는 패래 부베Père Bouvet에게 해부 그림들을 수집하라고 지시했고, 후에 패래 팔레닌Père Parennin, 1665~1741년이 계속 진행했으며, 그 결과 총 8권의 의학 문헌을 만주어Manchu로 집대성했고, 이 중 4권은 해부학과 관련이 있었다.

팔레닌의 원고와 해부 그림들은 같은 시대 유럽의 해부학자들의 문헌을 토대로 제작되었고, 피래 디오니스Pierre Dionis (1690년, 파리)의 본문과 토마스 바르톨린Thomas Bartholin (1677년, 레이덴)

의 175개의 그림들 중 118개를 사용했다. 황제는 이 새로운 해부학 문헌을 보고 크게 감동했지만, 중국의 전통 개념과 차이가 많아 마찰을 우려하여 국민들에게 공개하지 않았다.

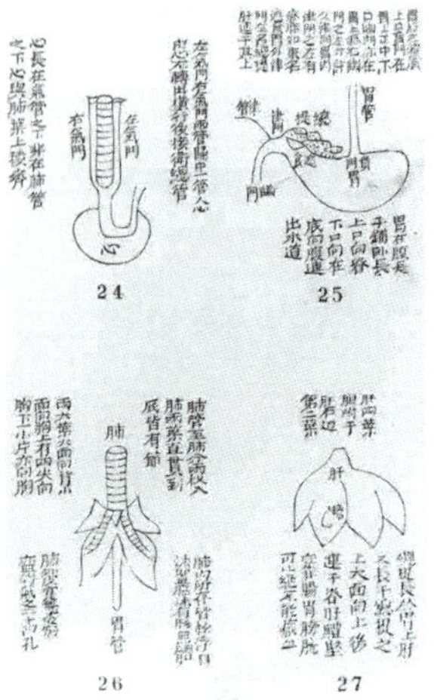

그림 332. 왕청임(Wang Ching ren)의 『의학 결함의 교정(Corrections of Faults in Medicine)』에 나오는 "장기와 내장(organs and viscera)"의 그림. 이 책은 사람의 근육과 24개의 장기와 내장들을 교정한 그림 (24: 기관과 심장, 25: 위, 26: 허파, 27: 간)으로, 왕청임의 연구에 바탕을 두고 있다. (출처: Hsieh, E.T.: 「A review of ancient Chinese anatomy」, Anat. Rec. 20:97, 1920; John Wiley & Sons, Inc.의 제공으로 재 인쇄)

휴어드와 왕(Huard and Wong, 1968)에 의하면, 강희 황제는 중죄인이 저지른 범죄 행위에 대한 잘못을 사회에 보상할 수 있도록, 중죄로 사형을 선고받고 죽은 범죄인의 시신은 해부하는 것이 좋다고 생각했다. 그는 특별하게 생각했던 만주어 해부학 문헌을 소수의 고위직 인사들에게만 읽어보게 했지만, 문헌을 대여해 주지도 않았고, 메모도 못하도록 지시했다. 프랑스 예수회에서 파견된 많은 수사들이 이 문헌에 관심을 보였지만, 이들 중 시보Pierre-Martial Cibot, 1727~1780년와 아미어트Père Jean Joseph Marie Amiot, 1718~1793년에게만 문헌을 조사하도록 허용했다. 발전된 개념의 해부학 내용이 수록되었던 이 문헌은 당시의 분위기 때문에 결과적으로 중국 해부학 발전에 큰 영향을 주지 못했다.

쉬에(Hsieh, 1920)는 청나라의 치아-청Chia Ching과 타오쿵Tao Kung 시대(1796~1821년)에 청리쉬에Chung Li Hsieh의 마을에서 발생했던 끔찍한 전염병에 대해 "**허기진 개들이 얕게 파묻힌 시신들을 파내어 게걸스럽게 먹었다.**"고 당시 상황을 기술했다. 의학에 관심이 많았던 왕청임Wang Chin ren 치안판사가 매일 묘지를 방문하여 30구 이상의 해체된 시신들을 조사했다. 그는 옛 서적과 새로운 관찰 내용을 서로 비교하여 『의학 결함 교정Correction of Faults in Medicine』을 저술했다. 왕청임의 문헌은 장기와 기관에 관한 24장의 그림을 기본으로, 후두덮개epiglottis와 호흡계통respiratory systen, 소화계통digestive system, 배설계통excretory system, 뇌brain, 심장heart 등을 설명한 것이었다(그림 332).

그러나 직접 관찰하여 기술한 이 문헌을 "**후에 다른 저자들이 마음대로 수정하였다.**" "**『황제내경**黃帝內經 Nei Jing 또는 Canon of Medicine**』의 개념과 비교하기 위해 서양의 해부 아틀라스를 보유하고 있었던**" 팽충하이Peng Tsung Hai 같은 왕청임의 후계자들이 자기 마음대로 수정했다. 예를 들면, 팽충하이는 옛날 개념을 그대로 받아들였다. 콩팥의 끈cord과 끈 밑에 있는 지방을 "**생명의 문**"으로 기술했다. 그는 복막그물막omentum에 있는 지방을 불태우는 가운데 공간으로 생각했고, 가로막의 위쪽 부분을 불태우는 위쪽 공간으로... 방광은 물이 들어 있는 곳으로 지방과 연결되어 있다고 생각했다. 그리고 마지막으로... 칭쳉시Ching Cheng Hsi와 리쉬첸Li Chih Chen의 개념과 반대로, 뇌가 심장의 움직임을 조정한다고 생각했다. 칭쳉시는 뇌는 기억을 담당한다고 생각했고, 리쉬첸은 뇌가 "신의 궁전palace of God"이라고 생각했다(Hsieh, 1920).

슈렉Johannes Schreck; Terenz or Terentius, 1576~1630년은 서양의 해부학 문헌을 중국어로 편찬했다. 삽화가 들어간 『타이시 젠센 쇼오카이Tai-si jen-shen shuo-Kai』는 사람 몸의 구조에 관한 서양 논문이었다. 유첸시에Yu Chen-sie, 1775~1840년는 이 책의 참고문헌을 그의 『쿠에스쯔 라이카오Kuei-szu lei-Kao』에 수록했고, 1815년에 출판했다.

조약협정으로 중국이 개항한 후에 영국과 미국의 프로테스탄트 선교사들과 함께 동인도회사East India Company의 외과의사들이 중국으로 입국했고, 새로운 의학교와 병원들이 중국에 세워졌다. 이런 과정을 통하여 중국과 일본에 서양 의학이 전파되기 시작했다.

중국에서 시신을 사용하여 사람해부와 해부시연, 해부강의를 실시한 최초의 기록은 이 책에서 기술한 연대를 뛰어 넘어야한다. 1865년에 죽은 제임스 헨더슨James Henderson이 이에 대한 자료를 제공했다. 윌리엄 체셀든William Cheselden, 1688~1752년이 저술한 『해부학 도표Anatomical Tables』의 일부가 중국과 일본에서 사용되었다. 그렇지만 19세기 말경에 더욱 정교한 서양의 해부학 교과서들이 사용되었다. 에든버러 대학을 졸업하고 북경의 황제 대학Imperial College에서 의학을 가르친 존 더전John Dudgeon이 1887년에 출판한 "**1권의 『해부학 아틀라스Anatomical Atlas』와 20권 분량의 『해부학Anatomy』 서적**"들의 목록을 휴어드와 왕(Huard and Wong, 1968)이 작성했다.

충삼 의과대학 Zhongsham Medical School은 중국에서 1866년에 설립되었고, **북경 의과대학**Peking Medical School은 1912년에 세워졌다. 7명의 견습생들이 1866년에 3년 교육과정으로 충삼 의과대학에 입학했고, 해부학, 의학, 외과학, 약물학 등을 배웠다. 그렇지만 "**해부학에서 사람해부에 대한 거부가 큰 문제로 대두되었기 때문에, 학생들이 환자의 몸에서 절단된 팔과 다리를 사용하여 간단하게 해부를 진행했다**"(Bowers, 1972). 일본에서 근대 해부학을 가르친 19세기 말경 이전에 4개의 의과대학이 **도쿄**Tokyo(1868년)와 **나가사키**Nagasaki(1868년), **시바**Chiba(1876년), **나고야**Nagoya(1878년)에 세워졌다.

50년이 지난 후까지 학생들이 해부할 시신은 여전히 부족했고, 의학 교육의 어려움도 계속되었다. 북경 대학에서 해부학을 가르쳤던 카우드라이(Cowdry, 1920)가 기록한 것을 근거로 살펴볼 때, 중국에서 "**정교한 실습실**"을 구비한 유명한 의학교도 해부할 시신을 구하기가 쉽지 않았음을 짐작할 수 있다. 학생들은 해부실습을 위해서 8개월 동안 4구의 시신을 사용했다. 의학생들을 위한 해부학 교육에서 가장 큰 장애는 해부할 시신을 구하기 어렵다는 것이었다. 경찰과 정부가 이에 호의적이지 않았고, 심지어 건물의 "**고용인들**" 조차도 협조하지 않았다.

중국 정부는 1913년에 사람해부를 촉진하기 위한 법령(Order of the Board of Interior No. 51, 1913년 11월 22일)을 제정했다.

> 조항 1. 의사는 질병으로 사망한 시신을 해부할 수 있고, 질병의 원인을 조사하기 위해 부검할 수 있지만, 사전에 유족들로부터 동의를 받아야 하고, 해부를 시작하기 전에 관할 지역 판사에게 보고해야한다.
>
> 조항 2. 경찰과 감독관은 해부하지 않으면 정확하게 사인을 규명할 수 없는 의문사의 경우에 시신을 해부할 의사를 임명할 수 있다.
>
> 조항 3. 형벌로 사망하거나 감옥에서 병사한 모든 시신은, 친척과 지인들이 유해를 요구하지 않으면, 관할 지역 판사는 의학연구 목적으로 해부할 수 있도록 의사에게 제공할 수 있다. 그러나 해부한 후에 시신을 봉합하여 매장해야 한다.
>
> 조항 4. 의학 발전을 위해 사후에 해부하도록 시신을 제공하기 원하고 생전에 유언을 남긴 경우에 해부할 수 있다. 그러나 해부한 후에 시신을 봉합하여 가족에게 돌려주어야 한다.

다른 부칙, 생전에 유언으로 기증한 서명 동의가 친척들에게 확인되어야 한다고 제안된 조항의 해석에 있어서, 문제가 생겼다. 친척들이 드물게 해부 허용을 승인했다. 이러한 연유로 의학교에서 해부모형들을 많이 사용했다. 카우드라이(Cowdry, 1920)는 다음과 같이 기술했다.

> 시신이 부족했기 때문에 선생들은 학생들을 가르치기 어려웠다. 결국 그들은 해부에 사용할 시신을 구하려는 노력을 포기하고, 유럽이나 일본에서 제작된 해부모형들을 사용했다. 처형된 시신을 배정받기 위한 예약과 유리한 법령 제정을 청원하기 위해서 정부 당국자들과 섭외하려고 자주 술과 차를 마시며 너무 많은 시간과 에너지를 소비했다.

인도의 해부학 역사

중국과 마찬가지로 **인도의 문명**civilization of India도 가장 오래된 것으로 알려져 있다. **모헨조다로**Mohenjo-Daro와 **하라파**Harappa 문명의 고고학적 유물발굴을 통해서, 기원전 1500년 무렵 히말라야와 빈디아 산맥 사이에 있는 인더스 계곡에 북서쪽의 아리안 정복자들이 들어오기 전에 원주민들이 살았던 것은 오늘날 잘 알려져 있다. 많은 증거들을 통해서 사회구조가 발달하고 공중위생 시설을 사용했을 것으로 추정한다. 거주지가 질서 있게 배치되어 있고, 우물과 하수시설, 공공 목욕탕들이 있었다.

고대 인도-아리안 문명에서 문화의 발달과 함께, 치유는 종교 의식과 깊은 관련이 있었다. 비슈누Vishnu의 화신이며 수호신Dhanvantary이 질병과 치유를 관장한다고 믿었다. 세 종류의 "**도사스**Doshas" 또는 체액humors(바람, 담즙, 점액)이 모든 장기에 들어 있고, 이들이 서로 조화를 이룰 때 건강하다고 믿었다. 아리안 사람들은 영혼에 대한 신념에도 불구하고, 예리한 관찰과 현명한 약초사용, 발전된 외과술 등을 토대로 합리적이고 훌륭한 치유법을 개발했다(Majno, 1975).

인도의 고대 문명은 **베다 시대**Vedic, 기원전 1500~500년, **브라만 시대**Brahmanic, 기원전 600년~서기 1000년, **무굴 시대**Mughal, 서기 1000년~18세기로 몇 단계의 시대로 구분되어 있다. 베다Vedas [48] 또는 지적 문헌들은 베다 시대에 편찬되었다. 이 문헌들은 종교와 철학을 구현한 우주의 신 또는 조물주의 업적에 관한 것으로 그리스도교 시대 이전에 약 4000년 동안 사용되었다. 이 문헌들 중에서 오직 『리그베다Rig-Veda』, 『사마베다Sama-Veda』, 『아타르바베다Atharva-Veda』, 『야주르베다Yajur-Veda』 4권만 오늘날 남아 있고, 2권에 많은 질병들과 치료법, 외과술 등이 기록되어 있다.

『리그베다Rig-Veda』는 의학 문헌이었고, 『아타르바베다Atharva-Veda』는 외과술 문헌이었다. 실용의술과 함께 발전한 전통 치유법은 이 시기에 두드러지게 발전했다. 이런 의술은 대부분은 아시아의 다른 지역으로 전파되었고, 11세기에 페르시아와 아랍의 학자들이 번역한 문헌들을 통해서 중세 시대에 유럽까지 전파되었다.

질병의 치료에 많이 사용된 외과술은 약초요법과 별도로 인도의학의 뛰어난 업적이었다(Majno, 1975; Haeger, 1989; Rutkow, 1993). 『마누법전The law of Manu』은 기원전 3000년 무렵에 제

---

48 베다, 바라문교의 종교 문헌의 총칭

정되었고, 기원전 200년과 서기 200년 사이에 집대성되었다. 이 법전이 고대 인도의 사회적 구조와 일상생활의 근간을 이루었다. 당시에 간통한 자는 처벌로 코nose를 잘랐기 때문에, 코가 없는 사람을 위해서 코성형술이 발전한 것은 놀라운 일이 아니다. 다른 외과 시술법들도 있었다. 찢어진 귓불earlobe과 언청이cleft lip를 복원하고, 왕개미가 상처의 가장자리를 물게 한 다음 개미의 머리를 자르는 창자 봉합, 방광의 **결석 제거, 탈장 재건, 제왕절개, 백내장 시술** 등이다(Lyons & Petrucelli, 1978). 다양한 종류의 겸자와 외과용 칼, 주사기, 봉합사 등을 포함하여 약 101 종류의 외과 도구들이 있었다. 복수ascites와 물수종hydrocele을 치료하기 위한 액체 흡입술과 이물질을 제거하기 위한 자석 사용법을 최초로 사용하였다.

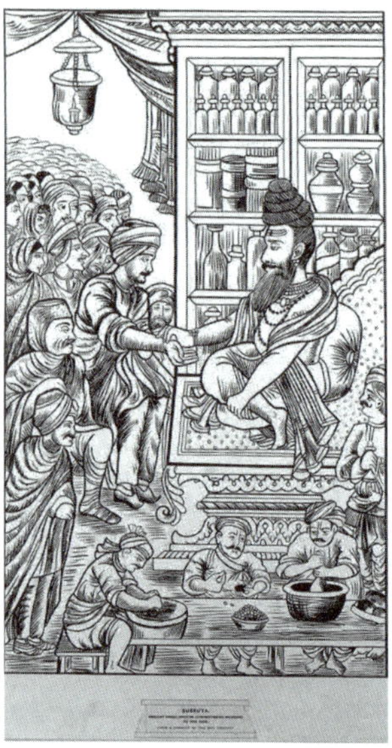

그림 333. 수수루타(Susruta)의 그림. (제공: Wellcome Library no. 10023i.)

힌두의학의 유명한 의사들은 수수루타Susruta (그림 333)와 차라카Charaka, 바그바타Vagbhata였다. 이 의사들이 살았던 시기에 대한 논쟁이 있지만, 수수루타는 외과의사로 기원전 6세기 무렵에 살았고, 가시Kasi 또는 바나라스Banaras에서 학생들을 가르쳤다. 그는 탁사실라Taksasila 또는 탁실라Taxila에서 학생들을 가르쳤던 아트레야Atreya와 같은 시대 사람이었다(Persaud, 1984).

아트레야의 의학적 업적은 『개론 또는 상히타Samhita』의 형식으로 편찬되었다. 이 문헌은 뼈대에 관한 내용과 함께 질병을 분류한 것이었다. 수수루타도 비슷한 상히타를 저술했지만, 외과 도구와 외과술을 포함한 수술 내용을 더욱 강조했다. 이 문헌에서 고대 힌두인Hindu [49]의 해부학적 사고를 엿볼 수 있다.

수수루타가 뼈대를 기술하면서 아트레야를 언급했기 때문에, 이들 두 사람은 같은 시대에 살았을 것으로 추정하고, 그들의 업적은 기원전 6세기 무렵에 편찬되었다. 차라카Charaka는 2세기 중반 카니스카Kanishka 왕이 통치하던 시기에 활동했다. 바그바타Vagbhata는 수수루타와 차라카에 대해 말했고, 그들의 업적들도 인용했다. 바그바타는 7세기의 초반 서기 625년 무렵에 살았고, 그의 업적은 의학의 8개 분야인 『상그라하Samgraha 또는 요약』이었다.

---

49 아리아인종에 속하는 인도인으로 힌두교를 신봉한다.

사람 몸의 표면을 면밀하게 관찰했을 뿐 아니라 시신을 해부하여 얻은 해부학 지식이 수수루타의 시기에 출현했다는 믿을 만한 증거가 있다(Hoernle, 1907; Keswani, 1973). 그는 경험을 쌓게 하는 외과술 교육방법을 제시했고, 사람의 몸 구조에 대한 해박한 지식을 요구했으며, 이 목적을 위해 시신을 해부하는 방법을 기술했다. 그는 사람해부의 중요성에 대해서 **"정확한 외과술 지식을 원하는 외과의사는 적절한 도구를 갖고 시신을 해부하여 몸의 구조를 관찰해야한다."**고 주장하고, 다음과 같이 사람해부를 권고했다(Singhal & Guru, 1973).

사람해부를 위한 시신은 육체가 온전하게 보존되어 있고, 독극물로 사망하지 않은 사람, 죽기 전에 만성질환으로 고생하지 않은 사람, 100살이 되지 않은 사람으로 선별하여, 창자의 대변을 모두 제거한다. 시신은 모든 부위를 덤불 또는 풀이나 나무껍질, 쿠사[Kusa], 아마포 등으로 감싸고, 상자에 넣은 후, 천천히 흐르는 강물 속에 담그고, 밝지 않은 장소에서 부패시킨다. 7일 동안 시신을 적당히 부패시킨 후에 시신을 상자에서 꺼내어, 붓으로 조심스럽게 문질러 부패 부위를 제거하면서 해부를 시작한다. 붓은 식물의 향기로운 뿌리나 털, 대나무, 거친 잔디 등으로 제작한다. 앞에서 기술한 방법으로 피부와 각 장기의 속과 바깥 부위를 눈으로 관찰한다.

수수루타는 화장할 때를 제외하고 시신을 만지는 것을 금지한 종교법이 있었음에도 불구하고 사람을 해부하여 뛰어난 해부학 업적을 달성했다. 그는 붓-모양의 빗자루를 사용하여 시신을 손대지 않고 물에 불려 부패시킨 시신에서 피부와 근육을 체계적으로 제거했다.

수수루타의 『상히타[Samhita]』에 철학적 개념들과 합리적 이론들이 들어 있었다. 사람의 몸이 360개의 뼈들로 이루어져있다고 베다에 기록되어 있지만, 수수루타는 외과술 경험을 통해서 사람 몸에 있는 300개의 뼈들을 알고 있었다고 주장했다. 그는 팔과 다리에 120개의 뼈들, 골반과 옆구리, 등, 가슴부위에 117개의 뼈들, 목 위쪽 부위에 63개의 뼈들이 있다고 기술했다. 수수루타는 뼈의 종류와 중요성, 관절의 수와 종류, 몸의 각 부분의 근육과 인대들을 기술했다. 그는 여성의 젖가슴과 생식기에 관한 설명에서 20개의 근육을 새로 추가했다.

수수루타의 기술에서 사람 뼈들의 수가 많은 것은 2살 이하의 소아 시신을 해부하여 관찰했기 때문일 것이다. 예를 들면 수수루타는 뼈대와 다른 설명에서 약간의 오류가 있었음에도 불구하고, 배꼽에서 기원하고 온몸에 분포하는 700개의 정맥, 근육과, 관절, 인대, 혈관, 신경을 설명함으로써, 사람 해부학에 관한 지식은 그가 살던 시기에 매우 뛰어난 것이었다.

신지(Sinh Jee, 1978)는 인도의학이 정복자의 지배시기에 **"정부의 물심양면의 지원"**이 부족했기 때문에 "**쇠퇴의 징후**"가 나타났다고 말했다. 페슈와즈Peshwas, 1715~1818년는 인도의학은 국가가 번창했을 부흥기에 발전했다고 말했다. 인도의 의학 문헌들은 합리적이고 실용적인 사고를 토대로 편찬되었고, 이것이 오랫동안 권위 있는 문헌으로 사용되었다. 케스와니(Keswani, 1970)는 고대 인도의 의학교육에 대한 참고문헌들을 정리했다. 다음 내용은 케스와니의 문헌에서 대부분 발췌한 것이다.

악바르Akbar, 1555~1605년 황제 시대에 인도의 의술과 과학이 번창했으나, 유럽의 급속한 변화와 비교하면 의학 분야는 상대적으로 느리게 발전했다. 의학문헌들이 아랍어로부터 페르시아어로 번역되었고, 법정 언어와 번역된 문헌들은 지역 토착민 의사들의 수련에 사용되었다.

> 초기 이슬람시대에 통치자의 지원이 부족하여 토착 힌두 의학교들은 침체되었고, 이슬람 정복자들의 반복된 침략으로 의료기관과 교육기관이 초토화되었으며, 힌두 의학의 기반이 회생될 수 없을 정도로 심한 타격을 받았다(Keswani, 1970).

16세기에 포르투갈 정복자들이 서양 의학을 인도에 처음 소개했다. 왕립 병원이 건립되었고, 1591년에 예수회 수도사들에게 양도되었으며, 1703년에 간단한 의학 수련 교육과정이 개시되었다. 후에 이 기관들이 의학교와 외과학교로 바뀌었다. 그러나 "**인도에서 근대 의학제도를 정립한**" 사람들은 영국인과 프랑스인이었다(Keswani, 1970). 약 2세기가 지난 후, 유럽의 전통을 이어 받은 의학교들이 마드라스Madras (1835년)와 캘커타Calcutta (1836년), 봄베이Bombay (1845년)에 건립되었다. 이 시기의 해부학 교육에 대한 자료는 매우 부족하다.

존 타이틀러John Tytler는 1827년에 캘커타 산스크리트 칼리지Calcutta Sanskrit College에서 해부학을 가르쳤다. 학생들에게 서양 해부학을 가르쳤지만, 수수루타Susruta와 차라카Charaka 같은 고대인도의 의사들을 경시하지 않았다. 이 토착 의학기관이 "**영국령 인도에서 최초의 의학기관**"이었고, 아유르베다와 서양의학 교육제도가 혼합되었고, 이 학교의 학생이었던 마두수단 굽타Pandit Madhusudan Gupta는 후에 "**인도에서 근대 최초로 시신을 해부**"하여 유명해졌다.

토착 의학기관이 인도의 총독에 의해서 의회의 명령으로 1835년에 폐지되었지만, 이 기관은 "**새로운 의과대학**"의 초석이 되었고, 인도의 많은 학생들이 이 의과대학에서 "**유럽에서 도입된 교육방법으로 다양한 분야의 의학**"을 배웠다(Keswani, 1970). 구디브H.H. Goodeve는 외과의사로, 새로운 의과대학에서 의학과 해부학을 담당하는 교수로 임명되었다. 케스와니(Keswani, 1970)는 이 시기에 대해 다음과 같이 설명했다.

학생들은 해부표본이 진열된 박물관과 도서관, 병원도 없이 그들의 학업을 시작했다. 선생들은 해부표본이나 해부용 시신을 반대하는 국민들의 강력한 편견과 투쟁해야만 했다. 이것을 극복하기 위해 사람 몸에 관한 교육은 직접 그림을 그리면서 가르쳤고, 후에 동물의 장기들과 나무와 금속으로 제작된 모형들을 사용하여 가르쳤다. 구디브H.H. Goodeve는 6개월이 지난 다음 시신을 처음 사용할 수 있었고, 이는 **"서양에서 사회적 불법과 함께 종교적 변화를 거치며 경험했던 것과 같은 정신적 스트레스를 통해서"** 학생들에게 흥미와 즐거움을 유발시켰다. 그러나 곧 학생들은 매일 반복되는 해부실습에 익숙해졌고, 1836년 1월 10일에 마두수단 굽타Pandit Madhusudan Gupta는 다른 학생들(Uma Charan Set, Dwarka Nath Gupta, Raj Kristo Dey와 이름이 기록되지 않은 학생들)과 함께 대학의 한 건물에서 구디브의 지도로 시신을 해부했다. 당시에 데이Raj Kristo Dey는 사람을 해부한 최초의 힌두교 학생이었다(Sabadhikari, 1962). 1836년 1월 10일은 인도에서 서양의학 교육의 역사에 있어 매우 중요한 날로 기억될 것이며, 인도인들이 그들의 전통 교육의 편견을 뛰어 넘고, 근대 의학의 문으로 들어선 날이었다. 2년 후 구디브는 해부하는 학생들의 반응을 조심스럽게 관찰했는데, 학생들은 무리지어 말하면서 매우 즐거워했다. **"대학이 세워진 후 2년이 못 되어 실용 해부학은 미국과 유럽의 의학생들처럼 힌두교 의학생들에게 꼭 필요한 학습과목이 되었다."**

마드라스 의과대학 Madras Medical School은 육군 의료 종사자로 근무할 **"위생병"**을 양성하기 위해 1835년 6월에 건립되었다. 흥미로운 것은 3년 후에 이 학교는 일반인에게도 입학을 허용했지만, 당시에 서양의술에 대한 국민의 편견 때문에 일반인의 인도 의학생이 8년 동안 단 1명도 입학하지 않았다.

인도로부터 멀리 떨어진 많은 국가들은 해부학 지식이 부족했거나 무지했다. 우라고다(Uragoda, 1987)는 **스리랑카**Sri Lanka의 2000년 이상 의학의 역사를 추적했다. 유럽의 의학 전통이 발전하기 오래전에 일부 토착 개업 의사들은 질병과 상처와 관련된 사람 몸 구조를 잘 알고 있었다. 식민지 통치 동안 네덜란드와 포르투갈의 의사들은 일부 토착 의학에 대해 감탄했지만, 다른 지역의 의학발전은 미약했다.

네덜란드의 외과의사 스호우텐Schouten이 1661년에 스리랑카를 방문하고, 다음과 같이 말했다. **"지적 법률가와 의사, 외과의사, 이발사들이 있다. 그러나 의료인들은 과학을 기반으로 한, 해부학과 정상과 비정상 구조, 정상과 상반되는 것들에 대한 지식이 매우 부족했다."**

네덜란드와 영국인들은 주둔군을 치료하기 위해 군 병원을 건립했고, 일부 병원은 지역 학생들의 수련을 위해 19세기 중반 무렵에 일찍 개설되었다. 그린S.F. Green이 스리랑카에서 사설 의학교를 1848년에 세웠고, 그린은 자신이 교육을 받았던 미국의 의학교 교육제도를 도입했다. 해부학에 관한 교육을 실시하려는 교육기관을 개설하고자 계획했지만, 1870년 이전까지 콜롬보 의과대학Colombo Medical School은 개설되지 않았다. 해부학의 가르침은 "시간이 없으며, 내가 국민들에게 제시할 수 있는 시기가 너무나 멀고, 이런 면을 추구하는 데 있어서, 나는 해부학교의 건립을 희망한다." 학교가 개설되었을 때 해부학의 실용적 장점들이 많은 주목을 받았다.

제29장

19세기 후반의 해부학 역사

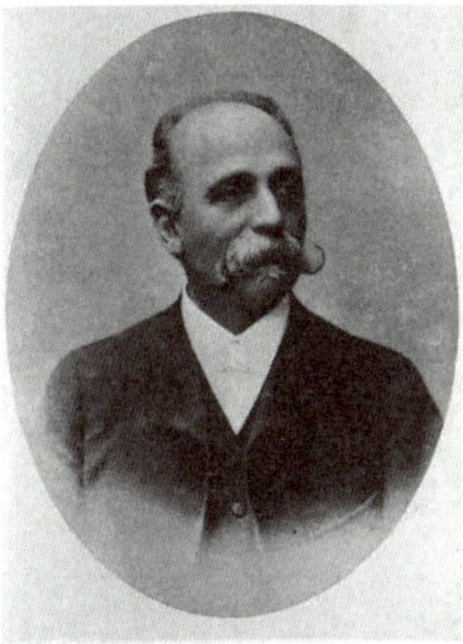

그림 334. 골지(Camillo Golgi, 1843~1926년)의 모습. (제공: Bethesda, MD: U.S. National Library of Medicine, National Institutes of Health, Health & Human Services.)

스위스 국적의 빌헬름 히스Wilhelm His. Sr. 1831~1904년는 1868년에 신경절 잔류ganglionic rest라고 불리는 구조를 발견했는데, 이것은 오늘날 신경능선 세포neural crest cell로 알려져 있다. 이 구조는 세포의 다능이동집단multipotent migratory population of cells으로 구성되어 있으며, 세포와 조직으로 분화되는 다양성을 가지고 있다. 이 세포들은 얼굴과 턱의 형성, 말초신경계통의 발생, 멜라닌세포, 많은 다른 조직들의 발생에 필수적이다. 히스는 1831년 7월 9일 바젤에서 태어났고, 바젤과 베를린, 베른, 뷔르츠부르크, 프라하, 비엔나 대학들에서 교육을 받았다. 히스는 사람 발생학의 역사에 크게 기여했다. 히스는 신경능선 세포에 관한 연구를 수행한 후, 신경섬유가 신경세포의 성장으로부터 유래한다는 것을 발견했다. 이 이론은 1886년에 '신경세포가 신경계통의 기본 단위'라고 주장한 신경원 이론Neuron Doctrine을 확립하는 데 필요한 것이었다(Dixon, 1904). 히스는 다음과 같이 주장했다. **"나는 다음과 같은 가설을 지지한다. 각 신경섬유는 하나의 세포에서 유래한 세포질 돌기로부터 기원한다. 세포는 유전되며 영양과 기능의 기본 단위이다. 신경섬유의 모든 연접은 간접적이거나 이차적이다."**

이탈리아의 의사이며 과학자 카밀로 골지Camillo Golgi, 1843~1926년(그림 334)는 1843년 7월 7일에 브레시아Brescia 근처의 코렌토Corento에서 태어났고, 파비아 대학University of Pavia에서 교육을 받았으며, 1873년에 신경조직을 염색할 수 있는 새로운 염색법을 개발했다. 그는 처음에 그것을 **"검은반응**black reaction**"**이라고 불렀지만, 후에 **골지염색**Golgi stain 또는 **골지기법**Golgi method으로 불렀다. 이 염색법은 약한 질산은 용액을 사용하여, 세포의 가장 미세한 가지들까지 염색할 수 있다. 이 염색법을 이용하여 다른 신경세포들과 연접하는 짧은 가지들이 많은 신경세포, 즉 오늘날 '골지세포Golgi cell'라고 불리는 세포를 관찰할 수 있었다. 그는 이 염색법을 이용한 후속 연구로, 신경조직의 구조화에 대한 개념을 발전시키는데 크게 기여했다. 또한 골지는 신경세포 내에 잔섬유와 소포, 과립으로 이루어진 불규칙한 네트워크의 존재를 발견했다. 골지는 이 네트워크를 1898년에 "내부그물장치internal reticular apparatus"라고 불렀으며, 이것은 후에 '골지장치Golgi apparatus'로 명명되었다. 골지는 골지염색법의 개발과 신경계통에 관한 업적을 인정받아 1906년에 노벨상을 수상하였고, 최고로 명예로운 학자가 되었다(Bentivoglio, 2013).

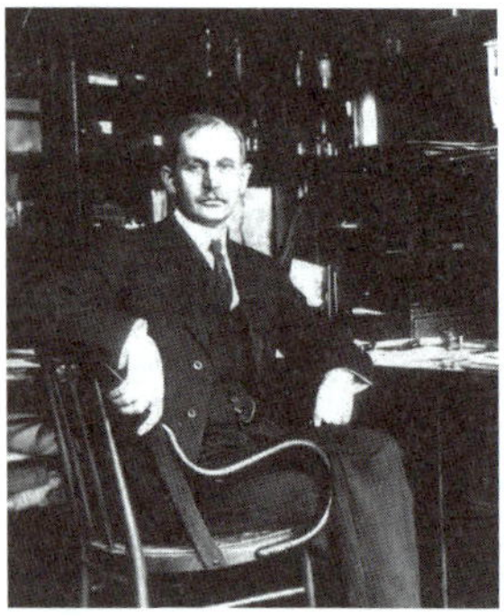

그림 335. 몰(Franklin Paine Mall, 1862~1917년)의 모습. (제공: Bethesda, MD: U.S. National Library of Medicine, National Institutes of Health, Health & Human Services.)

프랭클린 파인 몰Franklin Paine Mall, 1862~1917년(그림 335)은 미국 아이오와 주의 벨 플레인Belle Plaine에서 태어났고, 미시간 대학에서 교육을 받았으며, 미국에서 해부학을 과학의 한 분야로 확립하는 데 크게 기여한 인물이다. 몰 박사 이전까지 미국에서 해부학에 관한 연구의 수준은 매우 초라했다. 그는 1885년에 유럽에서 처음 연구를 시작하였고, 빌헬름 히스Wilhelm His의 연구실에서 일했고, 후에 독일의 해부학자이며 생리학자 칼 루드비히Carl Ludwig 1816~1895년의 지도를 받으며 연구했다. 몰이 히스와 함께 연구하던 중, 그는 가슴샘thymus 흉선이 인두pharynx의 외배엽ectoderm에서 유래하는 것이 아니라, 인두의 내배엽endoderm에서 기원한다는 것을 밝혔다. 그가 칼 루드비히와 함께 일하는 동안, 장기에 분포하는 혈관의 구조를 밝혔고, 간문맥hepatic portal vein의 혈관운동 신경vasomotor nerves을 발견했다. 몰은 몇 년간의 연구를 마치고 미국으로 돌아와 연구를 계속했다. 그는 구조단위 개념으로 장기organ의 구조를 명확히 하고, 신경계통의 성장 법칙을 기술하고, 배아의 병리학적 연구를 위한 기초를 마련했으며, 장기가 성장하는 발생과정을 추적했다. 몰은 1893년 존스 홉킨스 대학에서 그의 과학적 관심사 ("**해부학의 연구는 세포에서 시작하여 사람을 포함한 모든 개체에서 끝난다.**")를 연구하는 해부학 교실을 설립했다. 그는 해부학의 가능성 ("**수세기 동안 가르친 해부학은 최근에 발생학과 조직학의 연구를 통해서 새로운 과학 분야가 되고 있다.**")을 발견했다. 몰은 근대 해부학의 생리적 편향성과 발생학에서 기관발생organogenesis의 토대를 마련했고, 미국에서 해부학에 대한 인식을 변화시키는 데 크게 기여했다(Sabin, 1914).

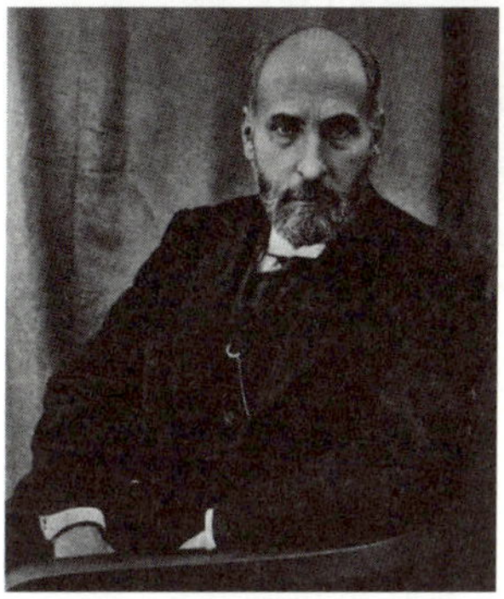

그림 366. **카할**(Santiago Ramon y Cajal)**의 모습.** (제공: Bethesda, MD: U.S. National Library of Medicine, National Institutes of Health, Health & Human Services.)

칼 후버G. Carl Huber는 1865년 8월 30일 인도의 후블리Hoobly에서 독일의 스위스 선교사의 아들로 태어났으며, 미시간 대학에서 공부했다. 후버는 1891년에 신경계통에 관한 첫 번째 논문 「위와 아래 후두신경의 연결가지의 생리학Physiology of the communicating branch between the superior and the inferior laryngeal nerves」을 발표했다. 그는 1882년에 『미시간 대학의 의학 수업에 사용하기 위한 조직학 실습 지침서Directions for work in the histological laboratory, for the use of medical classes in the University of Michigan』의 초판을 출판한 것을 비롯하여 많은 연구 논문들을 발표했다. 또한 후버는 연구 주제들에 대해 기존 이론의 타당성을 확인하고 재점검했다. 후버는 해부학을 의학에서 가장 중요한 기초과학이라고 생각했고, 그는 기능보다 형태를 강조했다. 후버의 연구 주제들은 교감신경계통의 미세구조와 감각신경종말의 구조, 말초신경과 신경종말의 퇴행과 재생, 요세관의 발생과 구조, 포유류 콩팥의 혈액공급, 정세관의 구조, 알비노 쥐albino rat의 발생, 포유류 배아의 척삭notochord, 척추동물의 동물비교 신경학 등이었다(American Association of Anatomists, 2013; Guild 1935).

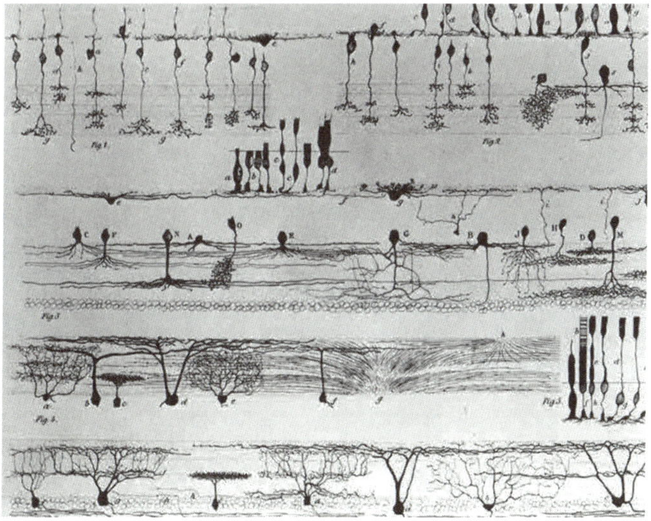

그림 337. **카할**(Santiago Ramon y Cajal)**의 망막의 신경구조.** (출처: Kgl. Univers-Druckerei v. Stürtz, Wurzburg. 제공: Bethesda, MD: U.S. National Library of Medicine, National Institutes of Health, Health & Human Services.)

산티아고 라몬 카할Santiago Ramon y Cajal, 1852~1934년(그림 336)은 스페인의 의사이며 과학자로 신경계통의 발전에 크게 기여했다. 그는 1852년 5월 1일 스페인의 페티야 데 아라곤Petilla de Aragon에서 태어났고 마드리드 대학에서 교육을 받았다. 그는 골지 염색법을 사용하고 발전시켰다. 그는 이렇게 발전시킨 염색법을 사용하여 신경계통이 개별 세포들로 이루어져 있다는 것을 밝혔다. 그는 이러한 발견을 통해서 새로운 네트워크 이론reticular theory을 주장했으며, 이 이론은 신경계통이 서로 연결된 섬유의 연속적 네트워크라는 것이었다. 이것은 신경과학의 근본원리를 구성하는 뉴런 이론neuron doctrine, 신경원 이론을 만들어냈다. 카할은 축삭axon이 소뇌와 망막에서 자유 종말로 끝난다고 보고했다(그림 337). 또한 카할은 가지돌기dendritic spines를 발견했고, 축삭 성장원뿔axonal growth cone을 확인했으며, 신경세포에서 전기적 자극의 전도 개념을 **동적 극성 법칙**law of dynamic polarization으로 설명했다. 카할은 이러한 모든 발견들을 1909년에 출판된 대표 업적 『척추동물 신경계통의 논고Textura del Sistema Nervioso del hombre de los vertebrados』에 발표했다. 카할은 신경계통에 대한 우리의 지식을 한 단계 끌어올린 업적으로 1906년에 노벨 생리의학상을 받았다(Bullock et al., 2005; Iturbe et al., 2008; Nemmri, 2010).

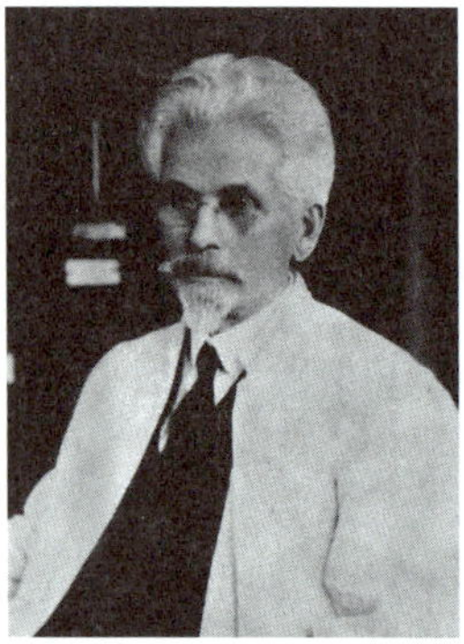

그림 338. 도날슨(Henry Hubert Donaldson)의 모습. 사진작가 스콧 줄리안(Scott, Julian P.)이 촬영한 것이다. (제공: Bethesda, MD: U.S. National Library of Medicine, National Institutes of Health, Health & Human Services.)

헨리 휴버트 도날드슨Henry Hubert Donaldson (그림 338)은 1857년 5월 12일 뉴욕 주의 요커스Yonkers에서 태어났고, 주로 뇌를 연구했다. 그는 1895년에 유명한 『뇌의 성장: 교육과 관련된 신경계통에 관한 연구The Growth of the Brain: A Study of The Nervous System in Relation to Education』를 출판했다. 도날드슨의 뇌에 대한 관심은 브리그먼Laura Bridgman의 뇌를 연구하면서 시작되었다. 브리그먼은 지능이 뛰어난 시각장애인으로 귀머거리이고 벙어리였다. 브리그먼을 이용한 연구는 **"지금까지 진행되었던 사람의 뇌에 관한 연구들 중에서 가장 세밀한 연구"**로 알려져 있다. 도날드슨은 이 연구를 통해서 오랜 기간 정확하게 정량적으로 뇌의 성장을 연구했다. 또한 도날드슨은 신경학 연구에 알비노 쥐를 실험동물로 이용하는 데 크게 기여한 학자이다. 그는 이 쥐가 뇌의 성장에 관한 연구에 실험동물로 가장 적합한 포유류라고 주장했다(Conklin 1939; Logan 1999). 도날드슨은 다음과 같이 말했다.

나는 연구에 알비노 쥐를 선택하여 사용했다. 쥐의 신경계통은 사람과 비슷한 방식으로 성장하지만, 사람 보다 30배 빠르게 성장했다. 또한 3년 동안 성장한 쥐의 신경계통은 90세 노인의 신경계통과 매우 유사하며, 이러한 쥐는 출생에서 성숙할 때까지 사람 나이와 비슷하게 계속 유지된다. 신경계통의 연구는 쥐의 연령과 동등한 연령대의 사람과 비교하여 진행할 수 있다. 이렇게 얻은 연구 결과는 만족스럽게 일치했고, 이 분야의 연구에 쥐를 유용하게 사용할 수 있을 것이다.

1895년의 다른 중요한 업적은 올리버 스미스 스트롱Oliver Smith Strong이 「양서류의 뇌신경Cranial Nerves of the Amphibia」에 관한 논문을 발표한 것이었다. 스트롱은 1864년 12월 30일 뉴저지 주의 레드 뱅크Red Bank에서 태어났고, 프린스턴 대학에서 교육을 받았다. 스트롱의 연구는 모든 척추동물에서 뇌신경과 그것의 중추적 연결의 분류와 치료를 위한 합리적 근거를 제공했다. 일부 학자들은 이것을 신경학의 50년 역사에서 가장 중요한 업적이라고 말했다. 비록 그가 정규 의학 교육을 받지 못했을지라도, 그는 의사들에게 필요한 신경해부학을 공부하기 위해서 신경학 분야의 환자 진료에 적극 참여했다. 그는 아돌프 엘윈Adolph Elwyn과 공동으로 훌륭한 『사람 신경해부학Human Neuroanatomy』 교과서를 출판했다(American Association of Anatomists, 2013; No author, 1951).

독일의 물리학자 빌헬름 뢴트겐Wilhelm Roentgen, 1845~1923년이 1895년 11월 8일에 우연히 엑스레이X-ray를 발견했고, 뢴트겐이 입증한 것처럼 해부학자들이 항상 해부학의 위대한 발전을 이끈 것은 아니다. 뢴트겐은 독일의 레네프Lennep에서 태어났고, 취리히의 폴리테크닉 연구소Polytechnic Institute에서 교육을 받았고, 뷔르츠부르크würzburg 대학에서 레나르드Lenard와 크로크스Crookes 튜브로 연구하던 중 엑스레이를 발견했다. 튜브를 갖고 실험하던 중, 아무도 예상하지 못했던 바륨 플라티노시아니드barium platinocyanide로 코팅된 판에서 나오는 형광을 발견했고, 그 형광물질을 알아보기 위해서 튜브와 판 사이에 자신의 손을 놓았다. 뢴트겐은 1895년 12월 28일에 〈뷔르츠부르크 물리 의학협회 저널würzberg's Physical-Medical Society journal〉에 「새로운 종류의 광선에 관하여: 예비 보고On a new kind of ray: a preliminary communication」라는 최초 보고서를 제출했다. 그는 이 방사선이 그 때까지 알려지지 않은 것이라서 이 방사선을 '엑스(x)'라고 불렀는데, 후에 그의 반대에도 불구하고 계속 불리게 되었다. 그는 엑스레이의 발견으로 1901년에 첫 번째 노벨 물리학상을 받았다. 뢴트겐은 엑스레이를 이용하여 아내의 오른손을 촬영한 사진을 보고, 엑스레이 발견에 대한 의학적 중요성을 이해했다. 이것이 엑스레이를 이용하여 사람의 몸 부위를 촬영한 첫 번째 사진이었다. 이 엑스레이 발견에 관한 소문이 퍼지자, 세계의 과학자들이 엑스레이 장치를 고안해냈다. 퀸즈 병원Queens Hospital에서 1896년 1월에 숨겨진 바늘을 제거하는 외과의사에게 도움을 주기 위해서 여자의 손을 방사선으로 촬영했다. 의료 방사선 촬영이 1896년 5월에 확립되었고, 그 이후로 계속해서 치료와 진단 방법으로 사용되고 있다(Cohen & Trott 1973).

프랭클린 바커Lewellys Franklin Barker, 1867~1943년가 1899년에 출판한 『신경계통과 그것을 구성하는 신경원The Nervous System and Its Constitutional Neurons』이 19세기 해부학의 역사에서 마지막으로 크게 기여한 것이었다. 이 책은 그의 초기 연구 결과를 정리한 것으로 신경계통에 대한 이해를 넓혀 주었으며, 오늘날에도 참고하는 중요한 문헌이다. 바커는 온타리오 주의 노리치Norwich에서 태어났고, 토론토 대학에서 공부했으며, 1890년에 박사 학위를 받았다. 그는 2년 후에 존스 홉킨스 대학으로 자리를 옮겨 많은 연구를 수행했고, 뛰어난 업적을 많이 남겼다(no authors 1943). 바커는 임상 의학과 병리학 수련과정을 마치고, 시카고 대학의 해부학 교수가 되었다. 그는 존스 홉킨스 병원의 교수이며 내과과장으로 임명되었고, 그곳에서 저명한 의사 윌리엄 오슬러William Osler, 1849~1919년의 뒤를 이었다. 바커는 의학 분야에 공헌한 업적을 인정받아 많은 명예학위를 받았다.

제30장

제 3제국의 해부학 역사

제 3제국Third Reich (1933~1945년)의 충격을 언급하지 않고, 20세기의 해부학 발전을 논의하는 것은 불가능하다. 제 2차 세계대전의 시작과 나치 독일의 등장은 해부학 분야에서 새로운 윤리적 딜레마를 초래했다. 제 3제국의 시기에 포로수용소의 수감자들이 많이 처형되었고, 그들의 시신은 해부학의 교육과 연구를 위해 사용되었다(special issue of Annals of Anatomy 194: 225, 2012 for symposium contributions on "Anatomy in the Third Reich").

나치 시대의 악명 높은 해부학자들은 전쟁이 종식된 후에도 해부학 분야에서 저명한 학자로 뻔뻔하게 경력을 이어갔다. 예를 들어 해부학자 헤르만 보스Hermann Voss, 1894~1987년는 출세를 위해 1937년에 나치당Nazi party에 가입했다. 그는 새로 설립된 포젠 제국대학Reich University of Posen 해부학 연구소에서 교수와 이사로 재직했다. 유태인과 공산주의자, 폴란드인들을 미워했던 보스가 연구소에서 그들에게 자행한 실험에 대해 그는 책임을 져야한다. 또한 그는 유태인과 폴란드인의 머리뼈와 시신의 얼굴death masks, 죽음의 가면을 제작하여 판매했다.

보스는 1952년부터 1962년까지 예나대학University of Jena에서 해부학 교수로 재직했고, 이후 그라이프스발트Greifswald 의과대학에서 명예교수가 되었다. 그는 매우 인기 있는 3권의 해부학 교과서 (Voss-Herrlinger: 『해부학 단행본Taschenbuch der Anatomie』Gustav Fischer Verlag, Stuttgart/New York, 1986년)의 공동저자로, 이 책은 현재도 17번째 판이 사용되고 있다. 또한 보스는 해부학 학술지인 「아나토미셔 안제이거Anatomischer Anzeiger」와 「액타 히스토케미카Acta Histochemica」의 편집장을 역임했다.

아우구스트 허트August Hirt, 1898~1945년는 스트라스부르 제국대학Strasbourg Reich University에서 해부학 연구소의 교수이며 이사로 재직했고, 악명 높은 해부학자로 유명한 일화가 남아있다. 그는 사람의 뼈bone를 수집하기 위해 수용소의 유태인 수감자들을 특별한 방법으로 죽였다. 허트는 독가스로 처형될 수감자들 중에서 주로 유태인을 선택했다. 그는 전쟁범죄자로 대량 살인에 대한 재판을 받기 전에 자살했다. 타락한 의사 폴 크레머Johann Paul Kremer, 1883~1965년는 민스터 대학University of Minster의 해부학 교수였으며, 후에 아우슈비츠 수용소의 나치 의사가 되었다. 크레머는 사람에서 굶주림이 미치는 영향, 특히 간에게 미치는 영향에 대해 연구했다. 그는 이 연구를 위해 수감자들을 선택하고 굶어 죽은 수감자들로부터 간과 다른 장기들을 채취했다. 크레머는 전쟁 범죄와 대량 학살 혐의로 유죄 판결을 받았다. 그는 사형을 선고받았으나, 나중에 종신형으로 바뀌었고, 1958년에 석방되었다.

그렇지만 이 기간에 비윤리적으로 해부용 시신을 제공받아 연구에 사용했지만 공개되지 않은 사례들도 많았다. 비록 전쟁이 60년 전에 일어났지만, 이러한 윤리적 문제들이 부각되고 상세하게 논의된 시기는 비교적 최근이다(Mitscherlich Mielke, 1960; Aumuller Grundmann, 2002; Winkelmann & Schagen, 2009; Hilderbrandt, 2008; Hilderbrand & Redies, 2012).

독일과 다른 유럽 국가들에서 해부와 연구를 위한 시신공급은, 전통적으로 병원과 교도소, 사형집행기관, 정신질환자 수용소에서 죽은 사람들 중에서 유족에 의해 청구되지 않는 시신을 사용하는 것이었다. 1933년 이전까지 독일에서 사형집행은 매우 드물었고, 청구되지 않는 시신의 비율도 매우 낮았다. 그래서 대학들은 해부용 시신을 구하기가 매우 어려웠다. 그러나 2차 세계대전이 시작되고 나치정권이 등장하면서, 사형집행 건수는 1907년부터 1932년 사이에 약 478건이었지만, 1933년부터 1945년 사이에 민간인 약 15,000건과 군인 15,000건까지 더해져 크게 증가했다. 1943년에 공포된 법령, 즉 유태인과 폴란드인, 대역죄로 처형된 사람들의 가족은 시신을 청구할 수 없다는 포고령과 연관해서 생각한다면, 당시에 왜 대학들이 시신을 보관할 저장소가 부족하여 버릴 정도로 많은 시신을 제공 받았는지 이해할 수 있다(Hildebrandt, 2009a, b; Walten bacher, 2008).

나치정권에서 시신을 제공받은 독일의 대학들은 해부학교실이 있는 24개의 대학들이었다. 주로 비엔나와 그라츠, 인스부르크의 오스트리아 대학들, 프라하의 체코 대학, 스트라스부르크와 포젠, 도르파트 대학들이었다. 이 대학들이 그 기간에 시신해부와 연구에 사용한 시신의 수는 스트라스부르크 대학에서 336구를 사용한 것을 비롯하여 비엔나 대학에서 5,341구를 사용한 것까지 매우 다양했다(Hildebrandt, 2009a, b; Winkelmann Schagen, 2009). 이 시신들 중 일부는 유럽계 유태인과 "비아라아계" 소수 민족이었고, 시신의 대부분은 독일인과 오스트리아인, 폴란드인, 러시아인, 다른 유럽 사람들이었다(Druml, 1999; Hildebrandt, 2009a, b). 그래서 이 대학의 해부학자들이 이룩한 해부학 업적은 전부는 아니더라도 대부분 윤리적 논쟁을 피해갈 수 없다.

앞에서 언급했듯이, 이 시기에 가장 악명 높은 2명의 해부학자는 아우구스트 허트August Hirt와 폴 크레머Johann Paul Kremer였다. 허트는 나츠바일레르Natzweiler 수용소의 수감자들에게 겨자 독가스를 사용하여 잔인하게 의학 실험을 진행했다. 또한 아우슈비츠Auschwitz에서 시안화 가스로 살해된 유태인 수감자 86명의 시신을 이용하여 **'유태인 골격'**을 제작했다(Hildebrandt 2009a, b; Lachman, 1977; Mitscherlich & Mielke, 1960; Pressac, 1985). 크레머는 죽음의 수용소에서 근무한 유일한 해부학자였다. 그는 아우슈비츠 수용소의 죽음의 길에서 수감자를 선택하는 데 관여했고, 굶주림이 사람 몸에 미치는 영향을 연구했다. 그는 연구하려는 수감자들을 선택한 다음, 죽은 후에 즉시 조직을 채취하기 위해 수감자들이 처형되기 직전에 수감자의 심장 속으로 페놀을 주입했다(Hildebrandt, 2009a; Hoss et al., 1984).

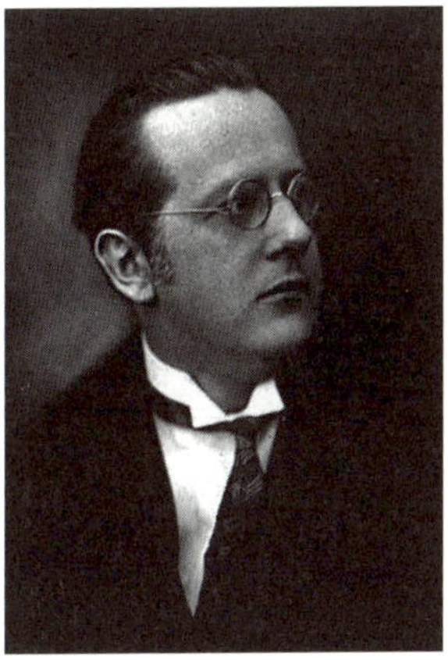

그림 339. 페르노프(Eduard Pernkopf, 1883~1955년)**의 모습. 비엔나 해부학 연구소의 해부학자.** (제공: the Institut fur Geschichte der Medizin der Universitat Wien (Inst. Hist. Med. Univ. Vienna)). (제공: http://www.vet.purdue.edu/brad/medill/pernkopf.html.)

또 다른 윤리적 논란은 에두아드 페르노프Eduard Pernkopf, 1883~1955년가 출판한 해부학 교과서 『국소 및 응용 해부학 아틀라스The Atlas of Topographical and Applied Human Anatomy』(그림 339~341)에 관한 것이다. 많은 사람들이 걸작으로 생각하는 이 아틀라스는 1933년에 시작되어 20년에 걸쳐 제작된 4권의 책이다. 이 아틀라스의 저자인 페르노프는 1933년에 나치 정권이 집권했을 때 비엔나 대학에서 해부학 교수로 재직했다. 그는 같은 해 나치당원이 되었다. 전쟁이 시작된 후, 그는 비엔나 대학에서 빠르게 승진했고, 1943년에 대학의 총장과 의과대학의 학장이 되었다. 그의 학문적 업적은 나치당원으로서 나치당에 협력한 경력에 비례하여 증가했다. 그가 나치 운동에 깊이 관여했고, 이 책 속에 들어있는 해부도와 관련된 시신들이 나치의 희생자일 가능성이 높기 때문에, 많은 사람들이 이 책을 사용하지 못하도록 해야 한다고 주장했다. 한편 페르노프가 나치 희생자들의 죽음에 관여한 역할이나, 이 책을 제작하기 위해 나치에게 희생된 사람들의 시신을 사용했다는 증거는 아직까지 발견되지 않았다. 그렇지만 일부 학자들은 저자와 책이 제작된 시기를 모두 고려하지 않고 이 아틀라스를 평가한다는 것은 불가능하다고 주장하고 있다(Angetter, 2000; Hubbard, 2001; Pringle, 2010; Williams, 1988).

베를린의 해부학자 헤르만 스티브Hermann Stieve, 1886~1952년가 수행한 여성 생식기관에 관한 연구는 최근에 주목을 받고 있다. 스티브는 1986년에 그의 연구 업적으로 찬사를 받았고, "**훌륭한 임상해부학의 연구로 부인과학의 기초를 혁신적으로 변화시킨 위대한 해부학자**"로 묘사되었다(Gütz, 1986). 그러나 그는 2003년에 "**국가사회주의 시대의 선도적 해부학자이며 나치 사법체제에서 시신의 착취자**"로 분류되었다(Klee, 2003; Pringle, 2010). 그의 연구는 스트레스가 사람의 배란ovulation에 미치는 영향에 관한 것이었다. 스티브는 처형당한 200명의 여성 죄수들로부터 샘플을 수집하기 위해 교도소 당국과 긴밀히 협력했다.

그는 처형될 날짜를 사전에 통보받고 스트레스를 받은 여성들을 연구 대상자로 선정했다. 그는 연구 결과를 분석하기 위해서, 제 3자로부터 연구 대상자의 병력과 생리주기, 정신 상태에 관한 정보를 수집했다. 그러나 그가 여성들이 죽기 전에 이 여성들과 어떤 접촉을 했다거나, 그가 여성들의 처형 날짜에 어떤 영향을 미쳤는지에 대한 근거는 밝혀지지 않았다. 학자들은 스티브의 연구는 이러한 여성들의 정신생물학적 심리상태를 저하시켰고, 스티브가 연구 목적을 위해서 여성들의 불안을 잔인하게 착취했다고 주장한다(Hartman, 1962; Hildebrandt, 2009c; Winkelman & Schagen, 2009).

오스트리아 해부학자 막스 클라라Max Clara, 1899~1966년의 이름에서 유래한 기도의 호흡상피에 위치하는 섬모가 없는 분비세포인 '클라라' 세포Clara cell는 나치 운동으로 얼룩진 해부학적 발견의 또 다른 사례이다. 클라라는 1935년에 라이프치히 대학의 해부학 주임교수로 임명되었다. 그는 나치시대에 사람 신경계통과 사람 발생학에 관한 2개의 인기 있는 의학 교과서를 저술했다.

클라라는 나치당원으로 알려져 있으며 나치 정권의 도움을 받았다. 그는 사법행정기관에 요구하여 시신공급을 늘리는 데 적극 관여했다. 또한 그는 1943년에 공포된 법령이 시행되기도 이전에 가족들 모르게 처형된 시신들을 사용하여 해부학의 연구에 필요한 해부표본을 채취할 수 있도록 요청함으로써 불법적인 행동을 자행했다. 클라라는 1937년에 발표한 논문에서 "클라라 세포"에 대해 고찰할 때, 이것이 "**일반**" 범죄자인지 박해와 고문의 피해자인지 알지 못한다고 기술했다. 그러나 최소한 한 번은 사형을 집행하기 전에 살아 있는 사람을 대상으로 연구를 실시한 사례가 있다는 믿을 만한 증거가 있다. 클라라는 "**도덕적 공모**"에 대한 비난을 받았고, 그의 저서는 의문의 여지가 남아있다(Hildebrandt, 2008; Winkelmann

Noack, 2010; Woywodt et al., 2010). 클라라는 감옥에서 석방된 후, 터키로 건너가 이스탄불 의과대학 교수로 재직했다.

이 시기에 과학자들은 **"그들 연구의 환경과 의미를 이해"**하는 데 실패했다고 말한다(Cohen Werner, 2009). 이 해부학자들은 그들이 저지른 잔인한 행위를 외면했고, 희생자들의 시신을 모독했음을 깨닫지 못했다. 연구자들이 자행한 행동들은 시신을 단순히 연구를 위한 실험 재료로 전락시켰고, 인간의 존엄성을 빼앗았다(Hildebrandt, 2009c). 이를 바로 잡기 위한 노력의 일환으로, 이 기간에 비윤리적으로 수집된 모든 표본을 확인하고, 적절하게 처리하기 위한 정책이 수립되었다. 신원이 확인된 표본들은 소장 목록에서 빼내어 묘지에 안장되었다. 또한 추모공간이 만들어졌고, 그 과정이 일반인에게 널리 공개되었다(Hildebrandt, 2009c; Malina & Spann, 1999).

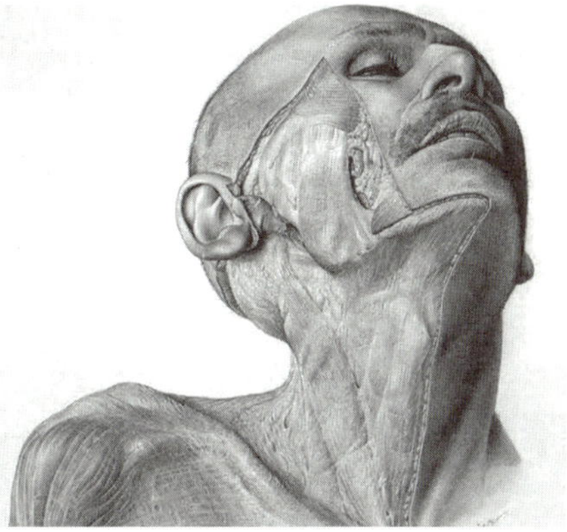

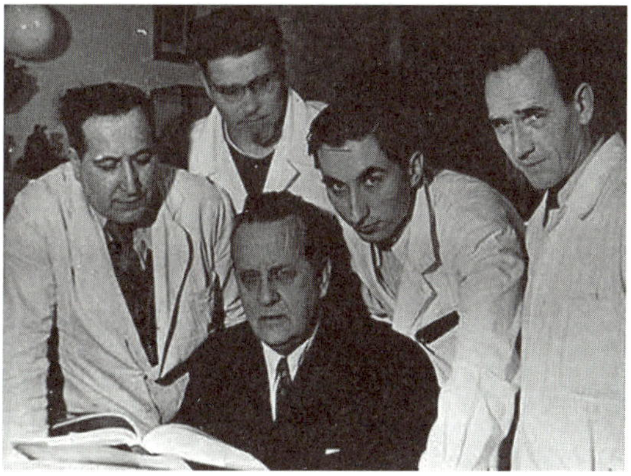

◆ 그림 340. 목근막의 얕은 층. 오른쪽 얼굴과 목 부위에서 피부와 피부밑조직, 넓은목근이 제거되었다. 레피어(Erich Lepier)가 그린 수채화 그림. (출처: Pernkopf, 『Atlas of Topographical and Applied Human Anatomy』, Second Edition © 1980, Urban & Schwarzenberg, Baltimore–Munich., 제공: http://www.vet.purdue.edu/brad/medill/pernkopf.html.)

◆ 그림 341. 학술 화가 엔트레서(Karl Endtresser)와 슈로트 주니어(Ludwig Schrot, Jr.), 대학 교수이며 의학박사 페르코프(Eduard Pernkopf)와 플래처(Wener Platzer), 학술 화가 배트케(Franz Batke). 비엔나, 1952년 3월. (제공: Univ. Prof. Dr. W. Platzer, Institut fur Anatomie der Universitat Innsbruck (Anatomy Inst. Univ. Innsbruck). 출처: http://www.vet.purdue.edu/brad/medill/pernkopf.html.)

제31장

20세기의 해부학 역사

안토니 스피츠카Edward Anthony Spitzka는 1901년에 의대생이었지만 맥킨리McKinley 대통령의 암살자인 크졸고스Leon Czolgosz의 부검Autopsy을 담당했다. 그는 살인자의 뇌를 부검하여 퇴행 증후가 있는지 조사했다. 스피츠카는 아무것도 발견하지 못했지만 그의 보고서는 널리 찬사를 받았다. 안토니 스피츠카는 1876년 6월 17일 미국의 유명한 신경학자 찰스 스피츠카Edward Charles Spitzka의 아들로 태어났다. 그가 아버지의 영향을 받아서 뇌를 주요 연구 대상으로 선택한 것은 놀랄 일이 아니었다. 스피츠카는 의대를 졸업한 후, 일반인과 특별한 사람들 사이에 뇌 구조의 차이를 알아보기 위해서, 탐험가 존 파웰John Wesley Powell과 같이 뛰어난 인물들의 뇌를 수집하여 연구하기 시작했다. 그는 뇌 해부학에 관한 40편 이상의 논문을 발표했고, 세계의 뇌 해부학자로 인정받고 있다(Burrell, 2003).

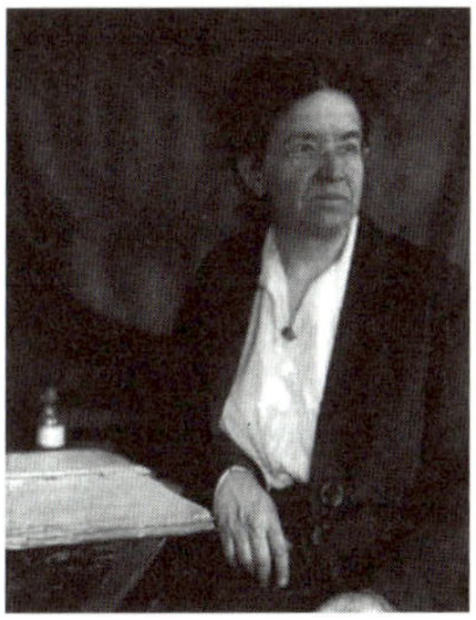

그림 342. 사빈(Florence Rena Sabin, 1871~1953년)의 모습. (출처: This image is available from the United States Library of Congress.)

플로렌스 사빈Florence Rena Sabin, 1871~1953년(그림 342)은 1901년에 숨뇌medulla와 다리뇌pons, 중간뇌midbrain의 3차원적 모형을 만들어 해부학 발전에 크게 기여했다. 그녀는 뇌 모형과 관련하여 실험 지침서 『숨뇌와 중간뇌 아틀라스An Atlas of the Medulla and Midbrain』를 저술했는데, 이것은 인기 있는 교과서였다. 사빈은 1871년 11월 9일에 콜로라도 주의 센트럴 시티에서 태어났고, 스미스 칼리지Smith College와 존스 홉킨스 의과대학에서 교육을 받았으며, 선구적인 여성 과학자가 되었다. 그녀는 1902년에 존스 홉킨스 의과대학에서 최초의 여성 교수로 임명되었으며, 이후 1917년에 존스 홉킨스 의과대학에서 정교수가 된 최초의 여성이었다.

사빈은 1924년에 〈미국 해부학회American Association of Anatomists〉의 첫

번째 여성 회장으로 선출되었고, 1925년에 <미국 국립 과학학술원National Academy of Sciences>의 회원으로 선출된 최초의 여성이었고, 록펠러 의학연구소Rockefeller Institute for Medical Research에서 최초의 여성 학과장으로 선출되었다. 플로렌스 사빈의 연구 경력은 매우 다양했다. 그녀의 림프계통에 관한 사고와 연구는 매우 독창적이었고, 논쟁의 여지가 많았으나, 결국 그녀의 주장이 옳다는 것으로 입증되었다. 그녀는 림프계통이 정맥으로부터 나온 체액이 들어오는 통로로, 한쪽 끝이 막혀 한쪽 방향으로만 체액이 이동하는 계통이라고 믿었다. 사빈은 혈관의 기원에 대한 연구를 통해서 혈장blood plasma이 최초의 혈관의 벽을 이루는 세포의 액화liquefaction에 의해 만들어진다는 것을 규명했다. 사빈은 은퇴한 후에 콜로라도에서 공중보건 활동가로 제 2의 경력을 쌓았고, 이 업적을 인정받아 1951년에 **래스커 상**Lasker Award을 수상했다(Ogilvie & Harvey 2000).

> "내 연구가 다른 여성들, 특히 젊은 여성들에게 흥미로운 일에 일생을 바칠 수 있는 격려가 되길 바랍니다. 남자든 여자든 뇌가 더 큰 것은 중요하지 않습니다. 모든 여성들이 영향력을 발휘하기 위해서 해야 할 일은 우리가 가진 모든 두뇌를 활용하는 것입니다."

엘리자베스 블랙웰 상Elizabeth Blackwell Award을 수상한 후 호바트 윌리엄 스미스 대학Hobart and William Smith College에서 연설한 플로렌스 사빈.

로버트 러셀 벤슬리Robert Russell Bensley 1867~1956년는 1907년에 이자췌장의 구조를 보다 잘 관찰할 수 있는 새로운 염색법을 고안하여 큰 명성을 얻었다. 그는 온타리오 주 해밀턴Hamilton에서 태어났고, 토론토 대학에서 교육을 받았다. 벤슬리는 1891년에 시카고 대학의 해부학 교수가 되었고, 6년 후에 해부학 주임교수가 되었다. 그는 그곳에서 이자에 관심을 갖게 되어 제자 레인M. A. Lane과 함께 연구를 시작했다. 그들은 야누스 그린Janus green과 다른 염료로 고안한 염색법을 활용하여 세 가지 성과를 거두었다. 첫째로, 기니피그의 이자에 있는 모든 이자섬islets을 염색할 수 있었다. 둘째로, 이자섬이 성글게 분비관과 연결되어 있기 때문에 외분비 기능은 없다고 말했다. 셋째로, 그는 내분비 기관인 랑게르한스 섬islets of Langerhans은 적어도 2종류의 다른 **"과립세포들"**, 즉 알파세포와 베타세포로 구성되어 있음을 밝혔다. 벤슬리의 과립세포 염색법은 이자섬 세포의 병리학 및 생리학 연구에 여전히 널리 사용되고 있다. 그는 1911년에 「미국 해부학 저널American Journal of Anatomy」에 이러한 연구 결과를 발표했고, 내분비 기관으로 이자섬 구조를 명확하게 설명했다(Ricketts, 1955). 벤슬리는 시카고 대학에서 26년간 근무하면서 해부학 교실을 발전시켰고, 헤릭C. Judson Herrick과 바텔메스George W. Bartelmez, 막시모프Alexander Maximov, 스위프트Charles Swift, 블룸William Bloom 등의 뛰어난 교수진을 확보했다.

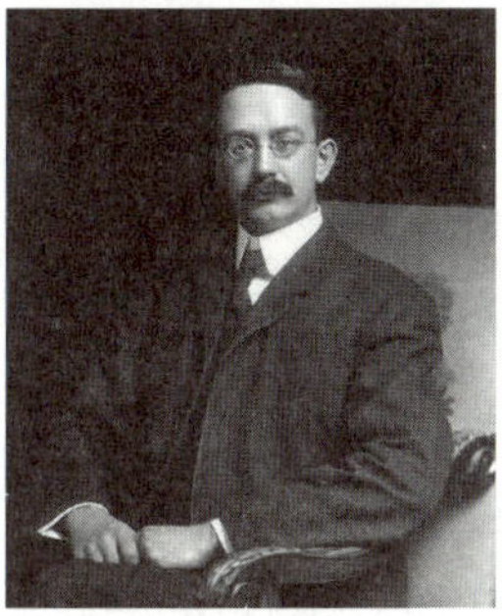

그림 343. 콘클린(Edwin Grant Conklin)의 모습. (제공: Bethesda, MD: U.S. National Library of Medicine, National Institutes of Health, Health & Human Services.)

에드윈 그랜트 콘클린Edwin Grant Conklin, 1863~1952년(그림 343)은 1909년에 세포의 크기와 핵의 크기에 관한 첫 번째 보고서를 발표했다. 콘클린은 1863년 11월 24일에 오하이오 주의 왈도Waldo에서 태어났고, 오하이오 웨슬리언 대학Ohio Wesleyan University과 존스 홉킨스 대학에서 교육을 받았다. 콘클린이 존스 홉킨스 대학에서 발생학에 관심을 갖게 되었고, 세포주cell lineage에 관한 연구를 시작했다. 그는 박사학위를 받은 후 프린스턴 대학에서 생물학 교수가 되었다. 콘클린은 교수로 재직하던 중 1914년에 『유전과 환경Hereditary and Environment』을 출판했다. 이 책은 6번 다시 출판되었고, 러시아어와 일본어로도 번역되었다(Harvey, 1953).

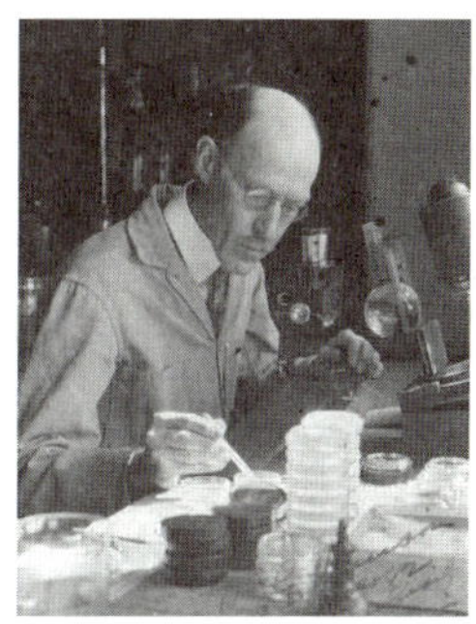

그림 344. 해리슨(Ross Granville Harrison)의 모습. (제공: Arizona State University. http://hpsrepository.asu.edu/handle/1076/1805?show=full.)

로스 그랜빌 해리슨Ross Granville Harrison, 1870~1959년(그림 344)은 1910년에 신경성장nerve outgrowth에 관한 첫 번째 주요 논문 「원형질의 운동 방식으로 신경섬유의 성장The Outgrowth of the Nerve Fiber as a Mode of Protoplasmic Movement」을 발표했는데, 이 논문은 신경학 분야의 일반 개념을 바꾸었다. 해리슨은 1870년 1월 13일에 펜실베이니아 주의 저먼타운Germantown에서 태어났고, 존스 홉킨스 대학에서 교육을 받았다. 그는 1907년에 몸 밖에서 조직을 배양하는 방법을 최초로 소개했다. 그는 몸의 여러 부분에서 조직을 채취하여 응고된 개구리 림프 방울에 주입했다. 놀랍게도 조직은 살아 있을 뿐 아니라 계속 성장했다. 해리슨은 속질관medullary tube 가장자리에서 자란 싹이 신경세포의 성장임을 관찰했다. 이 싹들은 빠르게 자라났고, 가지들이 생기며 성장원뿔growth cone을 형성했다. 해리슨은 모든 오염원을 제거시키면 신경모세포neuroblast가 세포체의 바깥쪽으로 신경섬유를 형성할 수 있다는 것을 발견했다. 이 발견은 신경의 기원을 증명했고, 신경성장의 문제를 해결했으며, 현재의 신경학 분야의 질병 치료에 대한 발판을 마련했다.

해리슨의 조직 배양법은 오늘날에도 여전히 암과 질병, 예방의학 연구에 사용되고 있다. 그는 조직배양에서 신경섬유의 성장을 연구한 업적을 인정받아 1917년에 노벨상 후보로 선정되었다. 그는 미국 동물학자들 중 최초로 노벨상 후보로 선정되었지만, 스웨덴 스톡홀름의 카롤린스카 연구소Karolinska Institute가 제 1차 세계대전 중(1914~1918년)에 노벨 생리의학상을 수여하지 않는다고 발표했기 때문에, 그 해에는 노벨상을 수여하지 않았다(American Association of Anatomists, 2013; Nicholas, 1961).

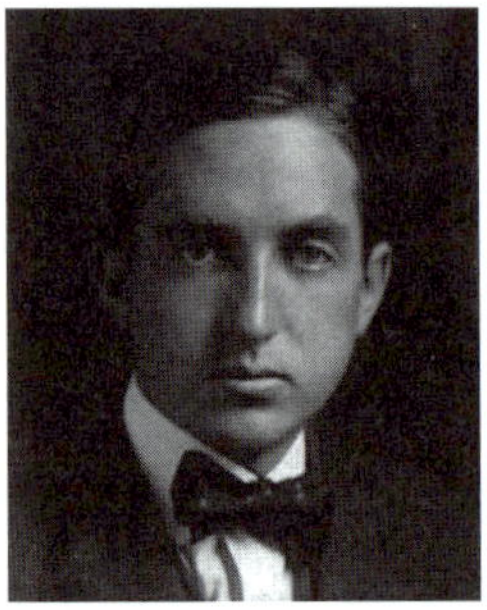

그림 345. **스트리터**(George Linius Streeter 1873~1948년)**의 모습.** (제공: The Faculty History Project documents faculty members who have been associated with the University of Michigan, 출처: http://um2017.org/faculty-history/faculty/george-liniu-streeter.)

레슬리 아레이Leslie B. Arey는 1915년에 노스웨스턴 의과대학에서 해부학 교수로 임명된 후, 의대 교수들 중에서 가장 오랫동안 교수로 재직했다. 그는 1891년에 메인 주의 캠던Camden에서 태어났고, 하버드 대학에서 교육을 받았으며, 1915년에 박사학위를 받았다. 아레이는 학교를 졸업한 후 노스웨스턴 대학에서 근무했고, 1925년에 해부학교실의 주임교수와 '**로버트 러플린 레아 교수**Robert Laughlin Rea Professor'로 임명되었다. 아레이는 1956년에 공식적으로 은퇴했지만, 은퇴 후에도 해부학교실에 남아 오랫동안 연구를 진행했고, 자원해서 의대생과 대학원생들에게 발생학과 조직학을 가르쳤다.

아레이는 많은 제자들을 배출했을 뿐 아니라 의과대학과 대학원 교육에 기여한 초창기 여성 교육자였다. 그는 1917년에 『발생학 교과서Textbook of Embryology』를 출판했고, 1924년에 『해부학 발전Development of Anatomy』을 출판했다. 아레이는 노스웨스턴 대학에서 72년 동안 학생들을 가르쳤다(American Association of Anatomists, 2013).

조지 스트리터George Linius Streeter 1873~1948년(그림 345)가 1918년에 발표한 「미로의 바깥림프공간에 관한 논문Monograph on the perilymphatic spaces of the labyrinth」은 이 주제에 관한 최초의 논문으로, 이전에 거의 다루지 않았던 주제였다. 더욱이 이 논문은 관자뼈측두골의 바위부분petrous bone 안에 있는 속귀의 위치를 학생들이 정확하게 이해하는 데 큰 도움을 주었다. 그는 1873년 1월 12일에 뉴욕 주의 존스타운Johnstown에서 태어났고, 컬럼비아 대학에서 교육을 받았다. 스트리터는 독일의 라이프치히 대학University of Leipzig에서 빌헬름 히스Wilhelm His의 지도를 받으며 연구할 때, 발생학에 관심을 갖게 되었다. 그는 존스 홉킨스 대학의 해부학 교실에서 프랭클린 몰Franklin P. Mall과 함께 연구를 수행했다. 스트리터는 존스 홉킨스 대학에서 재직하는 동안, 사람 청각기관의 발생에 큰 관심을 갖게 되었다. 그의 연구 주제는 주로 바깥귀external ear와 미로labyrinth, 달팽이cochlea의 발생과 신경절의 구조, 청각과 평형감각과 연관된 뇌신경들에 관한 것이었다.

스트리터는 1920년에 논문 「사람 배아의 체중과 앉은키, 머리 크기, 발 길이, 월경 시기Weight, sitting height, head size, foot length and menstrual age of human embryo」를 발표했다. 이 논문은 태아기 성장prenatal growth에 관한 것으로, 태아의 나이 또는 성숙한 배아의 나이를 계측할 때 발생학자들이 사용하는 지침서로 활용되고 있다(Corner, 1954).

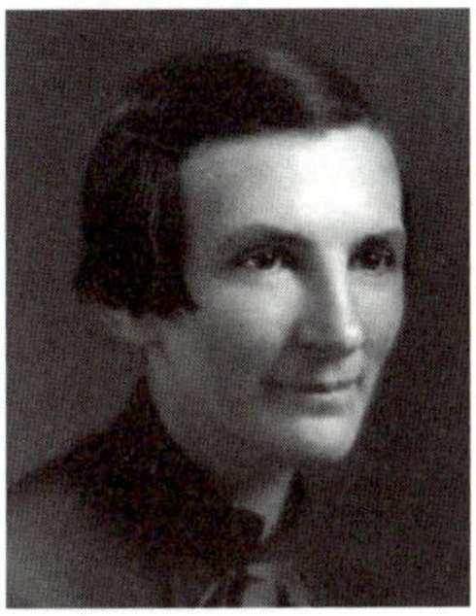

그림 346. 크로스비(Elizabeth Caroline Crosby, 1888~1983년)의 모습. (제공: University of Michigan, History of Medicine project. http://um2017.org/faculty-history/faculty/elizabeth-caroline-crosby.)

캐롤라인 엘리자베스 크로스비Elizabeth Caroline Crosby, 1888~1983년 (그림 346)는 1918년에 헤릭C J. Herrick과 함께 『신경학의 연구개요Laboratory Outline of Neurology』를 출판했다. 크로스비는 1888년 10월 25일에 미시간 주의 페테르부르크Petersburg에서 태어났고, 아드리안 칼리지Adrian College와 시카고 대학에서 교육을 받았으며, 헤릭 교수의 지도로 석사학위(1912년)와 박사학위(1915년)를 받았다. 크로스비는 20세기의 가장 유명한 미국의 신경해부학자일 것이다. 그녀는 1920년에 미시간 대학에서 교수로 처음 임명되었고, 그곳에서 교육과 연구에 전념했다. 크로스비가 신경해부학의 연구방법으로 이용한 임상과 관련시킨 연구방식은 때때로 논란이 되었다. 그녀의 마지막 저서 『척추동물의 끝뇌에 관한 동물비교 신경해부학Comparative Correlative Neuroanatomy of the Vertebrate Telencephalon』은 1982년에 출판되었다. 크로스비의 앞뇌forebrain 해부학에 관한 저서는 이 분야의 표준 교과서이다. 그녀는 "**동물 비교학과 사람 신경해부학에 기여한 업적과 척추동물의 신경계통에 관한 지식의 통합과 전달에 대한 공로**"를 인정받아, 1979년에 지미 카터Jimmy Carter 대통령으로부터 **국가과학훈장**National Medal of Science을 받았다(Ogilvie & Harvey, 2000). 크로스비는 95세의 나이로 세상을 떠났고, 훌륭한 업적으로 많은 명예와 상을 받았다. 그녀는 1936년에 미시건 의과대학에서 정년보장 교수로 임명된 최초의 여성이었다. 그녀는 미시건 의과대학에서 해부학의 명예교수가 되었고, 1963년에 앨라배마Alabama 대학에서 다시 해부학 명예교수로 임명되었다.

찰스 바딘Charles Russell Bardeen, 1871~1935년 (그림 347)은 1919년에 혈관을 영상으로 관찰하기 위해 혈관내로 조형물질을 주입하는 간단한 방법을 사용했다. 이 기법을 사용하여 관절의 혈관 분포에 대한 3차원 영상을 얻을 수 있었다. 바딘은 1871년에 미시간 주의 칼라마주Kalamazoo에서

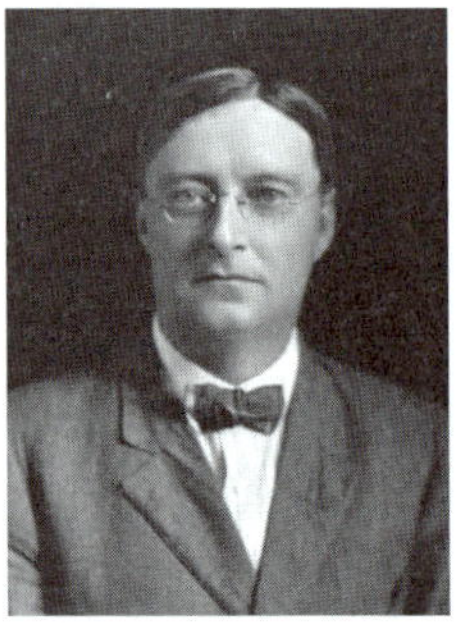

그림 347. 바딘(Charles Bardeen)의 모습. (공유: 저작권 등에 상관없이 누구나 이용할 수 있음)

태어났으며, 하버드 대학과 존스 홉킨스 대학에서 교육을 받았다. 바딘은 프랭클린 몰Franklin P. Mall 교수의 지도하에 존스 홉킨스 대학에서 공부하던 중, 혈관과 림프계통의 발생에 대해 연구했다. 이 업적은 키벨Keibel과 몰Mall이 공동으로 저술한 『사람 발생학 지침서Manual of Human Embryology』에 자세히 기술되어 있다. 바딘은 위스콘신-매디슨 대학으로 자리를 옮긴 후, 그 곳에서 의과대학을 발전시키는데 중요한 역할을 했다(American Association of Anatomists, 2013).

브래들리 패튼Bradley M Patten, 1889~1971년이 1920년에 『병아리의 초기 발생학The Early Embryology of the Chick』을 출판함으로써 발생학은 한 단계 발전했다. 패튼 교수는 다음과 같이 말했다. "**학생들이 배아의 구조와 병아리의 발생을 공부할 때 발생과정의 순서와 중요성을 잘 이해할 수 있도록 도와주고, 발생학을 강의하는 교수가 발생학의 광범위한 원리를 쉽게 이해할 수 있도록 도와주기 위해서, 나는 이 책을 저술했다.**" 패튼은 위스콘신 주의 밀워키Milwaukee에서 태어났고, 다트머스Dartmouth 대학과 하버드 대학에서 교육을 받았다. 특히 그는 시간-경과 영상촬영법time-lapse cinematography을 사용하여 심장과 큰 혈관들의 초기 발생을 연구한 업적으로 유명하다. 그는 사람과 돼지, 병아리의 발생과 심장의 구조 및 선천적 결함을 이해하는 데 크게 기여했다. 패튼은 1925년에 『돼지 발생학Embryology of the Pig』, 1946년에 『사람 발생학Human Embryology』, 1958년에 『기초 발생학Foundations of Embryology』 등 3권의 훌륭한 저서들을 출판했다. 그가 출판한 모든 책들은 각 분야에 대해 전문적이고 종합적이며 최고의 수준이었다(no author 1971).

올라프 라셀Olaf Larsell, 1886~1964년이 소뇌의 용어에 관한 연구를 시작한 해는 1920년이었다. 그는 1886년에 스웨덴의 라트빅Rattvik에서 태어났고, 1891년에 미국으로 이주했다. 그는 1910년에 오리건 주의 맥민빌 칼리지McMinnville College에서 학사학위를 받았고, 1918년에 노스웨스턴 대학에서 박사학위를 받았다. 라셀은 시카고 대학의 신경학자 헤릭C. Judson Herrick 덕분에 소뇌 구조에 대하여 관심을 갖게 되었다. 라셀은 1923년에 암비스토마ambystoma (도롱뇽의 일종)의 소뇌에 관한 첫 번째 논문을 발표하여, 중추신경계통에서 뒤뇌hindbrain, 후뇌의 발생과 기능에 대한 세계적 권위자가 되었다. 그는 1964년 사망할 무렵에, 3권의 세트로 이루어진 『소뇌의 비교 해부학과 조직학The Comparative Anatomy and Histology of the Cerebellum』을 완성했다. 그는 이 책에서 소뇌의 엽lobes과 소엽lobules 대한 명확한 설명과 표준 용어들을 제안했다(no author, 1964a).

스티븐 랜슨Stephen W. Ranson이 1920년에 『신경계통 해부학The Anatomy of the Nervous Systems』 초판을 발표하면서 새로운 신경해부학의 발전이 이루어졌다. 이 교과서는 미국에서 신경해부학의 발전에 크게 기여하고 있다. 랜슨은 1880년 8월 28일에 미네소타 주의 닷지센터Dodge Center에서 태어났고, 미네소타 대학과 시카고 대학에서 교육을 받았다. 랜슨은 미네소타의 존스턴J. B. Johnston 교수의 영향으로 신경계통에 관심을 가졌다. 랜슨은 위에서 언급한 교과서 외에 다른 연구 분야에도 크게 공헌했다. 그는 1914년에 **피리딘 은기법**pyridine silver technique을 도입했는데, 이것은 **카할 염색법**Cajal's methods을 변형시킨 것이었다. 그는 이 새로운 염색법을 사용하여 감각신경에 들어 있는 민말이집 신경섬유unmyelinated nerve fibers들을 관찰할 수 있었다. 그는 후속 연구를 통해서, 이 신경섬유들이 통증감각에 관여한다는 것을 밝혔다. 또한 랜슨이 민말이집 신경섬유를 관찰할 수 있었기 때문에, 말초 내장신경계통에 대한 조직학적 분석은 이전보다 더욱 발전했다(Hinsey, 1943).

마리온 하인스Marion Hines는 1921년에 『사람 배아의 대뇌반구The Embryonic Cerebral Hemisphere in Man』를 출판했다. 그녀는 1889년 6월 11일에 미주리 주의 카르타고Carthage에서 태어났고, 스미스 칼리지Smith College와 시카고 대학에서 교육을 받았다. 하인스는 뇌의 운동조절에 관한 연구로 널리 알려져 있다. 그녀의 연구 업적은 근육마비의 기전과 대뇌겉질의 뇌졸중과 관련된 경직을 이해하는 데 크게 기여했다. 그녀는 피라미드바깥 자극extrapyramidal impulses이 오직 대뇌겉질척수로corticospinal tracts를 통해서 전달됨을 고양이와 원숭이를 사용한 연구로 증명했다(Magoun & Marshall, 2003; Ogilvie & Harvey, 2000).

> 우리는 동반마비companion paralysis의 경직spasticity 현상을 구별할 수 있었고, 운동에서 기질의 억제에 대한 새로운 국소화localization를 증명할 수 있었다.
>
> —마리온 하인스Marion Hines

에드워드 앨런 보이든Edward Allen Boyden (그림 348)은 1886년에 매사추세츠 주의 브리지워터Bridgewater에서 태어났고, 매사추세츠 주립 사범 칼리지Massachusetts State Teacher College와 하버드 대학에서 교육을 받았다. 그의 간밖의 담도extrahepatic biliary tract에 관한 연구는 그가 쓸개주머니담낭 옆에 위치한 덧이자관accessory pancreas에서 유래한 이자주머니pancreatic bladder를 25마리의 고양이들 중 한 마리에서 발견하면서 1922년에 시작되었다. 그는 같은 환경에서 두 기관의 절단면을 비교하기 위해 쓸개주머니를 비우는 방법을 고안했다. 그는 고양이들에게 계란 노른자와 크림을 먹인

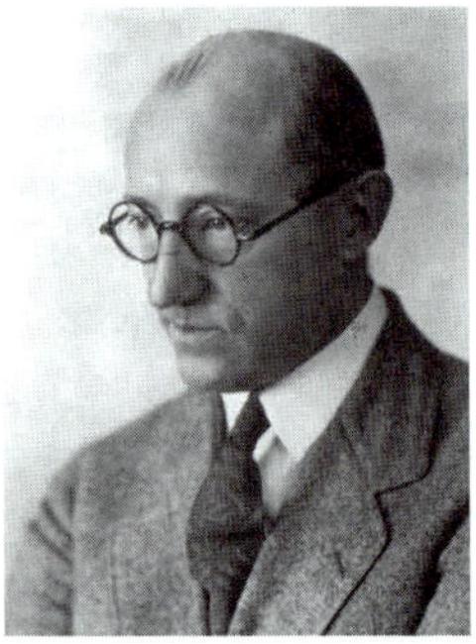

그림 348. 보이든(Edward Allen Boyden 또는 에드워드 앨런, Edward Allen)의 모습. 1886~1976년, 미네소타 대학의 해부학 연구소. (제공: Acc. 90-105-Science Service, Records, 1920s-1970s, Smithsonian Institution Archives. 출처: http://siarchives.si.edu/collections/siris_arc_290371.)

후, 이것이 고양이의 쓸개주머니에 들어 있던 쓸개즙을 배출시켜, 쓸개주머니가 완전히 비워진다는 것을 발견했다. 또한 보이든은 비뇨생식계통과 허파구역의 구조에 관한 최초의 연구로 유명하다. 보이든은 1924년에 출판한 저서에서, 닭의 배아에서 볼피안관Wolffian ducts의 성장 꼭대기를 제거하면, 배양 4일째에 중간콩팥mesonepheros이 기능하기 시작한다는 것을 밝혔다. 그는 이러한 연구를 통해서, 1932년에 사람 콩팥의 발육부전을 발생학적으로 잘 설명했다. 보이든의 허파에 관한 연구는 허파의 바깥면과 엽사이면의 해부단면을 이해하기 위한 그림을 찾을 수 없었던 1945년부터 시작되었다. 그는 이 연구의 업적을 1955년에 『허파의 구역해부학, 구역기관지와 관련된 허파혈관의 분포에 관한 연구Segmental Anatomy of the Lungs, A study of the Patterns of the Segmental Bronchi and Related Pulmonary Vessels』로 출판했다. 그는 1928년에 「해부학 레코드The Anatomical Record」의 편집자가 되었고, 이 잡지의 제 62권까지 편집을 담당했다(Myers, 1955; No author,1954).

> 보이든 박사Dr. Boyden는 미국 해부학의 수준을 높이고, 나아갈 방향을 제시하는 데 크게 영향을 주었다.
>
> – 찰스 덴포스Charles H. Denforth, 「해부학 레코드The Anatomical Record」에 기여한 보이든의 업적에 대하여.

해롤드 커민스Harold Cummins 1894~1976년 (그림 349)는 1926년에 손바닥과 발바닥에 있는 피부능선에 관한 연구 결과를 발표했고, '피문학dermatoglyphics'이라는 용어를 최초로 사용했다. 그는 미시간 주의 칼라마조Kalamazoo에서 태어났고, 미시간 대학과 툴레인 대학Tulane University에서 교육을 받았다. 커민스는 시신의 한쪽 발바닥에서 절취한 피부조직을 2장의 유리 사이에 끼우고 이것을 관찰했다. 커민스는 이 분야의 연구결과를 1929년에 논문으로 발표했는데, 이 논문이 현재까지 피문학의 연구 방법으로 가장 널리 이용되고 있다. 많은 학자들은 그가 다운증후군Down syndrome 환자들의 손바닥과 손가락에 나타나는 피문학의 특징을 발견한 것이 이 분야에서 가장 큰 공헌이라고 생각한다.

커민스는 1943년에 『손가락지문, 손바닥과 발바닥Finger Prints, Palms and Soles』을 출판했는데, 이 책을 피문학의 개척자 해리스 와일더Harris Hawthorne Wilder에게 헌정했다. 이 책은 피문학 분야에서 높

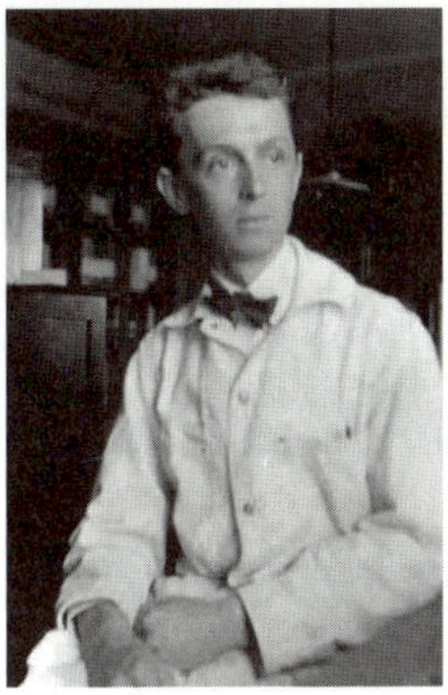

그림 349. 커민스(Harold Cummins 1894~1976년)의 모습. (제공: Acc.90-105-Science Service, Records, 1920s~1970s, Smithsonian Institution Archives.출처: http://siarchives.si.edu/collections/siris_arc_296592?back=%2Fcollections%2Fsearch%3Fquery%3D Harold%2520Cummins%26page%3D1%26perpage%3D10%26sort%3Drelevancy%26view%3Dlist.)

이 평가받는 참고서가 되었다. 또한 그는 찰리 채플린Charlie Chaplin의 친부 사건, 나소Nassau의 오크스Oakes 살인사건, 존 딜링거John Dillinger의 저격사건 등, 많은 재판에서 전문 조언가로 활동했다(Holt, 1976).

윌리엄 윈들William F. Windle은 1935년에 영국 케임브리지의 방문연구원으로 재직하는 동안, 태아fetus가 출생 후에 호흡을 시작initiation of respiration하는 과정을 연구했다. 이것이 태아 생리학에 관한 연구의 시작이었고, 그는 주로 신생아 질식asphyxia neonatorum과 이것이 중추신경계통에 미치는 영향을 연구했다. 그는 1898년 10월 10일에 인디애나 주의 헌팅턴Huntington에서 태어났고, 일리노이 웨슬리언 대학Illinois Wesleyan University과 노스웨스턴 대학에서 교육을 받았다. 윈들은 노스웨스턴 대학에서 조교수가 되었다. 윈들은 허파에 관한 연구 외에 척추 재생에 관한 연구를 몇 년 동안 진행했는데, 동료가 동물에게 세균성 **피로겐**pyrogens을 주입한 후 척수 속의 신경섬유가 재생된다는 연구결과를 접한 후에 이 연구를 시작했다. 신생아 질식사와 척수 재생에 대한 그의 연구 결과는 뇌성마비cerebral palsy와 마비paralysis에 관한 임상 증상과 관련이 많았다. 윈들은 1940년에 『태아 생리학Physiology of the Fetus』을 출판했는데, 이 책은 윈들과 제자들이 1936년부터 1940년까지 진행한 연구의 결과들을 요약한 것이었다. 그는 1950년에 『신생아 질식Asphyxia neonatorum』을 출판했다. 신경과학 연구와 지식이 폭발적으로 증가하면서, 윈들은 신경과학 분야의 연구 논문들을 게재할 새로운 저널의 필요성을 깨닫고, 1959년에 「실험 신경학Experimental Neurology」 잡지를 창간하고 편집자가 되었다(Clemente, 1985).

에든버러에서 태어난 해부학자 존 찰스 보일라우 그랜트John Charles Boileau Grant, 1886~1973년 (그림 350)는 1937년에 『서술적 및 추론적 해부학 방법론Methods of Anatomy, Descriptive and Deductive』을 출판했다. 그랜트는 스코틀랜드의 에든버러 대학에서 의학을 공부했고, 1909년에 졸업했다. 그는 외과 수련을 받은 후, 1차 세계대전 중에 군대에서 의사로 복무했고, **무공 십자훈장**Military Cross을 받았다. 군 복무 후 그랜트는 해부학에 흥미를 가졌고, 1919년에 매니토바 대학University of Manitoba의 해부학 교수로 임명되었고, 1930년에 토론토 대학의 해부학 주임교수로 초빙되었다(Persaud, 1983).

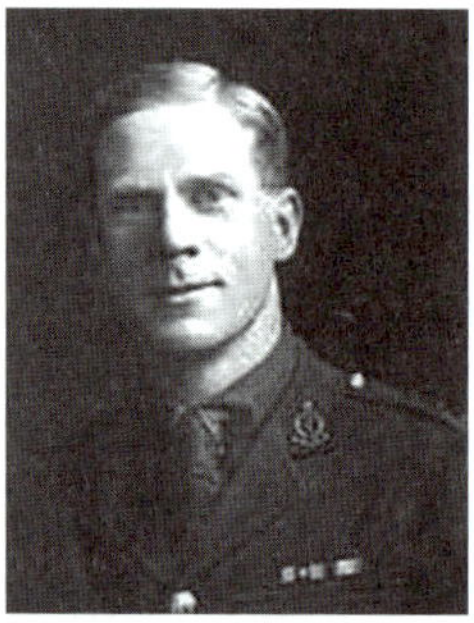

그림 350. 그랜트(John Charles Boileau Grant, 1886~1973년)의 모습. (출처: http://www.anthropology.utoronto.ca/about/history.)

그랜트는 외과의사로서 경험한 임상지식을 바탕으로 해부학을 가르치는 방법을 효과적으로 변화시켰다. 그는 『서술적 및 추론적 해부학 방법론』을 매니토바 대학에 재직할 때 계획했고, 일부 내용도 집필했다. 그는 『서술적 및 추론적 해부학 방법론』의 내용에 포함시키거나 제외시킬 때 임상적으로 의미가 있는 지 여부를 고려했고, 사람 몸 구조를 임상의학과 관련지어 훌륭하게 기술했다. 그랜트의 『서술적 및 추론적 해부학 방법론』은 논리적인 설명과 이성적인 사고를 바탕으로 기술한 임상 실습을 위한 기본 서적이었다. 이 책은 38년 동안 개정판들이 많이 출판되어 26번이나 발행되고 있다. 그랜트는 토론토 대학에서 해부학 교수로 재직하면서 1940년에 『해부 시술자를 위한 안내서Handbook for Dissectors』와 1943년에 『그랜트의 해부학 아틀라스Grant's Atlas of Anatomy』를 출판했다(Tobias, 1993).

그랜트는 1956년에 토론토 대학에서 은퇴한 후, 로스앤젤레스에 있는 캘리포니아 대학University of California at Los Angeles; UCLA에서 몇 해 동안 방문 교수로 재직했다. 그는 널리 인정받았고 많은 명예를 얻었다. 그는 <미국 해부학회American Association of Anatomists>의 부회장(1950~1952년)을 지냈으며, <캐나다 해부학회Canadian Association of Anatomists>가 1956년에 설립될 때, 만장일치로 명예회장으로 선출되었다. 그는 매니토바 대학에서 1956년에 명예 과학 박사학위를 받았다(Persaud, 1983).

오스카 배트슨Oscar V. Batson은 1940년에 「척추정맥의 기능과 전이성 확산에서 척추정맥의 역할The function of the vertebral veins and their role in the spread of metastases」이라는 훌륭한 논문을 발표했다. 사람 몸에 있는 이 정맥의 네트워크가 "배트슨 얼기Batson Plexus"로 알려졌다. 그는 1894년에 미주리 주의 세달리아Sedalia에서 태어났고, 1920년에 세인트루이스 대학St Louis University에서 의학박사 학위를 받았다. 배트슨은 전통 해부학자였지만, 해부학 구조를 설명할 때 현대적 기법을 사용했다. 그는 뇌의 주요 배출혈관이 막혔을 때 뇌에서 혈액이 어떻게 빠져나가는지 매우 궁금했다. 그는 이 문제를 해결하기 위해서 정맥계통에 플라스틱 물질을 주입한 다음, 알칼리 용액으로 모든 조직을 부식시켰다. 그는 이렇게 제작한 정맥의 광범위한 네트워크 모형을 통해서, 혈액이 머리와 목으로부터 빠져나가는 척추정맥의 중요성을 알게 되었다(Nemir, 1980).

앨버트 쿤스Albert H. Coons, 1912~1978년는 병리학자이며 면역학자로, 조직에 존재하는 특정 물질을 확인하기 위해서, 형광염료로 표지된 특이항체를 사용하는 **면역형광검사법**immunofluorescence을 1941년에 최초로 도입했다. 그는 윌리엄스 칼리지Williams College와 하버드 의과대학에서 교육을 받았고, 1937년에 의학 박사학위를 받았다. 쿤스는 베를린 대학에 머무를 때 면역형광검사법을 생각했다. 쿤스는 베를린 방문 중에 각종 질병들의 병인론과 관련된 면역학적 근거로, 항체보다 항원을 찾기가 더 쉬울지도 모른다는 생각에 충격을 받았다. 그는 하버드로 돌아온 후, 이 연구를 시작했고, 그 결과를 1941년에 발표했다. 그 다음 해에 항체를 사용하여 특정 단백질을 식별하는 방법과 비현미경적 기법으로 면역세포화학에 관한 대조 표본들을 제작했다(American Association of Anatomists, 2013; Karnovesky, 1979). 쿤스는 겸손하고 다정한 남자였으며, 연구 업적으로 많은 명예와 인정을 받았다. 그는 1959년에 기초의학 연구로 **앨버트 라스커상**Albert Lasker Award을 수상했고, 1962년에 국립과학원의 회원으로 선출되었다. 쿤스는 하버드 대학에서 교수를 역임했고, 많은 명예를 얻었다. 쿤스는 1962년에 명예로운 **캐나다 가이어드너 국제상**Canadian Gairdner International Award을 받았다.

> 그가 병리학과 면역학에 기여한 공로를 인정한다. 특히 과민반응에 새로운 길을 개척한 형광항체기법의 개발과 과민반응과 관련된 류마티스관절염rheumatoid arthritis과 토리콩팥염glomerulonephritis, 류마티스열rheumatic fever, 산재성홍반성낭창disseminated lupus erythematosus 등의 연구에 새로운 이정표를 세웠다.

또한 로저 스페리Roger Wolcott Sperry, 1913~1994년는 1941년에 신경세포의 특이성과 뇌의 회로에 관한 연구를 시작했다. 스페리는 1941년부터 1946년까지 연속적으로 논문들을 발표했으며, 쥐의 운동계통이 "틀에 박힌hard wired" 상태이고, 이식한 다음 훈련을 통해 변화시킬 수 없다는 것을 증명했다. 이것은 신경손상을 치료하는 외과 수술을 크게 변화시켰다. 스페리는 1913년 8월 20일에 코네티컷 주의 하트포드Hartford에서 태어났고, 오벌린 칼리지Oberlin College와 시카고 대학에서 교육을 받았다.

스페리는 박사후연구원 시절에, 신경세포의 특이성에 관한 연구를 진행했고, 신경전달nerve guidance이 **"유전에 의한 복잡한 화학코드"**에 의해 이루어짐을 밝혔다. 이러한 실험들은 신경세포의 특이성이 뇌의 발달에 관여한다는 근거가 되었다. 스페리는 뇌들보corpus callosum에 관심을 가졌고, 1981년에 노벨상을 받은 연구를 시작했다. 스페리는 대뇌반구의 기능적 특성화와 편중화lateralization에 관한 연구로 노벨상을 받았다. 그는 추상적 사고와 상징적 관계의 해석, 상세한 분석 수행은 오른쪽 뇌보다 왼쪽 뇌가 우월함을 밝혔다. 왼쪽 뇌는 운동계통과 소통을 조정하는 데 있어서 탁월한 대뇌반구이다(Oneida, 1997).

> 왼쪽 뇌와 오른쪽 뇌의 통합된 자각은 분리된 대뇌반구의 개별적 특성보다 양쪽 뇌가 모두 존재할 때 더욱 증가한다.
>
> –로저 스페리Roger Wolcott Sperry

웬델 크레이그Wendell J. S. Kreig는 1942년에 『기능 신경해부학Functional Neuroanatomy』을 출판했다. 그는 1906년에 네브라스카 주의 링컨Lincoln에서 태어났고, 뉴욕 의과대학에서 교육을 받았다. 크레이그는 17권의 책을 출판했는데, 그가 1955년에 만든 〈브레인 북스Brain Books〉 출판사에서 대부분 발행했다. 크레이그의 저서는 아름답고 독특한 삽화로 유명했다. 그는 뛰어난 재능을 가졌고, 그의 책에 우아하고 훌륭한 그림들이 많이 들어 있었다. 그의 그림은 사람 뇌를 정확하고 세밀하게 묘사한 것으로, 뇌의 구조와 경로를 3차원으로 표현하려는 최초의 시도였다. 크레이그는 직접 그린 섬세한 그림을 사용하여 연구 결과를 설명한 독특한 신경과학자였다(Whitlock, 2007).

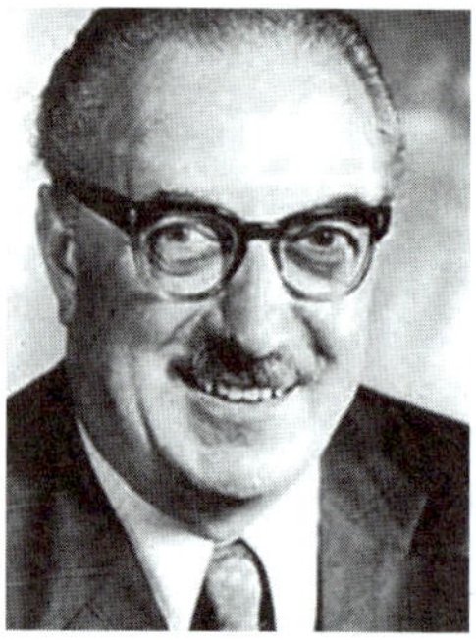

그림 351. 바(Murray Llewellyn Barr, 1908~1995년)의 모습. (출처: Photo credit the Canadian medical hall of fame. The Canadian Medical Hall of Fame)

해부학자 머레이 바Murray Llewellyn Barr, 1908~1995년 (그림 351)와 대학원생 에드워트 버트람Edwart G. Bertram은 1948년에 여성의 체세포에서 비활성 X 염색체chromosome를 발견했다. 이 세포의 구조물은 "바소체Barr body"로 널리 알려져 있다. X 염색체가 두 개 이상인 남성과 여성에서, 세포의 분열간기에 나타나는 바소체의 수는 항상 X 염색체의 총 수보다 1개 적다. 바는 온타리오 주의 벨몬트Belmont에서 태어났고, 1933년에 웨스턴 온타리오 대학에서 의학박사 학위를 받았다. 버트람은 고양이에서 운동 신경세포의 니슬물질Nissl material을 고갈시키기 위해, 혀밑신경hypoglossal nerve을 전기 자극하는 연구를 진행했다. 그는 조직을 검사하는 동안, 일부 고양이에서 핵에 인접한 작은 점인 핵 위성을 가지고 있지 않다는 것을 발견했다. 연구 자료를 주의 깊게 확인한 결과, 바와 버트람은 이 고양이들이 모두 수컷이라는 것을 알게 되었고, 핵 위성이 암컷 고양이의 두 번째 X 염색체를 의미하는 것이라고 가정했다. 그는 많은 연구를 통해서, 오늘날 '바소체'라고 불리는 것이 여성에서 존재한다는 것을 알아냈다. 바는 사람 세포유전학이 임상의학의 한 분야로 확립되는데 크게 기여했다(Potter & Soltan, 1997). 머레이 바는 웨스턴 온타리오 대학의 해부학 교수로 임명되었고, 많은 명예를 얻었다. 후에 에드워트 버트람은 토론토 대학에서 해부학 교수로 재직했다.

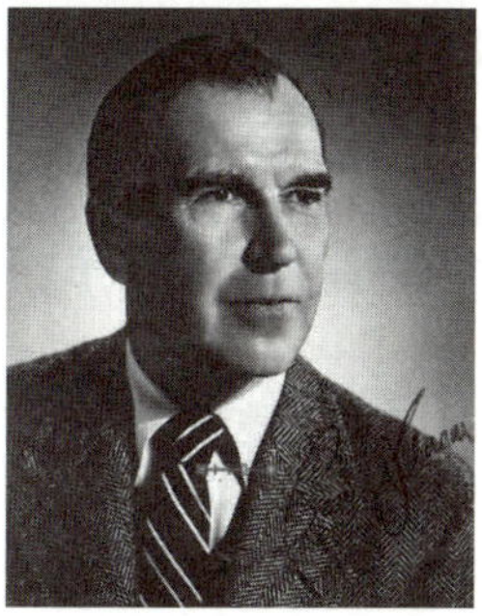

그림 352. 앤슨(Barry Joseph Anson)의 모습. (기부자: 시카고 노스웨스턴 의과대학, 제공: Bethesda, MD: U.S. National Library of Medicine, National Institutes of Health, Health & Human Services.)

배리 앤슨Barry Joseph Anson (그림 352)은 1950년에 『사람 해부학 아틀라스Atlas of human Anatomy』를 출판했다. 앤슨은 **"해부하여 연속적으로 제작한 표본들과 통계적으로 의미 있는 다양한 형태학적 특징들을 근거로 제작한 그림들"**이 포함된 해부학 책을 출판할 예정이었다. 앤슨은 1894년 3월 21일 아이오와 주의 무스카틴Muscatine에서 태어났고, 위스콘신 대학과 하버드 의과대학에서 공부하여 의학박사 학위를 받았다. 그는 노스웨스턴 의과대학에서 해부학 교수가 되었다. 앤슨은 육안해부학을 가르치는 해부학 교수로서 제자들에게 해부학적 변이와 특별한 부분을 해부한 자료를 수집하도록 지시했다. 그는 이러한 결과들을 『사람 해부학 아틀라스』에 수록했고, 특히 이 책은 임상 의사들에게 인기가 있었다. 또한 그는 『관자뼈와 귀The Temporal Bone and Ear』, 『관자뼈와 귀의 외과해부학The Surgical Anatomy of the Temporal Bone and Ear』, 『외과해부학Surgical Anatomy』, 『탈장의 해부학과 외과학Anatomy and Surgery of Hernia』을 공동으로 저술했다(American Association of Anatomists, 2013; Arey, 1962).

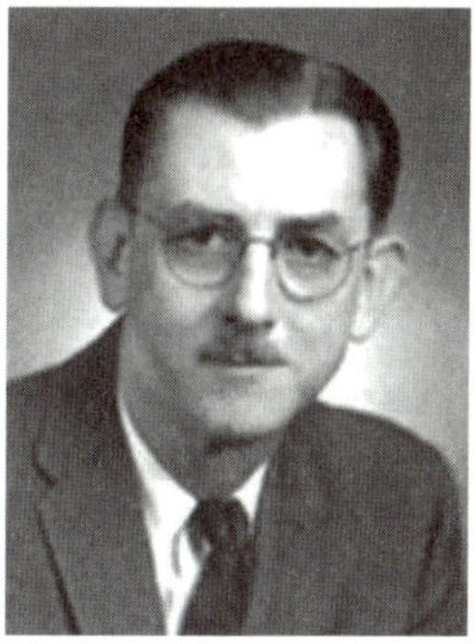

그림 353. 홀린스헤드(William Henry Hollinshead)의 모습. (출처: http://www.clincal-anatomy.org/honored/hollinshead.html.)

말콤 카펜터Malcolm Breckenridge Carpenter는 앞뇌운동중심forebrain motor centers의 구조와 기능, 신경 연결에 관한 업적을 1950년에 발표했다. 카펜터는 1921년에 콜로라도 주의 몽트로즈Montrose에서 태어났고, 컬럼비아 칼리지Columbia College를 졸업하고 롱아일랜드 의과대학Long Island College of Medicine에서 의학 학위를 받았다. 그의 연구는 운동장애, 특히 뇌의 바닥핵basal ganglia과 관련된 질병의 환자들에게 새로운 희망을 주었다. 그는 파킨슨병과 같은 병을 일으키는 신경 네트워크의 결합을 연구했다. 또한 그는 뇌에서 혈관의 분포, 안구운동eye movement, 안뜰계통vestibular systems, 사이뇌diencephalon, 시상밑부subthalamus 등을 연구하여 주목을 받았다. 그는 『신경해부학 핵심 교과서Core Text of Neuroanatomy』를 출판했으며, 『사람 신경해부학과 원숭이의 소뇌Human Neuroanatomy and Cerebellum of the Rhesus Monkey』를 공동으로 집필했다(American Association of Anatomists, 2013).

임상 해부학자 윌리엄 헨리 홀린스헤드William Henry Hollinshead (그림 353)는 1951년에 『사지와 등의 기능 해부학Functional Anatomy of Limbs and Back』 교과서를 출판했다. 그는 1906년 6월 17일에 테네시 주의 윈체스터Winchester에서 태어났고, 밴더빌트 대학Vanderbilt University에서 학사와 석사, 박사학위를 받았다. 그는 메이오 의과대학Mayo Graduate School of Medicine에서 해부학교실을 개설하고 주임교수가 되었다. 그는 그곳에서 많은 외과 의사들을 가르쳤다. 또한 그는 해부학 교과서 『외과의사를 위한 해부학Anatomy of Surgeons』을 1954년에, 『홀린스헤드의 해부학 교과서Hollinshead's Textbook of Anatomy』를 1962년에 출판했다. 그의 책은 모두 해부학 분야의 걸작이었다. 임상 해부학자와 외과의사들이 그의 『외과의사를 위한 해부학』을 표준 교과서로 활용하고 있다(American Association of Anatomists, 2013).

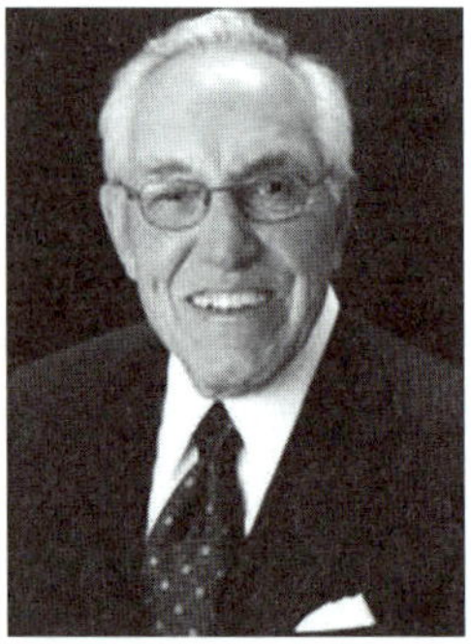

그림 354. 무어(Keith L. Moore)의 모습

키이스 무어Keith L. Moore (그림 354)는 1952년에 성감별을 위한 **구강 스미어 성염색질 검사법**buccal smear sex chromatin test을 개발했다. 그는 1925년 10월 5일에 온타리오 주의 베델Bethel에서 태어났고, 웨스턴 온타리오 대학에서 학사와 석사, 박사학위를 취득했다. 그는 머레이 바Murray Barr의 지도를 받으며 박사과정의 대학원생 시절에 성염색질에 관한 연구를 시작했다.

무어는 먼저 성염색질 검사를 위한 피부 생체검사법을 개발했고, 성염색질 검사를 위해 작은 피부 조직을 외과적 시술로 절취해야 했다. 그래서 그는 1년도 안되어 경미한 외과적 시술 없이 성염색질 검사를 시행하는 **구강 스미어 성염색질 검사법**을 개발했다. 이 구강 스미어 검사법은 간편해서 널리 사용되고 있다. 무어는 의과대학과 치과대학 학생들에게 인기가 있는 해부학 교과서들을 집필했다. 그가 집필한 교과서로 『임상해부학Clinically Oriented Anatomy』과 『필수 임상해부학Essential Clinical Anatomy』, 『사람발생학The Developing Human』, 『핵심 사람발생학Before We Are Born』 등이 있다(American Association of Anatomists, 2013; Moore, 2012). 무어 박사는 <캐나다 해부학회>의 회장을 역임했고, 1984년에 **제이씨비 그랜트상**J.C.B. Grant Award을 받았다. 그는 <미국 임상 해부학회American Association of Clinical Anatomists>의 명예회원으로, 2007년에 <미국 해부학회>로부터 **헨리 그레이/엘세비어 우수 교육자상**Henry Gray/Elsevier Distinguished Educator Award을 받았다.

프랭크 로우Frank N. Low, 1911~1998년는 연구에 전자 현미경을 이용한 해부학 교수로, 이 분야에서 선구자였고, 형태학적 연구로 뛰어난 천재였다. 로우는 1911년 뉴욕 주의 브루클린Brooklyn에서 태어났고, 1932년에 뉴욕 주의 이타카[Ithaca]에 있는 코넬 대학에서 학사학위를 받았다. 그는 버팔로 의과대학을 졸업한 후 코넬대학으로 돌아와, 벤자민 킹스베리[Benjamin F. Kingsbury]의 지도를 받으며 1936년에 조직학과 발생학 전공으로 박사학위를 받았다. 그는 전자현미경을 사용하여 100여 편의 논문들을 발표했고, 훌륭한 현미경사진으로 세계적으로 알려졌다(Carlson, 1999; Low, 1953). 그는 전자 현미경을 사용하여 말초조직을 관찰하는 연구를 시작했으며, 쥐의 호흡상피와 혈액세포, 미세원섬유들에 대한 연구로 범위를 넓혔다(Carlson, 1999). 그는 1953년에 허파에 있는 혈액-공기장벽[blood-air barrier]의 형태학적 구조를 최초로 기술한 학자이다. 그는 쥐의 호흡상피를 투과전자현미경으로 관찰한 독창적 논문에서, 포유류의 혈액-공기장벽은 융합된 것이 아니라 모든 허파꽈리[alveoli, 폐포]가 바닥막[basal lamina]에 부착된 호흡상피로 배열되어 있다는 것을 최초로 밝혔다.

또한 1953년은 **DNA 이중나선 구조**가 발표된 해였다. 이것은 중대한 발견이며 오랫동안 관찰을 통해 얻어진 결실이었다. 제임스 왓슨[James Dewey Watson]과 프랜시스 크릭[Francis Harry Compton Crick, 1916~2004년]이 오늘날 이중나선 모델로 알고 있는 DNA 구조를 최초로 정확하게 설명했다. 이 DNA 이중나선 분자모델은 1952년 5월에 로잘린드 프랭클린[Rosalind Franklin]과 레이몬드 고슬링[Raymond Gosling]이 촬영한 단일 X선 회절영상[X-ray diffraction image]과 DNA 염기가 쌍으로 이루어져 있다는 이론에 근거한 것이다. 제임스 왓슨은 1928년 4월 6일에 일리노이 주의 시카고에서 태어났다. 그는 시카고 대학에서 학사학위를, 인디애나 대학에서 박사학위를 받았다. 프랜시스 크릭은 1916년에 잉글랜드의 노샘프턴[Northampton]에서 태어났고, 런던 대학에서 공부했다. 두 사람은 1951년에 만났고, DNA 구조를 해결하려는 서로의 관심사를 알게 되었다. 그들은 1953년에 보완적 이중나선 모델을 제안했다, 프랭클린이 죽은 후 1962년에 왓슨과 크릭, 윌킨스[Wilkins]는 공동으로 노벨 생리학상을 수상했다(no author, 1964b).

러셀 우드번[Russell T. Woodburne] (그림 355)은 1957년에 『필수 사람 해부학[Essentials of Human Anatomy]』을 옥스퍼드 대학 출판부에서 출판했다. 이 책이 해부학을 계통학적으로 기술하는 대신에 국소해부학으로 기술한 초창기의 해부학 교과서이었다. 우드번은 1904년 11월 2일에 태어났고, 미시간 대학에서 교육을 받았으며, 그곳에서 학문적 연구와 교육을 위해 평생을 보냈다. 그는 많은 의대생들에게 영향을 준 훌륭한 교수였다. 우드번은 『육안해부학의 해부실습을 위한 안내서[Guide to Dissection in Gross Anatomy]』를 두 번째 해부학 교과서로 출판했다(Brahce, 1967).

레이몬드 트릭스[Raymond C. Truex]는 1959년에 『스트롱과 엘윈의 사람 신경해부학[Strong and Elwyn's

Human Neuroanatomy』의 편집자였는데, 이 책은 널리 사용되었다. 트릭스는 1911년 12월 11일에 네브래스카 주의 노퍽Norfolk에서 태어났다. 그는 네브라스카 웨스턴 대학에서 학사학위를 받았고, 세인트루이스 대학에서 석사학위와 미네소타 대학에서 박사학위를 받았다. 트릭스는 연구와 해부학 교과서를 통해 해부학 발전에 기여했다. 그는 『머리와 목의 상세한 아틀라스와 사람 가로 절단면 해부학Detailed Atlas of the Head and Neck and Human Cross Section of Anatomy』을 저술했다. 비록 대부분의 사람들이 트릭스를 신경해부학자로 생각하지만, 그의 연구는 주로 심장에 관한 것이었다. 그의 심혈관계통에 대한 연구는 심장의 굴심방결절sinuatrial node과 방실결절atrioventricular node, 심장의 혈액순환cardiac circulation, 심장의 신경분포visceromotor innervation에 관한 형태학적 관찰이었다(Ladman, 1981).

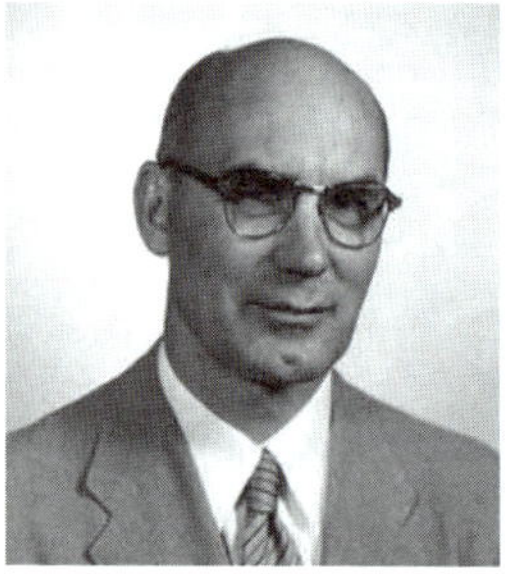

그림 355. 우드번(Russell T. Woodburne)의 모습. (제공: University of Michigan, Faculty History Project. 출처: http://um2017.org/faculty-history/faculty/russell-thomas-woodburne.)

체스터 맥베이Chester B. McVay는 1959년에 고샅굴inguinal canal과 관련된 임상적 내용이 포함된 『고샅 탈장복원Inguinal Hernioplasty』을 저술했다. 맥베이는 1911년 8월 1일에 사우스다코타 주의 얀크톤Yankton에서 태어났고, 노스웨스턴 대학에서 유명한 해부학자 배리 앤슨Barry J. Anson의 지도를 받으며 의학박사 학위를 받았다. 그는 임상해부학 교과서인 『외과해부학Surgical Anatomy』을 앤슨과 함께 공동으로 저술했다. 맥베이는 박사학위를 받은 후 미시간 대학에서 외과의사 수련을 받았다. 그는 대표 탈장시술자가 되었고, 1969년에 『여성 탈장복원Femoral Hernioplasty』을 저술했다(Herzog, 2007).

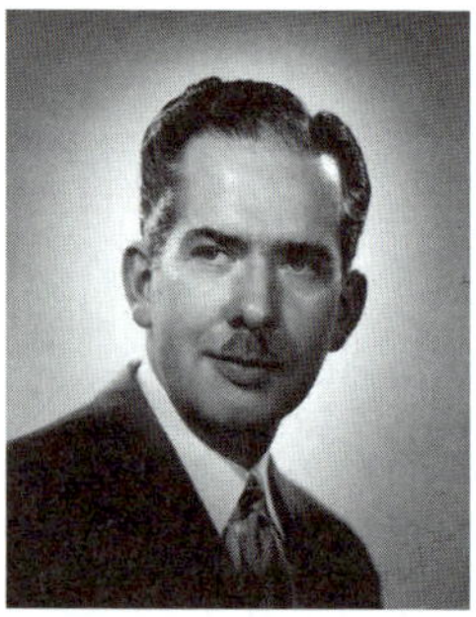

그림 356. 블란도(Richard J. Blandau)의 모습. (출처: Contributor: University of Washington School of Medicine 1955. Seattle, Washington. 제공: Bethesda, MD: U.S. National Library of Medicine, National Institutes of Health, Health & Human Services.)

발생학자 리차드 블란도Richard J. Blandau (그림 356)는 배란과 수정, 배아 발생에 관한 연구로 유명해졌고, 「쥐에서 배란과 난자의 이동Ovulation and Egg Transport in the Rat」의 학술영화를 제작하여 1959년에 비엔나 영화제상Vienna Film Festival Award을 수상했다. 그는 1911년 8월 5일 펜실베이니아 주의 에리Erie에서 태어났고, 1939년에 브라운 대학에서 생식 생리학과 해부학 전공으로 박사학위를 받았다. 블란도의 연구는 로체스터 대학에 재직하던 시기에 절정에 이르렀다. 그는 이 기간에 동물모델을 이용하여 생식생물학 연구를 진행했고, 평생 동안 사람발생학과 임상연구를 수행했다. 블란도가 영화로 남긴 배란과정과 자궁관oviduct을 통한 난자의 이동에 관한 기록은 세계적으로 인정을 받았다(Slonececker, 1998).

앨런 피터스Alan Peters는 1960년에 「제노푸스의 중추신경계통에서 말이집 구조The structure of myelin sheaths in the central nervous system of Xenopus Laevis」를 발표하여, 중추신경계통에서 말이집myelin sheaths의 구조를 최초로 밝힌 학자가 되었다. 피터스는 1929년에 영국 잉글랜드의 노팅엄Nottingham에서 태어났고, 브리스톨 대학Bristol University에서 동물학 박사학위를 받았다. 스코틀랜드의 에든버러 대학에서 해부학 교수로 재직한 후, 1966년에 해부학교실 주임교수가 되어 보스턴으로 자리를 옮겼다. 피터스가 전자현미경을 사용하여 연구를 시작했을 때, 중추신경계통에서 말이집과 희소돌기아교세포oligodendrogliocytes의 관련성에 관한 논쟁이 있었다. 피터스는 이러한 논쟁을 해결하는 데 크게 기여했다. 그는 희소돌기아교세포의 돌기들이 말이집까지 연속됨을 밝혔고, 나선형 구조의 막들이 중심말이집central myelin을 형성한다는 것도 밝혔다. 그는 논문을 많이 발표했고, 1970년에 『신경계통의 미세구조The Fine Structure of the Nervous System』를 저술했다. 이 책은 신경세포학 분야에 큰 영향을 미쳤고, 여러 세대에 걸쳐 젊은 신경과학자들에게 표준 교과서가 되고 있다(Palay, 1995).

레너드 헤이플릭Leonard Hayflick은 1962년에 사람 세포들이 분열하거나 번식할 수 있는 횟수가 제한되어 있음을 발견했고, 후에 이 세포들은 점차 노화되고, 이러한 현상을 오늘날 "**헤이플릭 한계**Hayflick Limit"라고 한다. 헤이플릭은 1928년 5월 20일에 펜실베이니아 주의 필라델피아에서 태어났고, 펜실베이니아 대학에서 교육을 받았다. 그가 발견한 '**헤이플릭 한계**'는 세포에 집중되었던 노화의 근본 개념을 바꾸었다. 헤이플릭은 죽을 수밖에 없는 운명의 세포와 죽지 않는 불멸의 세포가 포유류에 존재한다는 것을 최초로 밝혔다. 이러한 구별은 오늘날 암 연구의 토대가 되고 있다. 또한 헤이플릭는 'W1-38 세포주'로 불리는 정상 배수염색체의 사람 세포주를 개발했다. 이 세포주는 사람의 정상 세포를 필요로 하는 모든 연구에 사용되고 있으며, 세계에서 가장 많이 연구에 사용되고 있다. 헤이플릭는 1994년에 출판되어 인기가 있는 『사람은 어떻게 그리고 왜 늙는 가How and Why We Age』의 저자이기도 하다.

얀 랑만Jan Langman은 1963년에 『의학 발생학Medical Embryology』의 초판을 출판했다. 이 책은 발생학 교육에서 임상적 지식의 필요성을 강조했고, 의과대학에서 발생학을 가르치는 방법을 바꾸었다. 랑만은 1923년 10월 21일에 태어났고, 암스테르담 대학에서 교육을 받았다. 그는 의학박사 학위를 취득한 후 암스테르담에서 위더맨M. W. Woerdeman의 지도 아래 해부학의 연구를 시작했다. 랑만은 캐나다로 건너가 인상적인 해부학 강의로 맥길 대학에서 명성을 얻었다. 그는 맥길 대학에서 발생학 강좌를 개설했고, 자가 방사선 촬영법autoradiography을 사용하여 배아발생embryogenesis 시 신경세포의 분화를 연구했다. 랑만은『의학 발생학』초판을 출판한 후, 1964년에 버지니아 대학에서 해부학 주임교수로 임명되었다(American Association of Anatomists, 2013).

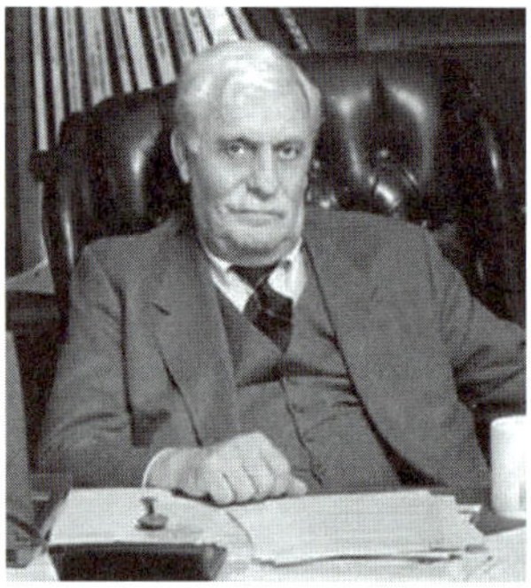

그림 357. 다마디안(Raymond Damadian)의 모습. (출처: http://www.inc.com/magazine/20110401/how-i-did-it-ray-mond-damadian.html.)

레이몬드 다마디안Raymond Damadian (그림 357)은 의사이며 과학자로, 1970년에 의료진단의 도구인 자기공명영상법MRI을 개발했다. 다마디안은 1936년 3월 16일에 뉴욕에서 태어났다. 그는 1956년에 위스콘신-매디슨 대학에서 수학 학사학위를 받았고, 1960년에 뉴욕시의 알버트 아인슈타인 의과대학을 졸업하고 의사가 되었다. 물리학자들이 핵자기공명NMR을 사용했지만, 살아있는 조직의 세포 안에서 수소hydrogen가 반응할 수도 있다고 생각한 사람은 다마디안이었다. 그는 다양한 종류의 동물 조직들이 다른 반응 신호를 방출하고, 암이 없는 정상 조직보다 암 조직이 훨씬 오랫동안 반응 신호를 방출한다는 것을 발견했다. 다마디안은 1971년에 예비 연구결과에 대한 논문을 발표한 후, 기계를 제작하는 데 열중했다. 마침내 그는 1977년에 "**인도마블**Indomable"이라고 이름 붙인 기계를 제작했다. 다마디안은 강렬한 자기장이 사람 몸에 아무런 해를 끼치지 않는다는 것을 증명했지만, 이 기계는 그의 몸집에 비해 너무 작았다. 그래서 그는 자신 보다 체구가 작은 대학원생을 영상으로 촬영했고, 최초로 사람 몸의 핵자기공명영상을 만들었다(American Association of Anatomists, 2013; Damadian, 1936; Schneider, 1997).

자기공명영상법MRI이 도입된 지 불과 2년 만에 고드프리 하운스필드Godfrey Hounsfield, 1919~2004년는 1972년에 EMI 중앙 연구소에서 최초로 상업용 컴퓨터단층촬영computed tomography, CT 스캐너를 발명했다. 하운스필드는 1919년 8월 28일에 영국 잉글랜드의 노팅험셔Nottinghamshire에서 태어났고, 런던의 패러데이 하우스 전기공학 칼리지Faraday House Electrical Engineering College에서 교육을 받았다. 하운스필드는 1960년대 중반 무렵에 글자의 패턴을 인식하는 일을 하고 있었는데, 그가 무작위로 선택한 방향에서 얻은 자료로부터 3차원 이미지를 재구성하는 것이 가능할 수 있다고 생각했다. 패턴 인식과 컴퓨터 사용에 관한 연구로 컴퓨터 단층촬영 스캐너의 제작이 가능했다. 컴퓨터 단층촬영은 엑스레이가 발견된 이후 방사선 분야에서 가장 큰 혁신이었다.

이 절단면 영상 기법은 질병의 진행 과정을 포함하여 질병의 현상을 시각화시키는 데 크게 기여했다. 하운스필드와 코맥A. M. Cormack은 1979년에 컴퓨터 단층촬영을 발명한 공로로 노벨 의학상을 수상했다(Beckmann, 2006; Oransky, 2004).

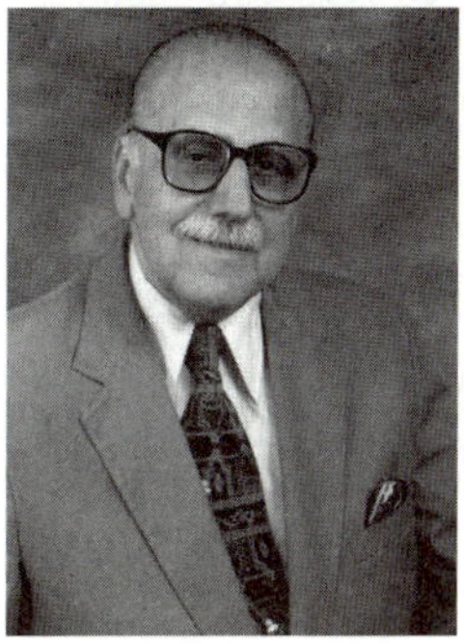

그림 358. 스칸달라키스(John Elias Skandalakis)의 모습. (제공: Loukas and Tubbs, 『Clinical Anatomy』, 2012.)

존 엘리아스 스칸달라이키스John Elias Skandalakis (그림 358) 박사는 1920년에 그리스의 스파르타에서 태어났다. 그는 1946년에 아테네 대학에서 의학 학사학위를 받았고, 1950년에 아테네 대학에서 외과 전문의 자격증을 취득했다. 그는 아테네 대학의 제 1외과 클리닉과 그리스 피래우스Piraeus의 해군병원에서 수련을 받았다. 그는 외과 전공의 과정을 마치기 위해서 미국으로 건너갔고, 에모리 의과대학에서 1962년에 해부학 전공 박사학위를 받았다. 그의 유명한 저서들을 통해서, 사람 해부학의 예술과 과학에 대한 스칸달라이키스의 노력을 알 수 있다. 그는 1972년에 『외과 의사를 위한 발생학Embryology for Surgeons』과 1983년에 『일반 외과학에서 해부학적 합병증Anatomical Complications in General Surgery』, 1994년에 『외과해부학과 테크닉: 포켓용 지침서Surgical Anatomy and Technique: A Pocket Manual』, 2004년에 『외과해부학Surgical Anatomy』을 출판했다. 그의 『외과해부학』과 『현대의학의 발생학과 해부학의 기초Embryologic and Anatomic Basis of Modern Medicine』는 외과학의 발전에 기여한 대표적 업적이다. 그는 대학에서 빠르게 승진하여 해부학 교수와 외과 교수를 역임했다. 스칸달라이키스는 에모리 대학에서 해부학 교수와 외과 교수, 외과 해부학 및 테크닉 교수를 역임했으며, 외과 해부학 및 테크닉 발전을 위해 〈탈리아와 마이클 카를로스 센터Thalia and Michael Carlos Centers〉와 〈알프레드 데이비스 연구 센터Alfred A. Davis Research Center〉를 설립했다.

스칸달라이키스는 의사로 지역사회에 기여한 공로를 인정받아, 1981년에 〈조지아 의학회Medical Association of Georgia〉로부터 **어벤 컵**Aven Cup을 수상했다. 그는 1999년에 에모리 의과대학으로부터 의학 공로상Medical Achievement Award을 받았다. 스칸달라이키스는 300편 이상의 논문과 저서를 발표했다. 그는 미국 외과칼리지American College of Surgeons의 회원이었으며, 〈미국 임상 해부학회American Association of Clinical Anatomists, AACA〉와 〈미국 탈장학회American Hernia Society, AHS〉의 창립 회원이었다. 이러한 협회들은 외과 해부학 및 테크닉을 위한 〈탈리아와 마이클 카를로스 센터Thalia and Michael Carlos Centers〉와 〈알프레드 데이비스 연구센터Alfred A. Davis Research Center〉를 설립하는데 크게 기여했다(Loukas et al., 2010c).

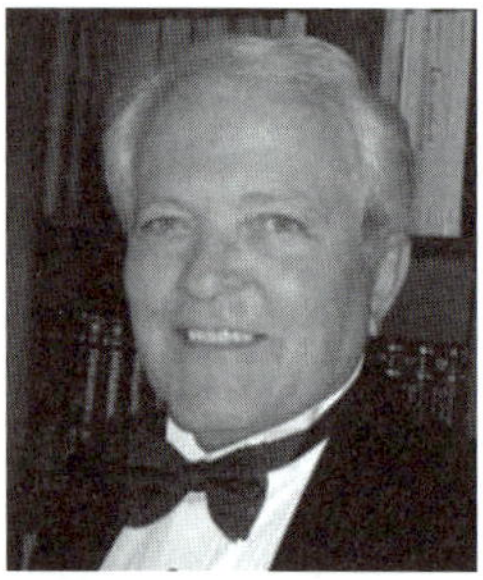

그림 359. 콜본(Gene L. Colborn)의 모습. (제공: Loukas et al., 『Clinical Anatomy』, 2010.)

젠 콜본Gene L. Colborn (그림 359)은 일리노이 주의 스프링필드Springfield에서 태어나 켄터키 크리스찬 대학Kentucky Christian University에서 종교 교육학의 학사학위를 받았고, 그 뒤에 피츠버그 대학에서 종교학과 교육학을 전공했다. 그는 1962년에 밀리건 칼리지Milligan College에서 생물학과 화학 분야의 학사학위를 받았으며, 국립과학재단이 후원한 심혈관 수련 장학금을 받았고, 웨이크 포레스트 대학Wake Forest University에서 의학을 전공했다. 콜본은 1967년에 웨이크 포레스트 대학의 보우만 그레이 의과대학Bowman Gray School of Medicine에서 해부학 및 생리학 전공으로 박사학위를 받았다. 그는 뉴멕시코 의과대학에서 박사후 연구원으로 연구를 수행한 다음, 텍사스 주의 샌안토니오에 있는 텍사스 대학의 건강과학센터UTHSA에서 해부학 부교수로 임명되었다. 그는 포트 샘 휴스턴Fort Sam Houston 대학에서 외과 해부학을 가르쳤다.

콜본은 오거스타에 있는, 이전에 조지아 의과 칼리지Medical College of Georgia, MCG였던 조지아 보건과학 대학Georgia Health Sciences University으로 1975년에 자리를 옮겨 육안해부학의 프로그램을 담당하는 조교수가 되었다. 그는 해부학 및 외과 정교수로 승진했고, 1988년에 임상 해부학센터의 설립자이며 소장을 역임했다. 동시에 조지아 주의 애틀랜타에 있는 에모리 의과대학에서 외과 임상교수로 임용되었다. 그는 조지아 의과 칼리지에서 외과와 산부인과, 안과, 정형외과, 응급의학과의 전공의들에게 임상 해부학을 가르쳤고, 시카고에 있는 러쉬 의과대학Rush University Medical School에서 비뇨기과와 산부인과의 특별 과정을 가르쳤다. 그는 존 스칸달라이키스와 함께 복부와 골반의 외과 해부학 분야에 큰 업적을 남겼다. 콜본은 〈미국 해부학회American Association of Anatomists〉의 회원이었고, 〈미국 임상 해부학회American Association of Clinical Anatomists〉의 창립 회원이었다(Loukas & Tubbs, 2012).

퍼사우드T.V.N. (Vid) Persaud (그림 360)는 발생학 교과서 『사람발생학: 핵심발생학The Developing Human and Be Born: Essentials of Embryology』을 키이스 무어Keith L. Moore와 공동으로 1974년에 출판했다. 이 책은 간결하고, 삽화가 많이 들어 있고, 매우 효율적이고, 독자들에게 친숙한 방식으로 제작되어, 발생학을 배우는 학생들에게 인기가 있었다. 퍼사우드 박사는 1940년에 가이아나Guyana [50]의 포

---

50 남아메리카 대륙 북부에 있는 나라로, 1581년부터 네덜란드의 식민지배를 받아오다 1831년 영국령 기아나(British Guiana)가 되어 영국 연방국으로 있었고, 1966년 5월 가이아나(Guyana)로 독립했다.

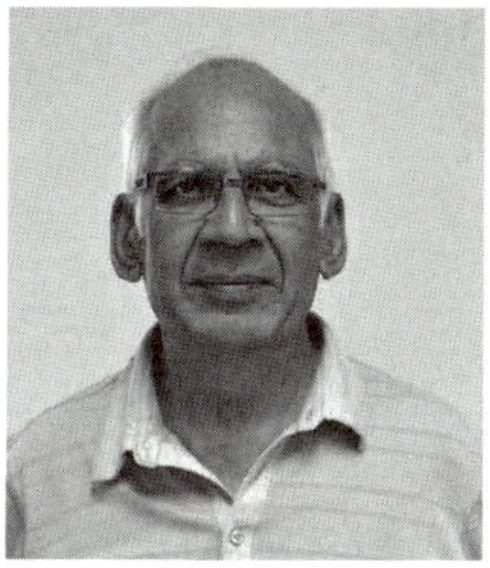

그림 360. 퍼사우드(T.V.N. Pe rsaud)의 모습.

트 무란트Port Mourant에서 태어났다. 그는 잉글랜드의 런던 대학London University과 독일 로스토크 대학Rostock University에서 의학을 공부했다. 베를린에서 인턴을 마치고, 가이아나에서 정부 의료 책임자로 근무했다. 퍼사우드는 자메이카의 서인도 대학University of the West Indies에서 해부학 교수로 재직했다. 그는 1972년에 무어Keith Moore와 함께 연구했던 매니토바 대학University of Manitoba에서 부교수가 되었다.

퍼사우드는 1977년부터 1992년까지 교수이며 주임교수로 재직했다. 그는 인체 발생에 대한 연구와 교육에 전력했다. 퍼사우드의 책과 전공논문, 연구논문의 주요 주제는 배아발생Embryogenesis과 기형발생Teratogenesis이었다. 퍼사우드는 1991년에 〈캐나다 해부학회〉로부터 상을 받았다. 그는 2008년에 〈미국 임상해부학회〉의 명예 회원이 되었고, 2010년에 〈미국 해부학회〉로부터 **헨리 그레이/엘세비어 우수 교육자 상**Henry Gray/Elsevier Distinguished Educator Award을 받았다.

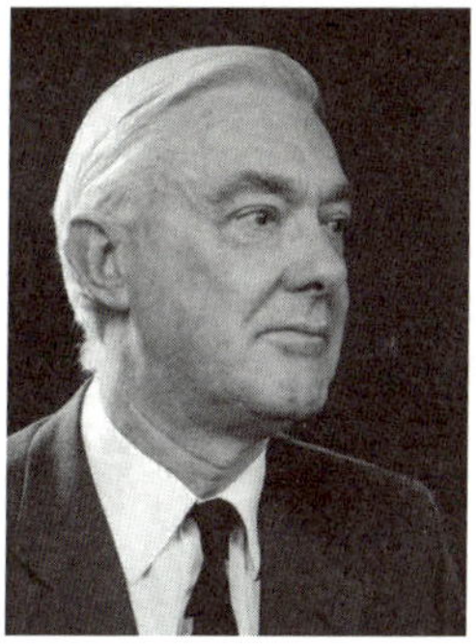

그림 361. 맥민(Robert Mc Minn)의 모습. (제공: Marion Philip, 『Clinical Anatomy』, 2012.)

로버트 맥민Robert McMinn, 1923~2012년 (그림 361)은 그가 살던 시기에 가장 뛰어난 해부학자로, 오랫동안 뛰어난 업적을 쌓은 후, 2012년 7월 11일에 88세의 나이로 세상을 떠났다. '밥Bob'으로 알려진 그의 주요 저서는 1977년에 사진작가 랄프 허칭스Ralph Hutchings와 공동으로 출판한 『사람 해부학 컬러 아틀라스A Colour Atlas of Human Anatomy』였다. 그때까지 일반 그림은 동맥을 빨간색으로, 정맥을 파란색으로, 신경을 노란색으로 표시하여 의대생들에게 다소 무미건조하고 비현실적이었다. 이 책에 들어 있는 그림들은 해부학의 교육에서 새롭고 혁신적인 개념으로 시신을 직접 해부하여 관찰한 모습을 실물 크기의 컬러 사진들로 제작한 것이었다. 이 책은 임상적 내용을 추가로 포함시키기 위해 수년간 개정되었으며 현재 7번째 판이 출판되었고, 30개 이상의 언어로 번역되었다.

맥민은 1923년 9월 23일에 아우친렉Auchinleck에서 태어났다. 그는 브라이튼 칼리지Brighton College와 글래스고 대학에서 교육을 받았고, 글래스고 대학에서 의학을 공부하고 1947년에 의학 학사학위를 받았다. 그는 1950년에 글래스고 대학의 해부학교실에서 해부 시연자로 해부학에 입문했고, 1953년에 쉐필드 대학Sheffield University의 강사로 임명받았다. 그는 1956년에 박사학위를 취득했고, 1958년에 의사가 되었다. 그는 1960년에 강사Reader로 임명되었고, 후에 런던 대학의 킹스 칼리지King's College의 해부학 교수로 임명되었다. 10년이 지난 다음, 그는 사람과 동물 비교 해부학의 윌리엄 콜린스Sir William Collins 교수와 함께 잉글랜드 외과 왕립 칼리지에 있는 해부학 박물관의 관리자로 임명되었다. 그는 칼리지에 재직하는 동안에 『사람 해부학 컬러 아틀라스A Colour Atlas of Human Anatomy』의 대부분을 집필했다. 맥민의 주된 연구 관심사는 '조직복구tissue repair'와 '상처치유wound healing'에 관한 분야였고, 피부질환과 소화기관 사이의 연관성에 관심을 가졌다. 그는 논문을 많이 발표했고, 이 분야에 관한 첫 번째 주요 저서 『조직복구Tissue Repair』를 1969년에 출판했고, 뒤를 이어 1974년에 『소화계통과 사람창자The Digestive System and the Human Gut』를 출판했다.

맥민은 학부생과 대학원생을 위한 강의에 대부분의 시간을 보냈다. 그는 이러한 강의를 통해서, 대학뿐 아니라 세계의 많은 학회의 회원들로부터 큰 존경을 받았다. 그는 강의가 끝난 후 강의 노트를 없애버리는 습관이 이러한 성공을 가져왔다고 생각했다. 그는 다음 해에 다시 강의노트를 작성했기 때문에 그의 강의 내용은 결코 예측 가능하거나 케케묵은 것이 아니었다. 그는 영국과 다른 국가들에서 영국 왕립 외과칼리지FRCS의 회원이 되기 위한 1차 시험을 치르는 수련 외과의사의 시험 감독관을 오랫동안 역임했다. 맥민은 해부학계의 활동적인 회원으로 학술대회 프로그램 책임자를 역임했고, 후에 〈영국과 아일랜드 해부학회〉의 회계 담당자로 활동했으며, 〈영국 임상 해부학회〉의 설립자이며 초대 명예 회장으로 활동했다. 그는 외과 수련 의사들이 표준 교과서로 사용하는 『최신 국소와 응용해부학Last's Anatomy Regional and Applied』의 편집자였다(Philip, 2012).

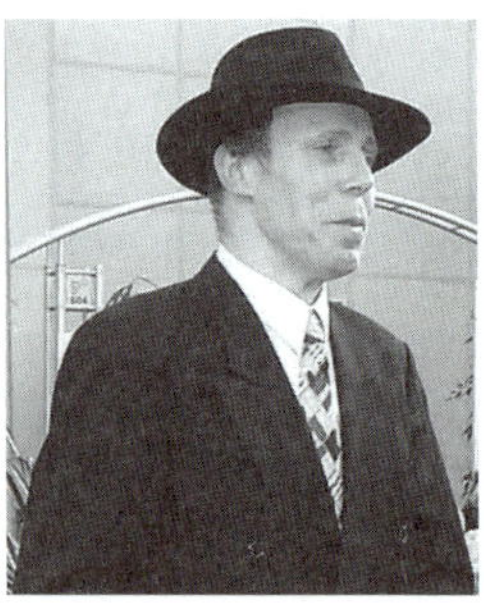

그림 362. 폰 하겐스(Gunther von Hagens)의 모습. (제공: Wikimedia-Commons User Turelio, Creative Commons BY-SA 2.0-de.)

독일의 해부학자 군터 폰 하겐스Gunther von Hagens (그림 362)는 1977년에 실리콘 고무 또는 폴리에스테르 수지, 에폭시 수지 같은 플라스틱 재료로 시신을 보존하는 "**플라스티네이션**plastination" 기법을 개발했다. 이 과정은 사람 몸의 액체 성분을 플라스틱으로 치환하여 몸의 각 세포가 보존처리하기 전의 상태와 동일하게 유지하는 것이다. 또한 표본들은 건조하고, 냄새가 없고, 내구성이 있고, 손으로 만질 수 있다. 폰 하겐스는 1945년에 태어나 1965년에 예나 대학University of Jena에서 의학 공부를 시작했고, 루벡 대학University of Lubeck에서 공부를 마쳤다. 폰 하겐스는 하이델베르크 대학의 병리학과 해부학 연구소에서 수련의와 강사로 재직했으며 그곳에서 플라스티네이션 기법을 개발했다. 플라스티네이션 기법을 사용하여 교육 및 연구 목적을 위한 **해부표본**Anatomical specimens을 내구성이 있고 사실적이며 아름답게 본래의 모습대로 제작할 수 있으며, 표본을 죽음과 부패 사이의 알맞은 시기에 고정할 수 있게 되었다. 플라스티네이션 기법을 사용하여 예술적으로 제작된 사람 몸의 표본들을 일반인들에게 공개적으로 전시함으로써, 일반 대중들에게 해부학을 알릴 수 있게 되었다. 오늘날 보건계열의 학생들이 플라스티네이션으로 제작된 표본들을 널리 사용하고 있다(Von Hagens, 2002).

요하네스 랭Johannes Lang은 생애의 절정기에 출판한 2개의 저서들 중, 첫 번째 책『실용해부학, 머리: 뇌와 눈의 머리뼈Praktische Anatomie, Kopf: Gehirn und Augenschädel』를 1979년에 출판했고, 두 번째 책『실용해부학, 머리: 부모의 계통Praktische Anatomie Kopf: Übergeordnete Systeme』을 2003년에 출판했다. 랭이 1955년부터 1993년까지 연구한 결과들이 2권의 책에 들어 있다. 랭은 1923년에 독일에서 태어났고, 뮌헨 대학에서 의학을 공부하고 박사학위를 받았다. 랭은 복막과 가슴막, 대뇌에 분포하는 혈관에 대한 현미경적 및 조직학적 연구에 관심이 많았다. 또한 그는 머리와 목 부위의 형태학적 주제들을 연구했다. 이러한 연구를 통해서 랭은 200편 이상의 논문들을 발표했다(von Ludinghausen, 2004).

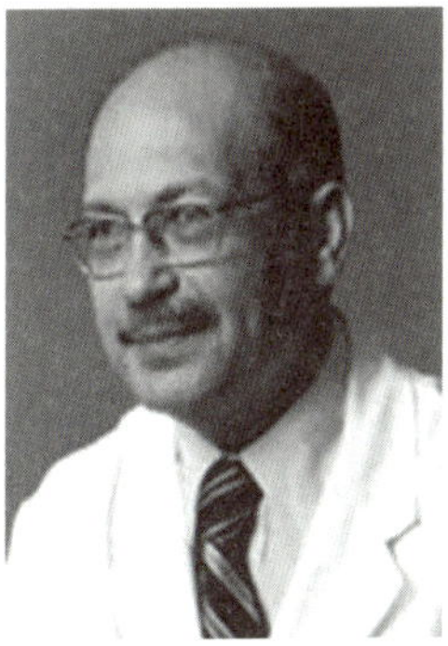

그림 363. 바스마지안(John V Basmajian)의 모습. (제공: American Association of Anatomists. 출처: http://www.anatomy.org/sites/default/files/images/John_Basmajian.jpg.)

존 바스마지안John V. Basmajian, 1921~2008년(그림 363)은『살아있는 근육: 근전도검사로 밝힌 근육의 기능Muscles Alive: Their Functions Revealed by Electromyography』을 1979년에 출판했고, 근육에서 방출되는 전기에 대한 근전도검사와 바이오피드백에 대한 선구적 연구로 유명한 학자가 되었다. 바스마지안은 1921년 6월 21일에 터키의 콘스탄티노플에서 태어났고, 아르메니아인 부모와 함께 어린 시절에 캐나다로 이민을 갔다. 그는 1945년에 토론토 의과대학을 졸업했다. 그는 제 2차 세계 대전 중에 캐나다 육군 의료기관에서 대위로 복무한 후, 1949년에 토론토 대학의 해부학교실에 강사로 들어갔다. 바스마지안은 1957년에 퀸스 대학Queen's University의 해부학 주임교수가 되었다. 그는 1969년에 애틀랜타에 있는 조지아 정신건강연구소Georgia Mental Health Institute의 신경생리학 주임교수가 되었다. 또한 그는 에모리 대학에서 해부학 교수이며 물리의학 교수, 정신의학 교수로 재직했다. 바스마지안은 1977년에 캐나다로 돌아온 후, 맥매스터 대학에서 의학 및 해부학 교수로 재직했다. 그는 재활치료를 위한 체도크 센터Chedoke Centre for Rehabilitation Medicine의 센터장을 역임했다.

바스마지안은 해부학에 매료되었지만, 특히 근육의 구조와 기능에 대한 연구에 흥미를 가졌다. 그는 몸의 다양한 움직임에서 근육활동의 양상을 이해하는 것이 질병 치료의 설명과 평가를 위해 필요하다는 것을 다른 학자들보다 먼저 생각했다. 근전도검사EMG에 대한 커다란 발전을 이끈 것은 바로 이러한 사고방식과 연구의 결과였다. 근전도검사의 적용이 확대되고 원래의 근육신호에 대한 적절한 시각 및 청각 피드백을 제공함으로써, 미세 와이어 전극의 기록 반경 내에서 단일 모터 장치를 분리하고 제어할 수 있음을 알게 되었다. 바스마지안의 독창적 연구로 오늘날 널리 알려진 "**근전도검사 바이오피드백**EMG Biofeedback"이 빠르게 발전하는 과학의 한 분야가 되었다(Wolf, 2008). 바스마지안은 1991년에 **온타리오 훈장**Order of Ontario과 1994년에 **캐나다 훈장**Order of Canada을 포함하여 많은 상을 받았다. 그는 <미국 해부학회>의 회장을 지냈고, <미국 임상 해부학회>의 명예회원이 되었다.

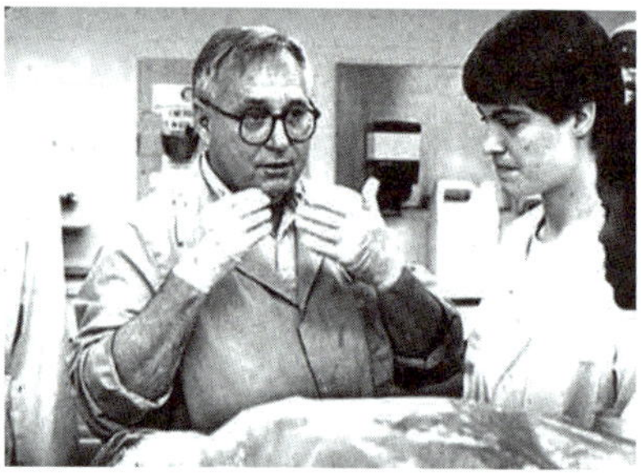

그림 364. 버그맨(Ronald A. Bergman)이 시신 옆에서 학생들을 가르치고 있다. (출처: http://www.anatomyatlases.org/Anatomic Variants/Images/Bergman.shtml.)

로널드 버그맨Ronald A. Bergman (그림 364)은 1985년에 『사람 동맥의 변이Arterial Variations in Man』를 출판했고, 1988년에 대표 저서 『사람 몸 해부학 변이의 개론Compendium of Human Anatomic Variation』을 출판했다. 현재 버그맨은 아이오와 의과대학에서 해부학과 세포생물학 교실의 명예교수이다. 그는 시카고에서 태어나 일리노이 대학에서 생물학 학사학위와 생리학 및 동물학 전공의 석사학위를 받았고, 1955년에 해양생물학 전공으로 박사학위를 취득했다. 그는 스웨덴의 스톡홀름에 있는 <카롤린스카 연구소Karolinska Institute>에서 소아마비를 위한 국가 재단의 특별회원 자격으로 박사후 연구원 과정을 마쳤다. 그는 스웨덴에서 연구를 마치고, 유명한 소아마비 연구자 데이비드 보디안David Bodian의 초청으로, <존스 홉킨스 메디컬센터>에 소속된 위생학교School of Hygiene의 소아마비 연구소로 자리를 옮겼다. 보디안이 존스 홉킨스 대학의 해부학 주임교수로 임명되었을 때, 버그맨에게 함께 연구하자고 요청을 했다. 그곳에서 버그맨은 근육 생물학에 관한 연구를 계속하면서 육안해부학을 가르쳤다.

버그맨이 인정하는 바에 의하면, 그는 "**주머니를 채울 만큼**" 충분한 해부학 지식이 없었고, 그가 가르치는 주제에 대한 지식은 "**보잘 것 없는**" 것이었다. 그는 강사로서 초기의 굴욕과 좌절에도 불구하고, "**평생학습**"이라는 현대적 교육방식을 선택했고, 교육 과정을 혁신적으로 발전시켰다. 버그맨은 1974년에 베이루트의 아메리칸 대학American University of Beirut으로 자리를 옮겨, 1980년까지 사람 형태학 교실에서 교수로 재직했다. 그와 동료들은 레바논Lebanon에서 내전이 격렬해지는 동안 의대생들의 교육을 담당했다. 그는 이러한 공로를 인정받아 레바논 정부로부터 **공로 금훈장**Gold Order of Merit medal을 받았다. 버그맨은 1980년에 아이오와 대학의 해부학교실로 자리를 옮겨, 1997년에 은퇴할 때까지 수백 명의 의대생들에게 육안해부학과 조직학을 가르쳤다. 그는 66편의 논문들과 자기공명영상MRI과 컴퓨터단층촬영CT에 의한 절단면 해부학 교과서를 포함하여 12권 이상의 책을 저술했다. 그는 대학원생들을 많이 배출했고, 박사후 연구원들을 지도했으며, 많은 상과 연구비, 교육비를 지원 받았다. 버그맨은 35년 동안 총 884개의 연구 저널들(모든 영어 저널과 다수의 외국 저널도 포함)에 게재된 논문들을 분석하여 '사람의 해부학적 변이'를 분류했다. 그는 이러한 연구를 통해서 1988년에 『사람 해부학 변이의 개론: 텍스트와 아틀라스, 세계 문헌Compendium of Human Anatomic Variation: Text, Atlas, and World literature』을 출판했고, 1996년에 『그림이 들어간 사람 해부학 변이의 백과사전Illustrated Encyclopedia of Human Anatomic Variation』을 출판했다. 그는 동료들과 함께 2006년에 이것들과 다른 문헌들을 온라인에서 검색하여 이용할 수 있도록 해부학 보건과학 도서관 〈해부학 아틀라스Anatomy Atlases, https://www.anatomyatlases. org〉를 개설했다. 버그맨은 2013년에 〈미국 임상 해부학회AACA〉의 명예회원이 되었다(website h).

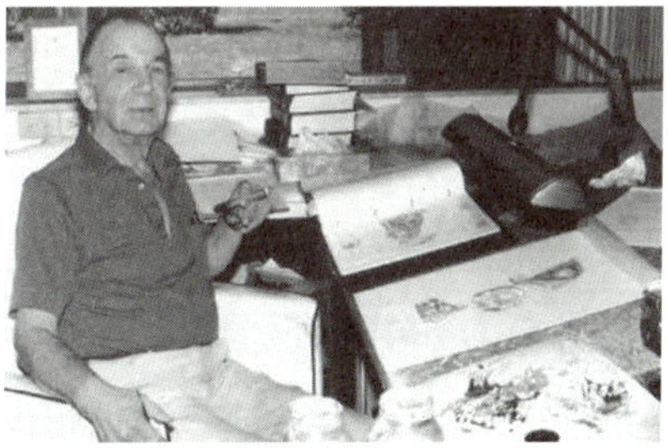

그림 365. 네터(Frank H. Netter)의 모습. (제공: Netter Images, Elsevier. 출처: http://www.netterimages.com/artist/netter.html.)

프랭크 네터Frank H. Netter, 1906~1991년 (그림 365)는 종종 네터의 "**개인 시스틴 성당**Sistine Chapel"[51]으로 불리는 『사람 해부학 아틀라스Atlas of Human Anatomy』를 1989년에 출판했다. 네터는 1906년 4월 25일에 뉴욕의 브루클린Brooklyn에서 태어났고, 어린 나이에 "**미술에 빼어난 재주**"를 갖고 있었다. 그는 뉴욕 시립 대학City College of New York에 다녔고, 국립 디자인학술원National Academy of Design과 예술 학생연맹Art Students' League에서 미술을 공부했다. 그는 1920년까지 성공한 예술가가 되었다. 그러나 네터는 어머니의 죽

51 로마 바티칸 궁전 안의 교황의 예배당

음으로 뉴욕 의과대학에 입학하여 어머니의 기억을 추모하기로 결심했다. 네터는 젊은 의학도로서 스케치 수집을 시작했다. 그가 학교를 다닐 때, 그를 가르치던 교수들이 그의 노트에 있는 해부학과 발생학 분야에 관한 그림들을 보고, 교수들이 저술할 논문과 책에 들어갈 그림을 그려달라고 그에게 요청했다. 네터는 대학을 졸업한 후, 사설병원에서 외과의사로 근무했지만 대공황으로 인해 계속 근무할 수 없었다. 그는 외과의사 수련을 그만두고 의학 일러스트레이터가 되기로 결심했다. 네터는 제대로 교육을 받은 의사이며 예술가였다. 그래서 그는 임상 의사의 관점과 예술가의 관점에서 그림들을 제작했다. 그는 다른 의학 일러스트레이터들보다 큰 장점을 가지고 있었다. 그는 4,000개가 넘는 삽화를 그렸고, 많은 의사와 학생들의 권유로 『사람 해부학 아틀라스Atlas of Human Anatomy』 제작에 전념했다. 이 교과서는 곧 북미 의과대학에서 가장 잘 팔리는 해부학 아틀라스가 되었으며, 현재 16개국 언어로 출판되어 전 세계에서 사용되고 있다(Brass, 1984; Hansen, 2006). 네터는 미국 〈임상 해부학회〉의 명예회원이었고 많은 상들을 수상했다. 그는 1991년 9월 17일에 죽었다(Netter, 2013).

양sheep '**돌리**Dolly'는 1996년 7월 5일에 3마리의 어미 양들(한 마리는 난자를 제공하고, 다른 한 마리는 DNA를 제공하고, 다른 한 마리는 복제된 배아를 임신한 어미)로부터 태어났다. 이언 윌무트Ian Wilmut는 역사상 최초로 동물을 복제한 사람이다. 윌무트는 1944년 7월 7일에 영국의 햄튼 루시Hampton Lucey에서 태어났다. 그는 케임브리지 대학에서 동물 유전 공학을 전공하여 박사학위를 받았다. 윌무트는 박사후연구원으로 재직하는 동안 유전자 연구를 계속했고, 냉동 배아에서 최초로 송아지를 생산한 '**1973 팀**1973 team'의 일원이었다. 그의 연구 과정은 술집에서 재미있는 대화를 한 후에 급격한 변화를 가져왔는데, 그때 누군가가 양lamb의 배아세포로부터 양을 이미 생산했다는 말을 들었다. 비록 이 주장이 거짓으로 밝혀졌지만, 이것이 윌무트로 하여금 성숙한 양에서 채취한 세포를 이용하여 '**돌리**'를 생산하도록 촉발시킨 계기가 되었다. '**돌리**'는 성숙한 포유동물에서 채취한 세포를 사용하여 복제한 **최초의 복제동물**이었다. '**돌리**'는 체세포 핵이식 기술을 이용하여 복제되었고, 성체세포에서 얻은 핵이 기존의 핵을 제거한 수정되지 않은 난모세포(발생중인 난자 세포)로 옮겨졌다. 다음 단계로 하이브리드 세포hybrid cell가 분열하도록 전기로 자극했고, 주머니배blastocyst, 배반포로 발생하면 대리모(어미 양)에 이식했다. '**돌리**'의 생산은 성숙하고 분화된 체세포의 핵에 들어있는 유전자들이 여전히 배아의 분화 상태로 되돌아갈 수 있다는 것을 증명했다. 그 후 동물의 한 부분으로 발생시킬 수 있는 세포들이 만들어졌다. 윌무트의 업적은 복제 분야의 모든 가능성을 열어주었다(no author, 2010).

타츠오 사토Tatsuo Sato는 과학적 연구와 임상 응용의 관점에서 기초학문인 육안해부학의 교육을 촉진하여 의학 교육에 크게 기여했다. 사토는 1991년에 영국 노리치Norwich에서 개최된 〈미국 임상 해부학회〉와 〈영국 임상 해부학회〉의 합동 학술대회에서 림프계통과 자율신경, 내장근막을 직접 해부하면서 촬영한 동영상을 발표했다. 이 동영상들은 의대생들과 외과 의사들의 교육에 널리 사용되고 있다. 그는 일본어로 출판한 많은 해부학 교과서 외에도 1992년에 『식도암에 대한 외과 해부학의 컬러 아틀라스A Color Atlas of Surgical Anatomy for Esophageal Cancer』를 이즈카T. Iizuka와 공동으로 출판했다. 사토는 1937년 5월 5일에 일본의 센다이Sendai에서 태어났다. 그는 1963년에 도쿄 의·치과 대학TMDU에서 의학 공부를 마치고, 1년의 전공의 수련과정을 거친 다음, 1964년에 의사국가고시에 합격하여 의사가 되었다.

그는 계속 의학을 공부하여 도쿄 의·치과 대학의 대학원에서 해부학 전공으로 박사학위를 받았다. 그는 1968년부터 1970년까지 후쿠시마 의과대학에서 해부학 조교수로 재직한 후, 1970년부터 1973까지 센다이의 도호쿠 대학 의학부에서 해부학 부교수로 재직했다. 그는 1974년에 도쿄 의·치과 대학의 제 2부 해부학교실의 주임교수로 승진하여 2003년까지 재직했다. 그는 이 기간 동안 학생과장(1982~1984년)과 의과대학 학장(1995~2001년)을 역임하면서 의학교육에 기여했다. 그는 2009년에 의과 및 보건과학의 도쿄 아리아케 대학Tokyo Ariake University of Medicine and Health Sciences의 총장이 되었다. 사토는 일본에서 시신기증재단의 발전에 중요한 역할을 했으며, 특히 1980년에 일본 교육부가 모든 시신 기증자의 가족에게 감사장을 보내는 데 기여했고, 시신의 기증을 위해 필요한 시신기증법 제정에 크게 기여했다.

그의 첫 번째 연구 주제는 신경분포를 기초로 몸통의 근육들을 형태학적 분석하는 것이었다. 이 연구를 바탕으로 암 치료를 위한 외과적 시술 중에 림프계통을 보존하기 위한 외과해부학에 중점을 두고, 임상해부학의 연구에 몰두했다. 암 치료를 위한 일본의 지침서는 그의 연구를 바탕으로 만들어졌다. 또한 그는 해부학 분야 외에도 〈일본 식도학회〉와 〈일본 위암학회〉, 〈일본 유방암학회〉의 명예회원으로 활동하고 있다. 사토 박사는 1997년에 〈미국 임상 해부학회〉의 명예회원이 되었다(website h).

로버트 애클랜드Robert Acland, 1941~2016년 (그림 366)는 1996년에 『사람 해부학 비디오 아틀라스Video Atlas of Human Anatomy』를 발표했다. 애클랜드는 1969년에 런던 대학에서 국제의학과정MBBS을 수료했고, 영국과 탄자니아에서 인턴을 마쳤으며 런던과 글래스고 대학에서 성형외과 전공의 수련을 받았다. 그는 1976년에 루이스빌 대학에서 미세외과 교육 연구소의 소장으로 경력

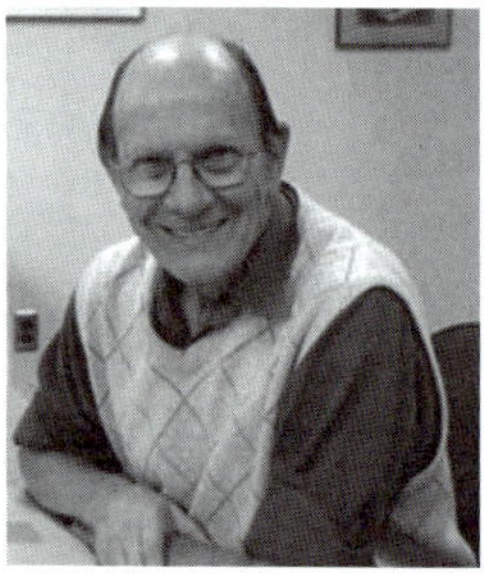

그림 366. 애클랜드(Robert Acland)의 모습. (출처: http://aclandanatomy.com/images/pho to_acland.jpg.)

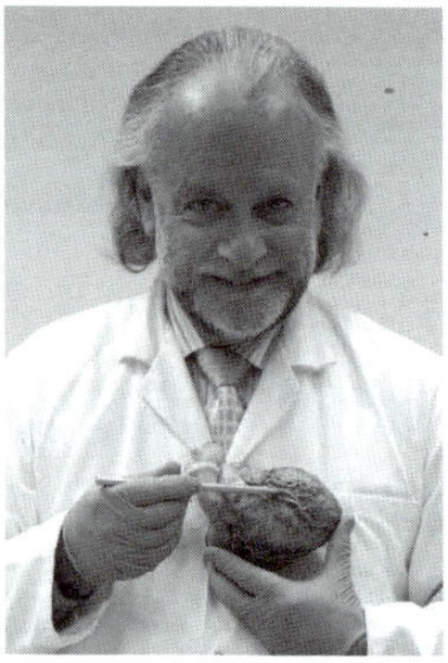

그림 367. 아브라함(Peter Abrahams)의 모습. (출처: http://www.2.warwick.ac.uk.)

을 쌓기 시작했고, 1998년까지 계속 소장으로 재직했다. 그는 성형 및 재건외과Plastic and Reconstructive Surgery 분야의 전문의사가 되었고 1986년에 교수가 되었다. 또한 그는 생리학 및 생물물리학교실과 해부과학 및 신경생물학교실의 부소장직을 맡고 있다. 애클랜드는 <국제 재건 미세외과학회>와 <미국 재건 미세외과학회>의 창립 회원이다. 그의 연구 결과는 <미국 임상 해부학회>의 연례 과학 세션에서 가장 주목을 받고 있다. 애클랜드는 방부제로 고정하지 않은 신선한 시신을 해부하는 분야의 선구자이다(website h).

피터 아브라함Peter Abrahams (그림 367)은 의사로서 런던에서 수련을 받았다. 그는 외과의사가 되려고 했으나, 1973년에 『임상 시술을 위한 임상해부학Clinical Anatomy of Practical Procedures』을 저술한 후 해부학의 연구에 빠져들었다. 그는 이 책 덕분에 영국 풀브라이트 장학금(1975~1976년)을 받아 아이오아 의과대학으로 연수를 갔다. 그는 런던 대학UCL에서 임상 해부학자로 15년간 재직했으며, 그 후 2006년에 워릭 의학 대학원Warwick Post-Graduate Medical School의 임상 해부학 주임교수로 자리를 옮기기 전에 영국의 케임브리지 대학에서 해롤드 엘리스Harold Ellis 교수의 뒤를 이어 임상 해부학 교수로 재직했다. 그는 "**상호 작용하는 뼈대**Interactive Skeleton" CD-ROMcompact disk read-only memory [52]을 제작한 업적으로 1993년에 <영국 의학회BMA>로부터 **전자 출판상**과 IAMS 상을 받았다.

아브라함Abrahams과 크레이븐Craven, 럼리Lumley는 2005년에 <영국 왕립의학회>의 리처드 애셔상Richard Asher Prize을 수상했고, 『맥민과 아브라함 사람 해부학의 임상아틀라스McMinn and Abrahams Clinical Atlas of Human Anatomy』는 런던에서 가장 훌륭한 의학 교과서로 현재 7번째 판이 발행되었다. 그는 2008년에 **BMA 저서상**BMA book award을 수상했으며, 『위어와 아브라함 사람 해부학의 영상아틀라스Weir and Abrahams Imaging Atlas of Human Anatomy』는 현재 4번째 판이 나와 있다. <미국 임상 해부학

52 콤팩트 디스크형 판독 전용 메모리

회>는 아브라함의 공로를 인정하여 2006년에 명예회원으로 임명했다. 또한 그는 영국에서 고등교육 학술원[Higher Education Academy, HEA]으로부터 국가 교육 펠로우십을 받았으며, 같은 해 고등교육 학술원의 회원[FHEA]이 되었다. 마지막으로 아브라함은 버킹엄 궁전에서 개최된 **"레오나르도-해부학자"** 전시회의 고문으로 임명되었으며, 2013년에 에든버러 축제를 위해 홀리루드 궁[Holyroode Palace]에서 개최된 **"사람 몸의 역학[Mechanics of Man]"** 전시회의 공동 제작자로 임명되었다.

21세기 초기 해부학의 역사

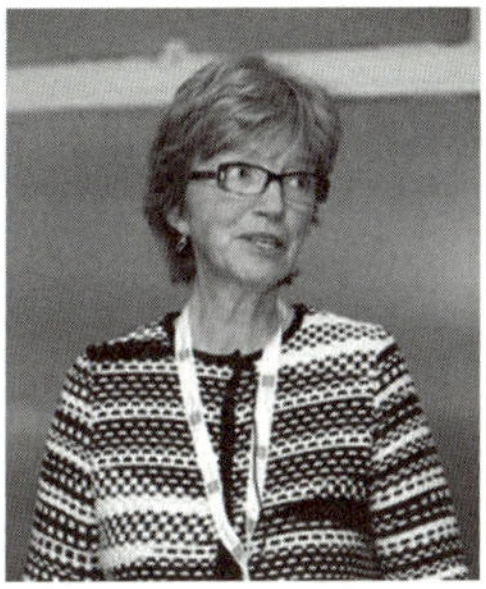

그림 368. 스탠드링(Susan Standring)의 모습. (출처: http://elsevierauthors.com/susanst and ring/.)

사람 유전체는 사람의 모든 DNA를 분석하고 배열하는 것을 목표로 15년간 진행된 **사람 유전체 프로젝트**[Human Genome Project, HGP]를 통해 2003년에 성공적으로 완성되었다. 이 프로그램은 1988년에 제임스 왓슨[James D. Watson]이 처음 시작했고, 왓슨과 미국의 에너지부와 국립보건원[NIH]이 참여했다. 왓슨은 국립보건원에서 **<사람 유전체 연구를 위한 국립센터>**의 책임자였다. 그는 1992년에 유전자 특허 문제로 불화가 생겨 사임할 수밖에 없었다. 왓슨을 대신하여 프랜시스 콜린스[Francis Collins]가 1993년 4월에 임명되었다. 콜린스가 지금 관리하는 이 센터의 명칭이 **<국립 사람 유전체 연구소**[NHGRI]**>**로 바뀌었다. 콜린스는 버지니아의 작은 농장에서 자랐고, 버지니아 대학에서 학사학위를, 예일 대학에서 박사학위를, 노스캐롤라이나 대학에서 의학을 공부했다. 콜린스 박사는<국립 사람 유전체 연구소>의 소장이 되기 전에는 1989년에 낭포성섬유증[cystic fibrosis] 유전자를, 1990년에 신경섬유증[neurofibromatosis] 1형 유전자를, 1993년에 헌팅턴병[Huntington's disease] 유전자를 규명하는 연구팀에서 연구를 수행했다(Collins, 2003).

수잔 스탠드링[Susan Standring] (그림 368)은 2005년에 『그레이 해부학[Gray's Anatomy]』의 30번째 판의 편집자였고, 후에 40번째 판과 41번째 판의 편집을 담당했다(no author, 2005). 그녀는 1947년 2월 22일에 잉글랜드의 콘월 카운티의 펜잔스[Penzance]에서 태어났다. 스탠드링은 런던 킹스 칼리지에서 해부학 명예교수, 잉글랜드의 외과 왕립 칼리지[RCSEng]에서 해부학 발전 지도교수[Anatomy Development Tutor]였다. 그녀는 1964년에 가이 병원 의과대학[Guy's Hospital Medical School]에 의대생으로 입학했으며, 학사학위를 받은 후에 해부학교실에서 박사과정을 마치고, 임상의학 분야로 돌아가지 않았다. 그녀는 2008년에 은퇴할 때까지 런던 킹스 칼리지에서 해부학 및 사람과학교실의 주임교수를 역임했다. 스탠드링은 많은 책을 저술하고 있으며, 그녀의 연구 관심사는 말초신경계통에서의 말이집탈락demyelination과 외상성 손상의 회복에 관한 기전, 후천성 전염 해면상 뇌병증acquired transmissible spongiform encephalopathy에서 프리온prion[53] 단백질의 신경 침습 경로에 관한 것들이다. 그녀는 말초신경의 재생과 말이집재생remyelination에 관한 업적을 인정받아, 1997년에 외과 왕립 칼리지Royal College of Surgeons에서 **찰스 토메 강사**Charles Tome Lecturer로 임명되었다. 그녀는 말초신경계통의 생물학 및 병리학 연구 분야에 권위가 있고 규모가 가장 큰 국제학술 단체인 〈말초신경학회Peripheral Nerve Society〉의 회장으로 2001년에 선출되었다.

스탠드링은 잉글랜드의 외과 왕립 칼리지RCSEng와 깊은 인연을 맺고 있다. 그녀는 감독관이며 학술 연구 위원회와 박물관 및 기록보존위원회의 회원이다. 그녀는 해부학 발전 지도교수로서, 의사들이 외과술에 대한 수련을 받을 때 초기에 외과 응용 해부학의 핵심을 배울 수 있도록 가르치고 있다. 그녀는 잉글랜드의 외과 왕립 칼리지에서 헌터 컬렉션의 대표자로 선출되었으며, 최근에 대학의 명예 교수가 되었다. 그녀는 해부학 교수로서 기여한 공로를 인정받아 잉글랜드의 외과 왕립 칼리지에서 권위가 있는 **우드존스**Wood Jones **메달**을 받았다. 그녀는 2013년 10월에 칼리지에서 **비커리 강의**Vicary lecture [54]를 했다. 스탠드링은 2008년에 런던 킹스 칼리지의 회원으로 선출되었다. 그녀는 경영진과 이사회, 많은 위원회들에서 활동했다. 그녀는 영국의 거의 모든 의과대학에서 외부 조사관으로 활동하고 있으며 영국의 〈일반 의학협의회General Medical Council〉에서 의학 교육과정에 대한 자문위원으로 활동하고 있다. 그녀는 〈영국과 아일랜드 해부학회〉의 회장도 역임했다.

엠마누엘 스콜달라케스Emmanuel Skordalakes는 2008년에 염색체 팔 끝에 있는 말단소립telomeres, 末端小粒을 보존하는 효소인 텔로머라아제telomerase의 구조를 최초로 해독했으며, 텔로머라아제는 정상 세포가 분열하는 횟수를 제한하는 **헤이플릭 한계**Hayflick limit이다. 스콜달라케스는 케임브리지에 있는 앵글리아 러스킨 대학Anglia Ruskin University에서 화학을 전공했고, 유니버시티 칼리지 런던 대학University College London of the University에서 화학 전공으로 석사 학위를 받았다. 그는 2000년에 임

---

53 단백질만으로 된 감염성 있는 가설 입자

54 잉글랜드의 외과 왕립칼리지와 존경받는 이발사협회(Worshipful Company of Barbers)가 공동 주최하는 강연

페리얼 칼리지 런던 대학Imperial College, University of London에서 박사학위를 받았으며, 버클리 캘리포니아 대학University of California, Berkeley의 분자 및 세포 생물학과에서 박사후연구원으로 재직했다.

스콜달라케스는 2006년에 위스타 연구소Wistar Institute에 입사했다. 그곳은 무한히 증식하는 세포의 능력을 향상시키거나 제한할 수 있는 효소인 풍뎅이 텔로머라아제beetle telomerase의 핵심 부분을 해독하는 연구소이다. 이 효소는 모든 암의 최소 85% 정도에서 밀접하게 관련이 있다. 스콜달라케스는 텔로머라아제 활동을 억제시키는 치료법 개발에 중요한 텔로머라아제의 활성 영역의 구조를 밝혔다(American Association of Anatomists, 2013).

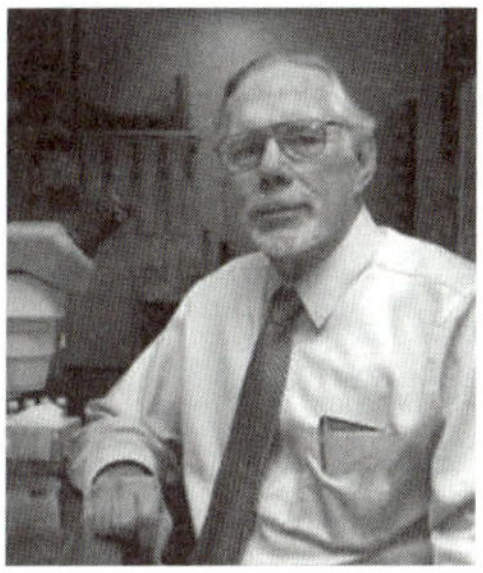

그림 369. 토메이크(Robert Tomanek)의 모습. (출처: http://www.icts.uiowa.edu/Loki/research/browseResearch.jsp?id=919272.)

로버트 토메이크Robert Tomanek (그림 369)는 심장혈관 신생 분야에서 평생의 업적과 더불어 2012년에 『심장혈관Coronary Vasculature』이라는 저서를 출판했다. 이 책은 심장에 분포하는 관상혈관의 분포에 관한 연구들을 검토하고 고찰하여 통합한 것이다. 이 책은 앞으로 수년 간 관상혈관을 연구하는 학자들과 의사들에게 귀중한 참고 자료가 될 것이다. 토메이크는 오마하 대학University of Omaha에서 학사학위를 받았고, 아이오와 대학에서 박사학위를 받았다. 처음에는 아이오와 대학에서 연구원으로 재직하다가 해부학과 세포생물학 교수로 승진하여 그 곳에서 연구를 계속하고 있다(American Association of Anatomists, 2013).

제32장

해부학의 단체와 협회

많은 국가들에서 해부학자들 사이에 정보를 교환하고 연구를 촉진하기 위해 전문 학술단체가 결성되어 정기적으로 모임을 갖고 있다. 현존하는 해부학 단체들을 여기에서 모두 기술하기는 어렵기 때문에 이 장에서는 오직 몇 개만 기술하고자 한다. 특정 국가의 해부학회나 해부학 정보에 관한 자세한 내용은 <국제 해부학회International Federation of Associations of Anatomists, IFAA>의 홈페이지에서 검색할 수 있다. <국제 해부학회>는 1903년에 설립되었다.

> .....해부학자와 조직학자, 발생학자, 형태학자, 인류학자, 수의사, 치과의사, 생물학자, 동물학자, 관련 보건과학 전문가들 간의 친밀한 개인적 교류와 교육하고 연구하는데 필요한 전문용어의 통일에 대한 관심이, 해부학 분야의 지도자들로 하여금 〈국제해부학회IFAA〉를 창립하도록 이끌었다.

<국제 해부학회>의 소속 단체들은 다음과 같다. <미국 해부학회American Association of Anatomists>와 <미국 임상 해부학회American Association of Clinical Anatomists>, <독일 해부학회Anatomische Gesellschaft>, <영국과 아일랜드 해부학회Anatomical Society of Great Britain and Ireland>, <이탈리아 해부학 및 조직학회Italian Association of Anatomy and Histology>, <캐나다 해부학, 신경생물학, 세포생물학회Canadian Association for Anatomy, Neurobiology and Cell Biology>, <스페인 해부학회Sociedad Anatomica Espanola>, <스위스 해부학, 조직학, 발생학회Swiss Society for Anatomy, Histology and Embryology>, <터키 해부학 및 임상 해부학회Turkish Society of Anatomy and Clinical Anatomy>, <아르헨티나 임상 해부학회Argentina Association of Clinical Anatomy>, <호주와 뉴질랜드 임상 해부학회Australian & New Zealand Association of Clinical Anatomists>, <브라질 해부학회Socidade Brasilieira de Anatomia>, <중국 해부학회Chinese Society for Anatomical Sciences>, <체코 해부학회Czech Anatomical Society>.

독일 해부학회

<독일 해부학회Anatomische Gesellschaft>는 가장 오래된 해부학회로 알려져 있으며, 원래 1822년 9월 28일에 <독일 자연과학자와 의사협회Gesellshaft Deutscher Natfurforscher und Ärzte>의 한 분과였다. <독일 해부학회>는 1986년 9월 23일까지 공식적으로 분리되지 않았다. 창립 당시에 회원은 40명이었고 초대 회장은 폰 쾰리커Albert von Kölliker였다. 첫 공식 회의는 1886년에 라이프치히Leipzig에서 개최되었으며, 이때에 회원은 174명으로 늘어났고, 이들 중 74명이 외국에 거주하고 있었다(website f).

<독일 해부학회>는 독일에 학회의 사무실을 두고 있었지만, 독일인만의 학회는 아니었다. 1902년까지 240명의 회원들이 있었고, 그 중 많은 회원들이 독일이 아닌 다른 국가에 거주하고 있었다. <독일 해부학회>는 2차 세계대전이 시작되기 전에 공식 회원은 395명에 이르렀다. 이 학회는 2차 세계대전 동안 나치 정권들의 계획이나 지시를 따르지 않았다. 이 학회 회원들은 나치 중심의 지도부를 구성하라고 요구에 따르지 않았고, 학회의 규정에서 '비 아리아인 회원non-Aryan members'을 배제하지도 않았다. 그들은 이 기간 내내 모든 회원들을 명부에 올렸으며, 심지어 나치 인종법 때문에 해임된 사람들까지도 회원 명부에 포함시켰다(Kühnel, 1989; Schierhorn, 1986). 그러나 이 학회는 1933년 이후부터 많은 논쟁에 휘말렸다. 이후 몇 년 동안 막스 클라라Max Clara와 한스 피터슨Hans Petersen, 로버트 웨첼Robert Wetzel, 아우구스트 허트August Hirt, 후에 에두아드 페르노프Eduard Pernkopf 등 일부 정치 활동을 하는 회원들이 국제학회를 순수한 독일인 학회로 바꾸려고 시도했고, "비 아리아인" 회원들을 제외시키자고 요구했다. 학회 회원들이 이러한 방침에 찬성하지 않았고, 일부 회원들은 이러한 요구에 항의도 했다. 예를 들어, 본 대학University of Bonn 교수 필립 스토어 주니어Philipp Stöhr Jr. 1891~1979년는 후기 나치시대에 학회의 회의에 참석을 거부함으로써 항의를 표시했다(Fleischauer, 1981).

다른 회원들은 국가사회주의자들이 요구하는 조치를 무시했다. 예를 들어, 뮌헨의 지그프리드 몰리어Siegfried Mollier는 1934년에 동료 회원들의 의견을 고려하는 것조차 거부했다. 같은 해 학회의 서기 하인리히 폰 에겔링Heinrich von Egggeling은 오로지 독일인만으로 해부학회의 구성이 왜 바람직하지 않는지를 설명하는 편지를 히틀러Hitler에게 보냈다. 또한 페르노프Pernkopf가 1943년에 다시 이 문제를 제기했을 때, 그를 꾸짖은 사람은 헤르만 스티브Hermann Stieve였다(Hildebrandt, 2009; Kuhnel, 1989). 전쟁이 종식된 후 <독일 해부학회>는 1949년 4월 26일

에 새롭게 창립되었다.

〈독일 해부학회〉의 창립 이후, 이 학회의 학술지는 「아나토미셔 안제이거Anatomischer Anzeiger」(「해부학 연보Annals of Anatomy」)이다. 독일어를 사용하는 해부학자 칼 폰 바델레벤Karl von Bardeleben이 1886년에 이 학술지를 창간했다. 그는 독일인이었지만 영어와 이탈리아어, 라틴어, 프랑스어, 러시아어로 된 원고들을 이 학술지에 게재했다. 이 학술지에 게재된 논문들은 해부학과 다양한 다른 분야들 (분자생물학, 세포생물학, 생식생물학, 면역생물학, 발생생물학, 신경생물학, 발생학, 신경해부학, 신경면역학, 임상 해부학, 동물 비교 해부학, 현대 영상기법, 진화, 노화 등)의 주제를 다룬 것이었다.

영국과 아일랜드 해부학회

〈영국과 아일랜드 해부학회Anatomical Society of Great Britain and Ireland, ASGBI〉는 1887년에 설립되었다. 외과의사이며 해부학자 찰스 록우드Charles Barrett Lockwood가 1887년에 해부학회의 개설을 구상했다. 그는 케임브리지를 방문하던 중에 조지 험프리George M. Humphry와 알렉산더 맥칼리스터Alexander Macalister와 함께 학회 창설을 논의했다. 이 논의 결과로 여러 동료들에게 〈런던 의학협회Medical Society of London〉의 회의에 참석해달라는 초청장을 1887년 4월 27일에 보냈다. 이 회의는 1887년 5월 6일에 열렸다. 이 회의에서 험프리는 초대 회장으로 선출되었다. 회의에서 채택된 2개의 결의안은 "해부학회를 설립하여 〈영국과 아일랜드 해부학회ASGBI〉"라고 부르며, "이 학회의 학문적 영역과 주제는 사람의 몸 구조와 관련된 사람과 동물에 관한 해부학과 발생학, 조직학 분야"였다(Garey, 2006). 최초의 〈영국과 아일랜드 해부학회〉의 연례 회의는 1887년 11월에 유니버시티 칼리지 런던University College London에서 개최되었다(Garey, 2006).

윌리엄 터너William Turner와 조지 험프리George Humphry는 「해부학과 생리학 저널Journal of Anatomy and Physiology」을 1865년에 창간했다. 이 저널과 〈영국과 아일랜드 해부학회〉의 상호교류는 1887년 7월부터 시작되었다. 그것은 터너가 해부학회의 회장인 험프리에게 편지를 보내면서 교류가 시작되었다. 이 편지에 저널의 마지막 부분에 해부학회의 회보를 게재하자고 제안하는 내용이 들어 있었다. 해부학회가 이 저널을 인수한 1916년 12월까지 계속해서 연차총회의 회보를 게재했고, 해부학회는 이 저널의 명칭을 「해부학 저널Journal of Anatomy」로 변경했다.

미국 해부학회

〈미국 해부학회American Association of Anatomists, AAA〉는 1888년 9월 17일에 조지타운 대학Georgetown University에서 창립되었다. 첫 번째 회의는 '해부학의 과학적 증진'을 목적으로 워싱턴Washington D.C.에서 열렸다. 이 회의에 참석한 14명의 회원들은 펜실베이니아 대학University of Pennsylvania의 조셉 라이디Joseph Leidy를 초대 회장으로 선출했고, 그는 1891년까지 재임했다. 라이디는 탁월한 미국 생물학자로, 현대 미국 척추동물 고생물학과 기생충학의 창시자로 불린다(Warren, 1998).

〈미국 해부학회〉가 1888년에 시작되었지만, 이 학회의 첫 번째 연례 회의에 관한 내용은 프랭클린 몰Franklin Paine Mall과 찰스 미노트Charles S. Minot가 창간하고 1901년에 발간된 「미국 해부학 저널American Journal of Anatomy」의 창간호에 게재되었다. 「미국 해부학 저널」은 1906년에 「해부학 레코드Anatomical Record」의 제 1권을 발행했다. 이 학술지는 "해부학의 학문적 발달과 해부학을 가르치는 교육기관에 영향을 미치는 문제에 대해 관심을 유도하고, 다른 분야와의 교류에 도움"을 주기 위해 만들어졌다(American Association of Anatomists, 2013).

〈미국인 해부학자협회Association of American Anatomists〉의 명칭은 1908년에 공식적으로 〈미국 해부학회American Association of Anatomists, AAA〉로 변경되었다. 〈미국 해부학회〉의 회원은 1917년까지 300명 이상이었고, 그들은 1924년에 해부학의 실태를 조사하기 위한 결의안을 채택했다. 그들은 "해부학의 현실, 의예과 교육 및 수련, 의과대학에서 전 임상 및 임상 과목들에 대한 해부학의 연계성에 있어서 심각한 어려움에 직면"하고 있기 때문에 조사의 필요성을 느꼈다.

〈미국 해부학회〉의 회장들은 다음과 같다. 로스 해리슨Ross G. Harrison, 1911-13, 고텔프 후버Gotthelf C. Huber, 1913-15, 헨리 도날드슨Henry H. Donaldson, 1915-17, 로버트 벤슬리Robert R. Bensley, 1917-20, 맥루어C. F. W. McLure, 1920-21, 클래런스 잭슨Clarence M. Jackson, 1921-24, 플로렌스 사빈Florence R. Sabin, 1924-26, 조지 스트리터George L. Streeter, 1926-28, 찰스 스톡커드Charles R. Stockard, 1928-30, 허버트 에반스Herbert M. Evans, 1930-32, 조지 코힐George E. Coghill, 1932-34, 워렌 하몬 루이스Warren Harmon Lewis, 1934-36, 프레더릭 루이스Frederic T. Lewis, 1936-38, 월터 랜슨S. Walter Ranson, 1938-40, 필립 스미스Philip E. Smith, 1940-42, 에드거 앨런Edgar Allen, 1942-43, 파슨스 섀퍼J. Parsons Schaeffer, 1943-46, 조지 코너George W. Corner, 1946-48, 조지 바르텔메즈George W. Bartelmez, 1946-50, 샘 클라크Sam L. Clark, 1950-52, 레슬리 아레이Leslie B. Arey, 1952-54, 사무엘 데트윌러Samuel R. Detwiller, 1954-56, 에드워드 보이든Edward A. Boyden, 1956-57, 배리 앤슨Barry J. Anson, 1957-58, 데이븐포트 후커Davenport Hooker, 1958-59, 노르망드 루이스 호에르Normand

Louis Hoerr, 1959-60, 에드워드 뎀프시Edward W. Dempsey, 1960-61, 해롤드 커민스Harold Cummins, 1961-62, 찰스 르블론드Charles P. Leblond, 1962-63, 호레이스 마쿤Horace W. Magoun, 1963-64, 찰스 메이오 고스Charles Mayo Goss, 1964-65, 돈 웨인 포셋Don Wayne Fawcett, 1965-66, 도널드 던컨Donald Duncan, 1966-67, 칼 메이슨Karl E. Mason, 1967-68, 리처드 랜다우Richard J. Landau, 1968-69, 롤랜드 알덴Roland H. Alden, 1969-70, 레이몬드 칼 트루크스Raymond Carl Truex, 1970-71, 데이비드 보디안David Bodian, 1971-72, 윌리엄 유 가드너William U. Gardner, 1972-73, 존 에버렛John W. Everett, 1973-74, 러셀 우드번Russell T. Woodburne, 1974-75, 존 피너티John C. Finerty, 1975-76, 카르민 클레멘테Carmine D. Clemente, 1976-77, 뉴턴 에버렛Newton B. Everett, 1977-78, 베르타 샤러Berta V. Scharrer, 1978-79, 다니엘 피스Daniel C. Pease, 1979-80, 샌포드 팔레이Sanford L. Palay, 1980-81, 엘리자베스 헤이Elizabeth D Hay, 1981-82, 존 파울리John E. Pauly, 1982-83, 앨런 엔더스Allen C. Enders, 1983-84, 켄트 크리스텐슨A. Kent Christensen, 1984-85, 존 바스마지안John V. Basmajian, 1985-86, 더글라스 켈리Douglas E. Kelly, 1986-87, 헨리 랄스턴 3세Henry J. Ralston, III, 1987-88, 로저 마크왈드Roger R. Markwald, 1988-89, 제롬 수틴Jerome Sutin, 1989-90, 카렌 히치콕Karen Hitchcock, 1990-91, 윌리엄 졸리William P Jollie, 1991-92. 앨런 피터스Alan Peters, 1992-93, 도널드 피쉬먼Donald A. Fischman, 1993-94, 찰스 슬로네커Charles E. Slonecker, 1994-95, 마이클 게르손Michael D. Gershon, 1995-96, 게리 스찬월프Gary C. Schoenwolf, 1996-97, 브루스 칼슨Bruce M. Carlson, 1997-99, 로버트 예이츠Robert D. Yates, 1999-2001, 존 팰런John F. Fallon, 2001-03, 로버트 맥커스키Robert S. McCuskey, 2003-05, 캐시 스보보다Kathy Svoboda, 2005-07, 데이비드 버어David Burr, 2007-09, 캐서린 존스Kathryn Jones, 2009-11, 제프리 라이트먼Jeffrey Laitman, 2011-13

「발생 역학Developmental Dynamics」은 「미국 해부학 저널American Journal of Anatomy」의 후속 저널로 1992년에 처음 발행되었다(American Association of Anatomists, 2013).

미국 임상 해부학회

〈미국 임상 해부학회American Association of Clinical Anatomists, AACA〉는 1983년 10월 17일에 공식적으로 발족되었다. 이 협회는 임상 해부학의 과학과 기술을 발전시키고, 이 분야의 연구와 간행물을 장려하고, 해부학의 교육Anatomical teaching에서 높은 수준을 유지하는 것을 목적으로 창립되었다. 이러한 목표는 육안 해부학의 교육시간이 급격히 감소함에 따라서, 미래 의사들의 해부학 지식이 감소하는 미국의 해부학 분야의 현실에 대한 좌절감에서 비롯되었다(Dawson, 1988).

〈미국 임상 해부학회〉의 설립자이며 스토니 브룩 대학Stony Brook University의 외과 교수 랄프 게르Ralph Ger는 1982년에 〈영국 임상 해부학회British Association of Clinical Anatomists, BACA〉의 회의에 참석

한 후 〈미국 임상 해부학회〉를 설립하려고 계획했다. 〈영국 임상 해부학회〉는 임상 의사와 해부학자의 유대를 강화하기 위해 영국에서 결성되었다. 랄프 게르는 이러한 목적의 학회가 미국에도 큰 영향을 미칠 것이라고 생각했고, 미국에서 이러한 학회를 창설하기 위해 1982년 11월 16일에 동료들에게 편지를 보내어 그들을 초청했다. 창립 회의는 1983년 2월 18일에 뉴욕에서 열렸다. 18명이 참석하여 2시간 동안 회의를 했다. 이 회의에서 〈미국 임상 해부학회〉의 창립이 결정되었고, 초대 회장으로 올리버 베어스Oliver H. Beahrs를 선출했다. 또한 〈영국 임상 해부학회〉의 회칙을 참고하여 〈미국 임상 해부학회〉의 회칙을 제정했다(Dawson, 1988).

〈미국 임상 해부학회〉의 첫 번째 연례 회의가 개최되었을 때, 회원은 88명이었다. 이 회의는 1984년 5월 18~19일에 메이요 클리닉Mayo Clinic에서 개최되었고, 77명이 등록했다. 베어스Beahrs 회장과 도널드 카힐Donald Cahill 지역위원회 위원장Local Committee Chairman, 프랑클린 녹스Franklyn G. Knox 메이요 의과대학 학장이 인사말과 개회사를 했다. 하루 반나절 동안 개최된 연례 회의에서 37편의 논문이 발표되었고 1개의 패널 토론이 진행되었다. 대부분 임상에 관한 내용이었지만, 5편의 논문은 해부학의 교육과 관련된 것이었다. 당시에 〈미국 임상 해부학회〉의 공식 학술지는 「미국 외과의사The American Surgeon」가 될 것이라고 발표했다(Dawson, 1988).

〈미국 임상 해부학회〉의 두 번째 연례 회의가 1985년 6월 7~8일에 네브라스카 의과 대학에서 열렸다. 하루 반나절 동안에 26편의 논문이 발표되었다. 이 중 3편은 해부학의 교육과 관련된 것이었다. "의학교육에서 육안해부학"에 관한 심포지엄이 개최되었다(Beahrs et al., 1986). 또한 랄프 게르Ralph Ger를 새로운 회장으로 선출했는데, 그는 회원위원회와 교육위원회, 명예회원 위원회를 신설한다고 말했다(Dawson, 1988).

〈미국 임상 해부학회〉는 회원의 수가 1986년에 283명으로 늘어났다. 1년 후인 1987년에는 〈미국 임상 해부학회〉의 공식 학술지를 논의하기 위한 회의가 열렸다. 이 회의에서 만장일치로 「미국 외과의사」와 관계를 끊고, 독자적인 학술지를 만들기로 결정했다. 이 회의가 끝난 후 카힐Cahill 박사는 새로운 학술지의 발행 준비를 위해 앨런 출판사Alan R. Liss, Inc.의 대표자들을 만났다. 한편 선출된 편집자 랄프 게르 박사는 새로운 학술지의 공동 후원에 대하여 〈영국 임상 해부학회BACA〉와 긴밀하게 소통했다. 〈미국 임상 해부학회〉와 〈영국 임상 해부학회〉는 공동으로 「임상해부학Clinical Anatomy」이라는 독자적인 학술지를 만들기로 8월 중순에 비공식적으로 합의했다.

제33장

의과대학에서 해부학 교육의 현대화

해부학은 수백 년 동안 의학 교육의 핵심과목이었지만, 지난 수십 년 동안 해부학자와 의과대학 사이에 예상치 못한 논쟁의 대상이 되고 있다. 지난 몇 년 동안 의학 교육의 기초과학에서 해부학에 대한 관심 부족과 교육 시간의 감소는 논쟁의 여지가 있다. 사람 해부학을 가르치는 수업시간의 감소와 함께 **대용절단표본**prosection과 **시신해부**dissection 사이에 논쟁이 벌어지고 있다. 마지막으로 해부학의 교육에서 컴퓨터단층촬영CT과 자기공명영상MRI, 초음파, 해부용 컴퓨터 사용과 같은 현대적 기술을 사용하는 교육이 많은 관심을 받고 있다.

관심과 시간의 감소

해부학은 모든 의료인들에게 올바른 의학지식을 습득하는데 필요한 기초 지식을 제공한다. 1995~2000년 사이에 해부학적 의료과실과 관련된 의료 배상이 7배 증가한 것과 연관지어, 해부학의 교육에 할당된 강의시간의 감소에 대한 논쟁이 있었다(Ellis, 2002; Turney, 2007). 지난 수십 년 동안 의학 교육과정에서 해부학의 교육을 위해 배정되었던 강의시간이 현저하게 줄어들었다. 예를 들어 1955년에 미국과 캐나다의 87개 의과대학들에서 육안 해부학에 배정된 수업시간은 평균 330시간이었다(Hoerr, 1956). 40년이 지난 후 123개의 의과대학들에서 육안 해부학의 수업시간은 평균 182시간 정도였다(Collins et al., 1994; Yager, 1996). 이러한 수업시간 감소는 사실상 학생들의 수업 부담을 줄이고, 유전학이나 분자생물학과 같은 다른 과목들을 가르치는 강의 시간을 늘리기 위해서다. 불행하게도 이러한 결과는 환자의 안전과 임상시술이 위태로울 정도로 너무나 많이 교육과정에서 해부학 강의 시간을 감소시켰다는 것을 의미한다(Turney, 2007).

교육과정에 배정된 해부학의 강의와 실습 시간의 감소는 핵심 교육과정에 대한 관심 부족으로 더욱 심각하다. 이렇게 강의 시간이 단축된 해부학의 교육과정에서 학생들이 배워야 할 것을 강조하기 위한 지침이 마련되어 있지 않다면, 의대생들이 의학을 연마하는 데 필요한 기본 해부학 지식을 얼마나 알고 있는지 확신할 수 없다. 그러나 해부학자와 임상의사가 핵심 교육과정에 합의하는 것은 소수의 사람들만이 도전하려고 시도했던 힘든 작업인 것 같다(Bergman et al., 2011). 「의학 교육에서 해부학의 지위The place of anatomy in medical education」라는 최근의 논문은 이러한 논쟁에 크게 기여한 사례이다. 이 논문에 "**원칙에 입각하고 문제 지향적**"이라는 이상적인 과정이 기술되어 있다. 저자들은 "**일반**" 해부학과 "**특수**" 해부학 사이의 구별과 정의에 초점을 맞추고, 이러한 해부학을 다른 학습교재와 교육방법, 평가 프로그램을 사용하여 어떻게 가르칠 수 있는지를 설명했다(Bergman et al., 2011; Louw et al., 2009; Inuwa et al., 2012).

대용절단표본과 시신해부

해부학은 항상 의학 교육의 기초였고, 최근까지 오직 교육을 위해 해부실습과 강의로만 가르쳤다. 그러나 교육 방법의 변화로 시신해부의 역할과 실용 해부학에 대한 교육은 논쟁거리가 되고 있다. 결과적으로 북미와 유럽의 의과대학들에서 학생들이 해부 실습실에서 보내는 시간을 획기적으로 줄이거나 없앴고, 대신에 **대용절단표본**prosection이나 **플라스티네이션 표본**Plastinates으로 대체했다(Mclachlan et al., 2004; McLachlan Patten, 2006; Reidenberg & Laitman, 2002; Sugand et al., 2010).

사람해부를 지지하는 학자들은 해부 실습실에서 직접 손으로 만질 수 있는 해부 실습이 해부학 구조의 **3차원적 구성에 대한 학습을 용이하게 한다**고 주장한다. 이러한 3차원적 구조의 이해는 임상적 응용과 의학 실습에 결정적 역할을 한다고 주장하고 있다(Dinsmore et al., 1999). 시신해부의 또 다른 장점은 **지식을 보존하는 기억력의 향상이다**. 한 연구는 해부 경험을 쌓은 학생들이 종합적인 최종 시험에서 더 좋은 결과를 보여주었는데, 이것은 시신해부가 학생들의 해부학 지식을 보존하는 데 도움이 될 수 있다는 것을 보여준다(Yeager, 1996). 또한 시신해부를 직접 수행함으로써 **임상 진료에 필요한 특정 도구를 사용하는 데 필요한 기술과 손재주를 향상시킬 수 있다**(Ellis, 2001; Moore, 1998; Toppp, 2004). 마지막으로 많은 사람들은 **시신이 의대생들에게 공감**共感**을 가르치는 복잡한 역할을 한다**고 주장한다. 시신은 흔히 의대생의 첫 번째 환자이고 처음으로 죽음과 병리학을 접하게 만든다(Topp, 2004). 시신해부를 반대하는 사람들의 주장은 **비용이 많이 들고, 위험하며, 대용절단표본과 플라스티네이션 표본 같은 해부학을 가르치기 위한 더 좋은 방법들이 있다**는 것이다.

시신해부 보다 **대용절단표본**을 지지하는 학자들의 논문에서 해부를 둘러싼 여러 가지 논쟁이 있다. 예를 들어 사람 몸에서 구조적 관계를 이해하기 위해서, 먼저 시각적으로 단순화된 대칭적 패턴과 기본적인 선으로부터 시작하여 보다 복잡한 유기체까지 체계적으로 단계를 밟아야한다는 주장이 제기되었다(Miller, 2000). 이것은 해부학 실습실에서 대용절단표본을 이용한 학습을 통해 달성할 수 있다. 또한 학생들은 시신해부에서 볼 수 있는 하나의 변이보다 대용절단표본들을 통해서 **여러 종류의 해부학적 변이들을 관찰할 수 있다**(Topp, 2004). 최근에 대용절단표본을 사용하는 것이 교육적 효율을 높이는 동시에 부족한 재료의 활용을 극대화하는 훌륭한 수단이라는 연구들이 보고되고 있다(Dinsmore et al., 1999; Nnodim et al., 1996; Yager, 1996). 콜린스(Collins, 2008)는 해부학을 배우는 의대생들에게 대용절단표본만으로 충분하기 때문에 시신해부는 대학원 과정의 외과 수련생들에게만 실시해야 한다고까지 주장한다.

플라스티네이션 표본 Plastinates은 교과서에서 충분히 이해할 수 없는 사람 몸의 복잡성을 입체적으로 볼 수 있게 해준다. 이 표본은 학생들에게 완전한 장기 체계뿐 아니라 장기들의 상대적 위치와 상호 관계를 볼 수 있게 해준다. 해부에 대한 노출이 모든 의사가 필요로 하는 손을 이용한 술기와 중요한 인지기량을 발달시키기 때문에 시신해부는 쓸모없다고 치부해서는 안 된다(Granger, 2004; McLachlan, 2004; Moore, 1998; Slotnick Hilton, 2006; Sugand et al, 2010). 렘프(Lempp, 2005)는 시신해부를 사람 몸에 대한 친숙성과 존중과 임상 진료를 위한 개념의 통합을 강화시키는 기회라고 말한다.

현대 기법의 추가

해부학의 교육 Anatomical teaching은 지난 수십 년 동안 대변혁이 일어나고 있다. 현재는 방사선 영상과 웹 기반 해부학 교육과 같은 시신해부에 대한 보조수단에 더욱 의존하고 있다. 이러한 양상은 의과대학 학생들을 위하여 이상적인 교육 환경임에 틀림없다(Howe et al., 2004; McGhee, 2010). 해부학의 교육에서 영상의학을 이용하는 장점은 해부학의 학습을 향상시키며, 의학적 영상의 이해와 더 나은 건강관리 제공에 대한 영상의학자의 중요한 기여를 이해하는 것까지 다양하다. 또한 시신해부와 영상을 함께 사용하면, 해부학 구조를 식별할 수 있는 학생들의 능력이 향상되고, 지식의 장기적 보존이 가능하다(Miles, 2005). 이러한 영상의학 영상들은 해부학 구조를 생체에서 눈으로 볼 수 있도록 도와줄 뿐 아니라, 시신해부를 진행하는 중에 눈으로 볼 수 없는 병리학적 진행과정에 대한 통찰력을 제공한다(Sugand et al., 2010). 또한 브랜즈테터(Branstetter et al., 2008)는 학생들이 해부학 교육과정에서 영상의학을 처음 접한 후, 영상의학 전문 의사에 대한 부정적 고정관념이 이전 학생들보다 감소했다는 것을 발견했다. 마지막으로 영상의학의 화상진찰은 임상의사가 일상적으로 사용하는 일반 진단방법이 되었다. 그래서 영상의학의 영상들을 보고 이해할 수 있는 기본 능력을 개발하는 것이 의대생들에게 꼭 필요하게 되었다.

다른 어떤 것보다 더 흥미로운 장점을 가진 영상의학의 한 분야는 **초음파**ultrasound 기구이다. 이것은 비침습적 방식으로 장기의 구조와 움직임을 눈으로 볼 수 있도록 제공하는 유일한 방법으로, "**살아있는 해부학**living anatomy"이라는 신조어를 만들었다. 휴대용 소형 초음파 기구를 활용하는 것은 임상적으로 유용한 해부학 교육을 발전시키고 촉진하는 탁월한 방법이다. 심혈관계통과 콩팥의 해부학 구조를 가르치고, 장기들과 아래팔의 근육들, 혈관들을 설명할 때, 초음파 기계의 활용은 학생들의 만족도를 높이는 유용한 교육방법이라고 여러 연구자들이 주장한다(Miles, 2005; Swamy Searle, 2012). 또한 임상진료에서 초음파 사용이 급격하게 증가했다. 초음파 기구는 이미 더 많은 전문 분야 즉, 응급의학과 심장학, 마취학과 같은 임상 분야에서 유용하게 사용되고 있다(Patten et al., 2010). 그래서 의대생들은 임상실습에서 초음파 영상들을 접할 기회가 많아지고 있다. 의대생들이 의학교육을 받을 때 초음파의 기법과 영상들, 임상실습을 조기에 노출시키는 것이 보다 논리적으로 보인다(Swamy Seearle, 2012).

오늘날의 컴퓨터 시대에 **해부학을 위한 웹 기반 컴퓨터의 보조 학습자원**에 접속한 학생들이 **온라인 콘텐츠**에 접속하지 않은 학생들보다 시험에서 훨씬 높은 점수를 받은 것은 놀라운 일이 아니다(McNulty et al., 2009). 이와 같은 발명품들이 해부학 교육의 미래를 위해 해부 실습실 밖에서 시각적 보조 자료와 기술에 더 의존하게 만든다. 그 근거는 학생들이 해부실습에서 다루는 주제들은 자연스럽게 잊어버리고, **웹 연속 강의**와 **비디오** 같은 교육방식을 지식을 유지하는 데 중요한 방법으로 생각할 수 있다는 것이다(Sugand et al., 2010). 이와 같은 도구는 해부학 수업에 전념하는 시간의 감소를 극복하는 데 도움이 되는 자가 학습을 가능하게 한다. 또한 더 나은 학생 교육을 위해서 다방면의 시술 평가와 자가 평가 프로그램들이 소프트웨어로 통합될 수 있다(Sugand et al., 2010).

참고문헌

AAAA. (1950). American Association of Anatomists. Abstracts of Sixty-Third Annual Session, Louisiana State University School of Medicine, New Orleans, April 5–7 1950. Anat Rec, 106:167–318.

AAA. (2000). American Association of Anatomists. In: Proceedings of the American Association of Anatomists One Hundred Thirteenth Meeting, San Diego, CA, April 15–18, 2000. Bethesda, MD: American Association of Anatomists, 56 p.

Aciduman, A., Arda, B., Kahya, E., & Belen, D. (2010). The royal book by Haly Abbas from the 10th century: One of the earliest illustrations of the surgical approach to skull fractures. Neurosurgery, 67: 1466–74.

Ackerknecht, E. H. (1982). A short history of medicine. Baltimore: Johns Hopkins University Press. Acland, R.D. (2003). Acland's atlas of human anatomy (DVD-ROM). Version 1.0. Baltimore: Lippincott William & Wilkins.

Adams, J. (1817). Memoirs of the life and doctrines of the late John Hunter, Esq. London: J Callow. Adams, F. (1939). The genuine works of Hippocrates. Translated from the Greek. Baltimore: Williams & Wilkins Co.

Adelmann, H. (1942). (Trans.): The embryological treatise of Hieronymous Fabricius of Aquapendente. A facsimile edition, with an introduction, a translation and a commentary. Ithaca, NY: Cornell University Press.

Agrifoglio, L. (1961). Anatomia e fisiologia del corpo umano in Cicerone. Pag Stor Med, 5:32.

Ahmed, R. U. (1982). Status of anatomy and surgery in different civilizations and the contribution of Arabs in this field. In A. R. El-Gindy & H. M. Z. Hassan (Eds.), Proc 2nd Int. Conf Islamic Med, Kuwait, pp. 229–234.

Akihito. (1992). Early cultivators of science in Japan. Science, 258:578.

Albar, M. A. (1983). Embryology as revealed in the Quran and Hadith (Parts I & II). IWMJ, 1:46.

Allen, E. (1974). Hunterian museum. Royal College of Surgeons of England, London.

Allen, E., Turk, J., & Murley, R. (1993). The case books of John Hunter F.R.S. London, Royal Society of Medicine Services Ltd.

American Association of Anatomists. (2013). The many faces of anatomy. Boston, pp. 1–17.

Amezquita, J. A., Bustamante, M. E., Picazos, A. L., & del Castillo, F. F. (1960). Historia de la Salubridad y de la Asistencia en Mexico. Vols I–IV. Mexico, Secretaria de Salubridad y Asistencia, Los Talleres Graficos de la Nacion.

Andrews, B. F. (1981). William Harvey in perinatal perspective. In G. F. Smith & D. Vidyasagar (Eds.), Historical review and recent advances in neonatal and perinatal medicine. Volume II, Evanston, IL: Mead Johnson Nutritional Division, pp. 165–178.

Andrews, C. A. R. & Hamilton-Patison, J. (1978). Mummies. London: British Museum.

Angetter, D. (2000). Anatomical science at University of Vienna 1938–45. Lancet, 355:1454–1457.

Anon. (1962). The man who gave his name. The aqueduct of Sylvius. The Crest, 5:7.

Arcieri, J. P. (1970). Why Alcmaeon of Croton is the father of experimental or scientific medicine. New York: Alcmaeon Editions.

Arey, L. B. (1962). Barry J. Anson. A biographical sketch. Q Bull Northwest Univ Med Sch, 36:185–188.

Aristotle. (1749). Compleat master piece. Displaying the secrets of nature in the generation of man. London.

Aristotle. (1831). The works of Aristotle, the famous philosopher, in four parts. New England.

Aristotle. (1982). On the parts of animals: Translated, with introduction and notes by W. Ogle. London: Kegan Paul, Trench & Co.

Aristotle. (2004). On the parts of animals. Kessinger, p. 70.

Asher, L. (1902). Albrecht von Hallers bedeutung in der biologie der gegenwart, Bern.

Ashoor, A. A. (1983). The history of Islamic medicine. IWMJ, 1:51.

Ashoor, A. A. (1984a). Islamic medicine: Its influence on the Latin West. IWMJ, 1:44.

Ashoor, A. A. (1984b). Muslim medical scholars and their works. IWMJ, 1:49–50.

Ashrafian, H. (2013). Leonardo da Vinci and the first portrayal of pectus excavatum. Thorax, 68:1081.

Aubrey, J. (1898). Brief lives, chiefly of contemporary set down by John Aubrey between the years 1669 and 1696. Vol 2. Clark, A. (Ed.). Oxford, pp. 302–4.

Aümuller, G. (1972). Zur Geschichte des Mainzer Anatomischen Instituts. In Jahrbuch d Vereinigung "Freunde der Universitat Mainz," pp. 49–74.

Aümuller, G. & Grundmann, K. (2002). Anatomy during the Third Reich – The Institute of Anatomy at the University of Marburg, as an example. Ann Anat, 184:295–303.

Baer, Karl Ernst von. 1828–37. Über Entwickelungsgeschichte der Thiere. Beobachtung und Reflexion. Königsberg, Bei den Gebrüdern Bornträger.

Bailey, J. B. (1896). The diary of a resurrectionist, 1811–1812. London: Swan, Sonnenschein & Co., Lim.

Bainton, R. H. (1953). Hunted heretic. The life and death of Michael Servetus. 1511–1553. Boston: Beacon Press.

Ball, J. M. (1910). Andreas Vesalius. The reformer of anatomy. St. Louis: Medical Science Press.

Ball, J. M. (1928). The sack-'em-up men. An account of the rise and fall of the modern resurrectionists. Edinburgh & London: Oliver and Boyd.

Ballestriero, R. (2010). Anatomical models and wax Venuses: Art masterpieces or scientific craft work? J Anat, 216:223–34.

Bani, G. (1986). Felice Fontana — His life and works. Z Mikrosk Anat Forsch, 100:337–46.

Banister, J. (1578). The historie of man, sucked from the sappe. London: John Daye.

Baskett T. F. (1996). On the shoulders of giants. Eponyms and names in obstetrics and gynaecology. London: RCOG Press.

Bayon, H. P. (1938a). William Harvey, physician and biologist: His precursors, opponents and successors. Parts I & II. Ann Sci, 3:59–118.

Bayon, H. P. (1938b). William Harvey, physician and biologist: His precursors, opponents and successors. Part III. Ann Sci, 3:435–456.

Bayon, H. P. (1939a). William Harvey, physician and biologist: His precursors, opponents and successors. Part IV. Ann Sci, 4:65–106.

Bayon, H. P. (1939b). William Harvey, physician and biologist: His precursors, opponents and successors. Part V. Ann Sci, 4:329–389.

Barlow, D. & Durand, V. M. (2011). Abnormal pyschology: An integrative approach (6th ed.). Wadsworth, pp. 10–11.

Beahrs, O. H., Chase, R. A., & Ger, R. (1986). Gross anatomy in medical education. Am Surg, 52:227–32.

Beasley, A. W. (1982). Ortopaedic aspects of mediaeval medicien. J R Soc Med, 75:970–975.

Beckmann, E. C. (2006). CT scanning the early days. Br J Radiol, 79:5–8.

Beekman, F. (1935). Bidloo and Cowper, anatomists. Ann Med Hist, 7:113–129.

Bellary, S. S., Walters, A., Gielecki, J., Shoja, M. M., Tubbs, R. S., & Loukas, M. (2012). Jacob B. Winslow (1669–1760). Clin Anat, 25:545–7.

Belt. E. (1955). Leonardo the anatomist. Lawrence, Kansas: University of Kansas Press.

Beltran, A. (1982). Rock art of the Spanish Levant. Translated by Margaret Brown: The imprint of man. Cambridge: Cambridge University Press.

Bensley, E. H. (1958). Sculduggery in the dead house. CACHB (Calgary Associate Clinic Historical Bulletin), 22:245.

Bentivoglio, M. (2013). Life and discoveries of Camillo Golgi. Nobelprize.org. Nobel Media AB 2013. Web. 28 Sep 2013. http://www.nobelprize.org/nobel_ prizes/medicine/laureates/1906/golgi-article.html.

Bergman, E. M., van der Vleuten, C. P., & Scherpbier, A. J. (2011). Why don't they know enough about anatomy? A narrative review. Med Teach, 33:403–409.

Bergmann, M. & Wendler, D. (1986). Caspar Bauhin (1560–1624). Gegenbaurs Morphol Jahrb, 132:173–81.

Bergmann, M. & Wendler, D. (1987). Zum 300. Todestag von Niels Steno (1638–1686). Mitt BI Ges exper Med (DDR), 24:1.

Bergstrasser, G. (1925). Hunain ibn Ishaq uber die syrischen und arabischen Galen-Ubersetzungen. Abh Kunde Morgenlandes, 17:21.

Bettany, G. T. (1885–1900). John Bell (1763–1820). Dictionary of national Biography,Volume 4.

Beukers, H. (1992). Leiden's medical faculty during its first two centuries. In B. P. Kennedy & D. Coakley (Eds.), The anatomy lesson: Art and medicine. Dublin: The National Gallery of Ireland, pp. 121–131.

Biddis, M. D. (1976). The politics of anatomy: Dr. Robert Knox and victorian racism. Proc Roy Soc Med, 69:245–50.

Bierbaum, M. & Faller, A. (1979). Niels Steno. Anatom, Geologe and Bischof, 1638–1686. Munster: Aschendorff.

Bittar, E. E. (1955). A study of Ibn Nafis. Bull Hist Med, 29:353–68, 429.

Blake, C. C. (1870–1871). The life of Dr. Knox. J Anthropol, 1:332.

Bonner, T. N. (1963). American doctors and German universities. Lincoln, NE & London: University of Nebraska Press.

Bonuzzi, L. & Ruggeri, F. (1988). Appunti preliminari ad un'indagine sulle cere anatomiche. In: Le Cere Anatomiche Bolognesi Del Settecento. Bologna: Universita Degli Studi Di Bologna.

Booth, N. B. (1960). Empedocles' account of breathing. J Hellen Stud, 80:10–15.

Bordley, III. J. & Harvey, A. M. (1976). Two centuries of American medicine 1776–1976. Philadelphia: W. B. Saunders.

Borowitz, H. O. (1986). The scapel and the brush: Anatomy and art from Leonarado da Vinci to Thomas Eakins. Cleveland Clinic Q, 53:61–73.

Bower, A. (1817–1830). The history of the University of Edinburgh (3 Vols.). Edinburgh: Oliphant, Waugh and Innes.

Bowers, J. Z. (1972). Western medicine in a Chinese palace. Philadelphia: Wm. F. Fell.

Boyle, R. (1665–1666). Tryals proposed by Mr. Boyle to Dr. Lower to be made by him, for the improvement of transfusing blood out of live animals into another. Phil Trans, 22:385–388.

Bracegirdle, B. (1985). Famous microscopists: Robert Hooke, 1635–1702. Proc Roy Micr Soc, 20:305.

Bracegirdle, B. (1986). Famous microscopists: Antoni van Leeuwenhoek, 1632–1723. Proc Roy Micr Soc, 21:367.

Brahce, C. I. (1967). Faculty focus: On Russell T. Woodburne. Univ Mich Med Cent J, 33:293-5.

Brain, P. (1986). Galen on bloodletting. Cambridge: Cambridge University Press.

Brain, P. (2009). Galen on bloodletting: A study of the origins, development and validity of his opinions, with a translation of the three works. Cambridge: Cambridge University Press, p. 112.

Brand, R. A. (2009). John Hilton, 1805–1878. Clin Orthop Relat Res, 467:2208–9.

Branstetter, B. F., Humphrey, A. L., & Schumann, J. B. (2008). The long-term impact of preclinical education on medical students' opinions about radiology. Acad Radiol, 15:1331–1339.

Brass, A. (1984). The art of medicine. Frank H. Netter, MD. Med J Aust, 141:880.

Breasted, J. H. (1930). The Edwin Smith surgical papyrus. Chicago: University of Chicago Press.

Broadie (2011). Nature and divinity in Plato's Timaeus. Cambridge: Cambridge University Press, p. 1.

Brock, C. H. (1983). William Hunter. A reassessment. In C. H. Brock (Ed.), William Hunter 1718–1783. A memoir by Samuel Foart Simmons and John Hunter. Glasgow: University of Glasgow Press, pp. 45–49.

Brock, C. H. (1985). The happiness of riches. In W. F. Bynum & R. Porter (Eds.), William Hunter and the eighteenth-century medical world. Cambridge: Cambridge University Press, pp. 35–54.

Brock, H. (1994). The many facets of Dr. William Hunter (1718–83). Hist Sci, 32:385–408.

Brookes, J. (1828). A catalogue of the anatomical and zoological museum of Joshua Brookes. London: R. Taylor.

Browne, E. G. (1921). Arabian medicine. Cambridge: Cambridge University Press.

Brunschwig, Hieronymus. (1497). Buch der Cirurgia. Strasbourg.

Buckman, Jr., R. F. (1987). The surgical principles of John Hunter. Surg Gynec & Obstet, 164:479–484.

Buckman, R. F. & Futrell, J. V. V. (1986). William Cowper. Surgery, 99:582–590.

Bujalkova, M., Straka, S., & Jureckova, A. (2001). Hippocrates' humoral pathology in Nowaday's reflections. Bratisl Lek Listy, 102:489–492.

Bullock, T. H., Bennett, M. V. L., Johnston, D., Josephson, R., Marder, E., & Fields, R. D. (2005). The neuron doctrine, redux. Science, 310:791–793.

Bullough, V. L. (1958). Medieval Bologna and the development of medical education. Bull Hist Med, 32:201–15.

Burkhardt, F. (Ed.) (1996). Charles Darwin's letters. A selection 1825–1859. Cambridge: Cambridge University Press.

Burn, A. R. (1982). The pelican history of Greece. Middlesex: Penguin Books.

Burrell, B. (2003). The strange fate of Whitman's brain. Walt Whitman Quarterly Review, 20:107–133.

Burton, W. (1743). An account of the life and writings of Hermann Boerhaave. London.

Butterfield, H. (1965). The origins of modern science, 1300– 1800. London: G. Bell and Sons Ltd., pp. 37–54.

Bylebyl, J. J. (1979). William Harvey and his age. Baltimore: Johns Hopkins University Press.

Bynum, W. F. & Porter, R. (1985). William Hunter and the eighteenth century medical world. Cambridge: Cambridge University Press.

Cabieses, F. (1979). Diseases and the concept of disease in ancient Peru. In J. Z. Bowers & E. F. Purcell (Eds.), Aspects of the history of medicine in Latin America. New York: Independent Publishers Group, pp. 16–53.

Calkins, C. M., Franciosi, J. P., & Kolesari, G. L. (1999). Human anatomical science and illustration: The origin of two inseparable disciplines. Clin Anat, 12:120–129.

Cameron, C. (1916). History of the college of surgeons in Ireland. Dublin: Fannin.

Cameron, E. (1991). The european reformation. Oxford: Oxford University Press.

Campbell, D. (1926). Arabian medicine and its influence on the middle ages. London: Kegan Paul, Trench, Trubner and Co., Ltd.

Canfora, L. (1989). The vanished library. London: Hutchinson Radius.

Canniff, W. (1894). The medical profession in upper Canada, 1783–1850. Toronto: William Briggs.

Capener, N. (1959). John Sheldon, F.R.S., and the Exeter Medical School. Proc Royal Soc Med, 52:231–238.

Capo, J. A. & Spinner, R. J. (2007). Compendium of anatomical variants. The levator claviculae muscle. Clin Anat, 20:968–969.

Cappelletti, A. J. (1975). Las doctrinas anatomo-fisiologicas de Diogenes de Apollonia. Rw Storia Med, 75:11–25.

Cardini, F. & Beonio-Brocchieri, M. T. F. (1991). Universitaten im Mittelalter. Munchen: Sudwest Verlag.

Carlino, A. (1999). Paper bodies: A catalogue of anatomicalfugitive sheets, 1538–1687. (Trans. Noga Arikha). Medical History, Suppl. No 19, London, Wellcome Institute for the History of Medicine.

Carlson, E. C. (1999). Frank N. Low: Gentle giant of electron microscopy (1911–1998). Anat Rec, 257:48–49.

Carter, K. C. (1985). Koch's postulates in relation to the work of Jacob Henle and Edwin Klebs. Med Hist, 29:353–74.

Cassirer, E. A. (1943). The place of Vesalius in the culture of the Renaissance. Yale J Biol Med, 76: 109–20.

Castiglioni, A. (1940). Aulus Cornelius Celsus as a historian of medicine. Bull Hist Med, 8:857–73.

Castiglioni, A. (1941). A history of medicine. Translated by E. B. Krumbhaar. New York: Alfred A. Knopf.

Celsus. (1935). De medicina. Translated by W. G. Spencer. 2 Volumes. London and New York: Loeb Classical Library.

Chadwick, J. & Mann, W. N. (1950). The medical works of Hippocrates. Oxford: Blackwell Scientific Publications.

Chauvois, L. (1957). William Harvey, his life and times: His discoveries: His methods. London: Hutchinson Medical Publications.

Chiera, E. (1938). They wrote on clay. Chicago: University of Chicago Press.

Chisholm, H. (Ed.). (1911). John Bell (surgeon). In Encyclopaedia Britannica (11th ed.), Cambridge: Cambridge University Press.

Chitwood, A. (2004). Death by philosophy. Ann Arbor, MI: University of Michigan Press, p. 47.

Choulant, L. (1962). Geschichte und Bibliographie der Anatomischen Abbildung nach ihrer Beziehung auf Anatomische Wissenschaft und Bildene Kunst. Leipzig, Rudolph Weigel.

Choulant, L. (1920). History and bibliography of anatomic illustration. Translated and edited with notes and a biography by Mortimer Frank. Chicago: University of Chicago Press.

Cilliers, L. & Retief, F. P. (2006). Medical practice in Graeco-Roman antiquity. Curationis, 29:34–40.

Clark, G. (1964). A history of the Royal College of Physicians of London. Volume 1. Oxford: Clarendon Press.

Clark, G. N. (1964–1972). A history of the Royal College of Physicians of London. Volume 3. Oxford: Clarendon Press.

Clark, K. (1935a). A catalogue of the drawings of Leonardo da Vinci. Cambridge: Cambridge University Press.

Clark, K. (1935b). Catalogue of the drawings by Leonardo da Vinci in the collection of His Majesty the King at Windsor Castle. London: Macmillan.

Clark, K. (1968). The drawings of Leonardo da Vinci in the collection of Her Majesty the Queen at Windsor Castle. Vols. 1–3. London: Phaidon Press Ltd.

Clark, M. E., Nimis, S. A., & Rochefort, G. R. (1978). Andreas Cesalpino, Quaestionum penpateticarum, libri V, liber v, quaestio iv, with translation. J Hist Med Allied Sci, 33:185–213.

Clarke, E. (1963). Aristotelian concepts of the form and function of the brain. Bull Hist Med, 37:1–14.

Clarke, E. & Dewhurst, K. (1972). An illustrated history of brain function. Berkeley, CA: University of California Press, p. 154.

Clarke, E. & Stannard, J. (1963). Aristotle on the anatomy of the brain. J Hist Med, 75:130–48.

Clemente, C. D. (1985). William Fredrick Windle 1898– 1985. Exp Neurol, 90:1–20.

Clendinnen, I. (1993). Aztecs. An interpretation. Cambridge: Cambridge University Press.

Coakley, D. (1988). The Irish school of medicine. Dublin: Town House.

Coakley, D. (1992). Anatomy and art: Irish dimensions. In B. P. Kennedy & D. Coakley (Eds.), The anatomy lesson: Art and medicine. Dublin: The National Gallery of Ireland, pp. 57–78.

Cockburn, A. & Cockburn, E. (1980). Mummies, disease and ancient cultures. Cambridge: Cambridge University Press.

Codellas, P. S. (1932). Alcmaeon of Croton: His life, work, and fragments. Proc Roy Soc Med, 25:1041–46.

Cohen, D. (1975). The body snatchers. Philadelphia: J. B. Lippincott.

Cohen, H. F. (1994). The scientific revolution. Chicago: University of Chicago Press.

Cohen, I. B. (1992). What Columbus “saw” in 1492. Sci Am, 267:100–106.

Cohen, M. & Trott, N. G. (1973). Wilhelm Conrad R   tgen, 1845–1923. Br J Radiol, 46:81–2.

Cohen, J. & Werner, R. M. (2009). On medical research and human dignity. Clin Anat, 22:161–162.

Cole, F. J. (1975). A history of comparative anatomy. From Aristotle to the eighteenth century. New York: Dover.

Collins, F. S. (2003). An interview with Francis S. Collins, M.D., Ph.D. Director, National Human Genome Research Institute. Assay Drug Dev Technol, 1:119–25.

Collins, J. P. (2008). Modern approaches to teaching and learning anatomy. BMJ, 337:a1310.

Collins, T. J., Given, R. L., Hulsebosch, C. E., & Miller, B. T. (1994). Status of gross anatomy in the U.S. and Canada: Dilemma for the 21st century. Clin Anat, 7:275–296.

Colombo, R. (1559). De re anatomica. Venice: N. Bevilacquae.

Comrie, J. D. (1932). History of Scottish medicine (2nd ed.) (2 Vols.). London: Baillere, Tindall & Cox.

Comrie, J. D. (1972). History of Scottish medicine to 1800. London: Bailliere, Tindall & Cox.

Conklin, E. G. (1939). Henry Hubert Donaldson. Biographical memoirs of the National Academy of Sciences, 29:229–243.

Conrad, L., Neve, M., Porter, R., Nutton, V., & Wear, A. (1995). Western medical tradition. 800 B.C. to 1800. Cambridge: Cambridge University Press.

Cooke, R. A. (1984). A visit to pathology museums in Italy, France and the U.K. Bull Roy College Path, 48:4–5.

Cooper, S. (1930). The medical school of Montpellier in the fourteenth century. Ann Med Hist, 2:164–95.

Cooper, B. B. (1843). The life of Sir Astley Cooper. 2 Vols. London: J. W. Parker.

Cooper, S. K. (2006). Aristotle: Philosopher, teacher, and scientist. Compass Point Books.

Cope, Z. (1959). The Royal College of Surgeons of England: A history. London: Anthony Blond.

Cope, Z. (1966). The private medical schools in London (1746–1914). In F. N. L. Poynter (Ed.), The evolution of medical education in Britain. London: Pitman Medical.

Coppola, E. D. (1957). The discovery of the pulmonary circulation: A new approach. Bull Hist Med, 31: 44–77.

Corner, B. C. (1951). William Shippen, Jr. Pioneer in American medical education. Philadelphia: American Philosophical Society.

Corner, G. W. (1930). Clio medica. Anatomy. New York: Paul B. Hoeber.

Corner, G. W. (1954). George Linius Streeter 1873–1948. Biographical memoirs. Vol XXVII. Washington D.C.: National Academy of Sciences.

Corney, B. G. (1914). Some physiological phantasies of third century repute. Proc Roy Soc Med, 7:217–27.

Cornford, F. M. (1971). Plato's cosmology. The Timaeus of Plato translated with a running commentary. London: Routledge and Kegan Paul.

Cowdry, E. V. (1920). Anatomy in China. Anat Rec, 20:31–60.

Cresswell R. (1862). Aristotle's history of animals: In ten books by Aristotle, Johann Gottlob Schneider. London: Henry G Bohn, Chapter 8, p. 18.

Creswell, C. H. (1926). The Royal College of Surgeons of Edinburgh. Historical notes from 1505 to 1905. Edinburgh: Oliver & Boyd.

Crivellato, E., Mallardi, F., & Ribatti, D. (2006). Diogenes of Apollonia: A pioneer in vascular anatomy. Anat Rec B New Anat, 289:116–120.

Crivellato, E., & Ribatti, D. (2006a). A portrait of Aristotle as an anatomist. Clin Anat, 20:447–485.

Crivellato, E., & Ribatti, D. (2006b). Aristotle: The first student of angiogenesis. Leukemia, 20:1209–1210.

Crivellato, E., & Ribatti, D. (2006c). Mondino de' Liuzzi and his anothomia: A milestone in the development of modern anatomy. Clin Anat, 19:581–587.

Crummer, L. (1923). Early anatomical fugitive sheets. Ann Med Hist, 5:189–209.

Crummer, L. (1925). Further information on early anatomical fugitive sheets. Ann Med Hist, 7:1–5.

Cruz, M. de la. (1940). The Badianus manuscript: An Aztec herbal of 1552. Translated from Nahuatl into Latin by Juan Badiano. Published in facsimile. Introduced, translated into English and annotated by Emily Walcott Emmart. Baltimore: Johns Hopkins University Press.

Cullen, G. M. (1918a). The passing of Vesalius. Edin Med J, 75:324.

Cullen, G. M. (1918b). Madrid to Zante. Edin Med J, 73:388.

Cunningham, A. (1993). English manuscripts of Francis Glisson. Vol. 1. From anatomia hepatis (The anatomy of the liver). Cambridge Wellcome Texts and Documents, No. 3. Cambridge: Wellcome Unit for the History of Medicine.

Currie, A. S. (1933). Robert Knox, anatomist, scientist, and martyr. Proc Roy Soc Med, 26:39–46.

Cushing, H. (1943). A Bio-bibliography of Andreas Vesalius. New York: Schuman's.

Damadian, R. (1936). http://crev.info/?scientists= raymond-damadian.

Dawson, D. L. (1988). The American Association of Clinical Anatomists: The beginnings and first five years. Clin Anat, 1:237–253.

Dawson, W. R. (1930). ClioMedica: The beginnings: Egypt and Assyria. New York: P.B. Hoeber.

Debernardi, A., Sala, E., D'Aliberti, G., Talamonti, G., Franchini, A. F., & Collice, M., (2010). Alcmaeon of Croton. Neurosurgery, 66:247–52.

Debus, A. G. (1978). Man and nature in the Renaissance. Cambridge: Cambridge University Press.

De Castro Santos Filho, L. (1979). Medicine in colonial Brazil: An overview. In J. Z. Bowers & E. F. Purcell (Eds.), Aspects of the history of medicine in Latin America. New York: Independent Publishers Group, 97–111.

De Lint, J. G. (1932). Beitrage zur Kenntnis der Anatomischen Namen im Alten Agypten. Sudhoff Arch 25:382–390.

Desmond, A. (1989). The politics of evolution. Morphology, medicine, and reform in radical London. Chicago: University of Chicago Press.

Dhorme, E. (1949). Les Religions de Babylonie et d'Assyrie. Paris.

Diller, H. (1938). Die Lehre vom Blutkreislauf, eine verschlossene Entdeckung der Hippokratiker. Sudhoff

Arch, 31:201.

Dinsmore, C. E., Daugherty, S., & Zeitz, H. J. (1999). Teaching and learning gross anatomy: Dissection, prosection, or both of the above? Clin Anat, 12:110–114.

Dixon, A. F. (1904). Professor Wilhelm His. J Anat Physiol, 38:503–505

Dobell, C. (1932). Antony van Leeuwenhoek and his "little animals." London: John Bale, Reprinted: Dover Books, New York, 1960.

Dobson, J. (1952). Eighteenth century anatomists: Joshua Brookes. Practitioner, 169:180–4,

Dobson, J. (1954). William Clift. London: William Heinemann Medical Books, Ltd.

Dobson, J. (1962). Anatomical eponyms. London: E. & S. Livingstone, Ltd.

Dobson, J. (1968). A guide to the Hunterian Museum. Edinburgh: E. & S. Livingstone, Ltd.

Dobson, J. (1969). John Hunter, F.R.S. Edinburgh: E. & S. Livingstone.

Dobson, J. F. (1925). Herophilus of Alexandria. Proc Roy Soc Med, 18:19–32.

Dobson, J. R. (1927). Erasistratus. Proc Roy Soc Med, 20:825–32.

Dobson, J. & Walker, R. M. (1980). Barbers and barbersurgeons of London: A history of the barbers' and barbersurgeons' companies. Oxford: Oxford University Press, 1980.

Dolby, T. & Alker, G. (1997). Origins and development of medical imaging. Carbondale and Edwrdsville, IL: Southern Illinois University Press, p. 6.

Donley J. E. (1946). Harvey, Riolan, and the discovery of the circulation of the blood. Yale J Biol Med, 18:319–31.

Doolin, W. (1951). Dublin's surgeon-anatomists. Ann R Coll Surg Engl, 8:1–22.

Dorwart, R. A. (1958). Medical education in Prussia under the early Hohenzollern, 1685–1725. Bull Hist Med, 32:335–47.

Drake, R. L. & Pawlina, W. (2013). The American Association of Anatomists celebrates 125 years. Anat Sci Educ, 6:1–2.

Drimmer, F. (1981). Body snatchers. New York: Fawcett Gold Medal Books.

Druml, W. (1999). Fortschritt kann nur entstehen aus einer umfassenden Prasenz des Vergangenen. Editorial. Wien Klin Wochenschr, 111:739–740.

Duckworth, W. L. H. (1962). Galen: On anatomical procedures. The later books. (Translation.) M. C. Lyons & B. Towers (Eds.). Cambridge: Cambridge University Press.

Dukes, D. E. (1960). London medical societies in the eighteenth century. Proc R Soc Med, 539:699–706.

Dungelova, E. & Barinka, L. (1987). Jan Evangelista Purkyne — The scientist and humanist. Acta Chin Plast, 29:125–9.

Ebbell. (1937). The papyrus ebers: The greatest Egyptian medical document. Copenhagen: Levin & Munksgaard.

Edelstein, L. (1935). The development of Greek anatomy. Bull Hist Med, 3:235–249.

Edelstein, L. (1967). The history of anatomy in antiquity. O. Temkin & C. L. Temkin (Eds.), Ancient medicine. Baltimore: Johns Hopkins University Press.

Edwards, J. J. & Edwards, M. J. (1959). Medical museum technology. Oxford: Oxford University Press.

Edwards, L. F. (1957). The famous Harrison case and its repercussions. Bull Hist Med, 31:162.

El-Tatawi, M. E. D. (1924). Der Lungenkreislauf nach El- Koraschi. Inaug-Diss Freiburg i Br.

Ellis, H. (2001). Teaching in the dissecting room. Clin Anat, 14:149–151.

Ellis, H. (2002) Medico-legal litigation and its links with surgical anatomy. Surgery, 20:i–ii.

Engelbach, R. & Derry, D. (1942). Mummification. Ann du Serv des Antiquités de l'Egypte, 41:235–265.

Erhard, H. (1941a). Alkmaion, der erste Experimental biologe. Sudhoff Arch Gesch Med, 34:77–89.

Erhard, H. (1941b). Diogenes von Apollonia als Biologe. Sudhoff Arch Gesch Med, 34:335–6.

Erlam, H. D. (1954). Alexander Monro, primus. Univ Edinburgh J, 17:77–105.

Erolin, C., Shoja, M. M., Loukas, M., Shokouhi, G., Rashidi, M.R., Khalili, M., Tubbs, R. S. (2013). What did Avicenna (Ibn Sina, 980–1037 A.D.) look like? Int J Cardiol, 167:1660–3.

Estes, J. W. (1989). The medical skills of ancient Egypt. Canton, MA: Watson.

Farfan, F. A. (1579). Tractado Breue de Chirurgia y del Conocimientoy cora de algvnas enfermedades q. en esta tierra mas comunmente suelen auer. (A brief treatise on medicine) Mexico: Casa de Antonio Ricardo, 1579. (Cited by Schendel, 1968).

Febres-Cordero, F. (1987). Historia de la medicina en Venezuelay America. 2 Vols. Caracas: Consejo de Profesores Universitarios Jubilados UCV.

Feely, J. (1992). The Royal College of Physicians and Irish medicine. In B. P. Kennedy & D. Coakley (Eds.), The anatomy lesson: Art and medicine. Dublin: The National Gallery of Ireland, pp. 89–105.

Feindel, W. (1964). Thomas Willis: The anatomy of the brain and nerves. Montreal: McGill University Press.

Feindel, W. (Ed.). (1978). The anatomy of the brain and nerves. Birmingham: The Classics of Medicine Library.

Ferngren, G. B. (1982). A Roman declamation on vivisection. Trans Coll Physicians Phila, 4:272–90.

Feyfer, F. M. G. de. (1933). Jan Steven van Calcar (Joannes Stephanus), 1499–1546. Nederl T Geneesk, 77:3562.

Field, E. J. & Harrison, R. J. (1968). Anatomical terms. Their origin and derivation (3rd ed.). Cambridge: W. Heffer & Sons Ltd.

Finger, S. (2004). Minds behind the brain: A history of the pioneers and their discoveries. Oxford: Oxford University Press, pp. 28–33.

Fishman, A. P. & Richards, D. W. (Eds.). (1982). Circulation of the blood. Men and ideas. Bethesda, MD: American Physiological Society, pp. 32–37.

Fleetwood, J. (1951). History of medicine in Ireland. Dublin: Browne and Nolan, Limited.

Fleetwood, J. (1988). The Irish body snatchers. A history of body snatching in Ireland. Dublin: Tomar.

Fleischhauer, K. (1981). In memoriam Philipp Stohr Jr. Anat Anz, 150:239–247.

Fleming, D. (1955). Galen on the motions of the blood in the heart and lungs. Isis, 46:14–21.

Flemming, P. (1957). The medical aspects of the mediaeval monastery in England. In Z. Cope (Ed.), Sidelights on the history of medicine. London: Butterworth pp. 23–36.

Flexner, A. (1910). Medical education in the United States and Canada. Bulletin of the Carnegie Foundation for the Advancement of Teaching, No. 4, New York.

Flexner, A. (1937). Introduction. In J. Morgan (Ed.), A discourse upon the institution of medical schools in America. (Reprinted from the first edition, Philadelphia, 1765.) Baltimore: Johns Hopkins University Press.

Foot, J. (1794). The life of John Hunter. London: T. Becket.

Ford, B. J. (1983). What were the missing Leeuwenhoek's microscopes really like? Proc Roy Micr Soc, 18:118–124.

Ford, B. J. (1991). The Leeuwenhoek legacy. London: Farrand Press.

Frank, Jr., R. G. (1976). Thomas Willis. In C. G. Gillispie, (Ed.), Dictionary of scientific biography. New York: Charles Scribner's Sons.

Frank, Jr., R. G. (1980). Harvey and the Oxford physiologists. Berkeley, CA: University of California Press.

Franklin, K. J. (1961). William Harvey. Englishman, 1578–1657. London: MacGibbon & Kee.

French, R. K. (1975). Anatomical education in a Scottish university, 1620. An annotated translation of the lecture notes of John Moir. Aberdeen: Equipress.

French, R. K. (1979). The history of the heart. In Thoracic physiology from ancient to modern times. Aberdeen: Equipress.

French, R. (1993). The anatomical tradition. In W. F. Bynum & R. Porter (Eds.), Companion encyclopedia of the history of medicine. Vol. 1. London: Rutledge, pp. 81–125.

French, R. (1994). William Harvey's natural philosophy. Cambridge: Cambridge University Press.

Frost, S. B. (1979). The history of McGill in relation to Montreal and Quebec. Montreal: McGill University Press.

Fulton, J. F. (1953). Michael Servetus. Humanist and martyr. Boston: Beacon Press.

Furley, D. J. & Wilkie, J. S. (Eds.). (1984). Galen on respiration and the arteries. Princeton, NJ: Princeton University Press.

Galen, C. (1956). Galen on anatomical procedures. Proc R Soc Med, 49:833.

Galen, C. (2003). On the usefulness of the parts of the body. Clin Orthop Relat Res, 411:4–12.

Garey, L. (2006). The early days of the Anatomical Society of Great Britain and Ireland. Newsletter Winter 2006 http://www.anatsoc.org.uk/.

Garrison, F. H. (1929). An introduction to the history of medicine (4th ed.). Philadelphia: W. B. Saunders.

Gerrits, P. & Veening, J. (2013). Leonardo da Vinci's "A Skull Sectioned": Skull and dental formula revisited. Clin Anat, 26:430–435.

Ghalioungui, P. (1982). The West denies Ibn al-Nafis's contribution to the discovery of the circulation. In A. R. El-Gindy & H.M.Z. Hassan (Eds.), Proc. 2nd Int. Conf. Islamic Med, Kuwait, pp. 299–304.

Gibbons, A. (2009). Ardipithecus ramidus. A new kind of ancestor: Ardipithecus unveiled. Science, 326:36–40.

Gomez, J. M. (1979). Historical synthesis of medical education in Mexico. In J. Z. Bowers & E. F. Purcell (Eds.), Aspects of the history of medicine in Latin America. New York: Independent Publishers Group, pp. 88–96.

Goodman, N. M. (1944). The supply of bodies for dissection: A historical review. Brit Med J, 1:807.

Gordon, B. L. (1959). Medieval and Renaissance medicine. New York: Philosophical Library.

Gordon-Taylor, G. & Walls, E. W. (1958). Sir Charles Bell. His life and times. Edinburgh: E. & S. Livingstone Ltd.

Graham, H. (1956). Surgeons all (2nd ed.). London: Rich & Cowan.

Granger, N. A. (2004). Dissection laboratory is vital to medical gross anatomy education. Anat Rec, 281B:6–8.

Grapow, H. (1935). Uber die Anatomischen Kenntnisse der Altagyptischen Arzte. Leipzig: J. C. Hinrichs.

Gray, H. (1999). Gray's anatomy: The unabridged edition. Courage Books, p. 15.

Grayson, A. K. (1980). Babylonia. In A. Cotterell (Ed.), The encyclopedia of ancient civilizations. London: Rainbird Publishing Group Limited, pp. 89–101.

Green, R. M. (1951). A translation of Galen's hygiene (De Sanitate Tuenda). Springfield, IL: Charles C Thomas, 1951.

Green, R. M. (1955). Asclepiades: His life and writings. New Haven, CT: E. Licht, pp. 73–76.

Greenblatt, S. H. (1995). Phrenology in the science and culture of the 19th century. Neurosurgery, 37:790–804.

Grene, M. (1972). Aristotle and modern biology. J Hist Ideas, 33:395–424.

Grensemann, H. (1968). Der Artz Polybus als Verfasser hippokratischer Schriften. Mainz, Akad. Wissensch, Lit.

Gross, C. G. (1997). Leonardo da Vinci on the brain and eye. Neuroscientist, 3:347–354.

Gross, C. G. (1999). Brain, vision, memory: Tales in the history of neuroscience. Bradford.

Gruner, O. C. (1930). A treatise on the canon of medicine of Avicenna. Incorporating a translation of the first book. London: Luzac & Co.

Gudger, E. W. (1923). Pliny's "Historia naturalis": The most popular natural history ever published. ISIS, 6:269–281.

Guerra, F. (1979). Pre-Columbian medicine: Its influence on medicine in Latin America today. In J. Z. Bowers & E. F. Purcell (Eds.), Aspects of the history of medicine in Latin America. New York: Independent Publishers Group, pp. 1–15.

Guild, S. R. (1935). G. Carl Huber 1865–1934 In memoriam. Anat Rec, 62:1–6. Gurunluoglu, R., Shafighi, M., Gurunluoglu, A., &

Cavdar, S. (2011). Giulio Cesare Aranzio (Arantius) (1530–89) in the pageant of anatomy and surgery. J Med Biogr, 19:63–9.

Guthrie, D. (1959). The contribution of Holland and Scotland to the evolution of medical education in America. In History of American medicine, A symposium. New York: MD Publications, p. 165.

Guthrie, D. (1956). The three Alexander Monros and the foundation of the Edinburgh Medical School. J R Coll Surg Edinb, 2:24–33.

Guthrie, R. D. (2005). The nature of paleolithic art. Chicago: University of Chicago Press

Guthrie, W. K. (2012). The Greek philosophers: From Thales to Aristotle. Routledge, p. 47.

Gütz, W. (1986). Der Anatom der Gynaäkologen Von einhundert Jahren wurde Hermann Steive geboren. Notabene medici, 9:598–600.

Haberling, W. (1924). Johannes Muller. Das Leben des rheinischen Naturforschers. Leipzig: Akademische Verlagsgesellschaft.

Haeger, K. (1989). The illustrated history of surgery. London: Harold Starke.

Hale, J. (1993). The civilization of Europe in the Renaissance. London: HarperCollins, pp. 542–559.

Hall, A. P. (1960). Studies on the history of the cardiovascular system. Bull Hist Med, 34:391.

Hall, R. A. (1974). Medicine and the Royal Society. In A. G. Debus (Ed.), Medicine in seventeenth century England. Los Angeles: University of California Press, pp. 421–452.

Hamilton, D. (1987). The healers. A history of medicine in Scotland. Edinburgh: Canongate.

Hancock, G. (1995). Fingerprints of the gods. New York: Crown.

Hansen, J. T. (2006). Frank H. Netter, M.D. (1906–1991): The artist and his legacy. Clin Anat, 19: 481–6.

Hare, H. A. (1923). Leidy and his influence on medical science. J Acad Nat Sci Phila, 75:73–87.

Harrington, J. (1920). The School of Salernum. New York: Paul B. Hoeber.

Harris, C. R. S. (1973). The heart and the vascular system in ancient Greek medicine from Alcmaeon to Galen. Oxford Clarendon.

Harris, J. E. & Weeks, K. R. (1973). X-raying the Pharaohs. New York: Charles Scribner's Sons.

Hartman, C. G. (1962). Science and the safe period. Baltimore: Williams and Wilkins.

Hartwell, E. M. (1881a). The hindrances of anatomical study in the United States. Ann Anat Surgery, 3:209.

Hartwell, E. M. (1881b). The present legal status of the study of human anatomy in the United States. Ann Anat Surg, 4:8–14.

Harvey, E. N. (1953). Edwin Grant Conklin: 1863–1952. Science, 117: 703–705.

Harvey, W. (1957). Exercitatio anatomica de motu cordis et sanguinis in animalibus. Sumptibus Guilielmi Fitzeri, Francofurti, 1628. (Movement of the heart and blood in animals. An anatomical essay.) Translated by Kenneth J. Franklin. Oxford: Blackwell.

Hayek, S. (1984). How Al-Zahrawi reached the occident. IWMJ 1:49.

Heagerty, J. J. (1928). Four centuries of medical history in Canada (2 vols.). Toronto: MacMillan Company of Canada Limited.

Heckscher, W. S. (1958). Rembrandt's anatomy of Dr. Nicholas Tulp. An iconological study. Washington Square, NY: New York University Press.

Heilemann, H. A. (2011). Influence of the Casserius Tables on fetal anatomy illustration and how we envision the unborn. J Med Libr Assoc, 99:23–30.

Hein, J. (1976). Zur Geschichte der Anatomie und Chirurgie. Christian Heinrich Stinger 1782–1842. Anatom und Chirurg in Marburg. Mannheim, GroBdruckerei und Verlag GmbH.

Herrlinger, R. (1953). Didactic originality of the anatomical paintings by Leonardo Da Vinci. Anat Anz, 99:366–95.

Herrlinger, R. (1970). History of medical illustration. London: Pitman.

Herzog, B. F. (2007). Chester B. McVay: Small-town surgeon, world-famous herniologist. Surgery, 141:119–20.

Hildebrand, R. (1988). Un beau monument iconographique de la science de l'homme. Medizinhist J, 23:291–318.

Hildebrandt, S. (2008). Capital punishment and anatomy: History and ethics of an ongoing association. Clin Anat, 21:5–14.

Hildebrandt, S. (2009a). Anatomy in the Third Reich: An outline, Part 1. National Socialist politics, anatomical institutions, and anatomists. Clin Anat, 22:883–93.

Hildebrandt, S. (2009b). Anatomy in the Third Reich: An outline, Part 2. Bodies for anatomy and related medical disciplines. Clin Anat, 22:894–905.

Hildebrandt, S. (2009c). Anatomy in the Third Reich: An outline, Part 3. The science and ethics of anatomy in National Socialist Germany and postwar consequences. Clin Anat, 22:906–15.

Hildebrandt, S. & Redies, C. (2012). Anatomy in the Third Reich. Ann Anat, 194:225–226.

Hilloowala, R. (1984). Illustrations from the Wellcome Institute Library. The origins of the Wellcome anatomical waxes. Med Hist, 28:432–7.

Hilloowala, R. & Goldstein, C. H. (1982) Tulane Medicine, (April) 9.

Hilton, J. (1950). Rest and pain (Edited by E. W. Walls, E. E. Philipp & H. J. B. Atkins). London: G. Bell and Sons.

Hinsey, J. C. (1943). Stephen Walter Ranson: 1880–1942. Science, 97:245–56.

Hintzsche, E. (1948). Albrecht von Haller als Anatomund seine Schule. Z Anat Entw Gesch, 10:4068.

Hirsch, A. (Ed.). (1884–1888). Biographisches Lexikon der hervorragenden Aerzte aller Zeiten und Volker (6 vols.). Vienna and Leipzig: Urban and Schwarzenberg.

Hoernle, A. F. R. (1907). Studies in the medicine of ancient India. Part I. Osteology or the bones of the human body. Oxford: Clarendon Press.

Hodges, D. L. (1985), Renaissance fictions of anatomy. Amherst, MA: University of Massachusetts Press, pp. 1–19, 89–106.

Hoerr, N. I. (1956). The role of the anatomical disciplines in medical education. J Med Educ, 31:7–24.

Hoizey, D. & Hoizey, M. J. (1993). A history of Chinese medicine. (Translated by Paul Bailey.) Edinburgh: University Press.

Holloway, S. W. F. (1964). Medical education in England, 1830–1858: A sociological analysis. History, 49:299–324.

Holt, S. B. (1976). Harold Cummins 1894–1976. J Med Genet, 13:540.

Hooper, A. (1980). Further information on the prehistoric representations of human hands in the cave of Gargas. Med Hist, 24:214–6.

Hoss, R., Broad, P., & Kremer, J. P. (1984). KL Auschwitz seen by the SS. Selection, elaboration and notes by Bezwinska, Jadwiga and Czech, Danuta. New York: Howard Fertig, pp. 1–331.

Hoyt, Jr., W. D. (1942). A young Virginian prepares to practice medicine, 1796–1800. Bull Hist Med, 11:582–6.

Howe, A., Campion, P., Searle J., & Smith, H. (2004). New perspectives - approaches to medical education at four new UK medical schools. BMJ, 329:327–331.

Hsieh, E. T. (1920). A review of ancient Chinese anatomy. Anat Rec, 20:97.

Huard, P. & Wong, M. (1968). Chinese medicine. (Translated from the French by B. Fielding.) London: Weidenfeld and Nicolson.

Hubbard, C. (2001). Eduard Pernkopf's atlas of topographical and applied human anatomy: The continuing ethical controversy. Anat Rec, 265:207–11.

Hubotter, F. (1929). Die chinesische medizin. Leipzig: Verlag der Asia Major.

Hughes, J. T. (1992). Thomas Willis, 1621–1675: His life and work. London: Royal Society of Medicine Services.

Hun, H. (1883). A guide to American medical students in Europe. New York: William Wood.

Hunter, J. (1786a). A treatise on the venereal disease. London: G. Nichol.

Hunter, J. (1786b). Observations on certain parts of the animal oeconomy. London: Longmans.

Hunter, J. (1794). A treatise on the blood, inflammation, and gun-shot wounds, by the Late John Hunter. To which is prefixed a short account of the author's life, by his brotherin- law Everard Home. London: for Georg Nicol, Bookseller to His Majesty.

Hunter, J. (1835). The works of John Hunter, ER.S., with notes. Edited by James F. Palmer (4 vols.). London: Longmans, With a Life, by Drewry Ottley.

Hunter, J. (1861). Essays and observations on natural history, anatomy, physiology, psychology, and geology . . .by Richard Owen (2 vols.). London: John Van Voorst.

Hunter, J. (1976). Letters from the past. From John Hunter to Edward Jenner. London: Royal College of Surgeons of England.

Hunter, T. B., Peltier, L. F., & Lund, P. J. (2000). Radiologic history exhibits. Musculoskeletal eponyms: Who are these guys? Radiographics, 20:219–316.

Hunter, W. (1774). The anatomy of the human gravid uterus exhibited in figures. Birmingham: Joannes Baskerville.

Huntley, F. L. (1951). Sir Thomas Browne, M.D., William Harvey, and the metaphor of the circle. Bull Hist Med, 25:236–47.

Hyrtl, J. (1879). Das Arabische und Hebraische in der Anatomie. Wien.

Ilberg, J. (1889). Uber die Schriftstellerei des Klaudios Galenos (I). RheinMus Phil, 44:207–39.

Ilberg, J. (1892). Uber die Schriftstellerei des Klaudios Galenos (II). Rhein Mus Phil, 47:489–514.

Ilberg, J. (1896). Uber die Schriftstellerei des Klaudios Galenos (III). Rhein Mus Phil, 57:165–96.

Ilberg, J. (1897). Uber die Schriftstellerei des Klaudios Galenos (IV). Rhein Mus Phil, 52:591–623.

Ilberg, J. (1902). Uber die Schriftstellerei des Klaudios Galenos. Rhein Mus Phil, 47:489.

Ilberg, J. (1930). Wann ist Galenos geboren? Sudhoff Arch, 23:289–292.

Imai, M. (2011). Herophilus of Chalcedon and the Hippocratic tradition in early Alexandrian medicine. Hist Sci (Tokyo), 21:103–122.

Inuwa, I.M., Taranikanti, V., Al-Rawahy, M., Roychoudhry, S., & Habbal, O. (2012). “Between a rock and a hard place”: The discordant views among medical teachers about anatomy content in the undergraduate medical curriculum. Sultan Qaboos Univ Med J, 12:19–24.

Isler, H. (1968). Thomas Willis 1621–1675: Doctor and scientist. London: Hafner.

Iturbe, U., Pereto, J., & Lazcano, A. (2008). The young Ramon y Cajal as a cell-theory dissenter. Int Microbiol, 11:143–145.

Izquierdo, J. J. (1937). A new and more correct version of the views of Servetus on the circulation of the blood. Bull Hist Med 5:914–932.

Jack, D. (1981) Rogues, rebels, and geniuses. Toronto: Doubleday.

Jaeger, W. (1948). Aristotle (2nd ed.). London: Oxford University Press.

Janick, J., Paris, H. S., & Parrish, D. C. (2007). The cucurbits of Mediterranean antiquity: Identification of taxa from ancient images and descriptions. Ann Bot, 100:1441–1457.

Janson, H. W. (1977). History of art. New York: Harry N. Abrams.

Janssens, P. A. (1957). Medical views on prehistoric representations of human hands. Med Hist, 7:318–322.

Jastrow Jr., M. (1914). The medicine of the Babylonians and Assyrians. Proc Roy Soc Med, 7:109–176.

Jee, B. S. (1978). A short history of Aryan medical science. Delhi: New Asian Publishers.

Johanson, D. C. & White, T. D. (1980). On the status of Australopithecus Afarensis. Science, 207:1104–5.

Johanson, D. C. & Edey, M. A. (1982). Lucy: The beginnings of human kind. New York: Warner Books.

Johansen, T. K. (1997). Aristotle on the sense-organs. Cambridge, pp. 54–5.

Jolin, L. (2013). A physician's library. CAM (Cambridge Alumni Magazine), 68:32–37.

Jones, W. H. S. (1945). Hippocrates and the corpus Hippocraticum. Proc Brit Acad, 31:103–25.

Jouanna, J. (1969). Le medecin Polybe est-il l'auteur de plusieurs ouvrages de la collection hippocratique. Rev Etud Grec, 82:552–62.

Kambara, H. (1974). The wooden models of the human skeleton made during the Edo period in Japan. Proceedings of the XXIII International Congress of the History of Medicine. London: Wellcome Institute of the History of Medicine, Vol. 2, pp. 981–983.

Kapitza, B., G bel, L., & Schultka, R. (2002). Dr. Gustav Wilhelm Münter (1804–1870) – the "unknown" assistant of the Meckel collection. Ann Anat, 184:547–50.

Kaufman, M. H. (2005). John Bell (1763–1820), the father of surgical anatomy. J Med Biogr, 13:73–81.

Kapferer, R. (1951). Dieanatomischen Schriften. Die Anatomie des Herz. Die Adern inder Hippokratischen Sammlung. Stuttgart: Hippokrates Verlag.

Kardel T. (1994). Steno on muscles. Dedication to elementorum myologiae specimen (1667), p. 85.

Karnovsky, M. J. (1979). Dedication to Albert H Coons 1912–1978. J Histochem Cytochem, 27:1117–8.

Keele, K. D. (1951). Leonardo da Vinci, and the movement of the heart. Proc R Soc Med, 44:209–213.

Keele, K. D. (1952). Leonardo da Vinci on movement of the heart and blood. London: Harvey and Blythe Ltd.

Keele, K. D. (1961). Three masters of experimental medicine Erasistratus, Galen and Leonardo da Vinci. Proc Roy Soc Med, 54:577–88.

Keele K. D. (1973). Leonardo da Vinci's views on arteriosclerosis. Med Hist, 7:304–308.

Keele, K. D. (1979). Leonardo da Vinci's "Anatomia Naturale." Yale J Biol Med, 52:369–409.

Keele, K. D. (1983). Leonardo da Vinci's elements of the science of man. New York: Academic Press.

Keevil, J. J. (1957). The seventeenth century English medical background. Bull Hist Med, 31:408–24.

Kell, P. E. (2004–2013). Joshua Brookes (1761–1833) anatomist. Oxford dictionary of national biography.

Oxford: Oxford University Press.

Kemp, M. (2006). Leonardo Da Vinci: The marvellous works of nature and man. Oxford: Oxford University Press.

Kemp, M. (2010). Style and non-style in anatomical illustration: From renaissance humanism to Henry Gray. J Anat, 216:192–208.

Kennedy, M. (2003). Benjamin Franklin's house: The naked truth. In "The Guardian," 11 August.

Kennedy, B. P. & Coakley, D. (Eds.). (1992). The anatomy lesson: Art and medicine. Dublin: The National Gallery of Ireland National Gallery of Ireland.

Keswani, N. H. (1970). Medical education in India since ancient times. In C. D. O'Malley (Ed.), The history of medical education. Berkeley, CA: University of California Press, pp. 329–366.

Keswani, N. H. (1973). Susruta, the pioneer anatomist and the father of surgery. In G. D. Singhal & L. V. Guru (Eds.), Anatomical and obstetric considerations in ancient Indian surgery. Banaras: Banaras Hindu University Press.

Keynes, G. (Ed.). (1928). The anatomical exercises of Dr. William Harvey De Motu Gordis 1628: De Circulatione Sanguinis 1649: The first English text of 1653 now newly edited. London: The Nonesuch Press.

Keynes, G. (1966). The life of William Harvey. Oxford: Clarendon Press.

Ketham, J. (1925). The Fasciculo di medicina, Venice, 1493. With an introduction, etc. by Charles Singer (Monumenta Medica, II), 2 vols, facsims. fol. Florence: R. Lier.

Ketham, J. (1941). Fasciculus medicine. (Copy in the British Library, London).

Kevorkian, J. (1959). The story of dissection. New York: Philosophical Library.

Kühn, C. G. (1821–1833) Claudii Galeni Opera omnia (20 vols.). Medicorum Graecorum Opera quae extant. Leipzig.

King, L. S. (1954). Plato's concepts of medicine. J Hist Med, 9:38.

King, R. (1994). John Hunter and the natural history of the human teeth: Dentistry, digestion, and the living principle. J Hist Med Allied Sci, 49:504–520.

Klee, E. (2003). Das Personenlexikon zum Dritten Reich We war was vor und nach 1945. Frankfurt/M, p. 310.

Klein-Franke, F. (1982). Vorlesungen uber dieMedizin imIslam. Beiheft 23. Sudhoffs Archiv. Zeitschrift fur Wissenschaftsgeschichte. Wiesbaden: Franz Steiner Verlag GMBH.

Knight, B. (1980). Discovering the human body. New York: Lippincott & Crowell.

Knox, R. (1852). Great artists and great anatomists; A biographical and philosophical study. London: John Van Voorst.

Kobler, J. (1960). The reluctant surgeon. The life of John Hunter. London: Heinemann.

Koelbing, H. (1968). Zur Sehtheorie im Altertum: Alkmeon und Aristoteles. Gesnerus (Aarau), 25:5–9.

Kopsch, F. (1913). Zweihundert Jahre Berliner Anatomie. Dtsch Med Wochenschr, 39:948–1003.

Kornell, M. (1989). Fiorentino and the anatomical text. The Burlington Magazine, 131:843–847.

Köckerling, D., Köckerling, D., & Lomas, C. (2013). Cornelius Celcus — ancient encyclopedist, surgeon-scientist, or master of surgery? Langenbecks Arch Surg, 398:609–16.

Kramer, S. N. (1961). Sumerian mythology. New York: Harper.

Kramer, S. N. (1963) The Sumerians: Their history, culture and character. Chicago, University of Chicago Press.

Krumbhaar, E. B. (1922). The early history of anatomy in the United States. Ann Med Hist, 4:271.

Kühnel, W. (1989). 100 Jahre anatomische Gesellschaft. Verh Anat Ges, 82:31–75.

Ladell, M. (1983). Burke and Hare almost lost Dr. Knox his life. Medical Post, 19:60.

Ladman, A. J. (1981). R. C. Truex memorial. Anat Rec, 201:3–11.

Lachman, E. (1977). Anatomist of infamy: August Hirt. Bull Hist Med, 51:594–602.

Lagunoff, D. (2002). A Polish, Jewish scientist in 19th century Prussia. Science, 298:2331.

Laitko, H. (Ed.). (1987). Wissenschaft in Berlin. Von den Anfangen bis zum Neubeginn nach 1945. Berlin: Dietz Verlag.

Lambert, S. W. (1936a). A reading from Andreae Vesalii, de Corporis Humani Fabrica Liber VII De Vivorum sectione nonnulla caput XIX. Bull NY Acad Med, 12:346–386.

Lambert, S. W. (1936b). The physiology of Vesalius. Bull NY Acad Med, 12:387–415.

Langdon-Brown, W. (1946). Some chapters in Cambridge medical history. Cambridge: Cambridge University Press, pp. 1–19.

Lanza, B., Puccetti, M. L. A., Poggesi, M., & Martelli, A. (1979). Le Cere Anatomione Della Specola. Florence: Arnaud Editore Firenze.

Lassek, A. M. (1958). Human dissection: Its drama and struggle. Springfield, IL: Charles C Thomas.

Lawrence, D. G. (1958). "Resurrection" and legislation on body-snatching in relation to the anatomy act in the Province of Quebec. Bull Hist Med, 32: 408–24.

Le Fanu, W. R. (1946). John Hunter: A list of his books. London: Royal College of Surgeons of England.

Leake, C. D. (1952). The old Egyptian medical papyri. Lawrence, KS: University of Kansas Press.

Leakey, R. E. (1981). Die Suchen nach dem Menschen. Wie wir wurden, was wirsind. Umschau Verlag, Sigma Press und PR, Frankfurt (M).

Leblond, S. (1966). Anatomistes et resurrectionnistes au Canada et plus particulierement dans la Province de Quebec. Can Med Assoc J, 95:1193–7 & 1247–51.

Leca, A. P. (1981). The Egyptian way of death: Mummies and the cult of the immortal. New York: Doubleday.

Leiser, G. (1983). Medical education in Islamic lands from the seventh to the fourteenth century. Hist Med, 38:48–75.

Lempp, H. K. (2005). Perceptions of dissection by students in one medical school: Beyond learning about anatomy. A qualitative study. Med Educ, 39:318–325.

Leroi-Gourhan, A. (1982). The dawn of European art. Translated by Sara Champion. Cambridge: Cambridge University Press.

Lett, H. (1943). Anatomy at the barber-surgeon's hall. Brit J Surg, 31:101–111.

Lewin, R. (1983). Fossil Lucy grows younger, again. Science, 219:43–44.

Lind, L. R. (1975). Studies in pre-Vesalian anatomy. Biography, translations, documents. Philadelphia: The American Philosophical Society.

Lindeboom, G. A. (1959). Bibliographia Boerhaaviana. Leiden: E. J. Brill.

Lindeboom, G. A. (1968). Herman Boerhaave. The man and his work. London: Methuen.

Lindeboom, G. A. (1974). Boerhaave's influence in British medicine. Proceedings of the XXIII International Congress of the History of Medicine. London: Wellcome Institute of the History of Medicine. London, Vol. 1, pp. 734–738.

Lindner, H. H. (1989). Clinical anatomy. Norwalk, CT: Appleton & Lange.

Linss, W. (1981). Karl von Barderleben-der Begründer des Anatomischen Anzeigers. Anat Anz, 150:5.

Lint, J. G. de. (1924). Fugitive anatomical sheets. Janus, 28:78–91.

Lipsett, W. G. (1961). Celsus — First medical historian. Hamdard Med Dig, 5:13.

Lloyd, G. E. R. (1968). Aristotle: The growth and structure of his thought. Cambridge: Cambridge University Press.

Lloyd, G.E.R. (1975a). Alcmaeon and the early history of dissection. Sudhoff Arch 59:113-147.

Lloyd, G. E. R. (1975b). The Hippocratic question. Class Quart, 25–26:177–92.

Lloyd, G. E. R. (1975c). A note on Erasistratus of Ceos. J Hellen Stud, 95:172–175.

Locy, W. A. (1911). Anatomical illustrations before Vesalius. J Morph, 22:945–988.

Logan, C. A. (1999). The altered rationale for the choice of a standard animal in experimental psychology: Henry H. Donaldson, Adolf Meyer, and "the" albino rat. Hist Psychol, 2:3–24.

Longrigs, J. (1976). The "roots of all things." ISIS, 67:420.

Lonie, I. M. (1964). Erasistratus, the Erasistrateans and Aristotle. Bull Hist Med, 55:426–443.

Lonsdale, H. (1870). The sketch of the life and writings of Robert Knox the anatomist. London: MacMillan.

Loukas, M., Tubbs, R. S., Louis, R. G., Pinyard, J., Vaid, S., & Curry, B. (2007a). The cardiovascular system in the pre-Hippocratic era. Int J Cardiol, 120:145–149.

Loukas, M., Clarke P., Tubbs, R. S., & Kapos, T. (2007b). Raymond de Vieussens. Anat Sci Int, 82:233.

Loukas, M., Clarke, P., Tubbs, R. S., & Kolbinger, W. (2008a). Adam Christian Thebesius, a historical perspective. Int J Cardiol, 129:138–40.

Loukas, M., Lam, R., Tubbs, R. S., Shoja, M. M., & Apaydin, N. (2008b). Ibn al-Nafis (1210–1288): The first description of the pulmonary circulation. Am Surg, 74:440–2.

Loukas, M., Lanteri, A., Ferrauiola, J., Tubbs, R. S., Maharaja, G., Shoja, M. M., Yadav, A., & Rao, V. C. (2010a). Anatomy in ancient India: A focus on the Susruta Samhita. J Anat, 217:646–50.

Loukas, M., Saad, Y., Tubbs, R. S., & Shoja, M. M. (2010b). The heart and cardiovascular system in the Qur'an and Hadeeth. Int J Cardiol, 140:19–23.

Loukas, M., Colborn, G. L., & Tubbs, R. S. (2010c). John Elias Skandalakis, MD, PhD, FACS (1920–2009). Clin Anat, 23:332–4.

Loukas, M., Hanna, M., Alsaiegh, N., Shoja, M. M., & Tubbs, R. S. (2011a). Clinical anatomy as practiced by ancient Egyptians. Clin Anat, 24:409–415.

Loukas, M., Tubbs, R. S., Mirzayan, N., Shirak, M., Steinberg, A., & Shoja. M. M. (2011b). The history of mastectomy. Am Surg, 77:566–71.

Loukas, M., Bellary, S., Kuklinsk, M., Ferrauiola, J., Yadav, A., Shoja, M., Shaffer, K., & Tubbs, R. S. (2011c). The lymphatic system: A historical perspective. Clin Anat, 24:807–816.

Loukas, M. & Tubbs, S. (2012). Gene L. Colborn (1935–2011). Clin Anat, 25:793–4.

Louw, G., Eizenberg, N., & Carmichael, S. W. (2009). The place of anatomy in medical education: AMEE guide no 41. Med Teach, 31:373–386.

Lovejoy, C. O. (1981). The origin of man. Science, 277: 341–350.

Low, F. N. (1953). The pulmonary alveolar epithelium of laboratory animals and man. Anat Rec, 117:241–264

Lower, R. (1932). Tractus de corde (London, 1669). Translated by Franklin, K. J. in Gunther, R. T. (Ed.), Early science in Oxford. Oxford: Oxford University Press.

Luyendijk-Elshout, A. M. (1992). The image of the human body. In B. P. Kennedy & D. Coakley (Eds.), The anatomy lesson: Art and medicine. Dublin: The National Gallery of Ireland, pp. 79–87.

Lydiatt, D. & Bucher, G. (2011). Historical vignettes of the thyroid gland. Clin Anat, 24:1–9.

Lyons, A. S. & Petrucelli, II, R. J. (1978). Medicine. An illustrated history. New York: Harry N. Abrams.

Macalister, A. (1884). A sketch of the history of anatomy. Dublin J Med Sc, 4:1–19.

Macalister, A. (1891). The history of the study of anatomy in Cambridge. London: Clay.

Macalister, A. (1898) The oldest anatomical memoranda extant. J Anat, 32:775–78.

Macalister, A. (1900). James Macartney. London: Hodder & Stoughton.

Macdonald, T. (2003). The social significance of health promotion. London: Routledge, p. 13.

MacGillivray, R. (1988). Body-snatching in Ontario. CBMH (Canadian bulleting of Medical History), 5:51.

MacGregor, G. (1884). The history of Burke and Hare and of resurrectionist times. A fragment from the criminal annals of Scotland. Glasgow: Thomas D. Morrison.

MacKinney, L. C. (1962). The beginnings of western scientific anatomy: New evidence and a revision in interpretation of Mondeville's role. Med Hist, 6:233.

MacKinney, L. C. (1965). Medical illustrations in medieval manuscripts. London: Wellcome Historical Medical Library.

Magner, L. N. (1979). A history of the life sciences. New York: Marcel Dekker.

Magner, L. N. (1992). A history of medicine. New York: Marcel Dekker.

Magoun, H. W. & Marshall, L. (2003). American neuroscience in the twentieth century. The Netherlands: Swets and Zeitlinger B.V. Lisse, pp: 96–98.

Majno, G. (1975). The healing hand. Cambridge, MA: Harvard University Press.

Major, R. H. (1954). A history of medicine (2 vols.). Springfield, IL: Charles C Thomas.

Malina, P. & Spann, G. (1999). Das Senatsprojekt der Universitat Wien "Untersuchungen zur Anatomischen Wissenschaft in Wien 1938–1945." Wien Klin Wochenschr, 111:743–753.

Mallowan, M. E. L. (1965). Early Mesopotamia and Iran. New York:

McGraw-Hill. Marandola, P., Musitelli, S., Jallous, H., Speroni, A., & de Bastiani, T. (1994). The Aristotelian kidney. Am J Nephrol, 14:302–306.

Margolis, I. B., Carnazzo, A. J, & Finn, M. P. (1976). Intramural hematoma of the duodenum, Am J Surg,

132:779–783.

Marks, G. & Beatty, W. K. (1973). The story of medicine in America. New York: Charles Scribner's Sons.

Marketos, S. G. & Skiadas, P. (1999). Hippocrates: The father of spine surgery. Spine, 24:1381–7.

Mariette, A., Délié, H., & Béchard, É., . (1872). "Album du Musée de Boulaq." Mourès & Cie, Imprimeurs-Editeurs: Le Caire, p. 61.

Marti-Ibanez, F. (Ed.). (1958). History of American medicine. New York: MD Publications.

Matsen, H. S. (1969). Allessandro Achillini and his doctrine of "Universals"and "Transcendentals." Ph.D. Diss., Columbia University (Cited in Lind, 1975).

Matthiae, P. (1981). Ebla: An empire rediscovered. New York: Doubleday.

May, M. T. (1968) Galen: On the usefulness of the parts of the body. De Usu Partium. Vols. 1 & 2. Translated from the Greek with an introduction and commentary. New York: Cornell University Press.

McCurdy, E. & Cape, J. (1932). The mind of Leonardo da Vinci. London, p. 147.

McGhee, J. (2004). 3-D visualization and animation technologies in anatomical imaging. J Anat, 216:264–270.

McGirr, E. M. & Stoddart, W. (1991). Changing theories in 18th-century medicine. The inheritance and legacy of William Cullen. Scot Med J, 36:23–6.

McKenna, M. (1987a). William Harvey, 1. That incomparable invention of Dr. Harvey's. Canadian J Surg, 30:139–41.

McKenna, M. (1987b). William Harvey, 2. Harvey and the Royal College versus the "Empirics." Canadian J Surg, 30:215–7.

McLachlan, J. C. (2004). New path for teaching anatomy: Living anatomy and medical imaging vs. dissection. Anat Rec, 281B:4–5.

McLachlan, J. C., Bligh, J., Bradley, P., & Searle, J. (2004). Teaching anatomy without cadavers. Med Educ, 38:418–424.

McLachlan J. C. & Patten, D. (2006). Anatomy teaching: Ghosts of the past, present and future. Med Educ, 40:243–253.

McMinn, R. M. H. (1990). Last's anatomy. Regional and applied. Edinburgh: Churchill Livingstone.

McMurrich, J. P. (1930). Leonardo da Vinci, the anatomist (1452–1514). Baltimore: Williams & Wilkins.

McNulty, J. A., Sonntag, B., & Sinacore, J. M. (2009). Evaluation of computer-aided instruction in a gross anatomy course: A six-year study. Anat Sci Educ, 2:2–8.

McPhedran, N. T. (1993). Canadian medical schools. Two centuries of medical history 1822 to 1992. Montreal: Harvest House Ltd.

Meissner, B. (1920–1925). Babylonien und Assyrien. 2 Vols. Heidelberg.

Messbarger, R. (2010). The lady anatomist: The life and work of Anna Morandi Manzolini. Chicago: University of Chicago Press.

Metzner, M. T. (1954). Beitrage zu Samuel Sommerrings Leben und Wirken in Mainz, nach Briefen und unveroffentlichten Urkunden. Med Diss, Mainz.

Meyer, A. W. (1936). An analysis of the De Generatione Animalium of William Harvey. Stanford, CA: Stanford University Press.

Meyer, A. W. (1939). The rise of embryology. Stanford, CA: Stanford University Press.

Meyer, A. W. (1971). Historical aspects of cerebral anatomy. London: Oxford University Press.

Meyerhoff, M. (1926). New light on Hunain ibn Ishaq and his period. Abh Kunde Morgenlandes, 8:695.

Meyerhof, M. (1928). The book of the ten treatises on the eye ascribed to Hunain ibn is-haq (809–877 A.D.). Cairo, Government Press.

Meyerhof, M. (1935). Ibn an-Nafis (XIIIth cent) and his theory of the lesser circulation. Isis, 23:100–20.

Michels, N. A. (1955). The American Association of Anatomists. A tribute and brief history commemorating the sixty-eighth annual session 1955. New York: Blakiston Division, McGraw-Hill.

Michels, N. A. (1987). For the advancement of anatomical science. In J. E. Pauly (Ed.), The American Association of anatomists, 1888–1987. Baltimore: Williams & Wilkins, pp. 14–29.

Miinster, L. (1933). Allessandro Achillini, anatomico e filosofo, professore dello studio di Bologna 1463–1512. Rivista distoria dellescienze mediche enaturali, 24:7–22; 54–77.

Miles, K. A. (2005). Diagnostic imaging in undergraduate medical education: An expanding role. Clin Radiol 60:742–745.

Miller, H. W. (1962). The aetiology of disease in "Plato's Timaeus." Trans Amer Philol Ass, 93:175–187.

Miller, R. (2000). Approaches to learning spatial relationships in gross anatomy: Perspective from wider principles of learning. Clin Anat, 13:439–443.

Mitscherlich, A. & Mielke, F. (1960). Medizin ohne Menschlichkeit. Dokumente des Nurnberger Arzteprozesses. Frankfurt/Main: Fischer.

Modanlou, H. D. (2008). Tribute to Zakariya Razi (865– 925 AD), an Iranian pioneer scholar. Arch Iran Med, 11:673–7.

Moll, A. A. (1944). Aesculapius in Latin America. Philadelphia: W. B. Saunders.

Moir, D. M. (1831). Outlines of the ancient history of medicine. Edinburgh: William Blackwood.

Mondino, da Luzzi. (1493). Anathomia, emendata per Melerstat. Leipzig, Landsberg, (Copy in the Library of the Royal College of Physicians, London).

Monro, P. A. G. (1996). The professor's daughter. An essay on female conduct by Alexander Monro (primus). Proceedings of the Royal College of Physicians of Edinburgh, 26:237.

Moon, R. O. (1909). The relation of medicine to philosophy. London: Longmans, Green.

Moose, C. J. (1998). Dictionary of world biography, Volume 1. Salem Press, p. 48.

Moore, K. L. (1982). Highlights of human embryology in the Koran and Hadith. Proc 7th Saudi Medical Meeting, 51–58.

Moore, K. L. (1992). Clinically oriented anatomy (3rd ed.). Baltimore: Williams & Wilkins.

Moore, K. L. (2012). My 60 years as a clinical anatomist. Int J Anat Variat, 5:1–4.

Moore, N. (1918). The history of St. Bartholomew's Hospital. London: C. Arthur Pearson Limited.

Moore, N. (1998). To dissect or not to dissect? Anat Rec, 253:8–9.

Moore, W. (2005a). John Hunter — surgeon and resuscitator. Resuscitation, 66:3–6.

Moore, W. (2005b). The knife man. London: Bantam.

Morgan, J. (1765). A discourse upon the institution of medical schools in America. Baltimore: William Bradford, 1765 (Reprinted with an Introduction by A. Flexner. Baltimore: Johns Hopkins Press, 1937).

Morley, J. (1971). Death, heaven and the victorians. London: Studio Vista.

Morton, L. T. (1991). London's last private medical school. J Roy Soc Med, 84:682.

Mosconi, T. & Kamath, S. (2003). Bilateral asymmetric deficiency of the pectoralis major muscle. Clin Anat, 16:346–349.

Morsink, J. (1982). Aristotle on the generation of animals: A philosophical study. Lanham: University Press of America.

Mundino. (1500). Anathomia (Copy in the British Library, London).

Myers, J. A. (1955). Edward Allen Boyden, author, renowned anatomist, and beloved teacher. J Lancet, 75:150–152. Nasr, S. H. (1968). Science and civilization in Islam. Cambridge: Harvard University Press.

Nasr, S. H. (1976). Islamic science. An illustrated study. World of Islam Festival Publishing (Cited in Uddin, 1982).

Nauck, E. T. (1959). Zur Chronologie and Topographie der Lehranatomien in Mitteleuropa bis zum Jahre

1700. Anat Anz, 106:409–29.

Needham, J. (1959). A history of embryology (2nd ed.). Cambridge: Cambridge University Press.

Needham, J. (1970). Clerks and craftsmen in china and the west. Lectures and addresses on the history of science and technology. Cambridge: At the University Press, pp. 78, 8c, 407.

Nemir, P. Jr. (1980). Memoir of Oscar V. Batson 1894– 1979. Trans Stud Coll Physicians Phila, 2:67–70.

Nemri, A. (2010). Santiago Ramon y Cajal. Scholarpedia, 5:8577.

Netter, F. (1956). Medical illustration — Its history and present day practice. J Int Col Surg, 26:505–513.

Netter, F. M. (2013). Medicine's Michelangelo. Quinnipiac University Press.

Nicholas, J. S. (1961). Ross Granville Harrison 1870–1959. Biographical memoirs. National Academy of Sciences, Washington D.C.

Nichols, R. (1995). The diaries of Robert Hooke, The Leonardo of London 1635–1703. Lewes, East Sussex: The Book Guild Limited.

Nielsen, A. E. (1942). A translation of Olof Rudbeck's Nova Excercitatio Anatomica announcing the discovery of the lymphatics (1653). Bull Hist Med, 11:304.

No authors listed. (1884). Canada Med Surg J, 12:504–506.

No authors listed. (1943). Dr. Lewellys Franklin Barker. Bull Med Libr Assoc, 31:372–373.

No authors listed. (1951). Oliver S. Strong, 1864–1951. J Comp Neurol, 94:179–80.

No authors listed. (1954). Edward Allen Boyden. Anat Rec, 118:3–18.

No authors listed. (1964a). In memoriam: Olof Larsell, 1886–1964. J Comp Neurol, 123:1–4.

No authors listed. (1964b). Nobel lectures, physiology or medicine 1942–1962. Amsterdam: Elsevier.

No authors listed. (1971). In memoriam: Bradley M. Patten. Dev Biol, 26:659.

No authors listed. (2003). Leonard Hayflick Bio. University of California, San Francisco http://www.ageless animals.org/hayflickbio.htm

No authors listed. (2005). Book review: Gray's anatomy, 39th Edition: The anatomical basis of clinical practice. Am J Neuroradiol, 26:2703–2704.

No authors listed. (2010). Pioneer of cloning Ian Wilmut Date of birth: July 7, 1944. Academy of Achievement, http://www.achievement.org/autodoc/page/wil0bio-1.

Northcote, W. (1772). A concise history of anatomy from the earliest ages of antiquity. London: T. Evans.

Norman, J. M. (Ed.). (1986). The anatomical plates of Pietro da Cortona. New York: Dover,

Norman, J. M. (Ed.) (1991). Morton's medical bibliography (5th ed.). Aldershot, Hampshire: Scolar Press.

Nnodim, J. O., Ohanaka, E. C., & Osuji, C. U. (1996). A follow-up comparative study of two modes of learning human anatomy. Clin Anat, 9:258–262.

Nuland, S. (1992). Medicine. The art of healing. New York: Hugh Lauter Levin Associates.

Nussbaum, W. (1968). Kleine Medizinalgeschichte Berns. Berner Zt fur Geschichte u Heimatkunde, 30:55.

Nutton, V. (1985). John Caius and the Eton Galen: Medical philology in the Renaissance. Medizinhist J, 20:227–52.

Nutton, V. (1988). From Democedes to Harvey. London: Variorum Reprints.

Nutton, V. (1993a). Greek science in sixteenth century Renaissance. In J. V. Field & F. A. J. L. James (Eds.), Renaissance and revolution. Cambridge: Cambridge University Press, pp. 15–28.

Nutton, V. (1993b). Wittenberg anatomy. In O. P. Grell & A. Cunningham (Eds.), Medicine and the reformation. London: Routledge, pp. 11–32.

Obermaier, H. & Kuhn, H. (1930). Buschmannkunst: Felsmalereien aus Sudwestafrika. Leipzig: G. Schmidt & C. Gtinther.

O'Brien, D. (1970). The effect of a simile: Empedocles' theories of seeing and breathing. J Hellen Stud, 90:140–179.

O'Brien, E. (1983). The Royal College of Surgeons in Ireland. The Irish Heritage Series: 40. Dublin: Eason & Son Ltd.

O'Dowd, M. J. & Philipp, E. E. (1994). The history of obstetrics and gynaecology. New York: Parthenon.

Oelhafen, K. I., Shayota, B., Muhleman, M., Klaassen, Z., & Loukas, M. (2013). Benjamin Alcock (1801–?) and his canal. Clin Anat, 26:662–6.

Ogilvie, M. & Harvey, J. (2000). The biographical dictionary of women in science: Pioneering lives from ancient times to the mid-20th century, Volume 1 A–K. New York: Routledge pp, 305, 1140–1141.

Ogle, W. (1882). Aristotle on the Parts of Animals. Translated with introduction and notes. London: Kegan Paul, Trench & Co.

Olry, R. (1995). Dictionary of anatomical eponyms. Stuttgart: Gustav Fischer Verlag.

Olry, R. (1999). Antonio Pacchioni and Giovanni Fantoni on the anatomy and functions of the human cerebral dura mater. J Int Soc Plastination, 14:9–11.

Olsen. (2009). Technology and science in ancient civilizations. Praeger, p.163.

O'Malley, C. D. (1953). Michael Servetus. A translation of his geographical, medical and astrological writings with introduction and notes. Philadelphia: American Philosophical Society.

O'Malley, C. D. (1964). Andreas Vesalius of Brussels 1514– 1564. Berkeley and Los Angeles: University of

California Press.

O'Malley, C. D. (1970). The history of medical education. Berkeley, CA: University of California Press.

O'Malley, C. D., Poynter, F. N. L., & Russell, K. F. (1961). William Harvey lectures on the whole of anatomy. Berkeley and Los Angeles, CA: University of California Press.

O'Malley, C. D., & Saunders, J. B. de C. M. (1982). Leonardo da Vinci on the human body: The anatomical, physiological, and embryological drawings of Leonardo da Vinci. New York: Greenwich House.

O'Neill, Y. V. (1969). The Fünfbilderserie reconsidered. Bull Hist Med, 43:236–245.

O'Neill, Y. V. (1977). The Fünfbilderserie — a bridge to the unknown. Bull Hist Med, 51:538–549.

O'Neill, Y. V. (1982). Tracing Islamic influences in an illustrated anatomical manual. In A. R. El-Gindy & H. M. Z. Hassan (Eds.), Proc 2nd Int Conf Islamic Med, Kuwait, pp. 154–162.

Oppenheimer, J. M. (1946). New Aspects of John and William Hunter. London: W. M. Heinemann.

Oppenheimer, J. M. (1975). Reflections on fifty years of publications on the history of general biology and special embryology. Q Rev Biol, 50:373–87.

Oransky, I. (2004). Sir Godfrey N. Hounsfield. Lancet, 364:1032.

Orlandini, G. E. & Paternostro, F. (2010). Anatomy and anatomists in Tuscany in the 17th century. Ital J Anat Embryol, 115:167–74.

Ottley, D. (1839). The life of John Hunter. Philadelphia: Haswell, Barrington, and Haswell.

O'Rahilly R. (1947). Benjamin Alcock, anatomist. Ir J Med Sci, 262:622.

O'Rahilly, R (1993). Anatomy, The writing of a textbook. Clin Anat, 6:366–369.

Orth, E. (1925). Cicero und die Medizin. Kaisersesch, Martintal.

Packard, F. R. (1920). History of the School of Salernum. In J. Harrington (Ed.), The School of Salernum. New York: Paul B. Hoeber, pp. 7–52.

Packard, F. R. (1931). History of medicine in the United States. New York: Paul B. Hoeber.

Packard, F. R. (1973). History of medicine in the United States (2 vols.). New York: Hafner Press.

Pagel, W. (1970). Review: Galen and the usefulness of the parts of the body. Med Hist,14:406–408.

Pagel, J. (1901). Biographisches Lexikon hervorragender Arzte des neunzehnten Jahrhunderts. Berlin: Wien.

Paget, S. (1897). John Hunter. Man of science and surgeon (1728–1793). London: T. Fisher Unwin.

Palay, S. L. (1995). A memoir in appreciation of Alan Peters on his sixty-fifth birthday. J Comp Neurol,

355:2–5.

Parent, A. (2007). Félix Vicq d'Azyr: Anatomy, medicine and revolution. Can J Neurol Sci, 34:30.

Parker, R. G. (1983). Academy of Fine Arts. Print from a copper engraving, 1578, by Cornelis Cort after a drawing by Jan Van Der Straet, 1573. Hist Med, 38:16.

Parkinson, D. (1995). Lateral sellar compartment: History and anatomy. J Craniofac Surg, 6:55–68.

Perloff, J. K. (2013). Human dissection and the science and art of Leonardo da Vinci. Am J Cardiol, 111:775–7.

Parsons, E. A. (1952). The Alexandrian Library: Glory of the Hellenic world. Amsterdam: Elsevier.

Patten, D., Donnelly, L., & Richards, S. (2010). Studying living anatomy: The use of portable ultrasound in the undergraduate medical curriculum. Inter J Clin Skills, 4:72.

Paul, F. (1937). Die Leichenkonservierung in der Neuzeit. Ciba Zeitschrift, 4:1488–96.

Peachey, G. C. (1924). A memoir of William and John Hunter. Plymouth: William Brendon and Son.

Perry, M. O. (1993) John Hunter — triumph and tragedy. J Vasc Surg, 17:7–14.

Persaud, T. V. N. (1983) A brief history of anatomy at the University of Manitoba. Anat Anz, 153:3–31.

Persaud, T. V. N. (1984). Early history of human anatomy. Springfield, IL: Charles C Thomas.

Persaud, T. V. N. (1989). Historical development of the concept of a pulmonary circulation. Can J Cardiol, 5:12–16.

Persaud, T. V. N. (1996). John Hunter. In L. N. Magner, (Ed.), Doctors, nurses, and practitioners: A bio-bibliographic sourcebook. Westport, CT: Greenwood Press.

Peterson, D. W. (1977). Observations on the chronology of the Galenic corpus. Bull Hist Med, 57:484–95.

Pettinato, G. (1981). The archives of Ebla. NewYork: Doubleday.

Pfannenstiel, M. (1949). Die Entdeckung des menschlichen Zwischenkiefers durch Goethe und Oken. Naturwissenshaften, 36:193–8.

Philip, M. (2012). Professor R. M. H. McMinn, MBCHB, PhD, MD, FRCS (eng) (20 September 1923–11 July 2012). Clin Anat, 25:1097–8.

Piatt A. (1912). Aristotle. Des generations animalium. Oxford: Oxford University Press.

Polson, C. J. & Marshall, T. K. (1975). The disposal of the dead (3rd ed.). London: The English Universities Press Limited.

Porzionato, A., Macchi, V., Stecco, C., Parenti A., & De Caro, R. (2012). The anatomical school of Padua. Anat Rec (Hoboken), 295:902–16.

Potter, P. (1976). Herophilus of Chalcedon: An assessment of his place in the history of anatomy. Bull Hist Med, 50:45–60.

Potter, P. & Soltan, H. (1997). Murray Llewellyn Barr, O. C. Biogr Mem Fellows R Soc, 43:32–46.

Poulson, J. E. & Snorrason, E. (1986). Nicolaus Steno 1638–1686, A re-consideration by Danish scientists. Denmark: Gentofte.

Power, D. A. (1857). The rise and fall of the private medical schools in London. Brit Med J, 1:1388, 1451–53.

Power, D. (1897). William Harvey. London: T. Fisher Unwin.

Power, D. (1927). The birth of mankind or the woman's book. A bibliographic study. London: The Bibliographic Society.

Poynter, F. N. L. (Ed.) (1966). The evolution of medical education in Britain. London: Pitman Medical.

Pratt, C. W. M. (1981). The history of anatomy in Cambridge. Cambridge: Cambridge University Press.

Preda, A. (1990). Medicine in ancient China and Corea. Family Practice.

Premuda, L. (1974). Padua's 750 years of medicine. Image. Medical Ilustrate Roche, 54:33.

Premuda, L. (Ed.). (1986). I Secoli Doro Della Medizina. 700 Anni Di Scienza Medica A Padova. Modena: Edizioni Panini.

Prendergast, J. (1928). Galen's view of the vascular system in relation to that of Harvey. Proc R Soc Med, 21:1839–1848.

Prendergast, J. S. (1930). The background of Galen's life and activities and its influence on his achievements. Proc Roy Soc Med, 23:1131–48.

Pressac, J-C. (1985). The Struthof Album: Study of the gassing at Natzweiler-Struthof of 86 Jews whose bodies were to constitute a collection of skeletons. A photographic document. New York: The Beate Klarsfeld Foundation. p 1–88.

Preuss, A. (1970). Science and philosophy in Aristotle's "Generation of Animals." Hist Biol, 3:1.

Pringle, H. (2010). Anatomy. Confronting anatomy's Nazi past. Science, 329:274–5.

Puccetti, M .L., Perugi, L., & Scarani, P. (1995). Gaetano Giulio Zumbo. The founder of anatomic wax modeling. Pathol Annu, 30:269–81.

Puccetti, M. L. (1997). Human anatomy in wax during Florentine enlightenment. Ital J Anat Embryol, 102:77–89.

Punt, H. (1983). Bernhard Siegfried Albinus (1697–1770) on "Human Nature." Amsterdam: B. M. Israel.

Putscher, M. (1972). Geschichte der medizinischen Abbildung. Von 1600 bis zur Gegenwart (2nd ed.). Munchen: Moos.

Qatagya, S. (1982). Ibnul-Nafis had dissected the human body. In A. R. El-Gindy & H. M. Z. Hassan (Eds.), Proc 2nd Int Conf Islamic Med, Kuwait, pp. 306–312.

Qvist, G. (1981). John Hunter 1728–1793. London: William Heinemann.

Rae, I. (1964). Knox the anatomist. Edinburgh: Oliver and Boyd.

Randall, J. H. (1940). The development of scientific method in the school of Padua. J Hist Ideas, 1:177.

Ranke, H. (1933). Medicine and surgery in ancient Egypt. Bull Hist Med, 7:237.

Rather, L. J. (1974). Pathology at mid-century: A reassessment of Thomas Willis and Thomas Sydenham. In A. G. Debus (Ed.), Medicine in seventeenth century England. Los Angeles, CA: University of California Press, pp. 71–112.

Regenspurger, K. & Heinstein, P. (2003). Justus Christian Loders Tabulae anatomicae (1794–1803): Anatomische Illustrationen zwischen wissenschaftlichem, künstlerischem und merkantilem Anspruch. Med Hist J, 38:245–284.

Reidenberg, J. S. & Laitman, J. T. (2002). The new face of gross anatomy. Anat Rec, 269:81–88.

Retief, F., Stulting, A., & Cilliers, L. (2008). The eye in antiquity. S Afr Med J, 98:697–700.

Richardson, B. W. (1885). Vesalius, and the birth of anatomy. Asclepiad, 2:132.

Richardson, R. (1987). Death, dissection and the destitute. London: Routledge & Kegan Paul Ltd.

Richardson, R. (1991). "Trading assassins" and the licensing of anatomy. In R. French & A. Wear (Eds.),

British medicine in an age of reform. London: Routledge, pp. 74–91.

Richer, P. (1903). Du role de l'anatomie dans l'histoire de l'art. France Med, 50:318.

Ricketts, H. T. (1955). Robert R. Bensley. Diabetes, 4:334–5.

Richter, G. (1937). Die bauliche Entwicklung des anatomischen Theaters. Z Anal Entwgesch, 106:138.

Riesman, D. (1935). The story of medicine in the middle ages. New York: Paul B. Hoeber.

Rifkin B. A., Ackerman, M. J., & Folkenberg, J. (2006). Human anatomy. A visual history from the Renaissance to the Digital Age. New York: Abrams.

Riva, A., Conti, G., Solinas, P., & Loy, F. (2010). The evolution of anatomical illustrations and wax modeling in Italy from the 16th to early 19th centuries. J Anat, 216:209–22.

Robb-Smith, A. H. T. (1971). Anatomy and physiology. In W. C. Gibson (Ed.): British contributions to medical science. London: Wellcome Institute of the History of Medicine, pp. 55–72.

Robb-Smith, A. H. T. (1974). Cambridge medicine. In A. G. Debus (Ed.): Medicine in seventeenth century England. Los Angeles, CA: University of Los Angeles Press, pp. 327–369.

Roberts, K. B. & Tomlinson, J. D. W. (1992). The fabric of the body. Oxford: Clarendon Press.

Rock, A. (1969). Medicine in Cambridge, 1660–1760. Med Hist, 13:107–122.

Rolleston, H. D. (1932). John Caius (1510–1573), M.D., F.R.C.P. In The Cambridge medical school. Cambridge: Cambridge University Press, pp. 190–198.

Rolleston, H. (1939). The early history of the teaching of: I Human anatomy in London; II. Morbid anatomy and pathology in Great Britain. Ann Med Hist, 1:203–238.

Rollins, C. P. (1943). Oporinus and the publication of the Fabrica. Yale J Biol Med, 16:129–134.

Rose, F. C. (2009). Cerebral localization in antiquity. J Hist Neurosci, 18:239–47.

Ross, W. D. (1952). Aristotle works. 12 Vols. Oxford: Clarendon.

Rosito, P., Mancini, A. F., & Paolucci, G. (2004). Anna Morandi Manzolini (1716–1774) master sculptress of anatomic wax models. Pediatr Blood Cancer, 42:388–9.

Rossetti, L. (1983). The University of Padua. Trieste: Edizioni Lint.

Roth, M. (1892). Andreas Vesalius Bruxellensis. Berlin: G. Reimer.

Roth, M. (1895). Vesaliana. Arch Path Anat, 141:462–478.

Rothstein, W. G. (1972). American physicians in the nineteenth century. From sects to science. Baltimore: Johns Hopkins University Press.

Rothstein, W. G. (1987). American medical schools and the practice of medicine. New York: Oxford University Press.

Russel, G. A. (1982). The anatomy of the eye: Ibn Al-Haytham and the Galenic tradition. In A. R. El-Gindy & H. M. Z. Hassan (Eds.), Proc 2nd Int Conf Islamic Med, Kuwait, p. 176.

Russell, K. F. (1940). John Browne and his treatise on the muscles. Aust N Z J Surg, 10:113–116.

Russell, K. F. (1949). A bibliography of anatomical books published in English before 1800. Bull Hist Med, 23:268–306.

Russell, K. F. (1959a). The anatomical plagiarist. Med J Aust, 46:249–52.

Russell, K. F. (1959b). John Browne, 1642–1702. A seventeenth century surgeon, anatomist and plagiarist. Bull Hist Med, 33:503–525.

Russell, K. F. (1987). British anatomy 1525–1800 (2nd ed.). Winchester: St. Paul's Bibliographies.

Rutkow, I. M. (1993). Surgery: An illustrated history. St. Louis, MO: Mosby-Year Book.

Saadat S. (2009). Human embryology and the Holy Quran: An overview. Int J Health Sci, 3:103–109.

Sahagun, Fray Bernardino de. (1905). Historia General de las Cosas de Nueva Espana. Edicion partial en facsimile de los Codices Matitenses en lengua Mexicana que se custodian en las Bibliotecas del Palacio Real y de la Real Academia de la Historia. Madrid: Fototipia de Hauser y Menet.

Sabin, F. R. (1918). Franklin Paine Mall: A review of his scientific achievement. Science, 47:254–261.

Said, H. M. (1965). Medicine in China. Karachi: Hamdard Academy.

Sandelowsky, B. H. (1983). Archaeology in Namibia. Amer Sci, 77:606–615.

Sarton, G. (1954). Galen of Pergamon. Lawrence, KS: University of Kansas Press.

Saunders, J. B. de C.M. & O'Malley, C. (1982). The anatomical drawings of Andreas Vesalius. New York: Crown.

Savage-Smith E. (1995). Attitudes toward dissection in medieval Islam. J Hist Med Allied Sci, 50:67–110.

Savitt, T. L. (1990). Fevers, agues, and cures. Medical life in Old Virginia. Richmond, VA: Virginia Historical Society.

Scarborough, J. (1976). Celsus on human vivisection at Ptolemaic Alexandria. Clio Med, 77:25–38.

Schacht, J. (1957). Ibn al-Nafis, Servetus and Colombo. Al-Andalus, 22:317.

Sheldon, J. (1784). The history of the absorbent system. London.

Schendel, G. (1968). Medicine in Mexico. From Aztec herbs to betatrons. Austin, TX: University of Texas Press.

Scherer, H. (1990). Rembrandt's Dr. Tulp's anatomy lesson. Minn Med, 73:24–8.

Scherz, G. (1964). Niels Steno. Denker und Forscher im Barock, 1638–1686. Stuttgart: Wissenschaftliche Verlagsgesellschaft M.B.H.

Schierhorn, H. (1978). Zur Frühgeschichte anatomischer Zeitschriften und die bedeutung des Anatomischen Anzeigers. Anat Anz, 143:10–20.

Schierhorn, H. (1986). Mitglieder der Anatomischen Gesellschaft im antifaschistischen Exil. Verh Anat Ges, 80:957–963.

Schmiedebach, H. P. (1990). Robert Remak (1815–1865). A Jewish physician and researcher between recognition and rejection. Z Arztl Fortbild (Jena): 84:889–94.

Schmitt, S. (2009). From physiology to classification: A comparative anatomy and Vicq d'Azyr's plan of reform for life sciences and medicine (1774–1794). Sci Context, 22:145–93.

Schnalke, T. (1995). Diseases in wax. The history of the medical moulage. Illinois: Quintessence.

Schneider, D. (1997). Profile: Raymond V. Damadian. Scanning the horizon. Sci Am, 276:32–34.

Schumacher, G. H. (2007). Theatrum anatomicum in history and today. Int J Morphol, 25:15–32.

Schumacher, G. H. & Wischhusen, H. (1970). Anatomia Rostochiensis. Berlin: Akademie Verlag.

Schupbach, W. (1982). The paradox of Rembrandt's 'Anatomy of Dr. Tulp.' Med Hist, 2:1–110.

Shanks, N. J. & Al-Kalai, D. (1984). Arabian medicine in the Middle Ages. Roy Soc Med, 77:60–5.

Sethi, A. G., Sharma, P., Mohta, M., & Tyagi, A. (2003). Shock — a short review. Indian J Anaesth, 47:345–359.

Shah, M. (1992). Premier Chirurgien du Roi: The life of Ambroise Pare (1510–1590). J Roy Soc Med, 85:292–294.

Sharer, R. J. (1994). The ancient Maya (5th ed.). Cambridge: Cambridge University Press.

Shenker, N., & Ellis, H. (2007). John Hilton (1805–78): Anatomists and surgeon. J Med Biogr, 15:219–26.

Shepherd, F. J. (1919). Reminiscences of student days and dissecting room. Montreal: Private Printing.

Shoja, M. M., Tubbs, R. S, Loukas, M., & Ardalan, M. R. (2008). The Aristotelian account of hearts and veins. Int J Cardiol, 125:304–310.

Shoja, M. M., Tubbs, R. S., Shokouhi, G., & Loukas, M. (2010). Wang Qingren and the 19th century Chinese doctrine of the bloodless heart. Int J Cardiol, 145:305–6.

Shoja, M. M., Rashidi, M. R., Tubbs, R. S., Etemadi, J., Abbasnejad, F., & Agutter, P. S. (2011). Legacy of Avicenna and evidence-based medicine. Int J Cardiol, 150:243–6.

Shoja, M. M., Agutter, P. S., Loukas, M., Benninger, B., Shokouhi, G., Namdar, H., Khalili, M., & Tubbs, R. S. (2013). Leonardo da Vinci's studies of the heart. Int J Cardiol, 167:1126–33.

Shryock, R. H. (1966). Medicine in America. Historical essays. Baltimore: Johns Hopkins University Press.

Shultz, S. M. (1992). Body snatching. Jefferson, NC: McFarland.

Siegel, R. E. (1959). Theories of vision and color perception of Empedocles and De mocritus; some similarities to the modern approach. Bull Hist Med, 33:145–59.

Siegel, R. E. (1968). Galen's system of physiology and medicine. An analysis of his doctrines and observations on blood flow, respiration, humors and internal diseases. Basel: Karger.

Sigerist, H. E. (1933). Amerika und die medizin. Leipzig: G. Thieme.

Sigerist, H. E. (1952). Alkmaion von Kroton und die Anfange der europaischen. Physiologic Schweiz Med Woch, 52:964–968.

Simili, A. (1951). Un referto medico-legale inedito e autografo di Bartolomeo da Varignana. Policlinico (Prat), 58:150–1.

Simmons, S. F. (1783). An Account of the life and writings of the late William Hunter, M.D., F.R.S. and S.A. London: W. Richardson.

Simon, M. (1906). Sieben Biicher Anatomie des Galen. 2 Vols. Leipzig.

Simpson, D. (2005). Phrenology and the neurosciences: contributions of F. J. Gall and J. G. Spurzheim. Anz J Surg, 75:475–82.

Sinclair, H. M. (1974). Oxford medicine. In A. G. Debus (Ed.), Medicine in seventeenth century England. Los Angeles, CA: University of Los Angeles Press, pp. 371–391.

Singer, C. (1952). Galen's elementary course on bones. Proc Roy Soc Med, 45:767–76.

Singer, C. (1956). Galen on anatomical procedures: Translation of the surviving books with introduction and notes. Oxford: Oxford University Press.

Singer, C. (1957). A short history of anatomy and physiology from the Greeks to Harvey. New York: Dover.

Singer, C. & Holloway, S. W. F. (1960). Early medical education in England in relation to the pre-history of London University. Med Hist, 4:1–17.

Singer, C. & Underwood, E. A. (1962). A short history of medicine (2nd ed.). Oxford: Clarendon Press.

Singhal, G. D. & Guru, L. V. (1973). Anatomical & obstetric considerations in ancient Indian surgery. Banaras: Banaras Hindu University Press.

Siraisi, N. G. (1981). Taddeo Alderotti and his pupils. Princeton, NJ: Princeton University Press.

Siraisi, N. G. (1990). Medieval & early Renaissance medicine: An introduction to knowledge and practice. Chicago: University of Chicago Press.

Slonecker, C. E. (1998). A personal remembrance: Richard J. Blandau, PhD, MD (1911–1998). Anat Rec, 253:130–131.

Slotnick, H. B.,& Hilton, S. R. (2006). Proto-professionalism and the dissecting laboratory. Clin Anat, 19:429–436.

Smellie, W. (1968). A set of anatomical tables, with explanations, and an abridgment of the practice of midwifery. Facsimile reprint. Philadelphia: W. B. Saunders.

Smith, C. V. M. (1992). Richard Owen: An eminent Victorian. Biologist, 39:212–216.

Smith, S. B. (2006). From ars to scientia: The revolution of anatomic illustration. Clin Anat, 19:382–388.

Smith, C. U. (2010). The triune brain in antiquity: Plato, Aristotle, Erasistratus. J Hist Neurosci, 19:1–14.

Smith, C. U., Frixione, E., Finger, S., & Clower, W. (2012). The animal spirit doctrine and the origins of neurophysiology. Oxford: Oxford University Press, p. 22.

Snellen, H.A. (1984). History of cardiology. Rotterdam: Donker Academic

Sorabji, R. (1970). Aristotle on demarcating the five senses. Philos Rev, 80:55–79.

Souques, A. (1934). Que doivent a Herophile et a Erasistrate l'anatomie et la physiologie due systeme nerveux. Bull Soc Franc Hist Med, 28:357–65.

Sournia, J-C. (1992). The illustrated history of medicine. London: Harold Starke.

Spector, B. (1955). The Massachusetts anatomy act of 1831: A beneficient, humanizing instrument. Bull New Eng Medical Center, 1:72–80.

Speransky, L. S., Bocharov, V. J., & Goncharov, N. I. (1983). The personage of Jan Stephan Van Calcar's frontispiece to Andreas Vesalius' book "On the structure of the human body." Anat Anz, 153:465–79.

Spinner, R. J., Vincent J. F., & Wolanskyj, A. P. (2011). Discovering the elusive Beauchene: The originator of the disarticulated anatomic technique. Clin Anat, 24:797–801.

Sprigge, S. S. (1899). The life and times of Thomas Wakley. London: Longman.

Stakhov, A. P. (1989). The golden section in the measurement theory. Computers Math Applic, 17:613–638.

Steiger, G., & Flaschendrager, W. (Eds.). (1981). Magister und Scholaren. Geschichte Deutscher Universitaten und Hochschulen im Uberblick. Leipzig: Urania Verlag.

Stephen, L. (1888). James Drake (DNB00). Dictionary of national biography, 1885–1900, Volume 15. London: Elder Smith.

Stern C. D. (1986). A historical perspective on the discovery of the accessory duct of the pancreas, the ampulla 'of Vater' and pancreas divisum. Gut, 27:203–12.

Stierlin, H. (1978). The world of India. New York: Mayflower.

Stone, T. (1929). Observations on the phrenological development of Burke, Hare, and other atrocious murderers; Measurements of the heads of the most notorious thieves. . . . Glasgow: Robertson and Atkinson.

Stroppiana, L. (1963). Eanatomia nel "corpus Hippocraticum." Riv Stor Med, 158:9–17.

Struthers, J. (1867). Historical sketch of the Edinburgh anatomical school. Edinburgh: Maclachlan and Stewart.

Stuart, G. S. (1987). The mighty Aztecs. Washington, DC: National Geographic Society.

Stürzbecher, M. (1958). Beitrag zur Geschichte der Berliner Anatomie im 18.Jahrhundert. Dtsch Med Journ, 9:439–42.

Stürzbecher, M. (1959). Zur Geschichte des Anatomischen Theaters in Berlin im 18. Jahrhundert. Med Mitt Schering, 20:102.

Stürzbecher, M. (1963). Aus der Frühgeschichte der Berliner Anatomie. Dtsch Med Journ, 14:121–6.

Sudhoff, K. (1907). Studien zur Geschichte der Medizin. Leipzig: J. A. Barth.

Sudhoff, K. (1908). Ein Beitrag zur Geschichte der Anatomie im Mittelalter speziell der anatom ischen Graphik nach Handschriften des 9. bis 15. Jahrhunderts. Leipzig: T. A. Barth.

Sudhoff, K. (1916). Ein unbekannter Druck von Johann Peyligks aus Zeite "Compendiosa capitis physici declaratio" auch "Anatomia totius corporis humani" genannt. Arch Gesch Med, 9:309–14.

Sudhoff, K. (1930). Konstantin der Afrikaner und die Medizinschule von Salerno. Sudhoff Arch, 23:293–8.

Sudhoff, K. (1964). Ein Beitrag zur Geschichte der Anatomie im Mittelalter, speziell der anatomischen Graphik nach Handschriften des 9. bis 15. Jahrhunderts. Hildesheim, Georg Olms Verlagsbuchhandlung, Hildesheim.

Sugand, K., Abrahams, P., & Khurana, A. (2010). The anatomy of anatomy: A review for its modernization. Anat Sci Educ, 3:83–93.

Swamy, M., & Searle, R. F. (2012). Anatomy teaching with portable ultrasound to medical students. BMC Med Educ, 12:99.

Symonds, C. (1955). The Circle of Willis. Brit Med J, 1:119–24.

Talbott, J. H. (1961). Friedrich Gustave Jacob Henle. JAMA, 177:779–81.

Tarshis, J. (1969). Father of modern anatomy: Andreas Vesalius. New York: Dial, p. 103

Tascioglu, A. O. & Tascioglu, A. B. (2005). Ventricular anatomy: Illustrations and concepts from antiquity to renaissance. Neuroanatomy, 4:57–63.

Temkin, O. (1935). Celsus on medicine and the ancient medical sects. Bull Hist Med, 3:249–64.

Temkin, O. (1940). Was Servetus influenced by Ibn al- Nafis? Bull Hist Med, 8:731–734.

Temkin, O. (1973). Galenism: Rise and decline of a medical philosophy. Ithaca, NY: Cornell University Press.

Thacher, T. (1677/8) A brief rule to guide the commonpeople of New-England. How to order themselves and theirs in the small pocks, or measles. [First published in 1677/8, reprinted in 1702 and 1721–22.] Boston: John Foster, 1677.

Thacher, J. (1828). American medical biography. Boston: Richardson, vol. i, p. 52.

Thomas, K. B. (1971). General medicine. In W. C. Gibson (Ed.), British contributions to medical science. London: Wellcome Institute of the History of Medicine, pp. 1–10.

Thomas, K. B. (1974). The great anatomical atlases. Proc Roy Soc Med, 67:223–32.

Thompson, I. M. (1954). The golden age of anatomy in Edinburgh. Manitoba Med Rev, 34:156

Thomson, S. C. (1942). The Great Windmill Street School. Bull Hist Med, 12:377–91.

Thomson, S. C. (1943). The surgeon-anatomists of Great Windmill Street School. Bull Soc Med Hist, 5: 55–75.

Tichacek, B. (1987). Jan Evangelista Purkyne. 200th anniversary of birthday. J Hyg Epidemiol Microbiol Immunol, 31:233–5.

Tipton, J. A. (2006). Aristotle's fish: The case of the kobios and phucis. Perspect Biol Med, 49:369–83.

Tobias, P. V. (1993). The contributions of J. C. Boileau Grant to the teaching of anatomy. S Afr Med J, 83:352–53.

Toledo-Pereyra, L. H. (2011). Surgical revolutions: A historical and philosophical view. World Scientific Publishing, p. 145.

Topp, K. S. (2004). Prosection vs. dissection, the debate continues: Rebuttal to Granger. Anat Rec B New Anat, 281:12–4.

Tubbs, R. S., Shoja, M. M., Loukas, M., & Oakes, W. J. (2007). Abubakr Muhammad Ibn Zakaria Razi, Rhazes (865–925 AD). Childs Nerv Syst, 23:1225–6.

Tubbs, R. S., Loukas, M., Shoja, M. M., Ardalan, M. R., & Oakes,W. J. (2008). Richard Lower (1631–1691) and his early contributions to cardiology. Int J Cardiol, 128:17.

Tubbs, R.S., Riech, S., Verma, K., Chern, J., Mortazavi, M., & Cohen-Gadol, A. A. (2011a). China's first surgeon: Hua Tuo (c. 108–208 AD). Childs Nerv Syst, 27:1357–60.

Tubbs, R. S., Mortazavi, M. M., Shoja, M., Loukas, M., & Cohen-Gadol, A. A. (2011b). The bishop and anatomist Niels Steno (1638–1686) and his contributions to our early understanding of the brain. Childs Nerv Syst, 27:1–6.

Tubbs, R. S., Loukas, M., Shoja, M. M., Mortazavi, M. M., & Cohen-Gadol, A. A. (2011c). Félix Vicq d'Azyr (1746–1794): Early founder of neuroanatomy and royal French physician. Childs Nerv Syst, 27:1031–4.

Tubbs, R.S., Rompola, O., Verma, K., Malakpour, M., Shoja, M. M. Mortzavi, M. M., & Loukas, M. (2012). James Drake (1667–1707): Anatomist and political activist. Clin Anat, 25:295.

Turney, B. W. (2007). Anatomy in a modern medical curriculum. Ann R Coll Surg Engl, 89:104–107.

Uddin, J. (1982). Ibn Sina's viewpoint of human anatomy. In A. R. El-Gindy & H. M. Z. Hassan. (Eds.), Proc 2nd Int Conf Islamic Med, Kuwait, pp. 163–175.

Underwood, E. A. (1963). The early teaching of anatomy at Padua. Ann Sci, 19:1–26.

Unschuld, P. U. (1985). Medicine in China. A history of ideas. Berkeley, CA: University of California Press.

Uragoda, C. G. (1987). A history of medicine in Sri Lanka — from the earliest times to 1948. Colombo: Sri Lanka Medical Association.

Uschmann, G. (1955). Caspar Friedrich Wolff. Ein Pionier der modernen Embryologie. Berlin: Urania-Verlag.

Vacek, Z. (1987). Jan Evangelista Purkyne and his contribution to the development of histology and embryology. Folia Morphol (Praha), 35:338–60.

Valadez, F. (1974). Anatomical studies at Oxford and Cambridge. In A. G. Debus (Ed.), Medicine in seventeenth century England. Los Angeles, CA: University of California Press, pp. 393–420.

Valverde de Hamusco, J. (1556). Historia de la composicion del cuerpo humano. Roma: Antonio Salamanca y Antonio Lafrery.

Van der Ben, N. (1975). Empedocles: The poem of Empedocles "Peri physios." Towards a new edition of all the fragments. Amsterdam: B. R. Gruner.

Van Praagh, R. & Van Praagh, S. (1983). Aristotle's "triventricular" heart and the relevant early history of the cardiovascular system. Chest, 84:462–468.

Van Wyhe, J. (2002). The authority of human nature: The Sch ellehre of Franz Joseph Gall. Br J Hist Sci, 35:17–42.

Van Zuylen, J. (1981). The microscopes of Antoni van Leeuwenhoek. J Microsc, 121:309–28.

Vesalius, A. (1543). De Humani corporis fabrica. Basel: Johannes Oporinus, pp. 15–39.

Vesling J. (2013). Complete dictionary of scientific biography, 2008. Encyclopedia.com. 28 May. http://www.encyclopedia.com.

Viets, H. R. (1937). The life of Thomas Thacher; Smallpox and other epidemic diseases in England and New England. In T. Thacher (Ed.), A brief rule to guide the common people of New England. Baltimore: John Hopkins Press.

Von Grunebaum, G. E. (1963). Der Einfluss des Islam auf die Entwicklung der Medizin. Bustan, 3:19–22.

Von Hagens, G. (2002). Anatomy and plastination. In G.

Von Hagens, & A. Whalley (Eds.), Body worlds: Catalogue of the exhibition. Heidelberg: Institute for Plastination.

von Lüdinghausen, M. (2004). In remembrance Johannes Lang, MD (1923–2003). Clin Anat, 17:526.

Von Staden, H. (1992). The discovery of the body: Human dissection and its cultural contexts in ancient Greece. Yale J Biol Med, 65:223–41.

Von Toply, R. (1903). Aus der Renaissancezeit (neue Streiflichler uber die Florentiner Akademie und die anatomischen Zeichnungen des Vesal) Janus, 8:130–140.

Voneida, T. J. (1997). Roger Wolcott Sperry, 20 August 1913–17 April 1994. Biogr Mem Fellows R Soc, 43:461–70.

Vrettos, T. (2001). Alexandria: City of the western mind. New York: The Free Press. Wackwitz, A. (1985). Abraham Vater (1684–1751). Anat Anz, 160:77–79.

Wake, W. C. (1952). The corpus hippocraticum. Ph.D. Thesis, London University.

Walsh, J. J. (1908). Pierre-Joseph Desault. In The Catholic Encyclopedia. Volume 4, New York: Robert Appleton.

Walsh, J. J. (1911). Old-time makers of medicine: The story of the students of teachers and the medieval medicine. New York: Fordham University Press.

Walsh, J. (1934a). Galen's writings and influences inspiring them. Ann Med Hist, 6:1–30.

Walsh, J. (1934b). Galen's writings and influences inspiring them. Ann Med Hist, 6:143–49.

Waltenbacher, T. (2008). Zentrale Hinrichtungsstatten. Der Vollzug der Todesstrafe in Deutschland von 1937–1945. Scharfrichter im Dritten Reich. Berlin: Zwilling, pp. 1–263.

Warren, L. (1998). Joseph Leidy: The last man who knew everything. New Haven, CT: Yale University Press, p. 320.

Website a. http://en.wikipedia.org/wiki/Zuo_Zhuan.

Website b. http://baillement.com/lettres/mueller_bio.html.

Website c. onlinelibrary.wiley.com/doi/10.3322/canjclin .23.5.305/pdf.

Website d. Munk William, http:/munksroll.rcplondon. ac.uk/Biography/Details/950.

Website e. http://www.ifaa.net.

Website f. http://anatomische-gesellschaft.de/.

Website g. http://www.anatsoc.org.uk/Home.aspx.

Webesite h. http://www.clinical-anatomy.org/honoredmembers. html.

Wegner, R. N. (1939). Das Anatomenbildnis. Seine Entwicklung im Zusammenhang mit der ana tomischen Abbildung. Basel: B. Schwalbe.

Wegner, R. N. (1956). Die Geschichte des anatomischen Instituts und Museums der Universitat Greifswald. Band II, pp. 282–295.

Wellman, M. (1913). A Cornelius Celsus: Eine Quellenuntersuchung. Berlin: Weidmann.

Wellman, M. (1913). A Cornelius Celsus: Eine Quellenuntersuchung. Berlin: Weidmann. In German.

Wellman, M. (1924). A. Cornelius Celsus. Sudhoff Arch, 16:209.

Wendler, D. (1984). Johannes Willer — Leben und werk. In J. Grosser (Ed.), Charite Annalen. N.F. 3, Berlin: Akademie-Verlag, pp. 265-274.

Wendler, D. (1986). Nathaniel Highmore (1613–1685) und die Oberkieferhohle. Anat Anz, 162:375–80.

Wendt, W. E. (1976). Art mobilier from the Apollo II cave, South West Africa: Africa's oldest dated works of art. S Afr Archaeol Bull, 31:5–11.

West, J. B. (2011). History of respiratory gas exchange. Compr Physiol, 1:1509–1523.

Weyers, W. (2009). Jacob Henle — a pioneer of dermatopathology. Am J Dermatopathol, 31:6–12.

Wharton, E. (1902). Vesalius in Zante (1564). N Amer Rev, 175:625–631.

Whitlock, D. G. (2007). The Cajal Club: Its origin, originator and benefactor, Wendell J. S. Krieg. Brain Res Rev, 55:450–62.

Whitteridge, G. (1964). The anatomical lectures of William Harvey. Prelectiones Anatomie Universalis De Musculis. Edinburgh and London: E. & S. Livingstone Ltd.

Whitteridge, G. (1990). From Da Vinci to Harvey. J Roy Soc Med, 83:674–5.

Wilford, F. A. (1968). Embryological analogies in Empedocles' cosmogony. Phronesis, 73:108–18.

Williams, D. (1988). This history of Eduard Pernkopf's Topographische Anatomie des Menschen. Biocommunication, 15:2–12.

Willis, R. (Ed.). (1847). The works of William Harvey. London: Sydenham Society.

Wilson, A. (1995). The making of man-midwifery. Childbirth in England, 1660–1770. Cambridge: Harvard University Press.

Wilson, L. (1989). The performance of the body in the renaissance theater of anatomy. Representations, 17:62–95.

Wilson, L. G. (1959). Erasistratus, Galen and the pneuma. Bull Hist Med, 33:293–314.

Winau, R. (1987). Medizin in Berlin. Berlin: Walter de Gruyter.

Winkelmann, A. & Schagen, U. (2009). Hermann Stieve's clinical-anatomical research on executed women during the "Third Reich." Clin Anat, 22:163–71.

Winkelmann, A. & Noack, T. (2010). The Clara cell: a "Third Reich eponym"? Eur Respir J, 36:722–727.

Wischhusen, H. & Schumacher, G.-H. (1968). Von den ersten anatomischen Lehrsektionen bis zu systematischen Praparieriibungen in Rostock. WZ Rostock, 77:45.

Withington, E. T. (1922). Galen's anatomy. 3rd Int Congr Hist Med, London.

Wolf, S. L. (2008). John V. Basmajian, MD June 21, 1921– March 18. http://www.aapb.org/files/publications/ BasmajianTribute.pdf

Wolf-Heidegger, G. & Cetto, A. M. (1967). Die anatomische Sektion in bildlicher Darstellung. Basel: S. Karger.

Wolpert, L. (2004). Much more from the chicken's egg than breakfast – A wonderful model system. Mech Dev, 121:1015–1017.

Wotton, W. (1694). Reflections upon ancient and modern learning. London: Peter Buck.

Woywodt, A., Lefrak, S. & Matteson, E. (2010). Tainted eponyms in medicine: The "Clara" cell joins the list. Eur Respir J, 36:706–8.

Wright, J. (1925). A medical essay on the Timaeus. Ann Med Hist, 7:117–127.

Wright-St. Clair, R. E. (1964). Doctors Monro. London: The Wellcome Historical Medical Library.

Wyatt, R. B. H. (1924). William Harvey (1578–1657). London: Leonard Parsons.

Yeager, V. L. (1996). Learning gross anatomy: Dissection and prosection. Clin Anat, 9:57–9.

Zimmer, H. R. (1948). Hindu medicine. Baltimore: Johns Hopkins University Press.

Zimmerman, L. M. & Veith, I. (1961). Great ideas in the history of surgery. Baltimore: Williams & Wilkins.

Zimmerman, L. M. (1974). Surgery. In A. G. Debus (Ed.), Medicine in seventeenth century England. Los Angeles, CA: University of California Press, pp. 49–69.

Zwiener, S. (2004). Johann Samuel Eduard d'Alton (1803–1854): Leben und Wirken Dissertation zur Erlangung des akademischen Grades Doktor der Zahnmedizin (Dr. med. dent.) vorgelegt an der Medizinischen Fakult der Martin-Luther-Universit Halle-Wittenberg.

Zwiener, S., Göbbel, L., & Schultka, R. (2002). Der Anatom Johann Samuel d'Alton (1803–1845) — Leben und Wirken in Hallee (Saale). Ann Anat, 184:555–9.

찾아보기

서명

ㄱ

ㅂ

ㅇ

ㅈ

ㅊ

ㅋ

ㅌ

ㅍ

필립 포스트 Philip Post
필립-프레데릭 블란딘 Philippe-Frédéric Blandin

ㅎ

하드리아누스 Hadrian
하디스 Hadiths
하디스의 발생학 개념 embryological concepts in Hadiths
하이델베르크 Heidelberg
하인리히 마이봄 Heinrich Meibom
하인리히 판더 Heinrich Christian Pander
한스 슬론 Hans Sloane
할리 아바스 Haly Abbas
해롤드 커민스 Harold Cummins
해부 dissection
해부극장 Anatomical theatres (Theatrum anatomicum)
해부법령 anatomy act
해부시연 anatomical demonstrations
해부용 시신 cadavers for dissection
해부표본 anatomical specimens
해부학 강의 anatomical lectures
해부학 교수 professor of anatomy
해부학 교육 anatomical teaching
해부학 교육과정 anatomy course
해부학 아틀라스 anatomical atlases
해부학 연구소 anatomical institute
해부학 용어 anatomical terms
해부학 지식 anatomical knowledge
해부학 폭동 anatomy riot
해부학교 anatomy school
해부학의 연구 anatomical studies
해부학자 anatomists
행성영향 planetary influences
허버트 메이요 Herbert Mayo
허파 lungs
허파순환 pulmonary circulation
험프리 데비 Humphry Davy
헤라클리아누스 Heraclianus
헤로도토스 Herodotus
헤로필로스 Herophilus
헤르만 가트너 Hermann Gärtner
헤르만 부르하버 Hermann Boerhaave
헨리 워버튼 Henry Warburton
헨리 휴버트 도날드슨 Henry Hubert Donaldson
헬키아 크룩 Helkiah Crooke
현미경 사용법 microscopy
현미경적 해부학 microscopic anatomy
혈관 blood vessels
혈액순환 circulation of blood
호흡계통 respiration system
화석 fossil
화타 Hua Tuo
화타 해부학 차트 anatomical charts of Hua Tuo
황제 Huang-ti
후나인 이븐 이샤크 Hunain ibn Ishaq
후두 larynx
후성설 embryological theory of Epigenesis
후안 발베르데 드 하무스코 Juan Valverde de Hamusco
휴고 그로티우스 Hugo Grotius
히에로니무스 브런쉬비크 Hieronymus Brunschwig
히에로니무스 파브리시우스 Hieronymus ab Aquapendente Fabricius
히포크라테스 Hippocrates

사람 해부학의 역사

지은이 퍼사우드, 루카스, 터브스
옮긴이 송창호
펴낸이 김동원
펴낸곳 소리내

초판 1쇄 인쇄 2022. 3. 5
초판 1쇄 발행 2022. 3. 10.

소리내 전라북도 전주시 완산구 어진길 32 (풍남동2가)
전화 (063) 219-5319~5322
FAX (063) 219-5323
출판등록 2012년 8월 20일 제465-2012-000021호

값 40,000원

ISBN 979-11-6372-120-8 93510

'소리내'는 전북대학교출판문화원의 임프린트입니다.